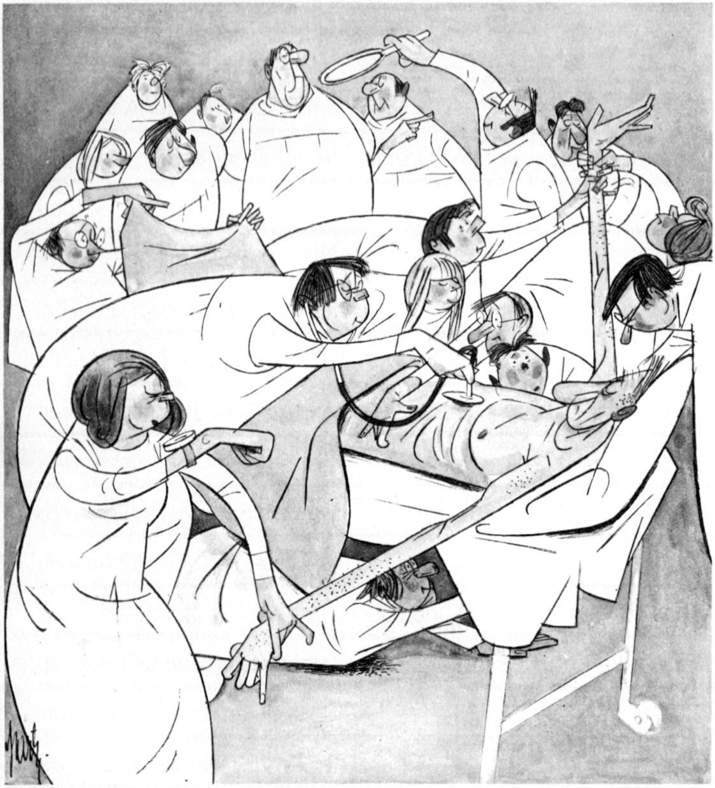

Die „systematische“ ärztliche Untersuchung (mit freundlicher Genehmigung des Grafikers Josef Partykiewicz und des Deutschen Ärzteblattes)

Anamnese und Befund

Die ärztliche Untersuchung als Grundlage klinischer Diagnostik

Jürgen Dahmer

8., überarbeitete und erweiterte Auflage
272 meist farbige Abbildungen und 9 Tabe

1998
Georg Thieme Verlag
Stuttgart · New York

Dahmer, Jürgen
Prof. Dr. med. Dipl.-Psych. Dr. rer. nat.
Didaktik der Medizin
Medizinische Hochschule Hannover
30623 Hannover

1. Auflage 1970
2. Auflage 1973
3. Auflage 1978
4. Auflage 1981
5. Auflage 1984
6. Auflage 1988
7. Auflage 1994

1. japanische Auflage 1977

Die Deutsche Bibliothek – CIP-Einheitsaufnahme

Dahmer, Jürgen:
Anamnese und Befund : die ärztliche Untersuchung als Grundlage klinischer Diagnostik ; 9 Tabellen / Jürgen Dahmer. – 8., überarb. und erw. Aufl. – Stuttgart ; New York : Thieme, 1998

Wichtiger Hinweis: Wie jede andere Wissenschaft ist die Medizin ständigen Entwicklungen unterworfen. Forschung und klinische Erfahrung erweitern unsere Erkenntnisse, insbesondere was Behandlung und medikamentöse Therapie anbelangt. Soweit in diesem Werk eine Dosierung oder eine Applikation erwähnt wird, darf der Leser zwar darauf vertrauen, daß Autoren, Herausgeber und Verlag große Sorgfalt darauf verwandt haben, daß diese Angabe dem **Wissensstand bei Fertigstellung des Werkes** entspricht.

Für Angaben über Dosierungsanweisungen und Applikationsformen kann vom Verlag jedoch keine Gewähr übernommen werden. Jeder Benutzer ist angehalten, durch sorgfältige Prüfung der Beipackzettel der verwendeten Präparate und gegebenenfalls nach Konsultation eines Spezialisten festzustellen, ob die dort gegebene Empfehlung für Dosierungen oder die Beachtung von Kontraindikationen gegenüber der Angabe in diesem Buch abweicht. Eine solche Prüfung ist besonders wichtig bei selten verwendeten Präparaten oder solchen, die neu auf den Markt gebracht worden sind. **Jede Dosierung oder Applikation erfolgt auf eigene Gefahr des Benutzers.** Autoren und Verlag appellieren an jeden Benutzer, ihm etwa auffallende Ungenauigkeiten dem Verlag mitzuteilen.

Rüdigerstraße 14, D-70469 Stuttgart
Printed in Germany

Satz: Dr. Ulrich Mihr GmbH, 72070 Tübingen
System: VP 4.1.1
Druck: Staudigl Druck, 86609 Donauwörth
Buchbinder: Monheim GmbH, 86653 Monheim

ISBN 3-13-455808-4 1 2 3 4 5 6

Was bietet dieses Buch?

In diesem Taschenbuch finden **Studenten** die Systematik der Patientenuntersuchung, **Ärzte** Anregungen zu kostensparenden Untersuchungstechniken, **Hochschullehrer** Vorbereitungshilfen für den Unterricht in den Untersuchungskursen und am Krankenbett. Anamnese- und Befunderhebung werden in den größeren Zusammenhang diagnostischer Entscheidungsfindung und problemorientierter Patientenbetreuung gestellt.

Anamnese und Befund bilden die unverzichtbare Voraussetzung für zielsichere technisch-diagnostische Untersuchungen, richtige Diagnosen und wirksame Therapie.

Das vorliegende Taschenbuch bietet neben der **systematischen Gesamtuntersuchung** eine Anleitung, wie man gezielt nach Symptomen „aller" Krankheiten sucht. Besonderer Wert wird auf die Beschreibung allgemeingültiger **Denkwege** und **Entscheidungshilfen** gelegt, die es gestatten, von Symptomen zu Diagnosen fortzuschreiten, indem man die geschilderten Problemlösungsstrategien anwendet.

Die einleitende Darstellung von Einflüssen auf das **Arzt-Patienten-Verhältnis** und die ausführliche Erläuterung der Anamnesetechnik wendet sich besonders an den jungen Kliniker. Die systematische Analyse von **Krankheitszeichen** nimmt breiten Raum ein.

Die einzelnen Kapitel sind nach Körperregionen oder Fachgebieten geordnet und mit einem Dezimalsystem straff gegliedert. Farbige Markierungen beleben den Stoff:

Den Kapiteln sind **Lernziele** vorangestellt, die sagen,

welche **Fragen zur Selbstkontrolle** der Leser am Ende eines Kapitels beantworten können soll und

welche **praktischen Aufgaben** das Gelernte vertiefen.

In jedem Kapitel werden die charakteristischen Beschwerden und **Befunde** dieser Region beschrieben.

Verzeichnisse der **diagnostischen Bedeutung** von Leitsymptomen erleichtern den Zugang zum klinischen Denken.

Wichtige Informationen der einzelnen Kapitel sind in **Übersichten** zusammengefaßt.

Tabellen erleichtern schnelles Nachschlagen.

Merksätze

und **praktische Tips** sind besonders hervorgehoben.

Häufige Patientenbeschwerden sind in einer **Systemübersicht** den erkrankten Organen zugeordnet. Die gezielte Suche nach pathologischen Befunden wird durch eine **Befundliste** erleichtert. Beide sind in einem **Untersuchungsbogen** zusammengestellt, der als Denk- und Dokumentationshilfe dient.

In der Medizin gewinnen **Computer** zur Datenspeicherung und zur Unterstützung ärztlicher Entscheidungen an Bedeutung. Voraussetzung dafür sind Patientendaten in möglichst sachgerechter, präziser und vergleichbarer Form. Die hier geschilderten Untersuchungstechniken und die **problemorientierte Dokumentation** können einen wesentlichen Beitrag dazu leisten. Ein computergängiges Lernprogramm zu Anamnese und Befund ist in Vorbereitung.

Mit eindeutigen Antworten auf die Fragen „Was untersucht man?", „Wie untersucht man?" und „Wie kommt man von den vorgefundenen Symptomen zu Diagnosen?" bietet das Taschenbuch das Handwerkszeug für die tägliche Arbeit des Arztes und methodische Hilfen, die dazu beitragen sollen, daß praktische ärztliche Tätigkeit wissenschaftlichen Ansprüchen gerecht wird.

Didaktische Gesichtspunkte – leichter lernen, länger behalten, lückenloser erinnern – bilden gemeinsam mit der lernpsychologischen Erkenntnis, daß Menschen ihr Wissen in hierarchischen Kategorien abspeichern, die Grundlage für den Aufbau des Buches. Sein Nutzen hängt von der Zahl und der Organisation derartiger Kategorien ab, die der Leser beim Studium des Buches nachvollziehen und selber bilden kann.

Der Zugang zur Klinik wird durch Nachschlagen mancher Krankheitsbilder oder klinischer Begriffe in den entsprechenden Wörter- oder Lehrbüchern erleichtert.

Ich möchte an dieser Stelle meiner Frau für ihre jahrelange geduldige Mitarbeit danken. Für die Beratung und Kritik, die der Erweiterung des Taschenbuches zustatten kamen, danke ich allen Hochschullehrern, die zu Text- und den daraus entwickelten Drehbuchentwürfen Stellung genommen haben, besonders Frau *S. Poser* und den Herren *J. Brodehl, D. Dausch, R. Heyer, K. Hoffmann, H.-J. Schultz-Coulon, G. Ritter* und *J. Wenner*. Den Herren *F. Gross, R. Haeckel, G. Klostermann, P. Lichtlen, E. Schindler, H. Schliack, F.-W. Schmidt, J. Schneider* und *N. Victor* gilt mein Dank für die Durchsicht einzelner Kapitel, Herrn *E. Schenck* für seine kritische Stellungnahme zum neurologischen Teil, Herrn *G. Schumann* für die Neugestaltung der Referenzintervalle. Für die Beteiligung an der Erweiterung des Kapitels über die gynäkologisch-geburtshilfliche Untersuchung danke ich den Herren *H. Schmidt-Matthiesen* und *W. Völker*. Für Abbildungen zum Thema Haut danke ich Herrn Prof. Dr. *S. Marghescu* und Herrn Dr. *F. Vennemann*. Viele Anregungen verdanke ich meinen Lesern, die kritisch und wohlwollend zum Gedeihen des Taschenbuchs beigetragen haben. Bereits für die 7. Auflage wurden die meisten Fotografien und alle Graphiken in Farbe neu angefertigt. Hierfür danke ich den Herren *G. K. Lang*, *H. Richter*, *P. Müller*, *H. J. Deuber* sowie Frau *I. Ryska* und Herrn *B. Ryska* und dem Graphiker, Herrn *M. Voll*.

Hannover, im Sommer 1998 *Jürgen Dahmer*

Inhaltsverzeichnis

1 Ärztliche Diagnostik – Allgemeines

1.1 Lernziele

Im folgenden Abschnitt erfahren Sie, wie man

- Grundbegriffe der ärztlichen Untersuchung definiert,
- den Denkprozeß „vom Symptom zur Diagnose" formuliert,
- diagnostische Probleme löst,
- Fehler im diagnostisch-therapeutischen Entscheidungsprozeß vermeidet und
- ärztliche Intuition richtig einsetzt.

Am Ende der einzelnen Abschnitte finden Sie praktische Übungsaufgaben und Fragen, mit deren Beantwortung Sie Ihr Wissen vertiefen und selbst kontrollieren können, ob Sie die Lernziele erreichen; Lösungsvorschläge befinden sich am Ende des Buches. Sternchen (*) im Text zeigen an, daß die ausführlichere Erwähnung des Begriffs an anderer Stelle erfolgt. Diese ist im Index hervorgehoben.

Mit Filmen, die die wesentlichen Untersuchungsschritte demonstrieren, und Untersuchungsbögen als Gedächtnisstütze und Dokumentationsmittel können Sie sich die Arbeit erleichtern. Die Filme erhalten Sie in 16 mm oder Super 8 oder als Videobänder bzw. Videokassetten bei der Bibliothek der Medizinischen Hochschule Hannover oder bei der Bayer AG in Leverkusen, die Untersuchungsbögen beim Büromateriallager der Medizinischen Hochschule Hannover (adressierter und als Doppelbrief frankierter Rückumschlag).

1.2 Der Denkprozeß „Vom Symptom zur Diagnose"

Informationen, die Sie mit der ärztlichen Untersuchung vom Patienten gewinnen, bilden die Voraussetzung für Diagnose und Therapie. Deshalb kann der Wert einer sorgfältigen und sachverständigen Anamnese- und Befunderhebung nicht genug betont werden.

Ihre Diagnosen werden nur so gut sein wie die Ergebnisse Ihrer Patientenuntersuchung.

Über die Anamnese- und Befunderhebung hinaus wird von Ihnen gefordert, die vorgefundenen Symptome zu Diagnosen zu verarbeiten. Auf den hierfür erforderlichen Denkprozeß vom Symptom zur Diagnose werden wir im folgenden eingehen.

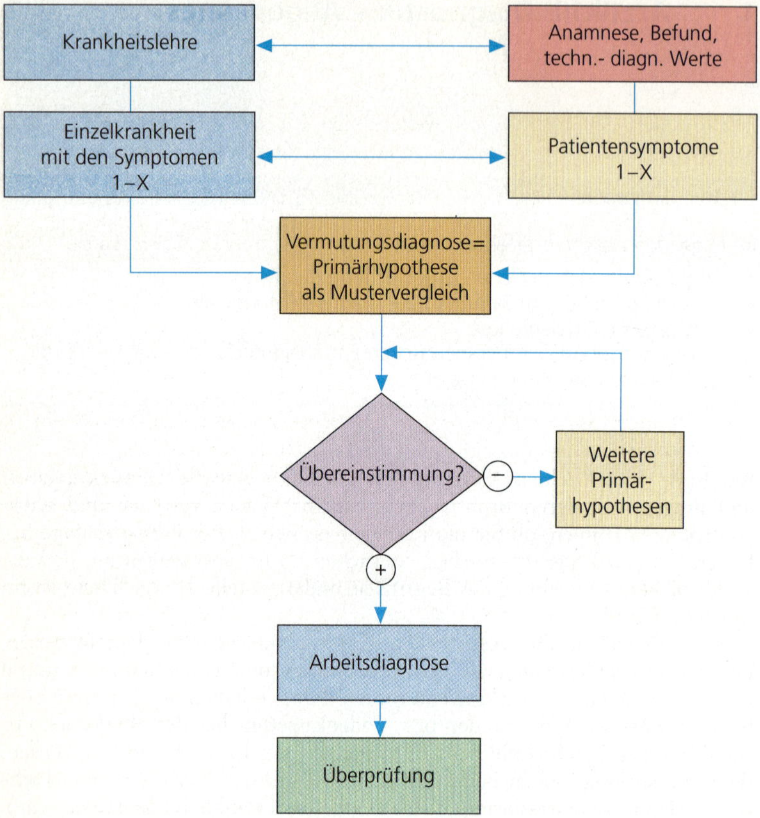

Abb. 1. **1** Der Denkweg vom Symptom zur Diagnose

In der Krankheitslehre finden Sie die aus vielen realen Fällen abstrahierte Beschreibung von Krankheitsbildern einer Krankheit in typischer Ausprägung. Zu jedem Krankheitsbild gehören charakteristische Merkmale, **Krankheitszeichen = Symptome.** Das sind Spuren im Sinne von Beschwerden und Befunden, nach denen Sie bei der Patientenuntersuchung fahnden, Symptome, die in jedem Krankheitsbild in bestimmter Kombination vorkommen und häufig voneinander abhängig sind.

Aufgrund Ihrer Untersuchungsergebnisse stellen Sie erste diagnostische Vermutungen an (= **Primärhypothesen**), d. h., aus den vorgefundenen Symptomen ziehen Sie erste, zunächst ungeprüfte Schlußfolgerungen auf bekannte Krankheiten (Gedächtnis und Literatur). Dabei überdenken Sie – in der

Regel ausgehend von einem Leitsymptom (S. 30) – die Frage, zu welchem Krankheitsbild die Symptome Ihres Patienten am ehesten passen.

Es hängt in erster Linie vom systematischen Vorgehen und von der Sorgfalt ab, mit der Sie untersuchen, ob Ihnen die Informationen, die Sie vom Patienten erhalten, diagnostisch weiterhelfen. Meist bieten Ihnen die Patienten spontan mehr oder weniger unscharfe Einzelinformationen an.

Das Sammeln und Scharfstellen der Symptome sind Ihre primäre Aufgabe. Die Selektion des Wesentlichen und die effektive Verwendung der gewonnenen Informationen bilden den Kern der ärztlichen Kunst.

Beispiel

Gelbverfärbung der Skleren und des Gesichts (= Ikterus) kommt u.a. bei Hepatitis, Cholelithiasis und Kugelzellanämie vor. Schon das genaue Hinsehen bei der Untersuchung läßt unter Umständen eine Unterscheidung in grünlichen, gelblichen und rötlichen Ikterus zu und damit erste Vermutungen in bezug auf eins der genannten Krankheitsbilder.

Sind die Ergebnisse Ihrer Untersuchung ungenau, unvollständig oder falsch, dann sind meist nicht nur Ihre Primärhypothesen falsch, sondern auch alle weiteren differentialdiagnostischen Überlegungen, die Diagnose und die Therapie.

Mit dem Auffinden von einzelnen Symptomen ist es also nicht getan. Es gilt, jedes Symptom nach pathogenetischen, pathophysiologischen, ätiologischen, morphologischen und differentialdiagnostischen Gesichtspunkten abzuwägen.

Mit dem nächsten Schritt beantworten Sie die Frage „Wie passen die einzelnen Patientensymptome im Sinne eines Mosaiks zusammen, welches Symptommuster läßt sich erkennen?" Damit wägen Sie ab, welchem Krankheitsbild sich die Gesamtheit der vorgefundenen Symptome zuordnen läßt, das heißt, Sie vergleichen im Sinne eines Mustervergleichs die **individuelle Symptomkonstellation** des Patienten mit den aus der Krankheitslehre (= Nosologie) bekannten Krankheitsbildern. Damit sind Sie auf dem Weg von diagnostischen Primärhypothesen oder Vermutungen zur Arbeitsdiagnose (Abb. 1.**2**).

In der Regel rechtfertigt weder ein Leitsymptom wie akuter Bauchschmerz noch das Auftreten eines Begleitsymptoms allein eine Diagnose. Deshalb ist für die ärztliche Entscheidungsfindung die Verwendung größerer Symptomkombinationen unumgänglich. Hilfen für die Fahndung nach weiteren Symptomen bilden

- die Hauptbeschwerde und Begleitbeschwerden (S. 30),
- die Liste der Begleitbeschwerden in der Systemübersicht (S. 580f.),
- die Liste pathologischer Befunde im Untersuchungsbogen (S. 589ff.),
- die Listen der diagnostischen Bedeutung wesentlicher Leitsymptome.

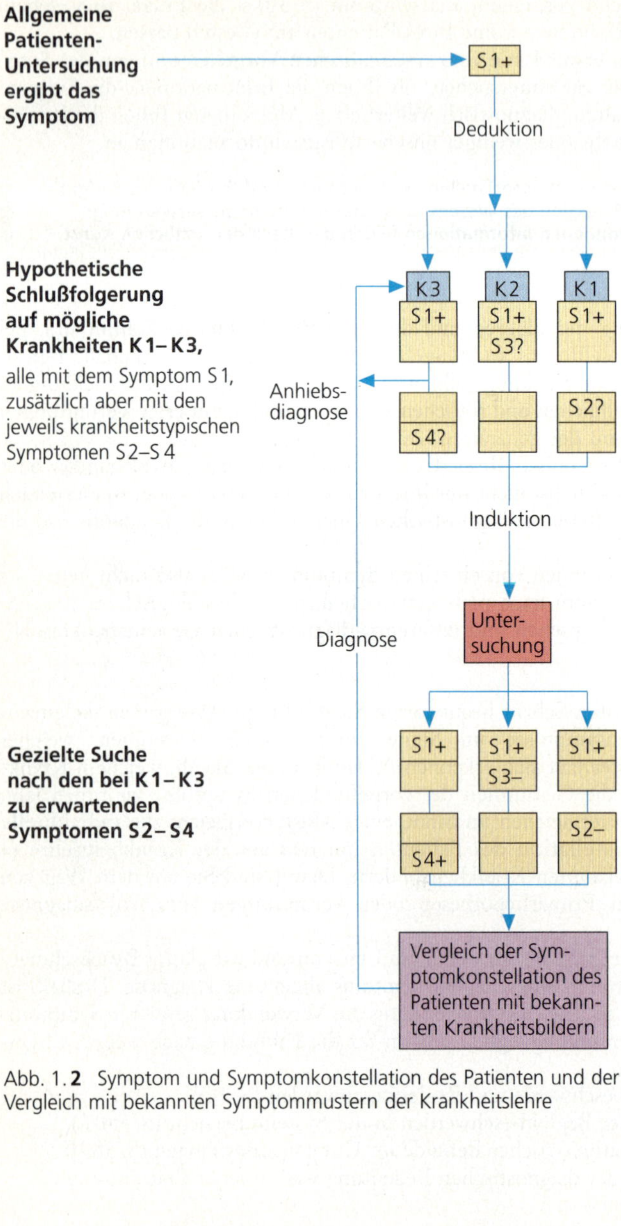

Abb. 1.**2** Symptom und Symptomkonstellation des Patienten und der Vergleich mit bekannten Symptommustern der Krankheitslehre

Gesichtspunkte für das Abwägen von Symptomen

Entstehungsmechanismus (= Pathogenese) des Symptoms
zur Beantwortung der Frage, wie sich ein bestimmtes Symptom ursächlich, qualitativ und zeitlich entwickelt, z. B. der Druckschmerz im rechten Unterbauch *ursächlich* durch Übergreifen einer entzündlichen Reizung auf das Peritoneum parietale (akute Appendizitis) bedingt ist, oder die Depression, die bei einer prädisponierenden Persönlichkeitsstruktur durch traurige Ereignisse *qualitativ* aktualisiert wird und zum Suizid führt, oder welche *zeitliche* Bedeutung die Nahrungsaufnahme mit intermittierenden Bauchschmerzen für die Diagnose Angina abdominalis hat.

Funktionelle Bedeutung (= Pathophysiologie) des Symptoms
zur Beantwortung der Frage, auf welche Funktionsstörungen ein bestimmtes Symptom hinweist, z. B. anhaltender Durchfall auf erhöhte Darmmotilität und Störungen des Wasser- und Elektrolythaushalts.

Entstehungsursache (= Ätiologie) des Symptoms
zur Beantwortung der Frage, welche Ursachen zu dem Symptom führen, z. B. die Vermehrung von kleinzelligem Plattenepithel im Bronchus zum trockenen Reizhusten (Bronchialkarzinom) oder der Mangel an Konzentrationsfähigkeit zum Versagen in der Schule.

Morphologische Veränderungen (= Pathologie) bei Vorliegen des Symptoms
zur Beantwortung der Frage, welche Gewebsveränderungen das Symptom anzeigt, z. B. der bogenförmige Gesichtsfeldausfall, die druckbedingten Gewebsveränderungen im papillomakulären Bündel (Glaukom).

Differentialdiagnostische Bedeutung des Symptoms
zur Beantwortung der Frage: Auf welche denkbaren Krankheiten (K1 – Kn, s. Abb. 1.**2**) weist die besondere Form des Symptoms hin (symptomatologische Differentialdiagnostik) und welche weiteren Symptome würden jeweils zu diesen Krankheitsbildern gehören?

Beim **Zuordnen,** also dem Feststellen der Übereinstimmung der Symptomkonstellation des Patienten mit einem bestimmten Krankheitsbild, spielt Intuition im Sinne eines ganzheitlichen präanalytischen Erfassens von Zusammenhängen eine nicht unwesentliche Rolle. Der Erfahrene schafft das in seinem Fachgebiet, besonders bei Standardfällen, mit minimalem Aufwand. Bei seltenen Krankheiten oder unklaren Fällen muß selbst er für die Informationsgewinnung und -verarbeitung auf Methoden zurückgreifen, mit denen er sich wie der klinische Neuling schrittweise von Symptomen zu Diagnosen vorarbeitet. Nachvollziehbare, allgemeingültige Zuordnung von Symptomen zu Krankheitsbildern kann und muß nach logischen Regeln erfolgen, z. B. nach Algorithmen als eine Folge wohldefinierter Einzelhandlungen zum Lösen von Problemen (s. Abb. 1.**3**). Sie führen schrittweise zu einem bestimmten Ergebnis und helfen besonders demjenigen, der noch nicht auf einen vieljährigen Erfahrungsschatz zurückgreifen kann.

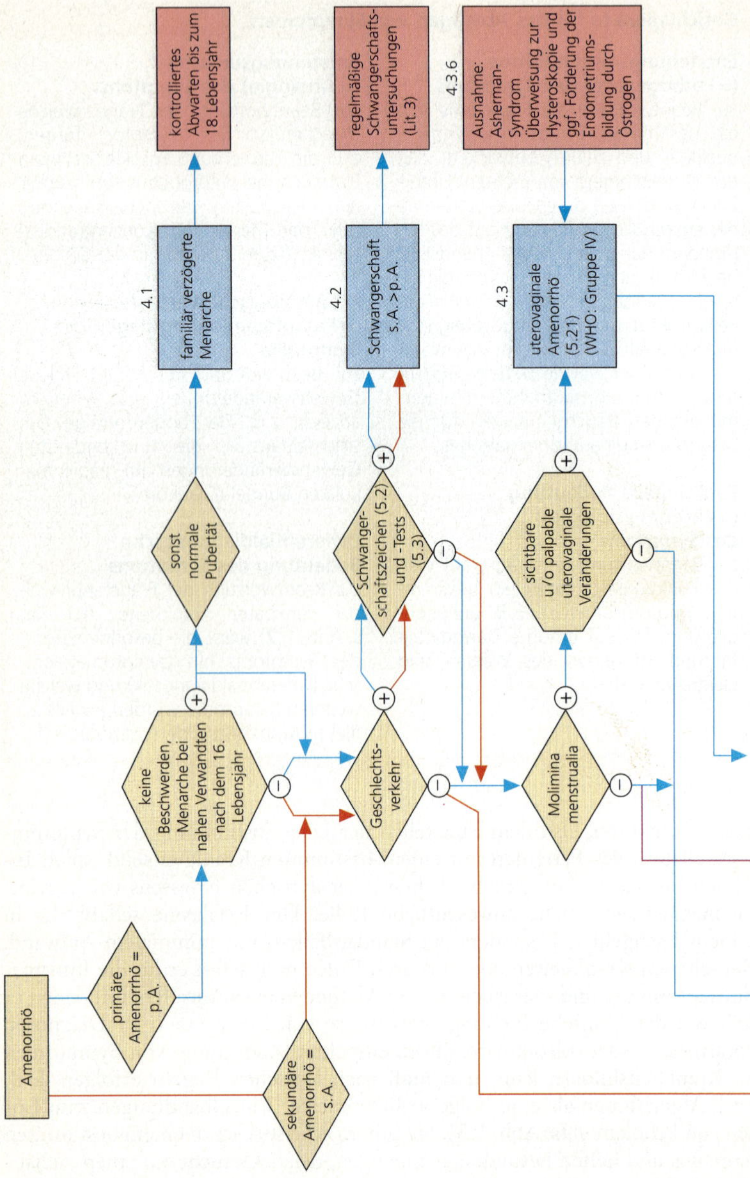
Amenorrhö
primäre Amenorrhö = p.A.
sekundäre Amenorrhö = s.A.
keine Beschwerden, Menarche bei nahen Verwandten nach dem 16. Lebensjahr
+
–
sonst normale Pubertät
+
4.1
familiär verzögerte Menarche
kontrolliertes Abwarten bis zum 18. Lebensjahr
Geschlechtsverkehr
+
–
Schwangerschaftszeichen (5.2) und -Tests (5.3)
+
–
4.2
Schwangerschaft s.A. >p.A.
regelmäßige Schwangerschaftsuntersuchungen (Lit. 3)
Molimina menstrualia
+
–
sichtbare u/o palpable uterovaginale Veränderungen
+
–
4.3
uterovaginale Amenorrhö (5.21) (WHO: Gruppe IV)
4.3.6
Ausnahme: Asherman-Syndrom Überweisung zur Hysteroskopie und ggf. Förderung der Endometriumsbildung durch Östrogen

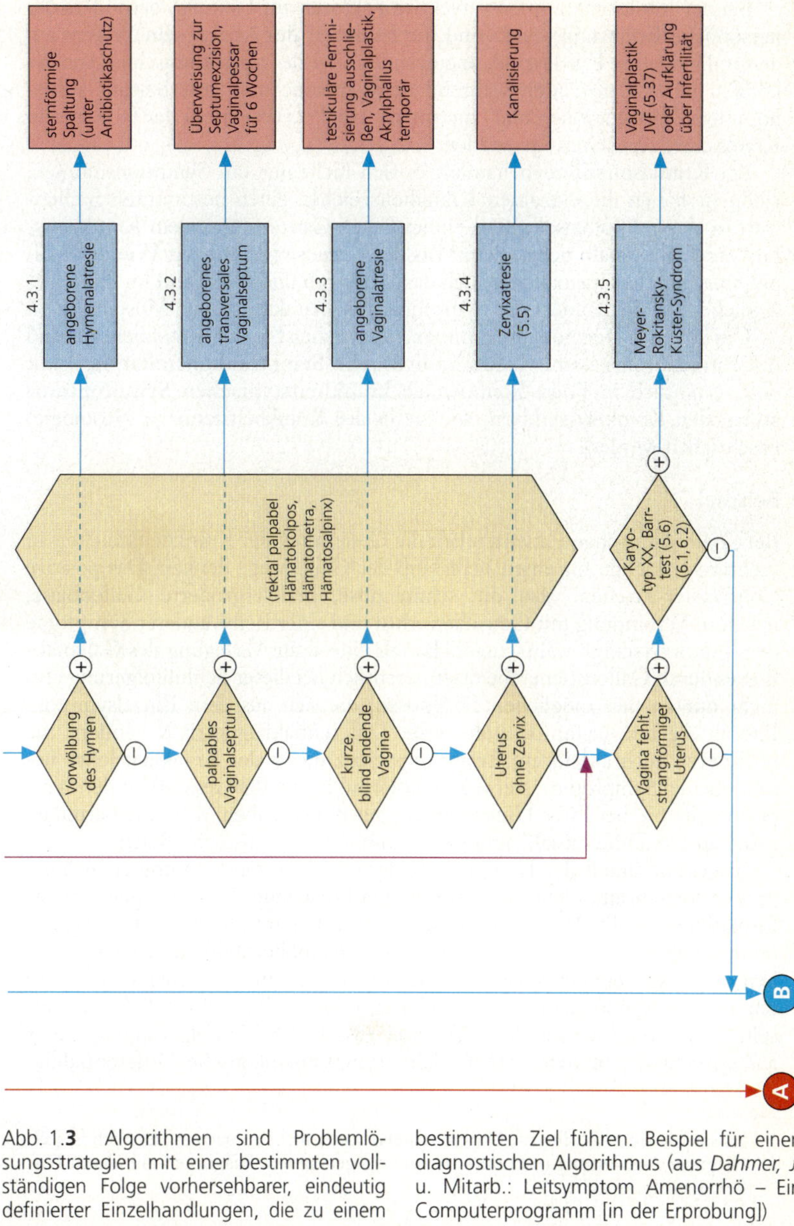

Abb. 1.**3** Algorithmen sind Problemlösungsstrategien mit einer bestimmten vollständigen Folge vorhersehbarer, eindeutig definierter Einzelhandlungen, die zu einem bestimmten Ziel führen. Beispiel für einen diagnostischen Algorithmus (aus *Dahmer, J.* u. Mitarb.: Leitsymptom Amenorrhö – Ein Computerprogramm [in der Erprobung])

Bei der Intuition kommen subjektive Faktoren zur Geltung, besonders der persönliche Erfahrungsschatz und die Fähigkeit des Arztes, sein Wissen auf den individuellen Fall kritisch anzuwenden. Bei der algorithmischen Analyse können unter Umständen während der Untersuchung unterbewußt aufgenommene Informationen und emotionale Aspekte (Wie erlebt der Patient sein Kranksein?) vernachlässigt werden.

Bei **Krankheitsbildern** handelt es sich nicht nur um Symptomsummen, vielmehr haben die einzelnen Krankheitszeichen einen bestimmten Stellenwert in einem ätiologisch meist einheitlichen Ganzen. An einem Krankheitsbild ergeben deshalb neben dem **Was** der Einzelsymptome das **Wie** der Ausprägung und des Zueinanders auch das **Wodurch** und das **Wann** im Sinne des zeitlichen Nacheinanders der Symptome das charakteristische Muster.

Um zu einer Diagnose zu kommen, vergleichen Sie den Krankheitszustand des Patienten insgesamt – seine **individuelle Symptomkonstellation** – mit den vermutlich in Frage kommenden **krankheitstypischen Symptommustern,** den Krankheitsbildern, wie sie in der Krankheitslehre (= Nosologie) beschrieben werden.

Beispiel

Bei einem ikterischen Patienten läßt die Gesamtheit der Krankheitszeichen an mehrere Ursachen für einen Verschluß der Gallenwege denken. Das positive Courvoisier-Zeichen, also die schmerzlose, prallvergrößerte Gallenblase, macht in Verbindung mit Gewichtsverlust und einer Reihe anderer Symptome den Tumorverschluß wahrscheinlicher als eine akute Verlegung des Gallenabflusses durch Gallensteine. Sie orientieren sich bei dieser Schlußfolgerung also nicht nur an den möglichen Diagnosen, die sich aus dem Einzelsymptom Ikterus ergeben (symptomatologische Differentialdiagnostik[1]), sondern Sie projizieren auch aus Ihrem Erfahrungsschatz die in der Krankheitslehre beschriebenen Symptommuster = Krankheitsbilder auf die Gesamtheit der Symptome, die Sie bei Ihrer Untersuchung gewonnen haben, d. h., Sie betreiben nosologische Differentialdiagnostik im Sinne eines Mustervergleichs.

Insgesamt ähnelt der Denkprozeß, der den Arzt von Symptomen zu Diagnosen fortschreiten läßt, der empirischen Forschung. Der Arzt gewinnt Informationen, stellt Primärhypothesen auf und kommt durch Mustervergleich (Symptomkonstellation des Patienten mit Krankheitsbildern) zu einer Arbeitsdiagnose. Dann versucht er, seine Hypothesen immer wieder zu überprüfen und zu ergründen, ob sie sich widerlegen lassen (POPPER 1969). So verläuft sein Denkprozeß als ständiger Wechsel zwischen Schlußfolgerungen, die er aus vorgefundenen Symptomen zieht (symptomatologische Differentialdia-

---

[1] Lassen Sie sich vom Begriff Differentialdiagnostik nicht verwirren. Letztlich ist jede Diagnose Abgrenzung (= Differenzierung) gegen andere Diagnosen und damit Differentialdiagnostik

Fehlerquellen
bei Anamnese-, Befunderhebung und diagnostischen Schlußfolgerungen

Anamnese
- unterlassene Fragen, z. B. Regelanamnese oder Tropenaufenthalt,
- unsachgemäß formulierte Fragen, z. B. Suggestivfragen,
- übersehen oder vernachlässigen von Patientendaten, z. B. Regelanomalien, Verdacht auf Appendizitis,
- fehlerhafte Interpretation der Patientenangaben, z. B. unzutreffende Zuordnung ausstrahlender oder fortgeleiteter Schmerzen zu Organen.

Befund
- unterlassene Befunderhebung, z. B. die rektale Untersuchung,
- unsachgemäß durchgeführte Untersuchungen, z. B. Rigidität der Bauchdecken ohne Entspannungshilfen,
- fehlerhafte Interpretation der Befunde, z. B. Abwehrspannung als Zeichen der Peritonitis.

Technisch-diagnostische Werte
- unscharfe Vorstellungen über den Aussagewert eines Tests, z. B. Leukozytose unter 15 000 bei der Appendizitis,
- unklare Indikation für Untersuchungen, z. B. die meisten Grob-Screening-Verfahren,
- unsachgemäße Testvorbereitung, z. B. unzureichendes Abführen vor Kontrasteinläufen,
- unsachgemäße Testdurchführung, z. B. kontaminierter Urin,
- unsachgemäße Testauswertung, z. B. die Höhe der Leukozytose ohne Berücksichtigung des Lebensalters,
- unsachgemäße Testinterpretation, z. B. Amylaseerhöhung unter 2000 IU als sicheres Pankreatitiszeichen.

gnostik) und dem Abwägen bekannter Krankheitsbilder, die sich ggf. auf die Symptomkonstellation des Patienten projizieren lassen (nosologische Differentialdiagnostik).

In diesem Zusammenhang soll ausdrücklich auf die Gefahr hingewiesen werden, die in dem Versuch liegt, in einem diagnostischen Prokrustesbett unzureichende Befunde zu strecken bzw. zusätzliche Befunde zu ignorieren oder sich mit intuitiven Anhiebsdiagnosen im Sinne falsch verstandener Probabilistik zu begnügen. Ebenso verführerisch und gefährlich wie das durch Geltungsanspruch geförderte „Fahnden nach Beweisen" für Anhiebsdiagnosen ist das „Übersehen" oder gar Verdrängen von Symptomen, die nicht zu einer Vermutungsdiagnose passen.

Ärztliche Intuition heißt, Krankheiten zwar aufgrund eigener Erfahrung, aber unter Überspringen „beweisender" analytischer Denkprozesse diagnostizieren. Dabei erkennt der Arzt in einer unterbewußten Zusammenschau den Zusammenhang zwischen den analytisch gewonnenen Symptomen des Patienten und einem ihm bekannten Krankheitsbild. Intuitive Diagnosen haben nicht selten den Charakter von Erleuchtungen (ausschließender Evidenz) und sind von hohen Gefühlen der Selbstbestätigung begleitet. Erfahrung (Empirie) und Logik sichern richtige Schlußfolgerungen. Zum Erkennen gehört

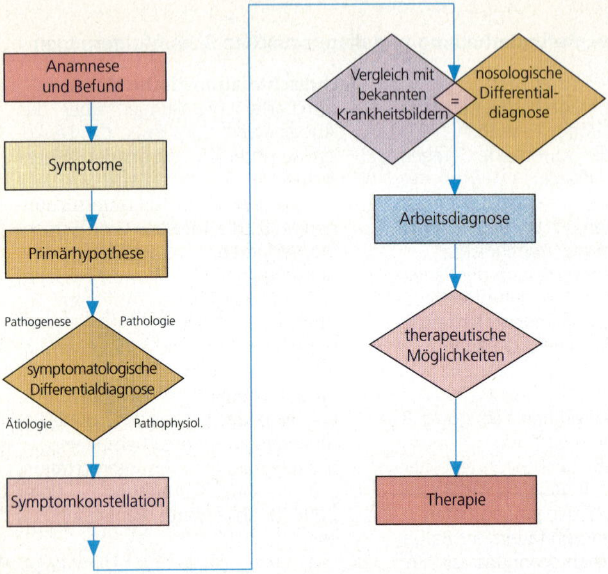

Abb. 1.**4** Ärztliche Diagnostik

darüber hinaus ein kritisches Maß an Intuition. Unkritisches, intuitives Vorgehen kann um so eher zu Fehldiagnosen führen, je weitmaschiger das Wissensnetz des Arztes ist. Intuitives Diagnostizieren wird gefährlich, wenn das Genialische die systematische Untersuchung und das differentialdiagnostische Abwägen verdrängt, wenn sich der Arzt mit Vermutungen begnügt und nicht mehr sine ira et studio seine Hypothesen prüft, sondern primär nach Bestätigungen vorgefaßter Meinungen sucht:

Bei einem 50jährigen Patienten mit einer charakteristischen Schuppenflechte an den Augenlidern und Schwächegefühl ist intuitiv und am bekleideten Patienten die richtige Diagnose Psoriasis naheliegend. Lediglich zum „Beweis" seiner Vorentscheidung sucht und findet der Arzt noch Ölflecken im Nagelbett. Er sieht seine Anhiebsdiagnose bestätigt, unterläßt eine unvoreingenommene Untersuchung des Patienten, ordnet auch das Schwächegefühl der Psoriasis zu und übersieht damit das zu diesem Zeitpunkt noch mit guten Erfolgschancen operable Rektumkarzinom.

Mancher Fehler kann vermieden werden, wenn Sie sich entschließen, systematisch und problemorientiert vorzugehen (S. 519). Gelegentliches Analysieren des eigenen oder fremden diagnostischen Vorgehens nach dem Motto: „Wer seine Fehler kennt, kann sie beseitigen", hilft Ihnen weiter.

Wie Sie von einer Hauptbeschwerde zu Begleitbeschwerden, Befunden und schließlich zu Diagnosen fortschreiten, finden Sie unter „Leitsymptome“ (S. 30) und unter „Diagnostische Entscheidungshilfen“ (S. 510).

■ **Fassen wir noch einmal zusammen:** Sie wägen die mit den Sinnen (phänomenologisch) erfaßten Einzelsymptome (Beschwerden und Befunde) ab und suchen Antwort auf die Frage: Welche diagnostische Bedeutung haben die gefundenen Symptome? Aus der Antwort ergeben sich Primärhypothesen = Vermutungsdiagnosen, mit denen Sie versuchen, den Krankheitszustand des Patienten bekannten Krankheitsbildern zuzuordnen.

Dann vergleichen Sie, welches der in Frage kommenden Krankheitsbilder (Nosologie) am ehesten mit der Gesamtheit der Patientensymptome, der Symptomkonstellation, übereinstimmt. Mit dem Mustervergleich und der Hyothesenprüfung kommen Sie zu diagnostischen Entscheidungen – Arbeitsdiagnosen –, die Sie im Lauf der Behandlung immer wieder überprüfen. Diesen etwas komplizierten Denkablauf nennt man schlicht „Diagnosen stellen“. Sie werden ihn mit einiger Übung selbst in der Praxis in vielen Fällen blitzschnell und mit Leichtigkeit vollziehen, aber Springen lernt man in der Regel erst nach dem Laufen. Manches schwierige diagnostische Problem, das über die Alltagsroutine hinausgeht, werden Sie leichter und treffsicherer lösen, wenn Sie den geschilderten Denkablauf vom Symptom zur Diagnose bewußt und systematisch vollziehen (Abb. 1.4). ■

*

Das **System** der ärztlichen Untersuchung ist mit wenigen Worten dargestellt: Nach Zuhören und Befragen führen Sie in den einzelnen Körperregionen immer wieder Inspektion, Palpation, Perkussion, Auskultation und Funktionsprüfung in eben dieser Folge durch. Der programmförmige Untersuchungsablauf und Ihr entschiedener Wille zur Vollständigkeit sind eine gewisse Gewähr dafür, daß Sie Wesentliches nicht übersehen.

Wie man es vermeidet, Häufigkeit und Wahrscheinlichkeit zu verwechseln, und wie man den diagnostischen Wert von Symptomen mit Begriffen wie Sensitivität, Spezifität und Vorhersagewert erfaßt, finden Sie in den „Diagnostischen Entscheidungshilfen“, S. 510.

1.3 Vorschlag zur Zeiteinteilung für den Kursus der allgemeinen klinischen Untersuchung*

	Gruppendiskussion mit Dozenten	Filmteil	Praktische Patientenuntersuchung	Selbständige Vorbereitung für den **folgenden** Kurstag
1. Woche	Allgemeines zur ärztlichen Diagnostik, Zweck der Anamnese, Voraussetzungen der Anamnese-erhebung, Kommunikationsformen und Standardisierung der Anamnese	Teil 1 – 7 als Rahmen für den Untersuchungskurs (80′)	Übungen zur Führung eines Arzt-Patienten-Gespräches	Teil 1: Differenzierung der Hauptbeschwerde, Systemübersicht und bisheriger Krankheitsverlauf
2. Woche	Diskussion von Inhalten, Aufgaben und offenen Fragen zu den vorbereiteten Themen: Hauptbeschwerde, Begleitbeschwerden, Systemübersicht, Krankheitsverlauf	hierzu Teil 1 der Anamnese	hierzu von 2 Patienten Teil 1 der Anamnese erheben und die Ergebnisse dokumentieren	Teil 2: Eigenanamnese, Gewohnheiten, gynäkologische Anamnese, sozioökonomische Anamnese, psychologische Anamnese und Familienanamnese; Bedeutung der Anamnese für die körperliche Untersuchung
3. Woche	Patientenvorstellung zu Teil 1 anhand der Dokumentation. Besprechung der vorbereiteten Themen: Eigenanamnese, Gewohnheiten; gynäkologische, sozioökonomische Anamnese, psychologische Anamnese und Familienanamnese; Bedeutung der Anamnese für die körperliche Untersuchung	hierzu Teil 2 der Anamnese	hierzu von 2 Patienten Teil 2 der Anamnese erheben und die Ergebnisse dokumentieren	Teil 3: Befunderhebung, Meßwerte und Konstitutionstypen, AZ und EZ, Haut und Schleimhaut, Haltung, Bewegung, Mimik, Sprache und Geruch
		Die Filme oder Videokassetten können Sie bei der Bibliothek der Medizinischen Hochschule Hannover, die Untersuchungsbögen beim Büromateriallager der Medizinischen Hochschule Hannover mit adressiertem und als Doppelbrief frankiertem Rückumschlag anfordern		

* Bei diesem Vorschlag wird davon ausgegangen, daß in einer Unterrichtsveranstaltung zunächst die Ergebnisse der vorangegangenen selbständigen Patientenuntersuchung von den Studenten vorgetragen und anhand der Dokumentation mit dem Dozenten diskutiert werden. Daran schließen sich die Besprechung des im Taschenbuch erarbeiteten neuen Stoffes und die Vorführung des entsprechenden Filmteils an. Beides dient als Vorbereitung für den Teil der Patientenuntersuchung, den Sie im Laufe der Woche selbst durchführen werden. Eine zusätzliche Vertiefung der einzelnen Themen können Sie durch gegenseitiges Untersuchen und durch studentische Gruppenarbeit erzielen, in der Sie die von Ihnen untersuchten Patienten untereinander vorstellen und die Diskussion mit dem Dozenten systematisch vorbereiten

4. Woche	Patientenvorstellung zu Teil 2 anhand der Dokumentation. Besprechung der vorbereiteten Themen: Befunderhebung, Meßwerte und Konstitutionstypen, AZ und EZ, Haut und Schleimhaut, Haltung, Bewegung, Mimik, Sprache und Geruch	hierzu Teil 3 Allgemeiner körperlicher Eindruck	hierzu 2 Patienten auf den allgemeinen körperlichen Eindruck untersuchen und die Ergebnisse dokumentieren	Teil 4: IPPAF** von Kopf, Auge und Umgebung, Ohr und Nase, Mund, Rachen, Zunge, Hals und Thyreoidea
5. Woche	Patientenvorstellung zu Teil 3 anhand der Dokumentation. Besprechung der vorbereiteten Themen: IPPAF von Kopf, Auge und Umgebung, Ohr und Nase, Mund, Rachen, Zunge, Hals und Thyreoidea	hierzu Teil 4 Untersuchung des Kopfes***	hierzu den Kopf von 2 Patienten untersuchen und die Ergebnisse dokumentieren	Teil 5: IPPAF Thorax; Thoraxform, Mammae, Darstellung von Perkussion und Auskultation
6. Woche	Patientenvorstellung zu Teil 4 anhand der Dokumentation. Besprechung der vorbereiteten Themen: IPPAF Thorax; Thoraxform, Mammae, Perkussion, Auskultation	hierzu Teil 5 Untersuchung des Thorax	hierzu den Thorax von 2 Patienten untersuchen und die Ergebnisse dokumentieren	Teil 5: IPPAF Herz und Kreislauf
7. Woche	Patientenvorstellung zu Teil 5 anhand der Dokumentation. Besprechung der vorbereiteten Themen: IPPAF Herz und Kreislauf	hierzu Teil 5 Untersuchung des Herzens	hierzu das Herz von 2 Patienten untersuchen und die Ergebnisse dokumentieren	Teil 6: IPPAF Bauch; Unterteilung, Leber, Milz, Nieren, Lymphknoten und Aszites; Urogenitalorgane
8. Woche	Patientenvorstellung zu Teil 5 anhand der Dokumentation. Besprechung der vorbereiteten Themen: IPPAF Bauch; Unterteilung, Leber, Milz, Nieren, Lymphknoten und Aszites; Geschlechtsorgane, urologische u. rektale Untersuchung	hierzu Teil 6 Untersuchung des Bauches	hierzu den Bauch von 2 Patienten untersuchen und die Ergebnisse dokumentieren	Teil 7: IPPAF Extremitäten und Wirbelsäule

** Fünf Untersuchungsmethoden: **I**nspektion, **P**alpation, **P**erkussion, **A**uskultation, **F**unktionsprüfungen

*** Gesonderte Filmteile zur Untersuchung der Augen und zur Hals-Nasen-Ohrenärztlichen Untersuchung können über die Augen- bzw. HNO-Klinik Ihrer Fakultät bei der Arbeitsgruppe Didaktik der Medizinischen Hochschule Hannover angefordert werden. Die Filme oder Videokassetten können Sie bei der Bibliothek der Medizinischen Hochschule Hannover, die Untersuchungsbögen beim Büromateriallager der Medizinischen Hochschule Hannover mit adressiertem und als Doppelbrief frankiertem Rückumschlag anfordern

	Gruppendiskussion mit Dozenten	Filmteil	Praktische Patientenuntersuchung	Selbständige Vorbereitung für den **folgenden** Kurstag
9. Woche	Patientenvorstellung zu Teil 6 anhand der Dokumentation. Besprechung der vorbereiteten Themen: IPPAF Extremitäten und Wirbelsäule	hierzu Teil 7 Untersuchung der Extremitäten und der Wirbelsäule	hierzu Extremitäten und Wirbelsäule von 2 Patienten untersuchen und die Ergebnisse dokumentieren	Teil 7: Nerven und Psyche, Reflexe, Sensibilität, Koordination, psychologische Untersuchung
10. Woche	Patientenvorstellung zu Teil 7 anhand der Dokumentation. Besprechung der vorbereiteten Themen: Nerven und Psyche; Reflexe, Sensibilität, Koordination, psychologische Untersuchung	hierzu Teil 7 Untersuchung von Nerven und Psyche	hierzu Nerven und Psyche von 2 Patienten untersuchen und die Ergebnisse dokumentieren	Zusammenfassung von Anamnese und Befund; Zuordnung des gewonnenen Datenpools zur problemorientierten Dokumentation; Problemliste, Aktionspläne, Krankheitsverläufe
11. Woche	Patientenvorstellung zu Teil 7 anhand der Dokumentation. Besprechung der vorbereiteten Themen: Zusammenfassung von Anamnese und Befund; Zuordnung des gewonnenen Datenpools zur problemorientierten Dokumentation; Problemliste, Aktionspläne, Krankheitsverläufe		hierzu vollständige Untersuchung von Patienten und problemorientierte Dokumentation	Vorbereitung der Untersuchung von Kindern mit Hilfe des Taschenbuches: Besonderheiten, Informationsquellen, charakteristische Beschwerden, Verfahrensweise und Befunderhebung
12. Woche	Besprechung der vorbereiteten Themen: Besonderheiten, Informationsquellen, charakteristische Beschwerden, Verfahrensweise und Befunderhebung bei der Untersuchung von Kindern		hierzu selbständige Untersuchung von 3 Kindern unterschiedlicher Altersstufen (Untersuchung von Säuglingen und Kleinkindern unter Anleitung)	

1.4 Aufgaben für die Selbstkontrolle

1 Wovon hängt die Qualität ärztlicher Diagnostik entscheidend ab?
2 Welche beiden deutschen Begriffe werden unter der Bezeichnung Symptome (Krankheitszeichen) zusammengefaßt?
3 Welche fünf Denkprozesse gehören zum Abwägen eines Symptoms?
4 Wie unterscheiden sich Krankheitsbilder von Symptomkonstellationen?
5 Worin liegt die Gefahr von Anhiebsdiagnosen?
6 Welche Fehlerquellen können den diagnostischen Entscheidungsprozeß negativ beeinflussen?
7 Wodurch werden intuitive Vorentscheidungen gerechtfertigt?
8 Was heißt „ärztliche Intuition"?
9 Welche Hilfen für diagnostische Entscheidungen bieten Informationen vom Patienten und welche suchenden Entscheidungshilfen bietet das Taschenbuch?

Lösungsvorschläge s. S. 538

1. Anamnese u. Befundung
2. Beschwerden
3. Entstehungssymptome
 " Ursache
4. Symptommuster
5. Beweissuche wird vernachlässigt!
6. Befragung in d. Anamnese
7. Ausführliche Untersuchung
8. Krankheiten ohne analytischen Denkprozess diagnostizieren
9. Der Patient klagt über Beschwerden, das Buch über: gezielte Fragen u. Diagnostik-Leitsymptome

2 Arzt und Patient – Anamnesetechnik

2.1 Lernziele

Im folgenden Abschnitt erfahren Sie, wie man

- allgemeine Voraussetzungen für das Erheben einer Anamnese berücksichtigt,
- welche Faktoren auf seiten des Arztes und des Patienten auf den Kommunikationsprozeß Einfluß gewinnen,
- wie man Beteiligung und Verständnis für den Patienten ausdrückt,
- den spontanen Bericht des Patienten präzisiert,
- unterschiedliche Frageformen zur Differenzierung der Patientenangaben verwendet.

2.2 Voraussetzungen der Anamneseerhebung

2.2.1 Alltagspsychologische Regeln

Spätestens nach dem zehnten Patienten beginnt sich bei jedem Arzt in der Anamnesetechnik eine Routine einzustellen, die zu einem mehr oder weniger unbewußten Ablauf von Standardfragen führt; Ihr Gefühl für die Besonderheit der Situation, die eine ärztliche Untersuchung – Anamnese und Befund – für den Patienten darstellt, tritt dabei hinter Sachfragen zurück. Mit Gefühl für die Besonderheit der Situation ist gemeint, daß der Patient in der Regel an seiner Krankheit leidet und daß er sich während der Untersuchung offenbaren muß, damit Sie ihm wirklich helfen können.

Diese Offenbarung fällt ihm keineswegs immer leicht. Denken Sie an den jungen Mann, der mit einer Phimose in die Sprechstunde kommt, an den alternden Patienten, der mit Ihnen über Miktionsstörungen sprechen soll, oder an das junge Mädchen, das unbeabsichtigt schwanger ist. Den Patienten und sich selbst können Sie es leichter machen, wenn Sie die folgenden alltagspsychologischen Regeln berücksichtigen.

– Manchem Patienten ist es peinlich, über seelische, körperliche oder soziale Probleme in Gegenwart Dritter zu sprechen oder sich untersuchen zu lassen.

Sorgen Sie deshalb dafür, daß Sie während der Untersuchung mit dem Patienten ungestört sind.

Bei der gynäkologischen Befunderhebung ist es dagegen aus forensischen und praktischen Gründen (s. gynäkologische Untersuchung) zweckmäßig, wenn eine Arzthelferin oder eine Krankenschwester anwesend ist.

Grundsätzlich sollen auch Familienmitglieder bei der Untersuchung nicht anwesend sein (Ausnahmen: Hinfällige, Ohnmächtige und kleine Kinder). Im Zweifelsfall sollten Sie den Patienten fragen, ob ihm die Anwesenheit Dritter bei der Untersuchung recht ist.

– Die Krankheit beherrscht oft das ganze Denken Ihres Patienten. Das kann für seine Einsicht, daß der Arzt auch gegenüber anderen Patienten Verpflichtungen hat, hinderlich sein.

Vermeiden Sie bewußt den Eindruck, daß Sie unter Zeitdruck stehen.

– Auch die Beachtung sog. Kleinigkeiten kann es dem Patienten leichter machen, sich in eine Sprechzimmer- oder Untersuchungszimmer-Situation hineinzufinden. Würden Sie als Patient von einem Arzt erwarten, daß er sich Ihnen vorstellt?
Die Vorstellung ist mehr als eine gesellschaftliche Pflichtübung. Der Arzt versucht, eine Vertrauenssituation zu schaffen; weißgekleidete Anonymität regt den Patienten kaum dazu an, sich vertrauensvoll zu öffnen.
Würden Sie als Patient einen Händedruck erwarten?
Der Händedruck ist mindestens bei einer ersten Begegnung Ausdruck unmittelbarer Zuwendung und in unserem Kulturkreis üblich.
Wäre es Ihnen gleichgültig, ob Sie bei der Anamnese dem Arzt so gegenübersitzen, daß ein gelegentliches Ausweichen mit den Augen kaum möglich oder ob die Schreibtischlampe so gestellt ist, daß sie wie ein Scheinwerfer wirkt?

Schaffen Sie durch Berücksichtigung derartiger „Äußerlichkeiten" eine Situation, die es dem Patienten erleichtert, sich Ihnen anzuvertrauen.

Sie brauchen das Vertrauen des Patienten. Es fällt Ihnen nicht zu, ist aber die Voraussetzung für eine gedeihliche Zusammenarbeit.

– **Achten Sie auf die Körpersprache des Patienten.** Der nichtverbale Anteil eines Gesprächs (Änderung des Sprechtempos, Niederschlagen der Augen, Änderung der Sitzposition usw.) kann gelegentlich aufschlußreicher sein als das gesprochene Wort.

2.2.2 Die Rolle des Arztes

Der Erfolg der Untersuchung hängt weitgehend von Ihren persönlichen Eigenschaften, von Ihrem Eingehen auf den Patienten und Ihrem Verhalten am Krankenbett ab. Pflegen Sie deshalb Ihre ***ärztlichen Eigenschaften.*** Dazu gehören neben Bestimmtheit und Güte taktvoll-bescheidenes Verhalten und teilnehmende Zuwendung, die echte Hilfsbereitschaft erkennen läßt. Offenheit kann der Arzt nur von Patienten erwarten, denen er das Gefühl des Akzeptiertwerdens gibt. Sie sollen sich jeder moralischen Beurteilung enthalten.

Darüber hinaus sind ***Verständnis und Takt*** Mittel, um Patientenängste abzubauen und Vertrauen zu schaffen. Für den Arzt steht in der Regel die

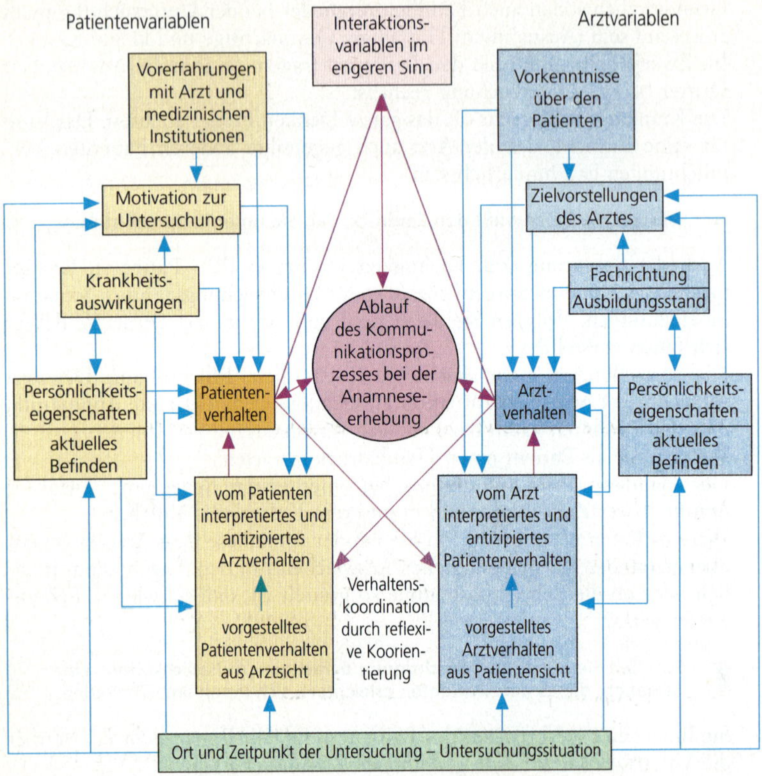

Abb. 2.**1** Einflüsse auf den Kommunikationsprozeß beim Arzt-Patienten-Gespräch (nach *Siegrist*)

Lösung diagnostischer und therapeutischer Probleme im Vordergrund. Der Patient ist zwar in erster Linie an der Beseitigung seiner Beschwerden interessiert. Darüber hinaus kann seine Krankheit aber für ihn Gefährdung des Arbeitsplatzes, der Familie oder gar der Existenz darstellen.

Verständlicherweise reagiert er auf solche Bedrohungen mit Angst und erwartet von Ihnen – auch wenn er nicht spontan darüber spricht –, daß Sie seine seelische Reaktion auf die Krankheit erkennen und ihm helfen, damit „fertig zu werden“. Ihr Einfühlungsvermögen können Sie mit Analogieschlüssen auf Ihre eigene Erlebnisfähigkeit schulen, indem Sie sich fragen: **„Wie würde ich in einer solchen Lage reagieren?“**

Zeigen Sie Ihrem Patienten, daß Sie sich in seine Probleme und in seine Situation einfühlen.

An seinen Reaktionen können Sie Ihre Einfühlungsfähigkeit kontrollieren.

Unterscheiden Sie von der Einfühlung folgende ähnliche Begriffe: Gegenüber dem bloßen **Mitgefühl** steht bei der Einfühlung das „Für-den-Anderen" im Vordergrund; gegenüber der **Sympathie** vermeidet man bei der Einfühlung eine bewertende Zustimmung zu Gefühlen, Ideen oder Geschmacksrichtungen, und gegenüber der **Gefühlsansteckung** muß sich der Arzt davor hüten, bei seinem Bemühen um Einfühlung in die Freude oder das Leid des Patienten zu versinken und damit die für den diagnostisch-therapeutischen Zweck seines Vorgehens erforderliche Distanz aufzugeben.

Zuhören heißt mehr als nur Informationen im Sinne der Beschwerden aufnehmen, die der Patient vorträgt. Es gilt gleichzeitig zu erfassen, wie der Patient von dem Problem, mit dem er zum Arzt kommt, beeinflußt wird.

- Wie lange hat er Schmerzen toleriert, bis er zum Arzt ging?
- Welche Ängste, welche Vermutungen verknüpft er mit seiner Beschwerde?
- Wie beschreibt er sie?
- Paßt die emotionale Färbung des Berichtes zum Inhalt und – worauf Sie bei der Untersuchung achten werden – zum körperlichen Befund?
- Sucht der Patient gegebenenfalls einen Krankheitsgewinn aus den Kopfschmerzen, die ihn vermeintlich arbeitsunfähig machen?

Das sind insgesamt Fragen, deren Beantwortung Ihnen die Gewichtung und damit das Abschätzen der diagnostischen Bedeutung der vorgetragenen Beschwerden erleichtern.

Eine wesentliche Voraussetzung für die Mitarbeit des Patienten schaffen Sie sich mit einer seinem Bildungsstand angepaßten **Sprache.** Einfache Worte erleichtern selbst auf einer höheren intellektuellen Ebene nicht nur das Begreifen, sondern auch das Sichverstehen. Autoritätsgläubige Patienten, die sich mit Fachausdrücken aus dem Munde des Arztes begnügen, sind seltener geworden, die Zahl der Kritiker am sogenannten Visitenlatein nimmt zu. Denken Sie auch in bezug auf Ihr Sprechtempo an die Aufnahmefähigkeit Ihrer Patienten.

Der ***Grad der Bindung*** zwischen Arzt und Patient wird durch die Persönlichkeit des Patienten und seine Krankheit bedingt. Übermäßige Bindung des Patienten bedeutet oft unberechtigte Erwartungen, die enttäuscht werden könnten. Unter Umständen führt sie beim Patienten zur Haltung des Nur-Nehmenden, der nicht mehr selbst für seine Gesundheit und die Bewältigung seiner Probleme verantwortlich ist.

Wohl jeder Patient hat Stimmungen, Gefühle und Launen und kann sie dadurch, daß er sie äußert, auf seine Mitmenschen übertragen. Wenn der Arzt das weiß und **seine Reaktionen auf eine Übertragung** vom Patienten auf ihn – also seine **Gegenübertragung** – erkennt, kann er sie besser unter Kontrolle halten.

Faktoren der Einfühlung – praktische Beispiele

verbal Zuwendung zeigen,
z. B. durch Eingehen auf Sprechweise, Sprechtempo und verbale Eigenheiten des Patienten

averbal Zuwendung zeigen,
z. B. durch körperliche Zuwendung, Distanzminderung, Signale der Aufnahmebereitschaft oder Beseitigung von Ablenkungsmöglichkeiten

verbal Geduld haben,
z. B. durch Ausredenlassen, Sprechpausen, Formulierungshilfen oder zusammenfassende Wiederholungen

averbal Geduld haben,
z. B. durch dauerhaftes Aufrechterhalten der Zuwendung, ausdauerndes Zuhören, Vermeiden von Ausweichhandlungen und Zeichen der Ungeduld

verbal Vertrauen schaffen,
z. B. durch Eingehen auf geäußerte Beschwerden und Sorgen, das Anbieten von Rückversicherungen, etwa durch Betonung positiver Aspekte und Information des Patienten, das Gefühl vermitteln, akzeptiert zu werden. Versuchen Sie, die Erwartungen des Patienten zu ergründen

averbal Vertrauen schaffen,
z. B. indem man den Patientenerwartungen an das Äußere und das Verhalten eines Arztes entspricht, den Eindruck der Zuverlässigkeit vermittelt durch Pünktlichkeit, Einhalten von Zusagen oder dadurch, daß man selbst das tut, was man anderen empfiehlt

verbal Wärme fühlen lassen
z. B. durch Bestätigung, daß man die Probleme des Patienten ernst nimmt, mit ihm fühlt, Verbundenheit bzw. Gemeinsamkeiten zum Ausdruck bringt und negative Gefühle möglichst vermeidet

averbal Wärme fühlen lassen,
z. B. durch kontaktfördernde Maßnahmen wie bequemen Platz bei der Gesprächsführung, durch freundliches Lächeln bei der Begrüßung, Spielzeug für Kinder, Takt bei körperlichen und seelischen Leiden

Damit können Sie Ihre unerwünschten Reaktionsmuster auf manche Patienten – z. B. Angst, auf bestimmte Themen einzugehen, denen Sie sich nicht gewachsen fühlen, Abwehr, Ärger, Rückzug, Verlegenheit oder Aggression – vermeiden, d. h. Ihre Fähigkeit, ein Arzt-Patienten-Gespräch zu führen, verbessern. Sie können auch Ihr Wissen um eigene Reaktionsformen diagnostisch nutzen, indem Sie aus Ihren Gefühlen auf die Gefühle schließen, die der Patient auf Sie überträgt, vorausgesetzt, daß Sie sich über Ihre eigenen Gefühle klar werden und Ihnen das „Achten auf" Übertragung und Gegenübertragung durch Übung zur Gewohnheit wird.

2.3 Vier Ziele der Anamnese

Die Anamnese dient dazu, Ihnen **Sachinformationen** über die Beschwerden des Patienten und frühere Krankheiten, die mit der jetzigen Krankheit in Zusammenhang stehen könnten, aber auch über den Gesamtzustand des Patienten und darüber zu vermitteln, wie er seine Krankheit erlebt. Der Patient ist nicht nur krank, er fühlt sich auch krank, d.h. ihn belasten nicht nur z.B. die Schmerzen im rechten Handgelenk, sondern Sorgen über die Konsequenzen, die sich aus den Gelenkschmerzen etwa für einen Handwerker oder Klavierspieler ergeben. Aufgrund der Anamnese stecken Sie den Rahmen ab, indem Sie die allgemeine Routineuntersuchung gezielt und intensiv vertiefen.

Darüber hinaus bietet sie Ihnen auch Einblick in die **Persönlichkeit** des Patienten, sie gestattet es, ein für Diagnose und Therapie unerläßliches **Vertrauensverhältnis** mit dem Patienten aufzubauen, und sie stellt für den Patienten eine (meist willkommene) Gelegenheit dar, sich im Sinne einer **Katharsis** auszusprechen (GROSS 1965). Der meistgehörte Einwand gegen unsere heutige Medizin ist, daß sie zu unpersönlich sei.

Erst wenn Sie neben den körperlichen Beschwerden und Befunden auch berücksichtigen, wie der Patient seine Krankheit erlebt, wie sie sich auf sein Erleben, seine sozialen und wirtschaftlichen Verhältnisse auswirkt, werden Sie ihn voll beurteilen können, erst dann wird er Ihr Patient im besten Sinne des Wortes.

2.4 Interaktion beim Arzt-Patienten-Gespräch[1]

Das Erreichen aller vier Ziele der Anamnese hängt von Ihrem Geschick ab, ein Arzt-Patienten-Gespräch zu führen. Die Skala der Kommunikation bei diesem Gespräch reicht vom Monolog des Patienten bis zum Monolog des Arztes. Welche Zwischenformen – Dialog, Diskussion, Exploration, Interview oder gar Verhör – jeweils zum Tragen kommen, hängt von den teilnehmenden Personen und dem Zweck ab. Lassen Sie die Anamnese, z.B. aus Zeitmangel oder Unmut über ungenaue Patientenangaben, nicht zum Verhör werden. Entgleist das Gespräch mehr zu einem Disput, den Sie zur Selbstbehauptung führen, so widerspricht das dem Grundanliegen des Kranken, sich Ihnen anzuvertrauen und verstanden zu werden.

Geben Sie dem Patienten mindestens am Anfang des anamnestischen Gesprächs Gelegenheit, frei zu berichten. Diesen **spontanen Bericht** sollen Sie möglichst wenig unterbrechen. Ihre Aufgabe ist es, dabei nicht nur zuzuhören, sondern auch auf das Verhalten des Patienten zu achten.

Schon seine Reaktion auf die Eröffnung des Gespräches bietet mehr als den sachlichen Inhalt, und Sie dürfen die einleitende Situation nicht durch sofortiges gezieltes Weiterfragen einengen. Anstelle eines zielgerichteten „Seit wann?“ lenkt man einen Patienten, der mitteilt, er habe Kopfschmerzen, lieber mit der Aufforderung, ausführlicher darüber zu erzählen, auf einen freien Bericht. Lösende oder ermutigende Fragen, z.B.: „Wie hat es angefangen?“ oder „Was geschah dann?“, können zu einer chronologischen Darstellung des Krankheitsgeschehens beitragen.

---

[1] Ausführlicher s. DAHMER, H., J. DAHMER: Gesprächsführung – Eine praktische Anleitung. Thieme, Stuttgart 1992

Grundsätzlich können Sie vier Interaktionsformen unterscheiden:

Die Pseudointeraktion bleibt auf den Austausch ortsüblicher Verhaltensmuster beschränkt, wie nachbarliche Freundlichkeiten, Begrüßungsformeln, Klage über das schlechte Wetter usw.
Die **einseitige Interaktion** als einseitiges „Gespräch", z. B. zur Belehrung eines Partners, zur katalogartigen Befragung eines Patienten, aber auch als weitschweifiger Patientenbericht.
Reaktive Interaktion als planloses Aufeinanderreagieren, die Unterhaltung um der Unterhaltung willen „am Gartenzaun" oder „beim Kaufmann".
Die **echte Interaktion,** bei der jeder auf den anderen eingeht, ein wissenschaftliches Thema, das Arzt-Patienten-Gespräch in seiner optimalen Form.

Neben Beobachtung und Aufrechterhalten der Kommunikation geht es bei der Anamnese um eine **Präzisierung der Begriffe,** die der Patient benutzt. Berichtet er z. B., daß er vor zwei Jahren schon einen Nervenzusammenbruch gehabt habe, so läßt das Wort „schon" vermuten, daß der Patient meint, es handele sich um ein Rezidiv, und Sie müssen ihn bitten, genauer anzugeben, was ihm damals fehlte. Nur allzuleicht hört der sensible Patient aus der Frage: „Was meinen Sie mit einem Nervenzusammenbruch?" eine kritische Bewertung. Fordern Sie ihn deshalb lieber auf, seine damalige Krankheit näher zu beschreiben.

Fortführung und Ergiebigkeit des spontanen Berichtes hängen nicht zuletzt vom Taktgefühl des Arztes ab. Die Frage: „Warum sind Sie nervös?", selbst an einen Patienten, der sich als nervös bezeichnet, hieße besser: „Was macht Sie nervös?" Denn Antworten auf Warum-Fragen sind im Arzt-Patienten-Gespräch eigentlich Ihre Sache. Für alle Fragen, die der Arzt in bezug auf die jetzige Krankheit, frühere Krankheiten, besonders aber auf die Intimsphäre des Patienten stellt, gilt die Regel, daß man den Patienten wohl fragt oder sogar ermutigt, aber niemals zwingt, Fragen zu beantworten. Es entspräche einer unärztlichen, autoritativen Haltung, geriete der Arzt durch die Nichtbeantwortung von Fragen in Zorn oder ließe den Patienten eine Verärgerung fühlen.

Gelegentlich werden Sie gezwungen sein, den Bericht des Patienten durch **Zwischenfragen** zu unterbrechen, sei es, um zusätzliche Informationen zu erhalten, um eine umständliche Darstellung abzukürzen oder um zu präzisieren. Vor jeder Unterbrechung einer „Weitschweifigkeit" sollten Sie sich zunächst fragen, auf welche nicht gestellte Frage der Patient mit seinen Ausführungen wohl antwortet.

Nur wenn Sie davon ausgehen, daß einerseits das „Unwichtige" für den Patienten offenbar so wichtig ist, daß er es Ihnen mitteilt, und wenn Sie sich darum bemühen, zu verstehen, warum er „Unwichtiges" erzählt – zum Beispiel aus reiner Redseligkeit, zum Kompensieren von Angst, Verdecken tatsächlicher Beschwerden oder als Ablenkungsmanöver gegen Fragen, die ihm peinlich sind –, können Sie lernen, diese Unwichtigkeiten als Wegweiser zu den Informationen zu nutzen, die Sie brauchen. Hinterfragen Sie also für sich selbst immer wieder, warum Ihnen der Patient etwas Bestimmtes mitteilt.

Durch notwendige Unterbrechungen soll selbst der Redselige nicht verletzt werden. Zeigen Sie ihm deshalb den Wert der unterbrechenden Frage, z. B.: „Damit ich mir ein besseres Bild von Ihren Beschwerden machen kann …" oder: „Um das richtig beurteilen zu können …"

Auch **unerwünschte Pausen** oder Unsicherheiten des Patienten können durch eine Zwischenfrage des Arztes leicht überbrückt werden. Ihr Schweigen kann, je nach der Situation, als teilnehmendes Zuhören oder als mangelndes Interesse gedeutet werden. Für die Deutung spielt Ihr Gesamtverhalten bei der Zuwendung zum Patienten eine entscheidende Rolle.

Längeres Schweigen des Patienten ist nicht unbedingt eine Aufforderung, mit Fragen den Bericht wieder in Gang zu bringen. Der Patient braucht möglicherweise eine Pause, um seine Gedanken zu ordnen, nachzudenken, sich zu erinnern. Zur Beurteilung gilt es abzuwägen, ob die Pausen für den Patienten produktiv oder quälend sind. Über die peinliche Pause des verlorenen Fadens kann der Arzt leicht hinweghelfen, indem er z. B. das letzte Wort des gesprochenen Satzes als Fragewort wieder aufnimmt („Die Magenschmerzen beginnen, wenn ich mich ärgere." Pause – „Ärgere?"). Auch eine gelegentliche kurze Zwischenzusammenfassung dessen, was der Patient gesagt hat, kann den Bericht wieder in Gang bringen bzw. straffen.

Erkennt der Arzt aus zunehmender Spannung des Patienten, daß länger werdende Pausen **Angstpausen** sind, so können lösende Überleitungen auf ein anderes Thema zur Entspannung beitragen. In einer solchen Situation sollen Sie gezielte Fragen zum bisherigen Inhalt des Gespräches vermeiden und lieber später mit Vorsicht darauf zurückkommen.

Wie können Sie auch ohne unterbrechende Fragen Ihr Interesse, Ihre **Beteiligung** und auch Ihr Verständnis für das Gesagte kundtun? Ängstliche Patienten bedürfen einer derartigen Sicherung (Reassurance) durch ein leichtes Nicken mit dem Kopf, ein „Hmhm" zur rechten Zeit. Auch eine kurze Bemerkung: „Das ist verständlich" oder „Das ist nicht überraschend", fördert die Bereitschaft des Patienten, über seine Beschwerden zu berichten. Stärker wirkt schon die einfühlende Anteilnahme an Emotionen, wie z. B.: „Ich kann verstehen, daß Sie sich darüber geärgert haben." Vor wertenden oder besänftigenden Stellungnahmen sollte sich der Arzt jedoch hüten. Eine kurze Ermutigung hält eine spontan vorgetragene Anamnese flüssig: falsch verstandene Kameraderie kann abstoßend wirken.

2.5 Fragen und ihre Formulierung

Wenn Sie Fragen stellen, müssen Sie sich über die Vor- und Nachteile bestimmter Formulierungen klar sein. Mit **gezielten Fragen** können Sie punktförmig auf Sachverhalte und kausale oder zeitliche Zusammenhänge eingehen, die für die Beurteilung des Patienten wesentlich sind, z. B. „Wann haben die Schmerzen eingesetzt?“ Außerdem können gezielte Fragen einen ins Stocken geratenen freien Bericht wieder in Gang bringen („Erinnern Sie sich daran, bei welcher Gelegenheit die Schmerzen zum erstenmal auftraten?“).

Fragen können **suggestiv** bereits die Antwort vorausnehmend den Patienten in eine bestimmte Richtung leiten oder dazu führen, daß er Ihnen eine erwartete oder, wie er glaubt, erwünschte Antwort anbietet, um Ihnen einen Gefallen zu tun, z. B.: „Haben denn die Tabletten, die ich Ihnen aufgeschrieben habe, geholfen?“ – Suggestivfragen haben aber gelegentlich den therapeutischen Zweck, dem Patienten die Zustimmung zu einer von Ihnen formulierten Auffassung zu erleichtern, z. B.: „Sind Sie nicht auch der Meinung, daß Ihr übermäßiger Alkoholgenuß Ihrer Gesundheit schadet?“

Offene Fragen – „Und was geschah dann?“ –, lassen dem Patienten Freiräume für die Antwort. Sie haben Aufforderungscharakter und bringen ihn zum Sprechen. **Gezielte Fragen** sind dagegen meist nicht zu umgehen, wenn man wesentliche Details exakt erfassen will. In ihrer Extremform lassen sie als **geschlossene Fragen** nur Ja-Nein-Antworten zu.

Sondierungsfragen geben ebenfalls Spielraum zum freien Bericht des Patienten, der sich nicht in eine bestimmte Richtung gelenkt fühlt, z. B.: „Wie ging es Ihnen nach der Entlassung aus dem Krankenhaus?“ oder „Was fiel Ihnen dabei auf?“

Katalogfragen sind eher „geschlossen“ und gestatten meist nur eine bestimmte Auswahl aus vorgegebenen Antworten, z. B.: „War der Stuhl fest, breiig oder flüssig?“ Sie bergen die Gefahr des Abfragens.

Mit **Konfrontationsfragen** können Sie dem Patienten eigene Gefühle, sein Verhalten und seine Angaben vorhalten: „Haben Sie durch Ihr Verhalten dazu beigetragen, daß Ihre Frau abgereist ist?“ Oder: „Haben Sie sich streng an die Magenschonkost gehalten oder doch am Freitagabend Alkohol getrunken?“ Mit solchen Fragen richten Sie die Aufmerksamkeit des Patienten auf ihn selbst, Sie regen zur Präzisierung, unter Umständen auch zur Korrektur von Ungereimtheiten oder Widersprüchen an.

Etwas milder wirken **Reflexionsfragen.** Sie sind Ihr Echo auf das Gesagte und Anlaß zum Überdenken bzw. zur Fortsetzung des Berichtes in einer bestimmten Richtung. Dabei nehmen Sie auf die vorangegangenen Patienteninformationen Bezug, z. B.: „Sie haben seit gestern abend überhaupt nichts mehr zu sich genommen?“ Oder: „Sie fühlen sich seit der Geburt Ihres Kindes abgespannt?“ Oder: „Und Sie haben keine Hoffnung, daß es jemals besser wird?“

Interpretationsfragen nehmen Bezug auf die Schlußfolgerungen, die Sie aus den Angaben oder dem Verhalten des Patienten ziehen, z. B.: „Sie scheinen den Tod Ihrer Mutter überwunden zu haben?“ Oder: „Wollten Sie mit der Schilderung Ihres Lehrers Ihre Abneigung gegen die Schule zum Ausdruck bringen?“ Oder: „Haben Sie damit sagen wollen, daß ein gebrochenes Bein Sie nicht vom Training abhalten kann?“

Drei Grundregeln:
Formulieren Sie patientenverständliche Fragen.
Stellen Sie immer nur eine Frage gleichzeitig.
Lassen Sie dem Patienten Zeit für die Antwort.

2.6 Dokumentation

Die Vorteile aufgezeichneter Patientendaten als Entscheidungshilfen für Ihre eigene Arbeit und die Selbstkontrolle, aber auch als Mittel der Kommunikation mit Kollegen und all denen, die an der Behandlung beteiligt sind, sind kaum zu überschätzen. Wenn Sie während der Anamnese feststellen, daß Sie mit Ihren Notizen den freien Redefluß des Patienten hemmen, oder wenn die Dokumentation der Befunde den Ablauf der Untersuchung stört, müssen Sie Ihre Aufzeichnungen nachträglich machen.

Die Aufzeichnung der Anamnese mit dem Tonband, z. B. bei psychiatrischen Fällen oder für Forschungszwecke, bedarf der Zustimmung des Patienten.

2.7 Standardisierungsverfahren

Verschiedene Standardisierungsverfahren (S. 26) sind zur Anamneseerhebung entwickelt worden. Die verbreitete Skepsis gegenüber Anamnesefragebögen beruhte auf der Vermutung, daß der Kontakt des Arztes zum Patienten dadurch vermindert werden könnte, daß man ihm schriftlich Beschwerden suggeriert oder ihn intellektuell überfordert.

Diese Skepsis beginnt der Einsicht zu weichen, daß man mit diesen technischen Hilfen (Fragebögen, Fragekarten, die der Patient sortiert, und Patienten-Computer-Dialog) nicht nur Zeit sparen kann. Die anamnestischen Angaben können auch viel ausführlicher erhoben werden, der Arzt gewinnt aus dem ausgefüllten Fragebogen Anhaltspunkte, die gegebenenfalls zu einer Vertiefung bestimmter Fragen führen. Sowohl dem Arzt als auch dem Patienten dient der Fragebogen der Vorbereitung der persönlichen Begegnung. Er soll aber auch in Zukunft die unmittelbare Kommunikation zwischen Arzt und Patienten **nicht** ersetzen. In jedem Fall sollten Sie einen derartigen Fragebogen in Gegenwart des Patienten durchsehen und besonders in bezug auf Unklarheiten mit ihm besprechen.

Formale Hinweise haben sich bewährt

- Betonung der Vertraulichkeit – steigert das Vertrauen des Patienten.
- Keine Numerierung der Fragen – sie könnten als hierarchische Ordnung mißverstanden werden.
- Ja-Nein-Fragen – die Entscheidungen forcieren. Nur ausnahmsweise „Weiß nicht".
- Viel Platz und Aufforderungen zu Kommentaren – gibt über Formalismus hinaus Patient und Arzt Gelegenheit, sich zu äußern.
- Unterschrift des Patienten und des Arztes – betont die Wichtigkeit der Informationen.

Tabelle 2.**1** Standardisierungsverfahren zur Anamneseerhebung

Anamneseform	Vorteile	Nachteile
freie Anamnese	– Patient erlebt uneingeschränkte persönliche Betreuung – unmittelbares ärztliches Eingehen auf den Patienten – Patientenformulierungen verwendbar	– Dokumentation aufwendig erneutes Benutzen der Daten durch behandelnden Arzt und andere erschwert – unmittelbare individuelle und epidemiologische Vergleichbarkeit begrenzt – Umfang durch Zeit und Erfahrung des Arztes begrenzt
vollstandardisierte Anamnese	– volle Vergleichbarkeit mit früheren Angaben – volle Vergleichbarkeit mit anderen Patienten – maschinelle Verarbeitung möglich – vollständige Berücksichtigung „wichtiger Negativa" (Nulldaten) möglich	– kaum individuelle Variationsmöglichkeiten – individuelle Gewichtung der vergleichbaren Daten nicht möglich – persönliche Betreuung bei der Anamneseerhebung entfällt – Patientenformulierungen bleiben unberücksichtigt
teilstandardisierte Anamnese	– große Bereiche vergleichbarer Patientendaten können erfaßt und dokumentiert werden – Spielraum für Patientenformulierungen bleibt erhalten – ökonomische und selektive Vorbereitung der persönlichen Betreuung möglich – „wichtige Negativa" (Nulldaten) können weitgehend berücksichtigt werden	– denkbare Verständnisschwierigkeiten bei den schriftlichen oder im Computer vorgegebenen Formulierungen, die aber beim Arzt-Patienten-Gespräch behoben werden können

Unter den verwendeten Fragebögen hat die gestaffelte Form besondere Vorteile. Der Patient bestimmt mit seiner Antwort in einem inhaltlich übergeordneten Bogen selbst die erforderlich werdenden Detailfragen.

Beispiel

Aus dem Fragebogen 1. Ordnung (1.0):
„*Nehmen Sie zur Zeit Medikamente?*" Ja/Nein
Wenn ja, beantworten Sie bitte die Fragen im Ergänzungsbogen
2. Ordnung (1.1):
„*Nehmen Sie Schlafmittel?*" Ja/Nein
„*Verdauungsmittel?*" Ja/Nein
„*Schmerzmittel?*" Ja/Nein usw.
Ist die letzte Frage positiv, aus dem Ergänzungsbogen 3. Ordnung (1.1.1):
„*Welches Schmerzmittel nehmen Sie?*"...
„*Wann, wieviel, wie oft, wie lange und in welcher Form?*"...

Tabelle 2.**2** Muster aus einem Anamnesefragebogen der Gemeda, Köln

26. Medikamenteneinnahme/ Impfungen	**nein**		**ich weiß nicht**	**ja, zuletzt vor 1–30 Tagen**	**ja, zuletzt vor >30 Tagen**
225 Haben Sie Penicillin oder andere Antibiotika genommen	☐	49	☐ 0	☐ 1	☐ 2
226 Haben Sie Herzmittel genommen (Digitalis usw.)	☐	50	☐ 0	☐ 1	☐ 2
227 Haben Sie Mittel gegen hohen Blutdruck genommen	☐	51	☐ 0	☐ 1	☐ 2
228 Haben Sie Mittel zur Veränderung der Blutgerinnung (Marcumar, Tromexan, Sintrom usw.) genommen	☐	52	☐ 0	☐ 1	☐ 2
229 Haben Sie Mittel zur Entwässerung genommen (Lasix, Hygroton usw.)	☐	53	☐ 0	☐ 1	☐ 2
230 Haben Sie Abführmittel genommen	☐	54	☐ 0	☐ 1	☐ 2
231 Haben Sie Cortison oder cortisonähnliche Mittel genommen	☐	55	☐ 0	☐ 1	☐ 2
232 Haben Sie Insulin oder Tabletten gegen Zuckerkrankheit genommen	☐	56	☐ 0	☐ 1	☐ 2
233 Haben Sie Mittel gegen Schilddrüsenüberfunktion (Thyreostatika) genommen	☐	57	☐ 0	☐ 1	☐ 2
234 Haben Sie Hormone (Antibabypille usw.) genommen	☐	58	☐ 0	☐ 1	☐ 2
				ja	
235 Nehmen oder nahmen Sie regelmäßig Medikamente ein, nach denen vorstehend nicht gefragt wird	☐	59	☐ 0	☐ 1	
236 Sind Sie in den letzten 8 Wochen geimpft worden	☐	60	☐ 0	☐ 1	

Mit der Staffelung ersparen Sie dem Patienten die Beantwortung von Detailfragen, die schon aufgrund verneinter übergeordneter Fragen entfallen können.

Der Bogen „Ärztliche Fragen vor der Untersuchung" der Deutschen Klinik für Diagnostik in Wiesbaden stellt ein für Ihre praktische Arbeit nützliches Beispiel dar.

Eine besondere Variation der Fragebögen ist der Bilderfragebogen und/oder der fremdsprachliche Fragebogen für Ausländer.

Dokumentieren Sie, ob Sie die Anamnese vom Patienten selbst (persönliche Anamnese), von Eltern, Angehörigen oder anderen Personen erheben (Fremdanamnese; sie wird keineswegs immer von „Fremden" erhoben). Wenn Sie Zweifel an der Vollständigkeit oder der Gültigkeit der anamnestischen Angaben haben, sollen Sie auch das schriftlich festhalten.

2.8 Aufgaben für die Selbstkontrolle

1 Nennen Sie drei allgemeine Voraussetzungen, die Sie bei der Erhebung einer Anamnese berücksichtigen müssen!

2 Welche Anamnesebereiche führen über die körperlichen Beschwerden und Befunde hinaus und sollten im Arzt-Patienten-Gespräch berücksichtigt werden, wenn Sie den ganzen Patienten erfassen wollen?

3 Welche Variablen auf seiten des Arztes und des Patienten sind beim Kommunikationsprozeß identisch? (Vergleichen Sie hierzu das Schema nach *Siegrist,* Abb. 2.**1**!)

4 Welchen vier Zwecken dient die Anamnese?

5 Welche beiden Aufgaben fallen Ihnen während des Patientenberichtes neben dem Zuhören zu?

6 Wozu können Sie Zwischenfragen benutzen (3)?

7 Welche der aufgezeigten Kommunikationsformen beim Arzt-Patienten-Gespräch halten Sie für am meisten direktiv und für eine Anamnese offenbar am unzweckmäßigsten?

8 Sie können geeignete Gesprächsformen nur anwenden und ungeeignete vermeiden, wenn Sie sich ihrer besonderen Bedeutung bewußt sind.
Überdenken Sie noch einmal die Kommunikationsformen, die ein anamnestisches Gespräch annehmen kann. Was verstehen Sie unter Dialog, Diskussion, Disput, Exploration, Interview, Verhör?

9 Nennen Sie mindestens zwei nichtverbale Möglichkeiten, Ihre Beteiligung an den Ausführungen des Patienten auszudrücken!

10 Was ist für Suggestivfragen charakteristisch?

11 Wie unterscheiden sich offene und gezielte Fragen voneinander?

12 Wodurch zeichnen sich geschlossene Katalogfragen aus?

13 Worauf wird der Patient mit Konfrontationsfragen gelenkt?

14 Ein Patient berichtet Ihnen, daß er seit 14 Tagen nicht mehr trinkt. Formulieren Sie hierzu eine Reflexionsfrage!

15 Auf wessen Schlußfolgerungen richten sich Interpretationsfragen?

16 Nennen Sie zwei Beispiele für lösende oder ermutigende Fragen!

17 Welche technischen Hilfen zur Standardisierung der Anamnese kennen Sie?

18 Versuchen Sie eine freie Definition der Begriffe Einfühlung, Mitgefühl, Sympathie und Gefühlsansteckung!

19 Bilden Sie aus eigener Erfahrung oder Vorstellung drei praktische Beispiele für Einflüsse auf das Arzt-Patienten-Gespräch. Benutzen Sie dazu die linke Seite der Abb. 2. **1** für einen 11jährigen Schüler, eine 21jährige Patientin in der Eheberatung und einen 60jährigen Patienten mit inoperablem Rektumkarzinom.

20 Bilden Sie zum besseren Verständnis der ärztlichen Einflüsse auf das Arzt-Patienten-Gespräch drei praktische Beispiele zur rechten Seite der Abb. 2.**1** für einen Medizinstudenten am Krankenbett, einen Facharzt mit 10jähriger Berufserfahrung und einen Assistenzarzt mit Habilitationsabsicht.

21 Benutzen Sie „Faktoren der Einfühlung" zur Beantwortung der Frage: „Wie würde ich gegenüber einer 14jährigen einfühlendes Verständnis zeigen, die um sexuelle Aufklärung bittet?" (Referatähnliche Ausformulierung zu jedem genannten Faktor.)

3 Das Erheben der Anamnese[1]

3.1 Lernziele

Im folgenden Abschnitt erfahren Sie, wie man

- Beschwerden nach Dauer, Stärke, Art und Ort und ihrer Beziehung zu den Körperfunktionen differenziert und dokumentiert,
- Schmerzen und andere Beschwerden anatomisch, physiologisch oder psychologisch begründet,
- nach welchen Gesichtspunkten man Leitsymptome auswählt,
- und zum Beispiel Fieber und Gewichtsverlust als Leitsymptome für die Diagnostik verwendet.

3.2 Name, Alter und Beruf

Vorab eine oft gestellte Frage: Wie ausführlich sollen Anamnese und Befund erhoben werden? Die Antwort muß pauschal und damit unbefriedigend ausfallen: Der Umfang der ärztlichen Untersuchung richtet sich

- nach der Schwere des Falles; einmaliges Nasenbluten bedarf keiner Familienanamnese, ein gebrochenes Skiläuferbein macht keine rektale Untersuchung erforderlich;
- nach Beschwerden und Befunden, die sich bei der Untersuchung selbst ergeben und eine Vertiefung überflüssig oder erforderlich erscheinen lassen.

Für die Anamnese bleibt der Patient angezogen bzw. zugedeckt. Name, Alter und Beruf sind im allgemeinen schon bekannt, wenn Sie mit der eigentlichen Anamnese beginnen. Andererseits sind das „neutrale" Themen, mit denen Sie, nachdem Sie sich vorgestellt haben, besonders bei ängstlichen Patienten zunächst ein unverbindliches Gespräch einleiten können. Diese Angaben bieten aber auch diagnostische Hinweise, der **Name** manchen Anknüpfungspunkt.

Die Bedeutung des **Alters** ergibt sich aus der Häufung von Erkrankungen in bestimmten Altersstufen, z. B. Keuchhusten bei Kleinkindern, Kollumkarzinom im gebärfähigen Alter oder Morbus Parkinson nach dem fünften Lebensjahrzehnt.

---

[1] Zur Veranschaulichung Teil I des Films „Die allgemeine ärztliche Untersuchung" (S. 12)

Für den Zusammenhang zwischen **Krankheit und Beruf** gelten die Silikose des Bergmannes, die Leberzirrhose des Gastwirtes oder die Bleivergiftung des Batteriewerkarbeiters als klassische Beispiele. Auch weniger eindeutige Zusammenhänge zwischen der Beschäftigung des Patienten und seiner Krankheit können Ihnen in bezug auf Diagnose und Therapie weiterhelfen.

3.3 Freier Bericht und Hauptbeschwerde

Je „offener" Sie Ihre ***Eröffnungsformulierung***[2] wählen, desto eher wird der Patient frei berichten und sich nicht auf ein primäres Frage-Antwort-Spiel einstellen. „Was führt Sie zu mir?" oder „Wie kann ich Ihnen helfen?" oder kürzer und vielleicht für jüngere bzw. schon bekannte Patienten lockerer „Wo fehlt's?" sind derartige offene Formulierungen, die zu einem ***freien Bericht*** veranlassen und Ihnen Gelegenheit geben, sich einen Gesamteindruck vom Patienten zu verschaffen. Sie sollten den freien Bericht des Patienten möglichst nicht durch Zwischenfragen unterbrechen, es sei denn, Ihr Patient schweift in Nebensächlichkeiten ab, oder Sie müssen ihn bei einer zu ausführlichen Darstellung durch Zwischenfragen zum Wesentlichen hinführen.

Nach ihren Beschwerden befragt, berichten manche Patienten spontan zuerst, was sie am meisten bedrückt, ihre ***Hauptbeschwerde***, die sie zum Arzt führt und die den Kern des subjektiven Krankheitserlebens bildet. FEINSTEIN (1967) spricht von den iatrotropen Symptomen. Die Hauptbeschwerde kann zum diagnostischen, genauer zum differentialdiagnostischen Ariadnefaden werden und als *Leitsymptom* die wegweisende Entscheidungshilfe im Denkprozeß vom Symptom zur Diagnose sein. Falls erforderlich, wird der Patient Ihnen bei der Suche nach der Hauptbeschwerde helfen, wenn Sie ihn darum bitten, aus der möglichen Vielfalt seiner Beschwerden *selbst das auszuwählen*, was ihm am wichtigsten erscheint.

Folgende Symptome sind besonders geeignet, als ***Leitsymptome*** zu funktionieren:

- lokalisierbare, definierbare und quantifizierbare Beschwerden, die sich bestimmten Organen oder Organsystemen zuordnen lassen, wie Gelenkschmerzen*, Husten* oder Miktionsstörungen*. Eine Zusammenstellung passender Begleitsymptome finden Sie in der Systemübersicht und in den Listen zur diagnostischen Bedeutung einzelner Symptome;
- Befunde, die hohe diagnostische Signifikanz haben, wie Dämpfung für eine Pneumonie, „Apfelsinenhaut" als Hinweis auf ein Mammakarzinom oder das Murphy-Zeichen* (Bedeutung der Sternchen im Text s. S. 1) bei Cholezystitis (Zusammenstellung s. Befunddokumentation im Untersuchungsbogen, S. 577 ff.).

[2] Gesprächsführung, S. 21

Lassen Sie sich auf dem ***Weg vom Symptom zur Diagnose***
- von der **Hauptbeschwerde** zu dem erkrankten Organsystem leiten.
- Nutzen Sie
  - für die Fahndung nach **Begleitbeschwerden** die Systemübersicht (S. 54),
  - für die Suche nach **Befunden** die Befunddokumentation (S. 589 ff.),
  - für die Zuordnung der vorgefundenen Symptome zu **Vermutungsdiagnosen** die Tabellen zur diagnostischen Bedeutung bestimmter Symptome.

Die **Krankheitsbilder,** mit denen Sie dann die Symptomkonstellation* Ihres Patienten vergleichen können, finden Sie ausführlich in den Lehrbüchern der einzelnen Fächer.

Ihr Wissen aus der Krankheitslehre und Symptomatologie bildet das Reservoir, das Sie wechselweise einsetzen können, um zu einer Entscheidung darüber zu kommen, was für die diagnostische Abklärung in den Vordergrund gerückt werden sollte. Leitsymptome sind nichts Krankheitsspezifisches und auch nichts, was Ihnen Lehrbücher vorgeben können. Sie selbst treffen die Entscheidung, welches Symptom – Beschwerde oder Befund – Sie als Leitsymptom verwenden wollen! In der Regel werden Sie das wählen, was auch bei den Angaben des Patienten oder den von Ihnen erhobenen Befunden im Vordergrund steht.

Suchen Sie nach pathognomonischen Symptomen, das sind Symptome, die wegen ihrer Bedeutung als Leitsymptom verwendet werden oder die im Zusammenhang mit dem Leitsymptom vermutlich hohes Symptomgewicht und damit hohen diagnostischen Vorhersagewert für bestimmte Krankheitsbilder besitzen (gnomikos = für die Unterscheidung geeignet).

Dieses Leitsymptom gilt es, zunächst in allen Einzelheiten zu analysieren und scharfzustellen, zu fokussieren. Bezeichnenderweise spricht man in der amerikanischen und englischen Literatur vom Leitsymptom auch als vom "focal point". Versuchen Sie dann, Leitsymptom und Begleitsymptome in einem pathophysiologischen Zusammenhang zu sehen. Welche Bedeutung hat z. B. das Leitsymptom Kopfschmerz, wenn es gemeinsam mit begleitenden schmerzhaften Bewegungseinschränkungen der HWS auftritt? Das Leitsymptom soll Ihnen helfen, die Gesamtheit der Patientensymptome zu organisieren, so daß Sie von einem ungeordneten Informationshaufen zu einer geordneten Symptomkonstellation des Patienten und schließlich über eine Vermutungsdiagnose zur Arbeitsdiagnose fortschreiten können.

Die Entscheidung über das, was Sie als Leitsymptom verwenden, beruht also nicht auf objektiven Gegebenheiten, sondern auf Ihrer persönlichen Wahl.

Vermeiden Sie es, soweit möglich, vage Symptome als Leitsymptom zu verwenden wie Appetitmangel, Müdigkeit oder allgemeine Schwäche. Denken Sie aber daran, auch diese weniger wichtig erscheinenden Beschwerden zu dokumentieren. Sie könnten nur allzuleicht wegen ihrer scheinbaren Bedeutungslosigkeit vergessen werden und im Lauf der späteren Überlegungen bei der Prüfung Ihrer diagnostischen Hypothesen doch diagnostische Bedeutung gewinnen.

Wenn Sie über den Patienten berichten oder ihn vorstellen (S. 537), sollten Sie im Zusammenhang mit der Hauptbeschwerde Alter, Geschlecht und Beruf des Patienten angeben. Mit Hilfe dieser „identifizierenden Daten" kann der Leser oder Zuhörer Ihres Berichtes die Hauptbeschwerde sofort mit einer Person verbinden, sie personalisieren, d. h., er erfährt nicht nur die Beschwerde, sondern auch, wer die Beschwerde hat.

Beispiel

Ein 53jähriger Postbeamter klagt über unerträgliche, reißende Schmerzen unter dem Brustbein …

Achten Sie darauf: Es geht zunächst um die Haupt*beschwerde* wie Atemnot oder Bauchschmerzen, nicht um Befunde wie Gelenkschwellung und auch nicht um Diagnosen wie Appendizitis.

3.4 Fremdanamnese

In manchen Fällen ist die unmittelbare Befragung des Patienten nicht möglich. Eine Fremdanamnese oder eine Anamnese mit Hilfe Fremder wird erforderlich bei:
- Kindern, Ausländern und älteren Patienten (nicht in allen Fällen),
- Sprachgestörten, Geisteskranken und Intelligenzmangel,
- amnestisch und affektiv veränderten Kranken, z. B. bei retrograder Amnesie nach Schädel-Hirn-Trauma oder Schlaganfall, Alkohol- oder Drogenkranken, hohem Fieber oder herabgesetzter Ansprechbarkeit (Somnolenz, Stupor, Koma);
- zur Vermeidung tendenziöser Angaben bei Begutachtungen oder Furcht vor strafrechtlicher Verfolgung.

Besonderer Wert ist in diesem Zusammenhang auf Fragen der ärztlichen Schweigepflicht zu legen. Beim Hinzuziehen von Daten aus ärztlicher Behandlung muß der Kollege ausdrücklich über den Zweck des Rückgriffs auf diese Daten, die ja auch eine Art Fremdanamnese darstellen können, informiert werden.

Bei bewußtlosen Patienten, die nicht in der Lage sind, ihre Beschwerden selbst zu nennen, tritt die Beschreibung des Zustandes und des Zeitpunktes, zu dem der Patient so vorgefunden wurde, an die Stelle der Beschwerden. In einem solchen Fall gilt es, von Angehörigen oder anderen Begleitpersonen so viel wie möglich über die Vorgeschichte zu erfahren und zu dokumentieren.

Beispiel

Nach Angaben der Nachbarin (Name und Anschrift) wurde der 72jährige Rentner Egon Meier vor 3 Stunden bewußtlos in seinem Bett aufgefunden. Er ist Diabetiker und wurde bisher von Dr. Insel (Anschrift, Telefon) behandelt.

3.5 Differenzierung der Beschwerden

Wenn Ihnen Symptome wie „Bauchschmerzen“ diagnostisch weiterhelfen sollen, bedarf es der Differenzierung. Sie müssen also zu dem Symptom Einzelheiten erfragen. In den meisten Fällen kommen Sie mit fünf Kategorien und den entsprechenden Fragewörtern aus:

Differenzierung der Beschwerden

Dauer
Wann *begonnen?* Wie schnell und in welcher Form hat sich zum Beispiel der Schmerz bis zu seinem Höhepunkt *entwickelt,* wie war der *Schmerzverlauf* vom Erreichen des Maximums bis jetzt? Bei welcher Gelegenheit zum erstenmal? Wann schon vergleichbare Beschwerden gehabt? Wie lange? Mit welchem zeitlichen Ablauf (allmählich, akut, chronisch, in Wellen, Perioden oder Schüben)? Ähnliche Erkrankungen? Rückfälle?

Stärke
Wie sehr? Wie zu beschreiben? Womit vergleichbar? Wieviel im Sinne von „meßbar“? Wie oft? Wie verändert im Lauf der Erkrankung? Die Stärke läßt sich am ehesten mit der Grobunterteilung in *leichte, schwere* und *unerträgliche* Schmerzen erfassen.

Art
Wie beschaffen (z. B. dumpfer, spitzer, bohrender oder ähnlicher Schmerz)? Welche Auswirkungen? Wovor (Furcht)? Mit welchen Vorboten und Begleiterscheinungen und wodurch gebessert? Wie verändert im Laufe der Erkrankung? Somatischer* oder viszeraler* Schmerz?

Ort
Wo genau? An welcher Stelle? Oberflächlich oder tief? Wohin wandernd oder ausstrahlend? Was hängt örtlich damit zusammen?

Funktion
Unter welchen Umständen treten die Beschwerden auf? Bei welcher Gelegenheit oder Tätigkeit? In Verbindung womit? Wodurch ausgelöst? In welchem Zustand? Welche körperlichen oder seelischen Funktionen führen zu welchen Änderungen der Beschwerden? Zusammenhang mit Menstruation oder Schwangerschaft? Welchen Einfluß haben die Beschwerden auf Arbeit, Familie, sonstige soziale Beziehungen, Sexualleben usw.?

Außer der Suche nach entsprechenden Begleitsymptomen (s. Systemübersicht) ist schließlich die Frage wesentlich, was der Patient bisher unternommen hat, um die Beschwerden zu mindern oder zu beseitigen.

3.5.1 Dauer der Beschwerden, Begleitumstände, zeitlicher Verlauf

Drei Stunden dauernde Schmerzen im rechten Unterbauch lassen ganz andere diagnostische Vermutungen zu als Schmerzen am gleichen Ort, die seit zwei Monaten bestehen. Ebenso führen jahrelange Gelenkbeschwerden, die nach dem 60. Lebensjahr zugenommen haben, diagnostisch in eine andere Richtung als plötzliche Gelenkschmerzen nach eitriger Angina. Bei jedem akuten Geschehen tragen sehr genaue Zeitangaben zur Diagnose bei. So unterscheidet sich der Angina-pectoris-Anfall, der meist nur wenige Minuten dauert, schon dadurch wesentlich von Schmerzen bei einem Herzinfarkt.

Nicht selten präzisiert der Patient seine Angaben über das **erste Auftreten** seiner Beschwerden, wenn Sie ihn um eine Schilderung der Situation bitten, in der die Beschwerden begonnen haben. Sie kann auch Aufschlüsse über die Genese der Erkrankung geben; z. B. läßt der erstmalig nach „ungeschicktem Aufstehen vom Tisch" aufgetretene Knieschmerz, der nun seit einer Woche besteht, einen Meniskusschaden vermuten; stechender linksseitiger Brustschmerz, der beim Holzsägen beginnt, ist anders zu beurteilen als gleichartige Beschwerden, die den Patienten nachts wecken.

Unter **Entwicklung** von Beschwerden, z. B. von Schmerzen, wird die Phase vom Einsetzen bis zur vollen Ausprägung verstanden. Ihre diagnostische Bedeutung wird sofort verständlich, wenn man die Schmerzentwicklung innerhalb von Stunden bei der Appendizitis der Schmerzentwicklung innerhalb von Tagen bis Monaten bei der Enteritis regionalis gegenüberstellt.

Auch **der zeitliche Verlauf** der Beschwerden kann diagnostisch wegweisend sein, z. B. die kurzen Schmerzintervalle – weniger als 5 Minuten – bei oberen Dünndarmkoliken und längere Intervalle bei Ileum- oder Dickdarmkoliken.

■ **Fassen wir noch einmal zusammen:** Der Beginn der Beschwerden, ihre Entwicklung und ihr zeitlicher Verlauf gestatten unmittelbare Rückschlüsse auf die Art der Erkrankung, in vielen Fällen auch auf die Dringlichkeit der Behandlung. Die Begleitumstände beim Einsetzen der Beschwerden weisen auf mögliche Ursachen hin. ■

3.5.2 Stärke der Beschwerden

Die Stärke von Schmerzen läßt sich mit Eigenschaftswörtern beschreiben, die der Patient selbst verwendet, wie z. B. heftig, unerträglich oder leicht. Die Stärke des Durchfalls ist mit der Häufigkeit des Stuhlganges objektiver zu erfassen. Nach der Tiefe (Stärke) einer Ohnmacht zu fragen, erscheint zunächst wenig sinnvoll. Bei oberflächlichen Bewußtseinsstörungen kann der Patient aber noch fähig gewesen sein, z. B. das Klingeln des Telefons zu hören. Die Stärke mancher Sehstörungen wird sich z. B. mit der Größe des Gesichtsfeldausfalles beschreiben lassen. Die treffende Darstellung der Stärke der Beschwerden hängt also vom Charakter der Beschwerden sowie der Differenzierungsfähigkeit des Patienten ab und von der Mühe, die sich der Untersucher gibt. Das Nachfragen hilft bei der Differenzierung genauso wie die Beobachtung des Gesichts des Patienten bei der Schilderung.

Bei Schmerzen kann man von **leichten Schmerzen** sprechen, wenn sie das Wohlbefinden des Patienten, nicht oder kaum aber Arbeitstag, Schlaf, Sport, Ernährung oder Sexualität des Patienten beeinflussen und in der Regel auch nicht zum Arzt führen. Dennoch können sie für die Vorgeschichte Bedeutung haben. Denken Sie an den Mittelschmerz oder das Bauchkneifen bei Dickdarmerkrankungen, Tenesmen bei Stuhlverhärtung, aber auch bei Rektumkarzinom! Von **schweren Schmerzen** kann man ausgehen, wenn sie z. B. bei Darmgrippe, Ulkus oder Zervixkarzinom den Tagesablauf und die Aktivitäten des Patienten beeinträchtigen und ihn ärztliche Hilfe in Anspruch nehmen lassen. Das Korrelat **unerträglicher Schmerzen** ist Ruhelosigkeit, krampfhaftes Eindrücken z. B. der Bauchdecken, sich krümmen, die vielfache Anforderung von Medikamenten, Schweiß, Zittern bis hin zu verzerrtem Gesicht oder lautem Schreien. Etwa bei einer Ulkuspenetration, Koliken beim Volvulus oder Steinverschlüssen. Als letzte Steigerungsform ist der **Schmerzschock** zu nennen, der mit Eintritt unerträglicher Schmerzen (Sekundenschmerz) oder entsprechender Schmerzverstärkung einsetzt und mit einer kurzfristigen Ohnmacht einhergeht, etwa bei der Ruptur eines Aortenaneurysmas oder eines Darmabschnitts.

Auch Angaben über die Zunahme (Verstärkung) oder Abnahme (Minderung) der Beschwerden lassen diagnostische Schlußfolgerungen zu, z. B. die Verstärkung der Schmerzen im rechten Unterbauch durch Husten bei Appendizitis oder im rechten Oberbauch durch tiefes Einatmen bei der akuten Cholezystitis.

■ **Fassen wir noch einmal zusammen:** Angaben über die Stärke der Beschwerden sind subjektive Beurteilungen durch den Patienten. Sie können versuchen, sie durch qualitative Vergleiche, Häufigkeitsangaben und durch das Verhalten des Patienten zu konkretisieren. Auch Informationen über den quantitativen Verlauf der Beschwerden können diagnostisch weiterführen. ■

3.5.3 Art der Beschwerden

Gemeint ist hier die besondere Eigenart der Beschwerde wie dumpfer, brennender, bohrender, stechender oder klopfender Schmerz, punktförmige oder flächenhafte Sehstörungen, Taubheitsgefühl, kribbelnde oder brennende Parästhesien. Es gilt also, mit erklärenden Eigenschaftswörtern die Beschwerden zu erläutern.

Im Verlauf der Erkrankung kann sich ebenso wie Lage und räumliche Ausdehnung auch die Qualität der Beschwerden ändern, wenn z. B. der brennende Schmerz einer lokalen Fingerentzündung zum bohrenden Schmerz der Handphlegmone und schließlich zum dumpfen Schmerz im ganzen Arm wird.

Ein zunächst erbsensuppenartiger Durchfall kann sich beim Typhus zu blutig-wäßrigen Stühlen wandeln.

Verwenden Sie die Eigenschaftswörter des Patienten für die qualitative Beschreibung von Beschwerden. Berücksichtigen Sie auch Qualitätsveränderungen im Verlauf der Erkrankung.

3.5.4 Ort der Beschwerden

Aufgrund Ihrer anatomischen Kenntnisse können Sie aus der Schmerzlokalisation Rückschlüsse auf die erkrankten Organe ziehen; z. B. erweckt ein eng umschriebener Druckschmerz im rechten Oberbauch, etwa zwei Finger breit rechts von der Mittellinie, Verdacht auf ein Ulcus duodeni. Halbseitige, anfallsartige Hinterkopfschmerzen lassen ein Zervikalsyndrom vermuten, Spontanschmerzen im rechten Unterleib machen differentialdiagnostische Überlegungen erforderlich, die nicht nur an den Anfänger erhebliche Anforderungen stellen (diagnostische Bedeutung der Bauchschmerzen, S. 271).

Exakte Lokalisationen bilden die Voraussetzungen für Angaben über **wandernde Beschwerden.** Zum Beispiel kann der Oberbauchschmerz bei Appendizitis periumbilikal beginnen und dann zum McBurney-Punkt ziehen.

Ausstrahlende Schmerzen behalten im Gegensatz zu wandernden Schmerzen ihren ursprunglichen Ort und verursachen zusätzliche Beschwerden in anderen Regionen. Beispiele dafür sind der gürtelförmig in den Rücken ausstrahlende, linksseitige Oberbauchschmerz bei Pankreatitis oder in Schulter und Arm ausstrahlende Brustschmerzen beim Herzinfarkt. (Besonderheiten bei der Lokalisation und Qualitätsbeschreibung von Schmerzen im Kindesalter, S. 467.)

Die exakte Lokalisation der Beschwerden gestattet Rückschlüsse auf das betroffene Organ. Auch wandernde oder ausstrahlende Schmerzen sind diagnostische Hilfen.

3.5.5 Körperfunktionen und Beschwerden

Bestimmte Körperfunktionen wie Atmung, Bewegung, Nahrungsaufnahme, Schlaf, Verdauung, Stuhlgang, Menstruation usw. können zum Auftreten oder zur Änderung der Beschwerden führen. Berichtet der Patient nicht spontan, wodurch seine Beschwerden einsetzen oder zunehmen, so müssen Sie nach Einzelheiten fragen: Wann, wie, wo, wodurch, wobei, wonach usw. kommt es zu den Beschwerden?

In manchen Fällen ist es erforderlich, konkrete Anregungen zu geben und zum Beispiel nach dem Zusammenhang zwischen Thoraxschmerz und körperlicher Anstrengung (Angina pectoris) oder plötzlich auftretenden Sehstörungen und bestimmten Nahrungsmitteln (Botulismus) zu fragen. In diesem Zusammenhang sei an das Sodbrennen bei Hiatushernie erinnert, das auftritt, wenn der Patient sich nach dem Essen die Schuhe zuschnürt, an das Schwinden thrombophlebitischer Schmerzen bei Hochlagerung der Beine, die bei arteriellen Verschlüssen zu einer Schmerzverstärkung führt. Oberbauchschmerzen nach Ärger oder der Durchfall in Examensnöten sind Beispiele für körperliche Beschwerden durch seelische Ursachen.

Zusammengefaßt würde also eine differenzierte Beschreibung z. B. der Hauptbeschwerde Thoraxschmerz lauten:

Die Hauptbeschwerde
nach
Dauer
Stärke
Art und Ort
Beziehung zu Funktionen

Der 63jährige Postbeamte … klagt über unveränderlich starke, unerträgliche, stechende Brustschmerzen, die seit 3 Std. in einem handtellergroßen Bezirk etwas links unter der unteren Hälfte des Brustbeins bestehen. Die Schmerzen strahlen in den linken Arm aus, sind atmungsunabhängig und durch Nitrolingual nicht zu beeinflussen.

Will man aber mit einer Untersuchung nicht nur Organisches erfassen, dann muß, wie mit dem letztgenannten Beispiel angedeutet, der Begriff Funktionen in einem größeren Zusammenhang gesehen werden:
- Welchen Einfluß haben die Beschwerden auf die Bewältigung der täglichen Arbeit und sonstige Aktivitäten?
- Wie wirken sie sich auf Beruf und Familie und das größere soziale Umfeld des Patienten aus?
- Wieweit beeinflussen die Beschwerden z. B. die eigene Sexualität und die des Partners?

■ **Fassen wir noch einmal zusammen:** Der Arzt sucht die Beschwerden des Patienten zu erfassen und „scharfzustellen". Der Patient möchte nicht nur von seinen Beschwerden befreit werden, er erlebt sie auch als mehr oder weniger bedrohliches Problem. Ihm dabei zu helfen, diese Bedrohung zu verarbeiten, ist Teil der ärztlichen Kunst. ■

3.6 Schmerzen und allgemeine Beschwerden

Bisher haben wir beschrieben, wie eine Hauptbeschwerde differenziert werden kann, und uns dabei weitgehend an Schmerzen orientiert.

Die Feststellung des Schmerzbeginns, der Lokalisation, die Abgrenzung gegen schmerzfreie Zonen, Auslösung, Anlässe für Verschlimmerung oder Besserung und Schmerzverlauf ergeben so häufig diagnostische Hinweise, daß man Schmerzen[3] gern zum Leitsymptom* wählt und sich von ihnen in seinem diagnostischen Denken führen läßt.

Zusammenhangsverständnis für Schmerzentstehung, Schmerzleitung und Schmerzbedeutung erpart manches Auswendiglernen.

3.6.1 Schmerzen – anatomische und physiologische Grundlagen

Schmerzempfindungen werden durch Schmerzfasern, Leitungen und zentrale Integrationsmechanismen möglich. Schmerzen entstehen durch Stimulierung der Schmerzfasern, z.B. bei Trauma, Spasmen, Ischämie oder lokaler Ansammlung von Metaboliten. Schmerzleitende Fasern treten durch das dorsale Ganglion in das Rückenmark ein, kreuzen das Rückenmark zum gegenüberliegenden anterolateralen Quadranten und steigen als Tractus spinothalamicus auf. Dabei passieren sie den Hirnstamm, Thalamuskerne, den Hypothalamus und werden von dort in die hintere Zentralwindung fortgeleitet (s. Abb. 3.**1 a**). Schmerzen werden im Thalamus empfunden, in der Hirnrinde so verarbeitet, daß man die Schmerzen lokalisieren, Schmerzqualitäten wahrnehmen und unterscheiden kann.

Nach dem ***Prinzip des adäquaten Stimulus*** ist für jeden spezifischen sensorischen Rezeptor ein spezieller Stimulus erforderlich, um ihn zu erregen. Spezifische Reize im viszeralen Bereich (Thorax und Bauchorgane) sind Überdehnung, Spasmen und chemische Irritation. Das Prinzip des adäquaten Stimulus erklärt, warum man Bauchoperationen in Lokalanästhesie durchführen kann, solange z.B. Zug am Mesenterium vermieden wird.

Schmerzen zu tiefen Organen lassen sich nach ***topographischen Gesichtspunkten*** zuordnen, aber man kann auch aus Muskel- und Oberflächenschmerzen auf betroffene viszerale Organe schließen. Bei der Übertragung von Eingeweideschmerzen in Muskelgruppen spricht man von den **Mackenzie-Maximalpunkten.** Mit Hilfe der **Head-Zonen** schließen Sie aus Hyperalgesien und Hyperästhesien der Haut auf unter Umständen weit vom Reizort entfernt liegende tiefe Organe.

Viszerale Schmerzen werden häufig auf die Oberfläche projiziert, weil diese Dermatome aus Fasern derselben Hinterwurzeln versorgt werden, durch die viszerale afferente Impulse des schmerzenden Organs in das Rückenmark eintreten (s. Abb. 3.**1 b**). Dann entstehen (wahrscheinlich) durch **Kurzschlüsse** die sogenannten ausstrahlenden Schmerzen, beispielsweise bei Patienten mit Angina-pectoris-Anfällen, die vom Herzen über die gemeinsame erste, zweite und dritte Thorakalwurzel in die Thoraxwand und den medialen Arm ausstrahlen.

[3] Ausführlicher hierzu JANZEN, R.: Schmerzanalyse als Wegweiser zur Diagnostik. Thieme, Stuttgart 1981

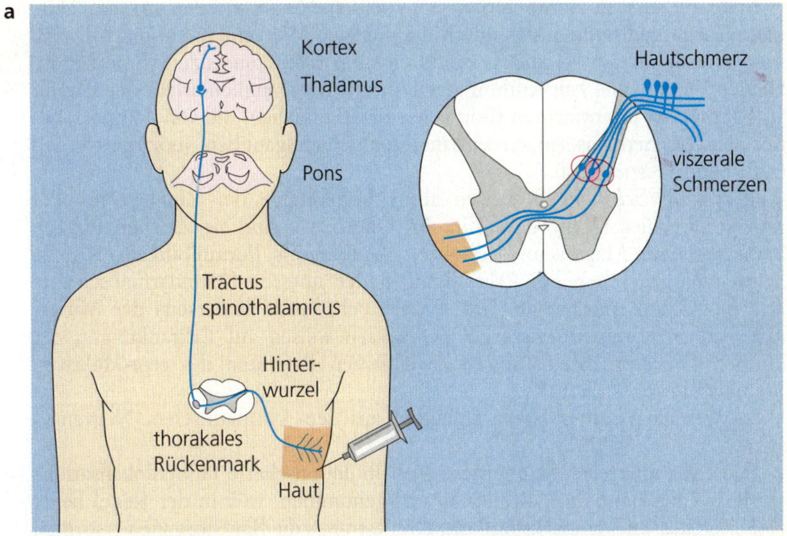

Abb. 3.**1 a** Schmerzleitung von einem Hautbereich zur hinteren Zentralwindung

Abb. 3.**1 b** Theorie der „ausstrahlenden Schmerzen": Viszerale und kutane Impulse treten durch dieselbe Nervenwurzel ein und kreuzen zum Tractus spinothalamicus. Dabei kann es zu Kurzschlüssen kommen, die viszerale Schmerzen in bestimmten Hautbereichen spürbar machen (Abb. 3.**1 a** u. 3.**1 b** nach *Finneson,* B. E.: Diagnosis and Management of Pain Syndromes, 2. Aufl. Saunders, Philadelphia 1969)

3.6.2 Schmerztypen

Somatische Schmerzen: Schmerzen an der Körperoberfläche werden als **stechend** („pieksend") empfunden. Sie sind an der Haut und an den Schleimhäuten von Mund, Nase, Vagina und Urethra gut zu lokalisieren. Anhaltend und in größeren Flächen wirken sie **brennend**.

Auch in die tieferen Gewebsschmerzen in Muskeln, Ligamenten oder dem Periost werden noch verhältnismäßig umgrenzt wahrgenommen. Dasselbe gilt für Schmerzen der parietalen serösen Membranen (Peritoneum und Pleura), die aber auch in den korrespondierenden Dermatomen als Ausstrahlung und damit fern vom eigentlichen Schmerzort wahrgenommen werden können.

Schmerzen der Blutgefäße entstehen durch Zug oder Torquierung, z. B. bei raumfordernden Prozessen am Schädel, durch Dilatation bei Migräne oder Entzündung bei der Arteriitis temporalis. Auch sie gestatten in der Regel noch eine mindestens ungefähre Lokalisation des Schmerzortes.

Schmerzen, z. B. durch Druck auf Nervenstränge, werden in dem Dermatom wahrgenommen, das durch die dorsalen Wurzeln versorgt wird, z. B. führt Druck auf den N. ulnaris im Bereich des Ellenbogens zu Schmerzen im kleinen Finger, eine Entzündung der Hinterwurzelganglien erlebt der Patient als Schmerzen in entfernten thorakalen Hautbereichen, die von den peripheren sensorischen Fasern der entzündeten Wurzelganglien versorgt werden (z. B. beim Herpes zoster).

Viszerale Schmerzen weisen auf Erkrankungen der Eingeweide oder retroperitonealer Hohlorgane hin. Im Oberbauch sind sie Zeichen für Erkrankungen des Magens und des oberen Dünndarms. Periumbilikale viszerale Schmerzen entstehen bei Erkrankungen der unteren Dünndarmabschnitte und des Colon transversum. Im Unterbauch, meist beiderseits der Mittellinie, wahrgenommene viszerale Schmerzen weisen auf Erkrankungen der übrigen Dickdarmanteile und bei weiblichen Patienten des reproduktiven Systems hin.

Die viszeralen Schmerzfasern stammen aus dem sympathischen Nervensystem:

- meist aus mehreren Segmenten, deshalb die unscharfe Höhenlokalisation;
- sie werden nahe der Mittellinie wahrgenommen, weil in der Regel beide Seiten des Rückenmarks und des Grenzstrangs die Bauchorgane versorgen;
- sie werden meist oberhalb des erkrankten Organs angegeben, weil die Bauchorgane in der embryonalen Entwicklung gegenüber den Dermatomen absinken;
- sie sind krampfartig oder echte Koliken, weil sie in der Regel Ausdruck einer Erkrankung von Hohlorganen oder deren Beteiligung an benachbartem Krankheitsgeschehen sind;
- Reizverschmelzungen (s. Kurzschlußtheorie) führen zur Fehlprojektion viszeraler Schmerzen in die Rumpfwand, und zwar in die Haut als Head-Zonen, in die Muskulatur als Mackenzie-Maximalpunkte (Abb. 3.**1 c**).

Brennende, viszerale Schmerzen entstehen, wenn der Inhalt des Gastrointestinaltraktes mit dem Peritoneum in Berührung kommt, schneidend-krampfartige Schmerzen durch Überdehnung oder Spasmen der Hohlorgane, bohrende Schmerzen durch Übergreifen entzündlicher Prozesse auf das Peritoneum parietale, stechende, viszerale Schmerzen in erster Linie bei mesenterialen Gefäßverschlüssen.

Als **vegetative Gesamtreaktion** bezeichnet man die Begleitsymptome viszeraler Schmerzen wie Wälzen, Eindrücken der Bauchwand, Bewegungsdrang, Schweißausbrüche, Blässe, Erbrechen, Borborygmi, Hyperperistaltik und Darmsteifungen im Sinne palpabler Peristaltikwellen.

Tabelle 3.**1** Viszerale und somatische Schmerzen

Schmerzqualität	Schmerzablauf	Schmerzort	Begleitsymptome	Organzuordnung
Viszeraler Schmerz				
dumpf, bohrend, krampfartig	wellenförmig 11 – 15 Sek. bis 2 Min.	diffus bds. der Mittellinie	vermehrte Darmgeräusche, Unruhe, Schweiß, Übelkeit, Erbrechen, Blässe, Bewegungsdrang	Herz, Galle, Magen, oberer Dünndarm, Colon transvers., übriger Dickdarm, Urogenitalsystem
Somatischer Schmerz				
scharf, brennend	Dauerschmerz oder Crescendo-Decrescendo	gut lokalisierbar, unilat.	Schmerzverstärkung durch Bewegung und Erschütterung, deshalb Bewegungsarmut, Schonhaltung	entsprechend der Topographie (Tab. S. 263)

3.6.3 Schmerzpsychologie

Patienten erleben Schmerzen mit großer Variationsbreite. Das hat mehrere Gründe: unterschiedliche physiologische Schmerzschwellen, die mit zunehmendem Alter ansteigen und im Greisenalter so hoch liegen können, daß z. B. eine akute Appendizitis zu spät erkannt wird, unterschiedliche individuelle Reaktionen auf ähnlich starke Schmerzreize, die den einen kaum beeinträchtigen, für andere zum Mittelpunkt ihrer Welt werden, und schließlich die Tatsache, daß die meisten Menschen es lernen, besonders mit chronischen Schmerzen zu leben.

Diskrepanzen zwischen dem tatsächlichen Schmerzerlebnis und Übertreibungen kann der Arzt in der Regel heraushören oder aus Begleitsymptomen und Patientenverhalten erschließen: Blässe, Tachykardie, Tachypnoe, Erschöpfung oder gar Schock bieten ebenso objektive Maßstäbe für den Vergleich mit der Schmerzschilderung wie Haltung, Mimik, Gestik, Motorik und Sprechform.

Schon der alltägliche Sprachgebrauch „Das bereitet mir Kopfschmerzen" oder „Da bekommt man ja Bauchschmerzen" usw. deuten auf die Neigung hin, Schwierigkeiten oder Probleme mit Schmerzbegriffen zu beschreiben und sie gegebenenfalls in Organen zu lokalisieren, die durchaus gesund sein können. Solche Schmerzen nennt man funktional, behandelt sie in vielen Fällen mit leichten Analgetika oder Plazebos und darf sich nicht allzusehr darüber wundern, wenn das weder jedem Patienten hilft noch auf die Dauer die Arzt-Patienten-Situation stabilisiert. Den kausalen Ansatz für die Therapie kann in einem solchen Fall die ausführliche Exploration bieten.

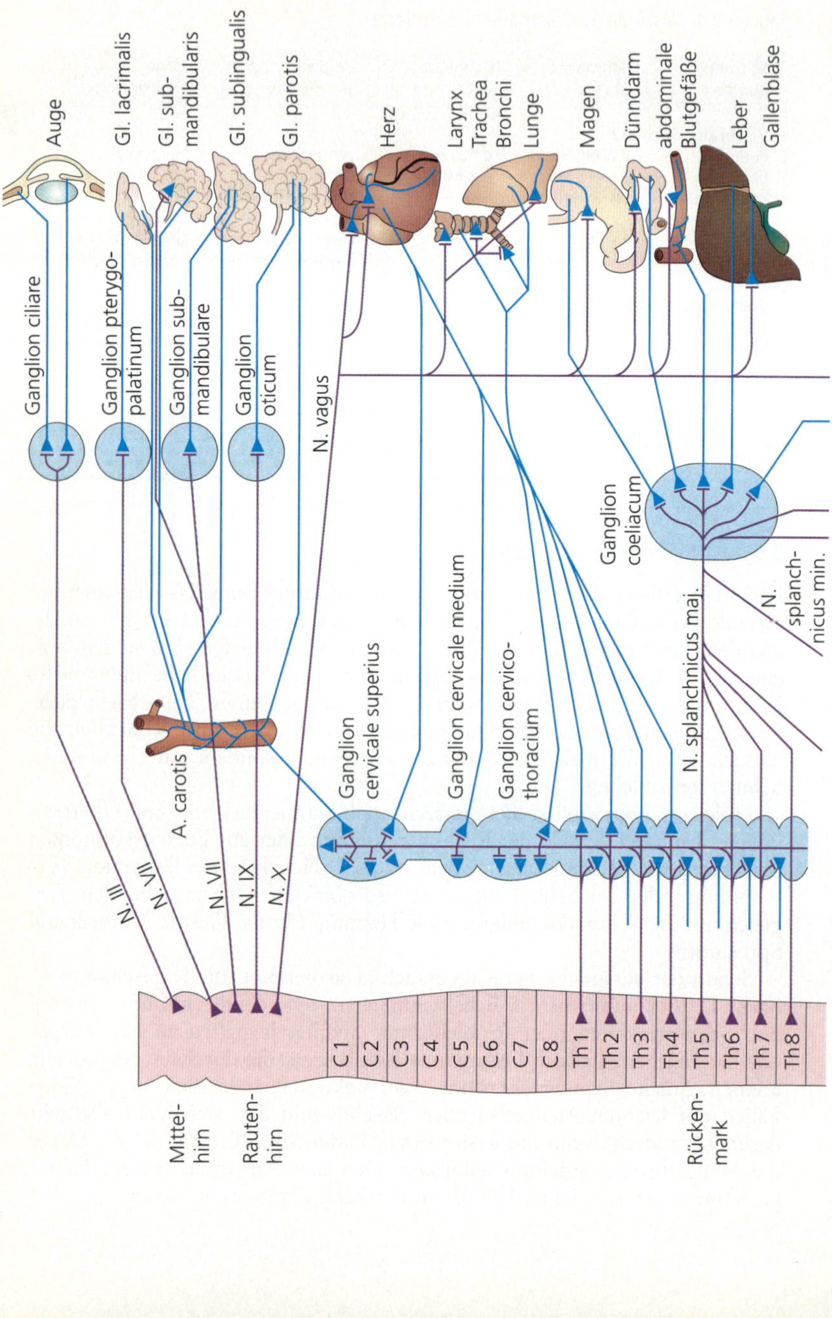

Auge
Gl. lacrimalis
Gl. sub-
mandibularis
Gl. sublingualis
Gl. parotis
Herz
Larynx
Trachea
Bronchi
Lunge
Magen
Dünndarm
abdominale
Blutgefäße
Leber
Gallenblase
Ganglion ciliare
Ganglion pterygo-
palatinum
Ganglion sub-
mandibulare
Ganglion
oticum
N. vagus
Ganglion
coeliacum
N.
splanch-
nicus min.
N. splanchnicus maj.
Ganglion
cervicale superius
Ganglion cervicale medium
Ganglion cervico-
thoracium
A. carotis
N. III
N. VII
N. VII
N. IX
N. X
C1
C2
C3
C4
C5
C6
C7
C8
Th1
Th2
Th3
Th4
Th5
Th6
Th7
Th8
Mittel-
hirn
Rauten-
hirn
Rücken-
mark

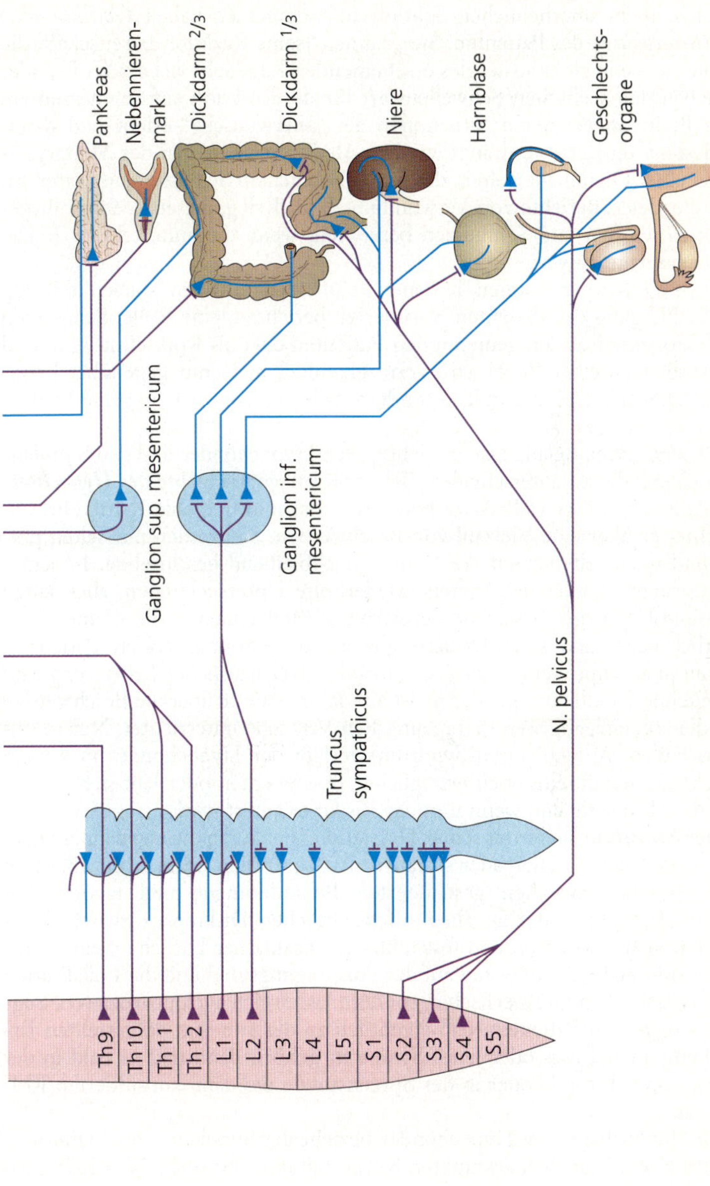

Abb. 3.**1 c** Vegetatives Nervensystem (nach *Youmans* 1962)

Einen nicht unerheblichen Einfluß auf Schmerzen haben ***Gefühle und Stimmungslage*** des Patienten. Sie „bahnen" seine Reaktionsbereitschaft, die beispielsweise in einer ausweglos erscheinenden Lage sehr viel größer ist, oder sie heben den seelischen Schwellenwert für die Reaktion auf Schmerzen an, die z. B. in ungeeigneten Situationen als „unerwünscht" erlebt und damit mindestens zeitweise verdrängt werden. Als Beispiele mögen der Militaryreiter bei einer Olympiade gelten, der mit gebrochenem Schlüsselbein weiterritt, oder die vielen Berichte von Verwundungen im Krieg, die erst dann wahrgenommen wurden und Schmerzen bereiteten, wenn die unmittelbare Todesangst überwunden war.

Auch die Körperregionen, in denen Schmerzen auftreten, spielen in bezug auf die Neigung des Patienten, darüber zu berichten, eine Rolle. Schmerzen im Rektogenitalbereich genieren den Patienten eher als Kopfschmerzen, und das Ausbleiben einer Regel wird gern schamhaft nicht nur gegenüber Familienmitgliedern und Freunden, sondern gelegentlich auch gegenüber dem Arzt verschwiegen.

Für praktische Belange ist es wichtig, den Hypochonder und den Simulanten voneinander zu unterscheiden: Bei der Krankengeschichte des ***Hypochonders*** fällt auf, daß er viele Ärzte konsultiert hat und freigebig Kritik übt. Oft berichtet er über eine Vielzahl von Beschwerden. Sie werden nur selten präzise und noch seltener auf die Dauer gleichbleibend beschrieben. In seiner Vorgeschichte finden sich ständig wiederholte Untersuchungen, aber selten pathologische Ergebnisse. Die verordneten Medikamente, die er meist namentlich nennt und deren Dosierung er ernster nimmt als andere Patienten, „helfen überhaupt nicht". Als Ergebnis intensiver häuslicher Erörterung sind begleitende Familienmitglieder meist auf das genaueste über die Beschwerden und die vorangegangenen therapeutischen Versuche unterrichtet. Nur in seltenen Fällen (Münchhausen-Syndrom) verläßt der Hypochonder in seinem Bericht die Bandbreite noch erträglicher Beschwerden oder läßt sich gar auf operative Eingriffe ein, wenn ihm das Risiko erläutert wird.

Der ***Simulant*** sucht mit seiner Darstellung den Krankheitsgewinn, mag er nun finanzieller, sozialer oder situativer Art sein. Man erkennt ihn meist an Widersprüchen zwischen geschilderten Behinderungen und tatsächlicher Funktionsfähigkeit oder an einer offensichtlichen Diskrepanz zwischen geschilderten Beschwerden und feststellbarer organischer Ursache. Seine Symptome sind nicht nur in bezug auf den Ausprägungsgrad und die Lokalisation vage, veränderlich und wechselnd, sondern lassen sich auch provozieren. Suggeriert man dem Patienten, daß eigentlich zu der von ihm dargestellten Erkrankung auch dieses oder jenes Symptom gehört, dann tritt es bald in der eigenen Sprechstunde oder in der Sprechstunde des dann konsultierten Kollegen auf.

Im Unterschied zum Hypochonder bezieht der Simulant seine Symptome enger auf den angeblich erkrankten Körperteil und vermeidet Nebensymptome, die ihm nicht nur weniger bedeutungsvoll, sondern auch in bezug auf die Glaubwürdigkeit seiner Darstellung gefährlich erscheinen.

3.7 Vieldeutige Beschwerden und Symptome

Einige Beschwerden lassen sich nur schwer oder gar nicht mit den Kategorien Dauer, Stärke, Art, Ort, Beziehung zu Funktionen differenzieren. Wir nennen im folgenden besonders Beschwerden, die in bezug auf ihre Organzugehörigkeit vieldeutig sind, und werden auf Beschwerden, die sich leichter bestimmten Körperregionen zuordnen lassen, in den entsprechenden Kapiteln eingehen.

Bei Beschwerden, die eine ***allergische Reaktion*** nahelegen, haben Saisonbedingtheit, Kontinuität, Dauer und Zeitpunkt des Auftretens diagnostische Bedeutung. Das Aufspüren von Allergenen, bestimmten Nahrungsmitteln, Kontakt mit Chemikalien, Baumaterialien, Bäckermehl, Hausstaub, Tieren oder Kosmetika erfordert darüber hinaus oft kriminalistische Fähigkeiten.

Nur wenige Patienten sind sich klar darüber, daß es sich bei dem Zustand, der sie zum Arzt führt, um ***Angst*** handelt. Mit Angst meinen wir **nicht** für den Patienten verständliche Einwirkungen von außen im Sinne von **Furcht** vor etwas. Das charakteristische Krankmachende der Angst ist gerade, daß der Patient eine unklare Bedrohung seiner Existenz nur ahnt. Sie findet ihren Ausdruck in anhaltenden seelischen Spannungszuständen, denen verkrampfte Haltungen und Bewegungen, Nervosität, Fahrigkeit und mangelnde Konzentration entsprechen.

Schlafstörungen, Erschöpfungszustände und die Neigung zu Alkohol und Drogen können Folgen dauerhafter Angstzustände sein. Angst ist nicht unmittelbar als körperliches Symptom sichtbar, doch lassen typische Begleitsymptome Angstzustände vermuten. Dazu gehören Tachykardie, Kurzatmigkeit, weite Pupillen, verspannte Gesichts- und Halsmuskulatur, feuchte Hände, Impotenz, Appetitmangel oder Antriebsarmut, Pollakisurie und Diarrhö sowie nicht eindeutig lokalisierbare Bauchschmerzen, die sich bei näherem Befragen eher als uncharakteristische Oberbauchbeschwerden beschreiben lassen.
In Ihrem anamnestischen Gespräch mit dem Patienten gilt es zunächst,

- mögliche Ursachen der Angst zu ergründen,
- festzustellen, seit wann die Angst auftritt und wie lange sie anhält (Dauer),
- wie sehr sich der Patient durch die Angst beeinträchtigt fühlt (Stärke),
- wie sich die Angst auf seinen Gesundheitszustand im einzelnen auswirkt (Art) und
- durch welche Anlässe, in welchen Situationen oder bei welchen Tätigkeiten die Angst auftritt (Anlaß).

Die ausführliche Exploration eines Patienten, dessen Gesundheitszustand durch seine Angst beeinträchtigt wird, gehört in die Betreuung eines Psychologen oder eines Psychiaters.

Von der ***Appetitlosigkeit (= Anorexie)*** im Rahmen einer Angstreaktion oder einer Depression läßt sich organisch bedingte Appetitlosigkeit, z. B. bei Magen-Darm-Erkrankungen oder chronischen Infektionen, durch die Begleitsymptome unterscheiden. Außerdem fehlt bei organischen Ursachen, z. B. Ileus oder Stauungsgastritis, im Rahmen einer Rechtsinsuffizienz meist die primäre Verbindung zu Emotionen in der Anamnese. Anorexie findet man auch als Frühsymptom eines malignen Tumors des Gastrointestinaltraktes oder einer Hepatitis und in Verbindung mit psychischen Störungen und ausgeprägter Abmagerung bei der Anorexia nervosa.

Vermehrter Appetit bis zur Freßsucht ***(= Polyphagie)*** kann psychisch als Kompensation empfundenen Mangels oder dadurch bedingt sein, daß Patienten während einer Gravidität oder bei Bandwurmerkrankungen „für zwei" essen müssen. Polyphagie kann z. B. im Zusammenhang mit

- Erregbarkeit, Wärmeintoleranz, feinschlägigem Tremor, Tachykardie und einer großen Blutdruckamplitude Zeichen einer *Thyreotoxikose*,
- mit Polydipsie, Polyurie, Gewichtsverlust und allgemeiner Schwäche Zeichen für einen *Diabetes mellitus* sein.

Flüchtige Bewußtseinsstörungen sind Sekunden bis Minuten anhaltende Zustände verminderten Bewußtseins oder vollständiger Bewußtlosigkeit. Sie beruhen auf orthostatischer Dysregulation, Herzrhythmusstörungen oder zerebralen Anfällen. Als Begleitsymptome gestattet

- der Nachweis einer Stauungspapille Schlußfolgerungen auf intrakranielle Druckerhöhung,
- vegetative Begleitsymptome – Blässe, Schwitzen und Schwanken – die Vermutung einer Orthostasereaktion (Synkope),
- das Auftreten ohne Prodromi und bei Kopfhaltungen, die zur starken Anspannung der Halsmuskulatur führen, kann ein Karotissinussyndrom angenommen werden,
- Zyanose, Pulslosigkeit und plötzlicher Atemstillstand lassen an einen Adam-Stokes-Anfall denken.

Bei ***Bewußtseinsverlust*** (Stadieneinteilung, S. 429) kann der Patient selbst keine Details über seinen Zustand angeben und berichtet meist nur vom Hörensagen oder über eigene Schlußfolgerungen. Es gilt festzustellen, was sich vor und nach dem Bewußtseinsverlust ereignet hat, z. B. können zeitliche Beziehungen zu den Mahlzeiten Hinweise auf Hypoglykämien geben, Herzsensationen deuten auf kardiale, Lähmungen auf zerebrale Ursachen der Bewußtlosigkeit hin. Es gilt auch herauszufinden, ob der Patient vollständig bewußtlos war, oder z. B. noch hörte, was in seiner Umgebung gesprochen wurde.

Die Zusammenstellung gezielter Fragen ist eine Anleitung zur **Fragetechnik** bei Patienten, die über eine abgelaufene Bewußtlosigkeit berichten, und gibt Hinweise auf die differentialdiagnostischen Möglichkeiten bei Ohnmacht unklarer Genese:

1. Welche besonderen Ereignisse traten in den 30 Min. vor der Bewußtlosigkeit ein?
2. Welche Warnzeichen sind unter welchen Begleitumständen unmittelbar vor dem Anfall aufgetreten?
3. Wie trat die Bewußtlosigkeit ein? Plötzlich, allmählich, in Phasen?
4. Hatten Sie die Möglichkeit, sich hinzusetzen oder hinzulegen, welche Verletzungen haben Sie erlitten?
5. Hatten Sie irgend etwas besonders Anstrengendes unternommen?
6. Waren Sie in einem warmen oder kalten Raum?
7. Standen, saßen, lagen Sie, als Sie ohnmächtig wurden, oder sind Sie vor der Ohnmacht gerade aufgestanden?
8. Haben Sie geschwitzt, hatten Sie Herzklopfen, schlug Ihr Herz schneller oder unregelmäßig?
9. War Ihnen vorher schwindlig, hatten Sie Brechreiz?
10. Haben Sie vor der Bewußtlosigkeit irgend etwas Besonderes gehört, gesehen, gerochen oder geschmeckt?
11. Änderte sich Ihre Sehfähigkeit?
12. Wie lange waren Sie bewußtlos und woraus schließen Sie auf die Dauer?
13. Sind während Ihrer Bewußtlosigkeit Urin und Stuhl abgegangen?
14. Wie fühlten Sie sich, als Sie wieder aufwachten?
15. Wie oft sind Sie in letzter Zeit bewußtlos geworden und wie unterschieden sich frühere Anfälle vom letzten Anfall?
16. Hatten Sie schon einmal ein Magengeschwür, Teerstühle, Blutungen oder Erkrankungen des Nervensystems?
17. Haben Sie kürzlich irgendwelche Medikamente oder Drogen genommen oder ungewöhnlich viel Alkohol getrunken?

Bewußtlosigkeit/Koma – diagnostische Bedeutung, ausführlich S. 429

Fieber ist das Ergebnis einer Reizung des Temperaturzentrums im Hypothalamus durch pyrogene Substanzen aus zerstörten Leukozyten (Infektion) und durch zerstörtes Gewebe, z. B. bei Tumoren, Trauma oder Herzinfarkt.

Für lokale Fieberursachen wie Tonsillitis oder Otitis media gelten eher kontinuierliche Fieberverläufe, für generelle Infektionen, wie z. B. Typhus oder Malaria, finden sich in der Krankheitslehre charakteristische Inkubationszeiten und Verlaufskurven, besonders in bezug auf die Entwicklung des Fiebers.

Häufig meinen Patienten mit Fieber (über 38 °C) und Schüttelfrost (Schütteln des ganzen Körpers) nicht dasselbe wie der Arzt, sondern eher Schwitzen und Frösteln. Sie müssen deshalb genau feststellen, ob und wie häufig und mit welchen Verfahren die Temperatur gemessen wurde, ob die Temperatur schwankt und echte Schüttelfröste vorgelegen haben, bei denen im wahrsten Sinne des Wortes das Bett wackelt.

Bei unklarem Fieber hilft oft die Reise- oder Medikamentenanamnese oder die Frage nach erkrankten Kontaktpersonen weiter.

Zu den charakteristischen **Fiebertypen** gehören:

Kontinuafieber:
mit einer Differenz von weniger als 1 °C im Verlauf des Tages, über Tage anhaltend, z. B. bei akuten Infektionskrankheiten wie Pneumonie

remittierendes Fieber:
mit Tagesschwankungen über 1 °C, ohne Rückkehr zur Norm, z. B. bei Tuberkulose, Sepsis

intermittierendes Fieber:
mit Tagesdifferenzen von mehr als 1 °C und Rückkehr zur Norm, z. B. bei Malaria

periodisches Fieber:
bei dem afebrile mit febrilen Tagen wechseln. Dabei kommt ein regelmäßiger Wechsel z. B. bei Malaria vor, unregelmäßiger Wechsel z. B. bei Brucella-Infektionen.

Von *subfebrilen Temperaturen* spricht man, wenn die axilläre Messung nicht mehr als 38 °C ergibt, z. B. bei Tuberkulose oder Phlebitis. Simulanten, die das Fieberthermometer durch Reiben, Klopfen oder Eintauchen in warme

Fieber und Begleitsymptome – Organ- bzw. Systemzuordnung

Folgende Begleitsymptome erleichtern die diagnostische Zuordnung des Fiebers zu erkrankten Systemen, Organen oder Krankheiten

– *Thoraxschmerz*, Husten, Dyspnoe*	Atmung, Herz und Kreislauf
– *Lymphknoten/Milzschwellung**	hämatopoetisches System, Tumorzerfall, Infektion bis Sepsis,
– *Gelenkschmerz**	Muskel- und Skelettsystem, Herz und Kreislauf (rheumatisches Fieber)
– *Ikterus/Anämie**	Hämolyse, Hämatopoese, entzündliche Erkrankungen von Leber und Galle
– *Exanthem* in seinen charakteristischen Ausprägungsformen und der zeitlichen Relation zum Fieber*	Typhus, Scharlach, Masern, Windpocken oder Röteln
– *Kopfschmerz*/Meningismus*	Zentralnervensystem
– *Bauchschmerz*/gastrointestinale Blutung*	Gastrointestinaltrakt und parenchymatöse Oberbauchorgane: Leber, Galle, Pankreas
– *Hämaturie*/Dysurie*	Urogenitalsystem
– *Regelstörungen*/Bauchschmerz*	Endokrinium, reproduktives System
– *Hämorrhagische Diathese**	Hämatopoese, Allergie, Medikamente

Flüssigkeit manipulieren, neigen dazu – um „nicht zu übertreiben" – ihr vorgetäuschtes Fieber in einem verhältnismäßig niedrigen Bereich zu halten.

Eine Suchhilfe, mit der Sie selbst diagnostische Tabellen für bestimmte Symptome entwickeln können, bietet die Zusammenstellung S. 513.

Fieber
Diagnostische Bedeutung

entzündlich infektiös	*vaskulär strukturell*	*immunologisch*	*tumorös*	*andere*
Viren Bakterien Pilze Protozoen	Herzinfarkt Embolie Thrombose	rheumatisches Fieber Autoaggressionskrankheiten perniz. Anämie P. Schoenlein-Henoch Hämolyse	Malignomzerfall	Blutung Verbrennung Medikamente Überwärmung Hyperthyreose Phäochromozytom

Gewichtsveränderungen beruhen auf verminderter Nahrungsaufnahme, unzureichender Nahrungsverwertung (Resorptions- bzw. Sotffwechselstörungen) oder vermehrter Ausscheidung nicht resorbierter Nahrung. In allen Fällen gilt es festzustellen, ob eine Gewichtsveränderung von mehr als 5 kg beabsichtigt oder unbeabsichtigt aufgetreten ist, ob z. B. das Absinken des Gewichts mit dem Krankheitsbeginn zusammenfällt, ob der Energieumsatz im Verhältnis zur Energieaufnahme steht und in welchem Zeitraum der Gewichtsverlust eintrat. Gewichtsabnahme bei gleichbleibendem oder zunehmendem Appetit sind Hinweise auf Diabetes mellitus, Thyreotoxikose oder Malignom, bei gleichzeitiger Steatorrhö auf Pankreasinsuffizienz.

Kritisch sind gleichmäßige und größere Gewichtsabnahmen zu beurteilen, die unfreiwillig und unter Beibehaltung der bisherigen Eßgewohnheiten auftreten und als sogenannter „konsumierender Prozeß" den Verdacht auf eine fortgeschrittene Tuberkulose, Anämie, Malignom oder auch auf eine Depression lenken. Soweit Patienten sich nicht gewogen haben, geben Angaben über ein Zu-eng- oder Zu-weit-Werden der Kleidung Hinweise. Denken Sie daran, daß eine Gewichtszunahme auch durch Ödeme bedingt sein kann oder durch seelischen Kummer.

Auf organische **Ursachen unbeabsichtigten Gewichtsverlustes** weisen folgende **Begleitsymptome** hin:

- Verminderte körperliche Aktivität wie Gehbehinderungen, durch Dyspnoe erschwertes Treppensteigen, Schwächegefühl bei körperlichen Anstrengungen, Potenzverlust, Menstruationsstörungen;
- Übelkeit und Erbrechen, aber Zunahme des Appetits;
- palpabler Tumor, Struma;

Gewichtsverlust
Diagnostische Bedeutung

Organe	*entzündlich*	*strukturell*	*neoplastisch*	*hormonell*	*Mangel*
Gastrointestinaltrakt	Dünndarmdivertikulitis Enteritis regionalis	unzureich. Kauapparat Zöliakie Sprue	Malignome Zollinger-Ellison-Syndrom M. Whipple		Hunger Laktaseintoleranz
Leber	Zirrhose	Mangel an Galle	Malignom		
Pankreas	chronische Pankreatitis		Malignom		
Gesamtorganismus	Tuberkulose Polyarthritis Endokarditis Periarteriitis nodosa Lupus erythem.		Malignome	Diabetes Hyperthyreose M. Addison	Malabsorption

- Kaubeschwerden, Schluckbeschwerden, Erbrechen, Durchfall, Bauchschmerzen, Fieber, Lymphknotenschwellungen, Leber- und Milzvergrößerung;
- technisch-diagnostische Werte wie Blutbildveränderungen, pathologische Röntgen-, Stuhl- und Urinbefunde.

Aber auch **beabsichtigter Gewichtsverlust** kann diagnostische Hinweise geben, wenn z. B. Laxanzienmißbrauch auf dem Umweg über eine Hypokaliämie zu Obstipation* und schließlich zu Ileussymptomen* führt.

Die ***Potenzstörungen*** eines Patienten im zeugungsfähigen Alter können Folge einer disharmonischen Ehe, psychischer Störungen oder Zeichen organischer Erkrankungen sein. Zur Differenzierung gilt es zu klären, ob Potenzstörungen im Sinne der Impotentia coeundi (Erektions- und Ejakulationsstörungen) oder einer Impotentia generandi als Zeugungsunfähigkeit oder ob ein Libidoverlust vorliegt.

Um ***Schlafstörungen*** richtig zu bewerten, vergleicht man die tägliche geistige und körperliche Belastung des Patienten mit seinem Schlafbedürfnis. Dazu müssen Sie feststellen, wieweit z. B. abendliche Einschlafstörungen durch ausgedehnte mittägliche Bettruhe bedingt sind oder ob der Patient z. B. durch ungelöste Probleme nicht zur Ruhe kommt.

Es ist wichtig zu untersuchen, wie viele Stunden der Patient wirklich nachts schläft, wann er gewöhnlich ins Bett geht, aufwacht und aufsteht. Es darf auch nicht unberücksichtigt bleiben, wieweit andere Personen, schnarchender Ehepartner oder lärmende Kinder, Überheizung, mögliche Schmerzen, paroxys-

Schlafstörungen und Begleitsymptome Diagnostische Bedeutung

- Einschlafstörungen, Durchschlafstörungen und zu frühes Erwachen, tagsüber ungewöhnliche Müdigkeit, Abgeschlagenheit, Entscheidungsschwäche, psychische Probleme besonders bei Überforderung, Depression als *Insomnia*
- spät im Lauf der Nacht eintretende, emotional negative, aber nicht angstbesetzte Träume, an die sich der Patient detailliert erinnert, oft gemeinsam mit Durchschlafstörungen, aber geringer motorischer Unruhe sind *Alpträume*
- Träume über lebensbedrohliche Situationen, denen der Patient selbst ausgesetzt ist, ausgeprägte motorische Unruhe, Schweißausbrüche und Tremor als *Angstträume,* Nachtangst, Pavor nocturnus
- früh im Lauf der Nacht, Unklarheit über Schlaf- bzw. Wachzustand, geringe Erinnerung über die Ereignisse, ähnliche Familienanamnese, Beginn im Jugendalter, ohne neurologische Ausfälle, bei *Schlafwandeln*
- tagsüber, Minuten bis Stunden dauernde anfallartige Schlafzustände, oft mit Hinstürzen (Kataplexie) oder Lachkrämpfen, aufweckbar, erfrischt nach dem Schlaf, aber nachts Insomnia bei *Narkolepsie*
- ungewöhnlich langer, aber nicht erfrischender Schlaf, Schlaftrunkenheit, ähnliche Familienanamnese bei *Hypersomnia,* z. B. Hirntumor, Enzephalitis oder Drogenmißbrauch
- episodische, sekundenlange, krampfhafte, stöhnende oder schnarchende Atemzüge nach jeweils mindestens 10 Sekunden Pause, Morgenkopfschmerz, übermäßiges Schlafbedürfnis, während der Schlafphasen ohne schnelle Augenbewegungen bei *Schlafapnoe*
- unwillkürliche nächtliche Harnentleerungen von Geburt an, ähnliche Familienanamnese bei *primärer Enuresis nocturna*
- später als Trotz- oder Protestreaktion, überhöhte Forderungshaltung oder Überforderungsgefühl, aber auch bei Spina bifida und Zystitis bei *sekundärer Enuresis nocturna*

male Dyspnoe, Nykturie, sexuelle Probleme oder zu schwere Abendmahlzeiten den Schlaf stören. Für eine gezielte symptomatische Behandlung ist festzustellen, ob es sich um Einschlaf- oder Durchschlafstörungen handelt.

Im Gegensatz zur Müdigkeit, die meist erst nach Belastung auftritt, ist **Schwäche** ein echter dauernder Verlust an Muskelkraft und meist Zeichen einer körperlichen Erkrankung. Müdigkeit nach einem ausgedehnten Marsch und Schwäche beim Hochsteigen einer Treppe müssen unterschieden werden vom „Sich-schwach-Fühlen" des Deprimierten, bei dem der fehlende Antrieb schon die Inangriffnahme einer ermüdenden Arbeit verhindert.

Auf mögliche Ursachen einer ***Übelkeit*** können Vorgeschichte und Begleitumstände hinweisen. Deshalb müssen Sie die Art der Nahrungsmittel und Getränke erfragen, die Beschäftigung oder die Ereignisse, bei denen dem Patienten übel wird. Versuchen Sie auch, Übelkeit als Vorstufe des Erbrechens vom bloßen Ekelgefühl abzugrenzen.

Eine detaillierte Darstellung charakteristischer Beschwerden finden Sie bei der Beschreibung des Untersuchungsganges in den einzelnen Körperregionen. Klagt der Patient über Beschwerden, die nicht in der Systemübersicht aufgeführt sind (S. 54), so finden Sie im Index Seitenverweise, die Sie auf die Funktionssysteme oder Körperregionen hinleiten, die erkrankt sein können und dann bei der Untersuchung besonderer Aufmerksamkeit bedürfen.

3.8 Aufgaben für die Selbstkontrolle

1 Warum sollte der Patient bei der Anamnese angezogen bzw. zugedeckt bleiben?
2 Führen Sie aus der Erfahrung einige Krankheiten oder Krankheitsgruppen auf, von denen Sie eine Häufung in bestimmten Altersgruppen vermuten!
3 Was versuchen Sie, mit möglichst offenen Eröffnungsfragen zu bewirken?
4 Mit welcher Eröffnungsformel würden Sie Ihr Gespräch mit einem erwachsenen Patienten, den Sie noch nicht kennen, beginnen?
5 Was unterscheidet Beschwerden von Diagnosen?
6 Welche Symptomarten eignen sich besonders für die Verwendung als Leitsymptome?
7 Wo finden Sie eine Organzuordnung von Beschwerden und eine Organzuordnung von Befunden?
8 Welche fünf Kategorien reichen für die Differenzierung der meisten Beschwerden aus?
9 Formulieren Sie selbständig je drei Fragen zur Dauer, zur Stärke, zur Art und zum Ort von Bauchschmerzen und zum Zusammenhang zwischen den Bauchschmerzen und bestimmten Körperfunktionen! Benutzen Sie dazu die Zusammenstellung unter „Differenzierung der Beschwerden" S. 33.
10 Welche drei Gesichtspunkte dienen der weiteren Differenzierung der Schmerzdauer?
11 Was versteht man unter Schmerzentwicklung?
12 Erläutern Sie mit eigenen Worten leichte, schwere und unerträgliche Schmerzen.
13 Welche Charakteristika unterscheiden somatische und viszerale Schmerzen?
14 Woran kann der Arzt den Erlebnis- ggf. auch Darstellungsanteil an Schmerzen des Patienten überprüfen?
15 Was unterscheidet Angst von Furcht?
16 An welchen körperlichen Symptomen erkennen Sie Angstzustände?
17 Wie unterscheiden Sie Frösteln von Schüttelfrost?
18 Nennen Sie Charakteristika für Continua-Fieber, remittierendes Fieber, intermittierendes Fieber und periodisches Fieber.
19 Was verstehen Sie unter subfebrilen Temperaturen?
20 Nennen Sie aus eigener Erfahrung weitere Beispiele für Körperfunktionen, die sich auf Beschwerden wie Kopfschmerzen auswirken können!

Praktische Aufgabe

Erfragen und dokumentieren Sie schriftlich bei einem Kommilitonen oder Patienten eine aktuelle oder frühere Hauptbeschwerde. Versuchen Sie, diese Hauptbeschwerde nach Dauer, Stärke, Art und Ort und ihren Beziehungen zu den Funktionen zu differenzieren!

4 Begleitbeschwerden, Systemübersicht und bisheriger Krankheitsverlauf. Die Anamnese im weiteren Sinn[1]

4.1 Lernziele

Im folgenden Kapitel erfahren Sie, wie man

- Beschwerden, die mit der Hauptbeschwerde in Zusammenhang stehen, erfaßt,
- die Systemübersicht als Zusammenstellung häufiger Begleitbeschwerden benutzt,
- Hauptbeschwerden und Begleitbeschwerden im „bisherigen Krankheitsverlauf" chronologisch ordnet und
- die Anamnese im weiteren Sinne erhebt und dokumentiert.

4.2 Begleitbeschwerden und Systemübersicht

In der Regel leitet Sie die Hauptbeschwerde zu dem Organ oder dem Organsystem hin, das vermutlich erkrankt ist. Zum Beispiel können Hauptbeschwerden wie Gelenkschmerzen im rechten Knie auf einen Meniskusriß, degenerative Gelenkschäden oder eine Hypernephrom-Metastase im Kniegelenk hinweisen, Lymphknotenschwellungen auf eine Leukämie, örtliche Entzündung oder ein Pfeiffer-Drüsenfieber.

Bei der Suche nach weiteren Symptomen erweitern Sie also das Wichtigste – die Hauptbeschwerde – dadurch, daß Sie nach weiteren Beschwerden fragen, die im Umfeld der Hauptbeschwerde zu erwarten sind. Diese Beschwerden werden hier **Begleitbeschwerden** genannt und beruhen auf dem pathophysiologischen Zusammenhang von Beschwerden untereinander, wie z. B. das Leitsymptom Bauchschmerzen mit den Begleitsymptomen Erbrechen und/oder Durchfall. Nach Organsystemen geordnet gestatten sie eine sinnvolle Auswahl unter zahlreichen denkbaren Beschwerden, mit denen ein Patient zum Arzt kommen kann, und erleichtern damit zielgerichtetes und zeitsparendes Arbeiten. Berücksichtigen Sie dabei, daß die Entscheidung, was Leitsymptom und was Begleitsymptom ist, nicht auf objektiven Gegebenhei-

---

1 Zur Veranschaulichung können Sie Teil 1 und 2 des Films „Die allgemeine ärztliche Untersuchung" benutzen (S. 12)

SYSTEMÜBERSICHT

Hier sind Beschwerden und Besonderheiten als **Gedächtnisstütze** nach Organsystemen geordnet. Sie werden entsprechend den Angaben des Patienten angekreuzt, soweit sie als Begleitbeschwerden mit der Hauptbeschwerde in Zusammenhang stehen könnten, differenziert und zur chronologischen Schilderung des derzeitigen Krankheitsverlaufs (S. 583) verwendet. Für die Erläuterung **„Sonst. Beschwerden"** dient die Spalte rechts. Erläuterungen der Beschwerden am Anfang der einzelnen Taschenbuch-Kapitel.

								Quantifizierung bzw. Erläuterung nach Dauer, Stärke, Art, Ort, Funktionen, Numerierung der Beschwerden übernehmen.
I.	Allgemein-Beschwerden:	**1** Appetitmangel	**2** Übelkeit	**3** Erbrechen	**4** Durchfall	**5** Verstopfung	**6** Gew. Veränd./Z.	2 Übelkeit: seit 5 J., nach dem Essen; verschwindet bei Bewegung
		7 Übermäß. Durst	**8** Nykturie	**9** Polyurie	**10** Anurie	**11** Potenzstörungen	**12** Schwäche	
		13 Schwindel	**14** Gleichgewichts-Störungen		**15** Ohnmacht	**16** Bewußtlosigkeit	**17** Angst	
		18 Erregbarkeit	**19** Unruhe	**20** Kopfschmerzen	**21** geschw. Füße	**22** geschw. Gliedm.	**23** geschw. Gesicht	
		24 Herzklopfen	**25** Krämpfe	**26** Lähmungen	**27** Schweißausbr.	**28** Veränderung der Hautfarbe und -struktur		
		29 Effloreszenzen	**30** Haarveränderung	**31** Fieber	**32** Schüttelfrost	**33** Einschlafstör.	**34** Durchschlafstör.	
II.	Kopf:	**35** Schmerzen	**36** Haarausfall	**37** Narben	**38**	**39**	**40**	
III.	Augen:	**41** verminderte Sehfähigkeit		**42** Lidveränderungen	**43** Tränenfluß	**44** Sehstörungen	**45** Lichtscheu	
		46 Brennen	**47** Schmerzen	**48** Brille	**49** Fremdkörpergef.	**50** Stellungsanomalien		48 Nahbrille: + 1,5 D. bds.
IV.	Ohren:	**51** Hörstörung	**52** Geräusche	**53** Absonderung	**54** Schmerzen	**55** Schwindel	**56**	Schmerzen: beim Lesen
V.	Nase:	**57** Behinderung der Nasenatmung		**58** Störungen des Geruchssinns		**59** Nasenbluten	**60** Absonderungen	
VI.	Mund:	**61** Zahnfleischbluten	**62** Zahnschmerzen	**63** Zungenbrennen	**64** kein Geschmack	**65** Speichelsekretion	**66** Kaustörungen	59 Nasenbluten: gelegentl. beim Nasenputzen
VII.	Rachen:	**67** Halsschmerzen	**68** Schluckbeschw.	**69** Heiserkeit	**70** Sprechstörungen	**71**	**72**	
VIII.	Hals:	**73** Schwellungen	**74** Knoten am Hals	**75** Nackenschmerzen	**76** eingeschränkte Beweglichkeit		**77**	
IX.	Brustkorb:	**78** Hautveränder.	**79** Knoten	**80** Schmerzen	**81** Veränderung d. Brüste/Brustwarzen		**82** Sekretion	
X.	Atmung:	**83** kurzatmig (Ruhe, Anstrengung)		**84** Atembeschwerd.	**85** nächtl. Dyspnoe	**86** Todesangst	**87** Husten	
XI.	Herz:	**88** Auswurf (weiß, gelb, rot)		**89** Brustschmerzen	**90** Nachtschweiß	**91** unregelmäßiger Herzschlag		
XII.	Kreislauf:	**92** plötzliches Herzrasen		**93** Herzklopfen	**94** Ödeme	**95** Nykturie	**96** Zyanose	

XIII. Verdauungstrakt:	**97** Schluckbeschw.	**98** Aufstoßen	**99** Sodbrennen	**100** allgem. Verdauungsstörungen		**101** Ikterus
	102 Blähungen	**103** Bauchschmerzen	**104** Tenesmen	**105** Nahrungsmittelunverträglichkeiten		**106** Übelkeit
	107 Erbrechen: 2 ×/24h		**108** besondere Eßgewohnheiten		**109** Verstopfung	**110** Durchfall
	111 Brennen	**112** Stuhlfarbe	**113** schleimig	**114** blutig	**115** unverd. Speisen	**116** Würmer
XIV. Uro-	**117** Harnstottern	**118** Startschwierigk.	**119** Tröpfeln	**120** Nykturie	**121** Anurie	**122** Harndrang
XV. genitalsystem:	**123** Schmerzen b. W.	**124** Brennen	**125** Urin nicht halten können		**126** Lumbalschmerz.	**127** Urinveränderg.
	128 Ausfluß	**129** Schmerzen/Blutung/n. Geschlechtsv.		**130** Mammaschmerz.	**131** Regelstörungen	**132** Fertilität/Pot.
XVI. Hämatopoet. u.	**133** Verletzungsblutung = 5 Min.		**134** ungewöhnliche blaue Flecken		**135** schlechte Wundheilung	
XVII. Lymphsystem:	**136** Knoten in der Achselhöhle		**137** in der Leiste	**138** am Hals	**139** Ikterus	**140** Blässe
XVIII. Extremitäten, Muskel- und Skelettsystem:	**141** Taubheitsgefühl	**142** Steifigkeit	**143** Muskelschmerz	**144** Gelenkschmerz	**145** Rückenschmerz	**146** Bewegungsschm.
	147 Gelenkschwellg.	**148** Ödeme	**149** Mißempfindung	**150** Kältegefühl	**151** Muskelschwäche	**152** Veränd. d. Bewgk.
XIX. Neurologisch:	**153** Kopfschmerz	**154** Schwindel	**155** Bewegungsstörungen	**156** Empfindungsstörungen	**157** Krämpfe	**158** Sehstörungen
	159 Sprechstörungen	**160** Krafteinschr.	**161** Hirnleistungsstörungen	**162**	**163**	**164**
XX. Psychologisch:	**165** Störung Konzentr.	**166** Merkfähigk.	**167** Denkfähigkeit	**168** veränd. Antrieb	**169** Stimmung	**170** Emotionalität
	171 Verlangsamung	**172**	**173**	**174**	**175**	**176**
XXI. Endokrin:	**177** Regelstörung	**178** Galaktorrhoe	**179** Wachstumsstör.	**180** übermäß. Durst	**181** Polyurie	**182** Haarwuchs abn.
	183 Wärmeempfindl.	**184** Kälteempfindl.	**185** Nervosität	**186** Tremor	**187** Schwäche	**188** Kollapsneigung
	189 Hyperpigment.	**190** Fettleibigkeit	**191** Flushing	**192** Hunger	**193** Gewichtsverlust	**194** Impotenz

99 Sodbrennen: wenn sich der Pat. nach Mahlzeiten hinlegt oder Schuhe zuschnürt

Sonst. Beschwerden und Erläuterungen:

Fehlerhaftes Ankreuzen bitte durch Nachziehen der Kästchen korrigieren **3** Erbrechen **3** Erbrechen ten beruht, sondern abhängig ist von persönlichen Erfahrungen und der Entscheidung des Untersuchenden, was er für vorrangig hält.

Diese **Systemübersicht** (s. auch Untersuchungsbogen, S. 580) ist also eine Zusammenstellung häufig auftretender, nach Organen bzw. Organsystemen geordneter Beschwerden. Sie dient als Suchhilfe und als Gedächtnisstütze, die es Ihnen leichter macht, von einer bestimmten Patientenbeschwerde ausgehend, auf erkrankte Organe bzw. Systeme zu schließen und dann gezielt nach weiteren Beschwerden aus dem wahrscheinlich erkrankten Bereich zu fahnden. Dazu müssen Sie dem Patienten die hier der Kürze halber verwendete Fachterminologie wie Polyurie, Dyspnoe usw. verständlich machen.

Zusätzlich können in dieser tabellarischen Aufstellung Beschwerden dokumentiert werden, die auf den ersten Blick mit der jetzigen Erkrankung nicht in Zusammenhang stehen, z. B. bei der Hauptbeschwerde Wadenschmerz ein gelegentliches Nasenbluten nach zu kräftigem Schneuzen, der prothesenbedingte Schmerz am Oberkiefer, gelegentliche Nackensteifigkeit am zugigen Arbeitsplatz usw.

Für unser bisher gewähltes Beispiel mit der Hauptbeschwerde Brustschmerz* hilft Ihnen also die Systemübersicht, die **Begleitbeschwerden** zu erfassen, die für das Organsystem charakteristisch sind, in dem sich die Krankheit offenbar abspielt – hier Atmung, Herz und Kreislauf. Diese Begleitbeschwerden erleichtern die richtige Zuordnung der Hauptbeschwerde „Brustschmerz“ und sind deshalb von differentialdiagnostischer Bedeutung. Zum Beispiel weist der mehrstündige, linksseitige Brustschmerz mit den Begleitbeschwerden Atemnot, Todesangst und Kollaps auf einen Herzinfarkt hin, während ein mehrstündiger, linksseitiger brennender Thoraxwandschmerz, mit charakteristischen bläschenförmigen Effloreszenzen, auf einen Herpes zoster hinweist.

Die Bedeutung der Begleitbeschwerden für den diagnostischen Denkprozeß können Sie an einem feuilletonistischen Vergleich erkennen: Ein Steinchen in einem Mosaik erhält erst seine Bedeutung, wenn man es im Rahmen der umgebenden Steine sieht.

Diagnostizieren heißt Muster erkennen und vergleichend gegen Ähnliches abgrenzen. Diagnostik ist deshalb immer auch Differentialdiagnostik

Unter **„Allgemeinbeschwerden“** sind in der Systemübersicht Beschwerden zusammengestellt, die entweder keinem Organsystem zugeordnet werden können, wie z. B. Angst* oder Schwächegefühl, oder die in bezug auf ihre Zugehörigkeit mehrdeutig sind. Eine strikte Zuordnung beispielsweise des Herzklopfens zu dem System „Atmung, Herz und Kreislauf“ ließe das endokrine System (Hyperthyreoidismus) oder das hämatopoetische System (Anämie), zu denen das Herzklopfen ebenfalls gehören kann, unberücksichtigt.

Mit zunehmender Erfahrung werden bestimmte Symptome oder Symptomkombinationen als Trigger auf Ihr diagnostisches Denken wirken und Sie nach Begleitsymptomen suchen lassen, die „eigentlich dazu passen würden“.

Fehlen solche Begleitsymptome, dann sollten Sie sie als sog. **„sachdienliche Negativa"** dokumentieren. In manchen Fällen können sie ausschließende diagnostische Bedeutung gewinnen. Zum Beispiel führt Sie die Feststellung linksseitiger Thoraxschmerzen **ohne** Ausstrahlung, **ohne** vegetative Begleitsymptome und **ohne** Vernichtungsgefühl, wie Sie es beim großflächigen Herzinfarkt erwarten würden, differentialdiagnostisch ebenso weiter wie beim Leitsymptom akute Schmerzen im rechten Oberbauch der Hinweis, daß kein Ikterus und kein Fieber vorliegen und damit eine infektiöse Cholangitis unwahrscheinlicher wird als andere Erkrankungen im rechten Oberbauch.

Es ist wenig sinnvoll, die gesamte Systemübersicht abzufragen!

Besser ist es, mit der Systemübersicht das Umfeld der Hauptbeschwerde systematisch nach Begleitbeschwerden abzusuchen, indem man sich von der Hauptbeschwerde zu dem betroffenen Organ oder Organsystem hinleiten läßt. Die vorgefundenen Begleitbeschwerden müssen Sie differenzieren und dokumentieren. Dazu benutzen Sie dieselben fünf Kriterien, die Sie für die Erfassung der Hauptbeschwerde verwenden: Dauer, Stärke, Art und Ort, Beziehung zu Funktionen.

Sie schließen das Erheben der jetzigen Beschwerden zunächst mit der offenen Frage nach „sonstigen Beschwerden oder Problemen" ab und räumen mit dieser Frage dem Patienten bewußt die Möglichkeit ein, bisher Unerwähntes zur Sprache zu bringen, z. B.: „Haben Sie in letzter Zeit darüber hinaus noch Beschwerden oder Probleme gehabt, die sich auf Ihren Gesundheitszustand auswirken könnten?"

Oft berichtet der Patient erst von Sorgen, die ihn bewegen, nachdem er über seine organischen Beschwerden gesprochen hat, oder sogar erst nach der Befunderhebung, und kommt vielleicht damit zum Kern der Sache. Halten Sie sich in einem solchen Fall nicht starr and die angebotene Untersuchungsreihenfolge, sondern gehen Sie auf den Patienten ein, und lassen Sie ihn dann, wenn ihm danach zumute ist, über die Dinge sprechen, die ihm am Herzen liegen oder ihn bedrücken.

4.3 Eigenanamnese

In der Eigenanamnese werden frühere oder **chronische Krankheiten** sowie **Risikofaktoren** für den jetzigen Gesundheitszustand, wie z. B. Diabetes beim Vorliegen einer Angina pectoris, dargestellt.

Hierher gehören auch **Krankenhausaufenthalte, Operationen** und **besondere Umstände,** wie z. B. Allergien, Auslandsaufenthalte in Zonen mit bestimmten Infektionskrankheiten, wie Maltafieber, Amöbenruhr usw., sowie prophylaktische Maßnahmen oder der Besitz von Haustieren, z. B. Wellensittichen (Psittakose) oder Hunden (Echinokokkus).

Meist ahnt der Patient mit einer Herzinsuffizienz nicht den Zusammenhang zwischen seinen jetzigen Beschwerden und dem Gelenkrheumatismus im Kindesalter. Nur in seltenen Fällen weiß er, daß Infertilität die Folge einer Parotitis epidemica oder einer Adnexitis sein kann. Sie müssen ihm deshalb „Gedächtnisbrücken" bauen: An langes Fehlen in der Schule, die Befreiung vom Turnunterricht oder die vor Jahren aufgetretenen Unterleibsbeschwerden erinnert sich ein Patient leichter als an pauschal erfragte „frühere Krankheiten".

Sie erleichtern sich die Arbeit und kommen häufiger zu richtigen Diagnosen, wenn Sie Ihren Patienten grundsätzlich nach vorangegangenen ähnlichen Erkrankungen, deren Behandlung und nach dem Behandlungserfolg fragen. Hierzu gehören

- **Informationen über die damalige Diagnose und den behandelnden Arzt sowie**
- **die Standardfragen nach „Dauer? Stärke? Art und Ort? Beziehung der früheren Erkrankung zu den Körperfunktionen?"**
- **und zur bisherigen Therapie die Fünf-Finger-Fragen: „*W*ann? *W*ieviel? *W*ie oft? *W*ie lange? und in *W*elcher Form?"**
- **Auf welche Behandlung hat die der jetzigen vergleichbare Krankheit angesprochen?**

4.4 Gewohnheiten und Medikamente

Gemeint sind hier Gewohnheiten, die die Gesundheit beeinflussen, wie Marathontraining, Rauchen, Medikamentenabusus, Alkohol- und Drogenkonsum usw. Für die Anamnese der **Trinkgewohnheiten** bedarf es einer Klärung der Situation, in der getrunken wird (in Gesellschaft oder zum Beispiel nachts allein vor dem Eisschrank), der erhöhten Alkoholtoleranz, des „Hinunterstürzens", des einsamen Trinkens (einschließlich des einsamen Barbesuchs). Möglicherweise wird Alkohol im Sinne einer Medizin gegen Spannung, Angst oder als Schlafmittel benutzt. Aber auch Trinken „bis zur Bewußtlosigkeit", die „heimliche Flasche", das Überschreiten geplanter Trinkmengen, Tremor am Morgen oder der morgendliche „Kurze" sollten aufgeführt werden. Beim Verdacht auf chronischen Alkoholismus gilt es, die entsprechenden Fragen sorgfältig formuliert, aber doch taktvoll zu stellen (ausführlicher bei CLARK).

Wenn **Eßgewohnheiten** im Zusammenhang mit der jetzigen Krankheit stehen können, z. B. gastroenterologische, endokrinologische oder psychische Erkrankungen wie Fettleibigkeit oder Depression, dann ist neben der Dokumentation von Regelmäßigkeit und Zahl der Mahlzeiten, Art und Umfang der aufgenommenen Nahrung – gegebenenfalls in einem Tagesprofil – auch die Art des Essens von Bedeutung. Nimmt sich der Patient zum Beispiel morgens die Zeit zum Frühstücken, ißt er allein oder in Gesellschaft, mit oder ohne häuslichen Ärger, hat er Neigung zu einem Kerzendinner oder beschränkt er sich auf einen Happen Pizza, wenn er ohnehin bei Rot an der Kreuzung halten muß? Das sind Angaben, die zur Klärung einer Ulkusgenese und zur Rezidivverhütung beitragen können, darüber hinaus aber auch Einblick in die Gesamtpersönlichkeit des Patienten geben. Bei unerwünschter Fettleibigkeit kann schon die gemeinsame Berechnung und Gegenüberstellung der täglich erforderlichen und der tatsächlich aufgenommenen Kalorien zur Einsicht und damit zu einer Änderung der Eßgewohnheiten führen.

Andererseits können besondere **Diätformen** des Patienten u. U. Mangelerscheinungen erklären und müssen bei der jetzigen Behandlung berücksichtigt werden. Rückfragen nach Anlaß und Art einer verordneten Diät sind dann bei dem bisher behandelnden Arzt notwendig.

Der tägliche **Tabakkonsum** soll ebenso wie der Alkoholgenuß nach Art und Menge festgestellt werden, außerdem die Einnahme von **Medikamenten** (Schmerz- und Beruhigungstabletten, Schlafmittel, Rauschmittel und Laxanzien), ggf. auch die Abhängigkeit von diesen Mitteln. Optimal ist die Dokumentation nach den **Fünf-Finger-Fragen** für die Verordnung von Medikamenten: Wann – wieviel – wie oft – wie lange und in welcher Form das Präparat genommen wird.

Auch für diesen Teil der Anamnese erleichtert ein Schema als Such- und Dokumentationshilfe die Arbeit (Untersuchungsbogen, S. 585).

4.5 Gynäkologische Anamnese

Ein Teil der weiblichen Erkrankungen gehört in den gynäkologischen Bereich oder kann mit ihm in engem Zusammenhang stehen. Bei Patientinnen, die älter als 12 Jahre sind, oder bei denen die Menarche schon eingetreten ist, darf deshalb die gynäkologische Anamnese nicht fehlen.

Dazu gehört eine **Regelanamnese:** erste Regel, Zyklusdauer, Mensesdauer, letzte Regel und evtl. Menopause. Bei Ausfluß und Zyklusanomalien wie Schmerzen, Menstruationsunregelmäßigkeiten, Gerinnung des Menstruationsblutes und Blutungen außerhalb der erwarteten Regel, sollen Sie die Patientin an einen Gynäkologen überweisen (ausführlicher S. 439).

Hinweise auf mögliche Ursachen der jetzigen Erkrankung bieten **Geburten und Schwangerschaftserkrankungen,** z. B. Pyelonephritis, Angaben über das Gewicht der Kinder (Diabetes?), Aborte, gynäkologische Operationen und die Einnahme von Antikonzeptionsmitteln oder sonstige Hormontherapie.

4.6 Sexualanamnese

Störungen der Sexualität – die Formulierung „sexuelle Probleme" sollten Sie gegenüber dem Patienten vermeiden – können Ursache oder Folge mancher Krankheit sein. Zum Handwerkszeug jedes Arztes sollten Diagnostizieren und Beraten in sexuellen Fragen gehören, ggf. auch Informationen über die Auswirkungen von Krankheiten oder Operationen auf die Sexualität (z. B. Diabetes, Rückenmarksverletzung, Prostataoperation, Hysterektomie, Mastektomie).

Die Sexualanamnese (etwa vom 14. Lebensjahr ab) sollte aber erst in einem späten Stadium des Arzt-Patienten-Gesprächs erhoben werden, wenn sich beim Patienten ein gewisses Gefühl der Vertrautheit mit dem Arzt eingestellt hat. Es ist nicht ungeschickt, die Sexualanamnese bei weiblichen Patienten an die gynäkologisch-geburtshilfliche Anamnese, bei männlichen Patienten an Fragen zum Urogenitalsystem anzuschließen.

Sie müssen in der Lage sein, offen mit dem Patienten über sexuelle Fragen zu sprechen und ggf. abweichende Wertvorstellungen zu tolerieren (B. ALEXANDER) und vermeiden, eigene „Normvorstellungen" in Ihren Formulierungen zum Ausdruck zu bringen. Berücksichtigen Sie dabei, daß beispielsweise Frauen aus dem spanischen Kulturkreis sexuelle Fragen lieber mit Frauen diskutieren, daß Frauen aus der moslemischen Welt eher mit weiblichen Verwandten und Freundinnen, aber nicht mit Männern oder Fremden über Sexualität sprechen.

Je entspannter Sie sich verhalten und je selbstverständlicher Sie Fragen zur Sexualität stellen, desto offener wird Ihr Patient – Ihre Patientin – antworten. Sie sollten deshalb zunächst die im folgenden aufgeführten Fragen für sich selbst beantworten. Praktische Gesprächsübungen in der Lerngruppe unter Kollegen, z.B. als Rollenspiel, oder am Krankenbett tragen dazu bei, daß Sie eine erziehungs- und kulturbedingte Scheu überwinden. Mit Übung gewinnen Sie gleichzeitig die Routine, mit der Sie eventuelle Übertragung eigener Unsicherheit auf den Patienten vermeiden (S. 19f., Übertragung und Gegenübertragung). Bricht der Patient den Rapport bei der Sexualanamnese ab, ist zu erörtern, ob er bereit ist, mit einem anderen, z.B. gleichgeschlechtlichen Arzt, über sexuelle Fragen zu sprechen. Auf keinen Fall sollten Sie insistieren.

Es gilt also, nicht abzuwarten, ob der Patient das Thema Sexualität von sich aus anspricht, sondern in die Routine-Anamnese selbstverständlich die Frage einzubeziehen, ob seine/ihre *sexuellen Bedürfnisse erfüllt* werden. Benutzen Sie eindeutige, der Ausdrucksweise des Patienten angepaßte Formulierungen – gemeint ist Umgangssprache, nicht Straßenjargon.

Folgender Eröffnungssatz kann Ihnen und dem Patienten den Zugang erleichtern und die Zustimmung bzw. Ablehnung des Patienten, über dieses Thema zu sprechen, klarstellen: „Der Gesundheitszustand vieler Menschen hängt häufig von seinen sexuellen Beziehungen und Bedürfnissen ab. Die persönlichen und intimen Fragen, über die ich jetzt mit Ihnen sprechen möchte, sind wichtig für die Beurteilung Ihres Gesundheitszustandes. Ist es Ihnen recht, wenn wir über sexuelle Fragen sprechen?"

Liegen sexuelle Störungen vor und ist der Patient bereit, darüber zu sprechen, führen folgende Fragen weiter:

1. Haben sich **Veränderungen** in den letzten Monaten in bezug auf die Befriedigung sexueller Wünsche ergeben? Welche?
2. Ist er in sexueller Hinsicht mit seinem derzeitigen Partner (Partnern) zufrieden?
3. Was würde er in bezug auf seine eigene Sexualität oder die seines Partners (seiner Partner) ändern?

4. Was meint der Patient **genau** und nicht nur pauschal mit seiner Unzufriedenheit (Erektionsmangel oder -schwäche, Schmerzen beim Verkehr, enttäuschender Partner, vorzeitige Ejakulation, unzureichendes Vorspiel, unbefriedigender Orgasmus usw.)?
5. Wieweit beeinflußt die **Gesamtsituation,** in der sein Geschlechtsverkehr stattfindet, die Erfüllung seiner Wünsche (Timing, Frequenz, Verweigerungsmöglichkeiten und -anlässe des Partners usw.)?
6. Wie wirken sich die unerfüllten sexuellen Wünsche auf sein **Leben** aus und wieweit beeinflussen sie das Leben des Partners?
7. Wieweit sind die **Lebensbedingungen** des Patienten oder seines Partners Ursache sexueller Unzufriedenheit bzw. Entschuldigungsgrund (Arbeitsbelastung, Gesundheitszustand, Schulprobleme der Kinder usw.)?
8. Sieht der Patient die Störung als primär sexuelles, oder handelt es sich um eine Störung der **Partnerbeziehung schlechthin**? Wirkt sich z. B. häuslicher Ärger auf die sexuellen Beziehungen aus, oder wird Ärger sofort und produktiv aufgearbeitet? Was ist primär: Ärger oder sexuelle Störung?
9. Wie sehr **leidet der Patient** unter der Spannung zwischen seinen sexuellen Bedürfnissen und der gegenwärtigen Möglichkeit der Erfüllung?
10. Wieweit hat der Patient dem **Partner seine Probleme mitteilen** können? Elternhaus und Schule – einschließlich der ärztlichen Ausbildung – schaffen nicht immer die geeigneten Voraussetzungen dafür, mit dem Ehepartner oder auch mit dem Arzt über sexuelle Fragen zu sprechen.
11. Wieweit kann der Patient seine sexuellen Phantasien mit der Wirklichkeit in Einklang bringen?
12. Anstelle der direkten Frage „Sind Sie homosexuell?“, besser: „Ziehen Sie Geschlechtsverkehr mit Männern oder Frauen vor?“ In diesem Zusammenhang ist es auch neutraler, von einem Partner/einer Partnerin zu sprechen als von Ehemann, Ehefrau, Freund oder Freundin.
13. Wie oft **masturbiert** der Patient und wie erlebt er das Masturbieren, z. B. als körperliche Notwendigkeit oder in bezug auf seinen Partner mit Schuldgefühlen oder als Vergeltung?
14. Welche eigenen Vorstellungen hat der Patient zur **Lösung seines Problems** entwickelt, und/oder hat er selbst versucht, eine Lösung zu finden?
15. Hat der Patient **Hilfen** in Anspruch genommen, wie Literatur, Filme, Freunde, käufliche Liebe, Seelsorger, Arzt, und mit welchem Ergebnis?

Sexuelle Probleme (AIDS, Dysfunktionen etc.) betreffen nicht nur das Wohlbefinden des Patienten selbst. Handelt es sich um das zentrale Anliegen des Arztbesuches, sollte unter Bezugnahme auf eventuelle Auswirkungen auf das Partnerverhältnis die Frage erörtert werden, ob und in welchem Stadium der Beratung er eine **gemeinsame Besprechung** des Problems mit dem Partner für zweckmäßig hält oder ob der Arzt mit dem Partner gesondert sprechen sollte.

Bei besonders zurückhaltend wirkenden Patienten können hinleitende Fragen helfen, Hemmungen zu überwinden, z. B. nach dem allgemeinen Zusammenleben mit dem Partner, nach Einschlafstörungen, Unterleibsbeschwerden, Miktionsstörungen, Menarche, Regel und Ausfluß, durchgemachten Infektionen im Genital- oder Analbereich usw. (ausführlicher s. ANDRIST, L. C., oder FRANGER, A. L.).

Das abschließende Angebot zu diesem für manche „heiklen Thema" sollte lauten: „Haben Sie zum Thema Sexualität irgendwelche Fragen oder Sorgen?" Beenden Sie das Gespräch über Sexualität nicht ohne eine kurze Zwischenzusammenfassung des Ergebnisses.

Insgesamt gilt es, das Thema Sexualität behutsam anzugehen. „Nil nocere" gilt nicht nur für das Nageln einer Fraktur!

4.7 Psychologische Anamnese

Welche Bedeutung für den Gesundheitszustand des Patienten seelische Regungen haben, zeigt schon unsere Alltagssprache: Sich vor einem Examen „mühsam auf den Beinen halten", bei einer chronischen Erkrankung „den Widerstand aufgeben", „sich zu Tode schuften", „sich krank ärgern", „seinen Kummer ersäufen", „das ist kein Beinbruch", „jemandem auf die Hühneraugen treten" usw.

Oft sind es psychische Probleme, die in körperlichen Beschwerden ihren Ausdruck finden und den Patienten zum Arzt führen. Ohne die wirkliche Ursache der „Gehbeschwerden" zu ergründen, wird es Ihnen schwerfallen, einem Patienten zu helfen, der „beruflich nicht von der Stelle kommt".

Beschränken Sie Ihre Anamnese nicht auf körperliche Beschwerden, sondern versuchen Sie, den ganzen Menschen zu sehen.

Für das Erfassen **psychischer Elementarfunktionen** bietet PAYK folgende Aufstellung:

1. Bewußtseinslage: unauffällig; verwirrt, delirant, benommen, somnolent, soporös, komatös.
2. Orientierung zur Person: unauffällig, gestört; zur Zeit: unauffällig, gestört; zum Ort: unauffällig, gestört.
3. Stimmung: ausgeglichen; euphorisch, heiter, gereizt, ängstlich, gedrückt, traurig.
4. Affektivität: unauffällig; inkontinent, labil, bewegt, nüchtern, verflacht, verödet.
5. Antrieb: unauffällig; enthemmt, umtriebig, impulsiv, verlangsamt, passiv, abulisch.

6. Kontakt: unauffällig; distanzlos, überangepaßt, oberflächlich, scheu, ablehnend, autistisch.
7. Denken (formal): unauffällig; ideenflüchtig, perseverierend, weitschweifig, zerfahren, gehemmt, gesperrt;
(inhaltlich) unauffällig; fixiert, überwertig, hypochondrisch, zwanghaft, phobisch, paranoid.
8. Gedächtnis und Merkfähigkeit: unauffällig; amnestisch, lückenhaft, punktuell, zerstreut, konfabulatorisch, hypermnestisch.

Inhaltliche Anregungen für das Gespräch mit dem Patienten können Sie dem folgenden Schema entnehmen:

Triebe	Stimmungen und Gefühle	Antriebe, Strebungen, Wille, Intellekt
Hunger, Durst Sexualität und Partner Erfüllung sexueller Wünsche	Grundstimmung: heiter, traurig, lustig, mißmutig, gelangweilt überdrüssig besondere Ängste, Sorgen, Kümmernisse, Erwartungen, Hoffnungen besonderer Ärger, Freude, worüber? Sympathie, Antipathie, Achtung, Verehrung, Verachtung, Haß, Wut, Neid, Liebe Selbstgefühl, Sicherheit, Schüchternheit, Schreckhaftigkeit soziale Gefühle gegenüber Partner, Familie, Freunden, Kollegen	Tätigkeitsdrang, Genußstreben, Erlebnishunger, Geltungsdrang, Egoismus Beziehungen zu Werten, geistige Vorbilder, Ordnung oder Chaos Schaffensdrang, Interessen, Anstrengungsbereitschaft Sport, Hobbys, mit wem würden Sie gern tauschen? Durchsetzung eigener Wünsche und Interessen, Durchhaltevermögen Abstraktionsfähigkeit, Begriffsbildung, Urteilsbildung, Denkformen, Handlungsmuster

4.8 Sozioökonomische Anamnese

Zur sozioökonomischen Anamnese gehören Daten über den schulischen und beruflichen Werdegang des Patienten, die jetzige Tätigkeit, das Betriebsklima, seine Zufriedenheit mit dem Beruf und Beziehungen zu Vorgesetzten und Kollegen, soweit diese Informationen eine Beziehung zur jetzigen Krankheit haben können. Es gilt auch, besondere Belastungen am Arbeitsplatz zu erfassen, z. B. Lärm, Überforderung, Nachtschichten, die sowohl das psychische als auch das körperliche Wohlergehen des Patienten beeinflussen können. Aus der **Einstellung des Patienten zu seiner Krankheit** oder aus dem Bericht über etwaige psychosoziale Schwierigkeiten kann man gelegentlich Ursachen oder Überlagerungen organischer Krankheiten entnehmen. Leistungssport und Hobbys geben Hinweise auf körperliche Leistungswilligkeit, soziale Bindungen oder Freundschaften und darauf, wie der Patient seine Freizeit verbringt.

Um den Patienten anzuregen, Näheres über soziale Bindungen, wirtschaftliche Verhältnisse und **Lebensstil** mitzuteilen, bieten sich sog. Tages-, Wochen-, Monats-, Jahres- oder Freizeitprofile an. Dazu lassen Sie den Patienten zunächst in groben Zügen schildern, wie seine Wochentage, Wochenenden oder sein Arbeitsjahr ablaufen. Aus der spontanen Schilderung gewinnen Sie dann die Stichworte, mit deren Hilfe Sie gezielte Fragen formulieren können, die Ihr Verständnis für die Gesamtsituation des Patienten vertiefen. Tab. 4.**1** gibt Ihnen dazu Anregungen.

Tabelle 4.**1** Stichworte zur sozioökonomischen Anamnese

Familie	Wohnung	Wirtschaftliche Verhältnisse	Arbeitsplatz	Freundeskreis
Stand	Zahl und Art der Räume	Einkommen/Ausgaben	Ausbildung	Freundschaften
Dauer der Ehe	Zahl der Personen	Abzahlungskäufe	Entfernung	soziales Niveau (höher, gleich, tiefer)
Zahl der Kinder	Wohngegend	Was machen Sie mit unerwarteter Erbschaft von 1000 DM o. ä.?	Zufriedenheit mit der Arbeit, Belastungen, Arbeitsplatzwechsel und Krankmeldungen	Vereine
Scheidung	nachbarschaftliche Beziehungen	was angestrebt?	Kollegen und Vorgesetzte	wem Herz ausschütten?
Wie feiert man Weihnachten und andere Feste?	Garten	Erwartung erfüllt?		Geheimnisse teilen?
Würden Sie gern in einer größeren/kleineren Familie leben?	Brauchen Sie eine größere Wohnung?	Kommen Sie mit dem Geld, das Sie verdienen, aus?	Würden Sie gern Ihren Arbeitsplatz wechseln?	Hätten Sie gern mehr Freunde?

4.9 Familienanamnese

Im allgemeinen wird das Ausmaß, in dem der Arzt auf Einzelheiten der Familienanamnese eingehen muß, durch vermutete Zusammenhänge mit der jetzigen Diagnose bestimmt. In jedem Fall sollen Sie jedoch **Erbkrankheiten** oder **Infektionen** erfragen, die sich in der gesamten Familie ausbreiten können, und Krankheiten, für die es kein feststehendes Erbmuster, aber doch **familiäre Häufungen** gibt, z. B. Ulkuserkrankungen, Hyperthyreoidismus oder Hypertonie. Aus epidemiologischen Gründen, z. B. bei einer Lebensmittelvergiftung, kann es sinnvoll sein, zu klären, ob ein anderes Familienmitglied die gleichen Symptome hat.

Für die Erhebung der Familienanamnese bieten vage Fragen nach Erbkrankheiten weniger Aussicht auf Erfolg als eine systematische Befragung nach:

Tuberkulose, Diabetes, Steinleiden, Hochdruck, Schlaganfällen, Mißbildungen, Nerven- und Geisteskrankheiten, Trunksucht, Allergien, Herzinfarkt oder Krebs in der Familie.

Außerdem interessieren Krankheiten, Todesalter und Todesursache von Vater, Mutter und sämtlichen Geschwistern und wesentliche Erkrankungen der eigenen Kinder. Für die Dokumentation eignet sich ein numeriertes Schema (Untersuchungsbogen S. 586), für die ausführliche Erhebung der Fragebogen nach COLE.

4.10 Bisheriger Krankheitsverlauf

Im Krankheitsverlauf schildern Sie die zeitliche Entwicklung der Hauptbeschwerde und der dazugehörigen Begleitbeschwerden im Zusammenhang. In bezug auf die restlichen anamnestischen Informationen beschränken Sie sich hier auf Daten, die im Zusammenhang mit der jetzigen Krankheit Bedeutung haben können, wie zum Beispiel familiäre Häufungen oder vorangegangene Krankheiten. Dabei spielen vier Gesichtspunkte eine Rolle:

1. Die **zeitliche Reihenfolge** des Auftretens der einzelnen Symptome, z. B. Oberbauchschmerzen unmittelbar nach dem Essen, die sich 3 Std. später gürtelförmig nach links zogen. Wiederum 2 Std. später trat ein Kreislaufschock ein (Ulkuspenetration in das Pankreas).
2. Die **Kontinuität** bzw. die **Intervalle** zwischen wiederkehrenden Beschwerden bzw. Beschwerdekomplexen geben diagnostische Hinweise, z. B.:
   Die Hauptbeschwerde Oberbauchschmerz nach dem Essen tritt mit den Begleitbeschwerden Sodbrennen, gelegentlichem Erbrechen und Gewichtsabnahme seit 5 Jahren regelmäßig in etwa 3- bis 4monatigen Abständen auf. Das ist ein Beispiel für die Periodik einer Ulkusanamnese. Häufig finden Sie beim Ulkus auch eine Beschwerde-Rhythmik. So bezeichnet man die charakteristische Verteilung von Beschwerden auf den 24-Std.-Tag. Andere Beispiele sind die jahreszeitliche Periodik sog. rheumatischer Beschwerden oder die Tagesrhythmik depressiver Verstimmungen, die morgens besonders intensiv sind.
   Beim Erheben und Dokumentieren von **Rezidiven und chronischen Krankheiten** beginnt man mit dem ersten Krankheitsereignis. Sie erleichtern sich die Arbeit, wenn Sie zunächst feststellen, bis wann sich der Patient wohlgefühlt hat. Besondere Ereignisse, Familienfeiern, Festtage und ähnliches bieten sich als zeitliche Hilfspunkte an.
3. Für die Beurteilung des jetzigen Krankheitsverlaufs gibt die genaue Darstellung der **bisherigen Behandlung** Hinweise auf Erfolg, Mißerfolg und eventuelle Nebenwirkungen der Therapie. Sie können daraus auch Schlüs-

se ziehen, wieweit unter Umständen Symptome durch die Therapie verdeckt werden.

4. Die **Gesamtansicht** für Hauptbeschwerde, Begleitbeschwerden und anamnestische Daten im weiteren Sinn gibt Ihnen ein detailliertes und geordnetes Bild vom Patienten und bildet die Voraussetzung für systematische Überlegungen über die zugrundeliegende Krankheit.

Die chronologische Schilderung des bisherigen Krankheitsverlaufs dient der Zusammenfassung der für die jetzige Krankheit relevanten Daten.

Ein Beispiel für einen bisherigen Krankheitsverlauf finden Sie im Untersuchungsbogen, S. 583.

Andere müssen mit Ihrer Dokumentation weiterarbeiten. Trennen Sie deshalb, für jeden anderen erkennbar, eindeutig zwischen anamnestischen Angaben und Befunden, also Patientendaten und Ihren Schlußfolgerungen, die Sie im Sinne des ersten diagnostischen Eindrucks daraus ziehen.

4.11 Bedeutung der Anamnese für die körperliche Untersuchung

Sie dürfen die Anamneseerhebung nicht abschließen, ohne den Patienten zu fragen, ob im Zusammenhang mit seinem Gesundheitszustand irgend etwas Wesentliches bisher noch nicht erörtert worden sei und was er selbst über seine Krankheit denke. Dabei geht es nicht so sehr um den Inhalt eventueller Selbstdiagnosen, sondern eher um die Möglichkeit, berechtigte oder unberechtigte Befürchtungen des Patienten zu erfahren und nach der Untersuchung darauf einzugehen, ggf. auch um dem Patienten Rückhalt und Führung zu bieten und ihn zu beruhigen.

Die abwägende Bewertung der gewonnenen anamnestischen Daten führt zu ersten diagnostischen Vermutungen, d. h. Primärhypothesen. Sie lenken dann bei der systematischen körperlichen Gesamtuntersuchung Ihr besonderes Interesse auf die Organbereiche, deren Erkrankung nach den anamnestischen Angaben naheliegt. Nutzen Sie bewußt die Gelegenheit, während der Befunderhebung die Anamnese zu vertiefen.

Lassen Sie auch während der Befunderhebung den verbalen Kontakt mit dem Patienten nicht abreißen! Bei der Untersuchung der einzelnen Körperregionen bieten Fragen zu dem offenbar erkrankten Organ bzw. Organsystem sinnvollen Gesprächsstoff. Leiten Sie grundsätzlich jede Wiedervorstellung oder erneute Konsultation mit der Frage ein: „Hat sich Ihr Gesundheitszustand seit Ihrem letzten Besuch verändert?"

4.12 Aufgaben für die Selbstkontrolle

1 Wie nennt man die Gruppe der Beschwerden, die offenbar mit der Hauptbeschwerde in Zusammenhang stehen?

2 Wovon lassen Sie sich bei der Benutzung der Systemübersicht leiten, wenn Sie Begleitbeschwerden gezielt erfragen wollen?

3 Nach welchen fünf Gesichtspunkten werden auch die Begleitbeschwerden differenziert?

4 In welcher Sprache sollen Sie Fragen an den Patienten zur Erhebung seiner Beschwerden formulieren?

5 Wie erklären Sie die mehrfache Nennung von Übelkeit in der Systemübersicht unter „Allgemeines" und unter „Verdauungstrakt"?

6 Nennen Sie vier Informationsgruppen, die bei der Eigenanamnese Erwähnung finden sollen!

7 Wie können Sie dem Patienten helfen, sich an lange zurückliegende Erkrankungen zu erinnern?

8 Nennen Sie drei in Deutschland häufig verwendete Rauschmittel!

9 Welche 5 Gesichtspunkte spielen bei der Medikamentendokumentation eine Rolle?

10 Von welchem Lebensalter an sollen Sie bei weiblichen Patienten eine gynäkologische Anamnese erheben?

11 Welche grundsätzliche Frage zur Sexualanamnese sollte jedem erwachsenen Patienten gestellt werden?

12 Mit welcher Technik gewinnen Sie einen pauschalen Überblick über den Lebensstil des Patienten?

13 Mit welchen fünf groben Kategorien können Sie die sozialen und wirtschaftlichen Verhältnisse des Patienten erfassen?

14 Auf welche drei Krankheitsgruppen sollen Sie im Rahmen der Familienanamnese eingehen?

15 Von welchen Angehörigen interessieren Krankheiten, Todesalter und Todesursache besonders?

16 Welche beiden Arten von Beschwerden werden im „bisherigen Krankheitsverlauf" chronologisch geschildert?

17 Welche beiden zeitlichen Gesichtspunkte sollen Sie bei der Beschreibung des Krankheitsverlaufes berücksichtigen?

18 Welche beiden Arten von Daten sollten Sie bei der Dokumentation streng voneinander trennen?

19 Welche grundsätzliche Bedeutung hat die Anamnese für die körperliche Untersuchung?

20 Zu welchen Aussagen sollen Sie jedem Patienten am Ende der Anamnese Gelegenheit geben?

Praktische Aufgaben zur Anamneseerhebung

(Wenn möglich vor der Fernsehkamera zur Selbstkontrolle und ggf. Korrektur)

	Aufgabe	Thematik	Besonders beachten
A	Erheben Sie eine normale Anamnese unter besonderer Berücksichtigung von …	Kommunikation und Interaktion	Erfassen Sie dabei die Beschwerden, die der Patient vorträgt, zu erwartende Begleitbeschwerden, den bisherigen Krankheitsverlauf und Daten zur Vorgeschichte
B	Dokumentieren Sie die anamnestischen Angaben	geplantes Sammeln und Ordnen von Daten	Berücksichtigen Sie dabei vorgegebene Dokumentationshilfen wie Untersuchungsschemata, Umfang und Vollständigkeit, wortgetreue Wiedergabe und Reliabilität
C	Gehen Sie geduldig auf besondere Patienten ein	bei denen die Anamneseerhebung nicht reibungslos abläuft, z. B. Widerstände, Kontaktschwäche, Redseligkeit	Berücksichtigen Sie dabei die Persönlichkeitsstruktur des Patienten, seine Reaktion auf die Krankheit, die Reaktion des Arztes auf den Patienten
D	Analysieren Sie gegenseitig die Anamnesen	auf Interaktionsformen (Tempo, Kontinuität, Kommunikationsformen) und auf Interaktionsmittel (verbale, paraverbale wie Sprechweise), kognitive und affektive Interaktionsebene, Interaktionsergebnis	Berücksichtigen Sie dabei Einflußvariablen des Patienten, Einflußvariablen des Arztes, Interaktionsvariablen

5 Befund

Bei der Befunderhebung können Sie davon ausgehen, daß die Symptome, die Sie sehen, fühlen, hören und aus gestörten Funktionen ableiten, meßbarer und damit objektivierbarer sind als Beschwerden, die der Patient vorträgt. Damit soll weder die Glaubwürdigkeit noch die diagnostische Bedeutung von Beschwerden in Frage gestellt, sondern lediglich auf den unterschiedlichen erkenntnistheoretischen Zugang hingewiesen werden: Einerseits arbeiten Sie mit den mehr subjektiven anamnestischen Angaben des Patienten, andererseits mit objektiven körperlichen, psychischen oder technisch-diagnostischen Befunden, die Sie erheben und die jeder Arzt nachvollziehen kann.

5.1 Allgemeine Voraussetzungen für die Befunderhebung

Zur körperlichen Untersuchung gehört **Takt**. Sie sollen es sich zur Regel machen, Körperregionen, deren Entblößung das Schamgefühl des Patienten verletzen könnte, nur für die Zeit der unmittelbaren Untersuchung unbedeckt zu lassen. Das ausgezogene Nachthemd des Patienten oder ein Untersuchungstuch leisten gute Dienste, um den Patienten zu bedecken.

Zum **Handwerkszeug** des Arztes für die unmittelbare körperliche Untersuchung gehören (Abb. 5.**1**) Bandmaß, Blutdruckmeßgerät, Ophthalmoskop, Lampe, Einmalspatel, Stethoskop, Reflexhammer, Zahnrädchen und Pinsel oder Einmalkanüle für die Head-Zonen und zur Feststellung von Hyperästhesien und Hyperalgesien, aber auch Gummihandschuhe, Fingerlinge und Haemoccult-Test.

Untersuchen Sie den Patienten in einem warmen, hellen Raum auf einer festen, im Kopfteil verstellbaren **Untersuchungsliege,** die möglichst **von allen Seiten zugänglich** ist, und an einem Ort, an dem Arzt und Patient durch Telefon, andere Patienten und Besucher oder das Verteilen von Essen usw. nicht gestört werden.

Es ist für die Rationalisierung des Praxisbetriebes zu erwägen, ob man Tonbandgerät und je ein Mikrofon mit Fußschalter am Schreibtischplatz und an der Untersuchungsliege dazu benutzt, zusammenfassend die wesentlichen anamnestischen Angaben und den Befund sofort zu dokumentieren. Unter Umständen kann der Patient dabei Mißverständnisse ausgleichen oder Informationen ergänzen.

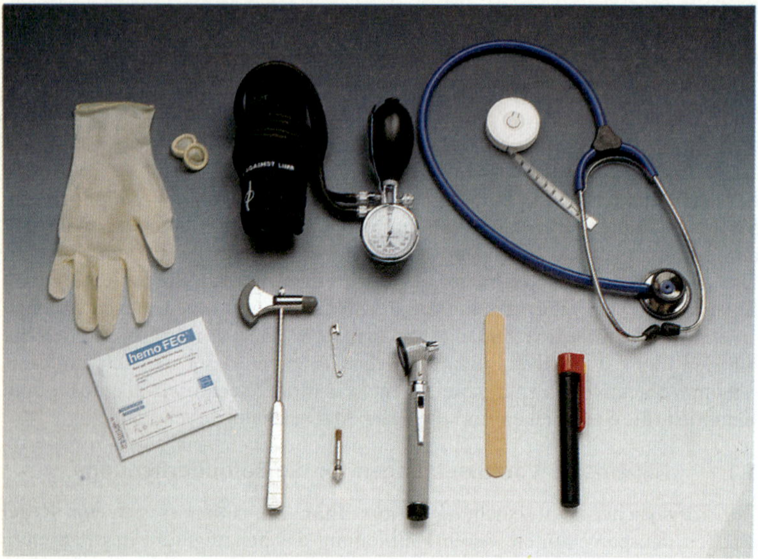

Abb. 5.**1** Ärztliches Handwerkszeug

5.2 Methodik der körperlichen Untersuchung

Für die systematische körperliche Untersuchung reichen der Grundsatz „von Kopf bis Fuß" und fünf Methoden aus:

Inspektion, Palpation, Perkussion, Auskultation und Funktionsprüfungen (IPPAF).

1. Mit der ***Inspektion*** verschaffen Sie sich zunächst einen optischen Gesamteindruck vom Patienten, in den Statur, Körperhaltung, Bewegungsabläufe, Gesicht und Mimik eingehen. Bei der Inspektion begrenzter anatomischer Bereiche kommt es auf das „genaue Hinschauen" an. Sie achten auf Größe, Form und Farbe sowie auf pathologische Abweichungen von der Norm. Ihr Wissen um das Aussehen eines gesunden Körpers und der Seitenvergleich sind dabei einfache methodische Hilfen. Zur Inspektion im weiteren Sinne gehören Befunde „mit dem bewaffneten Auge", d.h. mit Hilfe von Ophthalmoskop, Otoskop usw.
   Die Bedeutung der Lichtquelle für die Inspektion wird jedem klar, der versucht hat, einen leichten Ikterus bei gelbhaltigem und eine leichte Zyanose bei blauhaltigem Neonlicht zu erkennen. Auch die Tönung der Wände eines Untersuchungsraumes kann den Eindruck einer Verfärbung des Patienten vortäuschen.

2. Die ***Palpation*** ergänzt und sichert in vielen Fällen das Ergebnis der Inspektion. Palpieren heißt Befühlen oder Betasten und gleichzeitig den kinästhetischen Sinn für Lage und Vibration sowie den Temperatursinn benutzen. Als Hilfe bietet sich auch hier der Seitenvergleich oder der Vergleich mit anderen Körperregionen an; denken Sie z.B. an die vergleichende Palpation eines entzündeten Kniegelenks.
   Was können Sie palpatorisch beurteilen? Größe, Form, Struktur, Konsistenz, Temperatur, Beweglichkeit, feinste Resonanz über vibrierenden Hohlräumen und Druckschmerzhaftigkeit der untersuchten Organe.
   Für den Tastsinn sind die Fingerspitzen und die Fingerbeeren besonders empfindlich, für den Temperatursinn Handrücken oder Finger, für den Vibrationssinn eher der distale Anteil der Handflächen unter den Metakarpophalangealgelenken.
3. Das Beklopfen, die ***Perkussion*** des Körpers, gestattet Rückschlüsse auf die Dichte des durch Klopfen in Schwingung versetzten Gewebes und, z.B. am Schädel, auf die Unversehrtheit der Kalotte. Sie kann aber auch zu Schmerzen, z.B. an der erkrankten Wirbelsäule oder über den Nieren bei Pyelonephritis, führen.
4. Die ***Auskultation*** mit bloßem Ohr wird kaum noch angewandt. Im Lauf von 150 Jahren hat sich aus dem Laennecschen Hörrohr unser heutiges Stethoskop entwickelt, das meist einen Membrananteil für hohe Frequenzen und einen offenen Aufnahmetrichter für tiefe Frequenzen hat. Der Grad der Fortleitung der Schwingungen hängt von der Elastizität, von der Masse und der Dichte der Medien zwischen Stethoskop und Entstehungsort der Schwingungen ab.
   Sie auskultieren Herz und Lungen. Darüber hinaus können Sie mit dem Stethoskop Darmgeräusche und über den großen Arterien in der Systole ein dumpfes Gefäßgeräusch hören. Wegen seines kurzen Charakters spricht man von einem „Gefäßton". Turbulenzen bei abnormen Gefäßverhältnissen lassen dagegen lange Gefäßgeräusche entstehen. Sie kommen – abgesehen von arteriosklerotischen Veränderungen – bei hohem Fieber, Thyreotoxikose oder Anämie vor und gehen häufig mit einer großen Blutdruckamplitude einher. Auskultatorisch können Sie auch Reibegeräusche beim Milzinfarkt unter dem linken Rippenbogen hören. Degenerative Veränderungen an den Gelenken sind oft schon mit dem bloßen Ohr, z.B. bei Kniebeugen, wahrnehmbar.
5. ***Funktionsprüfungen*** werden hier nur soweit dargestellt, wie sie mit Mitteln der Praxis durchgeführt werden können. Für die diagnostische Beurteilung des Patienten haben Funktionsprüfungen weitreichende Bedeutung. Wir schildern sie bei der Besprechung der einzelnen Körperregionen oder Organsysteme.

5.3 Durchführung der körperlichen Untersuchung

Bei der körperlichen Untersuchung fahnden Sie nach pathologischen Veränderungen = Befunden. Beschwerden und Befunde, d.h. die Symptomkonstellation des Patienten, versuchen Sie, einem Krankheitsbild zuzuordnen.

Die körperliche Untersuchung hält sich – abgesehen von ***Patientenangaben*** zu bestimmten **Befunden** wie Druck-, Klopf-, Stauch- und Bewegungsschmerz – an ***objektive Gegebenheiten,*** die der Arzt wahrnehmen kann. Fragliche Befunde sollten Sie in der Dokumentation mit einem Fragezeichen kennzeichnen.

> **Differenzieren Sie jeden Befund ebenso wie die Beschwerden ggf. mit Hilfe von Patientenangaben nach Dauer, Stärke, Art und Ort der Beziehung des Befundes zu Körperfunktionen.**

Ergänzen Sie während der Befunderhebung Einzelheiten zur Anamnese, z.B. anhand vergessener Operationsnarben, die einer Erklärung bedürfen oder aus der sich neue diagnostische Vermutungen ergeben. Erläutern Sie dem Patienten Ihr Vorgehen, und bereiten Sie ihn auf eventuelle unangenehme oder schmerzhafte Untersuchungen vor.

Befunde können sich im Lauf der Zeit ändern oder gar verschwinden; deshalb ist es wichtig, jeden Befundbericht mit einem **Datum** zu versehen, bei akuten Erkrankungen – z.B. akuten Bauchschmerzen – auch mit einem Hinweis, um wieviel Uhr dieser Befund erhoben wurde. Für den Verlauf einer Krankheit, für Forschungszwecke, Versicherungen, Gerichte und Krankenkassen können Datum und Uhrzeit Ihrer Befunderhebung Bedeutung haben.

Zu jeder Untersuchung gehören neben Größe und Gewicht des Patienten die ***Vitalzeichen:*** Blutdruck, Puls (S. 250) und Temperatur. Die **Temperaturmessung** erfolgt oral, axillär oder rektal 5 Min. lang. Neuerdings kann die Temperatur auch elektronisch in kürzerer Zeit bestimmt werden. Bei der Messung mit Thermometern können Sie die entsprechenden hygienischen Bedingungen dadurch fördern, daß Sie für die einzelnen Verfahren unterschiedliche Thermometerformen benutzen. Bei der axillären Messung müssen Sie darauf achten, daß das Thermometer wirklich von der Haut der Achselhöhle ständig umschlossen bleibt. Dazu lassen Sie den Patienten mit der freien Hand den Oberarm, unter dem gemessen wird, gegen den Thorax pressen.

Zur rektalen Messung wird das Thermometer lediglich bis zum Ende des schmalen Quecksilbersockels in den Anus eingeführt. Bei kleinen Kindern und unruhigen Patienten (z.B. im Koma oder Delirium) müssen Sie darauf achten, daß der Patient für die Zeit der Messung die Seiten- oder Bauchlage beibehält.

Die Form der gewählten Temperaturmessung muß dokumentiert werden, weil die rektale Temperatur, wenn nur der dünne Quecksilbersockel eingeführt wird, 0,5 °C, sonst sogar 1 °C höher liegt als die anderen Meßwerte. Bei kleinen Kindern, Schwerkranken, Darmerkrankungen und Verdacht auf Simulation (Manipulationen am Thermometer erkennt man verhältnismäßig leicht an der Diskrepanz zwischen Temperatur und Puls) soll immer rektal gemessen werden.

Als Grundregel gilt, daß die axillär gemessene Abendtemperatur etwa 0,5 °C über dem Normalbereich von 36,6–37 °C liegt und daß sich mit jedem Grad Temperaturerhöhung die Pulsfrequenz um 10 Schläge pro Minute erhöht.

6 Der allgemeine Eindruck[1]

6.1 Lernziele

Im folgenden Abschnitt erfahren Sie, wie man

- Patienten einem Körperbautyp nach Kretschmer zuordnet,
- den seelisch-geistigen Allgemeinzustand und Ernährungszustand des Patienten bewertet,
- Haut und Schleimhaut untersucht und häufige Effloreszenzen definiert,
- Leitsymptome, die sich aus dem Allgemeineindruck ergeben, für die Diagnostik verwendet
- und Bewegung, Haltung, Mimik, Sprache und Geruch des Patienten beurteilt.

Am Ende dieses Abschnittes können Sie mit der Lösung der Aufgaben selbst kontrollieren, ob Sie diese Ziele erreicht haben.

6.2 Konstitutionstypen

Der Körperbau gestattet in vielen Fällen allgemeine Rückschlüsse auf die Persönlichkeitsstruktur des Patienten. Das rechtfertigt seine Zuordnung zu einem der Konstitutionstypen. Außerdem findet sich eine relative Häufung einiger Krankheiten bei bestimmten Kretschmer-Typen, z. B. beim *Pykniker* häufiger Hypertonie, Arteriosklerose, Apoplex und Herzinfarkt, beim *Leptosomen* Morbus Addison, Hypotonie, synkopale vasomotorische Anfälle, orthostatischer Kollaps, Ulkus, spastische Obstipation und Tuberkulose. Epilepsie tritt bevorzugt bei *Menschen mit athletischem Körperbau* auf.

- Der **leptosome (asthenische) Typ** ist ein schmaler, magerer, aufgeschossener Mensch mit langem Gesicht, schmalen Schultern, langem, flachem Brustkorb, der nur in Ausnahmefällen eine Adipositas entwickelt (Abb. 6.**1**). Mit leptosomen Körperbauformen findet man eher nüchterne, nervöse Menschen, aber auch feinsinnige Idealisten, die eher in kühler Distanz zu ihren Mitmenschen und ihrer dinglichen Umwelt leben.
- Der **athletische Typ** ist muskulös und untersetzt gebaut. Er hat breite, auslaufende Schultern, einen eher quadratischen Schädel, wirkt widerstandsfähig, sein Rumpf verjüngt sich nach unten (Abb. 6.**2**). Bei Menschen

[1] Veranschaulichung in Teil 3 des Filmes „Die allgemeine ärztliche Untersuchung" (S. 12)

1
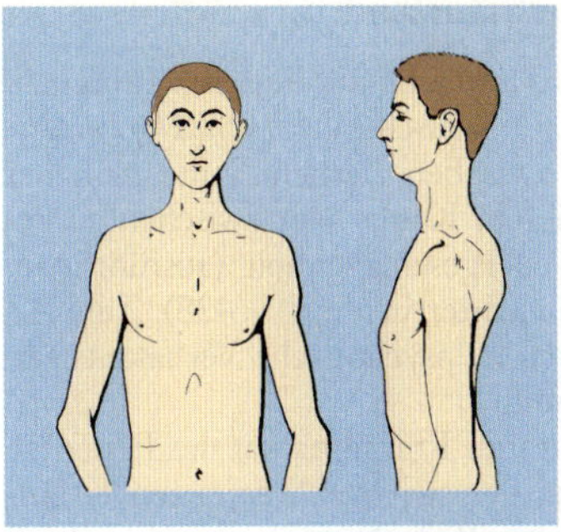

2
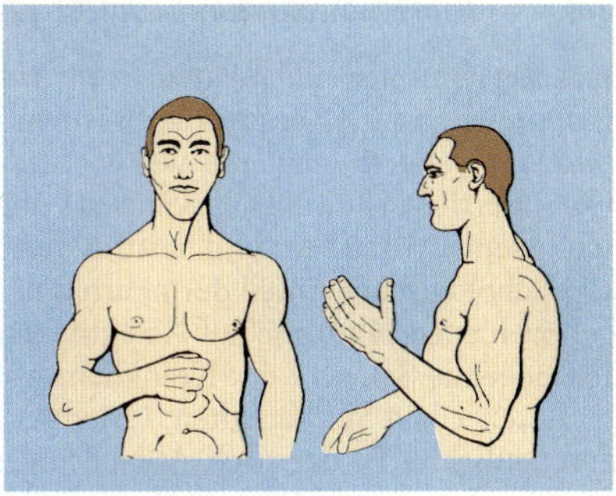

3
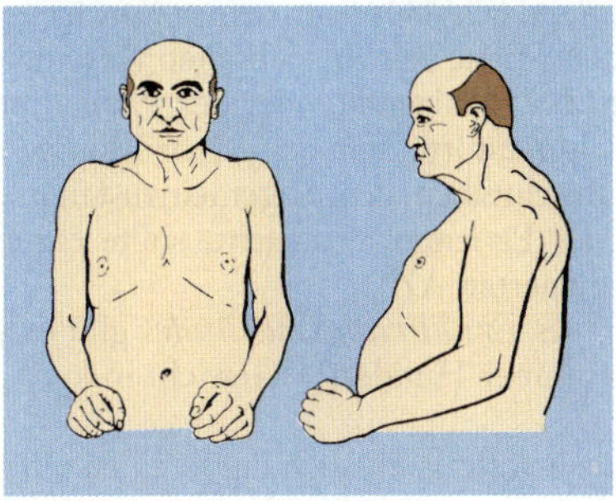

Abb. 6. **1** Leptosomer oder asthenischer Körpertyp

Abb. 6. **2** Athletischer Körpertyp

Abb. 6. **3** Pyknischer Körpertyp

(Abb. 6. **1**–6. **3** aus *Kretschmer, E.:* Körperbau und Charakter. Springer, Heidelberg 1951)

mit athletischem Körperbau stehen ruhige Bedächtigkeit bis zur zähflüssigen Schwerfälligkeit im Vordergrund. Sie sind „durch nichts aus der Ruhe zu bringen", wenn doch, dann allerdings in explosiver Form. Gelegentlich neigen athletische Menschen zum gedanklichen und emotionalen „Kleben".

- Der **Pykniker,** der im ganzen eher klein und rundlich wirkt, hat ein weiches, wangenbetontes Gesicht, die Schultern sind schmal, der Bauch ist betont (Abb. 6. **3**). Zu den bei pyknischem Körperbau häufig gefundenen Wesenszügen gehören mitteilsame Heiterkeit, aber auch Schwerblütigkeit, Genußfreudigkeit oder tatkräftiges Praktikertum. Pykniker sind in der Regel gegenüber Umwelt und Mitmenschen aufgeschlossen.

6.3 Allgemeinzustand und Ernährungszustand

Das Ergebnis der allgemeinen ***Inspektion*** sollte nicht auf die Feststellung „in gutem AZ und EZ" beschränkt werden. Unter seelisch-geistigem ***Allgemeinzustand*** versteht man die weiten Skalen zwischen zeitlicher und örtlicher Orientiertheit (Bewußtseinsklarheit) und tiefem Koma oder zwischen aufgeschlossener Mitarbeit und apathischer Niedergeschlagenheit (ausführlicher s. psychologischer Anteil der neurologischen Untersuchung, S. 428). Zum AZ gehören auch Hinweise auf Erregtheitszustände, psychotische Verhaltensweisen oder die Schwere des Krankheitszustandes.

Beschreiben Sie Verhalten, Orientiertheit und Emotionalität des Patienten anschaulich, z. B. der nach Atem Ringende, der sich vor Schmerzen Krümmende, der erregte Patient, der jede Hilfe als Bedrohung erlebt, der offensichtlich Halluzinierende, der „Mäuse von seiner Bettdecke verscheucht", der Niedergedrückte, dessen Miene seinen seelischen Zustand widerspiegelt, der sich vor Schmerzen im Bett Wälzende, oder der Patient, der kaum zu atmen wagt, oder der ängstlich Verstörte, der bei jedem Klopfen an die Zimmertür zusammenfährt. Das Beschreiben des Allgemeinzustandes, der das gesundheitliche Gesamtbild des Patienten ausmacht, sollte ergiebiger sein als der Hinweis auf einen „reduzierten AZ".

Für die Beurteilung des ***Ernährungszustandes*** gibt es außer Tabellen die Faustregel: Größe in cm über Hundert = Gewicht in kg (z. B. 170 cm: 70 kg) (Tab. 6.**1**).

Ein deutliches **Übergewicht** kann auch durch einen ungewöhnlich stabilen Knochenbau oder die kräftig entwickelte Muskulatur z. B. eines Waldarbeiters vorgetäuscht werden. Derartige Sonderfälle bedürfen in der Befunddokumentation erläuternder Hinweise wie „massives Skelett" oder „entsprechend dem Beruf".

Von echter **Fettleibigkeit = Adipositas** spricht man, wenn das Idealgewicht (= Normalgewicht minus 10% bei Männern, minus 15% bei Frauen) um mehr als 20% und das Normalgewicht um mehr als 10% überschritten wird. Adipositas ist nicht nur ein ästhetisches Problem. Die Organe des menschlichen Körpers – besonders das Herz – sind für einen bestimmten Rahmen ausgelegt. Ständige Überbeanspruchung führt zur Überforderung, vergleichbar einem Pkw-Motor in einem Lkw.

In der Regel ist die überhöhte Nahrungsaufnahme im Vergleich zum Energiebedarf Ursache der Adipositas. Familiäre oder individuell entwickelte oder anerzogene Eßgewohnheiten* spielen dabei die entscheidende Rolle. Eine Sonderform ist die Dystrophia adiposogenitalis bei überfürsorglicher Mutter. Allerdings sind endokrine Ursachen wie Hyperinsulinismus, Stein-Leventhal-Syndrom, die vermehrte Wassereinlagerung beim Myxödem oder die angeborene Fettstoffwechselstörung beim Laurence-Moon-Biedl-Bardet-Syndrom nicht allein durch verminderte Nahrungsaufnahme zu beeinflussen. Beim Morbus Cushing, dem Cushing-Syndrom oder langanhaltender Cortisonthe-

Tabelle 6. **1** Durchschnitts- und Idealgewicht Erwachsener*

Größe (in Schuhen) cm	**Durchschnittsgewicht[1] in Kilogramm (in Hauskleidern)**								**Idealgewicht[2] in Kilogramm (in Hauskleidern), 25 Jahre und älter**		
	15–16 Jahre	**17–19 Jahre**	**20–24 Jahre**	**25–29 Jahre**	**30–39 Jahre**	**40–49 Jahre**	**50–59 Jahre**	**60–69 Jahre**	**Leichter Körperbau**	**Mittelschwerer Körperbau**	**Schwerer Körperbau**
Männer											
153	44,9	51,7	55,7	58,4	59,7	61,1	62,0	60,7			
154	45,6	52,1	56,2	58,9	60,3	61,6	62,5	61,2			
155	46,3	52,6	56,7	59,5	60,8	62,2	63,1	61,7			
156	47,2	53,2	57,2	60,0	61,3	62,7	63,6	62,2			
157	48,1	53,7	57,8	60,5	61,9	63,2	64,1	62,8	50,5–54,2	53,5–58,2	56,9–63,7
158	49,0	54,3	58,4	61,2	62,5	63,9	64,7	63,3	51,1–54,7	53,8–58,9	57,4–64,2
159	49,9	55,1	59,1	61,9	63,2	64,6	65,2	63,9	51,6–55,2	54,3–59,6	58,0–64,8
160	**50,8**	**55,8**	**59,9**	**62,6**	**63,9**	**65,3**	**65,8**	**64,4**	**52,2–55,8**	**54,9–60,3**	**58,5–65,3**
161	51,7	56,5	60,6	63,1	64,7	66,0	66,5	65,1	52,7–56,3	55,4–60,9	59,0–66,0
162	52,6	57,2	61,3	63,7	65,4	66,7	67,2	65,8	53,2–56,9	55,9–61,4	59,6–66,7
163	53,5	58,0	61,9	64,2	66,1	67,5	67,9	66,6	53,8–57,4	56,5–61,9	60,1–67,5
164	54,4	58,7	62,5	64,8	66,8	68,2	68,6	67,3	54,3–57,9	57,0–62,5	60,7–68,2
165	55,3	59,4	63,0	65,3	67,5	68,9	69,4	68,0	54,9–58,5	57,6–63,0	61,2–68,9
166	56,1	60,1	63,5	66,0	68,2	69,6	70,0	68,7	55,4–59,2	58,1–63,7	61,7–69,6
167	57,0	60,8	64,1	66,7	68,9	70,3	70,8	69,4	55,9–59,9	58,6–64,4	62,3–70,3
168	57,9	61,6	64,6	67,3	69,7	71,1	71,5	70,2	56,5–60,6	59,2–65,1	62,9–71,1
169	58,8	62,2	65,1	67,9	70,4	72,0	72,4	71,1	57,2–61,3	59,9–65,8	63,3–72,0
170	**59,7**	**62,9**	**65,7**	**68,4**	**71,1**	**72,9**	**73,3**	**72,0**	**57,9–62,0**	**60,7–66,6**	**64,3–72,9**
171	60,6	63,6	66,4	69,1	71,8	73,6	74,1	72,7	58,6–62,7	61,4–67,4	65,1–73,8
172	61,5	64,3	67,1	69,8	72,5	74,3	74,8	73,4	59,4–63,4	62,1–68,3	66,0–74,7
173	62,4	65,1	67,8	70,5	73,2	75,0	75,5	74,2	60,1–64,2	62,8–69,1	66,9–75,5
174	63,3	65,8	68,5	71,2	73,9	75,8	76,2	75,1	60,8–64,9	63,5–69,9	67,6–76,2
175	64,2	66,5	69,2	71,9	74,7	76,5	76,9	76,0	61,5–65,6	64,2–70,6	68,3–76,9
176	64,9	67,2	69,9	72,6	75,5	77,3	77,8	76,9	62,2–66,4	64,9–71,3	69,0–77,6
177	65,7	67,9	70,6	73,4	76,4	78,2	78,7	77,8	62,9–67,3	67,7–72,0	69,7–78,4
178	66,4	68,6	71,4	74,1	77,3	79,1	79,6	78,7	63,6–68,2	66,4–72,8	70,4–79,1
179	67,1	69,3	72,1	74,8	78,0	79,8	80,5	79,5	64,4–68,9	67,1–73,6	71,2–80,0

6

Tabelle 6.**1** Durchschnitts- und Idealgewicht Erwachsener* (Fortsetzung)

Größe (in Schuhen) cm	Durchschnittsgewicht[1] in Kilogramm (in Hauskleidern)								Idealgewicht[2] in Kilogramm (in Hauskleidern), 25 Jahre und älter		
	15–16 Jahre	17–19 Jahre	20–24 Jahre	25–29 Jahre	30–39 Jahre	40–49 Jahre	50–59 Jahre	60–69 Jahre	Leichter Körperbau	Mittelschwerer Körperbau	Schwerer Körperbau
180	**67,8**	**70,1**	**72,8**	**75,5**	**78,7**	**80,5**	**81,3**	**80,4**	**65,1–69,6**	**67,8–74,5**	**71,9–80,9**
181	68,5	70,9	73,6	76,3	79,5	81,3	82,2	81,3	65,8–70,3	68,5–75,4	72,7–81,8
182	69,2	71,8	74,5	77,2	80,4	82,2	83,1	82,2	66,5–71,0	69,2–76,3	73,6–82,7
183	70,0	72,7	75,4	78,1	81,3	83,1	84,0	83,1	67,2–71,8	69,9–77,2	74,5–83,6
184	70,9	73,4	76,1	79,0	82,0	83,8	84,7	84,0	67,9–72,5	70,7–78,1	75,2–84,5
185	71,7	74,1	76,8	79,9	82,7	84,5	85,4	84,9	68,6–73,2	71,4–79,0	75,9–85,4
186	72,6	74,8	77,5	80,8	83,5	85,3	86,2	85,8	69,4–74,0	72,1–79,9	76,7–86,2
187	73,5	75,5	78,2	81,7	84,4	86,2	87,1	86,7	70,1–74,9	72,8–80,8	77,6–87,1
188	74,4	76,2	79,0	82,6	85,3	87,1	88,0	87,6	70,8–75,8	73,5–81,7	78,5–88,0
189	75,3	76,9	79,7	83,3	86,2	88,0	88,9	88,5	71,5–76,5	74,4–82,6	79,4–88,9
190	**76,2**	**77,7**	**80,4**	**84,0**	**87,1**	**88,9**	**89,8**	**89,4**	**72,2–77,2**	**75,3–83,5**	**80,3–89,8**
191	77,1	78,4	81,0	84,7	88,1	89,9	90,8	90,3	72,9–77,9	76,2–84,4	81,1–90,7
192	78,0	79,1	81,5	85,4	89,2	91,0	91,9	91,4	73,6–78,6	77,1–85,3	81,8–91,6
193	–	79,8	82,1	86,2	90,2	92,0	92,9	92,5	74,4–79,3	78,0–86,1	82,5–92,5
194	–	80,5	82,6	86,9	91,3	93,1	94,0	93,6	75,1–80,1	78,9–87,0	83,2–93,4
195	–	81,2	83,2	87,6	92,4	94,2	95,1	94,6	75,8–80,8	79,8–87,9	84,0–94,3
Frauen											
148	44,4	45,3	46,6	48,9	52,4	55,6	56,9	57,8	42,0–44,8	43,8–48,9	47,4–54,3
149	44,9	45,8	47,2	49,4	52,8	55,9	57,3	58,2	42,3–45,4	44,1–49,4	47,8–54,9
150	**45,4**	**46,3**	**47,7**	**50,0**	**53,1**	**56,3**	**57,7**	**58,6**	**42,7–45,9**	**44,5–50,0**	**48,2–55,4**
151	46,0	46,9	48,2	50,5	53,7	56,9	58,2	58,9	43,0–46,4	45,1–50,5	48,7–55,9
152	46,5	47,4	48,8	51,0	54,2	57,4	58,8	59,3	43,4–47,0	45,6–51,0	49,2–56,5
153	47,1	48,1	49,4	51,6	54,8	57,9	59,3	59,8	43,9–47,5	46,1–51,6	49,8–57,0
154	47,9	48,8	50,1	52,1	55,3	58,5	59,8	60,3	44,4–48,0	46,7–52,1	50,3–57,6
155	48,6	49,5	50,8	52,6	55,8	59,0	60,4	60,8	44,9–48,6	47,2–52,6	50,8–58,1
156	49,3	50,2	51,3	53,2	56,3	59,5	60,9	61,3	54,4–49,1	47,7–53,2	51,3–58,6
157	50,0	50,9	51,9	53,7	56,9	60,0	61,4	61,9	46,0–49,6	48,2–53,7	51,9–59,1

158	50,6	51,5	52,4	54,3	57,4	60,6	62,1	62,5	46,5–50,2	48,8–54,3	52,4–59,7
159	51,1	52,1	53,0	54,8	58,0	61,1	62,8	63,2	47,1–50,7	49,3–54,8	53,0–60,2
160	**51,7**	**52,6**	**53,5**	**55,3**	**58,5**	**61,7**	**63,5**	**63,9**	**47,6–51,2**	**49,9–55,3**	**53,5–60,8**
161	52,2	53,3	54,0	55,9	59,0	62,4	64,2	64,7	48,2–51,8	50,4–56,0	54,0–61,5
162	52,8	54,0	54,6	56,5	59,6	63,1	64,9	65,4	48,7–52,3	51,0–56,8	54,6–62,2
163	53,4	54,8	55,2	57,0	60,1	63,8	65,7	66,1	49,2–52,9	51,5–57,5	55,2–62,9
164	54,1	55,5	55,9	57,7	60,7	64,3	66,4	66,8	49,8–53,4	52,0–58,2	55,9–63,7
165	54,8	56,2	56,6	58,5	61,2	64,8	67,1	67,5	50,3–53,9	52,6–58,9	56,7–64,4
166	55,5	56,7	57,3	59,2	61,9	65,5	67,8	68,2	50,8–54,6	53,3–59,8	57,3–65,1
167	56,2	57,3	58,1	59,9	62,6	66,2	68,5	68,9	51,4–55,3	54,0–60,7	58,1–65,8
168	56,9	57,8	58,7	60,5	63,2	66,9	69,2	69,7	52,0–56,0	54,7–61,5	58,8–66,5
169	57,4	58,3	59,2	61,1	63,8	67,6	69,9	70,4	52,7–56,8	55,4–62,2	59,5–67,2
170	**58,0**	**58,9**	**59,8**	**61,6**	**64,3**	**68,4**	**70,6**	**71,1**	**53,4–57,5**	**56,1–62,9**	**60,2–67,9**
171	58,6	59,6	60,5	62,3	65,0	69,1	71,3	71,8	54,1–58,2	56,8–63,6	60,9–68,6
172	59,4	60,3	61,2	63,0	65,7	69,8	72,1	72,5	54,8–58,9	57,5–64,3	61,6–69,3
173	60,1	61,0	61,9	63,7	66,4	70,5	72,8	73,2	55,5–59,6	58,3–65,1	62,3–70,1
174	60,8	61,7	62,6	64,4	67,1	71,2	73,5	73,9	56,3–60,3	59,0–65,8	63,1–70,8
175	61,5	62,4	63,3	65,1	67,9	71,9	74,2	74,7	57,0–61,0	59,7–66,5	63,8–71,5
176	62,2	63,1	64,0	65,8	68,6	72,8	75,1	75,4	57,7–61,9	60,4–67,2	64,5–72,3
177	62,9	63,8	64,7	66,6	69,3	73,7	75,9	76,1	58,4–62,8	61,1–67,8	65,2–73,2
178	63,6	64,6	65,5	67,3	70,0	74,6	76,8	76,8	59,1–63,6	61,8–68,6	65,9–74,1
179	–	65,5	66,4	68,2	70,9	75,5	77,7	–	59,8–64,4	62,5–69,3	66,6–75,0
180	**–**	**66,4**	**67,3**	**69,1**	**70,8**	**76,4**	**78,6**	**–**	**60,5–65,1**	**63,3–70,1**	**67,3–75,9**
181	–	67,3	68,2	70,0	72,7	77,2	79,6	–	61,3–65,8	64,0–70,8	68,1–76,8
182	–	68,2	69,1	70,9	73,6	78,1	80,7	–	62,0–66,5	64,7–71,5	68,8–77,7
183	–	69,1	70,0	71,8	74,5	79,0	81,8	–	62,7–67,2	65,4–72,2	69,5–78,6
184	–	70,0	70,9	72,7	75,4	79,9	82,9	–	63,4–67,9	66,1–72,9	70,2–79,5
185	–	70,9	71,8	73,6	76,3	80,8	83,9	–	64,1–68,6	68,8–73,6	70,9–80,4

[1] Nach Build and Blood Pressure Study, Band 1, Society of Actuaries, Chicago, 1959, S. 16. Auf metrische Maße umgerechnet

[2] Nach Statist. Bull. Metrop. Life insur. Co., 40, Nov.–Dez. (1959). Auf metrische Maße umgerechnet.

Idealgewicht: Gewicht mit der höchsten Lebenserwartung

* Aus: Documenta Geigy, Wissenschaftliche Tabellen, 7. Auflage, Basel 1968

rapie entsteht neben der Rumpfadipositas, die mit Striae einhergeht, das typische Vollmondgesicht.

Zu den häufigen Begleitsymptomen bzw. Begleitkrankheiten der Adipositas gehören neben der Vergrößerung des linken Ventrikels ischämische Herzkrankheiten, Hypertonie, Cholelithiasis, Gicht und Diabetes mellitus. Häufig klagen die Patienten über einen „Wolf" im Dammbereich und ekzematöse Veränderungen in den Hautfalten.

Untergewicht müssen Sie, soweit es nicht durch das Leitbild der „schlanken Linie" bedingt ist, zu Appetit und Eßgewohnheiten in Beziehung setzen. Unbeabsichtigter deutlicher Gewichtsverlust über 20% unter Normalgewicht bedarf wegen des Malignomverdachts der mehrfachen Gewichtskontrolle (diagnostische Bedeutung der Gewichtsabnahme, S. 50). Bei Kindern sollte man den Stuhl auf Wurmteile kontrollieren. Bei chronisch-entzündlichen Erkrankungen – Enteritis regionalis, Colitis ulcerosa und Tuberkulose – wirkt in erster Linie die Entzündung mit ihren Folgen konsumierend, bei der Angina abdominalis versucht der Patient, die Schmerzen zu vermeiden. Von Untergewicht und mangelhaftem Gesamternährungszustand sind lokal begrenzte Atrophien, z. B. durch Lähmungen nach Unfall, zu unterscheiden.

Den ***Kräfte- oder Entwicklungszustand*** erwähnt man im Zusammenhang mit chronischen Krankheiten bzw. bei Patienten, die ihre Entwicklung noch nicht abgeschlossen haben. Dabei geht es sowohl um die körperliche Kraft, auf die schon der Händedruck bei der Begrüßung gewisse Schlußfolgerungen zuläßt, als auch um geistig-seelische Faktoren wie Haltung, Frische des Ausdrucks, Reaktionsfähigkeit, Geschwindigkeit und Ablauf der Motorik. Mißbildungen sollten Sie nicht nur als organische Befunde dokumentieren, sondern auch ihre psychologische Verarbeitung durch den Patienten berücksichtigen. Denken Sie an die Gehbehinderung einer jungen Frau durch Beinverkürzung, eine Lippen-Rachen-Spalte, frühzeitigen Haarausfall oder das Schielen.

In bezug auf die ***Körpergröße*** gilt als Norm für den Mann 165 bis 185 cm, für die Frau 155 bis 175 cm. Von Zwergwuchs spricht man bei weniger als 145 bzw. 135 cm. Der **Minderwuchs** liegt zwischen diesen Werten und der Norm, der Großwuchs oberhalb der Norm. Minderwuchs entsteht durch
- Knochenwachstumsstörungen, z. B. bei der Chondrodystrophie oder dem Ullrich-Turner-Syndrom,
- zentrale Ursachen wie den hypophysären Minderwuchs,
- durch endokrine Störungen, z. B. beim adrenogenitalen Syndrom,
- durch metabolische Störungen, z. B. bei der Zöliakie,
- und durch schwere Organerkrankungen während des Wachstums.

Der **Hochwuchs** kann bedingt sein durch Überproduktion von Wachstumshormon und Hypogonadismus. Ein Sonderfall des disproportionierten Hochwuchses ist das Marfan-Syndrom.

6.4 Untersuchung der Haut

Um die Untersuchung der Haut nicht bei jeder Körperregion wiederholen zu müssen, wird das Thema hier im Zusammenhang dargestellt. Pathologische Befunde können zusätzlich bei den einzelnen Körperabschnitten dokumentiert werden.

6.4.1 Charakteristische Beschwerden

Hierbei handelt es sich um:
- Veränderungen der **Hautstruktur,** z. B. durch metabolische oder hormonelle Störungen und Vitaminmangel, z. B. als Ödem;
- übermäßige **Trockenheit oder Schweißabsonderung,** z. B. bei Hypo- bzw. Hyperthyreoidismus. Cave! Ungewöhnliche Situationen, wie z. B. die ärztliche Untersuchung können bei manchen Patienten zu vermehrter Schweißabsonderung führen;
- Veränderungen der **Hauttemperatur** unabhängig von der Außentemperatur wie „seit Wochen kalte Füße", z. B. bei einem 65jährigen, richten den Verdacht auf Durchblutungsstörungen;
- **Hautjucken** kann örtlich begrenzt oder am ganzen Körper auftreten, mit oder ohne sichtbaren Anlaß (Skabies: Hepatitis).

6.4.2 Ablauf der Untersuchung bei Hautkrankheiten

Für die Diagnose von Hautkrankheiten müssen Sie die Entwicklung der Beschwerden erfassen, also wann und in welcher Reihenfolge Brennen, Jucken, Schmerzen oder begleitende Allgemeinsymptome wie Kopfschmerzen* und Fieber* aufgetreten sind und ob die jetzigen Hautveränderungen von Beginn der Krankheit an in dieser Form und Farbe bestanden oder in welcher Weise die Effloreszenzen ihr Aussehen geändert haben.

Bei urtikarieller Erkrankung der Haut dürfen Sie sich nicht mit der Untersuchung einer einzelnen Hautstelle begnügen. Inspizieren Sie insbesondere auch die Kopfhaut, die Augenlider und den Bereich hinter den Ohren, am Rumpf die Achselhöhlen und Falten, die Unterflächen der Brüste und die Region zwischen den Nates. An den Extremitäten sollten Sie außer auf Farbveränderungen auf Bläschen- bzw. Schwielenbildungen z. B. in den Handflächen achten.

Bei der Untersuchung der Hautveränderungen haben Symmetrie, Halbseitigkeit und die Bevorzugung bestimmter Regionen, z. B. der Streck- bzw. Beugeseiten, diagnostische Bedeutung.

6.4.3 Inspektion der Haut

Mit der allgemeinen ***Inspektion*** des Patienten erfassen Sie die normale, mangelhafte oder übermäßige Durchblutung von Haut und der sichtbaren Schleimhäute sowie pathologische Veränderungen der ***Struktur,*** wie das verquollene Gesicht bei nephrotischem Ödem oder den verminderten Turgor durch Dehydratation, etwa bei intestinalem Wasserverlust durch häufiges Erbrechen oder Diarrhö. Die Exsikkose führt neben der sichtbaren Erschlaffung der Haut zu Hautfalten, die nicht nur wie bei Abmagerung abzuheben sind, sondern auch nur langsam wieder in das Niveau der Haut zurückkehren.

Generelle Hautveränderungen

Die Hautfarbe ist bedingt durch Durchblutung, Hb-Gehalt des Blutes, andere Blutfarbstoffe und Pigmente. ***Blässe der Extremitäten*** ist Ausdruck einer generellen oder lokalen arteriellen Durchblutungsstörung, sei es, daß das Herzminutenvolumen verringert, die arterielle Strombahn eingeengt ist oder beim hypovolämischen Schock die verbliebene Zirkulation zentralisiert wird. Lokale Blässe kann auch durch Ödem oder Myxödem entstehen, die die Hautgefäße „abdecken", oder bei der Sklerodermie durch Verdichtung des perivasalen Gewebes. Durch neurogene Vasokonstriktion entsteht Blässe bei heftigen Schmerzen, Erbrechen und hypoglykämischem Koma.

Generalisierte Blässe, im Volksmund auch kränkliches oder käsiges Aussehen genannt, läßt an Anämie denken. Die Nagelprobe (Abb. 6.4) ist ein einfacher Test. Begleitsymptome sind Müdigkeit und Leistungsabfall, Atemnot bei geringer Belastung und abendliche Unterschenkelödeme. Das Blutbild führt dann zur Pathogenese als zu geringer oder ineffektiver Erythropoese, als hämolytische Anämie durch vermehrten Erythrozytenabbau oder Anämie bei akuten oder chronischen Blutungen.

Bräunliche Pigmentierung als Gesamtverfärbung des Körpers entsteht durch vermehrte Ausscheidung melanozytenstimulierenden Hormons und/ oder durch Hämosiderinablagerungen in der Haut.

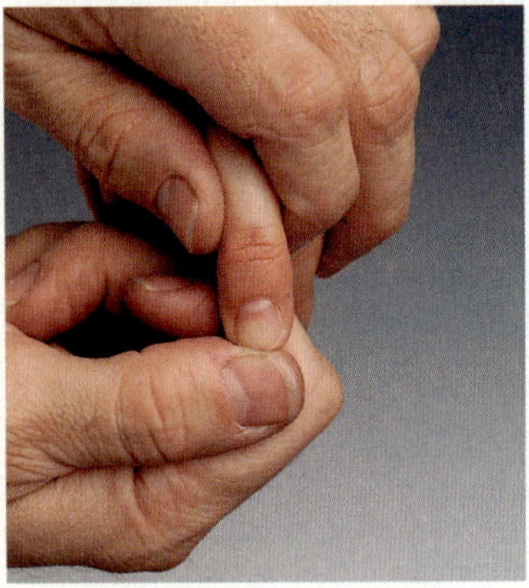

Abb. 6.**4** Nagelprobe: Der leicht angedrückte Nagel läßt eine Anämie deutlich erkennen

Anämie
Diagnostische Bedeutung

Organe	*entzündlich*	*vaskulär*	*tumorös*	*andere*
Gastrointestinaltrakt	Ösophagitis, Ulkus, Kolitiden, Divertikulitis, chron. Infekt		gastrointestinale Malignome	Medikamente, besonders Salicylate und Cortison
Uterus und Adnexe	Intrauterinpessar, chron. Adnexitis	ektopische Schwangerschaft	Myome und Malignome	Endometriose, anovulator. Blutungen, hämorrhagische Diathese, manche Kontrazeptiva
Nieren und ableitende Harnwege	Glomerulonephritis, Pyelonephritis		Nieren-Ureter-Blasen-Malignome	
Organe	*infektiös*	*erblich*	*allergisch*	*toxisch*
Hämolyse	Schwarzwasserfieber, Clostridium perfringens	Sphärozytose, Thalassämie, Sichelzellanämie	Morbus haemolyt. neonatorum, Autoimmunkrankheiten	Arsen, Schwermetalle, Phenacetin
Hämatopoese	Störung durch *Mangel* an Eisen, Vitamin B_{12} (perniziöse Anämie, Malabsorption), Folsäuremangel, Thyroxinmangel, Vitamin-C-Mangel durch *Markdepression:* Drogen, z. B. Butazolidin, Chloramphenicol, Endometazin als Ursachen einer Panmyelopathie (toxische Substanzen, ionisierende Strahlen, Infektionen und Systemerkrankungen wie Lupus erythematodes, chronische Polyarthritis, Leukämie, Panmyelopathie, Myelofibrose, Urämie)			

Bräunliche Pigmentierung
Diagnostische Bedeutung

- Gelenkbeschwerden, „schrumpfende Haut" und Muskelschwäche bei *Sklerodermie*
- mit trockener, verdickter Haut und allgemeiner Verlangsamung beim *Myxödem*
- Gewichtsverlust, Bauchschmerz, Hypothermie und Lethargie bei *Morbus Addison*
- Hypothermie, Bauchglatze und Ödem bei *Hämochromatose*
- Gelenkbeschwerden und Milzvergrößerung beim *Felty-Syndrom*
- Zungenbrennen, Himbeerzunge und positivem Babinski-Zeichen bei *perniziöser Anämie*
- Erbrechen, Bauchschmerzen, bräunlich durchschimmernde Knorpel an Ohren und Nase sowie Photosensibilität bei *Porphyrie*

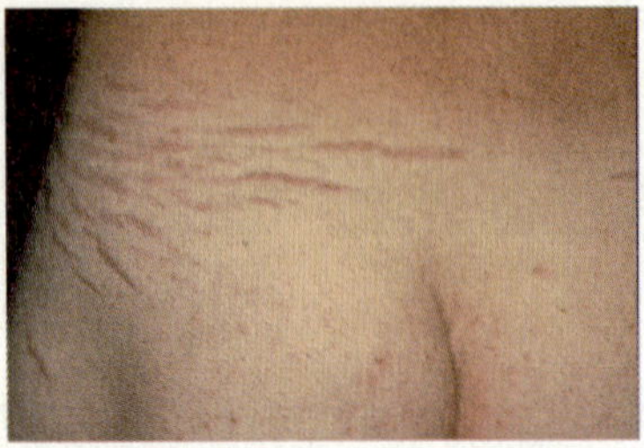

Abb. 6.**5** Striae distensae bei schnellem Wachstum in der Pubertät

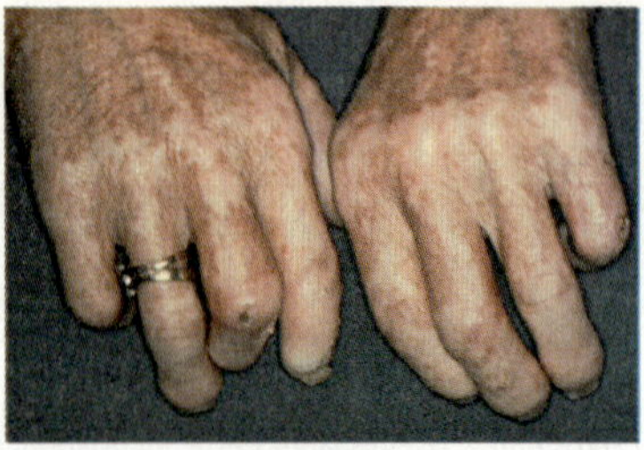

Abb. 6.**6** Sklerose bei progressiver Sklerodermie

Bläulich-silbern erscheint die Haut besonders unter den Fingernägeln (Monde) bei ***Argyrose*** durch Einatmen von Silbersalzen oder deren Aufnahme mit der Nahrung.

Dermographismus albus entsteht als weißer Streifen bei gesteigerter Kontraktionsbereitschaft der Gefäße nach leichtem Streichen mit einem stumpfen Gegenstand (Streichholz o. ä.) und findet sich bei Atopikern (Patienten mit endogenem Ekzem, Asthma und Heuschnupfen). Dermographismus ruber finden Sie nach üblichem Strich und Urticaria factitia als lokales Ödem. Die beiden letztgenannten Formen sind Hinweise auf die überschießende Ansprechbarkeit des vegetativen Systems.

Striae (Abb. 6.**5**), rote, später weiße, leicht vertiefte Streifen in der Haut an Bauch und Hüfte sind Folge einer Schädigung elastischer Fasern während der Schwangerschaft oder sie entstehen durch erhöhten Glucocortisonspiegel bei Adipositas oder Morbus Cushing. Physiologisch sind sie in der Pubertät.

Von **Atrophie** spricht man bei einer Verdünnung der Haut durch Schwund (Abb. 6.**6**). Bei Atrophie der Epidermis entsteht ohne Niveauunterschied eine feine Fältelung. Bei Atrophie der Subkutis bilden sich palpable Dellen.

Bläschen oder Blasen sind mit Flüssigkeit gefüllte, über dem Hautniveau liegende Hohlräume.

Atrophie und Begleitsymptome
Diagnostische Bedeutung

- Atrophie der Epidermis und Dermis mit fleckförmiger Rötung und **pityriasiformer** Schuppung im mittleren und höheren Lebensalter, vorzugsweise an der Innenseite der Oberarme und Oberschenkel, oft feingefältelt = pseudoatrophisch bei *Morbus Brocq* = *Parapsoriasis*
- Atrophie der Subkutis nach entzündlichem Lipogranulom durch umschriebene Schädigung des Fettgewebes bei *Panniculitis* = *Pfeiffer-Weber-Christian-Syndrom*
- Atrophie als Hautverdünnung mit mangelhafter Elastizität im Alter und bei Lupus erythematodes

Bläschen sind bis erbsengroß (Abb. 6.**7**), Blasen über erbsengroß (Abb. 6.**8**). Diagnostisch weiterführend ist ihre Verteilung:
- disseminiert = einzeln inselartig (Abb. 6.**9**),
- diffus = regellos verteilt oder
- gruppiert = in Gruppen zusammengefaßt als Herpes.

Bläschen/Blasen und Begleitsymptome
Diagnostische Bedeutung

6

Seröse, diffus verteilte Bläschen
- vorwiegend an Kontaktstellen, unscharf begrenzte Hautbereiche, Rötung und immer Juckreiz bei *allergischem Kontaktekzem*

Seröse, disseminierte Bläschen
- meist bei Kindern und Jugendlichen, schubweise zentral gedellte seröse Bläschen, abwechselnd mit rötlichen Erosionen und Krusten, Schleimhautbeteiligung, mäßig erhöhter Temperatur bei *Varizellen = Windpocken*

Seröse, gruppierte Bläschen
- meist im Bereich der Lippen und am Genitale, Übergang in eitrig-getrübte Bläschen auf erythematösem Grund mit Juckreiz und regionaler Lymphknotenschwellung, Eintrocknen zu Krusten, schmerzhafte Lymphknotenschwellung bei *Herpes simplex*
- Abgeschlagenheit und leichtes Fieber; halbseitig oder bilateral, bandförmig, zunächst makulopapulös, später gruppiert, vesikulär, dann pustulös, im Innervationsgebiet eines oder mehrerer Segmente, brennende Schmerzen, Lymphknotenschwellung bei *Herpes zoster*
- Am Stamm und den Extremitäten, eher brennend als juckend, schubweiser Verlauf, ohne Beteiligung der Mundschleimhaut bei *Dermatitis herpetiformis Duhring*

Eitrige Bläschen
- Entzündung der Haarfollikel, die als gerötete, schmerzhafte Knötchen erscheinen, von Haaren durchbohrte Pusteln bei *Folliculitis simplex*
- vor allem bei Jugendlichen mit exanthematischer Aussaat bei *Steroid-Akne*
- schlaffe Blasen mit Serum, NIE mit Blut gefüllt; Entstehung auf Flecken, dann flächenhaft konfluierend, in Krusten übergehend, geringe Heilungstendenz, recht schmerzhaft bei *Pemphigus vulgaris*
- generalisiertes scarlatiniformes Exanthem, fast ausschließlich bei Kleinkindern, mit großflächiger oberflächlicher Hautablösung, Beteiligung der Schleimhäute. Schmerzhafte Erosionen als allergisch-toxische Reaktion auf Medikamente oder Staphylococcus aureus bei *Lyell-Syndrom* (Abb. 6.**10**)

Seröse, selten hämorrhagische Blasen
- Kokardenbildung = Erythem mit zentraler Blase, vorzugsweise an der Streckseite der Hände und Ellenbögen und an den Schleimhäuten, mit Gelenkbeschwerden und leichtem Fieber bei *Erythema exsudativum*
- bevorzugt an belichteten Körperstellen, am Handrücken, im Gesicht und Nackenbereich, bevorzugt bei Männern mittleren Alters mit vermehrtem Alkoholkonsum bei *Porphyria cutanea tarda*
- meist hämorrhagische Blasenbildung bei älteren Patienten mit schubweisem Verlauf, ohne Beteiligung der Mundschleimhaut, meist im 7. Lebensjahrzehnt gruppierte Blasen bei *bullösem Pemphigoid*

Gruppierte Bläschen polyzyklisch oder flächenhaft konfiguriert
- hohes Fieber und Schüttelfrost, mit scharf begrenzten ödematösen Rötungen bei Ulcus cruris oder Fußmykose als Eintrittspforte für hämolysierende Streptokokken bei *hämorrhagischem Erysipel*
- eitrige Blasen bei Kindern, besonders im Gesicht und am Kopf, Übergang in braune Krusten bei *Impetigo contagiosa*
- Blasen mit zentraler Eindellung, mit hohem Fieber, Kopf-, Rücken- und Lendenschmerzen, treppenförmigem Temperaturabfall, mehrkammerigen Pusteln, nach entsprechendem Auslandsaufenthalt bei *Variola vera = Pocken*

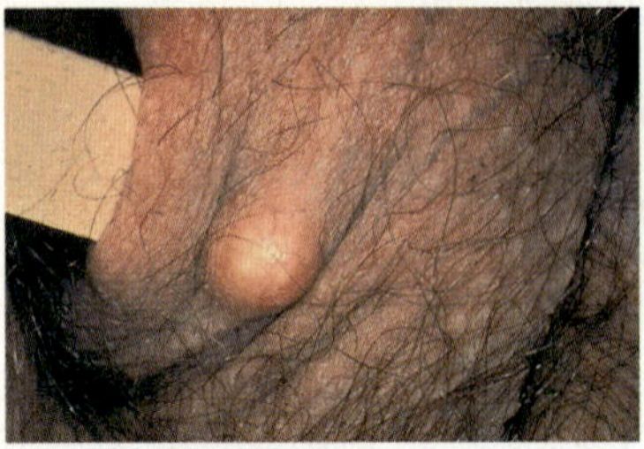

Abb. 6.**7** Talgzyste

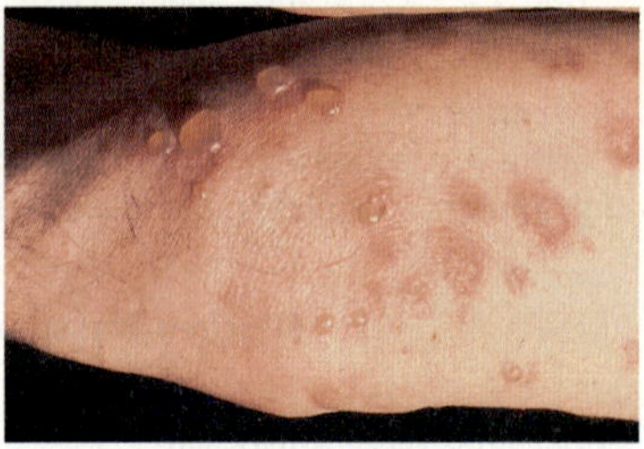

Abb. 6.**8** Blasen bei Pemphigus vulgaris

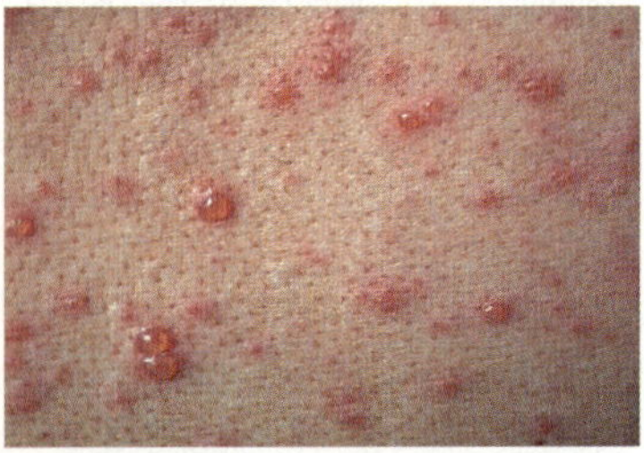

Abb. 6.**9** Rötung und Bläschen bei Windpocken

Als **Ekzem** bezeichnet man eine eher begrenzte, juckende, rote Aufschwellung der Epidermis (Abb. 6.**11**) mit unterschiedlichen Effloreszenzen als Knötchen, Bläschen oder Schuppen.

Von **Erosion** spricht man bei Verlust des Oberflächenepithels. Rundliche Erosionen entstehen durch das Platzen von Bläschen oder Blasen. Erosive

Erosionen
Diagnostische Bedeutung

- runde bis linsengroße Erosionen weisen auf *Kontaktekzem, Varizellen* oder *Herpes-Infektionen* hin
- runde, über linsengroße Erosionen weisen auf Erkrankungen mit Blasen wie *Pemphigus, Porphyria cutanea, Erythema exsudativum multiforme* oder *bullöses Pemphigoid*
- polyzyklische Erosionen sind Zeichen für Dermatosen mit gruppierten Bläschen, z. B. bei *Herpes zoster*
- längliche Erosionen mit hämorrhagischer Kruste entstehen als *Kratzeffekte* oder *Schürfwunden*
- unregelmäßige Erosionen in den intertriginösen Räumen entstehen als Folge von Abdunstungsbehinderung bei *Intertrigo = Wundreiben, „Wolf"*, bei *Tinea* durch *Dermatophyten-Pilze* – und bei *Candida-Mykose*
- unregelmäßige Erosionen mit entzündlichem Rand weisen auf *Verbrühung, Verbrennung* oder *Verätzung* hin
- unregelmäßige Erosionen, flächenhaft, einseitig perimamillär durch intraepidermale Ausbreitung von Zellen eines Adenokarzinoms der Milchdrüsenausführungsgänge bei *Morbus Paget* (Abb. 6. **12**)
- flächenhaft-ubiquitär, im höheren Alter, mit feingranulierter, samtartiger Oberfläche, an der Glans penis, der Vulva oder am After, scharf begrenzt bis handtellergroß mit psoriasisähnlicher Schuppenkruste bei *Morbus Bowen*

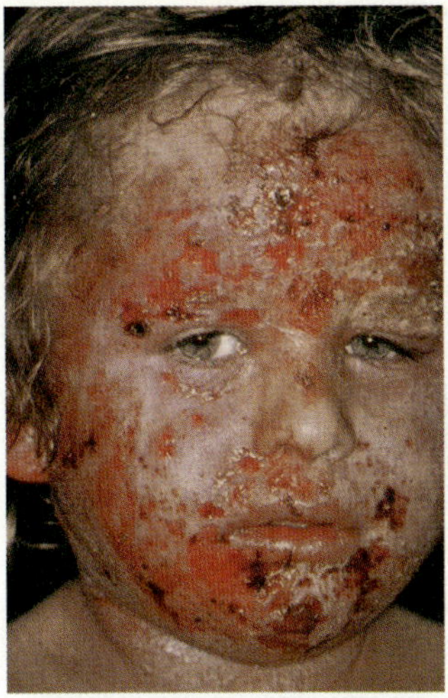

Abb. 6. **10** Erosion bei staphylogenem Lyell-Syndrom

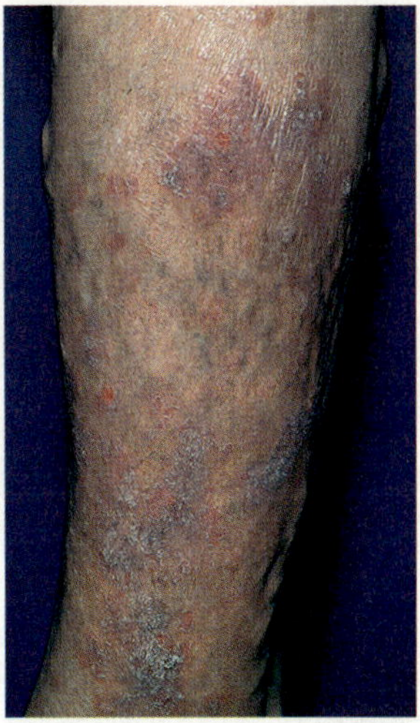

Abb. 6. **11** Variköses Unterschenkelekzem

Flächen entstehen, wenn die geplatzten Bläschen oder Blasen gruppiert waren. Längliche erosive Flächen entstehen durch Kratzen oder Schürfverletzungen, unregelmäßige Erosionen durch Reiben mazerierter = erweichter Haut z. B. bei starker Schweißbildung mit ungünstigem Mikroklima. Offene Erosionen entstehen an Schleimhäuten und in den intertriginösen Bereichen = Wundsein in den Körperfalten. An anderen Körperpartien sind erosive Flächen meist krustenbedeckt.

Denken Sie bei entsprechender Persönlichkeitsstruktur Ihres Patienten besonders bei kleinflächigen Erosionen in gesunder Haut auch an Artefakte, die zur Befreiung von etwas Unangenehmem oder auf das Erreichen von Zuwendung gerichtet sein können und durch Reiben, Scheuern, scharfe Gegenstände, Verätzungen oder Verbrennungen erzeugt werden.

Das **Erythem,** der rote Fleck, entsteht durch Erweiterung der Hautgefäße und ist mit dem Glasspatel wegdrückbar (Abb. 6. **13**).

Da die meisten Hauterkrankungen mit einem Erythem einhergehen, beschränken wir uns bei der Darstellung der diagnostischen Bedeutung des Erythems auf Krankheiten, bei denen das Erythem als Leitsymptom im Vordergrund steht (Abb. 6. **14**).

Exantheme sind Hautveränderungen auf größeren Körperpartien mit vielerlei Effloreszenzen und charakteristischem zeitlichem Ablauf als entzündli-

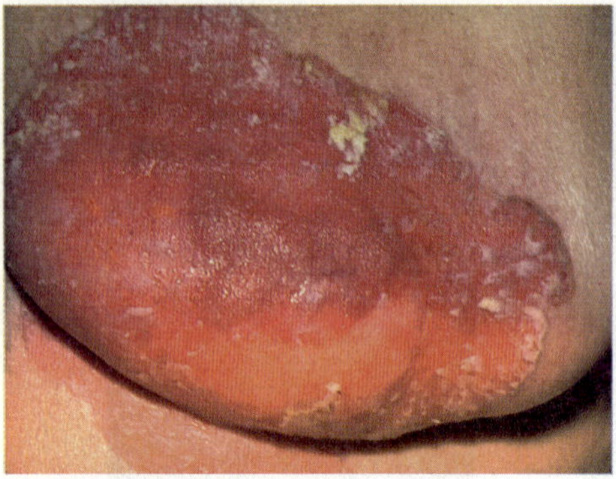

Abb. 6.**12** Geröteter, schuppender Herd bei Morbus Paget der Mamma

Erythem = der rote Fleck und Begleitsymptome
Diagnostische Bedeutung

- diffuses Erythem besonders im Gesicht, am Hals und auf den Handrücken mit unscharfer Begrenzung bei *photoallergischem Arzneiexanthem*
- scharf begrenzte, infiltrierte, scheibenförmige Platten und zentrale Atrophie, Oberfläche rauh oder mit kleinen Hämorrhagien und glatter Hautfläche; Arthralgien, Muskelschmerzen, Fieber, Gewichtsverlust und Polyneuritis bei *Lupus erythematodes*
- livide Verfärbung und ödematöse Schwellung, lila verfärbte Augenlider – Vorsicht, Make-up! –, Muskelschwäche im Bereich der Schulter, Beteiligung der Atemmuskulatur und des Ösophagus, Dyspnoe bzw. Dysphagien bei *Dermatomyositis*
- ubiquitäres Erythem an den Kontaktstellen, unscharf begrenztes Erythem, immer mit Juckreiz bei *Kontaktekzem*
- plötzlich hohes Fieber und Schüttelfrost, ubiquitäres Erythem, Schwellung mit zungenförmigen Ausläufern, Bläschenbildung, Lymphknotenschwellung bei *Erysipel*
- disseminiertes morbilliformes Erythem mit katarrhalischem Prodomo als Konjunktivitis, Rhinitis und Pharyngitis, Lichtscheu und Husten, Koplik-Flecken, bräunlich-lividen Flekken auf den Wangen, dann Ausbreitung über den ganzen Körper, Fieberanstieg bis 40 °C, in der Mitte der Effloreszenzen kleine, mit klarem Inhalt gefüllte Bläschen bei *Masern*
- Kopfschmerzen, hohes Fieber, Erbrechen, Schluckbeschwerden, regionale Lymphknotenschwellung, dann feinfleckige Rötung am Hals, periorale Bläschen, entzündete Zungenpapillen (Himbeerzunge), Verschwinden des Exanthems durch Glasspateldruck bei *Scharlach*
- Katarrh der oberen Luftwege, schmerzlose Lymphknotenschwellung, Erythem zunächst im Gesicht, dann auf den Rumpf übergehend, als linsengroße, wenig erhabene, nicht zusammenfließende, rosarote Flecken; im Rachen etwas größere Flecken, Temperatur um 38 °C, kaum Beeinflussung des Allgemeinbefindens bei *Röteln*

cher, nervöser oder vasomotorischer Prozeß, der vom Bindegewebe ausgeht, z. B. bei *Masern*, *Scharlach*, *Röteln*, *Pocken* usw.

Ikterus = Gelbsucht nennt man die Gelbfärbung von Haut, Schleimhäuten und Skleren durch Einlagerungen von Bilirubin. Ikterus entsteht, wenn der Bilirubingehalt 1,5 mg% übersteigt.

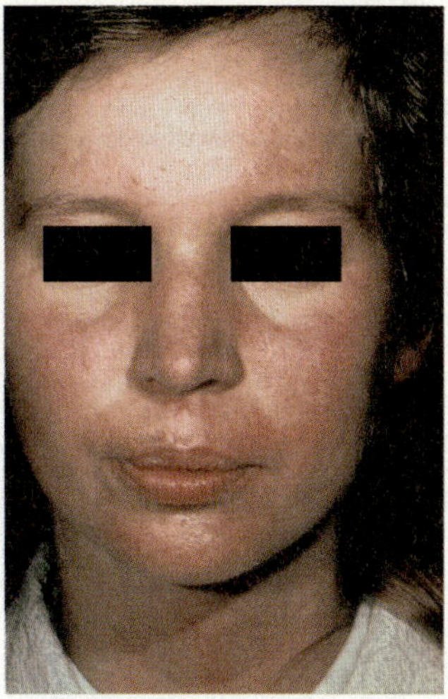

Abb. 6.**13** Erythem bei Lupus erythematodes acutus

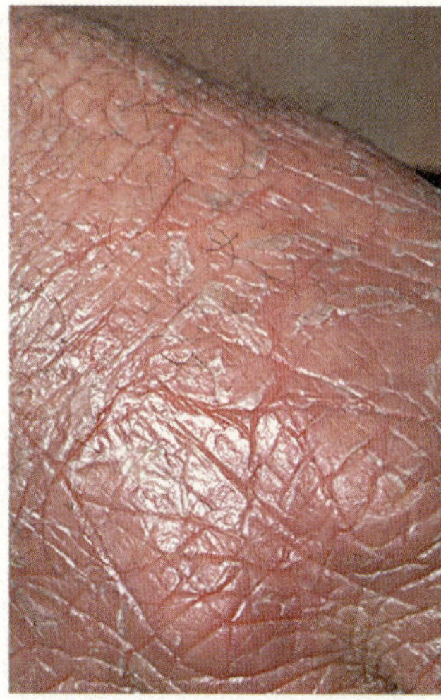

Abb. 6.**14** Komplettes Erythem bei psoriatischer Erythrodermie

Verwechslungsmöglichkeiten:

Carotinikterus bei übermäßigem Genuß von Karotten oder Mangos oder durch Abbaustörung für Carotin bei *Leberzirrhose* oder *Myxödem.*

Bräunliche Pigmentierung durch melanozytenstimulierendes Hormon oder Ablagerung von Hämosiderin in der Haut.

Untersuchen Sie bei Verdacht auf Ikterus bei hellem Tageslicht. Neonlicht-Weichton kann ebenso täuschen wie die Reflexion farbiger Tapeten.

Drei Ikterusformen können Sie mit dem bloßen Auge unterscheiden:
- blasser Flavinikterus (= prähepatischer Ikterus) durch Einlagerung von indirektem Bilirubin bei *Hämolyse;*
- gelbroter Rubinikterus (= intrahepatischer Ikterus) durch Einlagerung von direktem Bilirubin bei *Erkrankungen der Leber;*
- grüngelber Verdinikterus (= posthepatischer Ikterus) durch Einlagerung von Biliverdin bei *Erkrankungen der Galle.*

Keratose ist eine auf der Haut festhaftende Vermehrung der Hornschicht, glatt als *Schwiele* oder eher rauh und unregelmäßig als *Warze.*

Knötchen oder Knoten = Papeln oder Nodus sind feste Erhabenheiten der Haut (Abb. 6.**15**). Knötchen sind bis linsengroß, Knoten bis erbsengroß, Tumoren über erbsengroß (Abb. 6.**16**).

Ikterus und Begleitsymptome Diagnostische Bedeutung

Flavinikterus

- Stuhl und Urin dunkel, indir. Bilirubin+, Splenomegalie bei *Hämolyse*, z. B. durch Medikamente wie Penicillin, Furadantin, Toxine, Sepsis
- Familienanamnese oder nicht-familiäre Mutation, Milzvergrößerung, Gallensteine bei *Sphärozytose = Kugelzellanämie*
- periumbilikale oder hypogastrische somatische Bauchschmerzen, Hämaturie, Erbrechen, positive Familienanamnese bei *Sichelzellenanämie*
- somatische Schmerzen im rechten Oberbauch, die sich in Stunden entwickeln, Herkunft aus peripheren europäischen Ländern, Leber- und Milzvergrößerung, Anämie, Bürstenschädel, verspätete Pubertät bei *Thalassämie*
- im Neugeborenenalter bei *Morbus haemolyticus neonatorum*

Rubinikterus

- somatische Schmerzen im rechten Oberbauch, Stuhlverfärbung, dunkler Urin, Druckschmerz, Lebervergrößerung, Pruritus bei *Hepatitis*
- somatische Schmerzen im rechten Oberbauch, Lebervergrößerung, Pleuritiszeichen, Fieber, Entzündungszeichen bei *Leberabszeß*
- Prodromi wie Abgeschlagenheit; intermittierendes Fieber, Lymphknotenschwellung besonders am Hals, Angina, Diarrhö, Leukozytose bei *Mononukleose*
- nach Tierkontakt mit hohem Fieber, Kopf- und Gliederschmerzen, Konjunktivitis bei *Morbus Weil*
- Fieber, Schüttelfrost, Kopf- und Gliederschmerzen, Lymphknotenschwellung, Milzvergrößerung bei *Brucellose*
- nach langer Hepatitis oder Zirrhose, Hepatomegalie, Aszites, Schmerz und Druckgefühl im rechten Oberbauch, Gewichtsabnahme, AFP+ bei *hepatozellulärem Karzinom*
- derbe Lymphknotenschwellung („Kartoffelsäcke") meist am Hals, Milz-und Lebervergrößerung, Fieber, Nachtschweiß, Gewichtsverlust bei *Lymphogranulomatose*
- Bronzehaut, Verminderung der Behaarung, Spider, Splenomegalie, Diabetes mellitus bei *Hämochromatose*

Verdinikterus

- somatische Schmerzen im rechten Oberbauch, Lebervergrößerung, Fieber und Entzündungszeichen bei *Cholangitis*
- Schmerzen im rechten Oberbauch, viszerale Krämpfe, Druckschmerz, Murphy-Zeichen, Abwehrspannung, Fieber und Entzündungszeichen bei *Cholezystitis*
- somatische Schmerzen im rechten Oberbauch, Druckschmerz, Courvoisier-Zeichen, Loslaßschmerz, Gewichtsverlust, Pruritus, Amylase erhöht bei *Gallen-Karzinom*
- somatische Schmerzen im linken Oberbauch, unerträgliche somatische Schmerzen, Abwehrspannung, Erbrechen, Fieber, Entzündungszeichen, Amylase, GOT und GPT erhöht bei *Pankreatitis* zusätzlich mit Gewichtsverlust bei *Pankreas-Ca*

Keratose und Begleitsymptome Diagnostische Bedeutung

- diffus, besonders an lichtexponierten Stellen, vor allem im Gesicht, scharf begrenzt, rote, flache, scheibenförmige Platten mit zentraler Atrophie, rauh, druckempfindlich, am Rand entzündlich infiltriert, vorwiegend an Kopf, Hals und Handrücken, mit fest haftenden gelb-bräunlichen Schuppen, die einen dornartigen Hornzapfen an der Unterseite haben = Tapeziernagel-Phänomen bei *Lupus erythematodes discoides*
- diffus, mit follikulären Knötchen, besonders intertriginös, meist flächenhaft, bräunlich bis linsengroß, mit Neigung zu Gruppenbildung, auch an Kopf und Gesicht und weißlichen Papeln am harten Gaumen, mit Längsrissen und brüchigen Nägeln, mit schmutzig-grauen Papeln, Reibeisengefühl bei *Dyskeratosis follicularis Darier*

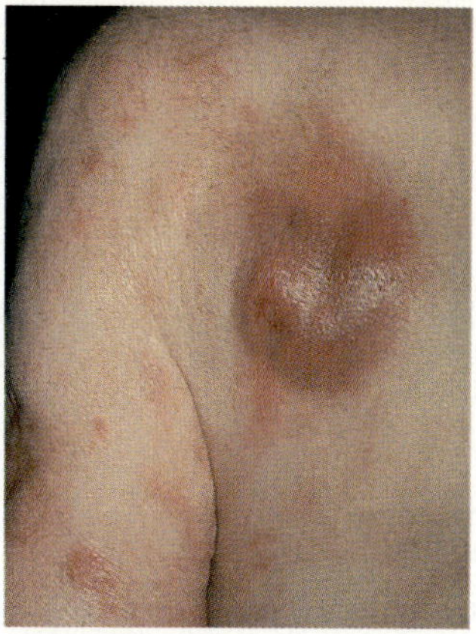

Abb. 6. **15** Knoten bei Mykosis fungoides

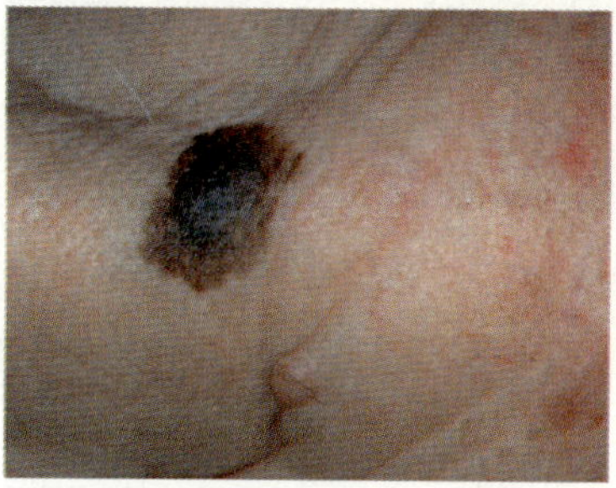

Abb. 6. **16** Melanom

Das Verhältnis von Androgenen zu Östrogenen beeinflußt die **Körperbehaarung.** So ist z. B. eine dreieckige Pubesbehaarung beim Mann Anlaß, den Androgen- und Östrogenspiegel zu bestimmen.

Krusten sind eingetrocknete Auflagerungen von Serum, Eiter oder Blut (Abb. 6. **18**) auf erosiven Hautflächen:

- hellgelb als Zeichen für eingetrocknetes Serum,
- dunkel- bis grüngelb als Zeichen für eingetrockneten Eiter,
- rötlich-schwarz bei eingetrocknetem Blut oder eingetrockneter Hautnekrose als Schorf.

Hämorrhagische Krusten liegen über dem Hautniveau, nekrotischer Schorf in oder unter dem Hautniveau. Die diagnostischen Schlußfolgerungen entsprechen denen der Bläschen oder Blasen bzw. Erosionen.

Lichenifikation = Flechte ist eine klein-papulöse, flächenhafte Verdikkung (Infiltration) der Haut mit Vergröberung der Felderung (Abb. 6. **19**). Sie entsteht durch anhaltende mechanische oder entzündliche Irritation.

Körperbehaarung
Diagnostische Bedeutung

Männliche Behaarungsformen bei der Frau:

- Bartwuchs etc. mit Regelstörungen, palpabler Tumor bei *androgenproduzierendem Ovarialtumor*
- zusätzlich mit Regelstörungen und Unterleibsbeschwerden bei *Stein-Leventhal-Syndrom*
- verminderte oder fehlende Behaarung bei der Frau bei *Mangel an 17-Ketosteroiden* oder *Ullrich-Turner-Syndrom*

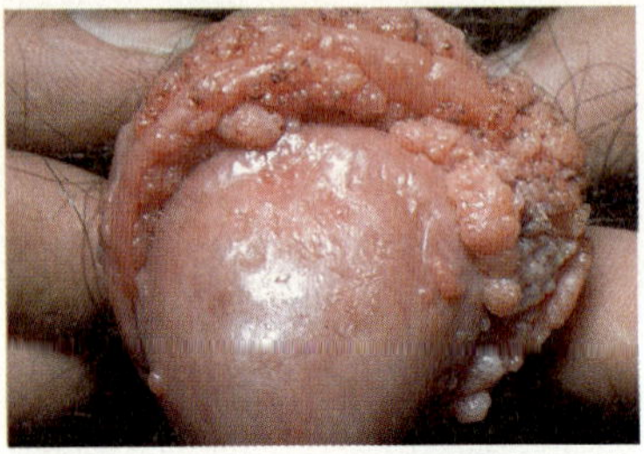

Abb. 6. **17** Condylomata acuminata

Knoten und Begleitsymptome Diagnostische Bedeutung

- **lokalisierte** Knötchen bei Kindern und Jugendlichen, hautfarben, mit fein-rauher Oberfläche bei *Verrucae planae juveniles*
- herdförmige Keratose im Hautniveau an lichtexponierten Stellen, bei älteren Patienten, besonders im Gesicht und am Handrükken oder in haarlosen Kopfbereichen, scharf begrenzt mit rauher Oberfläche bei *aktinischer = durch Strahlen bedingter Keratose*
- vergleichbar der Keratose, aber herdförmig, später zentral, Ulzerieren eines Knotens oder Tumors, besonders im höheren Lebensalter, oft mit entzündlicher Rötung und rotem Hof bei *spinozellulärem Karzinom* oder *Keratoakanthom*
- follikuläre, an den Haarfollikeln entstehende Knötchen im Gesicht, auf der Brust und auf dem Rücken mit Behinderung des Talgabflusses und Komedonen (= Mitessern) bei *Acne vulgaris*
- im Gesicht ohne Komedonen – Mitesser –, im mittleren Lebensalter, mit Teleangiektasien nach fleckenförmiger Rötung, mit klein-lamellöser Schuppung, Beginn meist im 50. Lebensjahr bei *Rosacea*
- an den lateralen Augenbrauen und Wangen, spitzkegelig atrophisierend, in der Jugend auf geröteter Haut, Neigung zu Alopezie bei *Ulerythema ophryogenes*
- an den Wangen rot-spitzkegelig, unter Freilassung eines schmalen Streifens vor den Ohren, besonders bei Kindern, reibeisenförmig oder an der Streckseite der Oberarme bei *Keratosis follicularis*
- seitlich am Hals, in der Brustmitte und an den Leisten mit schmutzig-reibeisenförmigen Knötchen bei *Dyskeratosis follicularis*
- **diffuse** nicht-follikuläre Knötchen, in erster Linie an Kontaktstellen, unscharfe Begrenzung, Rötung, Juckreiz bei *allergischem Kontaktekzem*
- **gruppiert,** flach-polygonal, rauh, meist im Gesicht, oft zentral gedellt, wachsartig glänzend, stark juckend, besonders an den Beugeseiten des Unterarms, im Genitalbereich, an den Lippen und an der Wangenschleimhaut mit Netz-Phänomen bei *Lichen ruber planus*
- rauhe Oberfläche, breitbasig aufsitzend als *Verruca = Warze*
- blumenkohlartig, meist im Genitalbereich oder perianal, schmalbasig, übertragen durch Geschlechtsverkehr bei *Condylomata acuminata* (Abb. 6. **17**)
- disseminiert, rot-schuppend, etwa linsengroß, mit Tüpfelung der Fingernägel bei *Psoriasis*
- **anulär,** meist in Gelenknähe, dort meist ringförmig, oft zentral eingedellt, an den Extremitäten bei *Granuloma anulare*
- besonders häufig an der Genitalschleimhaut bei *Lichen ruber anularis*
- braun-rote Knötchen mit zentraler Atrophie, an Nase, Wangen, Ohren und Handrücken, bei Glasspateldruck hellbraunes Infiltrat, brüchige Oberfläche bei *tuberkulösem Lupus vulgaris* oder *Syphilid*

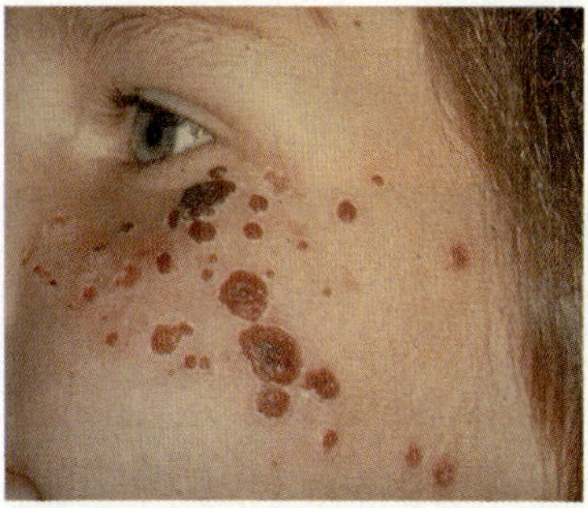

Abb. 6.**18** Hämorrhagische Kruste bei Hydroa vacciniformis

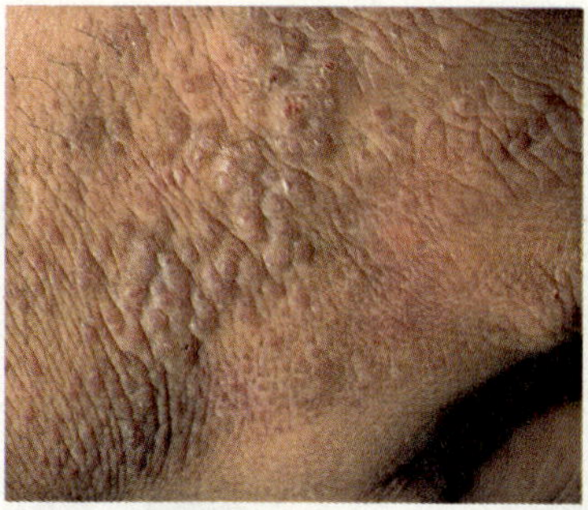

Abb. 6.**19** Lichen-infizierte Papeln bei chronischem Ekzem

Makula, der Fleck, ist eine umschriebene Farbveränderung im Hautniveau.

Der **rote Fleck** (= das Erythem) entsteht durch Erweiterung der Hautgefäße und ist mit dem Glasspatel wegdrückbar. Diagnostische Bedeutung s. Erythem (S. 88).

Purpura: Im Gegensatz zum Erythem mit dem Glasspatel nicht wegdrückbare rote Flecken im Hautniveau entstehen, weil Erythrozyten in das Gewebe ausgetreten sind, als kleinste punktförmige Kapillarblutungen = Petechien (Abb. 6.**20**), fleckförmige, bis 3 cm große Suggilationen, flächenhafte Suffusionen = Ekchymose und tiefgehende, massive, meist die Haut vorwölbende Blutung = Hämatome.

Ein **zyanotischer Fleck** ist eine bläuliche Hautverfärbung durch Erweiterung venöser Hautgefäße, die durch Kälte verstärkt wird (Abb. 6.**21**).

Der **braune Fleck** entsteht durch Melaninvermehrung in den Basalzellen der Epidermis oder Hämosiderineinlagerungen im Gewebe (Abb. 6.**22**). Cave Melanom! (Abb. 6.**16**).

Der **weiße Fleck** entsteht durch anlagebedingtes Fehlen der Hautgefäße als Naevus anaemicus; auch beim Reiben bleibt der Fleck weiß. Wenn der

Lichenifikation und Begleitsymptome Diagnostische Bedeutung

- Kontaktstellen, besonders am Handrücken und der Beugeseite der Handgelenke, mit unscharfer Begrenzung, Rötung und Juckreiz bei *allergischem Kontaktekzem*
- In den Ellenbeugen, mit blasser, trockener Haut, mit pityriasiformer Schuppung, Rhagaden, besonders an den Ansätzen der Ohrläppchen und in den Mundwinkeln, Beginn im frühen Kindesalter, mit besonders nächtlichem Juckreiz, in der Hälfte der Fälle mit Ichthyosis vulgaris bei *Neurodermitis diffusa*

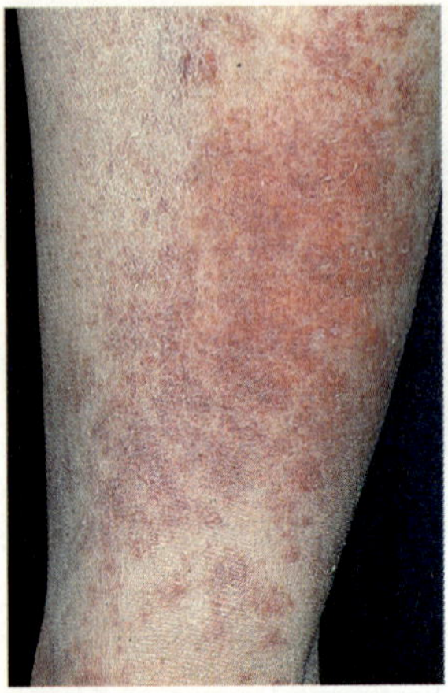

Abb. 6.**20** Purpura bei Schoenlein-Henoch-Syndrom

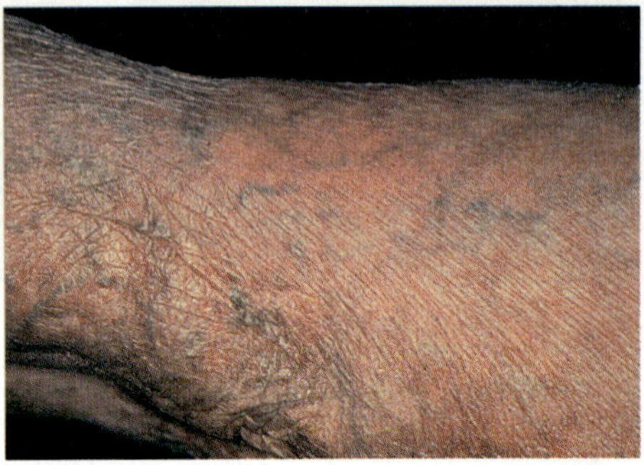

Abb. 6.**21** Lokale Zyanose bei Akrodermatitis chronica atrophicans

Hautblutungen und Begleitsymptome
Diagnostische Bedeutung

- Konfluierende = punktförmige, rote Petechien mit Gingivitis und Ausfallen der Zähne, verzögerter Wundheilung, bei Kindern mit gestörtem Knochenwachstum bei *Skorbut*
- Ekchymosen = fleckförmige, über 3 mm große umschriebene Blutungen, rot bis braun, bei einer Vielzahl von Erkrankungen mit Purpura z. B. im Erwachsenenalter mit Magen-Darm-Ulzera, Hypoglykämie, sekundärem Hypogonadismus, Thrombozytopenie bei *Morbus Werlhof*
- Schüttelfrost, dann kontinuierliches Fieber, schweres Krankheitsgefühl, Schleimhautnekrosen, lokale Lymphknotenschwellung bei *Agranulozytose*
- Anämie, Milzvergrößerung, Lymphknotenschwellung, charakteristisches Blutbild und Knochenmarkausstrich bei *Leukämie*
- hämorrhagische Diathese, großflächige Hämatome, verlängerte Blutungszeit, entsprechende Familienanamnese bei *Thrombasthenie*
- verkürzte Thrombozytenlebensdauer, deutliche Thrombopenie, erhöhtes indirektes Bilirubin, erhöhte Retikulozytenzahl und stark erhöhte Senkung bei *thrombotisch-thrombozytopenischer Purpura Moszkowicz*
- ekchymotisch meist auf dem Handrücken, an den Unterarmen, scharf begrenzt, tief rot, nicht-wegdrückbare markstückgroße Flecken bei *Purpura senilis*
- ekchymotisch-konfluierend, rot bis gelblich, mit groß-lamellöser Schuppung bei *chronisch-venöser Insuffizienz*
- Purpura als flächenhafte Suggilationen oder Suffusionen mit entsprechender Familienanamnese bei *Hämophilie*
- Neugeborene mit Ikterus bei *Morbus haemorrhagicus neonatorum*

weiße Fleck durch Melaninmangel in der Epidermis als Leukoderma entsteht, rötet sich der Fleck zeitweise durch Reiben.

Die Nekrose ist eine schwarze Verfärbung der Haut als Zeichen eines Gewebsuntergangs. Abstoßen des Gewebes erfolgt nach irreversiblem Ausfall

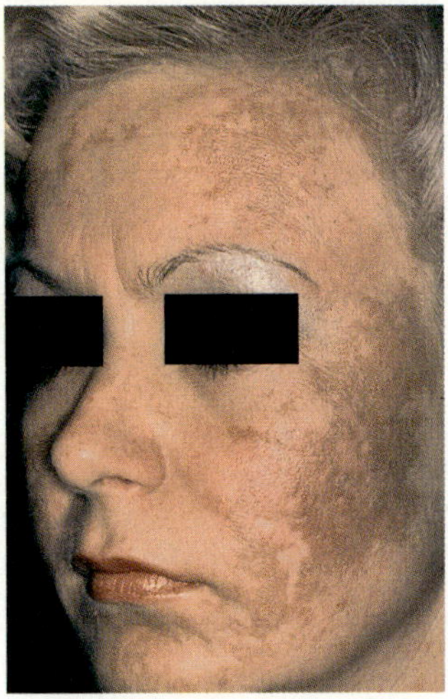

Abb. 6.**22** Braune Pigmentierung bei Chloasma uterinum

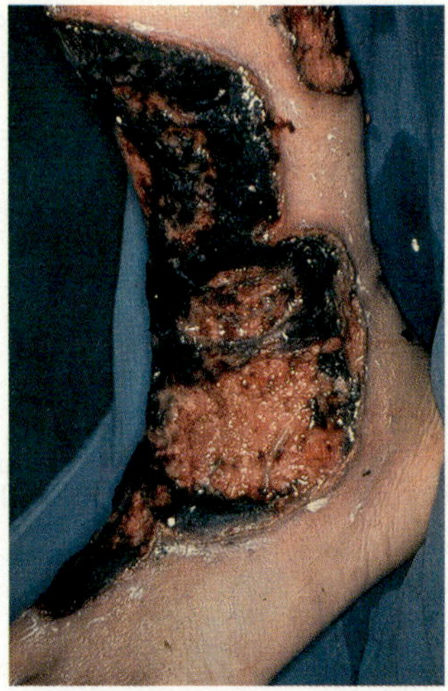

Abb. 6.**23** Gangrän bei Vasculitis allergica

Zyanotische Flecken und Begleitsymptome
Diagnostische Bedeutung

- an den distalen Extremitäten vegetativ-labiler Adoleszenten mit umschrieben kühler Haut und Irisblenden-Phänomenen, d. h. durch Druck auf die zyanotische Haut schließt sich der druck-anämische Fleck langsam von außen nach innen bei *Akrozyanose*
- anfallsweise auftretende Ischämie, meist an den Arterien der Finger, mit schmerzhafter reaktiver Hyperämie ist häufig Vorläufer der Sklerodermie bei *Raynaud-Syndrom*
- meist an einer Extremität, bevorzugt am ulnaren Unterarm mit ödematöser Schwellung, später atrophischer Haut, durchschimmernden venösen Gefäßen bei *Akrodermatitis atrophicans*

der Zellfunktionen – feucht als Gangrän (Abb. 6.**23**) – trocken als Mumifikation.

Nekrose-Vorkommen:

- an den Akren bei arterieller Insuffizienz oder Erfrierungen III. Grades,
- an Druckstellen als Dekubitus,
- segmentär gruppiert, gewöhnlich einseitig, im Ausbreitungsgebiet sensibler Hautnerven,
- als Herpes zoster gangraenosus,
- ubiquitär nach Verbrühung, Verbrennung, Verätzung,
- oder mit hohem Fieber und Schüttelfrost bei gangränösem Erysipel.

Brauner Fleck und Begleitsymptome Diagnostische Bedeutung

- großflächig-diffus mit Adynamie, Übelkeit, Erbrechen, Gewichtsverlust, orthostatischer Hypertonie, Kollapsneigung, Herzrhythmusstörungen, Muskelkrämpfen, Impotenz, Amenorrhö bei *Morbus Addison*
- meist symmetrisch auftretende, gelblich-braune Flecken im Gesicht, gehäuft in der Gravidität bei *Chloasma*
- vereinzelter, hell- bis dunkelbraun pigmentierter, scharf begrenzter Fleck als *Naevus*
- mit retikulärer Anordnung nach lange anhaltender oder wiederholter Einwirkung mäßiger Wärme als *Hitze-Melanose*
- grau-braune, bronze-ähnliche Flecken mit Splenomegalie, Myokardschäden und Hodenatrophie bei *Hämochromatose*

Weißer Fleck und Begleitsymptome Diagnostische Bedeutung

- bei Melanin-Mangel als Gegenteil der Sommersprossen, oft mit hyperpigmentiertem Rand, gehäuft bei Diabetes mellitus, Lupus erythematodes, Hyperparathyreoidismus und Hyper- bzw. Hypotherose als *Vitiligo*
- weißblonde Kopf- und Körperbehaarung, farbarme oder rötliche Iris, hellrosa Haut, Lichtscheu, Nystagmus und Schwachsichtigkeit bei *Albinismus*
- klein-lamellöse Schuppung bei Kindern im Gesicht und an den Armen bei *Pityriasis alba*
- mit einem lila-farbenen Ring umgeben, meist bei Frauen, bei *zirkumskripter Sklerodermie*

Schuppen sind locker aufliegende, zusammenhängende Hornhautlamellen (Abb. 6.**24**), zu unterscheiden von fest haftenden Hornvermehrungen (Keratosen).

Schuppen (Squamae) können nach ihrer Form und Verteilung auf der Hautoberfläche eingeteilt werden in:
- dünn und klein (pityriasiform),
- größer und dicker (psoriasiform),
- fischschuppenartig (ichthyosiform).

Schuppen können diffus auf größere Hautflächen verteilt sein oder halskrausenartig nur am Herdrand entstehen.

Quaddeln sind flüchtige Erhabenheiten mit Juckreiz; bei beetartiger Aussaat spricht man von Urtikaria (Abb. 6.**26**).

Ulkus = das Geschwür ist ein in die Dermis oder in tiefere Bereiche reichender Hautdefekt (Abb. 6.**27**). Eine diagnostische Zuordnung von Geschwüren ist nach den Geschwürrändern oder der Lokalisation möglich:
- licht-exponiert, bei älteren Patienten über dem Hautniveau, hart, perlartig schimmernd, mit Teleangiektasien, schuppend, Rand über dem Hautniveau, besonders im Gesicht, bei *Basaliom* (Abb. 6.**28**),
- an lichtexponierter Stelle, bei älteren Patienten über dem Hautniveau, hart, rot-entzündlich, zunächst keratosebedeckt, dann zentral ulzerierend, mit rotem Hof, bei *spinozellulärem Karzinom*,

Schuppen Diagnostische Bedeutung

- schuppende Hautbereiche nur im Gesicht und an den Extremitäten, scharf umgrenzt bei *Pityriasis simplex*
- erythematöse, **pityriasiforme** Schuppen bei Männern, besondes an der Innenseite der Oberschenkel gegenüber dem Skrotum, scharf begrenzt, bogig konfiguriert, auf rötlichem Untergrund bei *Erythrasma*
- silberweiße Schuppung, ohne Pusteln, auf scharf begrenzten, meist rundlichen Herden, erythematöse Schuppung, schubweise auftretend mit Ölflecken und Tüpfeln der Fingernägel bei *Psoriasis vulgaris* (Abb. 6. **25**) oder bei *Lichen ruber planus*
- erythematös-halskrausenartig bei Jugendlichen und jungen Erwachsenen, zunächst am Rumpf als rosafarbener Fleck mit randständiger Schuppung und Juckreiz bei *Pityriasis rosea*
- papulo-squamös, mit entsprechender Vorgeschichte und abgelaufenem Primärstadium als Lues II bei *papulo-squamösem Syphilid*
- squamös-infiltrierte Platten mit psoriasiformer Schuppung, mit generalisierter Lymphknotenschwellung und bizarr konfigurierten Platten bei *Lymphom*
- besonders an den Akren und der Nasen- und Mundschleimhaut nach einem braun-roten Knötchen, das zu braun-rot infiltrierten Platten wächst, mit zentraler Vernarbung und Brüchigkeit der zentralen Haut bei *Lupus vulgaris*

6

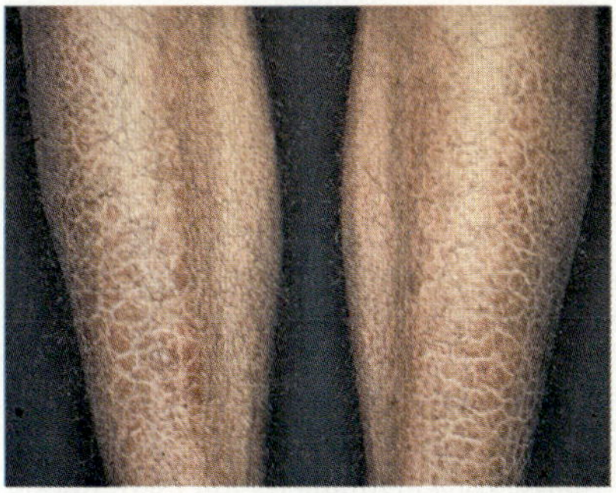

Abb. 6. **24** Schuppen bei Ichthyosis vulgaris

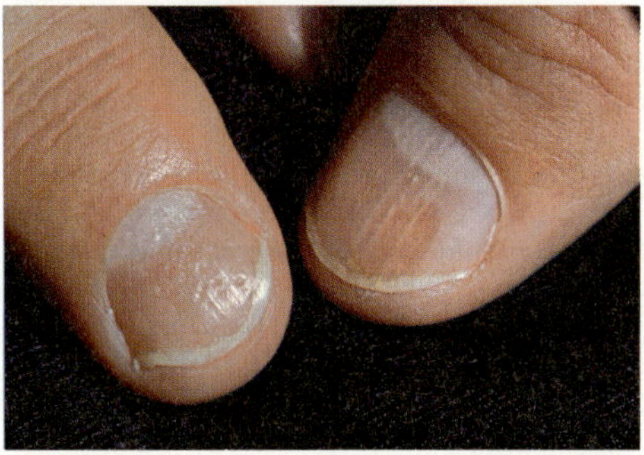

Abb. 6. **25** Tüpfelnägel bei Psoriasis

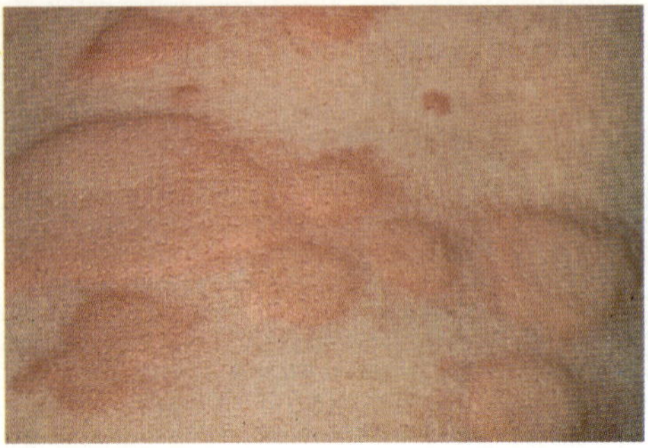

Abb. 6.**26** Urtikarielles Exanthem auf Penicillin

- an Druckstellen im Hautniveau, weich, rot-entzündlich, meist im Kreuzbeinbereich oder an den Fersen bettlägeriger Patienten, mit rot-violettem Ulkusrand, bei *Dekubitus*,
- an geschlechtlichen Kontaktstellen, im Hautniveau, hart, rot-entzündlich, mit schmerzlosen, vergrößerten regionären Lymphknoten, gehäuft am Dorsum penis, als *luetischer Primäreffekt*,
- am Unterschenkel, im Hautniveau, häufig hart, rot-entzündlich, meist im Rahmen einer chronisch-venösen Insuffizienz, bei *Ulcus cruris varicosum*,
- im Knöchelbereich, im Hautniveau, häufig hart, oft weißlich, als *Ulcus capillaris alba*,
- meist an den Akren, im Hautniveau, hart, düster-rot bis schwärzlich, mit entsprechender Anamnese, bei *Nekrose* durch arterielle Insuffizienz und Erfrierung III. Grades,
- ubiquitär, über dem Hautniveau, gummiartig prall-elastisch, rot-braun, an Haut und Schleimhäuten, als *syphilitische Gummen*,
- ubiquitär, über dem Hautniveau, derb, rot-entzündlich, mit Schuppung und Knoten, bei *Lymphom*.

Rhagaden sind Hautrisse durch Dehnung pathologisch veränderter Haut. Tiefe Einrisse der Haut finden sich vor allem in den Mundwinkeln, perianal und in den Finger- bzw. Zehenzwischenräumen, besonders bei Kindern am Ohrläppchen und palmoplantar.

Vorkommen:
- am Ohrläppchen, im Bereich trockener, blasser Haut bei *Neurodermitis diffusa*,
- in den Mundwinkeln bei *Neurodermitis diffusa*, bei *Pyodermie* und *Candida-Mykose*,
- intertriginös bei *Intertrigo*, *Kontaktekzem*, *Pyodermie*, *Tinea* und *Candida-Mykose*,
- palmo-plantar, herdförmig, mit diffuser Rötung bei *erythemato-keratotischer Reaktion*.

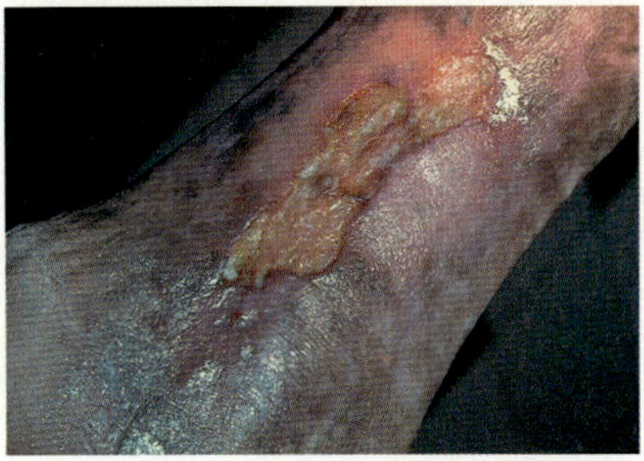

Abb. 6.**27** Tiefgreifendes Ulcus cruris bei venöser Insuffizienz

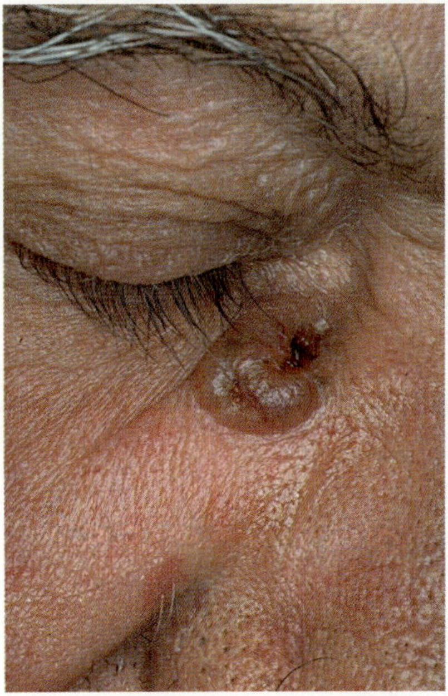

Abb. 6.**28** Ulzerierendes Basaliom

- ubiquitär, im Hautniveau, weich, düster-rot bis schwarz, bei Verbrühung, Verbrennung oder Verätzung,
- zusätzlich mit hohem Fieber, Schüttelfrost, Blasenbildung und regionaler Lymphknotenschwellung bei *gangränösem Erysipel.*

Zysten entstehen durch Erweiterung von Gefäßen als ausdrückbare Gefäßzysten oder durch Retention von Drüsenprodukten als nicht ausdrückbare fluktuierende Drüsenzysten (Abb. 6.7).

Gefäßzysten:

- angeboren, hellrot als *kutanes Hämangiom*,
- bläulich durchschimmernd als *subkutanes Hämangiom*,
- hautfarben als *Lymphangiom*,
  erworben, hellrot, stecknadelkopfgroß, oder erworben blau bis schwarz an der Lippe als *eruptives Angiom*.

Drüsenzysten:

- gelb-weich als *Talgdrüse*,
- weißlich-blau, an der Wangenschleimhaut oder Lippe als *Schleimzyste*,
- hautfarben, hart, glasstecknadelkopfgroß als *epidermale Zyste* (= Milium).

6.5 Palpation der Haut

Gesunde Haut ist elastisch. Die subkutane Fettschicht schwindet mit zunehmendem Alter. Die Feststellung der Hauttemperatur – etwa beim Vergleich beider Körperseiten im Falle von Gelenkschwellungen – erfolgt nicht mit den Handflächen, am besten mit dem Rücken der geschlossenen Finger.

Haut – Definitionen

Von **Atrophie** spricht man bei einer Verdünnung der Haut durch Schwund

Bläschen oder Blasen sind mit Flüssigkeit gefüllte, über dem Hautniveau liegende Hohlräume

Von **Erosion** spricht man bei Verlust des Oberflächenepithels (Abb. 6.**29**)

Exantheme sind Hautveränderungen auf größeren Körperpartien

Ekzeme sind eher begrenzte Aufschwellungen der Epidermis

Ein **Geschwür – Ulkus** ist ein in die Dermis oder in tiefere Bereiche reichender Hautdefekt

Keratose ist eine auf der Haut festhaftende Vermehrung der Hornschicht

Knötchen, Knoten, Tumor sind feste Erhabenheiten

Krusten sind eingetrocknete Auflagerungen von Serum, Eiter oder Blut

Lichenifikation ist eine Verdickung der Haut mit Vergröberung der Felderung

Makula – der Fleck ist eine umschriebene Farbveränderung im Hautniveau

Nekrosen sind Hautverfärbungen als Zeichen eines Gewebsuntergangs

Quaddel ist eine flüchtige, beetartige Erhabenheit; bei beetartiger Aussaat spricht man von **Urtikaria**

Schuppen sind Ansammlungen von zusammenhängenden Hornlamellen

Rhagaden sind Hautrisse durch Dehnung pathologisch veränderter Haut

Zysten sind Hohlräume durch Retention von Drüsenprodukten oder Erweiterungen von Gefäßen

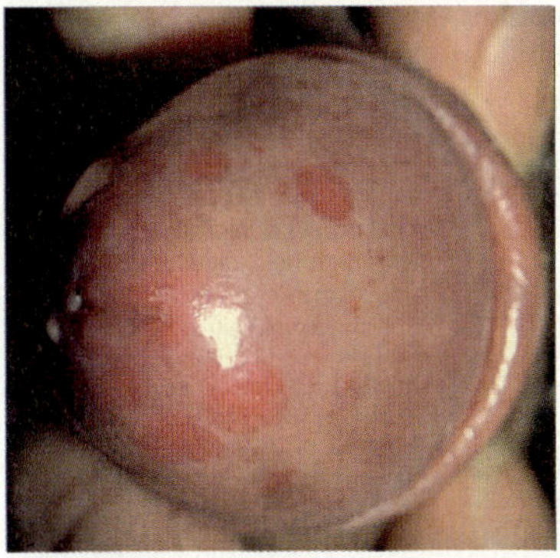

Abb. 6.29 Erosionen bei Herpes genitalis

Feuchte Haut erkennen Sie schon beim Händeschütteln bei *Hyperthyreose*, generalisierte ödematöse Hautverdickungen ohne Dellenbildung bei *Myxödem*, gespannte Haut bei *Sklerodermie*.

Für die genaue Inspektion der Haut ist eine Lupe nützlich. Für die Palpation entzündlich veränderter Haut sollten Sie immer Handschuhe benutzen! Das gilt nicht nur in bezug auf HIV.

Hautverdickungen beim Myxödem unterscheiden sich vom echten Ödem dadurch, daß eingedrückte Dellen nur beim echten Ödem eine Weile stehenbleiben. Die Haut der Patienten mit Sklerodermie in einem fortgeschrittenen Stadium fühlt sich über den Gliedmaßen gespannt an und erscheint glänzend, wie mit Öl eingerieben.

Lymphome

Ausdruck entzündlicher Prozesse im Einzugsgebiet einzelner Lymphknoten oder Lymphknotengruppen bzw. generalisierter Infektion oder neoplastischer Gewebsvermehrungen sind **Lymphknotenvergrößerungen** im Hals-, Supraklavikular-, Achsel- und Inguinalbereich, die lokal und/oder generalisiert, dann auch mit Leber- und Milzvergrößerung auftreten.

Die Beurteilung und die Dokumentation von Lymphknotenvergrößerungen erfolgen nach sechs Gesichtspunkten – wenn es sich reimen soll –:
Größe, Verschieblichkeit und Zahl,
Lage, Festigkeit und Qual (Schmerzhaftigkeit).

Ödeme sind Zeichen für vermehrte Flüssigkeit im Interstitium durch Störung des Gleichgewichts zwischen intravaskulärem Druck und kolloidosmotischem Druck. Auch eine Verlegung der Lymphabflußbahnen oder vermehrte Kapillarpermeabilität können zu Ödemen führen.

Regionale Lymphknoten
Diagnostische Bedeutung

Region	*Einzugsgebiet*	*Krankheitsbeispiele*
Halslymphknoten	Kopfhaut, Gesicht, Mund, Zähne, Pharynx, Ohr	akut bei lokaler und generalisierter Infektion und Serumkrankheit, chronisch bei Tuberkulose, Lues II und Aktinomykose; Neoplasma, Speicherkrankheit, Kollagenosen
– retroaurikuläre		Röteln und Lues II
– präaurikuläre	Umgebung der Augen, äußerer Gehörgang	Herpes ophthalmicus, Trachom, Keratokonjunktivitis
– jugulare	Zähne, Tonsillen, Parotis	lokale Infektionen und Neoplasmen
– mandibuläre und submentale	Zunge, submandibuläre Drüsen, Unterlippe, Mundboden, Wangen	lokale Infektionen und Neoplasmen
– supraklavikuläre	Mammae, Thoraxwand, Arme und Kopf	Neoplasmen von Ösophagus, Oberbauch und Lungen
axilläre Lymphknoten	obere Extremität, Thoraxwand und Mammae	lokale Entzündungen oder Neoplasmen, besonders der Mammae
inguinale Lymphknoten	untere Bauchwand, Beckenorgane, Penis, Skrotum, Vulva, Vagina, Perineum und Analkanal	regionale Infektionen oder Neoplasmen

Der Schwerkraft entsprechend finden Sie beim ambulanten Patienten Ödeme aufsteigend von den Füßen, speziell den Fußgelenken und an den Unterschenkeln. Beim Bettlägrigen sind die Auflageflächen für die Ödembildung prädestiniert: Waden, Sakrum und LWS. Umschriebene lokale Ödeme entstehen im Rahmen der Entzündung bei Hautinfekten. Charakteristikum der Ödeme ist das zeitweise Bestehenbleiben eingedrückter Hautdellen.

Lange bestehende Ödeme führen zu fibrotischen Veränderungen des Unterhautzellgewebes, das sich dann nicht mehr eindrücken läßt und über den wirklichen Zustand hinwegtäuschen kann.
Prätibiale Ödeme werden in vier Klassen eingeteilt:

I. eben sichtbar bleibende Delle
II. deutlich sichtbar bleibende Delle
III. tiefe Mulde mit gleichzeitiger Verformung des distalen Unterschenkels
IV. zusätzlich zu III. extreme Verformung der unteren Extremität

Hautturgor: Einen schnellen Überblick über den Flüssigkeitsgehalt der Haut und damit auch des gesamten Körpers erhalten Sie, wenn Sie die Haut über dem Handrücken Ihres Patienten mit Daumen und Zeigefinger abheben.

Ödeme und Begleitsymptome Diagnostische Bedeutung

Symmetrische Ödeme

- gestaute Haut- und Halsvenen, Hepatomegalie, Meteorismus bei *Rechtsinsuffizienz*
- 5 Tage bis 6 Wochen nach Streptokokkeninfektion Kopfschmerzen, Lidödem, Hämaturie, Erythrozytenzylinder, Hypertonie, Tachykardie und Fieber bei *akuter Glomerulonephritis* (Erythrozytenzylinder, Antistreptolysintiter erhöht)
- morgens Lidödem, abends Knöchelödem, Blässe, später Skrotalödem, Aszites, Pleuritis, Perikarditis, Anasarka, Bauchschmerzen bei *nephrotischem Syndrom* (mehr als 3,5 g/d Proteinurie)
- feste, glatte, nicht druckschmerzhafte Leber, Splenomegalie, Ikterus, Spider, Palmarerythem, Schwäche, Gewichtsverlust, Bauchdeckenvenen hervorspringend, Testesatrophie, Gynäkomastie, Haarverlust, Libido vermindert bei *Leberzirrhose* (Hypalbuminämie)
- episodische Schwäche und Paresen, Parästhesien, Tetanie, Hypertonie, Polyurie, Polydipsie bei *sekundärem Hyperaldosteronismus*
- Lidödem, brüchige Fingernägel, kalte, trokkene, dicke Haut, aufgedunsenes Gesicht, Kälteintoleranz, Obstipation, verminderte Libido, Verlangsamung, Menorrhagie, verlangsamte Muskelentspannung, Herzvergrößerung, leise Herzgeräusche, Bradykardie, Parästhesien, rektale Hypothermie bei *primärem Hypothyreoidismus* (Serum-TSH erhöht, Cholesterol erhöht)
- ähnliches Bild, aber Depigmentierung der Haut, kleines Herz, Hypoglykämie, niedriger Blutdruck bei *sekundärem Hypothyreoidismus* (Hypophyse, Hypothalamus) (Cholesterol erhöht, TSH-Stimulierungstest positiv)

Einseitige Ödeme

- Extremitätendruckschmerz, Wärme, bläuliche Haut, harte Stränge, erweiterte Oberflächenvenen, Hohmann-Zeichen, positiv bei *tiefer Venenthrombose*
- Gefühl der Völle in der Extremität, Ziehen, leichte Ermüdbarkeit der Extremität, aber kein Druckschmerz, später Hautpigmentierung, vermehrt über dem Unterschenkel und in äußeren Knöcheln, dann Stasis dermatitis und Stasis ulcera bei *chronischer Veneninsuffizienz* (Venogramm, Szintigraphie)
- angeboren, in der Pubertät oder selten später entstanden, Schwellung einer Extremität mit typischer Buckelung auf dem Fußrücken bei *primärem Lymphödem*
- akuter Beginn nach Infektion mit hohem Fieber, lokalen Entzündungszeichen, blaue Lymphangitisstreifen, inguinales Lymphödem
  oder bei Vorliegen eines Malignoms im Inguinalbereich bzw. nach chirurgischer Behandlung oder Bestrahlung bei *sekundärem Lymphödem*
- überfette Hüften, Ober- und Unterschenkel mit diffuser Druckschmerzhaftigkeit bei *Lipödem*

Ödem oberhalb des Diaphragmas

- plötzlich Schüttelfrost, Fieber, Halsschmerzen, lokale Entzündungszeichen, scharf umgrenztes, leicht erhabenes Erythem, das zu Blasen führt, bei *Erysipel*
- schmerzlose, juckende Pusteln, Dyspnoe, Hämoptysen, Ulzera mit braunem Randödem, Lymphadenome bei *Anthrax*
- 1 bis 4 Tage nach Schweinefleischgenuß Erbrechen, Durchfall, Bauchschmerz, 10 Tage später Fieber, Dyspnoe, Myalgie und Lidödem, scharlachähnliche Effloreszenzen, Splitterblutungen unter den Fingernägeln, Tremor bei *Trichinose*
- Haut, Hals und Venen der oberen Extremitäten gestaut, Dyspnoe bei *oberer EInflußstauung* (Neoplasma des Mediastinums, Thrombose der oberen Extremität)

Verschwindet die Falte nicht sofort wieder im Hautniveau, ist das ein Warnzeichen für Flüssigkeitsmangel z. B. bei anhaltenden Durchfällen, Ileus oder Peritonitis.

6

6.6 Die Körperhaltung

In den allgemeinen Eindruck geht die Körperhaltung des Patienten ein. Sie wird durch die Form der Wirbelsäule, des Thorax, durch die Muskulatur und Innervation des Gesamtrumpfes bedingt. Diagnostische Bedeutung hat z. B.

- die gebeugte, schlaffe Haltung des Depressiven, der auch die Arme hängen läßt,
- deutlich zu unterscheiden von dem im Schultergelenk einwärts rotierten Arm mit nach vorn gekehrtem Handrücken bei oberer Armplexusparese,
- die vorgebeugte „Haltung" mit ausgeprägter Kyphose bei Morbus Bechterew,
- die krampfhaft steile Sitzhaltung von sogenannten Rückenpatienten, diverse Schonhaltungen zum Ausgleich von Schmerzen, z. B. bei der Lumbalgie,
- die bevorzugte Hockstellung der Kinder mit Fallot-Tetralogie.

Herz- und Lungenkranke ziehen eine sitzende Haltung vor; abdominal Kranke liegen bei Peritonealreizung still, wechseln bei Koliken häufig ihre Lage oder wühlen; Patienten mit einer Pleuritis liegen in der Regel auf der kranken Seite, um die Atemexkursion des Thorax auf der erkrankten Seite zu vermindern.

6.7 Der Bewegungsablauf – Motorik

Störungen des Bewegungsablaufs treten als Ataxie (= Störung des Zusammenwirkens von Muskelgruppen) bei Tabes auf, als allgemeine Bewegungsarmut bei Hypothyreose, Depression und bei Morbus Parkinson, die sich leicht von Stereotypien (gleichförmigen Wiederholungen) Schizophrener unterscheiden lassen. Dyskinesien im Sinne von Fehlfunktionen finden Sie auch als extrapyramidale Störungen bei Chorea, Tetanus und Tetanie, Hyperkinesien (= überschießende Bewegung) bei Enzephalitis oder Torticollis spasticus. Krämpfe sind Zeichen einer Epilepsie oder zerebraler Herde (Untersuchung des Nervensystems, S. 374). Pauschalen Bewegungsüberschuß findet man bei Hyperthyreose oder Manie.

6.8 Der Gang

Der Gang ist ein einfaches Mittel, um die **Koordination der Bewegungen** und damit wesentliche Funktionen des Zentralnervensystems zu überprüfen. Darüber hinaus bietet der Gang Hinweise auf psychische oder organische Störungen, z. B.

- der „hängende" Gang des Depressiven,
- der schlurfende, kleinschrittige, propulsive Trippelgang des Parkinson-Patienten,
- die Zirkumduktion des gelähmten Beines beim Hemiplegiker, der auch den betroffenen Arm nicht mitbewegt,

- der breitbeinige, ataktische Sicherheitsgang des Paralytikers, der seine Schritte mit den Augen kontrollieren muß,
- der spastisch-steife Gang bei multipler Sklerose, spinalen Tumoren oder funikulärer Myelose,
- der Scherengang bei spastischer Paraplegie,
- der ataktische Gang bei Kleinhirn- und Labyrintherkrankungen (ausführlicher zum Thema Bewegungsstörungen s. Neurologische Untersuchung S. 386).

6.9 Gesicht und Mimik

Unterschiedliche Gesichtsrötungen können Ausdruck von Fieber*, Karzinoid, Diabetes mellitus, essentieller Hypertonie und Morbus Cushing sein. Bei der Polycythaemia vera entsteht neben der Rötung ein gewisser Zyanoseanteil. Übertrieben rote Wangen können Zeichen für Lupus erythematodes, Mitralstenose oder das sogenannte Clownsgesicht bei Hypothyreose sein. Das aufgedunsene Gesicht spricht für Alkoholismus oder Nephrose. Blässe kann bis zu einem gewissen Grade Ausdruck einer habituellen Minderdurchblutung der Haut sein, weist aber in der Regel auf eine Anämie* hin.

Vergröberte Gesichtszüge durch Hervorspringen der knöchernen Akren bei der Akromegalie lassen sich von den virilen Zügen bei weiblichen Patienten unterscheiden, die beim adrenogenitalen Syndrom und beim Stein-Leventhal-Syndrom in erster Linie auf Weichteilveränderungen und Hirsutismus beruhen. Das Gegenteil, die Verweiblichung der Gesichtszüge eines Mannes, können Zeichen einer Leberzirrhose oder eines Hypogonadismus anderer Ätiologie sein. Ausdruck extremer Dehydratation ist die sog. Facies hippocratica im Endstadium einer Peritonitis.

Ebenso wie der Gang läßt die Mimik Rückschlüsse auf die Persönlichkeit und Erkrankung des Patienten zu. Achten Sie bei der gesamten Anamnese- und Befunderhebung darauf, mit welcher Mimik der Patient seine Beschwerden vorträgt und wie sich der Ausdruck seines Gesichtes bei der Untersuchung verändert. Einer der krassesten Gegensätze bei den dauerhaften Gesichtszügen sind die eingegrabenen Lachfalten desjenigen, der häufig lacht, die hängenden Mundwinkel des weinerlich verstimmten Depressiven, das Maskengesicht bei Morbus Parkinson, zu unterscheiden von der verquollen wirkenden verarmten Mimik bei Myxödem und Alkoholismus, aber auch bei Myasthenie. Eine Doppelbedeutung gewinnt der Begriff Maskengesicht, dessen Darstellungsabsicht leicht zu durchschauen ist („Pokerface"). Bei der Hyperthyreose führt der Exophthalmus zu einem Gesichtsausdruck des Entsetzens. Spitznasigkeit und Vogelmund sind Ausdruck einer Sklerodermie.

6.10 Der Geruch des Patienten

Diagnostische Hinweise bieten Ihnen z. B.
- der urinöse Geruch bei Urämie oder Harninkontinenz,
- der süßliche Azetongeruch bei Coma diabeticum,
- der Geruch nach saurem Schweiß bei Tuberkulose oder rheumatischem Fieber,
- der üble Mundgeruch bei Parodontose oder mangelhafter Zahnpflege,
- der fäkale Geruch bei analer Inkontinenz (Hämorrhoiden) oder gastrokolischer Fistel,
- der Geruch nach bitteren Mandeln bei Zyankalivergiftung.

Unterscheiden Sie den Geruch des Patienten – wie er riecht – von seinem Geruchssinn, also dem, was er riecht.

6.11 Eigenarten des Sprechens

Achten Sie auf Besonderheiten der Sprechweise wie die monotone Stimme des Depressiven, die „gestochene“ Sprechweise des Agitierten und pathologische Lautbildungen wie Lispeln, im Gegensatz zu Störungen der Sprache (Hirnleistungsstörungen, S. 425). Denken Sie auch an die psychologische Bedeutung der Sprechablaufstörungen, etwa

beim **Stottern** (= Dysarthria syllabaris), einer psychogenen Koordinationsstörung der am Sprechen beteiligten Muskelsysteme für Atmung, Artikulation und Phonation.

Die unrichtige Bildung von Lauten und Lautverschiebungen nennt man **Stammeln** (= Dyslalie). Damit werden Sprechstörungen bezeichnet, bei denen noch nach dem 4. Lebensjahr Laute falsch gesprochen, ausgelassen oder durch andere ersetzt werden. Hierbei spielen neben psychischen Ursachen auch organische Störungen in den Artikulationsorganen (Zahn-, Zungen- oder Gaumenfehler) eine Rolle.

Poltern ist eine Störung der Satzaussprache des Patienten, der „keine Zeit“ zum Sprechen hat.

Die hohe Sprache des Eunuchen und die verfrüht tiefe Sprache bei Pubertas praecox werden Sie seltener hören als zunehmende Heiserkeit, z. B. beim Bronchialkarzinom, oder die kratzende Sprache beim Myxödem, die verwaschene Sprache bei Parkinson-Patienten und die tonlose Sprache (= Aphonie) bei Botulismus (Differenzierung der Heiserkeit s. HNO-Untersuchung, S. 174, Aphasie und Dysarthrie, S. 426).

Dokumentation des allgemeinen Eindrucks im Untersuchungsbogen S. 589.

6.12 Aufgaben für die Selbstkontrolle

1 Welche Unterschiede bestehen zwischen den Beschwerden und sonstigen anamnestischen Angaben, die der Patient dem Arzt mitteilt, und dem Befund, den der Arzt erhebt?
2 Welche fünf Untersuchungsmethoden wenden Sie in welcher Reihenfolge in den meisten Körperregionen an?
3 Welche drei Sinnesorgane benutzen Sie bei der Palpation?
4 Welche methodischen Hilfen stehen Ihnen für die palpierende Beurteilung z. B. eines Kniegelenks zur Verfügung?
5 Mit welchem Teil der Hand palpieren Sie Temperaturunterschiede?
6 Mit welchem Anteil der Hand palpieren Sie am besten Vibrationen (z. B. über dem Herzen)?
7 Wie vermeiden Sie die Verwechslung des Patientenpulses mit dem eigenen Puls?
8 Welche Bedeutung hat die genaue Zeitdokumentation für die Krankheit?
9 Welche drei Vitalzeichen gehören zu jeder Befunderhebung?
10 Auf welche Lagerungsbesonderheiten müssen Sie bei der rektalen Temperaturmessung achten?
11 Warum muß die Art der Temperaturmessung (oral, axillär, rektal) mit dem Meßwert angegeben werden?
12 Nennen Sie je drei körperliche und drei Persönlichkeitsmerkmale für den leptosomen, athletischen und pyknischen Körperbautyp!
13 Was gehört zum seelisch-geistigen Allgemeinzustand? Geben Sie eine selbständige Interpretation!
14 Welche Faustregel gilt für das durchschnittliche Körpergewicht (Männer und Frauen)?
15 Wodurch kann der falsche Eindruck eines Übergewichts entstehen?
16 Woran erkennt man exsikkotische Haut?
17 In welchen zwei Bereichen können Sie im Zweifelsfall anämische Blässe von ungewöhnlich heller Haut unterscheiden?
18 Unter welchen Voraussetzungen tritt eine Zyanose auf?
19 Wie können Sie eine zentrale Zyanose, z. B. durch verminderte Sauerstoffaufnahme in der Lunge, von einer peripheren Zyanose durch lokal begrenzt vermehrte Sauerstoffausschöpfung unterscheiden?
20 Warum tritt bei ausgeprägter Anämie keine Zyanose auf?
21 Welche Veränderung des Blutes begünstigt die Entstehung einer Zyanose?
22 Welche beiden Einlagerungen führen zum Ikterus?
23 Welche drei Ikterusformen sind zu unterscheiden nach der Verfärbung, nach dem Stoff, der sie verursacht, nach den Entstehungsursachen und nach der lokalisatorischen Beziehung? Benutzen Sie bitte folgendes Schema!

Ikterusart	Einlagerung	Ursache	Lokalisatorische Bezeichnung

24 Wie können Sie den Pseudoikterus vom echten Ikterus unterscheiden?
25 Welche Befunde unterscheiden Spider von Venektasien?
26 Wodurch wird die Haut im Alter dünner und empfindlicher?
27 Wodurch unterscheiden sich myxödematöse Hautverdickungen vom echten Ödem Grad II und III?
28 Wodurch entstehen Dermographismus albus, ruber und Urticaria factitia?
29 Von welchen beiden Hormonen hängt der Typ der Körperbehaarung ab?
30 Worauf weist die Verminderung oder das Fehlen der Körperbehaarung hin?

31 Welche Hämoglobinveränderungen führen zur Zyanose?
32 Auf welche Krankheitsgruppe weist blasser Flavinikterus hin?
33 Womit beurteilen Sie manuell die Hauttemperatur?
34 Wodurch entsteht die Flüssigkeitsablagerung bei Ödemen?
35 Nennen Sie mindestens drei Effloreszenzen im Hautniveau und deren deutsche Übersetzung!
36 Was ist eine Urtika?
37 Wie prüfen Sie den Hautturgor?
38 Mit welchen sechs Kriterien beurteilen Sie vergrößerte Lymphknoten?
39 Nennen Sie drei Auflagerungen der Haut mit den deutschen Übersetzungen!
40 Wie entstehen Erosionen?
41 Durch welche Manipulation unterscheiden Sie Erythem und Purpura?
42 Aus welchen Substanzen können Krusten entstehen?
43 Suchen Sie Beispiele, bei denen die Körperhaltung Ausdruck einer bestimmten seelischen Haltung ist!
44 Wie unterscheidet sich Stottern vom Stammeln?
45 In welcher gleichbleibenden Reihenfolge sollen die einzelnen Körperregionen untersucht werden?
46 Was bewirkt die Gelbfärbung beim Ikterus?
47 Womit kann echter Ikterus leicht verwechselt werden?
48 Bei welcher Krankheitsgruppe entsteht blasser Flavinikterus?
49 Bei welcher Krankheitsgruppe entsteht rotgelber Rubinikterus?
50 In welcher Krankheitsgruppe entsteht grüngelber Verdinikterus?
51 Welche beiden Hormone regulieren die Körperbehaarung?
52 Womit beurteilen Sie manuell die Hauttemperatur?
53 Welche Vorsichtsmaßnahme gilt bei der Palpation entzündeter Haut?
54 In welchem Hautanteil erfolgt bei Ödemen die Flüssigkeitsablagerung?
55 Wodurch entsteht die Flüssigkeitsablagerung bei Ödemen?
56 Wodurch kann ein Fehlen von Ödemen vorgetäuscht werden?
57 Wie prüfen Sie den Hautturgor?
58 Wie unterscheiden Sie eine Atrophie der Epidermis und der Subkutis?
59 Was verstehen Sie unter einem Ekzem?
60 Wie unterscheiden Sie Erythem und Purpura?
61 Wie bezeichnen Sie eine festhaftende Vermehrung der Hornschicht?
62 Aus welchen Substanzen können Krusten entstehen?
63 Was verstehen Sie unter Lichenifikation?
64 Wodurch unterscheiden sich Schuppen von einer Keratose?
65 In welchen beiden Formen treten Nekrosen auf?
66 Welche Ähnlichkeit besteht zwischen Spiderstrahlen und Erythem?

Praktische Aufgaben

A Stellen Sie bei sich selbst die unterschiedlichen Werte bei oraler, axillärer und rektaler Temperaturmessung fest. Vergleichen Sie die Werte mit den angegebenen Normalwerten!

B Ordnen Sie sich selbst einem Konstitutionstyp zu!

C Vergleichen Sie Ihr eigenes Gewicht mit der Tabelle für die Durchschnitts- und Idealgewichte Erwachsener!

7 Untersuchung von Kopf und Hals[1]

7.1 Lernziele

In den folgenden Abschnitten (Kap. 7.2–9.8) erfahren Sie, wie man

- charakteristische Beschwerden an Kopf und Hals definiert,
- Kopf, Augen, Hals, Nase, Ohren und äußeren Hals untersucht,
- die erhobenen Befunde dokumentiert
- und Leitsymptome dieser Region für die Diagnostik verwendet.

7.2 Charakteristische Beschwerden

Haarausfall als normale Erscheinung zunehmenden Alters ist meist symmetrisch. Ein unregelmäßig begrenzter oder fleckförmiger Haarausfall kann z. B. Zeichen einer Alopecia areata oder eines Lupus erythematodes sein, kommt aber auch bei Antikoagulanzien- und Zytostatikatherapie vor. Bei Thalliumvergiftung ist der Haarausfall besonders deutlich hinter den Ohren ausgeprägt.

Zu irgendeinem Zeitpunkt ihres Lebens haben mehr als 70% aller Menschen ***Kopfschmerzen*** (Seward). Der Schädel selbst ist, abgesehen von einigen Periostabschnitten, ebenso schmerzunempfindlich wie das Gehirn und die Ventrikel. Kopfschmerzen werden wie andere Schmerzen von sensiblen Nervenfasern geleitet und in der Oberflächenverteilung dieser Nerven empfunden, wo immer ein Stimulus entsteht. Beteiligt sind der N. trigeminus für das Gesicht, den vorderen Anteil der Kopfhaut und intrakraniell für die Dura mater bis zum Tentorium cerebelli. Aus C2 und C3 stammen die Fasern für den hinteren Anteil der Kopfhaut und der Dura hinter dem Tentorium cerebelli.

Extrakranial bedingte Kopfschmerzen, meist als Hinterkopfschmerzen, entstehen durch Entzündung oder Gefäßdilatation, Muskelspasmen, psychogen, aus verspannter Halsmuskulatur oder reflektorisch z. B. beim HWS-Syndrom. Sie unterscheiden sich wesentlich von den viel ernster zu nehmenden Hinterkopfschmerzen bei Meningitis, die mit ungewöhnlicher Intensität auftreten.

---

[1] Zur Veranschaulichung Teil 4 des Films „Die allgemeine ärztliche Untersuchung" (S. 12)

Intrakraniale Kopfschmerzen entstehen durch Reizung intrakranialer oder zervikaler Nerven, durch Zug oder Dilatation intrakranialer Arterien, durch Reizung der sensiblen Anteile der Meningen, Zug oder Verschiebung der großen Sinusse und der sie durchziehenden Venen, z. B. bei Tumor, Abszeß oder Blutgerinnsel. Wesentlicher Reizort intrakranialer Kopfschmerzen sind die Meningen, z. B. im Rahmen von Meningitis, Enzephalitis, extra- oder subduralem Hämatom oder Schlaganfall. Auch toxische Kopfschmerzen, z. B. bei Drogenmißbrauch, haben ihren Reizort in den Meningen. Die Annahme, daß Hypertonie ebenfalls Kopfschmerz über Gefäßveränderungen in den Meningen auslöst – z. B. bei der essentiellen Hypertonie, renaler Hypertonie oder endokrinen Ursachen wie Phäochromozytom, Cushing- und Conn-Syndrom – ist nicht bewiesen.

Der **psychogene Kopfschmerz** hat seine Wurzeln in Angstzuständen oder Depressionen, tritt aber wohl in der Mehrzahl der Fälle in unmittelbarem Zusammenhang mit vaskulär-spastischen Ursachen im Bereich der HWS und dann als Hinterkopfschmerz auf. Scheitelkopfschmerzen weisen auf psychogene Ursachen hin, die nicht mit HWS-Veränderungen zu erklären sind.

Bei Kopfschmerzen sollten Sie über die übliche 5-Punkte-Differenzierung nach Dauer, Stärke, Art und Ort und ihrer Beziehung zu Körperfunktionen hinaus feststellen, ob gegebenenfalls wiederkehrende Situationen, Begegnungen oder unerfreuliche Anlässe auf eine psychische Genese der Kopfschmerzen hinweisen und **zu welchen Tageszeiten** sie auftreten. Generelle Kopfschmerzen, besonders morgens, findet man bei Hypertonikern. Frontaler Kopfschmerz über den Nebenhöhlen ist gewöhnlich morgens stärker, weil sich nachts Sekret in den Nebenhöhlen ansammeln kann. Supraorbitaler oder frontaler Kopfschmerz, der am späten Nachmittag oder abends auftritt, läßt an eine Überanstrengung der Augen denken und sollte zur Untersuchung des Visus und der Messung des intraokularen Drucks (Glaukom) Anlaß geben. Koinzidenz mit infektiösen Erkrankungen (Meningismus) oder Husten und besondere körperliche Anstrengungen (subarachnoidales Hämatom) können wegweisend sein.

Bei Kopfschmerzen gelten folgende Untersuchungsschwerpunkte:

- Entzündungszeichen an den Kopforganen,
- Bewegungseinschränkungen und Verspannung im HWS-Bereich,
- Meningismus und neurologische Ausfälle,
- Blutdruckwerte.

Gewöhnen Sie sich an die gleichbleibende Untersuchungsreihenfolge:
Inspektion, Palpation, Perkussion, Auskultation, Funktion (IPPAF).
Damit vermeiden Sie das Übersehen pathologischer Befunde.

Kopfschmerzen und Begleitsymptome Diagnostische Bedeutung

Paroxysmaler Kopfschmerz

- anfallsartiger, schwerer Kopfschmerz, halbseitig der Augen, der seitlichen Stirn und des Nackens, Rhinorrhö, Epiphora, Horton-Syndrom
- paroxysmale, später schleichend zunehmende Kopfschmerzen, meist einseitig, Absencen, zerebrale Anfälle und/oder einseitige Ausfälle, Krämpfe, Sehstörungen, Aphasie, Erbrechen, Persönlichkeitsveränderungen, Papillenödem und Bradykardie lassen an einen *Tumor* denken (Gehirn, Hirnhäute, Gefäße, Nerven) (CT)
- plötzlicher Beginn der Kopfschmerzen, z. B. nach Trauma mit Erbrechen, Meningismus, aber ohne Fieber, Bewußtseinsstörungen sind charakteristisch für eine *intrakranielle Blutung* – subarachnoidales, subdurales und epidurales Hämatom, Aneurysma, Embolie, Thrombose, hämorrhagische Diathese*, Antikoagulanzientherapie
- plötzliche Sehverschlechterung, Sehen von Farbringen und Erbrechen sind Zeichen für ein *Glaukom*
- anfallsweise und periodisch auftretender, klopfender, halbseitiger Kopfschmerz in der Augenregion mit Lichtscheu, Aurea mit Stimmungsänderungen, Anorexie und Flimmerskotom sprechen für eine *echte Migräne* (A. ophthalmica)
- ohne Prodromalzeichen beim Orgasmus, meist bilateral-okzipital, bis zu 30 Minuten, hat eine ähnliche – unklare – *Gefäßursache* wie die Migräne. Ein Drittel der Patienten leidet an Migräne.

Umschriebener, mindestens lokalisierbarer Kopfschmerz

- lokaler Kopfschmerz, primäres Malignom an anderem Ort, neurologische Ausfälle, Hirnnervenausfälle, palpabler Schädeltumor bei *Schädelmetastasen*
- Stirnkopfschmerz, therapieresistent, deutliche Blässe, plötzlicher Temperaturanstieg bis 40 °C, Schüttelfrost, Glieder- und Gelenkschmerz bei Landwirten, Tierärzten und Schlachthofarbeitern durch *Q-Fieber*
- leichte, brennende, lokale Spontan- und Druckschmerzen, Schädelumfang zunehmend, Rücken- und Gliederschmerzen bei *Morbus Paget*
- stechender, temporaler Dauerkopfschmerz mit hartem, knotigem, pulsierendem, druckschmerzhaftem Palpationsbefund über der A. temporalis spricht für eine *Arteriitis temporalis*

Bewegungs-, haltungs- oder situationsabhängiger Kopfschmerz

- Druckschmerz am Oberrand des M. trapezius, einseitiger Kopfschmerz, der durch Kopfschütteln nachläßt, intermittierende Kopfschmerzen im Zusammenhang mit psychischer und körperlicher Belastung und Verspannung der Schulter-Arm-Muskulatur lassen an *Spannungskopfschmerz* denken
- Schonhaltung, Bewegungseinschränkung, Muskelverspannung im Halsbereich und Schmerzen, besonders im Hinterkopf, sind *vertebrale Kopfschmerzen* (A. vertebralis)
- Kopfschmerzen, verstärkt durch Kopfbewegungen, Meningismus, Bewußtseinsstörungen, Fieber und Erbrechen bei *Meningitis*
- vergleichbar Meningitis, zusätzlich mit Bewußtseins- und Persönlichkeitsveränderungen, Krämpfen, Lähmungen und Hirnnervenstörungen bei *Enzephalitis*
- Kopfschmerzen, die sich mit zunehmender sexueller Erregung steigern, mit dumpfem Spannungsgefühl okzipital, sprechen für eine *Verkrampfung der Kopf- und Nackenmuskulatur*

Pulsierender Kopfschmerz

- häufig als klopfender Hinterkopfschmerz, RR > 95/160 mmHg durch Druck auf den Karotissinus oder Ergotamin vermindert, Augenhintergrundsveränderungen*, Linkshypertrophie bei *Hypertonie*
- pulsierender Kopfschmerz, Anamnese: Infektion, Alkohol, Urämie, Bleivergiftung, Arsen, Morphin, Kokain, Kohlenmonoxid als *toxischer Kopfschmerz*

Begleitkopfschmerz bei genereller oder lokaler Entzündung der Kopforgane

- *Erkrankung der Kopforgane:* Nebenhöhlenentzündung, Iritis, Glaukom, Otitis media, Mastoiditis
- Kopfschmerz, Erbrechen, Papillenödem, Hemiparesen, Ataxie, Krämpfe (Fieber, Schüttelfrost), vorangehende Infektion (Sinusitis, Lungenabszeß, Endokarditis) bei *Hirnabszeß* (Liquorkultur)

- Dauerkopfschmerz mit Taumeligkeit und Klingen in den Ohren entsteht bei *Mittelohrentzündung*

Sonstige Kopfschmerzformen

- nach Einsetzen einseitiger Nervenausfälle entsprechend dem Herd, Bewußtseinsstörungen bei *Schlaganfall*
- Schwäche, Bauch-, Glieder- und Gelenkschmerz, Vergeßlichkeit, Schwindel, Hautjucken nach heißem Bad, rotes Gesicht, Hepatosplenomegalie, gestaute Retinavenen bei *Polycythaemia vera*
- Erbrechen, Gliederschwäche, Koordinationsstörungen, Papillenödem, Kopfvergrößerung, Fontanellen vorspringend bei *Hydrozephalus*

7.3 Untersuchungsgang am Kopf

7

Der ***Inspektion*** des Kopfes leicht zugänglich sind Größen- und Formanomalien wie ein Hydrozephalus und Mikrozephalus oder der Turmschädel beim familiären hämolytischen Ikterus. Charakteristisch sind Bewegungen und Haltung des Kopfes wie der wegen der Schmerzen betont gerade, fast starr gehaltene Kopf beim Zervikalsyndrom, das den Patienten jede seitliche Drehung bzw. Neigungen des Kopfes vermeiden oder mit betonter Vorsicht ausführen läßt. Besonderheiten der **Kopfbehaarung** wie trockenes, glanzloses Haar der Patienten mit Hypothyreoidismus, denen ähnlich wie bei der Thalliumvergiftung das Haar auch büschelweise ausfallen kann, das struppig wirkende Haar bei Eisenmangelanämie und der tiefe Haaransatz beim Turner-Syndrom geben diagnostische Hinweise.

Diagnostisch wegweisend sind das ödematös verquollene **Gesicht** bei akuter Nephritis, der Risus sardonicus bei Tetanus oder die eingeschränkte Ausdrucksbeweglichkeit des spitz gehaltenen Mundes bei der Sklerodermie. „Fixiertes Entsetzen“ scheint das Gesicht bei Exophthalmus mit hervortretenden Augäpfeln und retrahierten Oberlidern auszudrücken. Besonders treffend bezeichnet man die fleckförmige Rötung von Wangen und Nase bei gelblichem Grundton der Haut als „Clowngesicht“, ein Zeichen der Hypothyreose.

Auffällig sind auch das runde „Vollmondgesicht“ bei Morbus Cushing, Gesichtsasymmetrien, z.B. bei der Fazialisparese, plumpe Züge beim Myxödem oder Farbveränderungen wie die anämische Blässe, der Ikterus oder die ins Bläuliche gehende Röte bei Polycythaemia vera.

Bei der ***Palpation*** des Kopfes untersuchen Sie die Nervenaustrittspunkte (NAP) der Trigeminusäste mit leichtem Daumendruck

- auf das Foramen supraorbitale für den N. ophthalmicus,
- auf das Foramen infraorbitale für den N. maxillaris und
- auf das Foramen mentale für den N. mandibularis (Abb. 7.**1**).

Von Schmerzhaftigkeit der NAP spricht man nur, wenn die Austrittspunkte allein, nicht aber die weitere Umgebung druckschmerzhaft sind. Isolierten Druckschmerz finden Sie bei Meningitis, Trigeminusneuralgie und entzündlichen Prozessen in den Nasennebenhöhlen (Abb. 7.**2**). Druckschmerzhafte supraorbitale und infraorbitale Austrittspunkte des N. trigeminus gehören

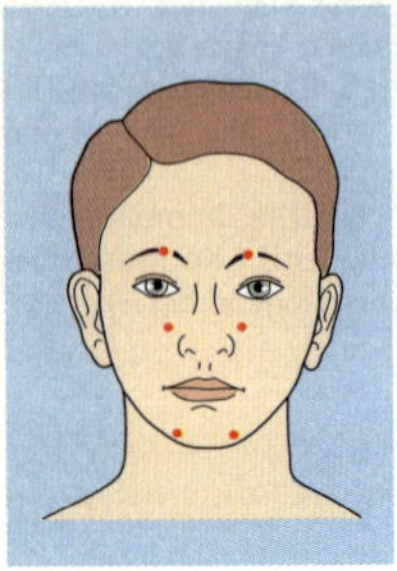

Abb. 7.**1** Nervenaustrittspunkte der Trigeminusäste (Foramina supraorbitale, infraorbitale und mentale)

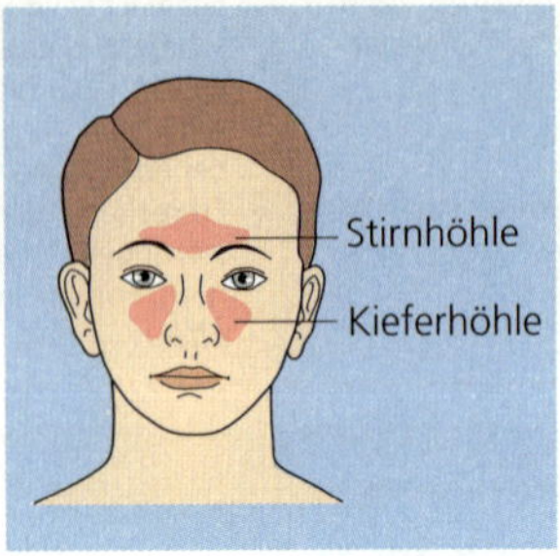

Abb. 7.**2** Nasennebenhöhlen

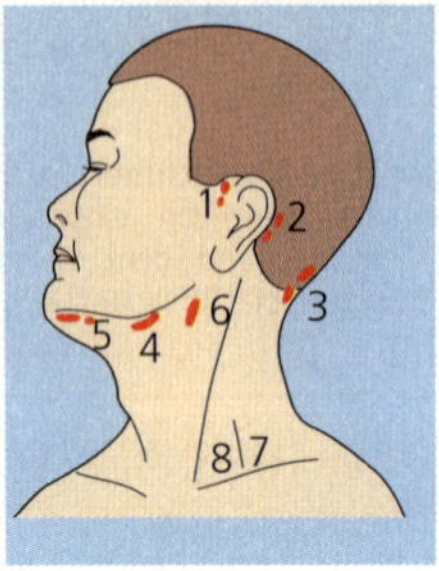

Abb. 7.**3** Lymphknoten am Kopf. 1 = präaurikuläre, 2 = retroaurikuläre, 3 = nuchale = okzipitale, 4 = submandibuläre, 5 = submentale, 6 = profunde zervikale

neben Erbrechen, Bradykardie, Kopfschmerz und Blutdruckabfall zu den allgemeinen Hirndrucksymptomen.

Palpatorisch kann man Druckschmerz über dem Mastoid bei der Mastoiditis als Komplikation der Mittelohrentzündung erfassen.

Immer untersucht werden nuchale, aurikuläre, submandibuläre und submentale Lymphknoten (Abb. 7.**3**) (Lymphknotenbeurteilung S. 101).

Die ***Perkussion*** der Schädelkalotte erfolgt mit einer Hand an der oberen Zirkumferenz (Abb. 7.**4**) und ist angezeigt, wenn z.B. nach Unfällen Verdacht auf eine Kalottenfraktur besteht, bei der das Perkussionsgeräusch einer gesprungenen Schüssel ähnelt. Umschriebener Klopfschmerz an der Kalotte entsteht bei Knochenprozessen und lokal empfindlichen Meningen, z.B. durch Tumor. Diffuser Klopfschmerz weist auf eine Meningitis hin.

Mit der ***Auskultation*** des Kopfes erfassen Sie Gefäßgeräusche in der Temporalregion, wenn z.B. ein plötzlicher Exophthalmus auf ein „rauschendes" Sinus-cavernosus-Aneurysma hindeutet.

Die Befunddokumentation der NAP und der Nebenhöhlen können Sie sich mit dem Untersuchungsbogen, S. 589, erleichtern.

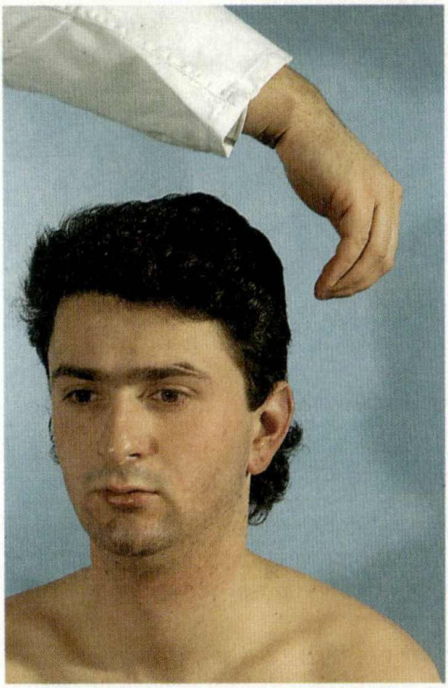

Abb. 7.**4** Die Perkussion der Schädelkalotte erfolgt kranzförmig an der oberen Zirkumferenz

7.4 Aufgaben für die Selbstkontrolle

1 Welche Frage spielt zusätzlich zu Dauer, Stärke, Art und Ort, Beziehung zu Funktionen eine Rolle für die Differenzierung von Kopfschmerzen?

2 Welche Trigeminusäste treten durch welche Nervenaustrittspunkte?

3 Welche Voraussetzung muß erfüllt sein, wenn man von einer Schmerzhaftigkeit der Nervenaustrittspunkte sprechen will?

4 Welche vier zusätzlichen Symptome gehören außer dem Druckschmerz über den Foramina supra- und infraorbitale zu den allgemeinen Hirndruckzeichen?

5 Welche vier Lymphknotengruppen untersuchen Sie am Kopf des Patienten?

6 Versuchen Sie, die sechs Gesichtspunkte für die Beschreibung vergrößerter Lymphknoten wiederzugeben (als Reim merkt es sich leichter)!

7 Welche anamnestischen Angaben sollten Sie zu einer Perkussion der Schädelkalotte veranlassen?

8 Worauf weist diffuser Klopfschmerz an der Schädelkalotte hin?

8 Die Untersuchung der Augen[1]

8.1 Lernziele

Im folgenden Abschnitt erfahren Sie, wie man

- den knöchernen Orbitalrand, Augenbrauen, Augenlider, Tränenorgan und Konjunktiven untersucht,
- charakteristische Beschwerden und Befunde den einzelnen Untersuchungsregionen zuordnet,
- Hornhaut, Vorderkammer und Regenbogenhaut beurteilt,
- Pupillenreaktionen sachgerecht auslöst,
- im umgekehrten und aufrechten Bild den Augenhintergrund spiegelt,
- Funktionsprüfungen (Blickbewegungen, Nystagmus, einfache Gesichtsfeldprüfung, grobe Prüfung der Sehschärfe und des Farbensinns) beschreibt und selbständig durchführt und
- Leitsymptome für die Diagnostik verwendet.

Vor jeder Untersuchung sollten Sie den Patienten fragen, ob er Kontaktlinsen trägt. Sie könnten bei der Untersuchung herausfallen. Das Herausnehmen der Kontaktlinsen überlassen Sie am besten dem Patienten.
Achten Sie darauf, daß bei der Untersuchung jede Blendung des Patienten vermieden wird.

8.2 Die Umgebung des Auges

Als Umgebung des Auges werden hier der knöcherne Rand der Orbita, die Augenbrauen, Lider, Konjunktiven und der Tränenapparat besprochen. Bei der seitenvergleichenden ***Inspektion*** gibt das Verhältnis der Stellung des Augenbulbus zum **Orbitalrand** den Anhalt für die Bestimmung von Exophthalmus und Enophthalmus (Hervortreten bzw. Zurücktreten des Bulbus).

Bilateraler **Enophthalmus** ist ein Zeichen von Dehydratation, Unterernährung oder angeborenem Mikrophthalmus, einseitig weist er auf Trauma oder Entzündungsfolgen hin. Enophthalmus ist kein echter Bestandteil des Horner-Syndroms.

---

[1] Einen zusätzlichen, ausführlichen Film „Die Untersuchung der Augen" und schriftliches Begleitmaterial finden Sie in Ihrer Universitäts-Augenklinik

Exophthalmus und Begleitsymptome
Diagnostische Bedeutung

Zweiseitig

- Irritierbarkeit, Tremor, Tachykardie, laute Herztöne, Struma, vergrößerte Blutdruckamplitude bei *Hyperthyreoidismus*
- verquollenes Gesicht, müde Mimik, verlangsamt, heiser, Reflexe verlangsamt, verdickte, schuppige, trockene Haut, Periorbitalödem, leise Herztöne, Menorrhagien bei *Myxödem*

Einseitig

- Extreme *Myopie* eines Auges (sonst doppelseitig), *Bulbus*- oder *Orbitaltumor*
- entzündliche Erkrankungen der Nachbarschaft, besonders der Zähne und Nebenhöhlen, Trauma, starke Schmerzen, Blickbewegungen eingeschränkt, Lidschwellung, Fieber bei *Orbitalabszeß*
- Infektion der Orbita oder Gesichtsvenen, besonders bei entzündlichen Erkrankungen der Gesichtshaut und der Lippen, Papillenödem, Kopfschmerz, Krämpfe, septische Temperaturen bei *Sinus-cavernosus-Thrombose*
- pulsierender Exophthalmus mit Strömungsgeräuschen, oft bei oder nach Sinus-cavernosus-Thrombose bei *arteriovenösem Aneurysma* der A. carotis und des Sinus cavernosus.

Extrem stark ausgebildete **Augenbrauen** bei der Frau lenken den Verdacht auf Virilismus. Ein Ausfall der lateralen Augenbrauen (Hertoghe-Zeichen) tritt z. B. bei Myxödem und Thalliumvergiftung auf.

8.3 Die Augenlider

Charakteristische Beschwerden sind Jucken, Schmerzen, Veränderung von Farbe und Form, Entzündungszeichen, Störung von Stellung und Beweglichkeit sowie Veränderungen der Lidspalte und der Tränensekretion.

Die ***Inspektion*** der Lider kann eine **Volumenvermehrung** ergeben durch Hordeolum (Gerstenkorn), inneres Chalazion (Hagelkorn) oder Lidabszeß, aber auch durch ein Luftemphysem, z. B. nach Siebbeinverletzung. Eine Häufung von Xanthelasmen findet sich bei Hyperlipidämie. **Lidödem** weist auf Trichinose oder allergische Reaktion – dann mit Eosinophilie –, in Verbindung mit Hämaturie auf eine Glomerulonephritis, mit Eiweißausscheidung auf eine Nephrose hin. Früh kommt es zum Ödem der Augenlider im Zusammenhang mit Exophthalmus bei Myxödem und Thyreotoxikose. Auch Kosmetika und manche Medikamente, z. B. Atropin, können zum Lidödem führen.

Übermäßig **erweiterte Lidspalten** können z. B. durch periphere Fazialislähmung bedingt sein oder durch Exophthalmus, **verengte Lidspalten** durch Ptose oder Blepharospasmus bei Entzündung der Lider oder Verblitzung (Schweißen usw.).

Mit der Inspektion erfassen Sie auch **Stellungsanomalien** der Augenlider, wie die sichelförmige Hautfalte am medialen oberen Augenlid beim Mongolismus (Epikanthus) oder das Ektropium, die Auswärtskantung des Unterlides mit Abstehen des Tränenpünktchens.

Farbveränderungen finden Sie z. B. als lokale Zyanose bei einer Thrombose der Orbitalvenen oder einem arteriovenösen Aneurysma in der Orbita. Rötung des nasalen Oberlides läßt an eine Entzündung des Sinus frontalis denken.

Das sog. **„blaue Auge“** ist nicht nur Zeichen für ein Trauma am Augenlid, sondern auch für eine Nasen- oder Schädelfraktur. Regel: Je später das Hämatom nach dem Unfall, desto weiter entfernt liegt der Frakturort von den Augen.

Schmerzen und Schwellungen im inneren Lidwinkel weisen auf eine Entzündung des Tränensacks (Dakryozystitis) hin. Mit Schmerzen und Schwellung im temporalen Lidwinkel geht die Dakryoadenitis einher, die chronisch gemeinsam mit Vergrößerung der submaxillären Speicheldrüsen und der Parotis zum Mikulicz-Syndrom gehört. Entzündliche Veränderungen mit Rötung und Schwellung findet man auch bei infektiösen Exanthemen, eine leichte Lilafärbung bei der Dermatomyositis – nicht zu verwechseln mit einem vergleichbaren Make-up.

Eine charakteristische und häufige Erkrankung der Augenlider ist das **Basaliom.** Seine Oberfläche ist perlartig gefärbt, gefäßreich und hat eine zentrale Eindellung, die ulzerieren kann. Jede blutende Warze am Augenlid oder in der Umgebung des Auges ist basaliomverdächtig. Untersuchen Sie, ob Entzündungszeichen an Augenlidern und Tränenapparat ihren Ursprung auch in Orbita und Nebenhöhlen haben können.

Die gestörte ***Funktion*** der Augenlider äußert sich als:
- **Frequenzveränderung** des Lidschlages, z. B. Stellwag-Zeichen (= seltener Lidschlag im Vergleich zum normalen Lidschlag, der alle 2–3 Sek. erfolgt),
- **Bewegungseinschränkung** durch eine Ptosis (= Herabhängen des Oberlides, z. B. beim Horner-Syndrom) oder beim Symblepharon, der dauernden Verwachsung der Conjunctiva tarsi mit der Conjunctiva bulbi. Normalerweise überdeckt das Oberlid etwa 3 mm des durch die Hornhaut sichtbaren Irisanteils. Das Unterlid reicht bis an den unteren Irisrand,
- **fehlender Lidschluß** (Lagophthalmus), z. B. bei peripherer Fazialislähmung.

8.4 Das Tränenorgan

Zum Tränenorgan gehören beiderseits die Tränendrüsen, das Tränenpünktchen, der Canalis lacrimalis, der Tränensack, der Ductus nasolacrimalis und schließlich dessen Mündung zwischen unterer Nasenmuschel und lateraler Nasenwand (Abb. 8.**1**).

Charakteristische Beschwerden:
- **zu geringer Tränenfluß,** z. B. nach Verbrennungen bzw. Verätzungen des Bindehautsackes,
- **zu starker Tränenfluß** (= Tränenträufeln oder Epiphora) hat drei generelle Ursachen – lokale Reizung, Stenose des Canalis lacrimalis und Ab-

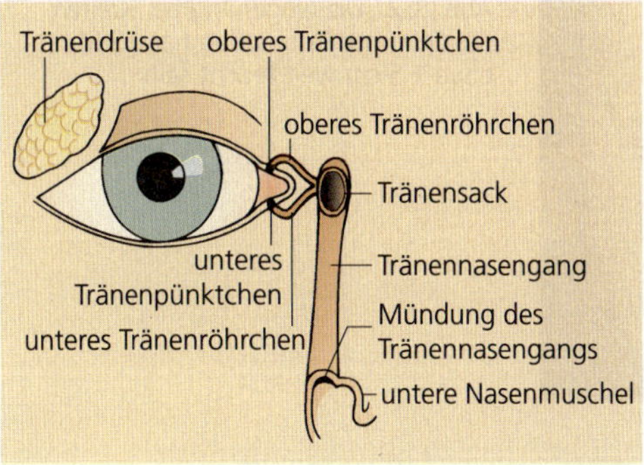

Abb. 8.**1** Tränendrüse und ableitende Tränenwege (nach *Axenfeld* u. *Pau*)

hebung des Tränenpünktchens – und eine Reihe von Einzelursachen, die sich mit Hilfe der Begleitsymptome voneinander unterscheiden lassen.

- **Blutige Tränen** deuten auf ein Papillom der Bindehaut oder Vergiftungen mit Muscarin bzw. mit E-605-ähnlichen Stoffen hin;
- **„verklebte Augen"** können durch seröse bzw. eitrige Absonderungen der Konjunktiven oder des Tränenapparates entstehen;
- **Schmerzen** im äußeren Lidwinkel deuten auf Erkrankungen der Tränendrüsen, Schmerzen im inneren Lidwinkel auf Erkrankungen des Tränensackes hin.

Epiphora und Begleitsymptome
Diagnostische Bedeutung

lokale Reizung

- Entzündungszeichen, plötzlicher Beginn, Brennen und Fremdkörpergefühl bei *Fremdkörpern*
- milchige Trübung der Hornhaut, unterschiedlich großes Erlöschen des Reflexbildes bei *Hornhautulkus*
- Schwellung und Schmerz am inneren Lidrand bei *Dakryozystitis*
- Lichtscheu, rotes Auge, Juckreiz bei *Konjunktivitis*
- Nasenlaufen und andere Erkältungssymptome bei *Schnupfen*
- Fieber, Husten, Koplik-Flecken und typisches Exanthem bei *Masern*
- saisonbedingter Schnupfen, Juckreiz, Lichtscheu, bleiche, ödematöse Nasenschleimhaut bei *Heufieber*

Stenose des Canalis lacrimalis

- sichtbare oder palpable Schwellung, Schmerzen im inneren Lidrand und über dem Verlauf des Canalis lacrimalis bei *Dakryozystitis* oder *Stein*

Abhebung des Tränenpünktchens

- sichtbare Ausstülpung des unteren Lidrandes bei *Ektropium senile*
- Stirnrunzeln nicht möglich, Bell-Phänomen, Lagophthalmus und hängender Mundwinkel bei *Ektropium paralyticum* im Rahmen einer Fazialislähmung

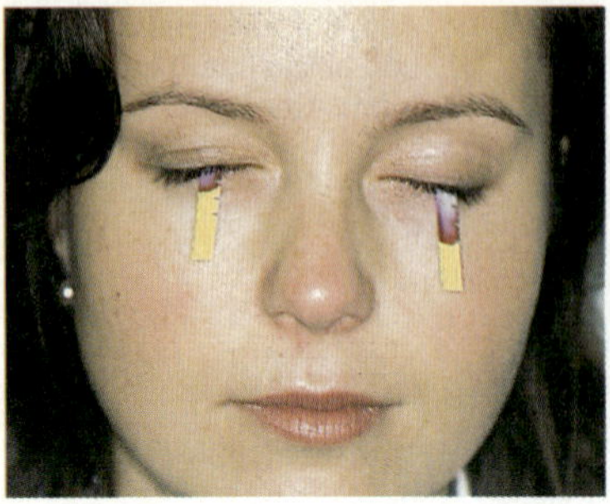

Abb. 8.**2** Die eingehängten Streifen des Schirmer-Tests sollen nach 5 Min. etwa 1,5 cm weit feucht sein

Die ***Inspektion*** erfolgt bei abgezogenem Unterlid immer seitenvergleichend. Zur Untersuchung der **Tränendrüsen** ziehen Sie Ober- und Unterlid nach lateral auseinander und lassen den Patienten stark nach nasal unten blicken. Dann prüfen Sie, ob die Tränenpünktchen in den Tränensee eintauchen. Dazu blicken Sie auf die nasale Kante des Unterlides und lassen den Patienten nach oben sehen.

Mit leichtem Druck auf den Tränensack können Sie ***palpatorisch*** feststellen, ob sich schleimiges oder eitriges Sekret rückläufig aus dem Tränenpünktchen entleert. Zur Feststellung der ungestörten ***Funktion*** legen Sie bis zur deutlichen Anfärbung einen Fluoreszeinpapierstreifen in den Konjunktivalsack und fordern den Patienten nach 2 Min. auf, sich mit zugehaltenem Nasenloch der Gegenseite zu schneuzen. Die abfließenden Tränen färben das Papiertaschentuch gelbgrün. Bei Verdacht auf verminderte Tränenproduktion verwenden Sie den Schirmer-Test. Dazu knicken Sie 0,5 cm an einem Ende des 3,5 cm langen Lackmusstreifens ab und hängen ihn am Übergang vom mittleren zum lateralen Drittel in das Unterlid ein. Nach 5 Min. soll eine 1,5 cm lange Strecke feucht und blau verfärbt sein (Abb. 8.**2**).

8.5 Erkrankungen der Konjunktiven

Charakteristische Beschwerden:

- Als **Jucken** bezeichnet man den (schmerzlosen) Reiz, die Augen zu reiben.
- **Brennen** wird als leichter, oberflächlicher Schmerz empfunden.
- **Fremdkörpergefühl** entsteht, wenn man vermeintlich oder tatsächlich „etwas im Auge hat“.
- Von **Lichtscheu** spricht man, wenn das Licht dem Patienten Unbehagen oder Schmerzen bereitet und er es vorzieht, über längere Zeit die Augen geschlossen zu halten bzw. eine dunkle Brille zu tragen.
- Pathologische **Sekretion** kann als deutlich vermehrter oder verminderter Tränenfluß oder als schleimige bzw. eitrige Absonderung auftreten.

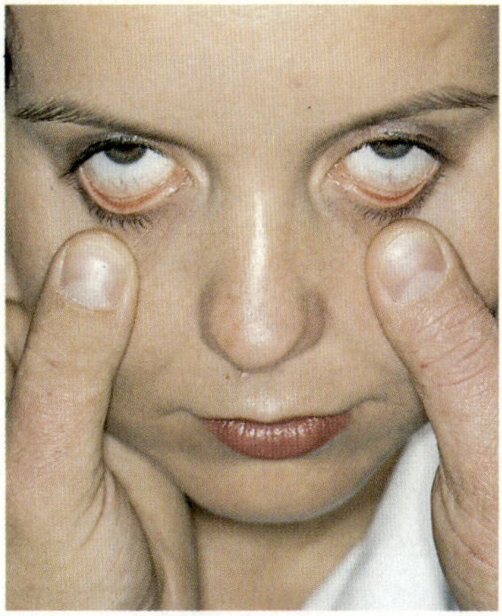

Abb. 8.**3** Zur Inspektion der Konjunktiven werden die Unterlider leicht herabgezogen. Der Untersucher stützt dabei seine Hände beiderseits am seitlichen Kopf des Patienten ab. Gleichzeitig kann man den Patienten auffordern, nach oben zu sehen

Zur ***Inspektion*** der Konjunktiven ziehen Sie die Unterlider leicht herab (Abb. 8.**3**).

So können Sie einen Anhalt für die Beurteilung der Durchblutung gewinnen, die z.B. bei Entzündung der Konjunktiven oder bei Keuchhusten vermehrt, durch Anämie vermindert ist. Verfärbungen durch Bilirubin bzw. Biliverdin (= Ikterus) ist ein Zeichen für hämolytische Anämie, Erkrankungen der Leber und Rückstau der Galle. Zum Pseudoikterus kommt es z.B. beim Hypothyreoidismus. Pigmentablagerungen in den Konjunktiven finden Sie beim Morbus Addison, Petechien bei hämorrhagischer Diathese* und Endocarditis lenta.

Farbveränderungen der Skleren sind von Farbveränderungen der Conjunctiva bulbi kaum zu unterscheiden. Der sog. Sklerenikterus entsteht genaugenommen durch Gelbverfärbung der Konjunktiven und Farbablagerungen an den Skleren. Deutlich blaue Skleren lassen an eine Osteogenesis imperfecta denken; Osler wies darauf hin, daß blasse Blautönung Hinweis auf eine Eisenmangelanämie sei. Andere, seltenere Ursachen bläulich durchschimmernder Skleren sind angeborene Bindegewebserkrankungen, Kollagenkrankheiten, Cortisontherapie und Myasthenia gravis.

Das **„rote Auge"** kann vielfache Ursachen haben. Es entsteht durch konjunktivale Injektion, z.B. bei der Bindehautentzündung, hellrot bei der akuten, bläulich-rot bei der chronischen Konjunktivitis. Charakteristisch dafür ist, daß die injizierten Bindehautgefäße verschieblich sind. Ziliare Injektion schimmert bläulich-rot aus der Tiefe durch. Sie ist nur mit dem Vergrößerungsglas zu erkennen, kranzförmig perikorneal angeordnet und nicht verschieblich. Hierbei handelt es sich um eine Entzündung der Hornhaut und

a

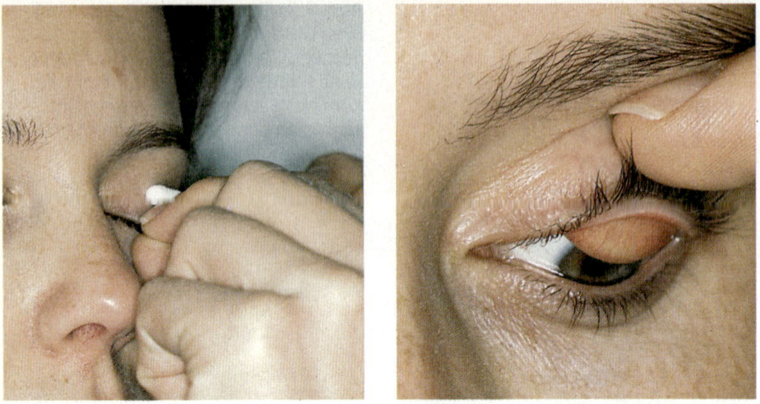

b

Abb. 8.**4a** u. **b** Beim einfachen Ektropionieren des Oberlides wird der Glasstab oder der Holzstab in Höhe der Oberlidfalte (oberer Tarsusrand) leicht eingedrückt. Der Patient wird aufgefordert, nach unten zu sehen; dann zieht man das Oberlid mit den Wimpern ab und stülpt den Tarsus um. Sichtbar wird die Conjunctiva tarsi (Tunica conjunctiva palpebrarum)

des Ziliarkörpers. Die gemischte konjunktivale und ziliare Injektion entsteht bei akutem Glaukom oder bei der Contusio bulbi.

Im Unterschied zur Injektion handelt es sich bei der Vaskularisation um eine Entzündung der Hornhaut selbst, die ebenfalls in drei Stadien verläuft:

- Die konjunktivale Gefäßfüllung = oberflächliche Vaskularisation findet sich bei Ausbreitung des Entzündungsprozesses von den Konjunktivalgefäßen auf die Hornhaut;
- ziliare Vaskularisation zieht in der Tiefe vom Limbus besenreiserförmig zur Hornhautmitte.
- Schließlich spricht man von der gemischten Vaskularisation, wenn oberflächliche und tiefe Vaskularisation der Hornhaut vorliegt.

Eine Beurteilung der Bindehaut des Oberlides und des Tarsus wird bei entsprechender Indikation durch einfaches Ektropionieren möglich (Abb. 8.**4**). (Zur Beurteilung der oberen Umschlagfalte ist das doppelte Ektropionieren erforderlich, das dem Facharzt vorbehalten bleiben sollte.) Die Bindehaut des Unterlides und der Übergangsfalte beurteilen Sie durch einfaches Ektropionieren. Dazu lassen Sie den Patienten nach oben blicken und ziehen sein Unterlid mit ein oder zwei Fingern nach unten.

8.6 Der Augapfel

8.6.1 Charakteristische Beschwerden

- Plötzliche einseitige **Sehverschlechterung** bis zum Erblinden deutet auf Gefäßverschluß der Retinagefäße oder Glaukom;
- plötzliche doppelseitige Sehverschlechterung bis zum Erblinden läßt an eine Eklampsie oder an Tumoren im Sehzentrum denken;
- allmähliche meist doppelseitige Sehverschlechterung für das Nahsehen kann Ausdruck einer Altersweitsichtigkeit (Presbyopie) sein,
- für das Fernsehen weist sie z.B. auf eine Brechungsmyopie bei seniler Katarakt und
- für das Nah- und Fernsehen auf eine Makuladegeneration hin.
- **Verschleiertes Sehen** entsteht bei Trübung von Hornhaut, Kammerwasser, Linse, Glaskörper;
- **Gesichtsfeldausfälle** einer Gesichtshälfte, sektorförmig oder als Zentralskotom, deuten auf Erkrankungen der Netzhaut und der Sehbahnen hin,
- **Verzerrungen** auf Degenerationen der Makulagegend, z.B. beim Makulaödem.
- **Farbige Ringe** entstehen als Vorzeichen eines Glaukomanfalls, **Doppelbilder** bei Augenmuskellähmungen.
- Von **Lichtblitzen** (Photopsie) – z.B. bei Netzhautablösung – spricht man bei Lichterscheinungen ohne Lichtreize;
- **Lichtscheu** weist auf Entzündungen der Konjunktiven, der Hornhaut und der Iris oder des Ziliarkörpers hin.
- Oberflächliche, vorwiegend brennende **Schmerzen** sind eher Zeichen einer Erkrankung der Konjunktiven und der Hornhaut,
- dagegen können tiefe, bohrende Schmerzen, die in die Nachbarschaft ausstrahlen, bei Iritis und Glaukom auftreten.
- Schmerzen hinter dem Auge und bei Druck auf das Auge können Zeichen retrobulbärer Prozesse oder einer Orbitaphlegmone sein.

Erkrankungen von Linse, Glaskörper, Aderhaut und Netzhaut verursachen keine Augenschmerzen!

Fragen Sie Patienten mit Beschwerden an den Augen ausdrücklich nach früheren Erkrankungen dieser Region, der Behandlung und nach besonderen Belastungen der Augen am Arbeitsplatz.

Achten Sie bei der Untersuchung des Auges zunächst auf die abnorme Stellung der Bulbi wie Strabismus, Enophthalmus, Exophthalmus und seitliche Verlagerung des Bulbus (Abb. 8.5). Abweichungen von der normalen Augenstellung beeinträchtigen nicht nur das beidäugige Sehen, sondern können häufig auch Ursache psychischer Störungen sein.

8

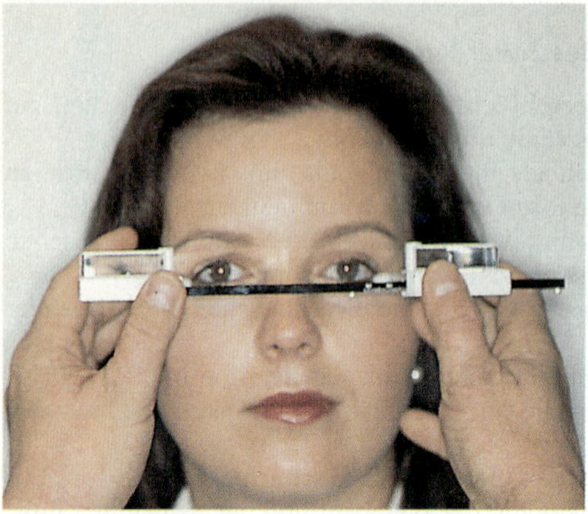

Abb. 8.**5** Messung der Bulbusstellung mit dem Exophthalmometer

8.6.2 Untersuchung der Hornhaut

Berücksichtigen Sie im Rahmen der Routineuntersuchung der Hornhaut die folgenden fünf Gesichtspunkte.

Durchmesser

Der normale horizontale Durchmesser beträgt etwa 11–12 mm beim Erwachsenen. Der Oberrand wird 1–3 mm vom Oberlid bedeckt. Das geöffnete Unterlid liegt unmittelbar unterhalb des unteren Hornhautrandes.

Wölbung

Mit Hilfe eines Spiegelbildes können Sie Formveränderungen wie den Keratokonus (= kegelförmige Vorwölbung der Hornhautmitte) oder Verzerrungen durch Narben erkennen. Hierzu kann man das Fensterkreuz benutzen oder ein Heftpflaster kreuzweise über eine Scheibe kleben (Abb. 8.**6**).

Transparenz

Hornhauttrübungen erkennen Sie bei der frontalen Inspektion als graue Flekken; bei seitlicher, fokaler Beleuchtung mit der Handspaltlampe wirken sie als grauweiße, bei der Spiegelung mit dem Ophthalmoskop als schwarze Flecken vor dem roten Hintergrund. Reflexbilder erscheinen unscharf und verwaschen; Substanzverluste des Epithels und Epithelrinnen färben sich nach dem Einlegen eines Fluoreszeinteststreifens grün an.

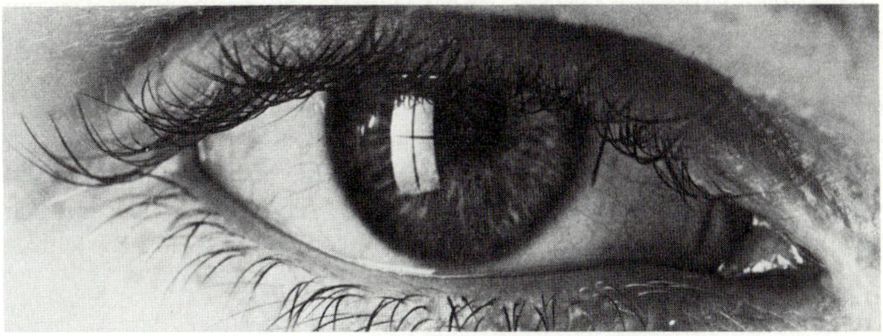

Abb. 8. **6** Grobe Beurteilung der Kornea mit einem Spiegelbild

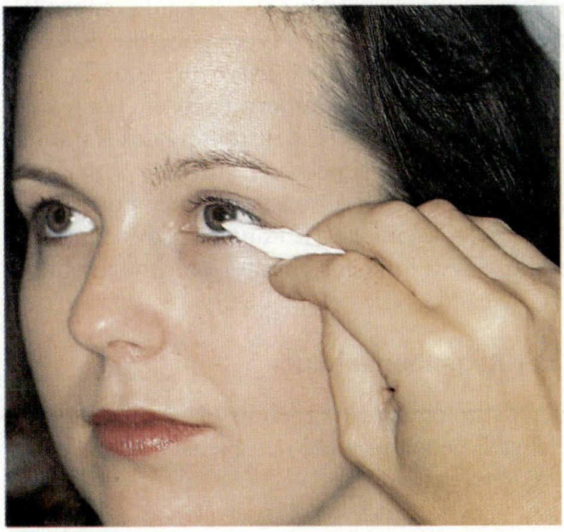

Abb. 8. **7** Bei Sensibilitätsausfall führt die Berührung nicht zu einem Lidschlußreflex. Die Berührungsempfindlichkeit ist bei Herpeserkrankungen herabgesetzt, bei Ulcus neuroparalyticum aufgehoben

Sensibilität

Benutzen Sie zur Sensibilitätsprüfung einen spitz ausgezogenen Wattefaden, dessen Spitze abgeschnitten ist. Berühren Sie die Hornhaut von der Seite kommend, damit Sie den Patienten nicht irritieren. Dabei lassen Sie den Patienten nach oben blicken (Abb. 8.7) und eventuelle Unterschiede in der Intensität der Berührungsempfindung beurteilen.

Farbveränderungen

Durch Pigmenteinlagerungen oder durch unterschiedliche Pigmentdichte entstehen lokale Farbveränderungen. Grün-bräunliche Verfärbung ist durch Blutaustritt, Braunfärbung durch Siderose bedingt. Wesentlich – wenn auch keine eigentliche Farbveränderung – ist der schmale, grauweiße Ring, der vom Limbus durch eine schmale Randzone getrennt ist, der Arcus senilis; seltener sind der grünliche Limbus (Kayser-Fleischer) bei Morbus Wilson und die gelbliche Farbeinlagerung am Limbus bei Morbus Hand-Schüller-Christian. Unterscheiden Sie die (verschiebliche) konjunktivale und die mehr bläulich schimmernde ziliare **Injektion** der Konjunktiven, die am Hornhautrand enden, von der **Vaskularisation** der Hornhaut selbst, die entweder oberflächlich aus den Konjunktivalgefäßen oder aus der Tiefe vom Limbusrand ausgeht.

8.6.3 Die Vorderkammer

Die normale Tiefe der Vorderkammer kann durch Linsenquellung abgeflacht oder z. B. durch eine Linsenluxation vertieft sein. Punktförmige Trübungen an der Hornhautrückfläche finden Sie bei Iritis; Blutbeimischungen verändern die klare Durchsichtigkeit der Vorderkammer und können bei aufrechter Haltung zur Spiegelbildung führen (Hyphäma). Ein Hypopyon, die Eiteransammlung am Boden der Vorderkammer, kommt bei Iritis vor. Vom Tyndall-Phänomen spricht man bei Eiweißteilchen im Kammerwasser, die bei fokaler Beleuchtung von der Seite aufleuchten. Eine grobe Beurteilung des Kammerwinkels erzielen Sie ebenfalls mit fokaler Beleuchtung von der Seite. Fällt dabei ein Schatten auf den nasalen Anteil der Iris, so ist mit einer Engstellung des Kammerwinkels zu rechnen. Die Weite des Kammerwinkels bestimmt man genauer mit dem Gonioskop, das auf die anästhesierte Hornhaut aufgesetzt wird.

8.6.4. Die Untersuchung der Regenbogenhaut

Sie wird bei Beschwerden oder pathologischen Ergebnissen der ***Inspektion*** erforderlich. Mit fokaler, seitlicher Beleuchtung können Sie sich einen Überblick über die folgenden Punkte verschaffen.

Lage

Die Iris liegt durchschnittlich 3 mm hinter der Hornhaut. Dieser Abstand kann bei Keratokonus vergrößert, beim Engwinkelglaukom kleiner sein.

Oberfläche

Ödeme verändern das Relief und lassen die Struktur der Regenbogenhaut verwaschen erscheinen. Exsudat kann sich auflagern; neue, gestaute oder entzündlich veränderte Gefäße können sichtbar werden. Die Ringform der Iris wird durch **Kolobome** (= Spalten oder Lücken) unterbrochen. Man spricht von einem totalen Kolobom, wenn der Sphinkter mitbetroffen ist, von einem basalen oder randständigen Kolobom bei erhaltenem Sphincter pupillae. Angeborene Kolobome der Regenbogenhaut sind in der Regel nach unten, totale postoperative Kolobome nach oben gerichtet.

Pupillen

Beim Gesunden sind sie rund und gleich groß. Die normale Weite schwankt zwischen 2 und 5 mm. Zur Entrundung kann es durch Erhöhung des intraokularen Drucks, Trauma oder durch entzündliche Verwachsungen mit der dahinterliegenden Linse (hintere Synechie) kommen. Die Weite wird normalerweise durch den Lichteinfall bedingt und in fünf Stufen mit sehr eng, eng, normal, weit, sehr weit angegeben. Bei Verengungen spricht man von **Miosis** (durch Parasympathikusreizung oder Sympathikuslähmung), z. B. bei Opiaten oder E-605-Intoxikation, gemeinsam mit scheinbarem Enophthalmus und Ptose als Horner-Syndrom. Bei Erweiterung der Pupille über das normale Maß hinaus spricht man von **Mydriasis,** z. B. bei Atropinvergiftung, bei Schmerz oder Schreck (durch Sympathikusreizung bzw. Parasympathikuslähmung), Seitenunterschiede der Pupillenweite von mehr als 1 mm nennt man **Anisokorie,** z. B. bei entzündlicher Verklebung, Lähmung des Halssympatikus oder einseitigem Pilocarpingebrauch. Einen Hinweis auf Morphiumkonsum gibt die stecknadelkopfgroße Pupille. Ungleiche Pupillen erscheinen wie die Pupillenentrundung nach Iritis und bei Tabes dorsalis. Weite Pupillen findet man im epileptischen Anfall, bei Botulismus, Glaukomanfall und bei Patienten im Koma.

Pupillenreaktion

Zur Prüfung der ***Pupillenreaktion auf Licht*** steht der Patient zum Licht, blickt in die Ferne, und Sie decken die geöffneten Augen des Patienten mit beiden Händen ab. Das Aufdecken eines Auges gestattet die Beobachtung des **direkten Lichtreflexes,** also der im Laufe einer Sekunde eintretenden Miosis. Dann wird nach Abdecken beider Augen das eine Auge voll und das andere Auge nur so weit aufgedeckt, daß Sie die Pupille gerade noch erkennen können. Sie sehen dann den **konsensuellen Lichtreflex,** d. h., daß zuletzt aufgedeckte Auge hat auf die Reizung des anderen Auges ebenfalls mit einer Miosis reagiert. Nach erneutem Abdecken beider Augen wird das Verfahren für das andere Auge wiederholt (Abb. 8.**8**). Dieselbe Reaktion erhalten Sie mit Hilfe einer Lampe, mit der Sie ein Auge beleuchten und dabei die freie Hand sagittal auf den Nasenrücken stellen, um das andere Auge abzuschirmen.

Sie können dasselbe Ergebnis erzielen, wenn Sie den Patienten in die Ferne blicken lassen und den Lichtstrahl einer Taschenlampe von der Seite her in ein Auge fallen lassen (direkter Lichtreflex). Unter erneutem Lichteinfall beobachten Sie dann die konsensuelle Reaktion des anderen, nicht angestrahlten Auges.

Die ***Naheinstellungsreaktion,*** auch Konvergenzreaktion genannt, erfolgt, wenn der Patient auf einen Nahreiz akkommodiert. Sie können sie prüfen, indem Sie einen Finger in 15–20 cm Entfernung in Höhe der Nasenwurzel vor beide Augen halten. Der Patient muß den Blick aus der Ferne plötzlich auf den Finger richten oder dem horizontal angenäherten Finger folgen.

a

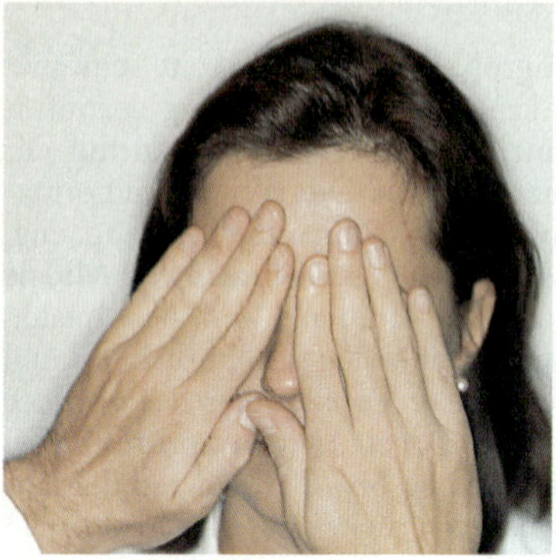

b

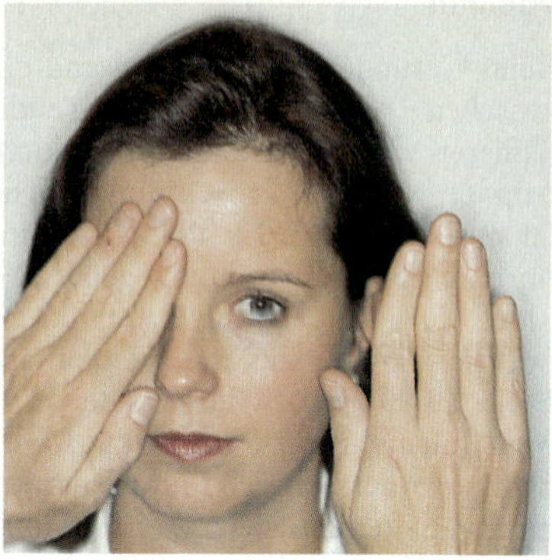

c

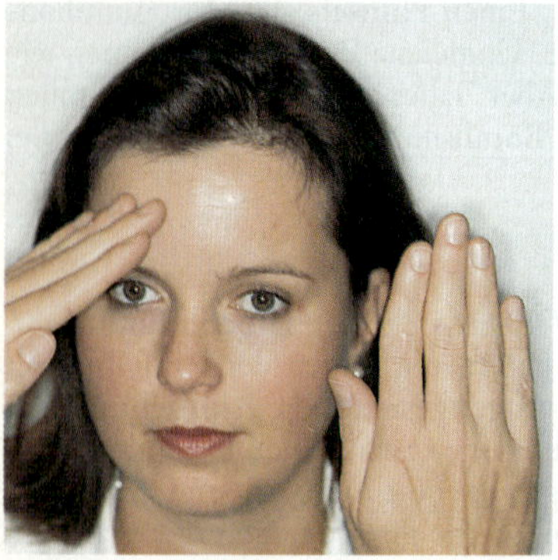

Abb. 8.**8a–c** Aufdecken eines Auges führt zum direkten Lichtreflex. Beim Aufdecken des zweiten Auges findet man ebenfalls eine Miosis als Zeichen des konsensuellen Lichtreflexes

Durch den Nahreiz wird die Pupille enger (Abb. 8.**9**). SCHENCK (1985) beschreibt die diagnostische Bedeutung der Pupillen ausführlich.

Unterbrechungen der Pupillenreflexbahn einer Seite können zu einseitigen Ausfallerscheinungen führen: Bei der **absoluten Pupillenstarre** ist der efferente Schenkel der Pupillenbahn gestört, also Sphinkterkern, Okulomotorius oder Sphincter pupillae. Das erkrankte weitgestellte Auge reagiert weder auf Licht noch auf Naheinstellung. Auch seine konsensuelle Reaktion auf Belichtung des anderen Auges fällt aus. Diese Ophthalmoplegia interna kann Zeichen einer Enzephalitis oder Meningitis sein, kommt aber auch bei Bleivergiftung und Iristrauma vor.

Das gesunde Auge reagiert aber auf Belichtung des erkrankten Auges. Die einseitige absolute Pupillenstarre kommt z. B. bei Tumoren oder entzündlichen Prozessen an der Schädelbasis vor, doppelseitig beim Botulismus.

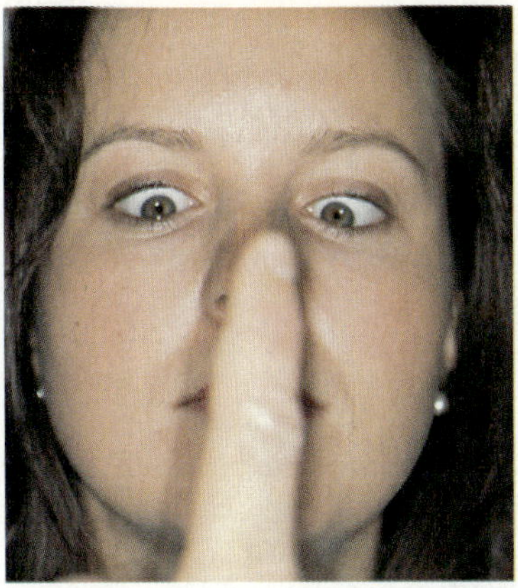

Abb. 8.**9** Naheinstellungsreaktion als Engerwerden beider Pupillen bei gleichzeitiger Konvergenzbewegung

Bei der **amaurotischen Pupillenstarre** entfallen die Pupillenreaktion am belichteten Auge und die konsensuelle Reaktion, weil das untersuchte Auge blind ist. Die amaurotische Pupillenstarre beruht also auf einer Störung des afferenten Schenkels der Pupillenbahn – Netzhaut, Sehnerv oder Sehbahn. Damit fällt nicht nur das Bild, sondern auch die pupillomotorische Reaktion des erkrankten Auges aus. Die Pupille des erblindeten Auges reagiert aber auf Lichtreize und auf Nahreize, die das gesunde Auge treffen. Die Naheinstellungsreaktion beider Augen bleibt erhalten. Amaurotische Pupillenstarre findet man bei Erkrankungen, die zum Erblinden führen. Sie ist eine Afferenzenstörung. Die **reflektorische Pupillenstarre** ist durch eine Störung im Schaltneuron der Pupillenreflexbahnen bedingt. Dabei ist die Reaktion der meist kleinen und entrundeten Pupillen auf Licht auch bei der Belichtung der Gegenseite gestört. Bei gleichzeitiger überschießender Engstellung der Pupille auf Naheinstellung spricht man vom **Argyll-Robertson-Phänomen,** das auf eine Tabes dorsalis hinweist.

Die verzögerte oder nur minimale Reaktion auf Licht nennt man **Pupillotonie.** Sie ist eine angeborene oder aus bisher ungeklärten Gründen entstehende, harmlose Abweichung. Tritt sie gemeinsam mit fehlendem Quadrizepsreflex auf, so spricht man vom **Adie-Syndrom.**

Das deutliche Ansprechen auf Kokain mit Pupillenerweiterung und auf Pilocarpin mit Verengung läßt die Pupillotonie leicht von einer absoluten oder reflektorischen Pupillenstarre unterscheiden. Die verschiedenen Arten der Pupillenstarre zeigt Abb. 8.**10**.

Jede Störung der Pupillenreaktion auf Licht und Konvergenz muß zu einer ausführlichen ophthalmologischen und neurologischen Untersuchung Anlaß sein.

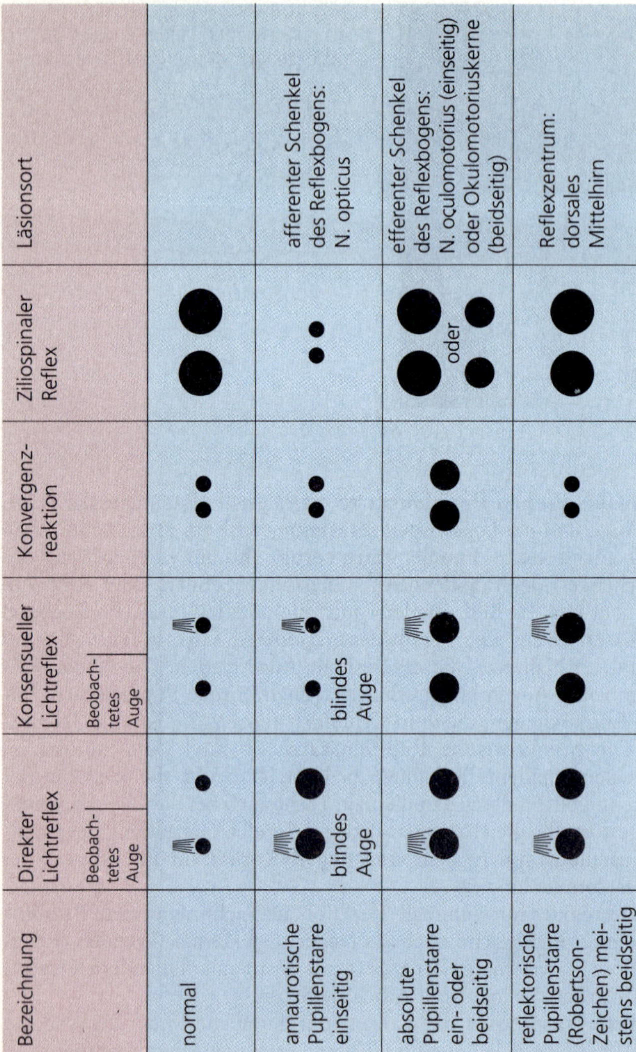

Abb. 8. **10** Verschiedene Arten von Pupillenstarre (aus: *Schenck, E.*: Neurologische Untersuchungsmethoden, 4. Aufl. Thieme, Stuttgart 1992)

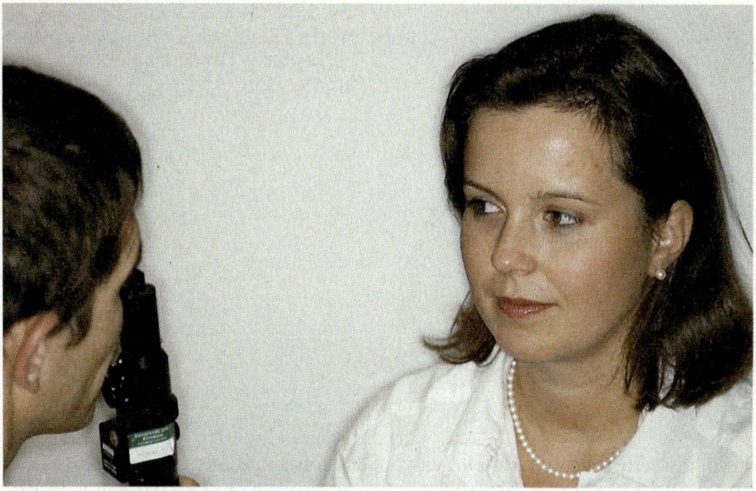

Abb. 8. **11** Beurteilung der brechenden Medien im durchfallenden Licht

8.6.5 Die Untersuchung der Linse

Bei der Untersuchung der Linse, die durch weitgestellte Pupillen erleichtert wird, erscheinen Trübungen im seitlichen fokalen Licht grau. Im durchfallenden Licht bilden sie dagegen einen dunklen Schatten vor dem roten Fundus.

Für diese Untersuchung (Abb. 8. **11**) halten Sie in etwa 50 cm Abstand vom Patientenauge eine Lampe unter Ihr eigenes Auge und fordern den Patienten auf, in die Lichtquelle zu blicken. Bei dichter Katarakt kann der Fundus völlig abgedeckt werden, so daß kein roter Reflex der Netzhaut mehr sichtbar wird. Eine weiterführende Untersuchung des Augenhintergrundes mit dem Ophthalmoskop ist erforderlich:

- Wenn der Patient über Beschwerden klagt, die auf Veränderungen des Augenhintergrundes schließen lassen,
- wenn Sie bei der beschriebenen Routineuntersuchung der Augen pathologische Befunde erhoben haben,
- wenn Allgemeinerkrankungen wie Hypertonie bzw. Diabetes vorliegen, die mit charakteristischen Symptomen an den Augen einhergehen.

8.6.6 Der intraokulare Druck

Durch die bimanuelle ***palpatorische Beurteilung des intraokularen Drucks*** kann der Erfahrene bei Vergleich mit dem eigenen Auge grobe Aussagen über den Druck des Auges machen, wenn der Druck des Patientenauges stark erhöht ist, z.B. beim akuten Glaukom. Damit wird das Risiko vermindert,

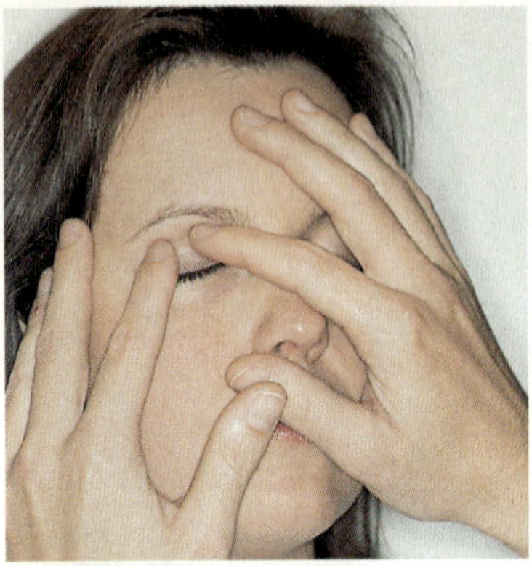

Abb. 8.**12** Stützen Sie bei der palpatorischen Beurteilung des intraokularen Druckes beide Hände am Kopf des Patienten ab!

durch Erweiterung der Pupille einen Glaukomanfall auszulösen. Achten Sie darauf, daß Sie bei der Palpation beide Hände am Kopf des Patienten abstützen (Abb. 8.**12**) und nicht mit beiden Fingern gleichzeitig, sondern waagebalkenähnlich auf den Bulbus drücken. Eine zuverlässigere Beurteilung gestattet nur ein Tonometer.

Für die ***Messung des intraokularen Drucks*** kann man noch das **Tonometer** nach Schiötz benutzen. Damit messen Sie, wie tief ein definierter Senkstift durch sein Eigengewicht die Hornhaut eindellt (Abb. 8.**13**). Man spricht deshalb auch von einem Impressionstonometer. Die abnorme Rigidität von Kornea und Sklera, die durch das verdrängte Kammerwasser gedehnt werden, führt leicht zu Meßfehlern. Sie können mit dem Applanationstonometer, das die Hornhaut im Bereich von 4 mm „applaniert", weitgehend vermieden werden. Grenzwerte kann auch der Nicht-Facharzt mit dem Glaucotest-Grenzwert-Tonometer feststellen.

Die Hornhaut wird für die Tonometrie mit einem Anästhetikum, bei der Grenzwerttonometrie zusammen mit Fluoreszein anästhesiert. Liegen die Druckwerte bei Mehrfachmessungen über 20 mmHg, so besteht der Verdacht auf ein latentes Glaukom. Auch Werte bis 20 mmHg können Zeichen für okulare Hypertension sein, ohne daß Gesichtsfeldausfälle oder Visusveränderungen auftreten und ohne daß ein Glaukom vorliegt.

8.6.7 Die Untersuchung mit dem Augenspiegel

Der Augenhintergrund sollte mindestens dann untersucht werden, wenn der Patient über Sehbeschwerden klagt, die durch die Untersuchung der vorderen Augenabschnitte nicht erklärt werden können, wenn Allgemeinerkrankungen wie Hypertonie oder Diabetes Befunde erwarten lassen und wenn typische anamnestische Angaben wie Splitterverletzungen oder plötzliche schmerzlose

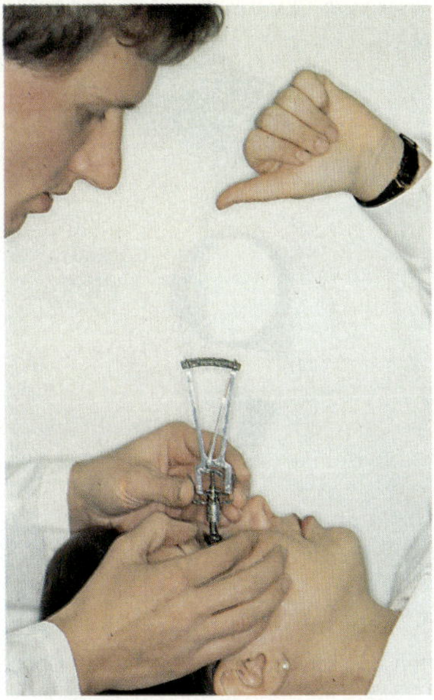

Abb. 8. **13** Die Untersuchung mit dem Tonometer nach Schiötz

Verschlechterung des Sehens den Verdacht auf eine Erkrankung der hinteren Augenabschnitte lenken.

Für die Untersuchung mit dem Augenspiegel erweitern Sie die Pupille mit einem kurzwirkenden Sympathikomimetikum oder Parasympathikolytikum. Dazu verwenden Sie z. B. einen Tropfen Mydriatikum Chibret oder Mydriatikum Roche. Diese Weitstellung ist besonders für die Beurteilung der Gefäße und der Peripherie des Augenhintergrundes erforderlich.

Es ist ein Kunstfehler, die Pupille eines Patienten weitzustellen, der selbst mit dem Wagen weiterfahren will.

Zum Spiegeln verwenden Sie das Ophthalmoskop und eine Sammellinse. Ihre Brille nehmen Sie dazu ab.

Mit der **Spiegelung im umgekehrten und seitenvertauschten Bild** – man spricht auch von der indirekten Ophthalmoskopie – verschaffen Sie sich mit einer viereinhalbfachen Vergrößerung einen Überblick über die Netzhaut. Dazu blicken Sie aus einem Abstand von etwa 60 cm – das entspricht einem ausgestreckten Arm – durch den Sucher des Augenspiegels und lassen das Licht durch die vorgehaltene Sammellinse durch die Pupille auf den Fundus fallen (Abb. 8. **14**). Benutzen Sie dazu eine Kryptogen-S-Lampe 3,5 V.

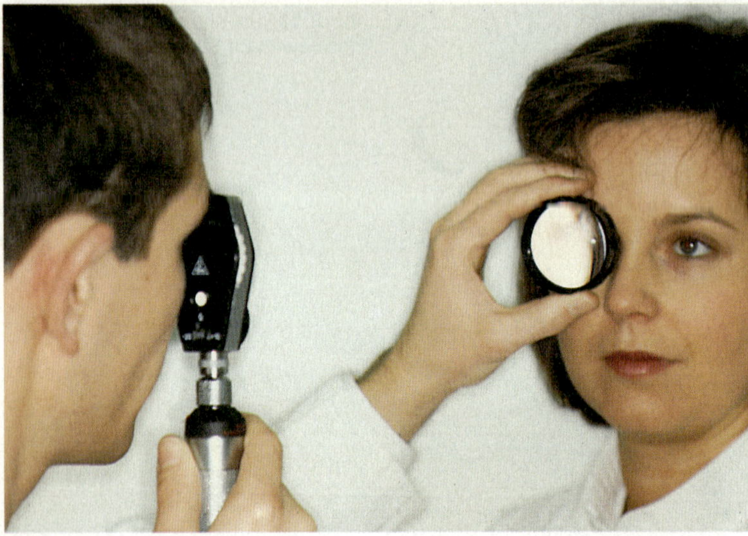

Abb. 8. **14** Mit der Spiegelung im umgekehrten Bild verschaffen Sie sich einen Überblick über die Netzhaut

Mit der Sammellinse von 20 Dioptrien bündeln Sie die reflektierten Strahlen. Halten Sie die Lupe mit Daumen und Zeigefinger Ihrer linken Hand im Abstand von etwa 7 cm vor das Auge des Patienten und akkommodieren dabei Ihr eigenes Auge auf das etwa 8 cm vor der Lupe entstehende vergrößerte, umgekehrte Bild (Abb. 8. **15 a**).

Sie erleichtern sich die Arbeit, wenn Sie den gekrümmten, 3., 4. und 5. Finger der Lupenhand an der Stirn des Patienten abstützen. Achten Sie aber darauf, daß Sie bei der Untersuchung des linken Auges das rechte Auge nicht verdecken.

Für die Spiegelung des Papillenbereichs im linken Patientenauge lassen Sie den Patienten auf ihr linkes Ohr schauen; dabei müssen Patient und Untersucher möglichst gleich hoch und „Nase zu Nase“ sitzen. Für die Spiegelung des rechten Auges blickt der Patient auf das rechte Ohr des Untersuchers.

Feinere Veränderungen im Augenhintergrund erkennen Sie bei der **Spiegelung im aufrechten Bild** in etwa sechzehnfacher Vergrößerung. Dazu gehen Sie mit dem Ophthalmoskop möglichst nahe an das Patientenauge, und zwar untersuchen Sie mit Ihrem linken Auge das linke und mit Ihrem rechten Auge das rechte Patientenauge (Abb. 8. **15 b**).

Mit der ***Augenspiegelung*** beurteilen Sie am ***Augenhintergrund*** (Abb. 8. **16**): Die **Papille** nach Farbe, Form, Größe, Grenzen, Niveauunter-

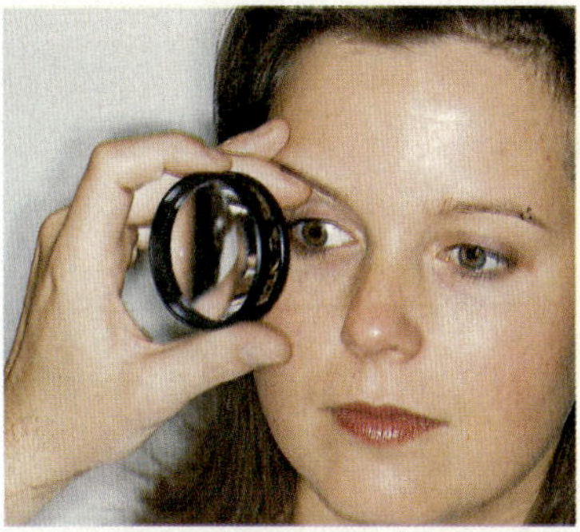

Abb. 8. **15 a** Haltung der Lupe bei der Spiegelung im umgekehrten Bild

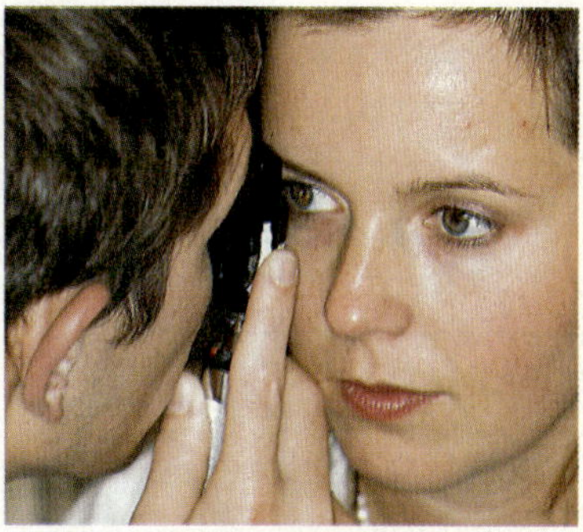

Abb. 8. **15 b** Spiegelung im aufrechten Bild

schieden und Gefäßen: Die normale Papille ist rotgelb, rund bis leicht oval mit einem Durchmesser von etwa 0,5 mm. Sie ist scharf gegen die Netzhaut abgegrenzt. Aus ihrer hellen Mitte, die eine kleine sog. physiologische Exkavation aufweisen kann, treten die Zentralgefäße der Netzhaut aus; die normale Papillengrenze ist scharf.

Pilzförmige Niveauunterschiede im Fundus können Sie mit dem Augenspiegel im aufrechten Bild durch Vorschalten von Plusgläsern und im Vergleich zum Niveau der Makula messen.

Die **Makula** ist ein etwa papillengroßer, ovaler, gefäßfreier, seichter Krater. Im rotgelben Licht erscheint die Makula etwas dunkler pigmentiert, mit Grünfilter, also im rotfreien Licht, als gelber Fleck, deshalb Macula lutea. In ihrer Mitte leuchtet die **Fovea centralis** auf. Sie liegt genau in der Sehachse und im Zentrum des Augenhintergrundes. Ihr Durchmesser beträgt 1,5 mm.

Papillenproliferation und Begleitsymptome Diagnostische Bedeutung

- weißliche, bürstenförmige Ausstrahlung aus der Papille, gefäßüberdeckend: *myelinisierte Nervenfasern* ohne pathologische Bedeutung
- insgesamt blasse Papille mit scharfer Begrenzung und sichtbarer Lamina cribrosa, Gefäße normal: bei *Optikusatrophie,* z. B. toxisch durch Methylalkohol, Tumor, Kompression des N. opticus
- temporale Papillenabblassung nach Bulbärneuritis bei *multipler Sklerose*
- Anämie, Zungenbrennen, rote Zunge, Hepatosplenomegalie, Babinski-Zeichen: bei *perniziöser Anämie*
- verwaschene Begrenzung der Papille, Lamina cribrosa verdeckt, weiße Gefäßscheiden: *Optikusatrophie* durch erhöhten Hirndruck bei Hirntumor
- Hyperämie der Papille mit verwaschenen Rändern: Papillitis bei *Optikusneuritis* im Zusammenhang mit Retinitis, multipler Sklerose, Sinusitis, Infektionskrankheiten und Methylalkohol
- ohne Sehstörungen, nasal verwaschene Papillenränder, Ödem ohne Venenstauung: bei *Papillenödem* durch Hirndruck oder Hydrozephalus bzw. Salicylate, Ovulationshemmer oder Cortisontherapie

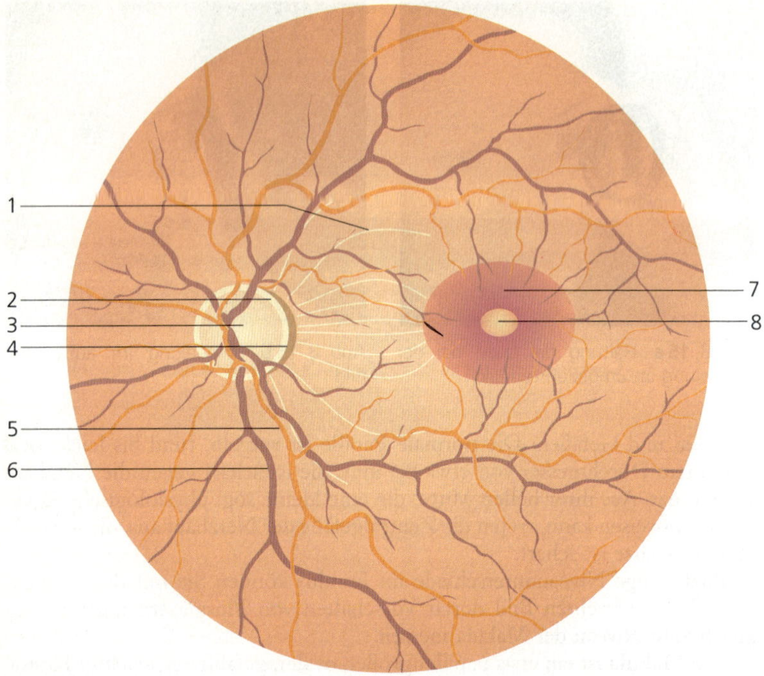

Abb. 8. **16** Der Hintergrund des linken Auges. **1** Makulopapillares Faserbündel, **2** Skleralring der Sehnervenpapille, **3** physiologische Aushöhlung der Sehnervenpapille (Discus n. optici), **4** Pigmentring der Sehnervenpapille, **5** Ast der Zentralarterie (A. centralis retinae) mit Lichtreflex, **6** Ast der Zentralvene (V. centralis retinae), **7** gelber Fleck (Macula lutea), **8** zentrale Grube (Fovea centralis) (aus *Faller, A.:* Der Körper des Menschen, 8. Aufl. Thieme, Stuttgart 1978)

Sie wirkt etwas dunkler als ihre Umgebung und hat in ihrer Mitte eine kleine Einziehung, die Foveola, die das einfallende Licht des Augenspiegels mit dem Foveolarreflex widerspiegelt. In ihrem Zentrum enthält sie nur Zapfen.

Fordern Sie den Patienten für die Beurteilung der Fovea centralis auf, in Ihren Spiegel zu schauen, und lassen Sie ihn dann zur systematischen Abklärung der Peripherie des Augenhintergrundes nach links oben, links seitlich, links unten, rechts unten, rechts seitlich und rechts oben blicken. Achten Sie bei der Beurteilung der Makula und der Fovea auf die Regelmäßigkeit der Strukturen und auf Einlagerungen wie Blut und Lipide. Pigmentverschiebungen und marmorierte Aufhellungen lassen besonders bei älteren Menschen an eine Makuladegeneration denken.

Netzhautblutung und Begleitsymptome
Diagnostische Bedeutung

- als kleine, runde Flecken mit unscharfen Rändern und weißer Mitte, Fieber*, Schüttelfrost, Gelenkschmerzen und Splitterblutung unter den Fingernägeln bei *subakuter bakterieller Endokarditis*
- flächenhaft peripapillär, z. B. bei Subarachnoidalblutung, Stauungspapille, strichförmige Blutungen mit Cotton-wool-Herden, Papillenschwellung, extrem dünnen Arterien mit hellen Begleitstreifen bei *Retinopathia angiospastica IV*
- Polydipsie, Polyurie, Gewichtsverlust*, Schwäche und Impotenz bei *Diabetes*
- symmetrisches Exanthem, Arthralgien, Thorax- und/oder Bauchschmerz* bei *Lupus erythematodes*
- Gelenkschmerz*, Extremitätenschmerz*, Zyanose*, Hepatosplenomegalie bei *Polycythaemia vera*
- Schwäche, Gewichtsverlust*, Ermüdbarkeit, Hepatosplenomegalie bei *Leukämie*

Venenstauung und Begleitsymptome
Diagnostische Bedeutung

- mit Gelenk- und Extremitätenschmerz*, Zyanose* und Hepatosplenomegalie bei *Polycythaemia vera*
- mit Schwäche, Gewichtsverlust*, leichter Ermüdbarkeit und Blutbildveränderungen, Hepato-Splenomegalie bei *Leukämie*
- mit Halsvenenstauung, Ödemen* und Lebervergrößerung bei *Rechtsinsuffizienz*

Cotton-wool-Herde finden Sie als unscharf begrenzte, helle Flecken in der **Retina,** gehäuft gemeinsam mit Mikroaneurysmen und streifigen Blutungen, ***Retinaablösungen*** als graue Vorwölbung und mit Randfaltungen z. B. nach Blutungen oder bei Retinamalignom.

Die **Arterien der Retina** sind hellrot und haben einen breiten Reflexstreifen. Sie sind dünner als die dunkelroten Venen. ***Arterienverschluß*** mit blasser Retina, schmalen, pulslosen Gefäßen und kirschroter Makula findet man z. B. im Rahmen einer Arteriitis temporalis, Periarteriitis nodosa und akutem Gelenkrheumatismus.

Die **Venen** sind dunkelrote Gefäße, dicker und stärker geschlängelt als die Arterien. Sie haben einen schmalen Reflexstreifen. Achten Sie auf besonders pralle Füllung bei Stauung und auf das Gunnsche Kreuzungsphänomen bei Hypertonie oder Arteriosklerose. ***Venenverschluß*** führt zu Stauung und Torquierung der Retinavenen und zu Retinablutungen.

8.6.8 Funktionsprüfungen

Sehschärfe

Die Sehschärfe prüfen Sie grob mit den bekannten Leseprobentafeln an jedem Auge einzeln (Abb. 8.**17** und 8.**18**). Achten Sie darauf, daß der Patient das andere Auge mit der Handfläche und nicht mit den Fingern zuhält, durch deren Zwischenräume er blicken könnte. Sie lassen den Patienten eine der

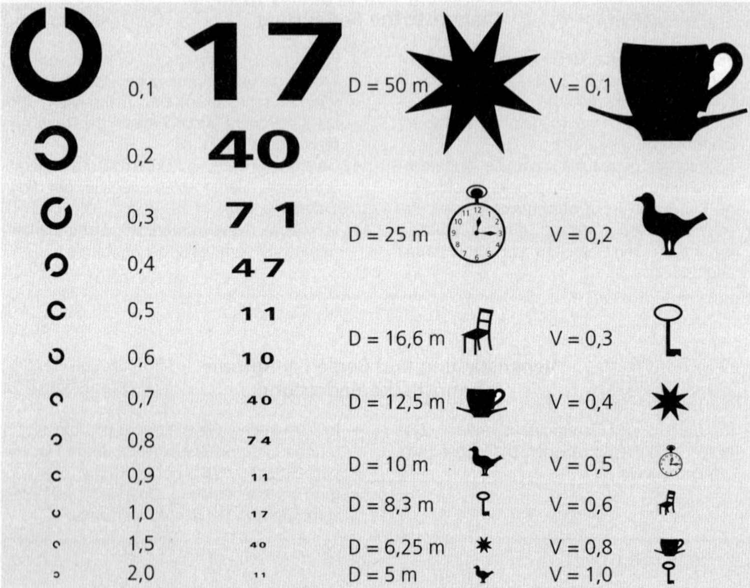

Abb. 8. **17** Leseprobentafeln für Kinder und bei Verständigungsschwierigkeiten

Tafeln in der angegebenen Entfernung – meist 5 m – mit bloßem Auge oder seiner Fernbrille lesen.

Neben den Zeilen finden Sie auf den Sehtafeln die Entfernung angegeben, in der Normalsichtige die Zeichen gerade noch erkennen können. Man dokumentiert den Befund bei der Sehprüfung als Bruch der normalen Sehfähigkeit. Im Zähler steht der Prüfabstand, z. B. 5 m, KÜCHLE spricht von der Ist-Entfernung. Im Nenner wird die Entfernung genannt, in der der Normalsichtige die Zeile gerade noch lesen können muß. Das ist die Soll-Entfernung.

Wird maximal die 4. Zeile also in 5 m Abstand gelesen, so heißt der Befund: $\frac{5}{20} = \frac{1}{4}$ oder 0,25 der normalen Sehfähigkeit.

Werte, die unter $\frac{5}{50}$ oder einem Zehntel der normalen Sehschärfe liegen, mißt man in kürzeren Prüfabständen, also z. B. $\frac{2}{50}$ oder in der nächsten Stufe der Sehbehinderung als „Fingerzählen in 6, 3 und 1 m Abstand", grundsätzlich für jedes Auge einzeln.

Bei noch größerer Sehbehinderung läßt man die Richtung der „Handbewegung" und schließlich im abgedunkelten Raum den „Lichtschein" einer vorgehaltenen Taschenlampe beurteilen. Die vollständige Blindheit wird als „Amaurose" bezeichnet, d. h. der Patient kann Lichtschein nicht mehr erkennen.

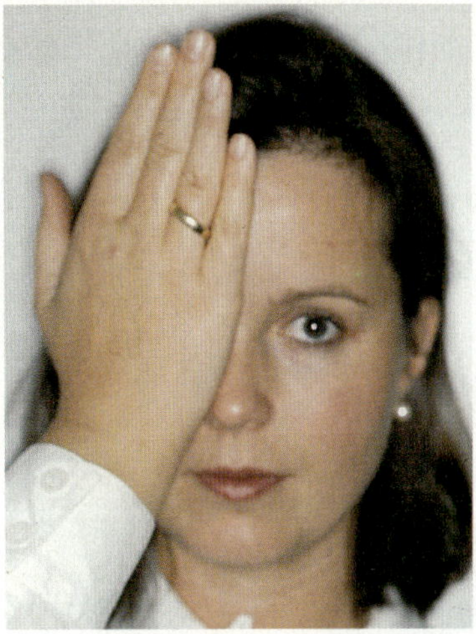

Abb. 8.**18** Zur Prüfung der Sehschärfe deckt der Patient das Auge mit der Handfläche, nicht mit den Fingern ab

Für Zahlen-, Buchstaben-, Ring- und Bildtafeln gilt das Snellen-Prinzip, nach dem der Normalsichtige Einzelheiten noch wahrnimmt, wenn sie untereinander einen Abstand von 1 Bogenminute haben. Dieser sogenannte Sehwinkel entspricht genau einer Zäpfchenbreite. Getrennt nimmt man, mit anderen Worten, etwas wahr, wenn in der Netzhaut mindestens ein ungereizter Zapfen zwischen zwei gereizten Zapfen liegt.

Die Nahsehschärfe wird mit den Tafeln nach Nieden und Birkenhäuser untersucht, deren Texte numeriert sind. Den Befund dokumentiert man für den noch fehlerfrei gelesenen Text, z. B. als „Nieden 2 in 30 cm“.

Feststellung des Gesichtsfeldes

Einen groben Einblick in die Ausdehnung des Gesichtsfeldes – das ist der gesamte Raum, in dem das fixierte Auge etwas wahrnimmt – gibt der Vergleich mit dem eigenen Gesichtsfeld, der sog. Konfrontations- oder Parallelversuch. Dazu deckt der Patient ein Auge völlig ab und fixiert mit dem anderen das gegenüberliegende, nicht abgedeckte Auge des Arztes, der in etwa 1 m Abstand in gleicher Augenhöhe steht (Abb. 8.**19**).

Der Untersucher bewegt dann seinen ausgestreckten Arm mit erhobenem Zeigefinger von der Peripherie her auf verschiedenen Radien von temporal oben und unten und von nasal seitlich oben und unten in Richtung auf das Patientenauge.

Der Patient gibt ein Zeichen „jetzt“, wenn er den Finger des Untersuchers sieht. Der Arzt vergleicht also das Gesichtsfeld des linken Patientenauges mit

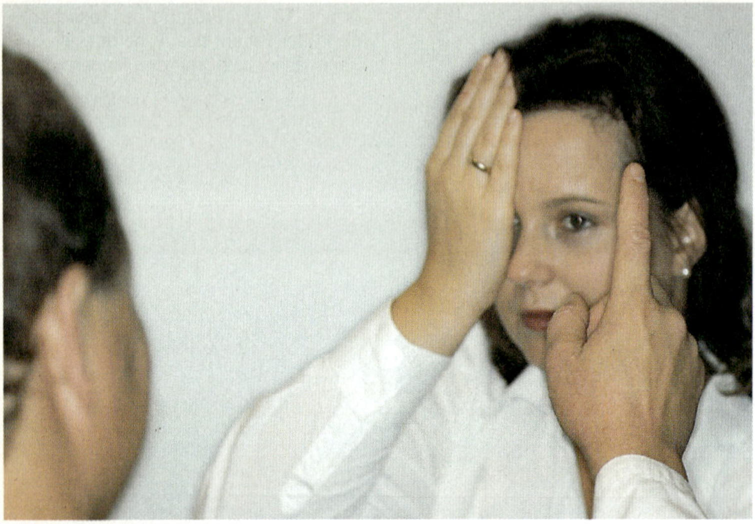

Abb. 8.**19** Parallelversuch zur groben Bestimmung des Gesichtsfeldes

dem Gesichtsfeld seines eigenen rechten Auges. Normalerweise reicht es temporal über 90°, unten bis 70°, nasal und oben bis 60°.

Die Methode ist so grob, daß man meist nur den Ausfall eines Quadranten oder einer Gesichtsfeldhälfte (Hemianopsie) feststellen kann. Deshalb sollten Sie schon bei Verdacht auf Gesichtsfeldausfälle eine Perimeteruntersuchung durch den Facharzt vornehmen lassen.

Gesichtsfeldausfälle – Skotome Diagnostische Bedeutung

Hemianopsie = Halbseitenblindheit (Ausfall einer Gesichtsfeldhälfte auf beiden Augen)

- homonyme Hemianopsie durch Ausfall derselben Seite auf beiden Augen bei *Schäden im Tractus opticus oder der zentralen Sehbahn oder im Sehzentrum*
- heteronyme Hemianopsie durch gekreuzten Ausfall der beiden temporalen Seiten des Gesichtsfeldes bei *Chiasma-Schäden*
- doppelte Hemianopsie durch gleichseitigen und gekreuzten Ausfall der Gesichtsfeldhälften mit Röhrenskotom durch Schäden in beiden Sehzentren bei *Apoplex*

Skotome durch Ausfall oder Abdunklung umschriebener Gesichtsfeldanteile

- bogenförmiges Skotom ausgehend vom blinden Fleck bei *Ausfall des papillo-makulären Bündels durch Glaukom*
- Farbskotom für Rot und Grün bei *Sehnerverkrankungen*
- Farbskotom für Blau und Gelb bei *Erkrankungen von Retina und/oder Choreoidea*
- Flimmerskotom als peripheren Gesichtsfeldausfall mit Flimmern, Blitzen und Funken bei *Migräne oder zerebrovaskulärer Insuffizienz* durch Arteriosklerose oder Gefäßstenose

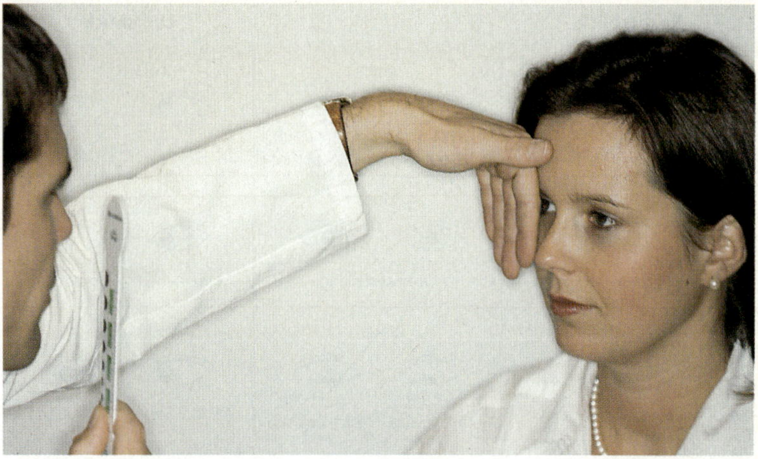

Abb. 8. **20** Abdecktest zur Untersuchung des Strabismus

Untersuchung des Strabismus

Für eine Prüfung der Augenstellung zueinander bietet sich der **Lichtreflex auf den Hornhäuten** als einfachste Prüfung an. Normalerweise liegt der Lichtreflex auf beiden Hornhäuten fast zentral.

Zur Durchführung des **Abdecktests** fordern Sie den Patienten auf, einen kleinen Gegenstand hinter dem Untersucher oder die Lampe des Untersuchers zu fixieren. Dann decken Sie ein Auge ab und beobachten dabei die Bewegung des freien, eventuell schielenden Auges (Abb. 8. **20**). Bei Strabismus macht das nichtabgedeckte Auge eine Einstellbewegung, und zwar nach temporal, wenn ein *Strabismus convergens* vorliegt, und nach nasal, wenn es sich um einen *Strabismus divergens* handelt. Der Test muß mit dem anderen Auge wiederholt werden. Nach der Ursache unterscheidet man Begleitschielen, *Strabismus concomitans*, bei dem das schielende Auge das fixierende uneingeschränkt begleitet, vom *Strabismus paralyticus.*

Zur Feststellung eines latenten Schielens, also einer Heterophorie, benutzt man den **Aufdecktest.** Wenn der Patient einen entfernten Gegenstand fixiert, deckt man ein Auge ab. Macht dieses Auge bei plötzlicher Freigabe eine langsame Einstellbewegung, so liegt ein latentes Schielen vor, d. h., es kommt erst zum Schielen, wenn man die Verschmelzung der Sinneseindrücke beider Augen künstlich aufhebt. **Pseudostrabismus** entsteht, wenn Gesichtslinie – man kann auch Sehachse sagen – und optische Achse, d. h. die Krümmungsmittelpunkte der brechenden Medien, nicht übereinstimmen. Das führt dazu, daß die Reflexbildchen trotz Einstellung der Gesichtslinien auf das Objekt neben dem Hornhautzentrum liegen.

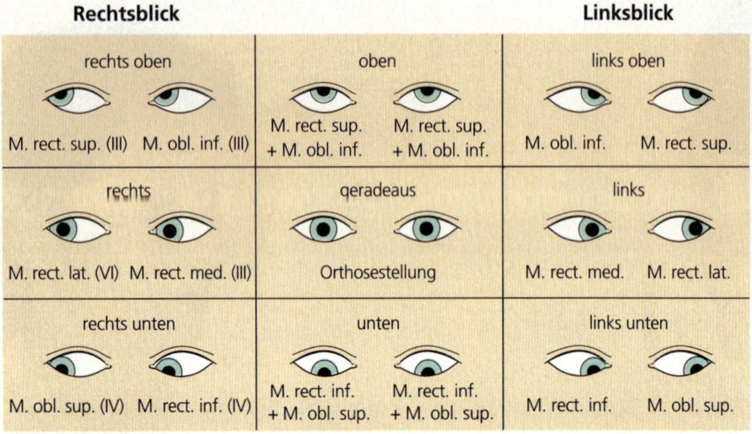

Abb. 8.**21** Schema der regelrechten okulären Motorik (nach *Hollwich, F.:* Augenheilkunde, 10. Aufl. Thieme, Stuttgart 1982)

Motilitätsprüfung

Zur Untersuchung der Blickbewegungen fordern Sie den Patienten auf, in wechselnde Richtungen Ihres in etwa 40 cm Abstand vorgehaltenen Fingers zu blicken, ohne den Finger zu fixieren. Achten Sie darauf, daß der Patient den Kopf ruhig hält. Bleibt ein Auge in einer der Hauptblickrichtungen zurück, kann es sich z. B. um eine Unterfunktion des zuständigen Agonisten bzw. eine Überfunktion des Antagonisten handeln. Die Hauptblickrichtungen sind:

rechts, rechts oben, oben, links oben,
links, links unten, rechts unten.

Zu ihnen gehört also nicht der Blick gerade nach vorn und gerade nach unten (Abb. 8.**21**). Den Zusammenhang zwischen Störungen der Augenbewegungen und den einzelnen Muskeln und Nerven (Abb. 8.**22**) finden Sie ausführlicher

Abb. 8.**22** Kompensatorische Kopfhaltungen bei Augenmuskellähmungen. Folgende Muskeln können bei der angegebenen Kopfhaltung gelähmt sein: **a** M. rectus lat. sin. – M. rectus med. dext. **b** M. rectus lat. dext. – M. rectus med. sin. **c** M. rectus sup. dext. – M. rectus sup. sin. **d** M. rectus inf. dext. – M. rectus inf. sin. – M. obliquus sup. dext. – M. obliquus sup. sin. **e** M. obliquus inf. dext. **f** M. obliquus inf. sin. **g** M. rectus sup. dext. – M. obliquus inf. dext. **h** M. rectus sup. sin. – M. obliquus inf. sin. **i** M. obliquus sup. sin. **k** M. obliquus sup. dext. **l** M. rectus lat. dext. – M. rectus inf. dext. – M. obliquus sup. sin. **m** M. rectus lat. sin. – M. rectus inf. sin. – M. obliquus sup. dext. **n–o** Caput obstipum. **p** M. rectus med. sin. – M. obliquus inf. dext. **q** M. rectus med. dext. – M. obliquus inf. sin. **r** M. rectus inf. dext. – M. obliquus sup. sin. **s** M. rectus inf. sin. – M. obliquus sup. dext. **t** M. rectus sup. sin. – M. obliquus inf. dext. **u** M. rectus sup. dext. – M. obliquus inf. sin. (nach *Sachsenweger*) ▶

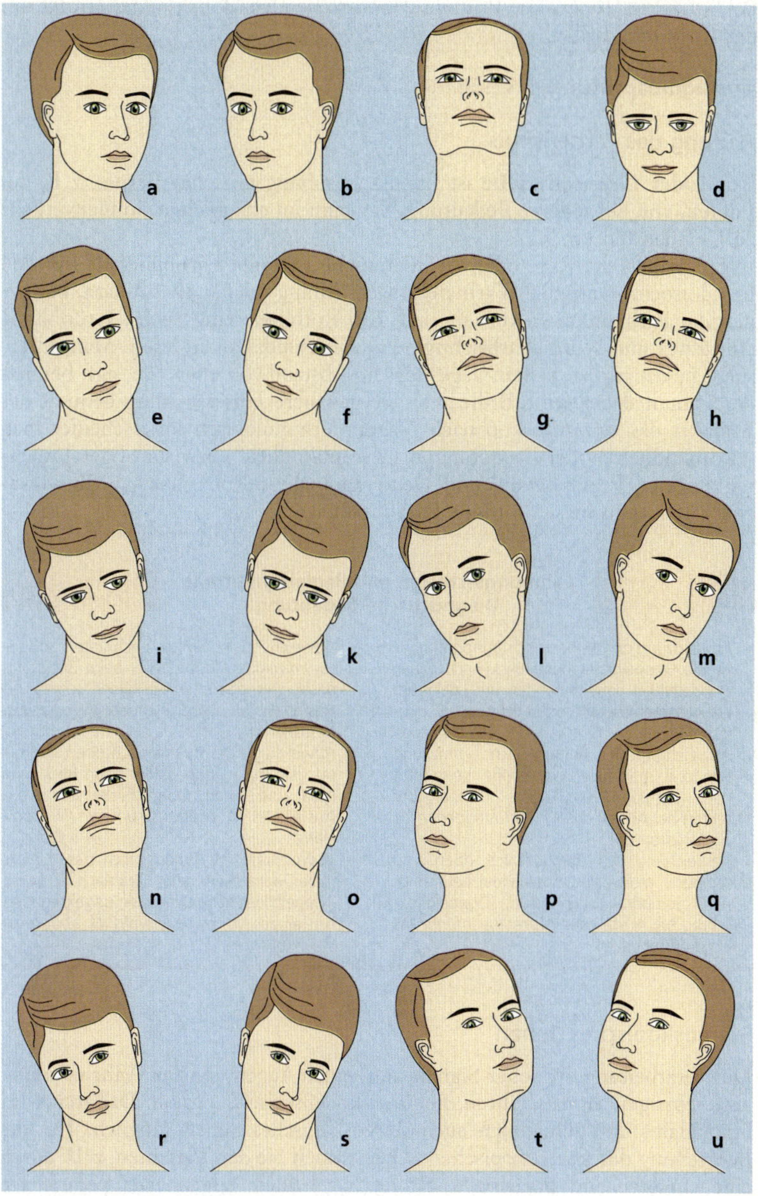

Abb. 8. **22**

bei SCHENCK (1985). Die Prüfung der entstehenden Doppelbilder erfolgt mit der Rot-Grün-Brille.

Nystagmusprüfung s. S. 158

Prüfung des Farbensinns

Rot- oder Grünschwäche ist für die Ausübung mancher Berufe, z. B. des Piloten, von besonderer Bedeutung. Sie kann im alltäglichen Straßenverkehr zu Unfällen führen.

Sie prüfen die Rot- oder Grünschwäche bzw. die Farbblindheit mit den pseudoisochromatischen Farbtafeln nach Stilling oder nach Ishihara, bei denen die Farbpunkte so verteilt sind, daß Rotblinde eine Sechs, Grünblinde eine Zwei und Normalfarbsichtige eine Sechsundzwanzig lesen. Man untersucht beidäugig bei hellem Tageslicht im Abstand von etwa 1 m, ggf. benutzt der Patient dabei seine Brille. Für die genauere Untersuchung benutzt der Facharzt das Anomaloskop nach Nagel. Terminologisch unterscheidet man („Rotblindheit") oder Deuteranopie („Grünblindheit") bzw. die abgeschwächten Formen Protanomalie und Deuteranomalie („Rot-" bzw. „Grünschwäche") und Achromasie (= totale Farbblindheit).

Lähmungsschielen und Begleitsymptome
Diagnostische Bedeutung

- Abweichung des Bulbus nach temporal, maximale Doppelbilder beim Blick nach nasal, Doppelbilder nebeneinander und gekreuzt bei *Ausfällen des M. rectus internus (N. oculomotorius)*
- Abweichung des Bulbus nach unten und temporal, maximale Doppelbilder beim Blick nach temporal und oben, Doppelbilder schräg bei Ausfall des *M. rectus superior (N. oculomotorius)*
- Abweichung des Bulbus nach oben und temporal, maximale Doppelbilder beim Blick nach temporal und unten, Doppelbilder schräg bei Ausfall des *M. rectus inferior (N. oculomotorius)*
- Abweichung des Bulbus nach unten und nasal, maximale Doppelbilder beim Blick nach nasal und oben, Doppelbilder schräg bei Ausfall des *M. obliquus inferior (N. oculomotorius)*
- Abweichung des Bulbus nach oben und nasal, maximale Doppelbilder beim Blick nach nasal und unten, Doppelbilder schräg bei Ausfall des *M. obliquus superior (N. trochlearis)*
- Abweichung des Bulbus nach nasal, maximale Doppelbilder beim Blick nach temporal, Doppelbilder nebeneinander, ungekreuzt bei Ausfall des *M. rectus lateralis (N. abducens)*

Stereoskopisches Sehen

Die Verarbeitung optischer Signale aus beiden Augen, die zur Wahrnehmung eines einzigen Signals führen, nennt man sensorische Fusion. Dadurch wird binokulares und schließlich auch stereoskopisches Sehen möglich. Für die Beurteilung des stereoskopischen Sehens lassen Sie den Patienten, z. B. durch eine entsprechend polarisierte Brille, mit beiden Augen zwei polarisierte

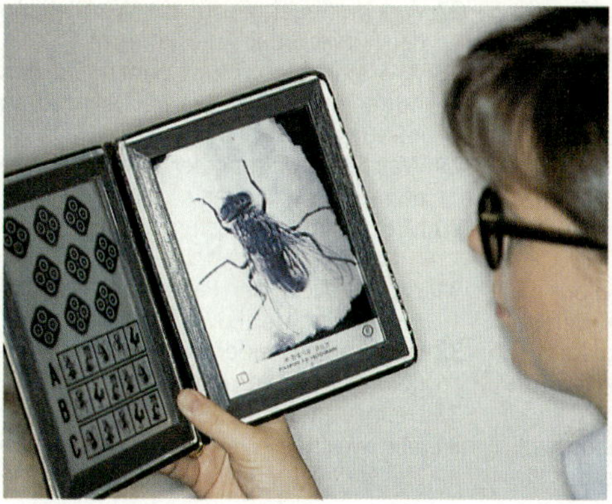

Abb. 8.**23** Fliegentest nach Wirth zur Prüfung des stereoskopischen Sehens

Halbbilder ansehen. Bei intaktem beidäugigem Sehen hat der Patient einen räumlichen Eindruck. Der **Fliegentest** nach Wirth ist auch bei Kindern leicht durchzuführen (Abb. 8.**23**).

Für die Dokumentation können Sie den Untersuchungsbogen S. 590 verwenden.

8.7 Aufgaben für die Selbstkontrolle

1 Nennen Sie drei Funktionsstörungen der Augenlider!

2 Wie können Sie palpatorisch entzündliche Veränderungen des Tränensakkes feststellen?

3 Womit prüft man die intakte Tränenproduktion?

4 Welche Vorsichtsmaßnahmen sollten Sie bei der Ektropionierung des Unterlides anwenden?

5 Mit welcher Technik beurteilen Sie die Bindehaut des Oberlides und des Tarsus?

6 Welcher Untersuchungsbereich sollte beim Vorliegen eines Strabismus besonders berücksichtigt werden?

7 Wie groß ist der normale horizontale Durchmesser der Hornhaut beim Erwachsenen?

8 Mit welchem Instrument und in welcher Richtung prüfen Sie die Sensibilität der Hornhaut?

9 Mit welchem einfachen Hilfsmittel kann man die Gleichmäßigkeit der Hornhautoberfläche beurteilen?

10 Wie stellt sich eine Hornhauttrübung dar bei frontaler Inspektion, bei seitlicher, fokaler Beleuchtung und bei der Spiegelung mit dem Ophthalmoskop?

11 Welchen Einfluß haben Hornhauttrübungen auf Reflexbilder?

12 Wie groß ist der durchschnittliche Abstand der Iris von der Hornhaut?

13 Was versteht man unter einer hinteren Synechie?

14 Definieren Sie die Begriffe Miosis, Mydriasis und Aniskorie!

15 Was ist die direkte Pupillenreaktion?

16 Was ist der konsensuelle Lichtreflex?

17 Mit welchem Abstand des Fingers prüft man die Naheinstellungsreaktion?
18 Was ist eine absolute Pupillenstarre?
19 Welche Form der Pupillenstarre liegt vor, wenn die krankhaft erweiterte Pupille nur noch auf die Belichtung des anderen Auges und auf Naheinstellung reagiert?
20 Welche Besonderheit in bezug auf die Pupillengröße liegt meist bei der reflektorischen Pupillenstarre vor?
21 Wie nennt man den verzögerten Reaktionsverlauf auf Licht?
22 Welche beiden Untersuchungen sollten Sie vor jeder Weitstellung der Pupillen durchführen?
23 Mit welcher Form der Spiegelung erhalten Sie einen Überblick über die Netzhaut, mit welcher Form führen Sie eine Detailuntersuchung durch?
24 Wohin lassen Sie den Patienten bei der Spiegelung des linken Auges blikken?
25 Welche fünf Strukturen untersuchen Sie im Augenhintergrund?
26 Mit welchem Applanationstonometer kann auch der Nichtfacharzt den intraokularen Druck in der Praxis beurteilen?
27 Welche Regel gilt für die Weitstellung der Pupillen bei Autofahrern?
28 Wie stark vergrößert sehen Sie den Augenhintergund bei der Spiegelung im aufrechten Bild?
29 Welchen Durchmesser hat die Pupille etwa in Wirklichkeit?
30 Mit welchem Filter erscheint die Macula lutea gelb?
31 Wohin blickt der Patient bei der Untersuchung der Fovea centralis?
32 Wie unterscheiden sich bei der Spiegelung Arterien und Venen?
33 Definieren Sie den Begriff Nystagmus!
34 Mit welchem Vergleich untersuchen Sie die Ausdehnung des Gesichtsfeldes?
35 Wie groß soll der Augenabstand zwischen Arzt und Patient bei der Gesichtsfeldprüfung sein?
36 Was versteht man unter Hemianopsie?
37 Mit welchem Test können Sie sich grob über die Stellung der Augen orientieren?
38 Wie unterscheiden Sie die Begriffe Protanopie und Deuteranopie?

Praktische Aufgaben

A Untersuchen Sie vor einem Spiegel die Tränenpünktchen an Ihren Augen und pressen Sie die Tränensäcke beiderseits aus!
B Untersuchen Sie vor dem Spiegel die Oberfläche ihrer Hornhaut (Spiegelung eines Fensterkreuzes o. ä.)!
C Untersuchen Sie gegenseitig Ihre Pupillenreaktion auf Licht!
D Palpieren Sie gegenseitig und auch Ihre eigenen Augäpfel, um ein Gefühl für den intraokularen Druck zu bekommen!
E Üben Sie die Untersuchung mit dem Augenspiegel im umgekehrten und im aufrechten Bild!
F Üben Sie auch die Untersuchung der Blickbewegungen und des Gesichtsfeldes und den Abdecktest!
G Lassen Sie sich zunächst nicht ophthalmologische Patienten für die praktische Übung Ihrer Untersuchungstechnik zuweisen. Auch an gesunden Augen können Sie Untersuchungstechniken lernen.

9 Die Untersuchung von Hals, Nase und Ohren[1]

9.1 Lernziele

Im folgenden Abschnitt erfahren Sie, wie man

- die für die Hals-Nasen-Ohren-ärztliche Untersuchung erforderlichen Instrumente sachgemäß anwendet,
- die Untersuchung in einer zweckmäßigen Reihenfolge durchführt,
- charakteristische Beschwerden einzelnen Untersuchungsbereichen zuordnet,
- charakteristische pathologische Befunde in den genannten Regionen erhebt,
- einfache Funktionsprüfungen des Hör- und Gleichgewichtsorgans selbständig beschreibt und durchführt
- sowie Leitsymptome für die Diagnostik verwendet.

9.2 Instrumente, Sitzhaltung und Kopfführung

Für die Untersuchung des gesamten HNO-Bereichs brauchen Sie eine homogene Lichtquelle von 60 W (matt), rechts 10–15 cm neben dem Kopf des Patienten, 40–50 cm schräg von Ihrem Stirnreflektor, der die Lichtstrahlen bündelt. Das entspricht einem guten Armabstand.

Sie können sich die Arbeit erleichtern und Fehler vermeiden, wenn Sie sich an eine bestimmte **Form und Reihenfolge der Untersuchung** gewöhnen.

1. Bei der Sitzhaltung (Abb. 9.**1**) achten Sie auf parallele Schulterachsen, „mühelosen" Armabstand und etwa gleiche Kopfhöhe. Dabei ist das linke Untersucherauge bei gerade gehaltenem Kopf vor dem Untersuchungsobjekt. Die Achse der beiden Köpfe ist also nach rechts verschoben (s. Abb. 9.**3**).
2. Sie fassen den Kopf des Patienten mit den Fingerspitzen und leichter Kraftanwendung. Damit verhindern Sie ein Ausweichen des Patienten und können den Kopf besser bewegen als mit der flachen Hand (Abb. 9.**2**). Das ist erforderlich, weil Sie den Kopf des Patienten führen. Ihr Kopf und damit der Einfallswinkel des Lichtstrahles bleiben bei der gesamten Untersuchung unverändert.

[1] Zur Veranschaulichung dieses Themas können Sie Teil 4 des Filmes „Die allgemeine ärztliche Untersuchung" benutzen. Einen zusätzlichen, ausführlicheren Filmteil „Die Untersuchung von Hals, Nase, Ohren" kann die HNO-Klinik Ihrer Universität bei der Arbeitsgruppe Didaktik der Medizinischen Hochschule Hannover anfordern

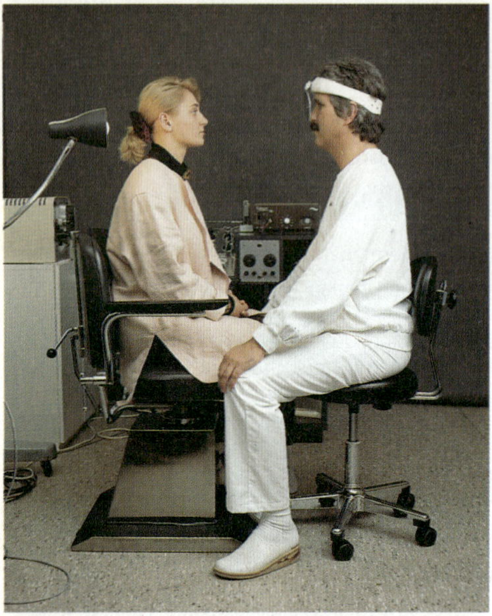

Abb. 9. **1** Sitzhaltung bei der Hals-Nasen-Ohrenärztlichen Untersuchung

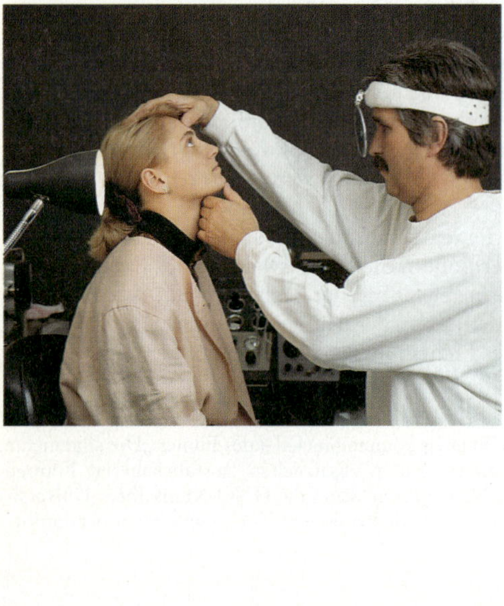

Abb. 9. **2** Führung des Patientenkopfes

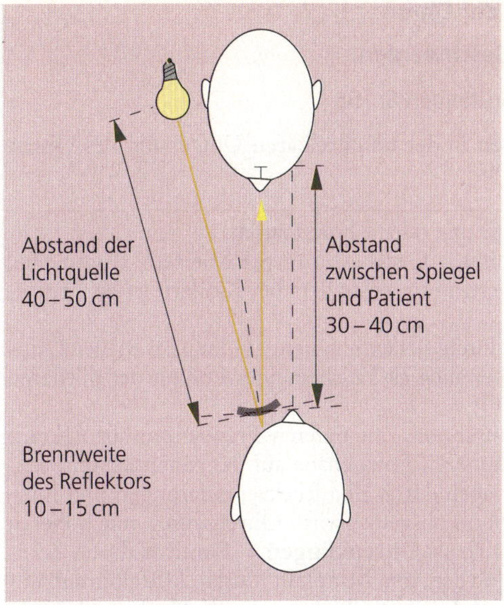

Abb. 9. **3** Strahlengang bei der Spiegelung

3. Den aufgesetzten Spiegel stellen Sie so ein, daß er vor dem linken Auge steht und gleichzeitig als Blendschutz wirkt. Der Lichtstrahl soll bei gerade gehaltenem Kopf das Objekt treffen, d.h. Licht- und Sehachse sollen zusammenfallen. Der Spiegel wird nahe vor das Gesicht gestellt (Abb. 9. **3**). Die Richtung des spiegelnden Lichtstrahls stimmt, wenn Sie Ihre eigene Pupille durch den Reflektor in einem Spiegel sehen können.
4. Bei der Untersuchung von

Bei der Untersuchung von	hält Ihre linke Hand	hält Ihre rechte Hand den
Ohren	den Ohrtrichter in der Endstellung	Kopf des Patienten
Nase	das Nasenspekulum	Kopf des Patienten
Mundhöhle	den Zungenspatel	Kopf des Patienten
Kehlkopf	die Zunge	Kehlkopfspiegel
Nasen-Rachen-Raum	den Zungenspatel	Nasen-Rachen-Spiegel

Denken Sie daran: Um den Einfallswinkel des Lichtstrahls nicht verändern zu müssen, bewegen Sie bei der Untersuchung unter Beibehaltung der eigenen Kopfstellung ausschließlich den Kopf des Patienten.

9.3 Die Untersuchung der Ohren

9.3.1 Charakteristische Beschwerden

Hörstörungen s. Funktionsprüfungen S. 155

Druckgefühl oder **Schmerzen** in der unmittelbaren Umgebung des Ohres, an der Ohrmuschel und im Ohr.

Ohrsekretion
- wird fötide bei Knocheneiterung oder Cholesteatom;
- eitrige Sekretion bei chronischer Otitis externa, perforiertem Trommelfell bei Otitis media und Cholesteatom; besonders bei Kindern ist an Fremdkörper zu denken;
- geruchlose Ohrsekretion durch Schleimhautentzündung, z.B. bei Otitis media in der Frühphase, aber auch als Zeichen einer Fraktur der mittleren Schädelgrube.

Ohrgeräusche, wie Ohrensausen, das mit tieferen Frequenzen auf Erkrankungen des Mittelohres, bei höheren Frequenzen auf das Innenohr und zentrale Ursachen hinweist, aber auch durch Blutdruckveränderungen und Intoxikationen (Nikotin und Alkohol) ausgelöst wird. Ohrensausen mit höheren Frequenzen bezeichnet man auch als **Ohrenklingen = Tinnitus** durch Zerumenpfröpfe, Fremdkörper, Polypen, im Mittelohr durch Mittelohrentzündung oder Otosklerose und im Innenohr bedingt durch Morbus Ménière, Schädelbasisfraktur, Tumor des N. acusticus oder Streptomycintherapie. Hinzu kommen Gangstörungen, Schläfenkopfschmerz und Erbrechen.

Ohrenschmerzen und Begleitsymptome
Diagnostische Bedeutung

- Durch Bewegung der Ohrmuschel verstärkt: weisen auf Erkrankungen des äußeren Gehörganges hin
- mit sichtbaren Hautveränderungen als Otitis externa, Ekzem, Epitheliom, Herpes zoster
- klopfende Schmerzen mit Hörstörungen, Hyperämie des Trommelfells, dann Verlust des Reflexes und Vorwölbung, Fieber: bei Otitis media
- Schmerzen aus der Nachbarschaft einstrahlend (Erkrankungen der Zähne, des Temporomandibulargelenks, der Halslymphknoten und bei Trigeminusneuralgie

Schwindeluntersuchung – diagnostische Bedeutung, S. 157

Fragen Sie den Patienten mit Ohrenbeschwerden oder entsprechenden Befunden auch ausdrücklich nach früheren Erkrankungen dieser Region und deren Behandlung sowie nach besonderen Lärmbelastungen am Arbeitsplatz.

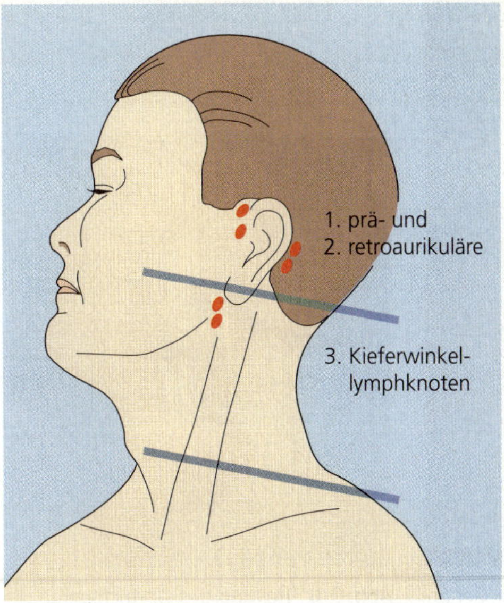

Abb. 9.**4** Lymphknoten in der Umgebung des Ohres

9.3.2 Befunderhebung am Ohr

Beim beschwerdefreien Patienten können Sie sich in der **Umgebung der Ohren** auf die ***Inspektion*** und ***Palpation*** des Mastoids, auf Druckschmerz und die Untersuchung der retroaurikulären, präaurikulären und Kieferwinkellymphknoten beschränken (Abb. 9.**4**). Druckschmerz über dem Tragus ist beim Säugling ein Zeichen für akute Otitis media, beim Erwachsenen gemeinsam mit Schmerzen im äußeren Gehörgang Zeichen eines Gehörgangfurunkels.

Retroaurikuläre Narben weisen auf frühere Ohroperationen hin.

Bei der Inspektion des **äußeren Ohres** (Ohrmuschel, Masthoid und äußerer Gehörgang) geben Einlagerungen Hinweise auf Allgemeinerkrankungen, z. B. knotige Natriumuratablagerungen bei Gicht (Tophi) oder schwarze Flecken bei der Alkaptonurie. Abstehende Ohrmuscheln mit schmerzhafter retroaurikulärer Schwellung sprechen für eine Mastoiditis. Abstehende Ohren oder Mißbildungen am Ohr können Anlaß zu psychischen Fehlhaltungen sein. Abstehende Ohrläppchen treten bei Parotitis auf, finden sich aber auch, zusammen mit einer Schwellung des Ohrläppchens, bei lymphatischer Leukämie.

Leichter Zug an der Ohrmuschel nach hinten und Vorwärtsstreichen des Tragus (Abb. 9.**5**) geben etwas mehr Einblick in den äußeren Gehörgang. Stützen Sie die Hand, die mit Daumen und Zeigefinger die Ohrmuschel faßt, am Kopf des Patienten ab. Damit ersparen Sie dem Patienten Schmerzen, die

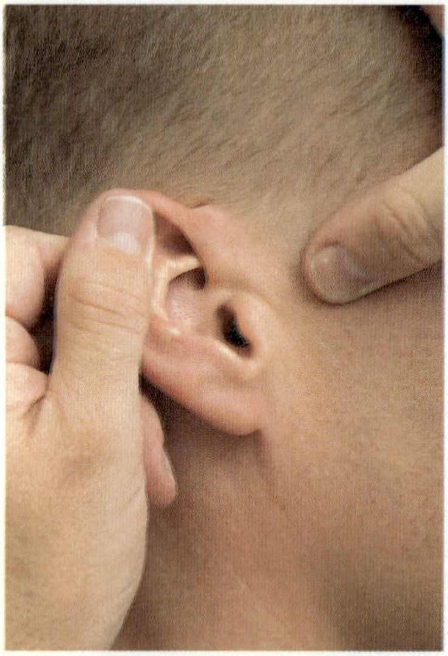

Abb. 9. **5** Öffnung des äußeren Gehörgangs

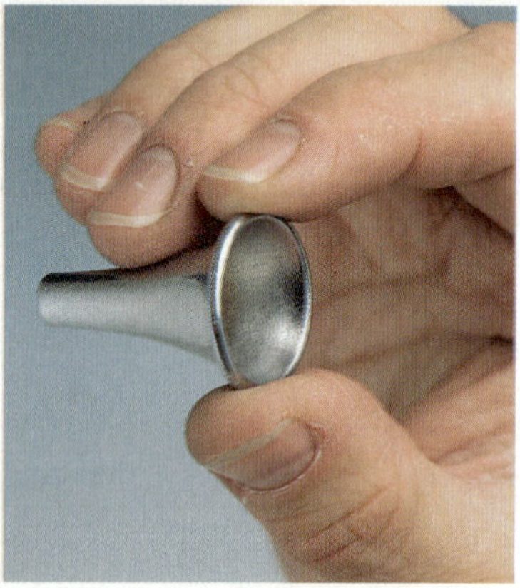

Abb. 9. **6** Haltung des Ohrtrichters

durch eine plötzliche, unwillkürliche Abwehrbewegung entstehen können. Bei Gehörgangsverletzungen, Exostosen und Tumoren muß immer ein Facharzt zugezogen werden.

Einführen des Ohrtrichters

Untersuchen Sie zunächst immer das gesunde Ohr. Zum Einführen des Ohrtrichters, den Sie zwischen Daumen und Zeigefinger halten (Abb. 9. **6**), stellen Sie durch Drehung des Patientenkopfes den Gehörgang so ein, daß er schräg nach vorn und oben verläuft und daß der Lichtstrahl Ihres Stirnreflektors dem Gehörgang folgt. Dazu drehen Sie den Kopf des Patienten um seine vertikale Achse zunächst so, daß sich die Nase vom Untersucher entfernt, für unsere Beschreibung des rechten Ohres also nach links.

Dann neigen Sie den Kopf von sich weg zur gegenüberliegenden (linken) Schulter hin. Damit bringen Sie den aufsteigenden Verlauf des Gehörganges horizontal in Ihren Lichtstrahl. Die Krümmung des knorpeligen Gehörganges gleichen Sie durch Zug an der Ohrmuschel nach hinten oben, also in der Verlängerung des Gehörganges aus. Mit dem Seitenwechsel der Ohren wechseln hierzu auch die Hände des Untersuchers.

Sie ziehen die Ohrmuschel des **rechten Ohres** mit der linken Hand nach hinten oben und schieben den Ohrtrichter unter leichter Drehbewegung durch den knorpeligen Gehörgang bis an den Beginn des knöchernen Gehörgangs. Die Grenze des knorpeligen Gehörgangs erkennen Sie an der Grenze der Gehörgangshaare. Falls Sie den Ohrtrichter darüber hinausschieben, wird die Gehörgangshaut auf die knöcherne Unterlage gepreßt, und der Patient hat Schmerzen. Die linke Hand übernimmt dann mit Daumen und Zeigefinger den Trichter und hält gleichzeitig zwischen Mittel- und Ringfinger die Ohrmuschel nach hinten oben. Die rechte Hand führt den Kopf des Patienten.

Zur Untersuchung des **linken Ohres** ziehen Sie mit Ihrer rechten Hand die Ohrmuschel nach hinten oben. Die linke Hand führt den Trichter, den Sie zwischen Daumen und Zeigefinger halten, ein. Dabei drücken Sie die Kuppe des Mittelfingers in die Koncha und schieben die Ohrmuschel nach hinten oben. Dann übernimmt auch hier die rechte Hand die Führung des Kopfes.

Inspektion des Trommelfells

Den hinteren Teil des Trommelfells (Abb. 9.7) können Sie meist schon nach Einführung des Ohrtrichters inspizieren. Für den vorderen Teil müssen Sie den Patientenkopf um die vertikale Achse mit dem Gesicht vom Untersucher wegdrehen, für den oberen Anteil den Kopf vermehrt nach hinten und zur gegenüberliegenden Schulter neigen und für den unteren Anteil den Kopf entsprechend zu sich hin.

Für die Unterteilung des Trommelfells, das normalerweise durchscheinend, teils perlmuttgrau ist, eignet sich eine Linie, die dem Verlauf des Hammerstiels bis zum Umbo folgt und dort von einer Senkrechten geschnitten

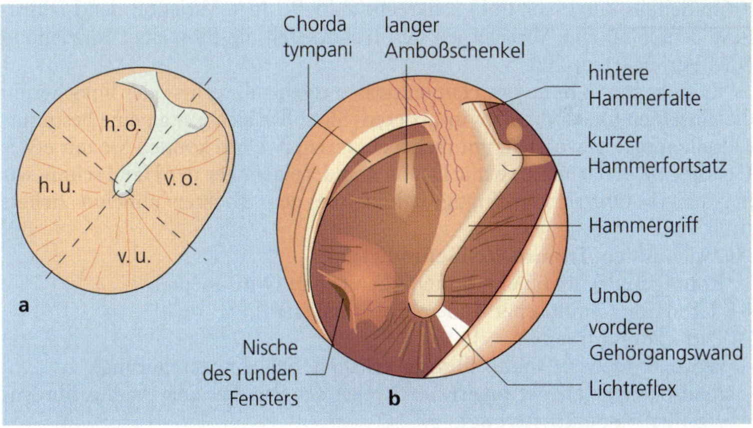

Abb. 9.**7 a** u. **b** Quadranten des rechten Trommelfells: h. o. = hinterer oberer Quadrant, h. u. = hinterer unterer Quadrant, v. u. = vorderer unterer Quadrant, v. o. = vorderer oberer Quadrant (**a** nach *Birnmeyer,* **b** nach *Becker*)

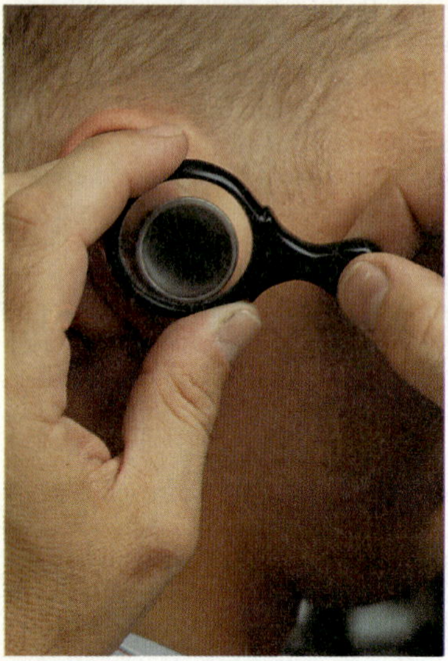

Abb. 9.**8** Haltung der Lupe vor die Ohrtrichteröffnung

wird. Bei der Einteilung in Quadranten liegt dann der normale Trommelfellreflex etwa in Form eines gleichschenkligen Dreiecks mit der Spitze am Umbo im vorderen unteren Quadranten und zeigt an, daß nur auf diesen Teil des Trommelfells der Lichtstrahl senkrecht auftrifft. Jede Variation der Lichtreflexe deutet auf eine Verlagerung des Trommelfells im Sinn einer Einziehung oder Vorbuckelung hin.

Es steht Ihnen frei, vom Hammergriff ausgehend, rechts oder links herum die einzelnen Quadranten zu inspizieren. Sie sollen sich nur an eine bestimmte Reihenfolge gewöhnen, um nichts auszulassen. Dazu können Sie mit etwas Übung eine einfache Lupe mit Daumen und Zeigefinger der Hand schräg vor die äußere Ohrtrichteröffnung halten, die den Trichter ohnehin sichert (Abb. 9.**8**).

Die wichtigsten **Trommelfellbefunde** sind:
- Rötung und Vorwölbung hinten oben (akute Otitis media),
- Retraktion (chronischer Tubenmittelohrkatarrh),
- Perforation (Trauma),
- zentraler Defekt (Anulus fibrosus erhalten: Schleimhauteiterung),
- randständiger Defekt (meist im Bereich der Pars flaccida: Anulus fibrosus zerstört, Knocheneiterung).

Instrumentelle Manipulationen im äußeren Gehörgang sollen dem Facharzt überlassen bleiben, denn:

- mit Watteträgern oder Pinzette werden Zerumenpfröpfe oder Fremdkörper meist in Richtung Trommelfell weitergeschoben;
- die unterschiedliche Gehörgangstiefe birgt die Gefahr der Trommelfellperforation;
- verhärtetes Zerumen läßt sich nur mit Häkchen oder Ösen entfernen.

Jeder Arzt kann dagegen eine Gehörgangsspülung vornehmen, wenn das Zerumen vorher, z.B. mit Cerumenex (2–3 Tage lang dreimal täglich einen Tropfen), aufgeweicht wird.

Funktionsprüfungen

Hörvermögen

Häufig entstehen Funktionsstörungen durch „Schallhindernisse" wie Cerumen obturans oder Fremdkörper. Eingeschwollene oder gar eingewachsene Fremdkörper sollte nur der Facharzt beseitigen.

Für die **Hörweiteprüfung** lassen Sie den Patienten mit abgewandtem Gesicht das nicht untersuchte Ohr fest mit dem Zeigefinger durch Druck auf den Tragus der gleichen Seite verschließen und prüfen dann das Hörvermögen in einem Abstand bis zu 6 m mit Zahlen und Wörtern in Flüstersprache. Bei Umgangssprache müssen Sie die „Schüttelvertäubung" anwenden, d.h., Sie lassen den Patienten den Tragus kräftig rhythmisch einwärtsdrücken.

Schalleitungsstörungen bei Verschluß des Gehörgangs, Erkrankungen des Mittelohres oder des Fensters sind anzunehmen, wenn die Hörweite für Umgangssprache mit tiefen Frequenzen (Hut, neunundneunzig), Flüstersprache und hohe Frequenzen (Tisch, siebenundsiebzig) gleichmäßig eingeschränkt ist.

Schallwahrnehmungsstörungen (Innenohrschwerhörigkeit) durch Schäden an den Haarzellen, im Ganglion spirale und in den Hörzentren führen meist zu normalem Hören der Umgangssprache (50–70 dB) und vermindertem Hören (geringere Hörweite) für Flüstersprache (30–40 dB).

Eine **Einstufung der Schwerhörigkeit** nach der Hörweite für Umgangssprache bietet MITTERMEYER:

– geringgradige Schwerhörigkeit:	bis 4 m Umgangssprache,
– mittelgradige Schwerhörigkeit:	1–4 m Umgangssprache,
– hochgradige Schwerhörigkeit:	0,25–1 m Umgangssprache,
– an Taubheit grenzende Schwerhörigkeit:	unter 0,25 m (d.h. ad concham lebende Sprache noch verstanden),
– Taubheit:	keine Hörwahrnehmung.

Gesunde hören den Luftleitungston von der Stimmgabel, die vor das Ohr gehalten wird, länger und lauter als den Knochenleitungston durch Aufsetzen der Stimmgabel auf das Mastoid.

Beim **Rinne-Versuch** werden Knochenleitung und Luftleitung miteinander verglichen. Regel: Bei Innenohrschäden hört der Patient – wie der Gesunde – die Luftleitung länger und lauter als die Knochenleitung. Man sagt, der

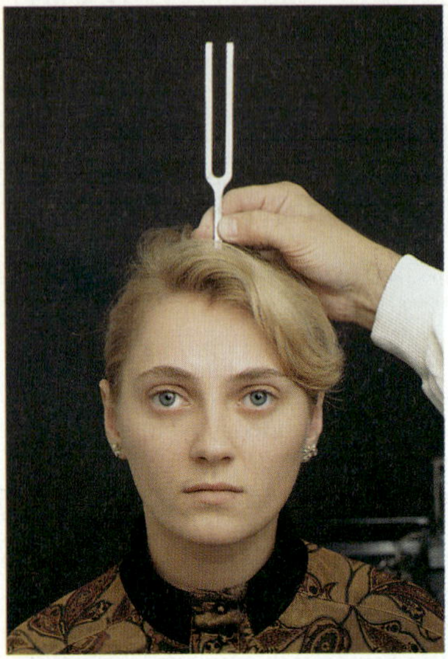

Abb. 9.**9** Weber-Versuch

Rinne ist positiv. Bei Mittelohrerkrankungen dagegen wird die Knochenleitung länger und lauter als die Luftleitung gehört. Man sagt, der Rinne ist negativ.

Beim **Weber-Versuch** hört der Gesunde die auf den Scheitel aufgesetzte Stimmgabel (Abb. 9.**9**) gleichmäßig im ganzen Kopf, d.h., sie wird nicht lateralisiert. Bei einseitigen Mittelohrerkrankungen wird der Ton zum kranken Ohr lateralisiert, d.h. bei der Schalleitungsstörung dort stärker gehört. Bei Schallwahrnehmungsstörungen (Innenohrschwerhörigkeit) hört der Patient den Ton auf dem besser hörenden Ohr lauter, der Ton wird dorthin lateralisiert.

Bei der **Audiometrie** zur Feststellung der Hörschallkurve werden in Oktavabständen obertonfreie Töne der C-Reihe angeboten. Gemessen wird für Luft- und Knochenleitung die Lautstärke, die gerade noch eine Tonempfindung beim Patienten auslöst.

Gleichgewichtsprüfung

Vor jeder Gleichgewichtsprüfung sollen Sie mit Hilfe des Schwindelschemas nach Frenzel (Abb. 9.**10**) eine sorgfältige Schwindelanamnese erheben und klären, ob es sich um Benommenheit im Sinne von Übelkeit, Taumeligkeit, Unsicherheit, Schwarzwerden vor den Augen handelt, oder ob ein systematischer Schwindel vorliegt. Auch in diesem Zusammenhang müssen Sie nach Medikamenten fragen, die der Patient in den letzten 24 Std. eingenommen

Schwindel			
Dauer	**Art**	**Ursache**	**Nystagmus**
Sekundenschwindel	Lage- und Lagerungsschwindel	Minderdurchblutung	ja
Dauerschwindel	Dreh- und Schwankschwindel	einseitiger Labyrinthausfall	ja
Anfallsschwindel	Drehschwindel	Morbus Ménière	ja

Abb. 9.**10** Schwindelschema

hat. Außer der zeitlichen Komponente gilt es festzustellen, ob der Schwindel durch Kopfbewegungen oder Lageveränderungen ausgelöst oder verstärkt wird. Wesentlich ist auch die Klärung der Frage, ob der Schwindel gleichsinnig drehend oder schwankend (ungerichtet) auftritt.

Charakteristisch für Vestibularisschwindel sind:

- *Drehschwindel* = Scheindrehung der Umgebung in Richtung der schnellen Phase des Nystagmus (S. 158) oder mit entgegengesetzter Eigendrehung zur Seite der langsamen Richtung des Nystagmus, z.B. bei Morbus Ménière, dann mit Ohrensausen, Brechreiz und Kollapsneigung;
- *Schwankschwindel* = das Gefühl, als ob der Boden schwanke;
- *Liftgefühl* = Statolithenschwindel, als ob der Boden unter einem wegsinke;
- *Ziehen* nach einer Seite = Zuggefühl, das beim Gehen oder Drehen auftritt.

Sonderformen:

- *Lage- und Lagerungsschwindel* sind von Lageänderungen abhängig, z.B. aus der horizontalen in die vertikale Lage oder beim Seitwärtsdrehen des Kopfes bzw. des Körpers. Vom Lagerungsschwindel spricht man, wenn beim Seitwärtsdrehen des Kopfes oder des Körpers innerhalb von 10 Sekunden ein Schwindelgefühl auftritt.

  Nach der Dauer lassen sich drei Schwindelformen unterscheiden:
  - Der Sekundenschwindel ist lage- und bewegungsabhängig und meist Folge einer Minderdurchblutung im Sinne einer kurzfristigen, vaskulär bedingten Funktionsstörung des Vestibularissystems.
  - Dauerschwindel tritt als Dreh- oder Schwankschwindel auf; die Patienten berichten, daß sich alles um sie dreht, oder sie hätten ein Gefühl, „als seien sie betrunken“. Ursache ist einseitiger Labyrinthausfall. Wird der Schwindel mit der Zeit stärker, deutet das auf eine zentrale Vestibularisstörung hin.
  - Der Minuten bis Stunden dauernde, anfallsweise auftretende Drehschwindel ist führendes Symptom bei der Ménière-Krankheit, zu der Übelkeit, Erbrechen und Schwerhörigkeit gehören.

Schwindel und Begleitsymptome Diagnostische Bedeutung

- Kopfschmerz, Nasenbluten, betonter zweiter Herzton, Herzspitzenstoß hebend, Kreuzungsphänomene, verbreiterte arterielle Reflexstreifen in der Retina, flammenartige Retinablutungen bei *Hypertonie*
- Zyanose, Dyspnoe, Husten, rostiges Sputum, Ermüdbarkeit, Nykturie, dritter Herzton betont, basale feuchte Rasselgeräusche bei *Linksinsuffizienz** und andere Ursachen verminderter Ausschüttung aus dem Herzen, z. B. Infarkt, Schock, Vena-cava-Verschluß, Herztamponade, Panhypopituitarismus
- Blässe, Schwäche, Ermüdbarkeit, Kopfschmerz, Ohrenklingen, schwarze Flecken vor den Augen, Taumeligkeit, Libidoverlust bei *Anämie*
- positive Schwangerschaftszeichen und Schwangerschaftstests bei *Schwangerschaft*
- entsprechende anamnestische Angaben, torkeliges Gefühl, Verlangsamung, Stand- und Gangataxie bei *Intoxikation,* z. B. durch Alkohol oder Medikamente
- intermittierender, unsystematischer Schwindel, plötzliches minutenlanges, einseitiges Erblinden, Hemiparesen, Parästhesien, Verwirrtheit, Doppelbilder, Hinstürzen, verwaschene Sprache, Extremitätenparesen bei *Schlägelchen* oder *vertebrobasiliärer Insuffizienz* (Angiographie)
- intermittierender, Stunden dauernder, plötzlicher Drehschwindel, Ohrensausen, Taubheit, Übelkeit und Erbrechen, Nystagmus schwindet mit Einsetzen des Schwindels, Bradykardie bei *Morbus Ménière*
- in Tagen zunehmender Drehschwindel, der in horizontaler Lage nachläßt, ohne Ohrensausen, ohne Hörverlust, aber Infektion in der Anamnese bei *akuter Labyrinthitis*
- zunehmende Hörstörungen, Ohrensausen, meist eher Benommenheit, negatives Recruitment bei *Akustikusneurinom*
- Gähnen, Hyperventilation, Blässe, kalter Schweiß, Erbrechen in entsprechender Situation bei *Flug- und Seekrankheit*
- intermittierender Schwindel, besonders bei Arbeiten mit den Armen, Blutdruckdifferenz rechts zu links größer als 20 mmHg bei *Subclavian-steal-Syndrom*

Abweichreaktionen

Für die Abweichreaktionen gilt, daß das einseitige Überwiegen des Vestibularistonus zu Fallneigung und Gangabweichung zur anderen Seite hin führt. Zur Prüfung benutzen Sie den Tretversuch mit geschlossenen Augen auf der Stelle (neurologische Untersuchung, S. 423) oder den Romberg-Versuch, bei dem der Patient mit eng und parallel nebeneinander gestellten Füßen und geschlossenen Augen ohne zu schwanken stehen und die Arme heben soll.

Nystagmus (= Augenzittern)

Bei Nystagmus, einem Zeichen für Vestibularisschäden, handelt es sich um anhaltende, ruckartige, unwillkürliche, schnell aufeinander folgende, horizontale, vertikale, rotatorische oder gemischte Bewegungen eines oder beider Augen. Dabei können Sie eine schnelle und eine langsame Phase unterscheiden. Benannt wird die Richtung des Nystagmus nach der schnellen Phase, z. B. „Linksnystagmus". Schlagrichtung und Schlagstärke des Nystagmus werden in Form von Pfeilsymbolen in ein Nystagmusschema eingetragen. Da durch Fixieren eines Gegenstandes ein schwacher Nystagmus aufgehoben werden kann, benutzt man zur Untersuchung die Frenzel-Brille (Abb. 9.**11**). Bei weniger als 40 Ausschlägen spricht man von langsamem Nystagmus, bei

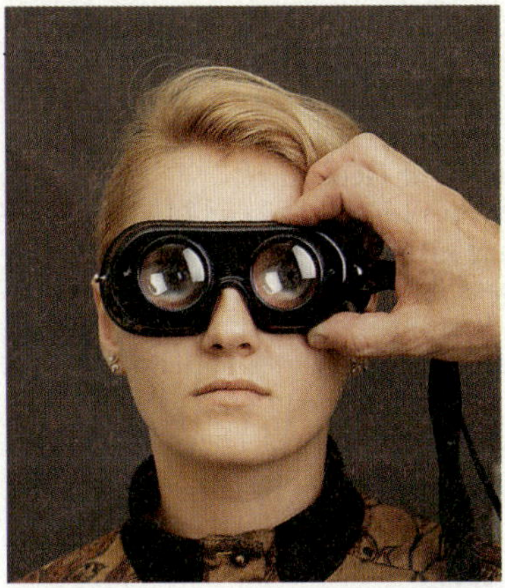

Abb. 9. **11** Frenzel-Brille

über 100 Ausschlägen von schnellem Nystagmus; Amplituden unter 1 mm nennt man feinschlägig, über 3 mm grobschlägig.

- **Spontannystagmus** tritt schon in Ruhestellung auf und schlägt unabhängig von der Blickrichtung mit der schnellen Phase zur gesunden Seite;
- beim **Blickrichtungsnystagmus** entspricht die schnelle Phase der jeweiligen Blickrichtung, und zwar ebenfalls zur gesunden Seite;
- im Unterschied zum Spontannystagmus wird der **Provokationsnystagmus** als Lagen- oder Lagerungsnystagmus durch bestimmte Kopf- oder Körperlagen ausgelöst;
- **Nystagmus durch Drehreiz** oder nach Kalt- bzw. Warmspülung des Ohres gibt ebenfalls Hinweise auf Störungen des vestibulären Systems. Dazu sitzt der Patient mit um 60 Grad nach hinten geneigtem Kopf. Der äußere Gehörgang wird 30 Sekunden lang gleichmäßig mit 100 bis 200 cm^3 40 bzw. 20 °C temperiertem Wasser gespült. Bei Kaltspülung entstehen normalerweise Schwindelgefühl, Übelkeit und Horizontalnystagmus zur Gegenseite. Diese Reaktionen sind bei Vestibularisschaden verringert oder fehlen. Voraussetzung für die Spülungen ist ein intaktes Trommelfell (Otoskopie!);
- **zentraler Nystagmus** schlägt zur erkrankten Seite hin, z. B. bei Hirntumor oder multipler Sklerose;
- **Endstellungsnystagmus** tritt bei Fixierung in der seitlichen Endstellung des Auges auf und ist ein Zeichen für Erkrankungen der Bogengänge.

Sonstige Funktionsprüfungen

Das **Fistelsymptom** prüft man mit dem Politzer-Ballon. Bei Trommelfelldefekt mit Erosion des knöchernen horizontalen Bogengangs führt die Druckerhöhung mit dem Ballon zu einem Nystagmus meist zur erkrankten Seite, Aspiration mit dem Ballon zum Nystagmus zur Gegenseite.

Die Funktionstüchtigkeit der Tuba auditiva (Tuba Eustachii) können Sie mit dem **Valsalva-Versuch** prüfen. Dazu lassen Sie den Patienten mit geschlossenem Mund und zugehaltener Nase Exspirationsluft gegen das Trommelfell pressen und beobachten dessen Vorwölbung, die zu einer Bewegung des Lichtreflexes führt. Fehlende Bewegung des Reflexes spricht für einen Trommelfelldefekt und läßt einen Fistelversuch angezeigt erscheinen.

Für die Dokumentation können Sie den Untersuchungsbogen (S. 591) benutzen.

9.3.3 Aufgaben für die Selbstkontrolle

1 Warum bewegen Sie bei der Spiegelung des Ohres nur den Patientenkopf?
2 Nennen Sie mindestens drei charakteristische Beschwerden im Bereich der Ohren!
3 Welche Vorsichtsmaßnahme müssen Sie beim Fassen der Ohrmuschel stets berücksichtigen?
4 In welcher Richtung führen Sie den Ohrtrichter ein?
5 Wodurch gleichen Sie die Krümmung des knorpeligen Gehörgangs aus?
6 Woran erkennen Sie die Grenze des knorpeligen Gehörgangs?
7 Welche Bedeutung hat die Grenze des knorpeligen Gehörgangs für die Untersuchung?
8 Wovon gehen Sie bei der Inspektion und Beschreibung der einzelnen Trommelfellquadranten aus?
9 Welche Maßnahme ist zur Reinigung des Gehörgangs der instrumentellen Manipulation vorzuziehen?
10 Bis zu welchem Abstand wird die Hörweiteprüfung durchgeführt?
11 Was verstehen Sie unter Schüttelvertäubung?
12 Welche Beziehungen bestehen zwischen Schalleitungsstörungen und Schallwahrnehmungsstörungen einerseits und hohen und tiefen Tönen andererseits?
13 Wo hört der Patient beim Weber-Versuch die angeschlagene Stimmgabel? (Gesunder, Patient mit Mittelohrerkrankung, mit Innenohrerkrankung)
14 Womit wird im Rinne-Versuch die Abklingzeit durch Luftleitung verglichen?
15 Für welchen Befund lautet das Ergebnis „Rinne negativ"?
16 Was wird mit der Audiometrie gemessen?
17 Welche vier Schwindelformen sind charakteristisch für den Vestibularisschwindel?
18 Auf welche häufige Krankheit deutet Anfallsschwindel hin?
19 Was verstehen Sie unter Abweichreaktionen?
20 Mit welchem Gerät prüfen Sie das Fistelsymptom?
21 Erläutern Sie den Valsalva-Versuch!

Praktische Aufgaben

A Üben Sie das Einführen des Ohrtrichters **beiderseits** gegenseitig und machen Sie in der Rolle des Patienten den Untersucher ausdrücklich darauf aufmerksam, wenn die Untersuchung schmerzhaft wird!

B Legen Sie eventuelle pathologische Befunde am Trommelfell grundsätzlich schriftlich fest!

C Üben Sie auch gegenseitig die Gehörgangsspülung, ggf. nach vorheriger Auflösung von Zerumenpfropfen!

D Prüfen Sie gegenseitig und mindestens an drei Patienten: Hörweite, Schalleitungsstörungen und Schallwahrnehmungsstörungen, Rinne-Versuch, Gleichgewicht und Abweichreaktionen sowie Fistelsymptom und Valsalva-Versuch!

9.4 Die Untersuchung der Nase

9.4.1 Charakteristische Beschwerden

Atembehinderungen und klanglose Sprache: *Näseln* tritt auf als Rhinolalia clausa oder aperta, d.h. als Änderung des Stimmklanges durch Verschluß der Nase oder als fehlender Rachenabschluß bei Gaumensegellähmung bzw. Gaumenspalte.

Absonderungen treten auf als durchsichtiges, wäßriges Sekret bei allergischen Reaktionen oder Schnupfen, schleimiges Sekret durch Schleimhautpolypen oder dickes, eitriges Sekret, das sich besonders morgens in Mengen entleert, bei Nebenhöhlenentzündungen.

Einseitige bräunliche (hämorrhagische) Sekretion sollte an ein Malignom denken lassen, kommt aber auch bei angeborener Atresie, Fremdkörpern und in wäßriger bzw. blutiger Form als zerebrospinale Rhinorrhö nach Kopfverletzungen vor. Charakteristisch ist dann, daß Kompression der gleichseitigen Halsvenen den Liquorausfluß verstärkt.

Nasenbluten kann durch das Entfernen verkrusteter Sekretreste im Bereich des Locus Kiesselbachi entstehen, aber auch Symptom einer Hypertonie oder Erkrankung des hämatopoetischen Systems und Frühzeichen einer Leberzirrhose sein. Diffuse Blutungen der Schleimhaut weisen auf eine hämorrhagische Diathese* hin.

Stirn- und Gesichtsschmerzen in der Umgebung der Nase treten bei akuten Erkrankungen der Nebenhöhlen auf.

Geruchsstörungen entstehen durch Verlegen des Riechspalts bei Polypen oder Tumoren, durch Erkrankungen des Riechepithels oder durch Schädigung des Riechnervs bzw. des Riechzentrums (s. neurologische Untersuchung, S. 416).

Häufiges **Niesen** weist auf Trigeminusreizung oder allergische Rhinitis hin.

Nasenbluten (= Epistaxis)
Diagnostische Bedeutung

	entzündlich	*vaskulär*	*Neoplasmen*	*andere*
Nase	Infektion der Nase, z. B. bei Erysipel, Scharlach, Diphtherie, Psittakose	Teleangiektasie	Polypen, Malignome der Nase und des Nasopharynx	Trauma, ulzerierende Adenoide
sonst. Organismus	Glomerulonephritis, Leptospirosen, Salmonella typhi, Pfeiffersches Drüsenfieber	Koarktation, Rechtsinsuffizienz, portale Hypertonie		Medikamente, Ursachen der hämorrhag. Diathese*, perniz. Anämie, Urämie

Fragen Sie den Patienten ausdrücklich auch nach früheren Erkrankungen dieser Region sowie nach besonderen berufsbedingten Belastungen z. B. durch Staub oder Gase.

9.4.2 Ablauf der Untersuchung der Nase

Die ***Inspektion*** richtet sich zunächst auf Form- und Farbbesonderheiten der **äußeren Nase** und ihrer Umgebung, z. B. Sattelnase nach Trauma oder Septumabszeß, Schmetterlingsfigur beim Lupus erythematodes, Clownsgesicht beim Myxödem oder „Nasenflügeln" bei der Pneumonie.

Rötungen und ödematöse Schwellungen in der Umgebung der Nase weisen auf Nebenhöhlenprozesse und eine akute Entzündung der Tränenorgane, Schwellungen über den Wangen auf Prozesse an den oberen Zahnwurzeln oder Durchbruch einer eitrigen Kieferhöhlenentzündung. Eine Septumdeviation, die schon ohne diagnostische Manipulationen als „schiefe Nase" erkennbar wird, beeinträchtigt die Durchgängigkeit der Nase und kann zur Mundatmung führen, die ihrerseits Ursache gehäufter Erkältungen sein kann.

Der ventralste Teil des Naseninneren ist bei Hochdrücken der Nasenspitze zu erkennen. Dazu stützt man die Hand mit vier Fingern an der Stirn des Patienten ab und drückt mit dem Daumen die Nasenspitze leicht nach oben (Abb. 9.**12**). Sichtbare Polypen, Mukozelen und Neoplasmen können die Atmung behindern.

Knochen- und Weichteiltumoren oder der Verdacht auf eine Nasenbeinfraktur können durch ***Palpation*** bestätigt werden. Die ***Perkussion*** der Nasennebenhöhlen und der Nervenaustrittspunkte gibt gelegentlich Hinweise auf die Ätiologie chronischen Kopfschmerzes.

Die **Durchlässigkeit** der Nase untersucht man durch vergleichendes Zuhalten je eines Nasenloches beim Atmen mit dem gesamten Endglied des Zeigefingers der seitengleichen Hand. Sie kann durch Septumdeviation, Na-

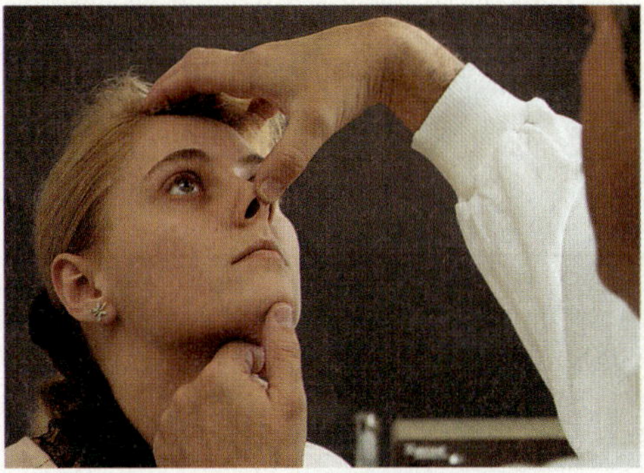

Abb. 9.**12** Beim Hochdrücken der Nasenspitze stützt man die Hand mit vier Fingern an der Stirn des Patienten ab

senpolypen und gelegentlich auch durch Fremdkörper eingeschränkt sein. Berücksichtigen Sie, daß bei der Mundatmung Reinigung, Anfeuchten und Erwärmen der Atemluft entfallen. Die dabei vermehrt austrocknende Mundschleimhaut kann dauerndes Durstgefühl und eine vermehrte Infektionsanfälligkeit verursachen.

9.4.3 Die Untersuchung mit dem Nasenspekulum (Rhinoscopia anterior)

Nehmen Sie das Nasenspekulum nach Hartmann oder nach Killian in die linke Hand, die Branchen zum Patienten gerichtet. Legen Sie die Zange hochkant so in die geöffnete Hand, daß das Gelenk der Zange auf der Mittelphalanx des Mittelfingers ruht und der Daumen gegenhält. Ihr Zeigefinger liegt zunächst an der linken Branche des Spekulums, nach dem Einführen an der Außenseite der Nasenwand. Daumenballen und gekrümmte Finger umschließen die Griffe (Abb. 9.**13 a**).

Dann bringen Sie die Branchen des Nasenspekulums in eine Stellung, die in die Nasenöffnung zielt (Abb. 9.**13 b**), und beugen dabei das Handgelenk so

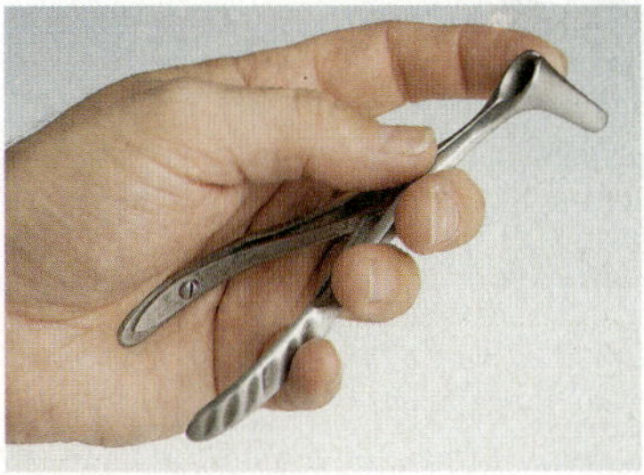

Abb. 9.**13 a** Lage der Nasenzange in der Hand

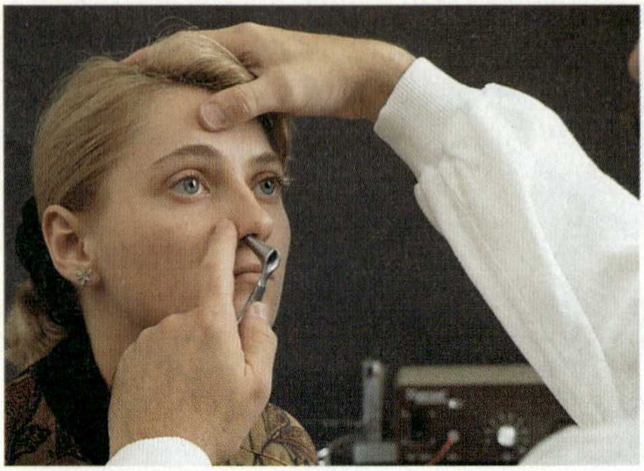

Abb. 9. **13 b** Haltung des Spekulums beim Einführen

c

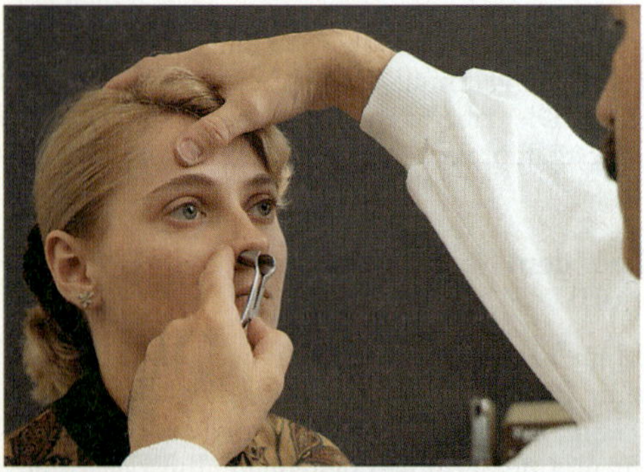

d

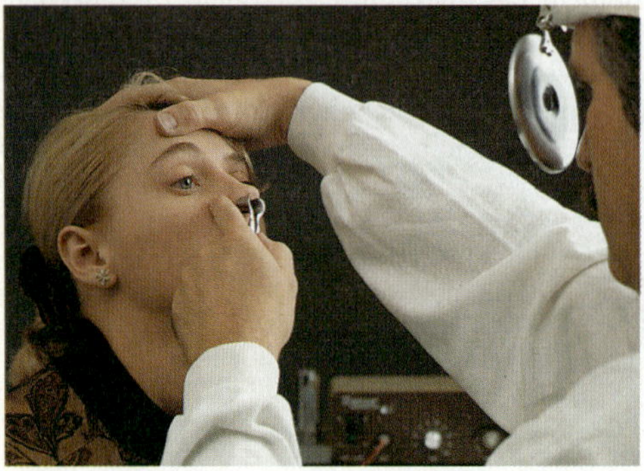

Abb. 9. **13 c–d** Spekulumuntersuchung, erste und zweite Position

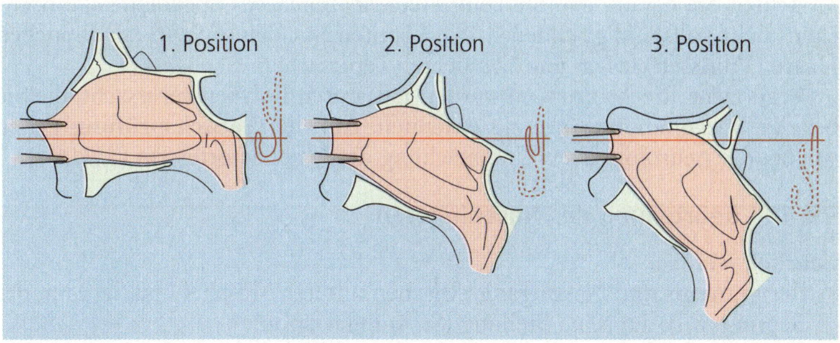

Abb. 9. **14** Die drei Untersuchungspositionen für die Nasenspiegelung (Schnitt durch die rechte Nasenhaupthöhle) (aus *Birnmeyer, G.*: HNO-ärztlicher Spiegelkurs, 3. Aufl. Thieme, Stuttgart 1977)

weit zurück, daß das Einführen des Spekulums nicht aus dem Ellenbogengelenk, sondern aus der Streckung des Handgelenks erfolgen kann. Der Zeigefinger verläßt dabei die linke Branche und legt sich nach dem Einführen an die Außenseite der Nasenwand.

Mit den Fingerspitzen Ihrer rechten Hand neigen Sie den Kopf des Patienten leicht nach vorn in die sogenannte **erste Position,** in der Sie zunächst den Nasenboden und die Hinterwand des Nasenrachenraums untersuchen können (Abb. 9. **13 c**). Dann führen Sie das Spekulum etwa 1 cm tief parallel zum Nasenboden ein und spreizen die Branchen vorsichtig bis zu einem fühlbaren Widerstand. Das Licht Ihres Spiegels muß nun bis in den Rachenraum fallen. Zur Kontrolle lassen Sie den Patienten schlucken. Wird die Rachenhinterwand durch eine vergrößerte Rachenmandel verdeckt, so stößt beim Schlukken das Gaumensegel gegen die Rachenmandel, nicht gegen die Hinterwand: Die Lichtreflexe in der Tiefe werden nicht mehr verdeckt, sondern verändern nur ihre Lage.

Bei der **zweiten Position** neigen Sie den Kopf des Patienten um etwa 45° nach hinten, so daß Sie – oberhalb der unteren Muschel – etwas weiter hinten die mittlere Muschel und lateral den mittleren Nasengang erkennen können (Abb. 9. **13 d**).

Mit der maximalen Rückwärtsneigung des Patientenkopfes in die **dritte Position** soll der Nasenrücken horizontal stehen. Dabei verschaffen Sie sich ein Blickfeld, das vom Septum, der lateralen Nasenwand und dem Nasendach begrenzt wird. Sie blicken also in die Riechspalte (Abb. 9. **14**), die zwischen Nasenseptum und oberer Muschel liegt. Falls die Muscheln so stark geschwollen sind, daß Sie das Nasenlumen nicht ausreichend übersehen können, ist eine Schleimhautabschwellung z. B. mit Privin-Nasentropfen oder Privin-Spray erforderlich, deren Wirkung etwa nach drei Minuten eintritt.

Achten Sie darauf, daß Sie beim Herausnehmen des Spekulums die Branchen nicht vollständig schließen. Sie könnten mit dem Schluß der Branchen Haare (Vibrissen) fassen und Schmerzen verursachen.

Rhinogene Riechstörungen werden z. B. durch Polypen verursacht, die Sie bei der Spekulumuntersuchung erkennen. Auf die **Geruchsprüfung** gehen wir bei der neurologischen Untersuchung des N. olfactorius ein (S. 416).

9.4.4 Beurteilung des Naseninneren

Beurteilt werden:

- der **gemeinsame Nasengang** zwischen unterer Muschel und Septum; das Septum, z. B. auf seine Stellung (Septumdeviation);
- **der untere Nasengang** zwischen unterer Muschel und lateraler Nasenwand, in den unsichtbar der Ductus nasolacrimalis mündet;
- **der mittlere Nasengang** zwischen mittlerer Muschel und lateraler Nasenwand, in den ebenfalls unsichtbar die Ausführungsgänge der Kieferhöhle und der vordere Anteil der Siebbeinzellen und der Stirnhöhle münden (Sekret?);
- **die Riechspalte** zwischen Nasenseptum und mittlerer Muschel (Abb. 9.**15**).

Die normale Nasenschleimhaut ist blaßrot, feucht und glänzend. Nasenpolypen sind gestielte (bewegliche) Wucherungen der Schleimhaut. **Eitriges Sekret** im mittleren Nasengang stammt in der Regel aus einer oder mehreren Nebenhöhlen, in der Riechspalte aus dem hinteren Drittel der Siebbeinzellen oder aus der Keilbeinhöhle.

Benutzen Sie für die Dokumentation den Untersuchungsbogen, S. 591.

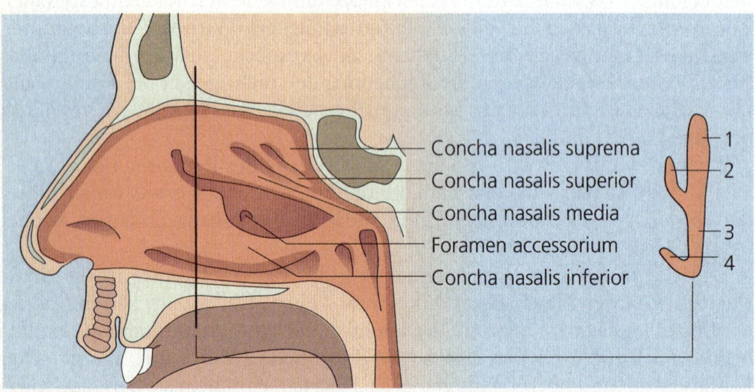

Abb. 9. **15** Rechte Wand der Nasenhöhle mit Frontalschnitt durch die rechte Nasenhaupthöhle. 1 = Riechspalte; 2 = mittlerer Nasengang; 3 = gemeinsamer Nasengang; 4 = unterer Nasengang

9.4.5 Aufgaben für die Selbstkontrolle

22 Nennen Sie mindestens drei charakteristische Beschwerden bei Erkrankungen der Nase!

23 Welche Bereiche der Nase untersuchen Sie in der ersten, zweiten und dritten Position?

24 Woher stammt eitriges Sekret im mittleren Nasengang in der Regel?

25 Woher stammt eitriges Sekret in der Riechspalte?

26 Warum sollten Sie beim Herausziehen des Spekulums die Branchen nicht vollständig schließen?

Praktische Aufgaben

E Untersuchen Sie den ventralen Teil des Naseninneren mit Hilfe eines Spiegels bei sich selbst (das Abstützen der Hände muß dabei entfallen)!

F Üben Sie die Untersuchung mit dem Nasenspekulum gegenseitig, bis Sie eine gewisse Routine gewonnen haben; folgen Sie dabei strikt der Anweisung und erläutern Sie dem untersuchten Kommilitonen die Untersuchungspositionen und Ihren Untersuchungsbefund!

9.5 Die Untersuchung von Mund und Rachen

9.5.1 Charakteristische Beschwerden

Im Mund Fötor, Schleimhautveränderungen und Blutungen, besonders beim Kauen, z.B. bei hämorrhagischer Diathese, sowie die Veränderungen der Speichelsekretion, Trockenheitsgefühl bei Erkrankungen der Speicheldrüsen und Zungenbrennen als Hinweis auf eine perniziöse Anämie;

Im Hals Rachen- und Halsschmerzen (hierzu ist auch das sogenannte Kratzen im Hals zu zählen), Schluckbeschwerden im Sinne einer Behinderung der Schluckfunktion, beides z.B. bei Pharyngitis oder infektiöser Mononukleose;

Sprechstörungen (zu unterscheiden von Störungen der Sprache, s. neurologische Untersuchung, S. 426). Achten Sie auf Heiserkeit beim Sprechen.

Fragen Sie Patienten mit entsprechenden Beschwerden oder Befunden in dieser Region grundsätzlich nach früheren Erkrankungen ähnlicher Art.

9.5.2 Die Untersuchung des äußeren Mundes

Inspizieren Sie zunächst die Umgebung des Mundes. Tiefe Nasolabialfalten lassen an chronische gastrointestinale Erkrankungen denken. Strichförmige **Lippen** bei betont kleinem Mund entwickeln sich im Laufen von Monaten und Jahren bei der Sklerodermie.

Zu den häufigen oberflächlichen Veränderungen der Lippen gehören der Herpes labialis bei fieberhaften Erkrankungen des Respirationstraktes und die Lippenzyanose bei Erkrankungen von Herz und/oder Lungen.

Mundwinkelrhagaden treten bei Vitaminmangelschäden und bei Zahnstellungsanomalien auf.

Funktion: Schlußunfähigkeit der Lippen oder schiefer Mund entstehen durch Lähmungen des N. facialis; Schwierigkeiten beim Öffnen des Mundes (Kieferklemme) haben Patienten z.B. bei Tumoren oder Parotitis bzw. Entzündungen, die vom Weisheitszahn ausgehen (neurogen, z.B. bei Tetanus, myogen, arthrogen, z.B. nach Entzündung des Kiefergelenkes). Die Kiefersperre ist Folge einer Kiefergelenkluxation, bei der der Mund nicht geschlossen werden kann.

9.5.3 Die Untersuchung der Mundhöhle

Hierzu brauchen Sie einen breiten Mundspatel oder den Mundspatel nach Hartmann. In der Mundhöhle untersuchen Sie das Vestibulum oris, die Wangenschleimhaut und die Ausführungsgänge der großen Speicheldrüsen, Gingiva, Zähne und Zunge, Tonsillen und die Rachenhinterwand.

Fassen Sie das breite Ende des Mundspatels mit dem linken Daumen von unten und dem Endglied des Zeige- und Mittelfingers von oben (entsprechend Abb. 9.**16**), so daß das Ende nur leicht vom Mittel- und Endglied des Zeigefingers gestützt wird. Zur ***Inspektion des Vestibulums und der Zahnreihen*** soll der Patient den Mund nur halb öffnen, damit die Gesichtsmuskulatur entspannt bleibt. Für die Untersuchung der Wangenschleimhaut drehen Sie den Kopf des Patienten mit der rechten Hand um die Vertikalachse. Achten Sie dabei auf Leukoplakien. Schmerzlose Ulzerationen müssen immer den Verdacht auf ein Malignom richten.

Koplik-Flecken finden Sie im Prodromalstadium von Masern als Gruppen von bläulich-weißen, 0,5 mm großen Flecken jeweils im Mittelpunkt einer ca. 3 mm großen Rötung der Wangenschleimhaut gegenüber den unteren Molaren. Sie entstehen 1–3 Tage vor Ausbruch des Hautexanthems. Schmerzhafte Ulzerationen der Mundschleimhaut treten bei Agranulozytose auf.

Aphthen sind kleine rundliche, weiße oder gelbliche Erosionen der Mundschleimhaut. Sie haben keine einheitliche Ursache und müssen von Leukoplakien (= weißen Epithelwucherungen der Wangenschleimhaut), z.B. bei Keratosis oder Ichthyosis, unterschieden werden. Exanthematischen Ausschlag der Schleimhaut nennt man **Enanthem.**

Die Mündung des **Ductus parotideus** ist eine flache Schleimhauterhebung etwa gegenüber dem zweiten Molaren oben. Das Ausstreichen des Duktus vom Ohrläppchen her, dem Oberkieferrand folgend, führt zum sichtbaren Speichelaustritt.

Die **Gingiva** kann durch Pigmenteinlagerung beim Morbus Addison diffus bräunlich verfärbt sein. Schwarze Gingivaränder treten bei Bleivergiftung auf.

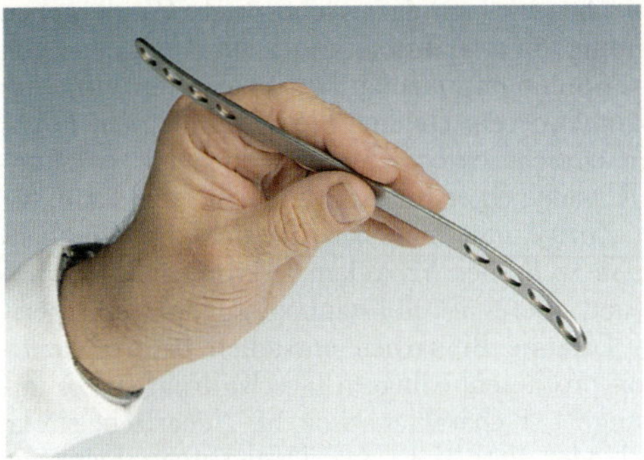

Abb. 9. **16** Haltung des Mundspatels

Zahnfleischblutungen sind ein Zeichen für lokale Schäden wie defekte Zahnbürste, infektiös-entzündliche Erkrankungen des Zahnfleischs, Karies, Parodontose oder ein Malignom der Gingiva, aber auch Hinweis auf Erkrankungen des Gesamtkörpers wie Vitamin-C-Mangel, hämorrhagische Diathese* oder Schwermetallvergiftung.

Hyperplastisches Zahnfleisch finden Sie z. B. bei Retikulosen und Hydantointherapie (Epilepsie).

Kiefersperre (= Trismus) entsteht durch einen Spasmus der Kaumuskeln, sie ist nicht nur Zeichen von Allgemeinerkrankungen wie Tetanus, Trichinose, Tollwut oder Enzephalitis, sondern tritt auch bei lokalen Erkrankungen wie Arthritis des Temporomandibulargelenks, Trigeminusneuralgie und Sklerodermie auf.

Zungenschmerzen und Begleitsymptome Diagnostische Bedeutung

- **Oberflächlich brennender Zungenschmerz,** Rötung und Schwellung der Zunge, Halslymphknoten druckschmerzhaft vergrößert bei *Glossitis infectiosa*
- **tiefer Zungenschmerz,** verstärkt durch Bewegung, bei Stein in den Glandulae sublinguales, Trichinose, Zungenmalignom
- **unbestimmter, diffuser Schmerz,** braunrote Dermatitis an Unterarmen und Händen, Unterschenkeln und Füßen, hochrote Zunge bei *Pellagra*
  Zahnfleischschmerzen und -blutung, Knochenschmerzen, Hyperkeratose bei *Vitamin-C-Mangel*
  Schwäche, Gewichtsverlust, Hepatosplenomegalie und Lymphknotenvergrößerung bei *Urämie*
  Gelenkschmerzen, Pleura- und/oder Bauchschmerzen, symmetrisches Erythem bei *Lupus erythematodes*
- Müdigkeit, Kopfschmerzen, Erbrechen, Durchfall, Bauchschmerzen, Nasenbluten, gastrointestinale Blutungen, urinöser Geruch bei *Urämie*
- Halsschmerzen, Lymphknotenschwellung, makulopapulöses Exanthem am Hals, später am ganzen Körper bei *Scharlach*

Für den Verdauungsprozeß, aber auch für das psychosoziale Wohlergehen des Patienten ist es von Bedeutung, ob er **Zähne,** Zahnersatz oder keines von beiden hat. Lücken und grobe Stellungsanomalien können Sie mit Hilfe des Zahnschemas (Abb. 9. **17**) dokumentieren. Denken Sie daran, daß ein Fokus an wurzelbehandelten Zähnen Ursache chronisch-entzündlicher Erkrankungen und eine Zahnextraktion Ursache einer Endocarditis lenta sein kann.

Auch die ***Inspektion der Zunge*** gibt manchen diagnostischen Anhalt. Zungenvergrößerung finden Sie z. B. bei Myxödem, Akromegalie (Hypophysenadenom), Amyloidose und oberer Einflußstauung, Atrophie bei peripherer Hypoglossuslähmung. Laterale Bißnarben entstehen beim epileptischen Zungenbiß und sind von prothesenbedingten Geschwürnarben zu unterscheiden. Die „Himbeerzunge" ist charakteristisch für Scharlach; starke Rötung tritt bei Eisenmangel oder Perniziosa auf. Dagegen erscheint die Zunge bläulich bei Polycythaemia vera oder kardialer Stauung.

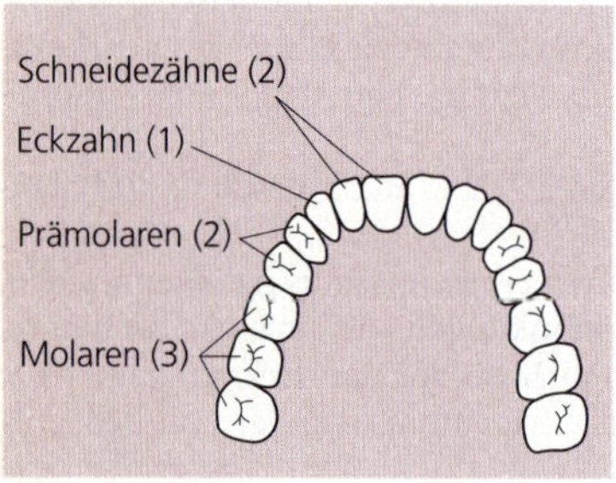

Abb. 9. **17** Zahnschema

Einen rissigen, bräunlich-trockenen **Zungenbelag** werden Sie häufig bei Dehydratation, z. B. im Zusammenhang mit einem Ileus, finden. Einfacher, grauer Zungenbelag hat dagegen wenig diagnostische Bedeutung. Bei den meisten Menschen tritt er schon dann auf, wenn sie länger als 10 Stunden nichts gegessen haben. Die schwarze oder blonde „Haarzunge" entsteht durch zottige Veränderungen der filiformen Papillen im mittleren oder hinteren Anteil der Zunge. Weitere, nicht pathologische Zungenoberflächenveränderungen sind die Furchenzunge (Lingua plicata) und die Landkartenzunge (Lingua geographica).

Jede knotige Veränderung und jede schmerzlose Ulzeration der Zunge sollten Sie wegen des Malignomverdachts palpieren und nach Größe, Festigkeit und Zahl, Lage, Verschieblichkeit und Schmerzhaftigkeit der Veränderungen beurteilen.

Für die weitere Untersuchung des Mundbodens fordern Sie den Patienten auf, den Mund weit zu öffnen, ohne die Zunge herauszustrecken. Dann heben

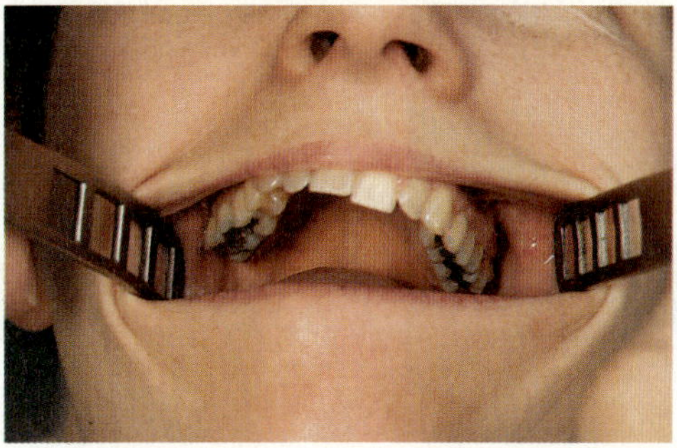

Abb. 9. **18** Die papillenartige Öffnung des Ductus parotideus unmittelbar vor dem rechten Spatel

Sie mit dem Spatel die locker gehaltene Zungenspitze an. Dicht neben der Medianlinie finden Sie die Mündung der submandibulären **Speicheldrüsen** als papillenartige Erhebung (Abb. 9. **18**). Das **Zungenbändchen** ist häufig bei der progressiven Sklerodermie verdickt, bei Kindern mit Keuchhusten bildet sich dort eine Ulzeration.

Die motorischen ***Funktionen der Zunge*** wie das Herausstrecken sind bei Myasthenia gravis beeinträchtigt. Muskelwogen weist auf bulbäre Paralyse, Seitenabweichung auf Hypoglossuslähmung hin. Das **A-Sagen** läßt Uvulaverziehungen oder Gaumensegellähmungen durch Glossopharyngeus- und Vagusschäden erkennen. Bei dieser Gelegenheit kann man auch den **Mundgeruch** des Patienten deutlich wahrnehmen. Für viele Patienten stellt dauernder Mundgeruch eine seelische Belastung dar. Andererseits soll gelegentlicher Foetor ex ore nicht als Krankheitszeichen überbewertet werden, da fast jeder Mensch nach längerer Nahrungskarenz einen leichten Mundgeruch entwikkelt. Auf die Prüfung der Geschmacksempfindungen wird im Rahmen der neurologischen Untersuchung des N. facialis und des N. glossopharyngeus näher eingegangen (S. 420).

Um den ***Mesopharynx*** und die ***Tonsillen inspizieren*** zu können, müssen Sie die Zunge mit leichtem, langsam zunehmendem Druck in den Mundboden drücken. Führen Sie dazu den Zungenspatel mit der linken Hand schräg von der Seite so ein, daß bei leichter Verziehung des rechten Mundwinkels nach lateral der Spatel die vorderen zwei Drittel der Zunge schräg überdeckt (Abb. 9. **19**). Der Druck erfolgt durch eine Hebelbewegung, deren Drehpunkt die untere Zahnreihe bildet. Dabei spannt sich der vordere Gaumenbogen, und die gesamte Vorderfläche der Tonsillen wird sichtbar.

Dann drehen Sie ohne Bewegung des eigenen Kopfes (und Ihres Spiegels) den Kopf des Patienten mit der rechten Hand vertikal nach rechts bzw. links, um die Mandelregion besser beurteilen zu können. Der Zungenspatel nach Hartmann gestattet durch mediales Einsetzen das Herabdrücken der Zunge, ohne daß Sie Ihr Sehfeld mit dem Anheben der Hand beim Herabdrücken der

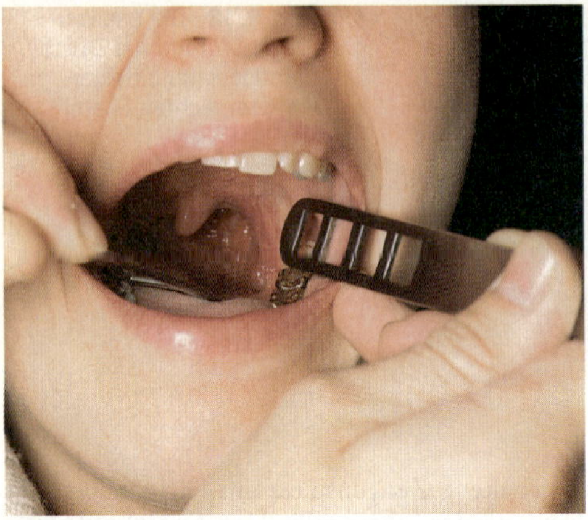

Abb. 9.**19** Inspektion von Mesopharynx und Tonsillen

Zunge einengen. Aus Sicherheitsgründen sollten Intubationsbesteck und Medikamente zur Schock- und Anfallsbekämpfung bereitliegen.

Wenn der Patient würgt, muß die Untersuchung abgebrochen und wiederholt werden. Notfalls können Sie ein Oberflächenanästhetikum als Spray verwenden, müssen dann aber etwa 3 Min. bis zum Eintritt der Wirkung warten.

Für den Versuch, die **Tonsillen** (Abb. 9.**20**) zu luxieren, der fast immer einen Würgereflex auslöst, benutzen Sie zwei Spatel; mit einem drücken Sie die Zunge herunter, mit dem zweiten setzen Sie am lateralen vorderen Gaumenbogen an. Dann führen Sie den Spatel auf dem peritonsillären Gewebe nach oben und hinten, bis die Tonsille nach medial hervortritt. Bei chronischen Entzündungen tritt aus den Tonsillen Sekret aus, und der Patient klagt über Schmerzen. Für eine Entzündung des peritonsillären Gewebes spricht Druckschmerz bei der ***Palpation*** unter dem Kieferwinkel nach aufwärts (Abb. 9.**21**) und Schwellung der Lymphknoten im Kieferwinkel bzw. vor und hinter dem M. sternocleidomastoideus. Sie beurteilen die Tonsillen nach Luxierbarkeit, Größe, Oberfläche, Konsistenz und Exprimat. Vergrößerte Tonsillen (Tonsillenhyperplasie) weisen besonders beim Erwachsenen auf infektiös-entzündliche Prozesse oder auch auf maligne Erkrankungen hin.

Die ***hintere Rachenwand*** ist glatt und feucht. Vergrößerte Lymphfollikel erscheinen als kleine, rundliche Erhebungen (Pharyngitis granularis). Die sogenannten Seitenstränge sind Ansammlungen von Lymphgewebe, das ebenfalls nur im Falle einer Entzündung sichtbar wird. Sie liegen hinter dem hinteren Gaumenbogen an der seitlichen Rachenhinterwand und sind teilweise vom hinteren Gaumenbogen (= Arcus palatopharyngeus) verdeckt. An der Rachenwand herunterfließendes schleimiges Sekret weist auf einen entzündlichen Prozeß im Nasen-Rachen-Raum hin.

Benutzen Sie für die Dokumentation den Untersuchungsbogen, S. 591.

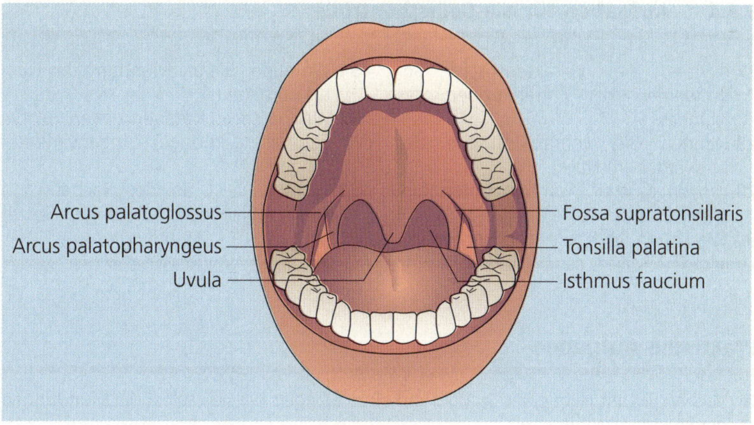

Abb. 9.**20** Lage der Tonsillen

9

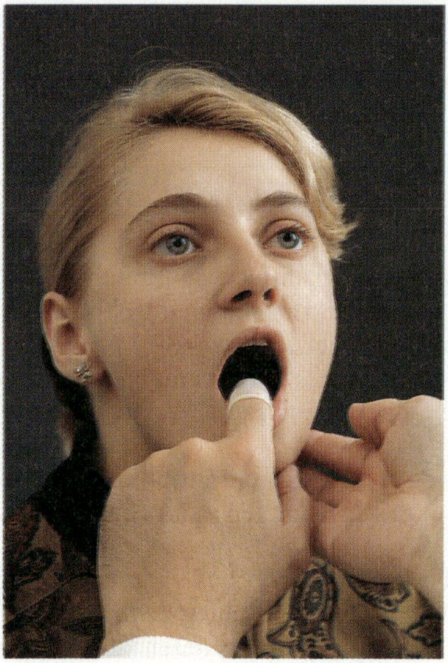

Abb. 9.**21** Palpation im Bereich des Kieferwinkels

9.5.4 Aufgaben für die Selbstkontrolle

27 Nennen Sie charakteristische Beschwerden bei Erkrankungen des Mundes!
28 Nennen Sie charakteristische Beschwerden im Hals!
29 Wovon müssen Aphthen unterschieden werden?
30 Wo finden Sie Koplikschen Flecken?
31 Wo finden Sie die Mündung des Ductus parotideus?
32 Welche sechs Kriterien gelten für die Beurteilung knotiger Zungenveränderungen?
33 Worauf weist an der Rachenwand herunterfließendes schleimiges Sekret hin?

Praktische Aufgaben

G Suchen Sie mit Hilfe eines Spatels und eines Spiegels bei sich selbst die Mündungen der Ductus parotidei auf!
H Versuchen Sie, mit einem Spatel an der eigenen Zunge herauszufinden, wo Sie schon durch bloße Berührung der Zunge einen Würgereflex auslösen!
I Führen Sie gegenseitig mehrere Mund- und Rachenuntersuchungen aus mit dem Ziel, das Auslösen eines Würgereflexes zu vermeiden!
Beschreiben Sie Ihrem Kommilitonen den Ablauf Ihrer Untersuchung und die erhobenen Untersuchungsbefunde!

9.6 Die Untersuchung des Kehlkopfes

9.6.1 Charakteristische Beschwerden

Plötzliche **Heiserkeit** in den Abstufungen „belegt, heiser, aphonisch", z. B. bei Stimmlippenlähmung oder akuter Laryngitis und chronisch gleichbleibende oder allmählich zunehmende Heiserkeit als ein Zeichen für chronische Laryngitis, Myxödem, Druck auf den N. recurrens, Myasthenia gravis oder für ein Kehlkopfkarzinom. Jede Heiserkeit, die länger als drei Wochen dauert, bedarf der sorgfältigen Abklärung.

Außerdem führen Kehlkopferkrankungen zu Husten, inspiratorischem Stridor, Schluckschmerzen und Lymphknotenschwellungen in diesem Halsbereich.

Eine besonders **leise Stimme** bietet Hinweise auf Morbus Parkinson oder das Vorliegen einer Depression, eine **tiefe Stimme** bei Frauen gehört zu den Virilisierungszeichen, z. B. beim Stein-Leventhal-Syndrom, oder läßt an ein Myxödem denken. **Näselndes Sprechen** weist auf eine Nasopharyngitis, Gaumensegellähmung oder Myasthenia gravis hin.

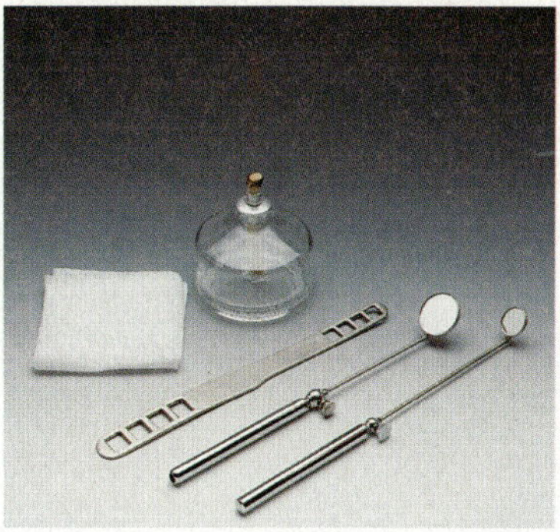

Abb. 9.**22** Geräte für die Kehlkopfspiegelung

9.6.2 Die Kehlkopfspiegelung

Durchführung der Kehlkopfspiegelung

Für die Kehlkopfspiegelung brauchen Sie ein Zungenläppchen bzw. nicht flusendes Papier, einen Kehlkopfspiegel und einen Spiritusbrenner (nicht rußend) (Abb. 9.**22**). Zur Untersuchung des Kehlkopfes gehören die ***Palpation*** des Kehlkopfgerüstes bei vorgebeugtem Kopf und die Suche nach Lymphknoten am Vorderrand des M. sternocleidomastoideus, oberhalb der Klavikel und vor dem Schildknorpel, die bei innerem und äußerem Kehlkopfkarzinom vergrößert sein können. Lassen Sie den Patienten vor Beginn der Untersuchung etwaige Zahnprothesen herausnehmen.

Der Kehlkopfspiegel wird wie ein Schreibinstrument zwischen Daumen, Zeige- und Mittelfinger der rechten Hand gehalten (Abb. 9.**23**). Die Spiegelfläche wird vor der Untersuchung über der Spiritusflamme 1 Sek. erwärmt, damit sie nicht beschlägt. Prüfen Sie die Temperatur der hinteren Metallfläche mit Ihrem linken Handrücken.

Lassen Sie dann den Patienten den Mund weit öffnen und stellen Sie durch Bewegungen des Patientenkopfes den Lichtstrahl auf das Gaumensegel ein. Der Patient muß seine Zunge so weit herausstrecken, daß Sie sie mit dem Zungenläppchen zwischen dem Daumen auf der Oberseite und dem Mittelfinger von unten halten können (leicht herausziehen), so daß bei der Untersuchung die Epiglottis aufgerichtet bleibt. Mit dem Zeigefinger wird die Oberlippe des Patienten angehoben. Dabei stützen Sie Ihre Hand, um sie ruhigzuhalten, am Unterkiefer des Patienten ab.

Dann führen Sie den Larynxspiegel flach über den Zungenrücken bis unmittelbar vor die Uvula und heben diese mit der Spiegelrückfläche leicht nach hinten oben. Jetzt fordern Sie den Patienten auf, ein langgezogenes „Hä“ zu singen. Dadurch steigt der Larynx etwas aufwärts, die Epiglottis klappt nach

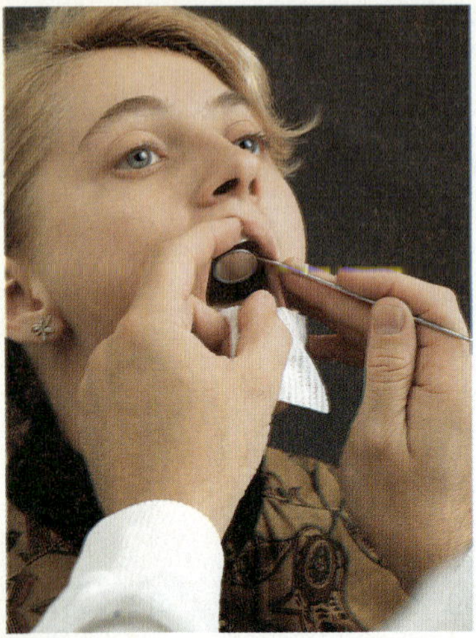

Abb. 9.**23** Haltung des Kehlkopfspiegels

vorn, und der Kehlkopfeingang bzw. die Stimmlippen werden sichtbar. Ihre rechte Hand stützen Sie am Unterkiefer des Patienten ab.

In dieser Position wird der Kehlkopfspiegel so eingestellt, daß bei einem Neigungswinkel von etwa 45° der Kehlkopf sichtbar wird (Abb. 9.**24**).

Durch leichte Drehbewegungen des Spiegels um die horizontale Achse können Sie den vorderen bzw. den hinteren Anteil des Kehlkopfes besser einstellen. Dabei erscheint im Spiegel der anatomisch dorsale Anteil seitenverkehrt unten. Durch leichte Verkantung des Spiegels nach links oder rechts lassen sich die entsprechenden lateralen Kehlkopfanteile besser untersuchen. Sie beurteilen die Stimmlippen nach Farbe, Form, Stellung und Beweglichkeit.

Um Phonations- und Respirationsstellung der Stimmlippen ***inspizieren*** zu können, wird der Patient aufgefordert, abwechselnd zu atmen bzw. „hä" zu sagen. In der Respirationsstellung können Sie auch die Anteile des Kehlkopfes beurteilen, die unterhalb der Stimmritze liegen.

Charakteristische Befunde

Charakteristische Befunde sind **Stimmlippenlähmungen,** bei denen die Stimmlippen in paramedianer Stellung straff bleiben. Sie weisen auf eine Recurrensparese hin. Dagegen stehen bei schlaffen Lähmungen die Stimmlippen schlaff in Mittelstellung (intermediär), so daß bei der Phonation ein breiter Restspalt bestehen bleibt. Die Stimme ist belegt bis heiser, gelegentlich aber auch unauffällig.

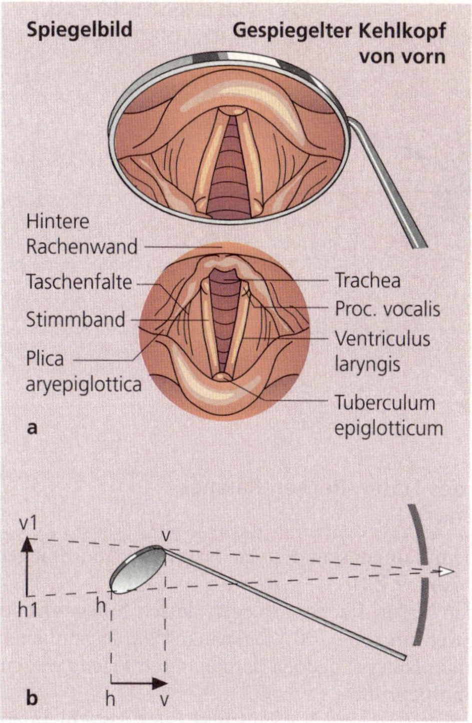

Abb. 9.**24a** Laryngoskopisches Spiegelbild; Respirationsstellung

Abb. 9.**24b** Umkehrung des Bildes im Spiegel schematisch: v wird als v1 gesehen, h als h1

Kehlkopfpolypen sind entzündliche Hypertrophien der Stimmlippenschleimhaut, die zwischen den Stimmlippen pendeln können. Das führt zu Heiserkeit, plötzlichem Wechsel der Stimmklarheit (Diplophonie). Sie sitzen meist am Übergang vom vorderen zum mittleren Drittel der Stimmlippen, sind ein Zeichen für chronische Entzündung, bedürfen aber immer der histologischen Abklärung, damit ein Kehlkopfkarzinom nicht übersehen wird.

Kehlkopfkarzinome befallen meist zuerst die Stimmlippen. Langsam zunehmende Heiserkeit, die länger als drei Wochen dauert, sowie Lymphknotenschwellung und im Spätstadium Schluckbeschwerden weisen darauf hin. Kehlkopfkarzinome kommen aber auch in anderen Kehlkopfbereichen vor und treten dann ohne Heiserkeit auf. Erst in einem fortgeschrittenen Stadium kommt es zu Fremdkörpergefühl, Stridor und Schmerzen, die dann zu einer späten Diagnose führen.

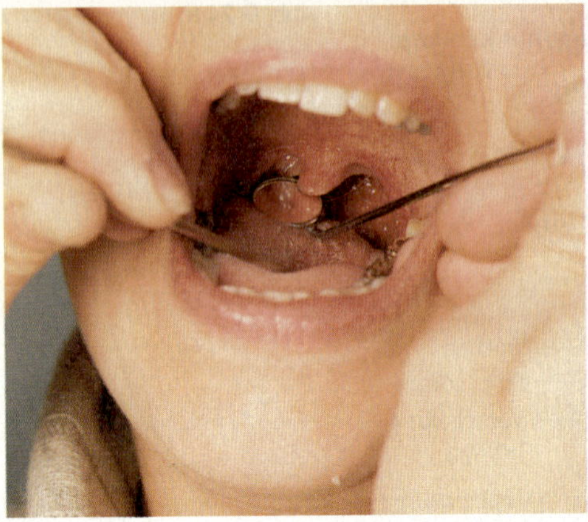

Abb. 9.**25** Einführen des Nasen-Rachen-Spiegels

9.7 Die Untersuchung des Nasen-Rachen-Raumes (Rhinoscopia posterior)

Hierzu brauchen Sie außer dem Zungenspatel einen Nasen-Rachen-Spiegel und den Spiritusbrenner (vgl. Abb. 9.**22**).

Zur Untersuchung wird der Nasen Rachen-Spiegel, dessen Spiegelfläche kleiner und gegenüber dem Stiel um etwa 100° abgewinkelt ist, in ähnlicher Weise eingeführt wie der Kehlkopfspiegel, jedoch der kleineren Fläche wegen kürzer erwärmt (Abb. 9.**25**) und geprüft.

Für die Untersuchung bewährt sich eine Nackenstütze oder das Anlehnen des Patientenkopfes gegen die Wand, weil die linke Hand des Untersuchers den Zungenspatel halten muß.

Sie drücken die Zunge tief in den Mundboden und führen den Spiegel horizontal am Zäpfchen vorbei bis vor die Rachenhinterwand, möglichst ohne sie zu berühren. Ihre rechte Hand stützen Sie dabei am Unterkiefer des Patienten ab. Wenn Sie Schwierigkeiten haben, mit dem Spiegel hinter das Gaumensegel zu kommen, können Sie den Patienten auffordern, zur Erschlaffung des Gaumensegels durch die Nase zu atmen oder „zu riechen“, oder Sie müssen die Zunge tiefer herunterdrücken.

Der Nasen-Rachen-Raum wird durch leichte Dreh-, Auf- und Abbewegungen des Spiegels systematisch abgesucht. Pathologische Sekrete aus dem mittleren Nasengang finden Sie zwischen der mittleren und unteren Muschel; zwischen oberer und mittlerer Muschel wird Sekret aus dem hinteren Drittel der Siebbeinzellen sichtbar. Lateral erscheinen der Tubenwulst und das Ostium der Tuba auditiva (Tuba Eustachii) (Abb. 9.**26**).

Wenn Sie z. B. bei der Spiegelung des Nasen-Rachen-Raumes den Vomer nicht erkennen können, spricht das im Kindesalter für adenoide Vegetationen,

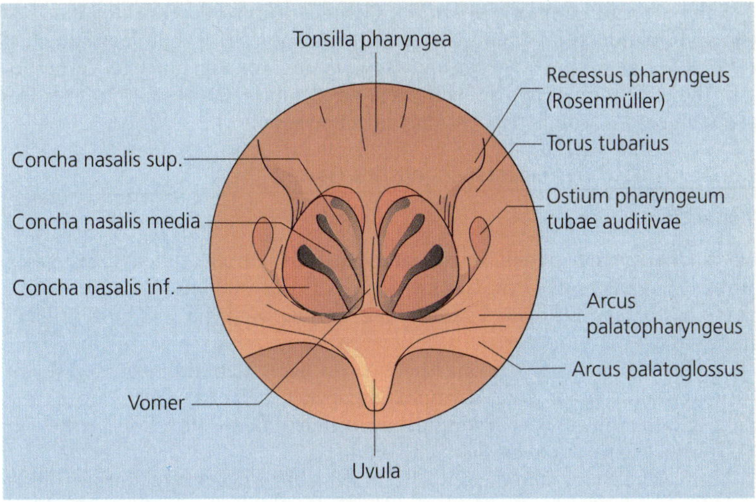

Abb. 9.**26** Nasen-Rachen-Raum nach Eicken (aus *Eicken, C. v., A. Schulz van Treeck:* Atlas der HNO-Krankheiten, 3. Aufl. Thieme, Stuttgart 1951)

bei Erwachsenen für einen Tumor, der aber häufiger lateral zu finden ist. Achten Sie bei der Palpation des Halses auf die Lymphabflußgebiete (S. 180). Pathologische Befunde im Nasen-Rachen-Raum und am Kehlkopf sollten immer Anlaß zur Palpation der Lymphabflußbahnen am Hals sein: Kieferwinkel, M. sternocleidomastoideus in der Tiefe, über dem Kehlkopf und supraklavikulär.

9.8 Die Untersuchung des äußeren Halses

9.8.1 Charakteristische Beschwerden am Hals

Schmerzen im Bereich des Halses – nicht Halsschmerzen, wie sie beim Schlucken auftreten – werden verstärkt durch Bewegungen des Kopfes,
- mit Anspannung des M. sternocleidomastoideus bei Tortikollis;
- mit Anspannung der nuchealen Muskulatur bei Myalgie;
- bei degenerativen Veränderungen der Halswirbelsäule durch Osteochondrose der Intervertebralgelenke und der Bandscheiben als Zervikalsyndrom;
- durch Schulterbewegungen bei Halsrippe und Skalenussyndrom.

Bei der **Schwellung der Schilddrüse (= Struma)** berichten die Patienten darüber, daß ihnen der Kragen oder die Bluse zu eng wird. In fortgeschrittenen Fällen klagen sie auch über Schluck- und schließlich über Atembeschwerden.

Schwellungen der Lymphknoten, besonders im vorderen Anteil des Halses bei Infektionen im Mund und im Rachenraum. Sie treten dann plötzlich auf und klingen schnell wieder ab, während langsam zunehmende Vergrößerungen der Lymphknoten auf chronisch-entzündliche Prozesse (Tb) oder Erkrankungen des lymphatischen Apparates hinweisen.

9.8.2 Ablauf der Untersuchung des Halses

Inspektion

Bei der ***Inspektion*** finden Sie am lateralen Hals je nach Abflußverhältnissen in verschiedenem Sitz- bzw. Liegewinkel des Patienten hinter dem M. sternocleidomastoideus sichtbare Venenfüllung, auf die wir auf S. 250 ausführlicher eingehen.

Auffallen können ferner angespannte auxiliäre Atemmuskulatur, z. B. bei Patienten mit Emphysem, Lymphknotenpakete, Parotisschwellungen und Jugularisvenenpulse bei Trikuspidalinsuffizienz. Beim Tortikollis tritt der M. sternocleidomastoideus deutlich vor.

Von ventral sieht man die seitliche Verschiebung des Schildknorpels durch raumfordernde Hals- oder Mediastinalprozesse und große Strumen. Die Messung des Halsumfangs erfolgt waagerecht kranial von der Struma, waagerecht über dem Schildknorpel, über der Struma und schließlich waagerecht unmittelbar kaudal von der Drüse.

Palpation

Palpabel ist die Lage des Kehlkopfes; er kann zur Seite des geringeren Druckes verzogen sein, wenn z. B. durch Atelektasen oder Pneumothorax intrathorakale Druckunterschiede entstehen. Diskretere Befunde wie die Schwellung der tiefen **Lymphknoten** erhebt man durch vorsichtig rotierende Palpation zunächst im vorderen und dann im hinteren Halsdreieck, die durch den

Halslymphknoten und Begleitsymptome
Diagnostische Bedeutung

- Akute, lokale Lymphknotenschwellung, meist druckschmerzhaft bei infektiösen Entzündungen im jeweiligen Einzugsgebiet des Schädels und der Kopf- und Halsorgane, aber auch bei Erythema nodosum
- akute, generalisierte Halslymphadenome, meist druckschmerzhaft bei Läusen, Virusinfektionen, Medikamentenallergie und Katzenkratzkrankheit
- chronische, lokale Lymphadenome
  - groß multipel zusammenhängend bei boviner Tuberkulose
  - große, voneinander getrennte Papeln, die zu Ulzera werden, sprechen für Syphilis
  - aufbrechende, eiternde Infiltrate im Gesicht oder Bronchitis oder uncharakteristische Bauchschmerzen bei *Aktinomykose*
  - besonders harte, als Lymphknotenmetastasen
  - als Virchow-Knoten hinter dem Ansatz des M. sternocleidomastoideus an der Klavikel links spricht für einen metastasierenden Tumor im Oberbauch

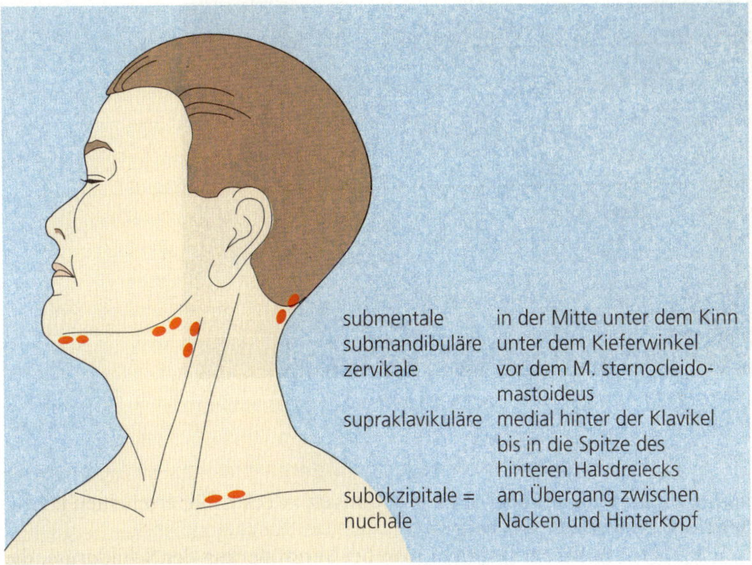

Abb. 9.**27** Halslymphknoten

M. sternocleidomastoideus getrennt werden, und schließlich in der Submentalregion (Abb. 9.**27**). Außerdem kann man die submandibulären Drüsen oder eine Halsrippe, Zysten und Halsgefäße und unter Umständen im medialen Anteil der Supraklavikulargrube die „Virchow-Drüse" palpieren.

Die Palpation der A. carotis spielt bei der Beurteilung eines Pulsdefizits (S. 230) und bei Schockpatienten eine Rolle, bei denen der Radialispuls durch Blutverlust so schwach sein kann, daß er der Palpation nicht mehr zugänglich ist.

Eine vergrößerte Parotis können Sie vor dem Ohr lateral und dorsal vom aufsteigenden Anteil des Unterkiefers tasten. Die Drüsen im Mundboden oder einen Stein im Ductus parotideus, der neben dem zweiten oberen Molaren endet, können Sie leichter beurteilen, wenn Sie mit einem behandschuhten Finger aus dem Mundinneren gegenpalpieren.

Die ***Schilddrüse*** tastet man von vorn mit den Fingerkuppen als schluckverschiebliche, weiche Masse. Sie kann in einzelnen Abschnitten knotig verändert oder als ganzes vergrößert oder verhärtet sein. Eine sichere Beurteilung ist mit der Innenfläche der Finger am leichtesten durch Umgreifen des Halses von dorsal mit am hinteren Hals als Stütze aufgelegten Daumen und am seitlichen Hals angelegten Handflächen möglich (Abb. 9.**28**). Fordern Sie den Patienten auf, während der Palpation zu schlucken, und lassen Sie ihn,

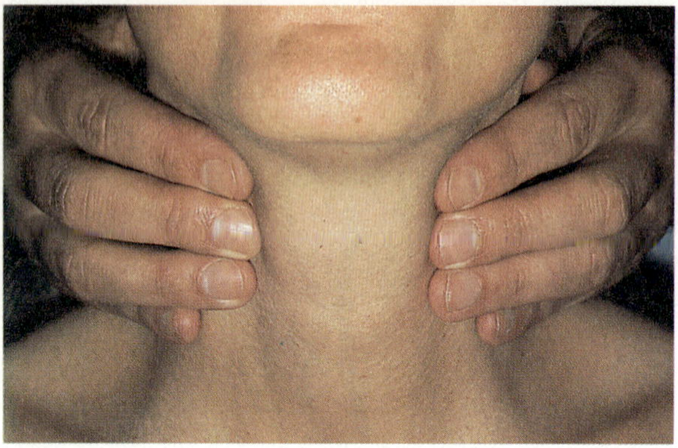

Abb. 9.**28** Palpation der Thyreoidea von dorsal

falls es ein kurzer Hals oder starker Fettansatz zweckmäßig erscheinen lassen, den Kopf etwas rückwärts neigen.

Von **Kropf (= Struma)** spricht man bei Vergrößerung der Schilddrüse, die man nach drei Größenklassen einteilen kann:

- I Bei Normalhaltung des Kopfes fühlbare Vergrößerung, sichtbar nur beim Zurückneigen des Kopfes,
- II sichtbar vergrößerte Schilddrüse bei Normalhaltung des Kopfes,
- III sichtbare Vergrößerung mit seitlichen Auswüchsen oder retrosternalem Anteil.

Vermehrte Durchblutung einer Struma läßt sich mit dem Stethoskop als Schwirren oder Rauschen auskultieren. Häufige **Begleitsymptome** bei Schilddrüsenerkrankungen sind Schluckbeschwerden und Globusgefühl. Im Vordergrund stehen der Palpationsbefund und die Myxödem- bzw. Thyreotoxikosezeichen.

Strumaformen:

- Leicht vergrößerte Thyreoidea gegen Ende des Zyklus und/oder bis zum 5. Jahr nach der Pubertät und während der Schwangerschaft sind physiologisch;
- als ***kleine, diffuse Struma*** bezeichnet man die bis auf das Doppelte des Normalen vergrößerte Thyreoidea. Jodmangel, angeborener Hormonmangel, aber auch hochdosierte Medikationen mit Thiouracil oder Phenylbutazon oder chronische Thyreoiditis können die Ursache einer Unterfunktion der Struma sein. Die Zeichen des Myxödems oder der Thyreotoxikose werden durch Szintigraphie verifiziert;

Struma und Begleitsymptome
Diagnostische Gegenüberstellung

Symptome bei Myxödem		*Symptome bei Thyreotoxikose*
rundlich bis plump, verquollen	**Gesicht**	normal, eher akzentuierte Züge
entspannt bis müde, zähflüssig („Bernhardinergesicht")	**Mimik**	wach, angemessen bis schnell
psychisch allgemein verlangsamt, sanft, gleichmäßig	**Reaktion**	normale bis überschießende Reaktionen, leicht irritierbar
heiser	**Stimme**	normal
langsam, behäbig	**Sprache**	überschießend, hastig wirkend, Tremor
verlangsamt	**Sehnenreflexe**	normal bis verstärkt
verdickt, kühl, trocken, schuppig	**Haut**	dünn und feucht
trocken, brüchig	**Nägel**	Lösung von der Unterlage
periorbitales Ödem	**Augen**	Exophthalmus
normal oder Bradykardie, leise Herztöne Rhythmusstörungen selten, Blutdruckamplitude normal	**Herz** und **Kreislauf**	Tachykardie, laute Herztöne Flimmern und Flattern häufig, Blutdruckamplitude vergrößert
geringe Nahrungsaufnahme, eher Gewichtszunahme, eher Obstipation	**Gastrointestinaltrakt**	Heißhunger und Gewichtsverlust, eher Diarrhö
Menorrhagien	**Menstruation**	normal oder Oligomenorrhö

9

- die ***kleine, harte, glatte Struma*** hat mehrfache Bedeutung; sie kann auf eine Thyreotoxikose, eine Thyreoiditis oder auch ein Schilddrüsenkarzinom hinweisen;
- mehr als um das Doppelte vergrößert ist die ***große, diffuse Struma;*** sie ist in der Regel glatt und fest oder in der Oberfläche leicht höckrig strukturiert, aber frei von umschriebenen Knoten. Sie tritt besonders in endemischen Kropfgebieten auf, kann aber auch Ausdruck aller, für die kleine Struma genannten Ursachen sein;
- ***vielknotige, adenomatöse Struma*** ist kleine oder große Struma. Sie tritt meist bei Personen über 30 Jahre auf. Neben dem Vorliegen klinischer Thyreotoxikosezeichen findet man in der Szintigraphie erhöhte J-131-Konzentration, als sog. heiße Knoten;
- bei längerem Bestehen kann ein einzelner Knoten oder ein Strumaanteil besonders hart werden. Das weist auf eine Kalzifikation oder eine *maligne*

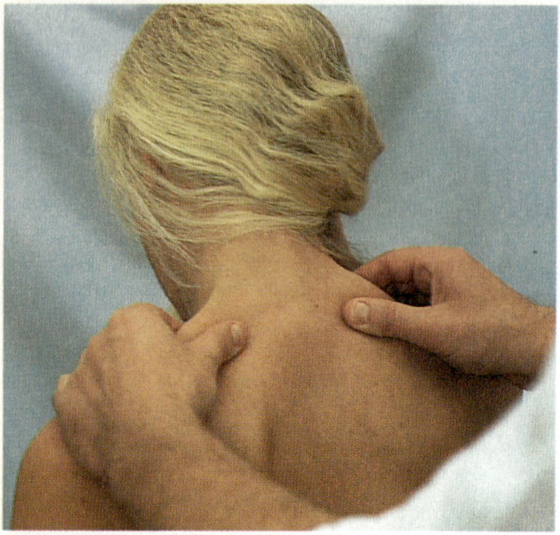

Abb. 9.**29** Der schräg nach lateral-kaudal verlaufende Trapeziusanteil wird mit den Fingerspitzen von ventral gegen den von dorsal gegendrückenden Daumen palpiert

Struma hin. Immer sollten dann die regionalen Lymphknoten besonders sorgfältig palpiert werden;

- die ***druckschmerzhafte, knotige Struma*** oder eine verhältnismäßig kleine Struma, die beim Schlucken Beschwerden verursacht, weist auf eine akute Thyreoiditis hin. Bei chronischem Verlauf (Hashimoto oder Riedel) wird die Struma gummiartig, hart, die Schmerzhaftigkeit verschwindet.

Myogelosen der Halsmuskulatur oder eine Verspannung ganzer Muskelabschnitte stellt man dadurch fest, daß man mit den rotierenden Fingerbeeren ventral und lateral die Halsmuskulatur bzw. den schräg nach lateral kaudal verlaufenden Trapeziusanteil gegen den von dorsal leicht gegendrückenden Daumen palpiert (Abb. 9.**29**).

Perkussion

Sie beschränkt sich am Hals auf die Dornfortsätze der HWS (Untersuchung der Wirbelsäule, S. 367).

Auskultation

Diagnostisch wesentliche ***auskultatorische*** Hinweise finden sich am Hals über den Gefäßen, wie das schabende Systolikum bei arteriosklerotischen Einengungen, das kurze rauhe autochthone systolische Karotisgeräusch bei erhöhtem Schlagvolumen oder die Fortleitung systolischer Geräusche, z. B. einer Aortenstenose, in die A. carotis.

Systolisch-diastolische ***Gefäßgeräusche*** kann man über der vergrößerten Thyreoidea auskultieren und durch vergleichende Herzauskultation von fortgeleiteten systolisch-diastolischen Geräuschen des Herzens unterscheiden, die z. B. bei unreinen Aortenvitien auftreten. Schwieriger ist die Abgrenzung gegen eine arteriovenöse Fistel am Hals.

Als Nonnensausen (Nonne = Kreisel) bezeichnet man ein kontinuierliches Venengeräusch, das über den Jugularvenen in der Fossa supraclavicularis zu hören ist und bei erhöhter Strömungsgeschwindigkeit, z. B. im Rahmen einer ausgeprägten Anämie, auftritt. Dieses Geräusch kann man durch leichten Druck mit dem horizontal gehaltenen Zeigefinger gegen den Hals unterhalb des Kieferwinkels unterbrechen.

Das an der Trachea auskultierte Atemgeräusch läßt sich bei Patienten ohne Stridor gut zum Vergleich für Bronchialatmung heranziehen.

Funktion

Als ***Funktion*** des Halses fassen wir die ***Beweglichkeit des Kopfes*** auf und unterscheiden dabei **aktive Bewegungen,** die der Patient selbständig ausführt, und **passive Beweglichkeit,** bei der Sie den Kopf des Patienten bewegen, Bewegungseinschränkungen fühlen, knackende Geräusche der Gelenke hören und Schmerzreaktionen des Patienten wahrnehmen. Achten Sie darauf, daß der Patient die Schultern nicht mitbewegt.

Aktiv ist der Kopf seitwärts um 45° nach beiden Seiten zu neigen; die Links-rechts-Drehung ist um mindestens 60° möglich. Der Patient kann den Kopf vorwärts beugen, bis das Kinn die Brust berührt, und rückwärts, bis er – ohne sich zurückzuneigen – die Decke über sich erkennen kann. Durch krankhafte Veränderungen der Halswirbelsäule können all diese Bewegungsvorgänge schmerzhaft sein. Im Alter sind sie physiologisch eingeschränkt.

Als pathologische Zeichen finden Sie das Nicken oder Wackeln mit dem Kopf beim Morbus Parkinson oder das Musset-Zeichen als pulssynchrones Nicken bei Aorteninsuffizienz. Rigidität des Halses kann ein Hinweis auf Meningitis, Tetanus oder Veränderungen der Halswirbelsäule sein, die zur Reizung der Nervenwurzeln und damit zu Schmerzen und zur Muskelkontraktur führen.

Verwenden Sie den Untersuchungsbogen S. 597 ff. für die Dokumentation.

9.8.3 Aufgaben für die Selbstkontrolle

34 Nennen Sie charakteristische Beschwerden bei Erkrankungen des Kehlkopfes!

35 Welche drei Absichten verfolgen Sie bei der Larynxspiegelung, wenn Sie den Patienten ein langgezogenes „Hä" singen lassen?

36 Welches Symptom weist auf ein Kehlkopfkarzinom hin?

37 Wozu führt die Berührung der Rachenhinterwand mit dem Nasen-Rachen-Spiegel?

38 In welcher Stellung können Sie die Schilddrüse mit der Innenfläche der Finger beurteilen?

39 Wie ist Nonnensausen über den Jugularvenen von systolisch-diastolischen Gefäßgeräuschen über den Halsarterien zu unterscheiden?

Praktische Aufgaben

J Untersuchen Sie sich gegenseitig und mehrere Patienten mit dem Kehlkopfspiegel und legen Sie Ihre Befunde schriftlich fest!

K Palpieren Sie sich gegenseitig die Schilddrüse und die Schluckbeweglichkeit des Kehlkopfes durch Umfassen des Halses von dorsal.

10 Die Untersuchung des Thorax[1]

10.1 Lernziele

Im folgenden Kapitel erfahren Sie, wie man

- charakteristische Beschwerden bei Erkrankungen im Bereich des Thorax erfaßt und von ähnlichen Beschwerden bei Erkrankungen des Herzens und anderer Organe unterscheidet,
- den Thorax inspiziert und palpiert,
- den Thorax perkutiert und auskultiert,
- einfache Funktionsprüfungen durchführt,
- die am Thorax erhobenen Befunde dokumentiert
- und Leitsymptome für die Diagnostik verwendet.

Mit den gestellten Aufgaben können Sie selbst kontrollieren, ob Sie diese Ziele erreichen.

10.2 Charakteristische Beschwerden

Atemgeräusche, pfeifende,

treten vorwiegend exspiratorisch auf und haben ihren Ursprung in teilweisen Verschlüssen der kleinsten Bronchien und Bronchioli, z.B. bei der Bronchitis oder dem Asthma. Meist ist bei pfeifendem Atemgeräusch die Exspiration verlängert.

Auswurf

sollte nach Farbe und Konsistenz beurteilt, am besten besichtigt werden, denn er gestattet gemeinsam mit einigen anderen **Begleitsymptomen** eine diagnostische Zuordnung des Hustens:

- Fieber* läßt in erster Linie an eine Infektion denken,
- Gewichtsverlust* an Karzinom oder Tuberkulose;
- Dyspnoe* spricht für obstruktive Erkrankungen der Lungen und/oder eine Linksinsuffizienz;
- Hämoptysen* treten früh bei Infektionen, in der Regel erst nach Wochen beim Bronchialkarzinom auf.

---

[1] Zur Veranschaulichung dieses Themas können Sie Teil 5 des Filmes „Die allgemeine ärztliche Untersuchung" benutzen (S. 1)

Husten und Auswurf
Diagnostische Bedeutung

Organsystem	*entzündlich*	*vaskulär*	*neoplastisch*	*andere*
Respirationstrakt trockener Reizhusten, dann schleimig-eitriger Auswurf oder Hämoptysen	Laryngitis Bronchitis Pneumonie Tuberkulose	Lungeninfarkt	Bronchialmalignom	Fremdkörper inhaliert oder im Gehörgang hämorrhagische Diathese, Antikoagulanzientherapie, Mukoviszidose
Herz u. Kreislauf Dyspnoe und Hämoptoe	Perikarditis	Linksinsuffizienz und/oder Lungenödem	Malignom des Perikards	toxische Gase
Pleura und Mediastinum trockener, schmerzhafter Husten	Pleuritis		Pleuraendotheliom, Malignome oder Lymphknotenschwellung im Mediastinum	Ösophagusfistel bzw. -divertikel

Bei Auswurf soll der Patient das expektorierte Material in einem möglichst schmalen Glas, ggf. auch einem größeren Reagenzglas, auffangen und aufrecht getragen mitbringen.

Zäh-glasigen, fädigen und weißlichen Auswurf finden Sie bei der chronischen Bronchitis, gelbgrün eitrigen Auswurf z. B. bei bakteriellen Atemwegsinfekten, Bronchiektasen oder kavernöser Tuberkulose.

Die sog. „maulvollen", eitrigen Expektorationen sind ein charakteristisches Zeichen für Bronchiektasen oder den heute selten gewordenen Lungenabszeß. Reichlich dünnflüssiges oder schaumiges Sputum läßt an ein Lungenödem denken.

Bronchiektasensputum setzt sich dreischichtig ab, das Sputum bei Lungenabszeß zweischichtig, im letzteren Fall hat es üblen Geruch.

Blutiger Auswurf

S. Hämoptoe/Hämoptysen.

Brustschmerzen

Wissen um die Nervenversorgung erleichtert die diagnostische **Zuordnung** von Brustschmerzen zu erkrankten Organen:

Die Schulter wird von Spinalnerven aus C4 versorgt, die Zwerchfellkuppel vom N. phrenicus aus C3 bis C5. Die „Kurzschlußtheorie" (S. 40) gestattet Vermutungen, daß es sich bei **Schmerzausstrahlung** in den Schulterbereich um diaphragmanahe Prozesse, z. B. basale Pleuritis oder Pankreatitis, handelt.

Brustschmerz[1]
Diagnostische Bedeutung

Organsystem und Schmerzbesonderheiten	*entzündlich*	*vaskulär*	*strukturell*	*neoplastisch*	*neurogen*
Thoraxwand und Wirbelsäule Bewegung (Atmung) schmerzverstärkend	Herpes zoster, Spondylarthritis, Spondylitis ankylopoetica, Bornholmer Krankheit		Osteoporose, Osteomalazie	Malignome der Wirbelsäule, Osteodystrophia def. (Morbus Paget)	Interkostalneuralgie
Atmungsorgane, Pleura und Mediastinum Atmung verstärkt	Tracheitis, Bronchitis, Pneumonie, Pleuritis	Lungenembolie	Bronchiektasie	Malignome	
Herz und große Gefäße	Perikarditis	Angina pectoris, Herzinfarkt	Aortenaneurysma		
Ösophagus Schluckbeschwerden	Ösophagitis		Hiatushernie, Striktur, Mallory-Weiss	Malignome	Spasmus, Achalasie
Subphrenische Organe Atmung verstärkt	Hepatitis, Pankreatitis, subphrenischer Abszeß, Echinokokkus			Leberzell- und Pankreasmalignom	

[1] ausführliches Computerprogramm s. B. Puppe

10

Der Arm wird von C5 bis Th1 versorgt, Herz und Perikard mit afferenten Fasern aus (C3) C4 bis Th5. Das erklärt das Ausstrahlen von Herzschmerzen in den Hals und in den linken Arm. Schulterschmerzen weisen auf den Kontakt der betroffenen Herzanteile mit dem Zwerchfell (C3 bis C5) hin.

Th2 bis Th9 versorgen Haut, Muskulatur und Pleura parietale des knöchernen Thorax, aber auch das Epigastrium mit sensiblen Fasern. Schmerzhafte Erkrankungen des Ösophagus (Th4 bis Th6) führen zu Schmerzen über den unteren Sternumanteilen und dem Epigastrium, dorsal bis in den Bereich zwischen den Scapulae, erklären jedoch auch, warum Schmerzen bei einer Refluxösophagitis für Herzschmerzen (Th1 bis Th5) gehalten werden können.

Es erleichtert den diagnostischen Zugang, wenn Sie den umfangreichen **Komplex Thoraxschmerz** (= Brustschmerz) nach klinischen Gesichtspunkten unterteilen:
- oberflächlicher oder äußerer Thoraxschmerz,
- Haut, subkutane Strukturen und Mammae,

Oberflächlicher Thoraxschmerz und Begleitsymptome Diagnostische Bedeutung

- Schmerzen ventral der äußeren Axillarlinie mit Ausstrahlung in die Axillar- und Inguinalregion als etwa 3 cm breiter druckschmerzhafter Streifen sprechen für *Morbus Mondor* = Thrombophlebitis der V. thoracoepigastrica
- Schmerzen in den Mammae mit örtlichen Entzündungszeichen lassen an eine *Mastitis* denken, mit Apfelsinenhaut, Mamillenverziehung und Knoten an ein *Mammakarzinom.* Zysten sind in der Regel schmerzlos
- herpetiforme, bandförmige Effloreszenzen in segmentaler Anordnung sind Ausdruck eines *Herpes zoster* mit brennenden Schmerzen. Dabei können auch muskuläre Brustkorbanteile betroffen sein, die den Schmerz atmungsabhängig machen

Atmungsabhängiger Thoraxwandschmerz und Begleitsymptome Diagnostische Bedeutung

Plötzlich einsetzende Thoraxwandschmerzen

- starke präkordiale Stiche, die maximal 3 Min. anhalten, durch flache Atmung gebessert und meist durch sehr langsames, tiefes Einatmen verschwinden, sind harmlose *präkordiale Stiche* im Sinne von Muskelkontrakturen. Sie führen beim Patienten häufig zur Verwechslung mit einem Herzinfarkt
- scharfer, eng umschriebener Druckschmerz, Crepitatio, Traumaanamnese sprechen für eine *Rippenfraktur,* bei der im Unterschied zu lokalisiertem Pleuraschmerz auch Druck auf entfernte Teile der gebrochenen Rippe am Ort der Fraktur zu Schmerzen führt
- schneidende, eher flächenhafte Schmerzen, Reibegeräusche, Fieber, aufsteigende Dämpfung, die bei diaphragmanaher Entzündung auch im Epigastrium auftreten kann, sind Zeichen einer *Pleuritis.* Differentialdiagnostisch ist an subphrenischen Abszeß, Lungenödem und Perikarditis zu denken
- unerträgliche, stechende Schmerzen unter dem rechten Rippenbogen, durch Einatmung verstärkt, kann in die rechte Schulter und in den rechten Arm ausstrahlen, Kopfschmerzen, Fieber, Schüttelfrost, Schweiß, extremer Druckschmerz im ROQ, lokale Rigidität bei *Perihepatitis gonorrhoica*
- intermittierende, den Ort wechselnde, schneidende Schmerzen, Fieber, Kopfschmerzen und Muskelschmerzen erregen den Verdacht auf eine *Bornholm-Krankheit*

Allmählich einsetzende Thoraxwandschmerzen

- Schmerzauslösung oder Verstärkung durch Druck auf Sternum, Kostosternalgelenke, Rückwärtsneigen des Kopfes bei gleichzeitigem rückwärtigem Anheben der Arme sprechen für ein *Thoraxwandsyndrom (Epstein)*
- heftiger, über große Strecken einer Rippe ausgedehnter Schmerz, Fieber und Entzündungszeichen lassen an eine *Osteomyelitis* denken
- über geschwollenen Rippen-Sternum-Verbindungen, besonders der 2. und 3. Rippe, sind Zeichen für ein *Tietze-Syndrom*
- stechende Schmerzen, die durch Druck verstärkt werden, dem Lauf der Interkostalnerven folgen, durch Kälte verstärkt werden können und auf eine Novocaininjektion ansprechen, sind Hinweise auf eine *Interkostalneuralgie,* die innerhalb von Tagen abklingt, bei chronischem Bestehen aber auch auf eine Tabes dorsalis, degenerative Wirbelkörperveränderungen oder ein Neurofibrom hinweisen können

Tiefer Thoraxschmerz
Diagnostische Bedeutung

- Ein Gefühl der Enge oder des Unbehagens oder tiefe, brennende Schmerzen, retrosternal oder präkordial, die in den Hals und Unterarm ausstrahlen können, durch mindestens minutenlange Anstrengung verstärkt und ebenfalls durch minutenlange Ruhe gemildert werden; betonter 4. Herzton und Arrhythmie sprechen für eine *Angina pectoris.* Das Ansprechen auf Nitroglycerin, dreimal nacheinander 0,4 mg in 3-Minuten-Abständen unter der Zunge zergehen lassen, sind beweisend
- tiefe, stechende Dauerschmerzen, retrosternal oder präkordial, die länger als 20 Min. anhalten, durch Ruhigstellung nicht verschwinden, Übelkeit, Erbrechen, Blässe, Tachykardie und kein Ansprechen auf Nitroglycerin, weisen auf einen *Herzinfarkt* hin
- tiefe, klopfende Dauerschmerzen, Fieber* und keine Reaktion auf Nitroglycerin erregen den Verdacht auf eine *Perikarditis*
- tiefer, eher sternumferner, plötzlicher Thoraxschmerz und plötzliches Eintreten von Dyspnoe bei Vorliegen einer tiefen Thrombophlebitis oder einer Herzinsuffizienz, Zyanose, Schweiß, Erbrechen, Fieber und Tachykardie, blasige Hämoptysen, zunehmend lauter 2. Pulmonalton und kleinblasige Nebengeräusche sind Zeichen einer *Lungenembolie.* Die Schmerzen können atemabhängig sein
- tiefe, plötzliche, heftige, reißende Schmerzen, solange keine Ruptur vorliegt normaler Blutdruck, bei Fortschreiten Kleinerwerden des Pulses und neurologische Ausfälle, sprechen für ein *Aneurysma dissecans der Aorta,* besonders bei Patienten mit bekannter Hypertonie oder in der Schwangerschaft
- tiefe, reißende Schmerzen in unmittelbarem zeitlichem Zusammenhang mit Erbrechen, Dyspnoe und präkordialen Knistergeräuschen lenken den Verdacht auf ein *Boerhaave-Syndrom* = spontane Ösophagusruptur
- tiefe, dumpfe, brennende Schmerzen im Bereich des Xiphoids, verstärkt oder ausgelöst durch horizontale Lage, sind Ausdruck einer *Hiatushernie*
- tiefe, retrosternale Schmerzen, durch Schlucken verstärkt, nach mehrfachem Erbrechen* oder im Rahmen einer akuten Infektion, sprechen für eine *Ösophagitis*
- zunehmende Schluckbeschwerden, die mit langer Verzögerung dann auch mit retrosternalen Schmerzen einhergehen, weisen auf ein *Ösophaguskarzinom* hin. Bei Divertikeln steht der Schmerz im Hintergrund
- tiefer, medialer Thoraxschmerz, Dyspnoe*, Heiserkeit* und bellender Husten* sind Hinweise auf einen *Mediastinaltumor*
- tiefe, plötzlich eintretende Brustschmerzen mit zunehmender Dyspnoe* und Zyanose*, Verschiebung der Trachea und fehlenden Atemgeräuschen, aber hypersonorem Perkussionsschall sprechen für einen *Spontanpneumothorax*

– Thoraxwand- oder Brustkorbschmerz haben ihren Ursprung im knöchernen Thorax, der Muskulatur, den Gelenken oder der Pleura,
– tiefer Thoraxschmerz, der auf Erkrankungen der inneren Thorax- und/ oder Oberbauchorgane hinweist.

Ursachen des **oberflächlichen Thoraxschmerzes** sind in der Regel der Inspektion und der Palpation unmittelbar zugänglich, eindeutig lokalisierbar und nehmen durch Druck zu.

Thoraxwandschmerzen sind dadurch ausgezeichnet, daß sie bewegungs- und atmungsabhängig sind, d. h. durch Atmen, Lachen, Niesen, Husten oder Kompression verstärkt werden, zu einem spontanen, Linderung verschaffenden, inspiratorischen Nachschleppen einer Thoraxseite und Druckschmerz in den Zwischenrippenräumen führen, in der exspiratorischen Pause aber nachlassen.

Tiefe, bewegungsunabhängige Thoraxschmerzen werden über sensible Fasern aus Th1 bis Th6 versorgt, kommunizieren untereinander und mit den Nerven aus dem Zervikalbereich. Sie sind druck- und bewegungsunabhängig, nicht scharf lokalisierbar und der Schmerzort kann bei gleichem Organbefall von Patient zu Patient wechseln. Die Art der Schmerzen entspricht eher dem krampfartig einengenden, viszeralen Schmerztyp*.

Dyspnoe

Über Dyspnoe klagen Patienten im Sinne eines Gefühls erschwerter Atmung, das unabhängig von Atemfrequenz und Atemtiefe schon entsteht, wenn der Patient das Atmen als Anstrengung empfindet. Einen groben Eindruck von der Schwere der Dyspnoe können Sie gewinnen, wenn Sie den Patienten nach der Zahl der Treppen (Absätze) fragen, die er ohne Schwierigkeiten steigen kann. Die Atmung wird vom Atemzentrum in der Medulla oblongata reguliert. Entsprechende Reize sind Veränderungen der Blutgase, z. B. durch respiratorische Insuffizienz oder Anämie und Anstieg der Wasserstoffionenkonzentration bei Azidose. Man spricht deshalb auch von respiratorischer, hämatogener bzw. metabolischer Dyspnoe.

Anstrengungsdyspnoe, Ruhedyspnoe und Orthopnoe sind unterscheidbare Schweregrade. Bei der Orthopnoe bekommt der Patient nur noch mit angehobenem Thorax genügend Luft. Wahrscheinlich gestattet die Absenkung der Zwerchfellkuppel im Sitzen tieferes Einatmen.

Hämoptoe

Als Hämoptoe bezeichnet man blutiges Sputum, größere Blutbeimischungen oder das Abhusten von reinem Blut. Hämoptoe ist immer mit Hustenreiz verbunden. Das Blut ist meist mit Sauerstoff vermischt und deshalb hellrot, oft schaumig, im Unterschied zur Hämatemesis mit rotem oder kaffeesatzartigem, geronnenem und säuerlich riechendem Blut, das aus dem oberen Gastrointestinaltrakt stammt, meist erbrochen, gelegentlich aber auch mit Hustenanfällen entleert wird.

Hämoptysen

Hämoptysen sind kleinere Blutbeimengungen, oft nur Blutflecken oder blutige Fäden. Bei lobären Pneumonien oder Lungeninfarkten sehen sie wie Roststellen oder bräunlich aus. Die Begriffe Hämoptoe und Hämoptysen werden in der Literatur aber auch gleichsinnig verwendet.

Husten

Beim Husten kann man neben dem unproduktiven Reizhusten blechernen Husten, der bei der Laryngitis oder einem Kehlkopfkarzinom vorkommt, produktiven Husten und keuchenden Husten unterscheiden, der mit Schnup-

Dyspnoe
Diagnostische Bedeutung

Organsystem	entz./infekt.	vask./allerg.	strukturell	neoplast.	andere
Atmungsorgane	Bronchitis, Pneumonie, Tuberkulose, Pleuraerguß, Pneumokoniose	Lungenödem, pulmonale Hypertonie, Asthma, Lungenembolie	Emphysem, Lungenfibrose, Pneumothorax, substernale Struma	Bronchialkarzinom	Fremdkörper, Medikamente, z. B. Betablocker
Herz und Kreislauf	Perikarditis Endokarditis Perikarderguß	Ursachen der Linksinsuffizienz: Herzinfarkt, Herzfehler (angeb. oder erworbene)	Myokardiopathie, Mitralstenose, Endomyokardfibrose	Malignom des Herzens, Karzinoid	Hyper-, Hypothyreose Amyloidose Arrhythmien Herzblöcke
Atemzentrum		zerebraler Insult			Urämie, Ketoazidose

Hämoptysen und Begleitsymptome
Diagnostische Bedeutung

- Mit „Halskratzen", Heiserkeit und dem ständigen Bedürfnis, sich zu räuspern, als Zeichen einer *Laryngitis* oder eines Larynxmalignoms
- mit produktivem Husten*, Fieber* und feuchten Nebengeräuschen als Hinweis auf eine *Bronchitis*
- mit länger als 6 Wochen anhaltendem Hustenreiz, wenig Auswurf, tiefem Thoraxschmerz und Gewichtsverlust: Verdacht auf ein *Bronchialkarzinom*
- perakut einsetzender, anhaltender Reizhusten läßt besonders bei Kindern an *Fremdkörperaspiration* denken
- Fieber, Husten und Schüttelfrost, meist eher ein rostrotes Sputum als echte Hämoptysen, Dyspnoe und Thoraxschmerz. Dämpfung und vermindertes Atemgeräusch, später Bronchialatmung, Zyanose und besonders deutliche trockene und feuchte Nebengeräusche sind Zeichen einer *Pneumonie*, mit Hämoptysen besonders bei Klebsiella-Infektion und nach Aspiration
- akute Dyspnoe, Tachypnoe, betonter 2. Herzton über der A. pulmonalis, Rechtsinsuffizienz und Zyanose lassen an eine *Lungenembolie* denken, bei zusätzlichem, atemabhängigem Thoraxwandschmerz an einen Lungeninfarkt
- ein ähnliches, aber chronisches Bild mit charakteristischen Schallphänomenen über der Spitze des Herzens und einem Mitralgesicht sprechen für eine *Mitralstenose*
- auch jede *Rechtsinsuffizienz** mit sichtbaren Stauungen der Halsvenen, symmetrischen Ödemen und vergrößerter Stauungsleber kann zu Hämoptysen führen
- Zeichen der *hämorrhagischen Diathese* wie schwer stillbare Blutungen, Haut- oder gastrointestinale Blutungen weisen im Zusammenhang mit Hämoptysen auf Koagulopathien, Thrombopathien oder Vasopathien als Ursache hin, lassen aber auch an eine Antikoagulanzientherapie oder Reaktion auf bestimmte Medikamente denken

Husten und Begleitsymptome Diagnostische Bedeutung

- Akuter Reizhusten mit den üblichen Zeichen einer Erkältung spricht für eine infektiöse Entzündung der oberen Luftwege bei *Laryngitis* und *Pharyngitis*
- treten retrosternale Schmerzen hinzu, handelt es sich um eine *Tracheobronchitis*, z. B. bei Masern. Beide Formen gehen schnell in einen produktiven Husten über
- anhaltender, trockener Reizhusten ohne Erkältungszeichen läßt an ein Malignom in Trachea und Bronchien oder an einen *Mediastinaltumor*, z. B. bei der retrosternalen Struma oder beim Thymom, denken
- in vergleichbarer Form, allerdings schmerzhaft und atemabhängig, tritt er auch beim *Pleura-Mesotheliom* auf
- quälender Reizhusten mit Schluckbeschwerden, ggf. auch mit Regurgitation, spricht für *Ösophagusfistel* oder *Ösophagusdivertikel*, oder mit heftigen, reißenden Schmerzen für *Aneurysma dissecans*, das auf die Trachea drückt
- nur kurzfristig bleibt der Husten unproduktiv, geht dafür aber mit tiefen Brustschmerzen einher beim *Lungeninfarkt* und beim *Lungenödem*
- intermittierender Husten mit Dyspnoe, Zyanose, vorspringenden Halsvenen und grobblasigen Geräuschen, Ödemen und Lebervergrößerung sind Zeichen einer *Rechtsinsuffizienz**

fen und Tränenfluß beginnt, mit Zyanose und feinblasigen Nebengeräuschen auf eine Pertussis hinweisen. Hustenreize bilden Entzündungen, Exsudate und Fremdkörperirritation im Pharynx oder im Bronchialbaum. Der Hustenreflex wird über Zweige des Vagus geleitet. Reizung des Vagus im äußeren Gehörgang führt ebenfalls zu Husten (Kurzschlußtheorie*?).

Reizhusten ist ein trockener (unproduktiver), bellender Husten, der in vielen Fällen in einen produktiven Husten übergeht.

Beim **produktiven Husten** fühlt sich der Patient nach Abhusten des Sekrets (Auswurf) erleichtert. Zeitlich unterscheidbare Formen des produktiven Hustens sind der nächtliche Husten mit Atemnot bei Herzinsuffizienz* oder der sog. morgendliche Raucherhusten, bei dem nur wenig Schleim abgehustet wird.

Jeder Husten, der länger als fünf Wochen dauert, muß an ein Karzinom oder an eine Tuberkulose denken lassen.

Orthopnoe – diagnostische Bedeutung s. Dyspnoe

Sputum – Auswurf

Bei Erkrankungen der Luftwege, der Lungen und des Herzens können sich Farbe und Konsistenz des Sputums verändern. Fadenförmige Blutbeimischungen haben in der Regel ihre Ursache in Blutungen oder oberen Luftwege und des Mundes; rosa bis rote Gesamtverfärbung des Sputums läßt an Blutaustritt in die Alveolen und Bronchiolen denken, z. B. bei der Pneumonie oder beim Lungenödem. Massive Blutungen richten den Verdacht auf Arrosion eines Gefäßes in einer tuberkulösen Kaverne, Lungeninfarkt oder Bronchuskarzinom.

Gelatinös-blutiges Sputum weist auf eine Friedländer-Pneumonie hin, rostiges Sputum eher auf eine Pneumokokkenpneumonie. Eitriges Sputum, das je nach Erregern von schmutzig-grau über grünlich bis gelb gefärbt sein kann, findet man in der Lösungsphase einer Pneumonie oder beim Lungenabszeß, in großen Mengen bei der Bronchiektasie als sog. maulvolle Expektorationen, die sich beim Abstehen in eine obere muköse Lage, darunter in eine seröse flüssige Lage und schließlich in unten liegenden Eiter absetzen.

Stridor

Stridor empfindet der Patient als pfeifend-kratzende Inspirationsgeräusche durch Einengungen zwischen oberem Larynx und Hauptbronchien. Er weist auf entzündliche Erkrankungen, Fremdkörper oder Neoplasmen hin.

Schluckauf

Schluckauf durch plötzliche, unwillkürliche Kontraktion des Zwerchfells, kann zentral durch den N. phrenicus oder durch seine lokale Stimulierung ausgelöst werden. Neben seinen alltäglichen Ursachen wie Gelächter, Kitzeln oder Luftschlucken ist er ein Zeichen der echten Hysterie, kann dann über viele Tage bestehen bleiben und ist dadurch charakterisiert, daß er nur im wachen Zustand auftritt.
Anders bei den vielfältigen ernstzunehmenden Ursachen:
- zentral bei Meningitis, Hirntumor oder Apoplex. Auch die Urämie kann zu einem zentralen Schluckauf führen;
- im Mediastinum wirken Lymphknotenvergrößerungen, Trauma nach Faustschlag in das Epigastrium, Perikarditis oder Herzinfarkt als Reize;
- bei Pleuritis kann ein Schluckauf den Patienten durch die begleitenden Schmerzen quälen;
- im Oberbauch sind alle Prozesse zu nennen, die das Zwerchfell in seinen medialen Anteilen reizen wie subphrenischer Abszeß, Pankreatitis und Malignome des Magens.

Tachypnoe

Tachypnoe (= mehr als 25 Atemzüge pro Minute) tritt bei Fieber*, starken Schmerzen, entzündlichen Infektionen der oberen Atemwege, Anämie, Herzfehler und Thyreotoxikose auf. Plötzliches Einsetzen läßt an einen Pneumothorax oder an Angst denken.

Thoraxschmerz – diagnostische Bedeutung s. Brustschmerz

Uhrglasnägel S. 343

Zyanose s. Inspektion der Haut S. 95

Begleitende Allgemeinsymptome

Fahnden Sie bei Verdacht auf eine pulmonale Erkrankung beim Patienten nach begleitenden Allgemeinsymptomen. Appetitlosigkeit* und Gewichtsverlust* weisen auf eine progrediente Lungentuberkulose oder ein Bronchialkarzinom hin. Subfebrile Temperaturen (unter 38 °C) in den Nachmittagsstunden und am Abend sind ein klassischer Hinweis auf aktive Tuberkulose, können allerdings auch bei einer langanhaltenden Viruspneumonie vorkommen.

Fragen Sie Patienten mit Beschwerden oder Befunden im Bereich des Thorax auch ausdrücklich nach früheren ähnlichen Erkrankungen in dieser Region und deren Behandlung und nach eventuellen Staub- oder Gasbelastungen am Arbeitsplatz.

10.3 Befunderhebung am Thorax

Die Beschreibung der Befunde am Thorax wird durch die Einteilung des Untersuchungsfeldes erleichtert. Ventral benutzen Sie als Orientierungslinien die Medioklavikularlinie und die Mediosternallinie. Weitere Hilfen sind Rippenbögen, abgezählte Rippen und die Fossa jugularis (Abb. 10.**1**). Die Interkostalräume werden nach der darüberliegenden Rippe numeriert. Lateral orientieren Sie sich an der vorderen und hinteren Axillarlinie, dorsal an der Medioskapularlinie bei herabhängenden Armen und an den Dornfortsätzen der Brustwirbelkörper (Abb. 10.**2**). Die Abb. 10.**3** und 10.**4** zeigen die Zuordnung der Lungenlappen zu den äußeren sichtbaren Thoraxanteilen.

Inspektion

Die ***Inspektion*** des Thorax beginnt am stehenden Patienten mit dem Zählen der Atemzüge pro Minute. Dabei achten Sie auf die Symmetrie oder auf ***pathologische Veränderungen der Thoraxform.*** Zu den häufigen Abweichungen von der Norm gehört der Faßthorax, der mit dem Pascalschen Gesetz über die Gasausdehnung bei obstruktiven Lungenerkrankungen zu erklären ist. Dabei wird das Tiefen-Breiten-Verhältnis 1 und größer. Normalwerte bei Kindern bis zum dritten Lebensjahr 0,85, ab 1 m Körpergröße 0,75. Messung mit dem Beckenzirkel horizontal zwischen kaudalem Sternumende und BWS bzw. zwischen den beiden vorderen Axillarlinien (Abb. 10.**5**).

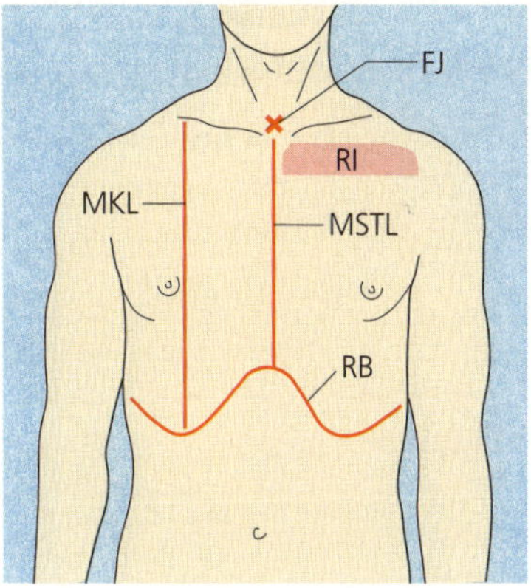

Abb. 10.**1** Frontale Orientierungslinien am Thorax: FJ = Fossa jugularis, MKL = Medioklavikularlinie; MSTL = Mediosternallinie, RB = Rippenbogen, RI = Regio infraclavicularis

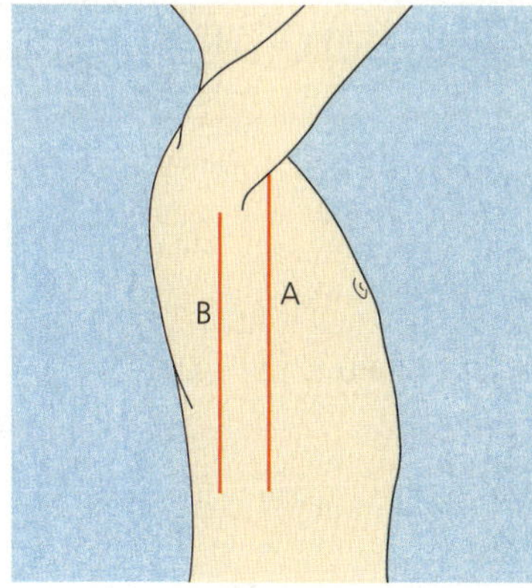

Abb. 10.**2** Laterale Orientierungslinie am Thorax: A = vordere Axillarlinie, B = hintere Axillarlinie

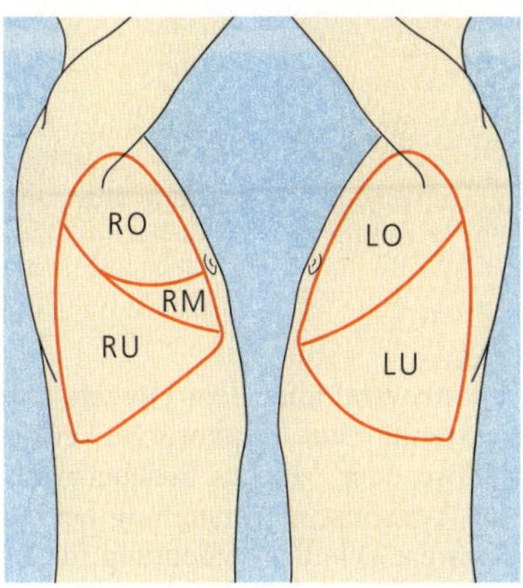

Abb. 10.**3** Lage der Lungenlappen von lateral: RO = rechter Oberlappen, RM = rechter Mittellappen, RU = rechter Unterlappen, LO = linker Oberlappen, LU = linker Unterlappen

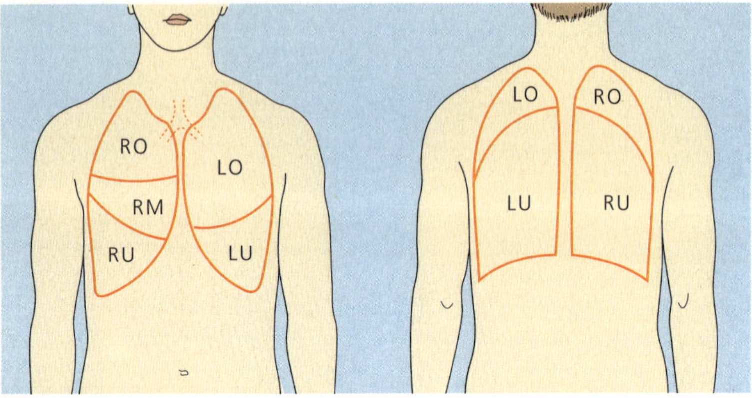

Abb. 10.**4** Lage der Lungenlappen von ventral und dorsal: RO = rechter Oberlappen, RM = rechter Mittellappen, RU = rechter Unterlappen, LO = linker Oberlappen, LU = linker Unterlappen

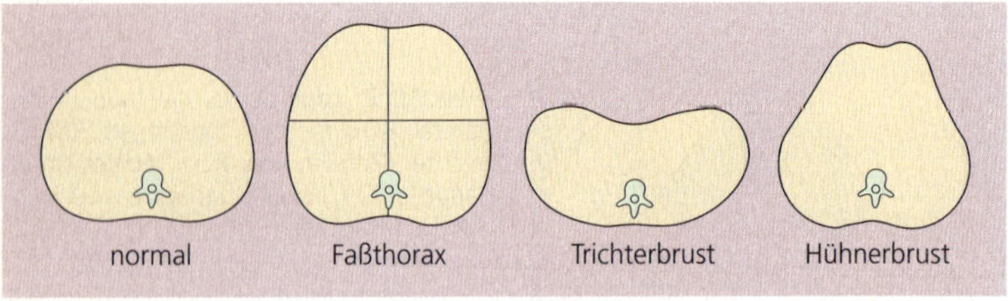

Abb. 10.**5** Thoraxformen

Eine **Voussure,** die Vorwölbung der Thoraxwand über dem Herzen, tritt bei angeborenen oder früh erworbenen Herzfehlern auf. Kyphotische Verformungen der Brustwirbelsäule bei Tuberkulose oder Morbus Scheuermann, grobe Skoliosen nach Poliomyelitis und die kyphotische Versteifung bei der Spondylarthritis ankylopoetica (Morbus Bechterew) haben Bedeutung für die Statik und schränken die Beweglichkeit des Thorax bei der Atmung ein. Trichter- oder Hühnerbrust (Kielbrust) und der „Rosenkranz“ als perlenförmige Verdickung der kostalen Knorpel-Knochen-Grenze finden sich mit familiärer Häufung oder sind rachitisbedingt und in unseren Breiten seltene Befunde.

Nachschleppen nennt man die verzögerten und meist auch reduzierten Atemexkursionen auf einer Seite, z. B. bei Pleuritis oder Schwarte.

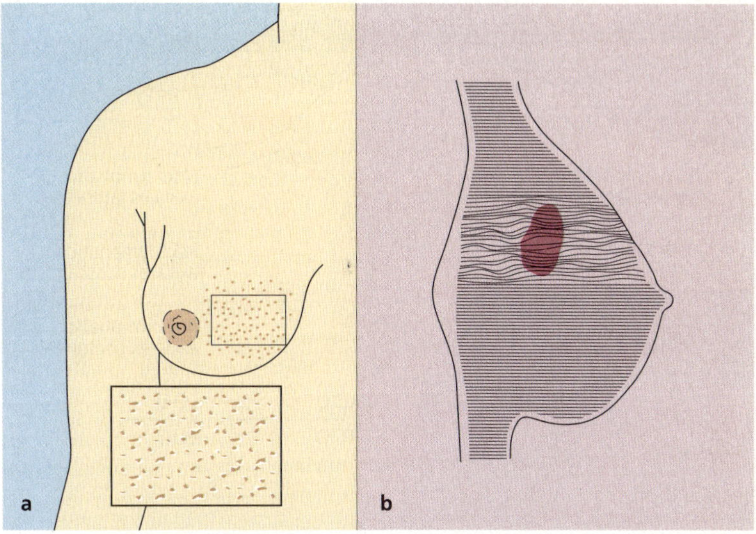

Abb. 10. **6 a** u. **b** Sichtbare Veränderungen beim Mammakarzinom

Zu den ***pathologischen Atmungstypen*** gehören die **Tachypnoe,** mehr als 25 Atemzüge pro Minute, und die **periodische Atmung** als Cheyne-Stokessche-Atmung, bei der lange Atempausen mit zunehmend größer werdenden Atemzügen als Zeichen einer Schädigung des Atemzentrums abwechseln. Periodisch ist auch die Biot-Atmung als Wechsel zwischen gleichtiefen Atemzügen und apnoischen Pausen. **Forcierte Atmung** findet man z. B. bei Ulkusperforation, inspirationssynchrone **Einziehungen** supraklavikulär, substernal, interkostal und subkostal als Zeichen vermehrter Atemarbeit bei obstruktiven Lungenerkrankungen. Klassische Beispiele sind der akute Asthmaanfall, das Emphysem und die Lungenfibrose.

Schmerzen und knotige Veränderungen der Mamma s. gynäkologische Untersuchung.

Gynäkomastie, die nichtentzündliche Veränderung der männlichen Brust, ist bis zur Pubertät bedeutungslos, im Erwachsenenalter weist sie, wenn sie beiderseits auftritt, auf eine hormonale Stimulation hin, z. B. beim Hypophysenadenom, beim Prostatakarzinom oder im Zusammenhang mit einem Morbus Cushing.

Achten Sie bei der Inspektion auch auf den Stand und eventuelle Einziehungen oder Fissuren der Brustwarzen sowie eventuelle Veränderungen der ***Haut über den Mammae*** (Abb. 10. **6**). Ödematöse Hautverdickungen mit Einziehung der Follikel oder der Brustwarzen, die sog. Apfelsinenhaut, oder

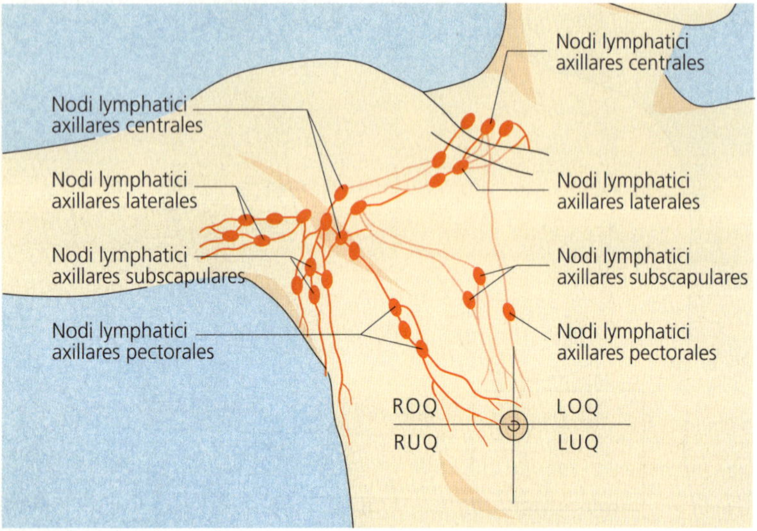

Abb. 10.**7** Lymphabflußbahnen und Quadranten der Mamma

Plateaubildungen durch narbige oder tumoröse Bindegewebsverkürzungen und Absonderungen außerhalb der Laktation müssen Anlaß zu einer sorgfältigen Suche nach axillären Lymphknoten (Abb. 10.7) und zu einer Mammographie sein.

Seröse, blutige ***Absonderungen*** lassen an Mastitis, Papillom, Toxoplasmose oder auch an ein Malignom denken, milchige Absonderung an Schwangerschaft, Hyperprolaktinämie, die gemeinsam mit Zeichen für Morbus Cushing, Hyperthyreose oder Nebennierenrindentumor besonders bei Vorliegen einer Amenorrhö auf ein HVL-Adenom oder Kraniopharyngeom hinweisen kann. Entzündlich gerötete oder lazerierte Mamillen sollen Anlaß zu einer tiefen Palpation und zu dem Verdacht auf ein langsam wachsendes Karzinom (Paget-Disease) sein.

Palpation

Die ***Palpation*** der supraklavikulären und der axillären **Lymphknoten,** die bei entzündlichen Veränderungen an Arm und Hand und bei neoplastischen Prozessen vergrößert sein können, erfolgt mit den Fingerkuppen und mit den Fingerbeeren.

Lymphadenome – diagnostische Bedeutung, S. 101

Zur Palpation der axillären Lymphknoten läßt der Patient die Arme herunterhängen. Ihre palpierende Hand tastet mit der Außenseite der Finger an der Innenseite des Oberarms hinauf bis in die Kuppel der Axilla, um dann eventuell vergrößerte Lymphknoten gegen die Thoraxwand von oben nach unten fortschreitend zu palpieren (Abb. 10.**8**).

Die bimanuelle **Kompression des knöchernen Thorax** von lateral kann zu Schmerzen in den Kostovertebralgelenken führen und damit Hinweise auf die frühe Phase eines Morbus Bechterew oder auf eine Knochenkarzinose geben.

Die Palpation gestattet eine eindeutigere Beurteilung der **seitengleichen Beatmung** als die Inspektion. Hierzu werden beide Handflächen von ventral auf den Thorax gelegt, so daß beide Daumen in der Mitte des Sternums liegen und die Fingerspitzen bis unter die Klavikel reichen (Abb. 10.**9a**). Zur Beurteilung des unteren Thoraxanteils legt man beiderseits den Daumen an den unteren Rand des Rippenbogens und umgreift mit den restlichen Fingern die unteren Rippen nach lateral (Abb. 10.**9b**).

Seitenvergleichend palpieren Sie anschließend mit der flach aufgelegten Hand so, daß Ihre Fingergrundgelenke parallel zu einem Interkostalraum verlaufen, mit der gleichen Hand seitenvergleichend über unterschiedlichen Lungenabschnitten den **Stimmfremitus,** Zeichen für die Leitfähigkeit des Gewebes im Thorax für niederfrequente Schwingungen. Dazu spricht der Patient die Zahl 99 so tief wie möglich. Der Fremitus ist im allgemeinen auf der rechten Seite und in höheren Thoraxabschnitten etwas stärker,

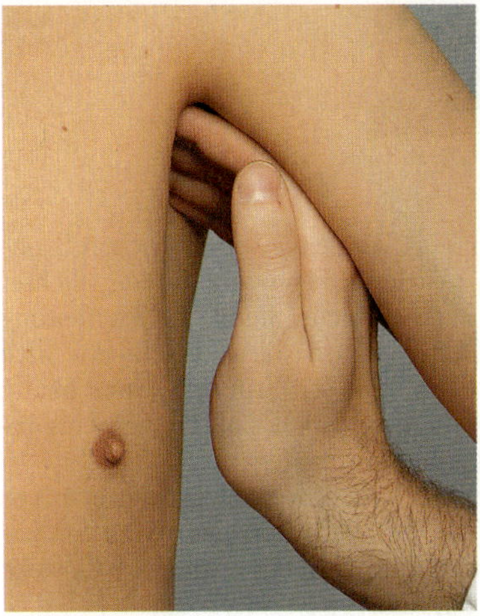

Abb. 10.**8** Die Lymphknotenpalpation in der Axilla erfolgt gegen die Thoraxwand

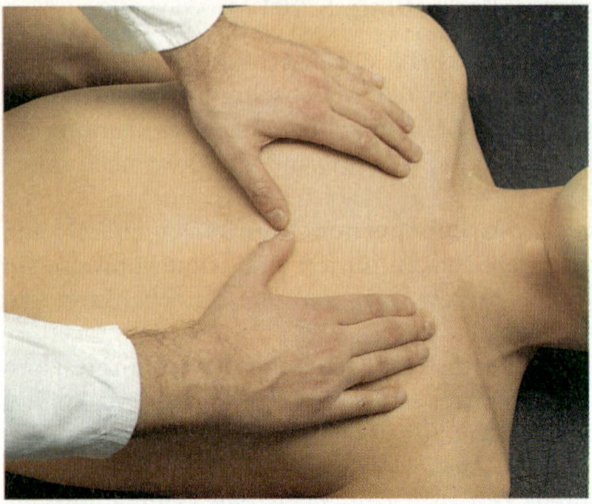

Abb. 10.**9a** Palpation des oberen Thorax auf seitengleiche Beatmung

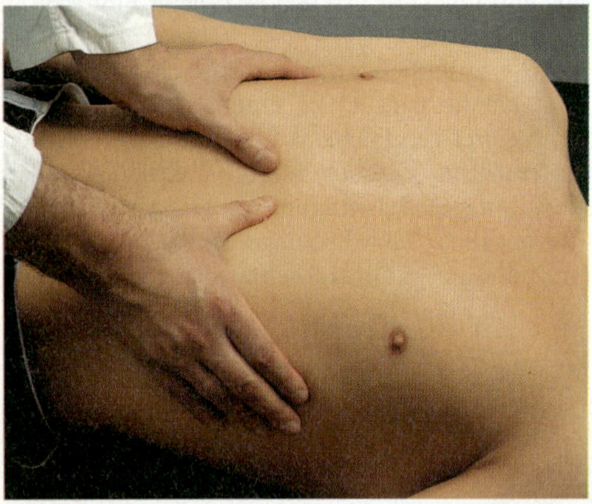

Abb. 10.**9b** Palpation des unteren Thorax auf seitengleiche Beatmung

aber immer dann deutlich verstärkt, wenn das Lungengewebe zwischen Bronchien und Thoraxaußenwand, wie z.B. bei der Lungenentzündung, dichter wird. Der Stimmfremitus ist dagegen abgeschwächt, wenn die Fortleitung durch Pneumothorax, Pleuraerguß oder Pleuraschwarte erschwert wird (Abb. 10.**10**). Bei Kindern und Frauen kann man den Stimmfremitus häufig nicht palpieren, weil sie eine so hohe Stimmlage haben, daß die Schwingungen der Stimmbänder nicht vom Thorax übernommen werden.

Für die Palpation der **Mammae** sitzt die Patientin zunächst aufrecht vor Ihnen und beugt sich dann leicht vor. Mit der Palpation beurteilen Sie zunächst die Verschieblichkeit der Haut über dem darunter liegenden Gewebe und das Vorhandensein tiefer liegender Knoten.

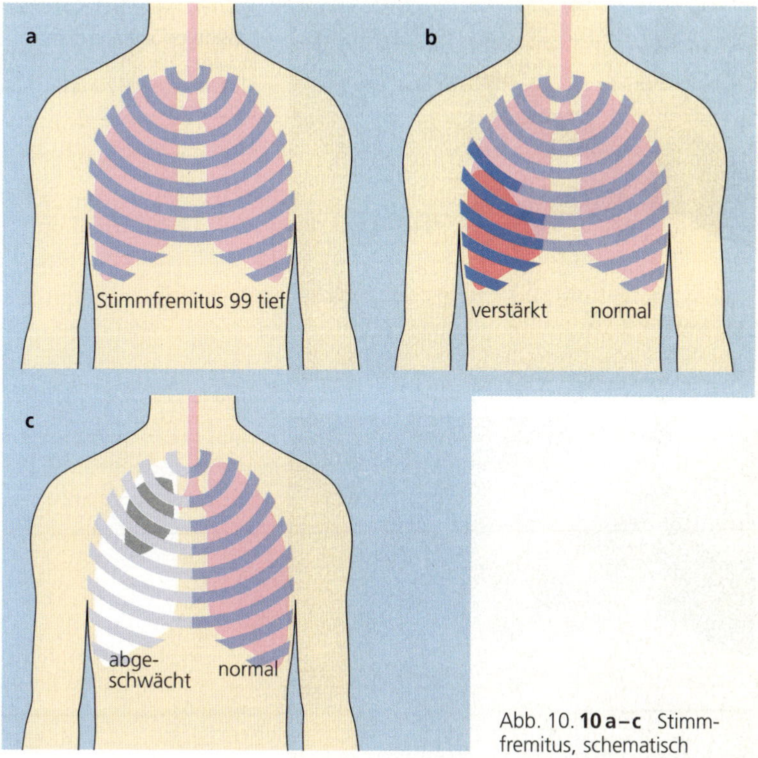

Abb. 10. **10 a–c** Stimm-
fremitus, schematisch

Sie palpieren die seitlichen Anteile jeder Mamma mit Zeige- und Mittelfinger gegen die den gegenüberliegenden Quadranten stabilisierenden Finger der anderen Hand, den ventralen Anteil gegen die Thoraxwand.

Suchen Sie systematisch entgegen dem Uhrzeigersinn in allen vier Quadranten jeder Mamma und dokumentieren Sie das Ergebnis. Geben Sie Ihrer Patientin eine schriftliche Anleitung zur Selbstuntersuchung mit.

Regel: Jeder palpable Knoten in der Brust ist so lange als Mammakarzinom anzusehen, bis das Gegenteil eindeutig feststeht.

Perkussion

Perkutieren Sie seitenvergleichend die linke und rechte Thoraxhälfte, und grenzen Sie zwischen unterschiedlich dichten Organen wie Lunge und Leber ab.

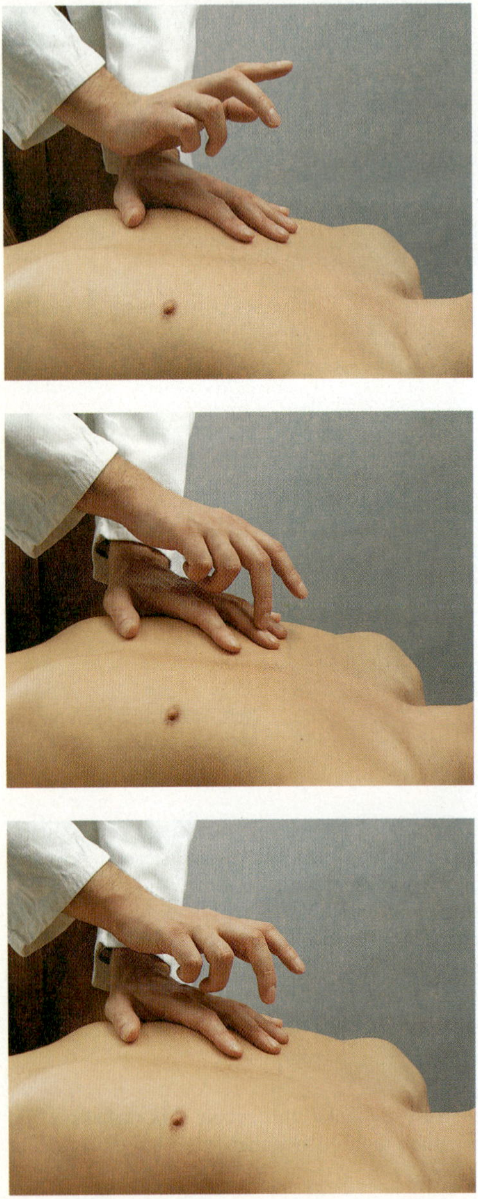

Abb. 10. **10 d** Die Perkussion erfolgt aus dem lockeren Handgelenk mit kurzem, schnell zurückfederndem Schlag

10.4 Qualitäten des Perkussionsschalles

Drei Faktoren beeinflussen den Charakter des Perkussionsschalles am Thorax:
- die Schwingungsfähigkeit der beklopften Körperregion,
- die Reaktionen des Lungengewebes auf die Vibration der Thoraxwand und
- die Dämpfung der erzeugten Perkussionsschwingungen durch luftfreies Material bzw. Flüssigkeit.

Gewöhnlich perkutieren Rechtshänder mit dem rechten Mittelfinger als „Perkussionshammer" unmittelbar auf das zu perkutierende Organ (direkte Perkussion) oder auf das Endglied bzw. das Endgelenk des fest aufgelegten linken Mittelfingers als „Plessimeter" (indirekte Perkussion). Für einen deutlichen und vergleichbaren Perkussionsschall ist der kurze, schnell zurückfedernde Perkussionsschlag aus dem lockeren Handgelenk entscheidend (Abb. 10. **10 d**). Der Nagel des perkutierenden Fingers muß kurz sein.

Der Klopfschall mit großer Amplitude, den man über dem gesunden Thorax findet, ist laut, anhaltend und tief. Man nennt ihn **„sonor"**. Mit übergroßer Amplitude, sehr lange anhaltend und ungewöhnlich laut **„hypersonor"** ist er beim Emphysematiker (Abb. 10. **11**) oder beim Pneumothorax.

Mit Schenkelschall oder **Dämpfung** wird ein leiser, dumpfer Klopfschall bezeichnet, wie man ihn z. B. durch Perkussion des Oberschenkels erzeugen kann. Er tritt über luftleerem, massivem Gewebe oder Flüssigkeit auf, z. B. bei Pneumonie oder Pleuraschwarte, beim sitzenden Patienten in den unteren Thoraxanteilen beim Pleuraerguß. Der aufliegende Finger tastet bei sonorem Klopfschall weniger „Widerstand" als über Dämpfungen. Erfahrungsgemäß besteht um so weniger Aussicht, kleine Dämpfungen zu erfassen, je kräftiger die Perkussion erfolgt und je größer damit der vibrierende Lungenbereich wird. Der **tympanitische** Klopfschall ähnelt einem Klang und ist durch regelmäßige Schwingungen charakterisiert. Wir hören ihn über Lungenkavernen und gasgeblähten Darmschlingen. **Amphorischen** Klopfschall finden Sie über Kavernen. Er klingt metallischer als bei der Tympanie.

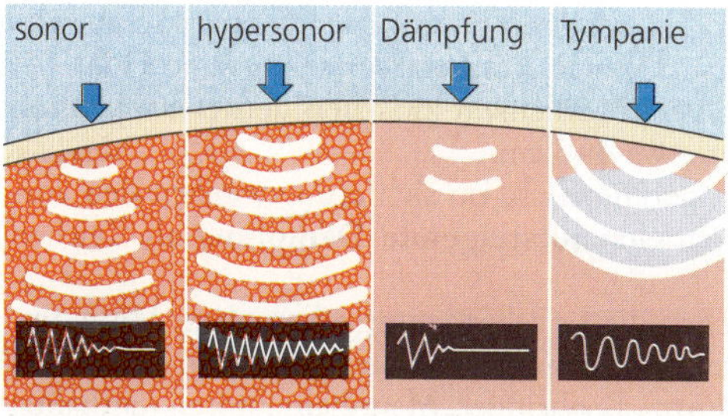

Abb. 10. **11** Qualitäten des Perkussionsschalles, schematisch

Bei der Thoraxperkussion müssen Sie berücksichtigen, daß:
- Ihr Perkussionsschall nur 5 cm tief dringt, pathologische Prozesse oder Organgrenzen, die tiefer liegen, mit der Perkussion also nicht erfaßt werden können;
- sonorer, normaler Klopfschall durch Muskulatur oder Fettüberlagerungen entstellt wird und daß sich
- bei vergleichender Perkussion dadurch eine Fehlinterpretation einschleichen kann, daß normaler Klopfschall einerseits und Dämpfung andererseits als hypersonorer Klopfschall der einen Seite bei Dämpfung oder sonorem Klopfschall der anderen Seite aufgefaßt wird.

10.5 Ablauf der Perkussion

Die ***Perkussion*** beginnt beim Patienten in Rückenlage mit gleichbleibender Intensität des Perkussionsschlages und gleichbleibendem Druck des aufgelegten Fingers. Sie perkutieren zunächst **seitenvergleichend** über den oberen und vorderen Lungenanteilen. Dann schreiten Sie in Höhe der Medioklavikularlinie nach kaudal und nach lateral fort.

Die obere und untere Begrenzung der Leber zwischen der sechsten Rippe und dem rechten Rippenbogen (abhängig vom Zwerchfellstand) perkutieren Sie mit leisem Schlag in der Medioklavikularlinie. Dabei erhalten Sie die relative Leberdämpfung, d.h. den Anteil der Leber, der unmittelbar der Körperwand anliegt. Die leise Perkussion ist deshalb nötig, weil laute Perkussion zur Bestimmung der relativen Dämpfung ohnehin die Leberkuppel wegen ihrer tiefen Lage (meist 8–10 cm tief) nicht erfaßt und das „Durchschlagen" abnehmend starker, überlagernder Lungenanteile keine genaue Grenzbestimmung zuläßt. Dann perkutiert man wiederum leise, vom unteren Anteil des rechten oberen Bauchquadranten ausgehend, langsam in der Medioklavikularlinie auf den Rippenbogen zu, bis der eher tympanitische Darmschall in die Leberdämpfung übergeht (Abb. 10.**12**). Weisen Sie für diese Untersuchung den Patienten an, nur flach zu atmen, und kontrollieren Sie den Befund bei tiefer Inspiration.

Dann perkutieren Sie dorsal am sitzenden oder liegenden Patienten die beiden Thoraxseiten zwischen den Schulterblättern nach lateral und abwärts vergleichend und bestimmen die dorsalen **Lungengrenzen** etwa in Höhe des 11. BWK. Die respiratorische Verschieblichkeit zwischen tiefster Exspiration und tiefster Inspiration beträgt etwa 4–5 cm.

Schließlich untersucht man perkutorisch, ob sich etwa zwischen den vorderen und hinteren Axillarlinien eine **aufsteigende Dämpfung** als Zeichen eines großen Ergusses findet.

Für praktische Zwecke reichen die Lokalisationsangaben oben, Mitte, unten aus. Beispiele für Perkussionsschall und Auskultationsgeräusche können Sie auf einer Schallplatte der Firma Boehringer, Mannheim, hören (enthalten in: HOLLDACK, K.: Lehrbuch der Auskultation und Perkussion. Thieme, Stuttgart 1979).

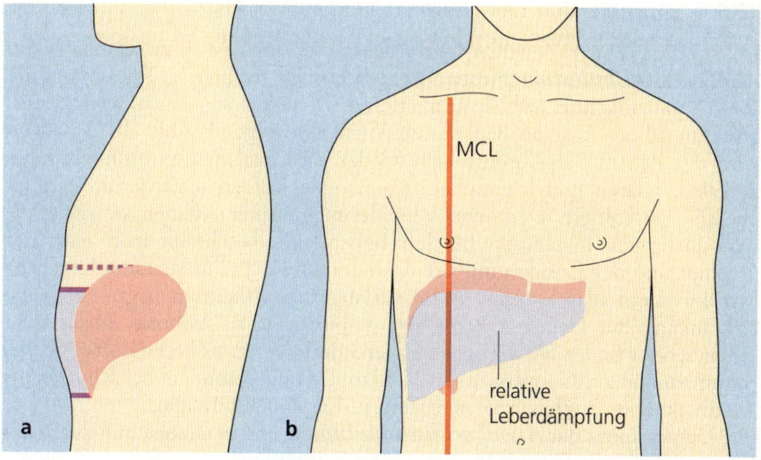

Abb. 10. **12 a** u. **b** Bestimmung der relativen Leberdämpfung in der Medioklavikularlinie

Pathologischer Perkussionsschall und Begleitsymptome Diagnostische Bedeutung

Dämpfung und herabgesetzter oder fehlender Stimmfremitus

- Atemgeräusche vermindert, Bronchophonie herabgesetzt bei *kleinem Pleuraerguß*
- die gleichen Begleitsymptome, zusätzlich aber Tracheaverziehung: bei *Pleuraschwarte*
- Atemgeräusch vermindert oder aufgehoben, Bronchophonie herabgesetzt oder aufgehoben bei *Anschoppung* mit Bronchusverschluß
- Atemgeräusche aufgehoben, Bronchophonie aufgehoben, deutliche Verziehung der Trachea bei *Atelektase* mit Bronchusverschluß

Dämpfung und verstärkter Stimmfremitus

- Bronchovesikulär- oder Bronchialatmen bei *kleiner Anschoppung*
- Bronchovesikulär- oder lokal Bronchialatmen, vermehrter Fremitus, amphorische Atmung, Bronchophonie verstärkt, Nebengeräusche bei dickwandiger *Kaverne*
- Bronchialatmen, verstärkte Bronchophonie, Nebengeräusche bei *umfangreicher Anschoppung*

Perkussion hypersonor

- über den freien Lungenabschnitten, sonst aufsteigende Dämpfung, über dem gedämpften Anteil kein Stimmfremitus, keine Bronchophonie, aber beides über dem freien Lungenanteil verstärkt bei *großem Pleuraerguß*
- Fremitus vermindert oder fehlend, Atemgeräusche vermindert oder fehlend, Bronchophonie vermindert oder fehlend, Zwerchfelltiefstand: bei *Lungenemphysem*
- zusätzlich Tracheaverziehung: bei *Pneumothorax*

10.6 Auskultation des Thorax (hierzu auch S. 71)

Im Rahmen eines rationellen Untersuchungsablaufes ist es zweckmäßig, mit der Thorax***auskultation*** immer dort zu beginnen, wo man im Rücken mit der Perkussion aufgehört hat. Sie auskultieren also dorsal von kaudal nach kranial etwa im 10-cm-Abstand den Perkussionslinien folgend (Abb. 10.**13**). Dann wird der Patient aufgefordert, sich wieder zurückzulegen, und die vorderen apikalen, hilären und lateralen Lungenanteile werden – wiederum vergleichend – auskultiert. Deutliche Veränderungen einer Atemphase, pfeifende oder juchzende Inspiration bei Laryngospasmus beschreibt man nach der Qualität und der Lokalisation der Atemgeräusche. Bei pfeifendem Geräusch (Stridor) kann man – wenn es im verlängerten Exspirium liegt – auf eine Erkrankung der kleinsten Bronchien schließen (z. B. Asthma). Inspiratorischen Stridor finden Sie dagegen bei Veränderungen der oberen Luftwege, bei Stimmbandödem, Neoplasma des Kehlkopfes und besonders bei Kindern als Ausdruck einer Fremdkörperaspiration in Larynx und Trachea.
Die Unterschiede der ***Atemgeräuschqualitäten*** sind in erster Linie durch die Vibrationszahl der Grundtöne pro Sekunde bestimmt:
- normale Vesikuläratmung 120 Vibrationen pro Sekunde,
- Bronchovesikuläratmung 250–500 Vibrationen pro Sekunde,
- Bronchialatmen 1000 und mehr Vibrationen pro Sekunde (nach Fahr 1929).

Als ***Vesikuläratmung oder Alveoläratmung*** bezeichnet man das leise rauschende Geräusch, das in der Inspirationsphase länger zu hören ist und beim Wechsel zur Ausatmung leiser wird. Es entsteht durch die Verwirbelung innerhalb der Atemluft oder an den Wänden der Trachea und mehrerer Bronchusaufzweigungen, aber nicht in der Peripherie. Reines Vesikuläratmen auskultieren Sie am besten fern von den großen Atemwegen in der Achselhöhle. Grundsätzlich entstehen abnorme Atemgeräusche durch verminderten Luftstrom in dem unter dem Stethoskop liegenden Lungensegment, durch Veränderung der Filtercharakteristika der Lunge oder durch Veränderung der Charakteristika der Lungenthoraxwandübertragung.

Im Normalfall wirken die den Bronchialbaum umgebenden Alveolen auf die Atemgeräusche dämpfend und gestatten nur das Auskultieren niederfrequenter Geräusche. Laufen die Alveolen z. B. bei einer Pneumonie voll, so werden auch die höherfrequenten Geräusche auskultierbar. Dagegen mindern Pleuraverdickungen oder Flüssigkeitsergüsse im Interpleuralspalt die Fortleitung sowohl tiefer- als auch höherfrequenter Atemgeräusche. Um artefizielle Geräusche durch Bewegungen des Stethoskops gegen die Thoraxwand zu vermeiden, müssen Sie es fest aufsetzen. Fehler bei der Auskultation entstehen auch durch Haare an der Brustwand, die mit den Atembewegungen am Stethoskop selbst oder am Schlauch reiben, oder durch einen zu langen Stethoskopschlauch, der die Kleidung des Untersuchers berührt. Neuerdings wird wieder die ***Differentialauskultation*** verwendet, bei der je ein Stethoskop

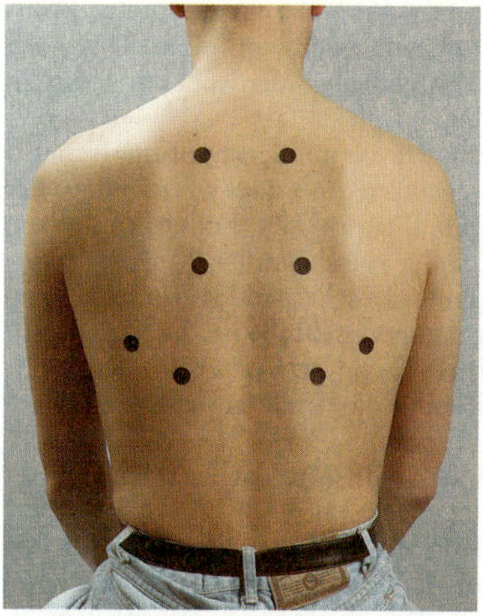

Abb. 10.**13** Dorsale Auskultationspunkte am Thorax

und ein Schlauch für ein Ohr verwendet werden, um mit den beiden Stethoskopen seitenvergleichend einander entsprechende Lungenpartien zu untersuchen (WARING 1975).

Physiologische ***„Bronchialatmung“*** können Sie im gesunden Organismus über der Trachea, dem Hauptbronchus und einem kleinen Gebiet des rechten Apex und gelegentlich über der rechten Interskapularregion hören. **Pathologisches Bronchialatmen,** dessen Exspirium lauter, länger und höher als die Inspiration ist, findet sich über Regionen, in denen das Strömungsgeräusch aus den Bronchien dadurch besser zur Oberfläche fortgeleitet wird, daß der Luftgehalt zwischen Bronchien und Wand, z. B. durch Exsudat oder Konsolidierung des Gewebes verringert ist. Das ist der Fall, wenn Alveolen durch entzündliche Prozesse wie die Pneumonie mit Flüssigkeit gefüllt oder atelektatisch sind. Hier fehlt die Abschwächung des Atemgeräusches durch das beim Gesunden zwischen Bronchus und Thoraxwand vorhandene luftgefüllte Lungengewebe. Um einen Verdacht auf Bronchialatmen zu kontrollieren, können Sie das über der Lunge auskultierte Atemgeräusch mit dem Geräusch über der Trachea vergleichen.

Gelegentlich ist Bronchialatmen – wenn auch mit entferntem Klangcharakter – über Pleuraergüssen zu auskultieren. Diese Form ist noch schwieriger als das Bronchialatmen bei Pneumonie vom lauten Atemgeräusch der Kinder zu unterscheiden. Deutliche Verzögerung des Lufteintritts in eine Lunge kann auf eine einseitige Obstruktion wie Fremdkörper oder einen Tumor hinweisen.

Von ***Bronchovesikuläratmen*** spricht man, wenn das Geräusch der Bronchialatmung entspricht, aber beide Atemphasen annähernd gleich lang sind. Gelegentlich kann man Bronchovesikuläratmen über dem oberen Sternum und im oberen Interskapularbereich hören.

Vermindertes Atemgeräusch entsteht wie verminderter Stimmfremitus durch verminderte Belüftung bei Atemwegsobstuktion oder Abdrängung der Lunge von der Thoraxwand, z. B. bei Erguß, Pleuraschwarte oder Emphysem. Bei Atelektasen kann das Atemgeräusch völlig verschwinden. Einseitige Verminderung oder einseitiges Fehlen des Atemgeräusches läßt die Ergußschwarte und den Pneumothorax oder einen Bronchusverschluß von der beiderseitigen Verminderung des Atemgeräusches beim Emphysem unterscheiden. Denken Sie daran, daß auch ausgeprägte Adipositas die Auskultation der Atemgeräusche behindert.

Die Ursache auskultierbarer ***Geräusche*** sind Sekretfäden (trockene Nebengeräusche) oder Blasen (feuchte Rasselgeräusche).

Trockene Nebengeräusche sind meist in beiden Atemphasen als Pfeifen oder sonores (tieferfrequentes) Brummen zu hören und an der Thoraxwand als Schwirren zu palpieren. Sie werden hörbar, wenn bei Entzündungen im oberen Respirationstrakt, wie z. B. der chronischen Raucherbronchitis, zähflüssige Schleimfäden durch den Luftstrom in Schwingung versetzt werden. Beim asthmatischen Bronchospasmus sind die Atemgeräusche in beiden Atemphasen verstärkt; zusätzlich treten im verlängerten Exspirium trockene Geräusche auf (Abb. 10.**14**).

Feuchte Rasselgeräusche sind ein Zeichen für Flüssigkeitsansammlung in Bronchien und Alveolen. *Großblasige* Rasselgeräusche deuten auf Sekret im Bereich der Bronchien hin, z. B. bei Bronchiektasie; *kleinblasige* (hochfrequente) Rasselgeräusche entstehen, wenn beim Einatmen Luft in flüssigkeitsgefüllte Bronchioli und Alveolen eindringt (Abb. 10.**15**), z. B. beim Lungenödem, oder wenn sich komprimierte Alveolen gegen das umgebende flüssigkeitsgefüllte Gewebe ausdehnen. Nach neuerer Auffassung handelt es sich bei den feuchten Rasselgeräuschen eher um Öffnungsgeräusche, die entstehen, wenn vorher verschlossene Luftwege sich zum Druckausgleich plötzlich öffnen. Frühe inspiratorische, feuchte Rasselgeräusche weisen auf verschlossene Luftwege hin wie bei der chronischen Bronchitis, späte inspiratorische Rasselgeräusche finden sich über den Lungenbasen bei verminderter Compliance, z. B. bei Lungenfibrose, Sklerodermie oder Rechtsinsuffizienz.

Ein seltenes, aber doch charakteristisches Geräusch ist das Lederknarren oder ***pleuritische Reiben*** der beiden Pleurablätter bei der Pleuritis fibrinosa, die wie jede Pleuritis den Verdacht auf eine Tuberkulose lenken muß. Es ist nur über den Lungenabschnitten zu hören, in denen die Lungenflügel bei der Atmung deutlich tiefertreten. ***Perikarditische Reibegeräusche*** bei der Pericarditis sicca entsprechen dem Herzrhythmus, pleuritische Reibegeräusche dem Atemrhythmus.

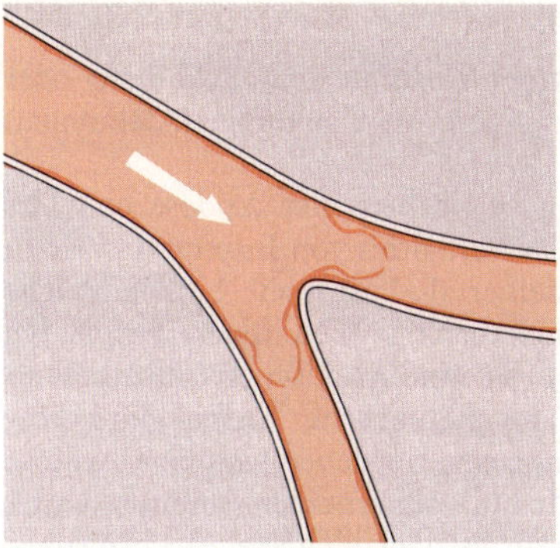

Abb. 10. **14** Entstehung trockener Nebengeräusche

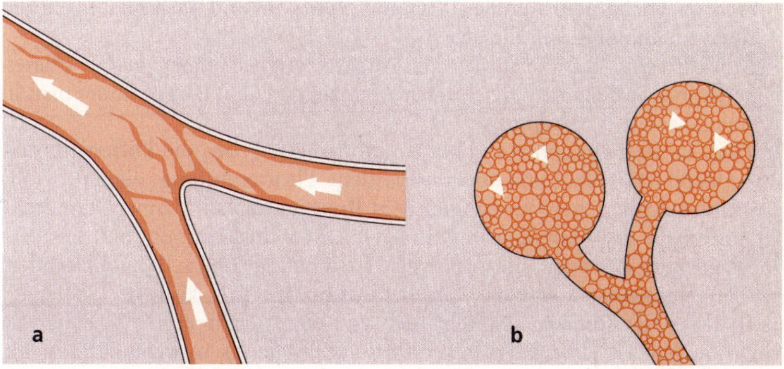

Abb. 10. **15 a** Entstehung großblasiger, feuchter Rasselgeräusche, **b** Entstehung kleinblasiger, feuchter Rasselgeräusche

Das hippokratische ***Plätschern*** entsteht, wenn Sie einen Patienten mit Pneumohydrothorax oder mit einem Emphysem schütteln; es kann durch große Zwerchfellhernien vorgetäuscht werden. Zusätzliche Darmgeräusche im Thorax gestatten die Unterscheidung.

Zur Auskultation der ***Bronchophonie*** wird der Patient aufgefordert, wiederholt die Zahl 66 zu flüstern. Über pneumonischen Infiltraten ist die Schallleitung und damit die Bronchophonie verstärkt.

10.7 Funktionsprüfung der Lungen

Sichtbar Ausdruck beeinträchtigter ***Lungenfunktion*** sind Schonung oder Nachschleppen einer Thoraxseite und besondere Atemrhythmen (Atemtypen) wie:

- tiefe, regelmäßige **Kußmaul-Atmung** bei diabetischer Azidose und Urämie. (Bei der Kußmaul-Atmung ist das Verhältnis von Inspirationszeit zu Exspirationszeit, das normalerweise kleiner als 1 ist, nahe 1.) Die gleiche „Lufthunger-Atmung" findet man auch nach großen Blutverlusten, bei Pneumonie und generalisierter Peritonitis ohne Azidose;
- medulläre **Cheyne-Stokes-Atmung** als periodische Tiefen- und Frequenzsteigerung mit großen Periodenpausen, in denen sich eine Azidose im Gewebe entwickelt, die in der Medulla als erneuter Atemreiz wirkt. Längere Atempausen im Schlaf führen zu dem gleichen Mechanismus, Linksinsuffizienz und ihre Ursachen, niedriger diastolischer Druck, z. B. beim Aortenaneurysma, und erhöhter intrakranialer Druck bei Meningitis, Hydrozephalus oder Apoplex, aber auch Morphin und Barbiturate gehören zu den pathologischen Ursachen;
- **Biot-Atmung** bei Hirndruck als Wechsel ungleichmäßig langer Phasen der Apnoe mit einigen gleichtiefen Atemzügen (Abb. 10.**16**) findet man in erster Linie bei Meningitis.

Einblick in die Funktion von Thorax und Lungen geben die **Differenz** zwischen inspiratorischem und exspiratorischem **Thoraxumfang,** die mit herabhängenden Armen, bei Frauen über dem Brustansatz, bei Männern unmittelbar unterhalb der Mamillen in Mittellage, tiefer Inspirations- und Exspirationslage gemessen wird, normalerweise 5 cm beträgt und z. B. bei Sklerodermie aufgehoben ist, sowie die Zahl der **Atemzüge pro Minute.** Übersteigt sie in Ruhe 25 Atemzüge, spricht man von einer Tachypnoe*. Ist dabei die Einatmungsphase verlängert (inspiratorische Dyspnoe), so weist das auf eine Einengung der oberen Luftwege bis zum Bronchus hin.

Funktionelle Störungen zeigen sich schon beim Sprechen. Atemnot zwingt den Patienten, seine Sätze zum Luftholen zu unterbrechen. Der **Atemanhalteversuch** (Normalwert etwa 20 Sek.) und der Streichholzversuch geben ebenfalls Hinweise auf eine Funktionsstörung. Beim **Streichholzversuch** halten Sie ein brennendes Streichholz oder Feuerzeug (kein Sturmfeuerzeug) etwa 20 cm vor den weit geöffneten Mund des Patienten und fordern ihn auf, es mit einer kräftigen Exspiration auszublasen.

Objektivierbare Belastungsversuche können Sie mit dem **Fahrradergometer** nach dem Grundsatz durchführen: Je größer die Leistung, desto mehr Sauerstoff wird gebraucht und desto mehr Kohlendioxid wird freigesetzt. Bei der pneumologischen Ergometrie müssen daher gleichzeitig Blutgasanalysen durchgeführt werden.

Man läßt den Patienten am Fahrradergometer oder mit dem Drehkurbelergometer wenigstens 5 Min. lang in einer bestimmten Leistungsstufe arbei-

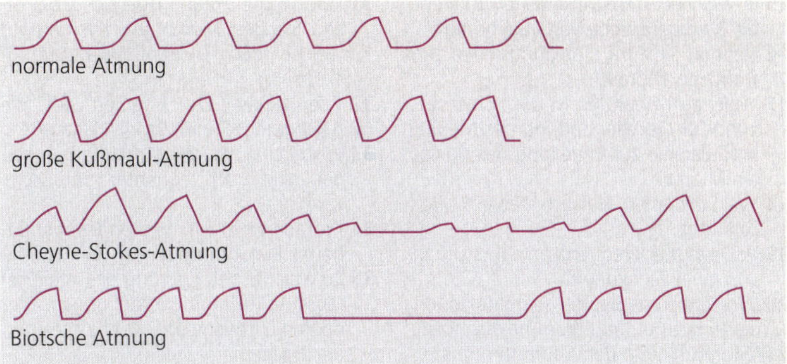

Abb. 10. **16** Atemtypen, schematisch

ten, bis Steady-state-Bedingungen vorliegen, bei denen es zwischen Arbeitsumsatz und Atmung zu einem Gleichgewicht kommt. Mit der Ergometrie können Sie eine latente respiratorische Insuffizienz aufdecken, die erst unter Arbeitsbelastung offenkundig wird, oder bei Ruhehypoxämie die gestörten respiratorischen Funktionen differenzieren. Hierzu gehören – wie zu allen anderen Lungenfunktionsprüfungen – ausführliche Laboruntersuchungen.

Zur Dokumentation Ihrer Befunde am Thorax können Sie den Untersuchungsbogen verwenden (S. 592).

10.8 Aufgaben für die Selbstkontrolle

1 Was ist für einen Reizhusten charakteristisch?

2 Wie bezeichnet man blutiges Sputum mit größeren Blutmengen?

3 Welche vier Merkmale sind charakteristisch für eine Hämatemesis?

4 Definieren Sie den Begriff Hämoptysen!

5 Wie bezeichnet man das Gefühl erschwerter Atmung (vermehrter Atemarbeit)?

6 Mit welcher Patientenangabe kann man sich einen groben Überblick über die Schwere einer Dyspnoe verschaffen?

7 Erläutern Sie in Stichworten die Pathophysiologie der metabolischen Dyspnoe!

8 Wie bezeichnet man die Unfähigkeit, im Liegen genügend zu atmen?

9 Warum empfindet man bei Erkrankungen der Lunge keine Schmerzen im Lungengewebe selbst?

10 Nennen Sie die Charakteristika für oberflächliche Thoraxschmerzen, Thoraxwandschmerzen und tiefe Thoraxschmerzen.

11 Welche Körperfunktionen wirken sich auf Pleuraschmerzen steigernd aus?

12 Wie versucht der Patient mit Pleuraschmerzen, sich Linderung zu verschaffen?

13 Inwieweit ähneln sich Pleuraschmerzen und Interkostalneuralgie?

14 Definieren Sie den Begriff Stridor!

15 In welcher Atemphase treten pfeifende Atemgeräusche vorwiegend auf?
16 Nennen Sie fünf Einteilungshilfen am frontalen Thorax!
17 Welche Armhaltung ist die Voraussetzung für die Verwendung der Medioskapularlinie zur Einteilung des dorsalen Thorax?
18 Was verstehen Sie unter einem „Rosenkranz"?
19 Von welcher Frequenz an spricht man von einer Tachypnoe?
20 Wie erklären Sie die Plateaubildung als Hinweis auf ein Mammakarzinom?
21 Wie prüfen Sie den Stimmfremitus?
22 Unter welchen Bedingungen ist der Stimmfremitus abgeschwächt?
23 Warum können Sie bei Frauen und Kindern den Stimmfremitus häufig nicht palpieren?
24 Welche drei Faktoren wirken auf den Charakter des Perkussionsschalles ein?
25 Aus welchem Gelenk erfolgt die Perkussionsbewegung?
26 Wie tief dringt der Perkussionsschall ein?
27 In welcher Linie perkutieren Sie die Leberbegrenzung?
28 Warum perkutieren Sie die obere Lebergrenze mit leisem Schlag?
29 In Höhe welches BWK suchen Sie dorsal die Lungengrenzen?
30 Wo perkutieren Sie bei Verdacht auf Pleuraergüsse?
31 Für welche Frequenzbereiche benutzen Sie den Membrananteil und für welche den Trichter Ihres Stethoskops?
32 Wie wirken die Alveolen auf die Atemgeräusche im Bronchialbaum?
33 Wodurch wird die Auskultation nieder- und hochfrequenter Geräusche vermindert?
34 Worauf weist ein pfeifendes, verlängertes Exspirium hin?
35 Zu welcher Veränderung des Atemgeräusches führen Verengungen der oberen Luftwege, des Kehlkopfes und der Trachea?
36 In welcher Atemphase ist das Vesikuläratmen länger zu hören?
37 Warum findet sich physiologischerweise Bronchialatmung über der Trachea?
38 Wodurch werden Nebengeräusche verursacht?
39 Welche lokalisatorische Unterscheidung gestatten großblasige und kleinblasige Rasselgeräusche?
40 Wie erklären Sie das „Lederknarren"?
41 Wie unterscheidet man pleuritische und perikarditische Reibegeräusche?
42 Zu welcher Untersuchung läßt man den Patienten die Zahl 66 flüstern?
43 Nennen Sie mindestens drei Atemrhythmen, die Schlußfolgerungen auf die Lungenfunktion zulassen!
44 Nennen Sie vier einfache Verfahren, mit denen Sie sich einen Überblick über die Atmung des Patienten verschaffen können!

Praktische Aufgaben zur Untersuchung des Thorax

A Legen Sie vor einem Spiegel am eigenen Thorax die Medioklavikularlinie, die Mediosternallinie und die vordere Axillarlinie fest!

B Versuchen Sie, im Liegen eine Haltung einzunehmen, bei der Sie die rechtsseitige Thoraxexkursion weitgehend vermeiden! Wie liegen Sie dann?

C Palpieren Sie beiderseits die eigene Achselhöhle systematisch auf Lymphknotenvergrößerungen!

D Versuchen Sie im Liegen, bei sich selbst in den oberen und lateralen Thoraxbereich den Stimmfremitus zu palpieren!

E Üben Sie die Perkussion auf einer Tischplatte! Einen lockeren Perkussionsschlag erwirbt man nur durch Übung.

F Üben Sie dann die Perkussion am eigenen Thorax vergleichend mit der Perkussion des Oberschenkels! Achten Sie dabei nicht nur auf die Schall-, sondern auch auf die Vibrationsphänomene, die Sie mit dem Plessimeterfinger wahrnehmen!

G Stellen Sie perkutorisch Ihre Leberdämpfung fest!

H Untersuchen Sie mit dem Stethoskop vergleichend Ihre eigenen Atemgeräusche über dem Lungengewebe und der Trachea!

I Messen Sie bei sich selbst die inspiratorisch-exspiratorische Differenz des Thoraxumfangs, zählen Sie Ihre Atemzüge pro Minute, prüfen Sie, wie lange Sie die Luft anhalten können, und üben Sie den Streichholzversuch (mit weit geöffnetem Mund)!

11 Die Untersuchung des Herzens

11.1 Lernziele

Im folgenden Kapitel erfahren Sie, wie man

- die charakteristischen Beschwerden bei Erkrankungen des Herzens definiert,
- Inspektion, Palpation und Perkussion für die Beurteilung des Herzens einsetzt,
- das Herz auskultiert und dabei Herzrhythmus, Lautstärke, Extratöne und Geräusche beurteilt,
- Venendruck und Kreislaufzeiten bestimmt, Belastungsversuche durchführt,
- die am Herzen erhobenen Befunde dokumentiert und
- Leitsymptome dieser Region für die Diagnostik verwendet.

11.2 Charakteristische Beschwerden

Auf die **Blässe** als Ausdruck lokaler Durchblutungsstörungen oder Anämie wurde auf S. 83 eingegangen. Im Zusammenhang mit Erkrankungen des Herzens handelt es sich um generelle Blässe, die durch lokale Gewebsveränderungen, wie Ödem oder eingeengte Strombahn, in den Extremitäten betont werden kann. Ursachen sind z. B. Synkopen als Adams-Stokes-Anfälle, Aortenstenose oder Herzinfarkt.

Paroxysmale nächtliche Dyspnoe (diagnostische Bedeutung der Dyspnoe, S. 185) ist eine plötzlich im Schlaf auftretende schwere Atemnot, die sich nur bei aufrechtem Sitz oder Aufstehen bessert. Auch sie ist Zeichen einer Herzinsuffizienz.

Als **Herzjagen** bezeichnet man anfallsweise (= paroxysmale) Tachykardien, die ebenso plötzlich, wie sie auftreten, wieder verschwinden und vom Patienten als schneller Herzrhythmus (Frequenz 150–200) erlebt werden. Zu unterscheiden ist ein völlig überraschender Anfallsbeginn (bei der sog. essentiellen paroxysmalen Tachykardie) von der extrasystolischen paroxysmalen Tachykardie, bei der der Patient kurz vor dem eigentlichen Anfall mehrere Phasen gehäufter spürbarer Extrasystolen wahrnimmt.

Über **Herzklopfen** (= Herzpalpitation) sprechen Patienten, wenn sie ihren Herzrhythmus oder einzelne Schläge deutlich spüren, z. B. bei besonderen Anstrengungen oder schon bei geringer Belastung, wenn eine Anämie vorliegt, bei Angst, Thyreotoxikose oder Links-rechts-Shunt, bei Mediastinaltumor, durch Kaffee, Alkohol, Morphin, Kohlenmonoxid oder während der Digitalistherapie, aber auch bei Extrasystolen oder der völligen Dissoziation von Vorhof und Kammer. Dann ist das Herzklopfen – das, was der Patient spürt – auch auskultatorisch als sog. Kanonenschlag hörbar. Doppelte Kanonenschläge weisen auf einen Herzblock hin.

Ödeme können lokal oder generalisiert, dann Anasarka genannt, auftreten und lassen sich über einer knöchernen Unterlage, z. B. an der Tibia, als eindrückbare Delle nachweisen, wenn das gesamte Interstitium des Körpers mehr als 4 l Wasser enthält.

Sog. **„dicke Beine“** treten in der Regel in den Abendstunden auf. Diese kardialen Ödeme nehmen im Gegensatz zu renalen und allergischen Ödemen meist im Liegen ab, können also morgens verschwunden sein. Typische Begleitsymptome sind Atemnot, Nykturie, Oberbauchbeschwerden, gestaute Halsvenen, ein betonter 2. Herzton und Lebervergrößerung (Rechtsinsuffizienz).

Plötzliche Ohnmachten, die bis zu 2 Min. dauern, nach Schwindelgefühl auftreten und auch gelegentlich mit Krämpfen einhergehen, können Folge zerebraler Anämien durch akute Herzrhythmusstörungen sein (sog. Adams-Stokes-Anfälle, z. B. als Folge eines vollständigen Herzblocks). Man spricht auch von Synkopen, deren Ursache meist eine Herzinsuffizienz ist.

Herzphobie nennt man anfallsweises starkes Herzklopfen mit Angstgefühlen.

Präkordiale Schmerzen (diagnostische Bedeutung von Brustschmerzen, S. 189) über dem linken Thorax im Bereich der Medioklavikularlinie und der Herzspitze weisen in erster Linie auf entzündliche Urachen bei einer Perikarditis hin, können aber auch emotional bedingt sein und dauern dann höchstens Minuten.

Substernale Schmerzen unter dem unteren Anteil und dem linken Rand des Sternums sind meist Zeichen einer Koronarerkrankung und können als Angina pectoris belastungsabhängig kommen und gehen. Gemeinsam mit Todesangst, Schweißausbrüchen und Erbrechen* sind sie Zeichen eines Herzinfarktes, dauern dann stundenlang und strahlen nach kranial bzw. in den linken Arm aus. Beide Formen der Herzschmerzen sind im Gegensatz zu anderen Thoraxschmerzen* von der Atmung unabhängig.

Zyanose (S. 95) und Husten* gehören neben Dyspnoe (S. 192) (Asthma cardiale) zu den charakteristischen Symptomen, über die Patienten mit Erkrankungen des Herzens klagen.

11.3 Ablauf der Untersuchung des Herzens

Inspektion

Die Untersuchung erfolgt in der Regel am liegenden Patienten. Schon die ***Inspektion*** der präkordialen Thoraxwand gestattet Rückschlüsse auf Erkrankungen des Herzens.

Auf die Voussure wurde auf S. 198, auf die Zyanose auf S. 95 hingewiesen.

Sichtbare Pulsationen im 1. oder 2. ICR rechtfertigen den Verdacht auf ein Aneurysma der Aorta ascendens oder eine Aorteninsuffizienz. Beide Erkrankungen führen auch zu Pulsationen in der Fossa jugularis. Sichtbare Pulsationen im 2. und 3. linken ICR können bei Vorhofseptumdefekt und der Pulmonalstenose mit poststenotischer Dilatation auftreten.

Pulsationen in den Interkostalräumen 3 bis 5 links sind Zeichen einer Volumen- oder Druckbelastung des rechten Herzens, z. B. der Rechtshypertrophie im Rahmen einer Mitralstenose, Pulmonalstenose, Pulmonalinsuffizienz oder Trikuspidalinsuffizienz bzw. bei Rechts-links-Shunt. Sie sind Zeichen einer Dilatation des rechten Herzens bei pulmonaler Hypertonie.

Sichtbarer Herzspitzenstoß im linken 5. ICR, außerhalb der Medioklavikularlinie, kann ein Zeichen für Hypertrophie des linken Ventrikels sein, z. B. bei essentieller Hypertonie, Aortenstenose, Aorteninsuffizienz und Mitralinsuffizienz. Eine sichtbare Zunahme des Herzspitzenstoßes kann bei Anstrengung, Thyreotoxikose oder Digitalisierung auftreten. Spätestens dann spricht man vom **hebenden Herzspitzenstoß.**

Epigastrische oder gelegentlich sichtbare **Leberpulsationen** sprechen für eine Vergrößerung des rechten Herzens oder eine Trikuspidalinsuffizienz.

Palpation

Die ***Palpation*** beginnt am liegenden Patienten mit flach aufgelegten Händen rechts umittelbar neben dem Sternum und links etwas weiter zur Medioklavikularlinie hin (Abb. 11.**1**). So erfassen Sie die Aktion hypertropher Ventrikel als:

- große Pulsationen, z. B. bei der Aorteninsuffizienz, sowie
- betonte zweite Pulmonaltöne im 1. ICR links, z. B. bei Septumdefekt oder pulmonaler Hypertonie,
- parasternales systolisches Schwirren über dem Herzen und über den großen Gefäßen, z. B. bei Stenosen oder Septumdefekt,
- systolisches und diastolisches Schwirren beim Ductus arteriosus apertus, gelegentlich auch in feinerer Form als perikarditisches Reiben bei der Pericarditis sicca.

Mit den Spitzen von Zeige- und Mittelfinger palpieren Sie dann – je nach Thoraxform und Zwerchfellstand – etwa im 5. ICR innerhalb der Mamillarlinie den weniger als 2 cm breiten **Herzspitzenstoß** in Rücken- oder linker Seitenlage (Abb. 11.**2**). Oft bleibt er hinter einer Rippe bzw. hinter emphysematösem Lungengewebe, Fettpolstern oder Pleuraergüssen verborgen oder kann auch bei adynamischen Veränderungen des linken Ventrikels einfach fehlen. Dagegen wird der Herzspitzenstoß bei Hypertrophie der linken Herzkammer verbreitert palpiert und ist in ausgeprägten Fällen „hebend" – die Spitze eines senkrecht aufgesetzten Bleistifts läßt diese Bewegung deutlich erkennen. Der Herzspitzenstoß kann nach rechts oder links, aber auch nach kaudal verlagert sein.

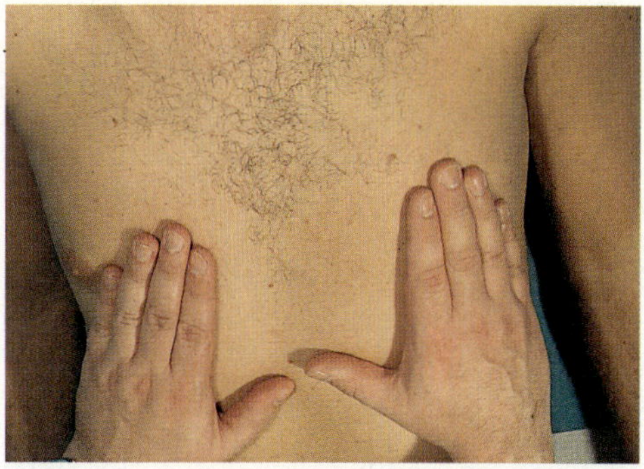

Abb. 11.**1** Bei der frontalen Palpation der Thoraxwand liegt die linke Hand unmittelbar rechts neben dem Sternum, die rechte Hand etwas in Richtung auf die MCL

a

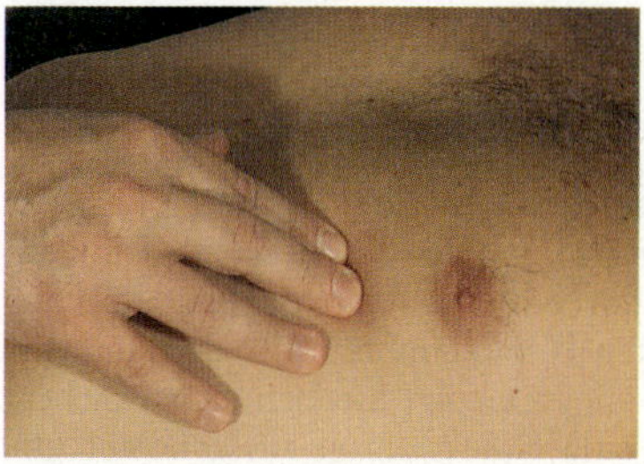

b

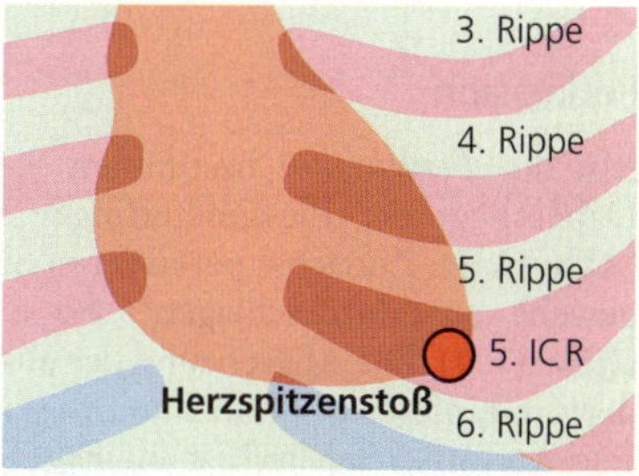

c

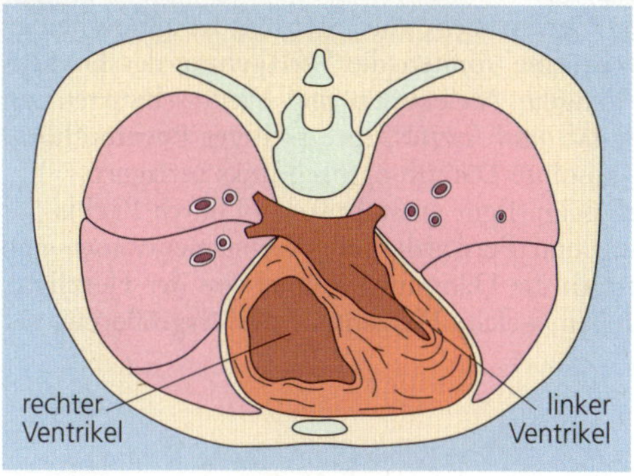

Abb. 11.**2 a–c** Den Herzspitzenstoß palpiert man mit den Spitzen von Zeige- und Mittelfinger

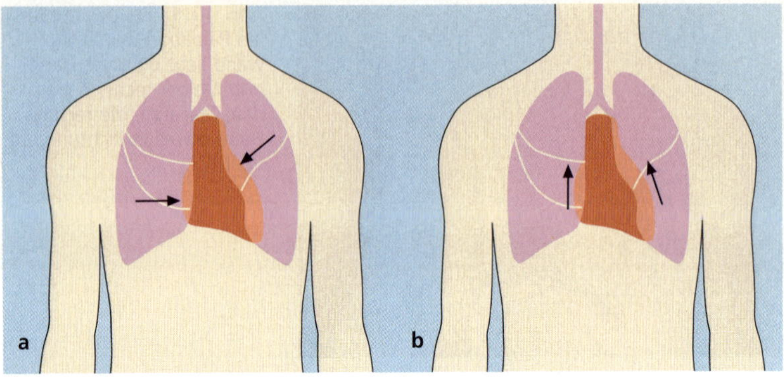

Abb. 11.**3 a** u. **b** Die Herzgrenzen werden senkrecht oder parallel zur Herzgrenze perkutiert

Perkussion

Mit der ***Perkussion*** bestimmen Sie Form, Lage und Größe des Herzens. Dabei liegt der Plessimeterfinger senkrecht oder parallel zur Herzgrenze (Abb. 11.**3**). Zunächst perkutieren Sie kräftig, um das überdeckende Lungengewebe zu „durchschlagen". So erhalten Sie die relative Herzdämpfung (Abb. 11.**4**). Die Abgrenzung der absoluten Herzdämpfung, also der Herzvorderwand, die dem Thorax unmittelbar anliegt, erfolgt mit betont schwachem Perkussionsschlag und ist im Ergebnis eine Kombination aus gehörter und mit dem aufliegenden Finger palpierter Dämpfung. Sie kann beim Emphysematiker fehlen und beim Steilherzen nicht vom Sternum zu unterscheiden sein. Pleuraergüsse oder Emphyseme können die Verlagerung des Herzens zur jeweiligen Gegenseite bedingen, Atelektasen und Pleuraschwarten zur erkrankten Seite. Schwangerschaft und Aszites, rechtsseitiger Pneumothorax oder Pleuraerguß können die absolute Dämpfung nach links verlagern.

Die Vergrößerung der Perkussionsfigur entsteht sowohl durch Rechts- als auch durch Linksvergrößerung und Perikarderguß; Aortenaneurysmen und mediastinale Tumoren verbreitern die Dämpfung kranial von der Herzfigur. Perkutorisch ist nicht festzustellen, welche Herzanteile die Vergrößerung der Perkussionsfigur verursachen.

Auskultation

Kaum eine andere ärztliche Untersuchungstechnik bedarf so sehr der kritischen Übung wie die ***Auskultation*** des Herzens. Deshalb sollten Sie schrittweise vorgehen und erhobene Herzbefunde in allen Einzelheiten aufzeichnen. So wird ein Vergleich mit dem Phonokardiogramm und damit eine Kontrolle des eigenen Übungsfortschritts möglich.

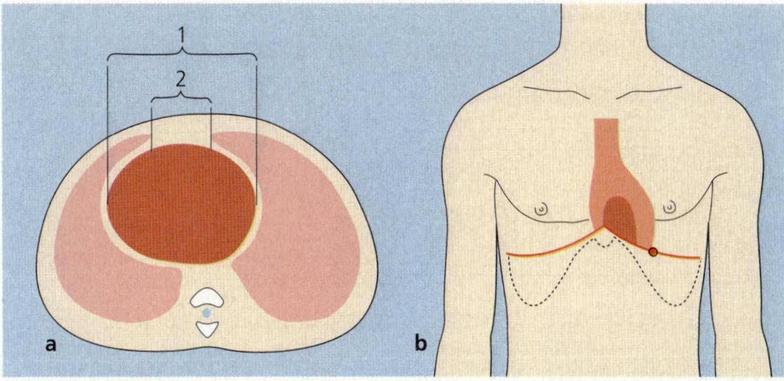

Abb. 11.**4a** u. **b** Relative (1) und absolute (2) Herzdämpfung (aus: *Holldack, K.:* Lehrbuch der Auskultation und Perkussion, 9. Aufl. Thieme, Stuttgart 1979)

Auskultatorisch sind am Herzen Töne (kurzdauernde, hörbare Schwingungen), Geräusche, die durch Turbulenzen entstehen, und Rhythmusveränderungen zu erfassen. Um Stethoskopfehler zu vermeiden, muß man wissen, daß das Membranstethoskop hochfrequente Geräusche verstärkt, aber als Filter für tiefe Geräusche wirkt, die besser mit dem Trichterstethoskop gehört werden können.

Die Intensität aller Herztöne kann durch Adipositas, Pleura- und Perikarderguß, Emphysem oder Adynamie, z.B. bei Infarkt, Low output, Myxödem und anderen Ursachen einer verminderten Kontraktionskraft des Herzens, herabgesetzt sein.

Nur wenige Vitien sind mit der Auskultation von Herzrhythmus, Herztönen und Herzgeräuschen nicht zu diagnostizieren. Bei der Suche nach den günstigsten Auskultationspunkten müssen Sie berücksichtigen, daß die Aorten- und Trikuspidalklappen dem Stethoskop nicht direkt zugänglich sind, sondern unter dem Sternum liegen. Deshalb auskultiert man sie in der unmittelbaren, akustisch ergiebigsten Nachbarschaft. Außerdem können topographische Variationen durch Körperbau, Zwerchfellstand und Erkrankungen des Herzens bedingt sein. Das sind die Ursachen für die unterschiedlichen Angaben über die Auskultationspunkte in den einzelnen Lehrbüchern.

Sie auskultieren das Herz in der Regel am deutlichsten an fünf ***Auskultationsstellen.*** Die Fortleitungen der Geräusche tragen zur Unterscheidung der Ursprungsstellen bei (Abb. 11.**5**):

1. **Aorta**[1] im 2. ICR am rechten Sternalrand mit Fortleitung in die Karotiden, besonders bei Aortenstenose;

---

[1] In Wirklichkeit ist es weder die Aorta noch die Aortenklappe, sondern die Stelle, an der Töne und Geräusche, die im linken Ventrikel und an der Aortenklappe verursacht werden, ihr „Punctum maximum“ haben

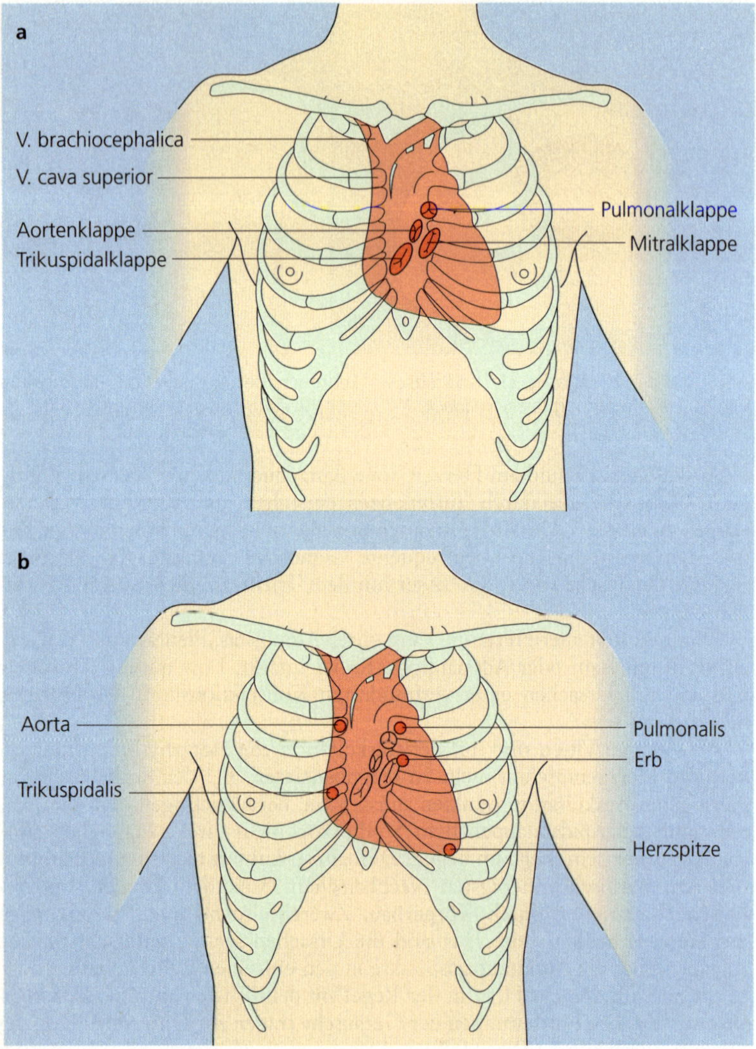

Abb. 11.**5a** Ursprungsstellen für Herztöne u. -geräusche

Abb. 11.**5b** Die fünf Auskultationsstellen für das Herz (s. Fußnote S. 221)

2. **Pulmonalis** im 2. ICR links parasternal. Die Fortleitung der Geräusche einer Pulmonalstenose folgt dem Verlauf des 2. ICR nach kranial.
3. **Trikuspidalis** über dem Ansatz der 5. Rippe am rechten Sternalrand. Die Geräusche bei der Trikuspidalinsuffizienz werden in Richtung Zwerchfell fortgeleitet.
4. Im 3. ICR links parasternal über der Mitralklappe liegt der sog. **„Erb-Punkt"** etwa in der Mitte der Herzfigur. Hier hören Sie Geräusche bei der Mitralstenose und der Aorteninsuffizienz besonders deutlich;
5. Die **Herzspitze** auskultiert man über dem Spitzenstoß im 5. ICR etwa drei Querfinger lateral vom linken Sternalrand. Hier hört man die Fortleitung der Mitralklappengeräusche deutlich bei der Mitralstenose und der Mitralinsuffizienz.

Auskultieren Sie das Herz immer an allen fünf Auskultationsstellen. Setzen Sie sich dazu am besten auf die Bettkante oder die Untersuchungsliege neben die rechte Körperseite des Patienten. Auskultieren Sie in Ruhe, entspannen Sie sich beim Auskultieren. Fühlen Sie gleichzeitig den Puls des Patienten.

11

11.4 Herztöne

Herztöne entstehen durch Klappenschwingungen sowie durch Schwingungen der Ventrikelwände und des Blutes im Herzen. Dementsprechend verändern sie sich mit der Veränderung der genannten Faktoren. Extratöne, sog. Klicks,

Was auskultieren?	*Wie auskultieren?*
Frequenz und Rhythmus	**mindestens eine halbe Minute konzentriert auskultieren**
Unterscheidung S_1 zu S_2 [2]	**a) durch Vergleich der beiden Töne über dem Erb-Punkt. S_1 ist meist lauter** **b) durch Bestimmung des Abstandes. Bei normaler Frequenz ist der Abstand von S_1 zu S_2 kürzer als zwischen S_2 und S_1** **c) durch Palpation der peripheren Blutdruckwelle. Sie kommt in der Karotis unmittelbar nach S_1 an**
Lautstärke der Töne	**nacheinander S_1, dann S_2: durch Vergleich der Töne mit der Norm und untereinander auf Betonungen**
Dreierrhythmen	**durch die Untersuchung der einzelnen Herztöne auf Spaltung**
Geräusche	**Konzentration auf der Systole, dann Diastole**

[2] S1 und S2; international übliche Bezeichnung für den ersten und zweiten Herzton

Pathologischer 1. Herzton (= S_1) und Begleitsymptome
Diagnostische Bedeutung

Verminderte Lautstärke des 1. Herztons
- Adipositas, extensiv große *Mamma*
- atemabhängiger Thoraxwand-, epigastrischer und/oder Schulterschmerz, Fieber, aufsteigende Dämpfung bei *Pleuritis*
- präkordialer Schmerz, Dyspnoe, gestaute Halsvenen, Lebervergrößerung, Ödem, Fieber bei *Perikarditis*
- jahrelanger Husten, Dyspnoe, Faßthorax, verminderte Atemgeräusche, Zwerchfelltiefstand bei *Emphysem*
- Bradykardie, kurze Synkopen, wechselnde Intensität des Herztons möglich bei *AV-Block*
- Anginaanamnese, wandernder Gelenkschmerz mit Entzündungszeichen, Erythema marginatum, subkutane Knoten, präkordialer oder epigastrischer Schmerz, Reibegeräusche bei *rheumatischem Fieber*
- Haut- und Halsvenen gestaut, hepatojugulärer Reflux, Husten, Dyspnoe, diastolischer Galopp, symmetrische Ödeme, Lebervergrößerung, Meteorismus bei *Herzinsuffizienz*
- plötzlicher präkordialer Dauerschmerz. Nitroglycerin unwirksam, Dyspnoe, Erbrechen, Schweiß, Hypotonie bei *Herzinfarkt*

Lauter 1. Herzton
- bei *Fieber, Anämie, Hypertonie*
- Dyspnoe besonders nachts, Husten, Hämoptysen, typisches mittdiastolisches Geräusch, Maximum über der Spitze, mit präsystolischem Crescendo bei *Mitralstenose*
- Irritierbarkeit, Muskelschwäche, Herzklopfen, Gewichtsverlust, Durchfall, Wärmeintoleranz, Tremor, Dyspnoe, Tachykardie, vergrößerte Blutdruckamplitude, trockene, schuppige Haut, Myxödem, Kälteintoleranz, Verstopfung, Verlangsamung, Quadrizepsschwäche, Reflexabschwächung bei *Hyperthyreoidismus*

Wechselnde Lautstärke des 1. Herztons
- Tachykardie über 120, regelmäßig, Ansprechen auf Vagusreizung bei *Vorhofflattern*
- Tachykardie über 120, regelmäßig, durch überfüllten Ventrikel gelegentlich mit einem Kanonenschlag, der bei Kammerflimmern entfällt bei *paroxysmaler Kammertachykardie*
- Bradykardie, unregelmäßig in der Folge und in der Stärke, Herzklopfen, Blässe und Ohnmachtsneigung bei *Vorhofflimmern*

Gespaltener 1. Herzton
- Spaltung verschwindet auch nicht ganz bei tiefer Exspiration bei *Rechtsschenkelblock*

entstehen durch Dehnung der großen Gefäße. Untersuchen Sie den Patienten in verschiedenen **Positionen:**
- liegend auf dem Rücken,
- liegend in linker Seitenlage (Befund bei Mitralstenose besonders deutlich),
- sitzend mit tiefer Exspiration (Befund bei Aorteninsuffizienz besonders deutlich),
- in Ruhe und nach Belastung, z. B. mit dem Fahrradergometer oder nach 10 Kniebeugen.

11.4.1 Entstehung der Herztöne

Herztöne entstehen durch die Vibration bei der isometrischen Anspannung der Kammermuskulatur bei geschlossenen Klappen.

Mit Einsetzen der Systole steigt der Druck im linken Ventrikel und Mitral- und Trikuspidalklappe schließen sich. Dabei entsteht der etwas lautere

Pathologischer 2. Herzton (= S_2) und Begleitsymptome Diagnostische Bedeutung

Abgeschwächter 2. Herzton
- alle genannten Gründe für abgeschwächten S_1
- angeboren oder nach Endokarditis, Dyspnoe, Rechtshypertrophie, hebende Pulsation, (Voussure), lautes Systolikum, p. m. 1.–3. ICR links parasternal, gespaltener 2. Herzton bei *Pulmonalstenose*
- systolisches Geräusch, p. m. im 2.–3. ICR rechts, entsprechend dem Shuntvolumen, Leistungseinschränkung bei *Vorhofseptumdefekt*

Paradoxe Spaltung des 2. Herztons (P_2-Anteil vor A_2-Anteil) bei Aortenstenose

Lauter 2. Herzton (A_2-Anteil betont)
- bei *Hypertonie*
- Dyspnoe, Schwäche, Angina pectoris, Herzspitzenstoß, hebend, Frühdiastolikum im 2. ICR rechts und 3. ICR links, hohe Blutdruckamplitude, Pistolenschuß über A. femoralis, Duroziez-Zeichen = Doppelsystolikum bei Stethoskop-Glockendruck auf A. femoralis bei *Aorteninsuffizienz*

Lauter 2. Herzton (P_2-Anteil betont)
- Symptome s. o. bei *Cor pulmonale*
- Symptome s. o. bei *Mitralstenose*
- Dyspnoe, besonders nachts, Husten, rostiges Sputum, Ermüdbarkeit, Herz links vergrößert, links verlagerter Herzspitzenstoß, hörbarer 3. und 4. Herzton, Pleuritis exsudativa rechts bei *Linksinsuffizienz*
- Symptome s. o. bei *Vorhofseptumdefekt*

1. Herzton = S_1, Aorten- und Pulmonalklappe öffnen sich, Blut fließt in die Aorta und die A. pulmonalis.

In der Diastole läßt der Druck in den Kammern nach, die Kammern werden fast blutleer und das durch den Gefäßinnendruck zurückfließende Blut schließt die Aorten- und Pulmonalklappen. Dadurch entsteht der 2. Herzton = S_2.

S_1 und S_2 sind dadurch zu unterscheiden, daß der Abstand zwischen dem 1. und 2. Herzton kleiner ist als zwischen dem 2. und dem 1. Herzton und die Karotispulswelle unmittelbar nach dem 1. Herzton über der A. carotis palpabel wird.

11.4.2 Lautstärke und Spaltung der Herztöne

Den 1. Herzton hört man am lautesten über der Herzspitze, den 2. über der Herzbasis. Inspiration bewirkt ungleichmäßiges Schließen von Aortenklappen und Pulmonalklappen. Es entsteht eine Spaltung zwischen A_2 und P_2, die physiologisch bei der Exspiration verschwindet. Durch Belastung der Pulmonalklappe, z. B. bei der Pulmonalstenose, kommt es zur Spaltung des 2. Herztones schon während der Exspiration. Sie nimmt während der Inspiration zu. Von paradoxer Spaltung spricht man, wenn der Pulmonalschluß, also P_2, vor dem Aortenschluß (A_2) liegt. Man findet sie bei Aortenstenose, Linksschenkelblock und offenem Ductus arteriosus.

Die **Spaltung des ersten Tones** ist meist akzidentell zu bewerten. Sie ist besonders gut über dem Truncus pulmonalis und über dem Erb-Punkt zu hören. Meist ist der erste Anteil des ersten Tones durch die Anspannung des linken Ventrikels bedingt, der zweite Anteil durch Dehnung der Aorta (?), überlaut z. B. bei der Hypertonie. Derselbe Mechanismus kann in der Ausflußbahn des rechten Herzens wirksam werden, z. B. bei Septumdefekt.

Die **Spaltung des zweiten Tones** – mit dem Stethoskop ist noch ein Intervall von 0,02 Sek. zu hören – ist am deutlichsten im 2. ICR links parasternal zu auskultieren. Sie beruht auf dem bis zu 0,04 Sek. späteren Schluß der Pulmonalklappe nach der Aortenklappe und variiert mit tiefer Inspiration bis zu 0,06 Sek. Die Differenz entsteht durch vermehrtes rechtsventrikuläres Schlagvolumen bei vermehrtem inspiratorischem Bluteinfluß in den Thorax. Links-rechts-Shunt verlängert die rechtsseitige Systole und führt ebenso zur Vergrößerung der Spaltung wie verfrühter Einfall des 2. Aortentones, wenn z. B. bei Mitralinsuffizienz die linksventrikuläre Austreibungszeit verkürzt ist.

11.5 Herzgeräusche

Herzgeräusche dauern länger als Herztöne und haben einen anderen Klangcharakter. Man unterscheidet organische, funktionelle und akzidentelle Geräusche. Organische Herzgeräusche beruhen auf Stenosen bzw. Insuffizienzen durch entzündliche Erkrankungen der Klappen oder auf Trennwanddefekten bei Mißbildungen. Funktionelle Geräusche entstehen durch Strömungsunebenheiten als relative Stenosen an den Ostien, z. B. bei erhöhter Strömungsgeschwindigkeit durch Fieber oder ausgeprägte Anämie. Akzidentelle Geräusche haben keinen Krankheitswert. Sie werden oft beim Aufsitzen des Patienten leiser (Lageabhängigkeit).

Die übliche Beschreibung der Herzgeräusche erfolgt nach der Herzphase, in der sie auftreten. Systolische Geräusche können an den ersten Ton anschließen und bis zum zweiten Ton reichen, diastolische Geräusche nach dem zweiten Ton auftreten und bis an den ersten Ton reichen.

Die Entstehung systolischer und diastolischer Geräusche können Sie sich mit einem Grundschema klarmachen (Abb. 11.**6**).

Die Analyse jedes Herzgeräusches erfolgt nach:

Dauer und zeitlicher Lage der Geräusche, z. B. systolische Austreibungs- oder Rückströmungsgeräusche bzw. Früh-, Meso-, spätholodiastolische Geräusche.

Lautstärke = Intensität:	
kaum hörbar	Grad I
leise, gut hörbar	Grad II
mittellaut	Grad III
laut	Grad IV
sehr laut	Grad V
ohne Stethoskop hörbare Distanzgeräusche	Grad VI

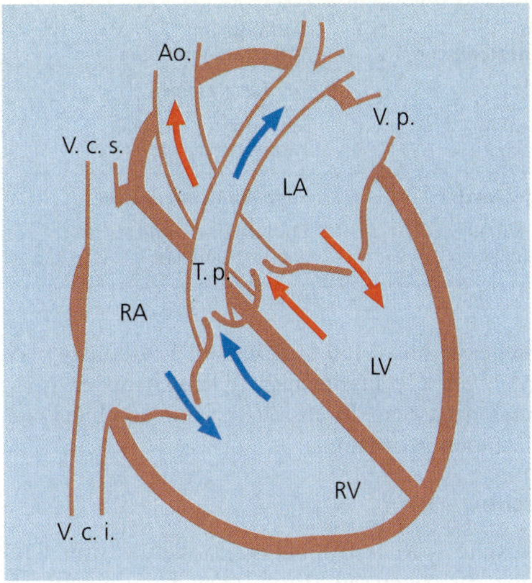

Abb. 11.**6** Grundschema für Herzklappen und Strömung

11

Art der Geräusche (Frequenz der Schwingungen): z. B. als tiefe murmelnde Geräusche bei der Mitralstenose oder hohe klingende Geräusche bei der Aorteninsuffizienz.

Konfiguration nennt man den Ablauf der Form der Geräusche, und unterscheidet z. B. Crescendo- und Decrescendo-, Crescendo-Decrescendo- und bandförmige Geräusche.

Ort als Bestimmung des Punctum maximum über den fünf Auskultationspunkten.

Beziehung zu Herzfunktionen als Veränderung der Geräusche durch Belastung (Anheben der Beine im Liegen).

Die Intensität der Geräusche kann durch **Amylnitrit,** das den Widerstand der peripheren Gefäße mindert, beeinflußt werden. Das Geräusch der isolierten Pulmonalstenose wird durch Amylnitrit deutlicher, das der Mitralinsuffizienz bleibt gleich oder nimmt ab und läßt sich dadurch von den Geräuschen an den Gefäßklappen abgrenzen.

Tiefe Inspiration bewirkt eine Abnahme systolischer und diastolischer Geräusche sowie der Töne über dem linken Herzen. Dagegen nimmt das Systolikum einer Trikuspidalinsuffizienz zu, weil die Einströmungsgeschwindigkeit durch vermehrten negativen Druck in der Inspiration (und damit die Systole) größer wird.

Geräusche	Einflußbahn **Austreibungsgeräusche** (AV-Klappen)	Ausflußbahn **Rückstromgeräusche** (Semilunarklappen)
systolische	Insuffizienz von Mitral- und Trikuspidalklappen	Stenose von Aorta oder Truncus pulmonalis
	Rückstromgeräusche	**Austreibungsgeräusche**
diastolische	Stenose von Mitral- oder Trikuspidalklappen	Insuffizienz von Aorta oder Truncus pulmonalis

Zusätzlich zu der im Grundschema Abb. 11.**6** getroffenen Einteilung nach den beiden Herzphasen werden die Geräusche nach Klangcharakter (hauchend, gießend, rumpelnd) und nach dem Intensitätsverlauf (anschwellend, abschwellend) in folgenden Gruppen geordnet:

11.5.1 Systolische Geräusche

Gießende systolische Geräusche – Rückströmungsgeräusche – sind Crescendo-Decrescendo-Geräusche. Sie treten bei Mitral- oder Trikuspidalinsuffizienz an den AV-Klappen meist in unmittelbarem Anschluß an den vorhergehenden Herzton auf. Die Abnahme der Insuffizienzöffnung mit der systolischen Verengung des Ventrikels erklärt den Verlauf des Geräusches. Der unmittelbare Anschluß des Geräusches an den ersten Ton ist durch den Beginn des Rückflusses in den Vorhof schon während der Anspannungsphase bedingt.

Rauhe Systolika – spindelförmige **Crescendo-Decrescendo-Austreibungsgeräusche** treten bei der Aorten- oder Pulmonalstenose auf. Bis zum Erreichen der maximalen Ausströmungsgeschwindigkeit nehmen Strömungsgeschwindigkeit und Geräusche zu, mit Abnahme der Druckdifferenz zwischen Aorta und linkem Ventrikel ab. Zwischen erstem Ton und Beginn der Geräusche liegt eine Pause, weil der Blutausfluß nach dem ersten Ton durch die Anspannung der Kammern und Klappen entsteht.

Spätsystolische Crescendogeräusche treten als Zeichen einer Insuffizienz auf, die erst spät in der Austreibungsphase zur Geltung kommt, z.B. gemeinsam mit dem systolischen Klick beim Mitral-Ballooning. Spätsystolika können auch Ausdruck eines perikardialen Reibens sein.

Zusätzliche systolische Geräusche entstehen bei relativer Stenose der Ausflußbahnen durch vergrößertes Schlagvolumen (Vorhofseptumdefekt, Hyperthyreose und Anämie),

durch Gefäß- und Herzwandveränderungen wie Arteriosklerose bzw. Koarktation der Aorta oder Endokardveränderungen bei Karzinoid, durch Sehnenfäden oder Löcher in den Aortenklappen als pfeifende oder klingende Geräusche, denen reine Sinusschwingungen zugrunde liegen.

Systolische Herzgeräusche und Begleitsymptome Diagnostische Bedeutung

Systolische Geräusche, spindelförmig über der Herzbasis

- p. m. 2. ICR rechts Fortleitung in A. carotis, besonders rechts, dort auch Schwirren, A_2 vermindert, P_2 kann paradox gespalten sein. 4. Herzton als präsystolischer Galopp, systolisches Austreibungsgeräusch
- Dyspnoe, tiefer präkordialer Schmerz, hebender Herzspitzenstoß, Synkopenneigung bei *Aortenstenose* (angeboren oder rheumatisch)
- leises Geräusch und normale Herztöne bei *Aortensklerose/Hypertonie*
- lautes Geräusch p. m. im 2. ICR links, Fortleitung in A. carotis, besonders links, P_2 deutlich gespalten, systolisches Austreibungsgeräusch, präkordiale Hebung unmittelbar links parasternal (Voussure) bei *Pulmonalstenose* (Fallot, Karzinoid)
- Pulmonalstenose, aber weit gespaltener 2. Herzton gleichbleibend im Inspirium und Exspirium, rechtsvergrößert, hebender Herzspitzenstoß unmittelbar links parasternal (Voussure) bei *Vorhofseptumdefekt*

Systolische Geräusche, spindelförmig über der Mitte des Herzens

- hochfrequent laut, mittelsystolisch betont, p. m. im 3.–4. ICR links. Bei *pulmonaler Hypertonie* abnehmende Intensität des Geräusches, mit systolischer Akzentuierung abnehmend, hebender Herzspitzenstoß unmittelbar links parasternal, Leistungsschwäche. Bei *Kammerseptumdefekt* (Fallot, Eisenmenger)
- hochfrequent rauh, besonders im Inspirium, p. m. am unteren linken Sternalrand, gestaute Halsvenen, Hepatomegalie, Pleuraerguß, Ödem bei *Trikuspidalisinsuffizienz* (Epstein, rheumatisch, Herzinsuffizienz, Lungeninfarkt)

Systolisches, dorsales Geräusch, spindelförmig

- p. m. über der thorakalen Wirbelsäule, dorsale Interkostalpulsation, Blutdruckdifferenz zwischen oberer und unterer Körperhälfte, Femoralispuls vermindert bei *Koarktation der Aorta*

Systolisches Geräusch, bandförmig über der Spitze

- laut, hochfrequent, eng begrenzt, Linkshypertrophie, links verschobener hebender Herzspitzenstoß, leiser S_1, deutliche Spaltung S_2, Dyspnoe, Husten, Hämoptysen bei *Mitralinsuffizienz* (rheumatisch, Hypertonie)

Systolische **Shuntgeräusche** entstehen beim Ventrikelseptumdefekt und sind dann meist holosystolisch oder beim Ductus arteriosus bzw. beim aortopulmonalen Fenster.

11.5.2 Diastolische Geräusche

Hauchende oder **gießende diastolische Decrescendogeräusche** schließen unmittelbar an den zweiten Ton an, weil der Rückfluß des Blutes in den linken Ventrikel mit dem Ende der Austreibung beginnt. Ihre Geräuschintensität nimmt ab, weil die Druckdifferenz, z. B. bei der Aorteninsuffizienz, zwischen Aorta und linkem Ventrikel durch Abnahme des Drucks in der Aorta ausgeglichen wird. Die Dauer des frühdiastolischen Rückstromgeräusches gilt als Maßstab für die Schwere der Insuffizienz (nicht die Lautstärke!).

Dagegen kann bei der Pulmonalinsuffizienz durch die verlängerte Systole des (überlasteten) rechten Herzens der Anschluß des abnehmenden diastolischen Rückstromgeräusches an den zweiten Ton verzögert sein. Weitere Ursachen diastolischer Rückstromgeräusche sind Aorteninsuffizienz und pulmonale Hypertonie (Graham-Steel-Geräusch).

Diastolische Herzgeräusche und Begleitsymptome Diagnostische Bedeutung

Diastolische Geräusche über der Basis

- blasendes, hochfrequentes Geräusch p. m. im 2. ICR rechts und 3. ICR links, A_2 betont, hebender Herzspitzenstoß, hohe Blutdruckamplitude, Pistolenschuß und Doppelgeräusch über der A. femoralis (Duroziez), Linkshypertrophie, hebender Herzspitzenstoß Dyspnoe, Schwäche, tiefer präkordialer Schmerz bei *Aorteninsuffizienz* (rheumatisch, bakterielle Endokarditis, Aneurysma dissecans)
- Graham-Steel-Geräusch wie Aorteninsuffizienz, aber weniger laut, P_2 betont, hebender Herzspitzenstoß rechts bei *Pulmonalinsuffizienz* (pulmonale Hypertonie, z. B. bei Mitralstenose, Linksinsuffizienz, angeboren)

Diastolisches Geräusch über der Mitte des Herzens

- leise, niederfrequent, p. m. 4.–5. ICR links, 1. Herzton betont, besonders in der Inspiration, hebender Herzspitzenstoß unmittelbar links parasternal, Leberpulsation, betonte jugulare A-Welle bei *Trikuspidalstenose* (angeboren, rheumatisch, karzinoid)

Diastolisches Geräusch über der Spitze des Herzens

- laut, niederfrequent, trommelähnlich, Beginn nach einer Pause hinter dem 2. Herzton, 1. Herzton betont, bei pulmonaler Hypertonie, P_2 betont, Öffnungston im 2. ICR links kurz nach S_2, Rechtshypertrophie mit hebendem Herzspitzenstoß unmittelbar links parasternal, Dyspnoe, besonders nachts, Husten, Hämoptysen, Tachykardie bei *Mitralstenose* (rheumatisch)

Holosystolisch-diastolisches Geräusch

- = Maschinengeräusch, rumpelnd mit p. m. im 2. ICR links, auch interskapular, hohe Blutdruckamplitude, Wachstumsmangel, Dyspnoe bei *offenem Ductus arteriosus Botalli*

Zu diastolischen Einstromgeräuschen kommt es bei der Mitral- und Trikuspidalstenose volumenbedingt durch Vorhof- und Ventrikelseptumdefekt oder offenen Ductus arteriosus Botalli.

Tiefe, rumpelnde, diastolische Decrescendogeräusche entstehen mit präsystolischem Crescendo, z. B. bei einer Mitralstenose. Dabei führt der Einstrom des Blutes aus dem linken Vorhof in den linken Ventrikel zu einem Decrescendogeräusch, das sich an den Mitralöffnungston anschließt. Die abschließende Vorhofkontraktion ist die Ursache eines präsystolischen Crescendo (solange keine absolute Arrhythmie vorliegt).

Das **Austin-Flint-Geräusch** auskultiert man als präsystolisches Crescendo am deutlichsten über der Spitze. Es ist Ausdruck einer funktionellen Mitralstenose (mit normal großen Ostien) im Rahmen einer massiven Aorteninsuffizienz, bei der durch den Rückstrom die Mitralklappe eingeengt wird.

Auch Anämie und Hyperthyreose können zu diastolischen Geräuschen führen.

In der Diastole entseht zusätzlich als Decrescendo das **Graham-Steel-Geräusch.** Es ist leise gießend über dem Erbschen Punkt zu hören und entsteht im Sinne einer relativen Pulmonalstenose bei Überdehnung des rechten Ventrikels im Rahmen einer Mitralstenose, die über eine Lungenstauung zur pulmonalen Hypertonie mit relativer Pulmonalklappeninsuffizienz führt. Das Geräusch tritt mit einer Pause nach dem zweiten Ton auf.

11.5.3 Extrakardiale Geräusche

Von den pathologischen Herzgeräuschen müssen folgende extrakardiale Geräusche unterschieden werden:
- Pulssynchrones, rauhes, **perikarditisches Reiben,** das oft auf die zweite Herzphase übergreift und durch Stethoskopdruck verstärkt werden kann.
- Pulssynchrone **Gefäßgeräusche,** z. B. durch Atherome der Aorta.
- Dauergeräusche, die am (nicht im) Herzen oder in seiner näheren Umgebung entstehen und durch eine Perikarditis bedingt oder Symptom einer arteriovenösen Fistel bzw. eines offenen Ductus arteriosus sein können (Maschinengeräusch als systolisch-diastolisches Kontinuum).
- Herznahes **Pleurareiben,** das eher wie Lederknarren klingt und nicht puls-, sondern atemsynchron ist.

11.6 Herzfunktion

Die wesentlichen Untersuchungen zur Funktion des Herzens richten sich auf die ausreichende Förderleistung, also auf die Bewältigung von venösem Blutangebot durch den rechten Ventrikel und die arterielle Versorgung des Körpers durch den linken Ventrikel.

11

11.6.1 Frequenz und Rhythmus

Um physiologische Erhöhungen der Herzfrequenz nicht fehlzudeuten, auskultieren Sie die Herzfrequenz am ruhenden Patienten (Normbereich bei Erwachsenen etwa 60–80 Schläge pro Minute, bei Säuglingen 120!).

Von **Herzrhythmusstörungen** spricht man bei Störungen der Reizbildung und der Reizleitung, die zu einer unregelmäßigen Änderung der Schlagfolge führen, und bei regelmäßigen Herzaktionen, deren Tempo unter oder über den genannten Normwerten liegen. Die bei Jugendlichen und vegetativ übererregbaren Patienten nachweisbare Pulsbeschleunigung beim Einatmen und Pulsverlangsamung beim Ausatmen – respiratorische Arrhythmie – ist keine Herzrhythmusstörung mit Krankheitswert.

Tachykardie nennt man beim Erwachsenen eine anhaltende Pulsbeschleunigung über 100 regelmäßige Schläge pro Minute. Mit regelmäßiger Schlagfolge kann die Tachykardie Folge von Anstrengungen, Symptom z. B. einer Intoxikation bzw. einer Herzerkrankung wie Herzinsuffizienz, Endokarditis oder ischämischer Herzerkrankung, aber auch Zeichen einer Anämie[3] sein. Fieber erhöht die Pulsfrequenz durch unmittelbare Einwirkung der erhöhten Bluttemperatur auf den Sinusknoten um rund 10 Schläge pro Grad. Bei sta-

[3] Tachykardie durch größere Blutverluste können Sie von Tachykardien anderer Genese durch die Nagelprobe und den Tilt-Test unterscheiden: Beim Wechsel vom Liegen zum Sitzen erhöht sich die Pulsfrequenz bei größeren Blutverlusten um mehr als 20 Schläge pro Minute (Tilt, engl. = schiefe Lage, Neigung)

tionären, besonders postoperativen Patienten, kann Tachykardie ohne Temperaturanstieg erstes Zeichen einer tiefen Venenthrombose und damit Warnung vor einer drohenden Lungenembolie sein.

Anlässe einer **Sinustachykardie** sind Aufregung, intensive Schmerzen, Angst oder antispasmodische Anticholinergika, überhöhte Thyroxin- oder Katecholaminspiegel bei Hyperthyreose oder vermehrte Adrenalinausschüttung beim Phäochromozytom. Gemeinsam mit feuchter Blässe und systolischem Blutdruck unter 100 gehört die Tachykardie über 100 zu den klassischen Schockzeichen. Die Sinustachykardie unterscheidet sich vom Vorhofflattern mit 2 : 1-Block dadurch, daß beim Flattern die Tachykardie durch Vagusstimulierung – Massage des Karotissinus, Atemanhalten oder Druck auf die Augäpfel – die Tachykardie stufenweise abfällt.

Von **ektopischer Tachykardie** spricht man, wenn die Reizbildung nicht im Sinusknoten, sondern von einem ektopischen Bereich in der Vorhofwand unter dem sinuaurikulären Knoten erfolgt. Z. B. kann es zu einer paroxysmalen supraventrikulären Tachykardie zwischen 150 und 220 Schlägen pro Minute bei Digitalisüberdosierung kommen, wenn man gleichzeitig Diuretika gibt. Charakteristisch ist die gleichmäßige Schlagfolge, die nicht durch Körperhaltungen oder Anstrengung zu beeinflussen ist, in vielen Fällen aber auf Karotissinusdruck und andere Vagusreizungen (s. o.) schlagartig anspricht. Sie kommt beim WPW-Syndrom und anderen Erkrankungen des Herzens vor.

Tachykard wirkt auch **Vorhofflattern** mit einer Vorhoffrequenz von 250 bis 360 Vorhofkontraktionen pro Minute, mit regelmäßiger Schlagfolge. Beim Vorliegen eines 2 : 1-Blocks oder abwechselnd mit einem 3 : 1-Block kann sie zu 120 bis 180 Ventrikelkontraktionen führen und auf Vagusmanöver ansprechen. Dadurch unterscheidet sie sich vom Vorhofflimmern, das mit einem 2 : 1-Block zu einer Kammerfrequenz von etwa 150 Schlägen führt, aber auf Vagusreizung nicht reagiert.

Von einer **paroxysmalen Kammertachykardie** (Abb. 11.**7 b**) spricht man, wenn mehr als 6 ektopische Schläge zu einer Pulsfrequenz über 100 führen. Sie ist Zeichen einer völligen Vorhof-Kammer-Dissoziation, wobei die Kammer schneller als der Vorhof mit 150 bis 250 Schlägen pro Minute arbeitet. Der Rhythmus ist gleichmäßig. Vagusstimulation wirkt nicht. Charakteristisch ist der betonte 1. Herzton, teilweise als Kanonenschlag, Ergebnis einer übergroßen Ventrikelfüllung, zu dem es aber nicht kommt, wenn gleichzeitig ein Vorhofflimmern vorliegt. Die paroxysmale Kammertachykardie ist Zeichen einer ischämischen Erkrankung des Herzens, der Digitalisüberdosierung oder einer Hyperthyreose. Soweit kein Defibrillator vorhanden ist, kann ein Faustschlag auf den präkordialen Thorax helfen.

Die Steigerungsform der Kammertachykardie ist das **Kammerflattern** mit über 230 regelmäßigen Schlägen pro Minute. Kammerflattern ist Ausdruck einer organischen Herzkrankheit; es kommt auch bei Thyreotoxikose vor.

Von **Kammerflimmern** spricht man bei irregulären Kammerkontraktionen, die man klinisch nicht mehr feststellen kann.

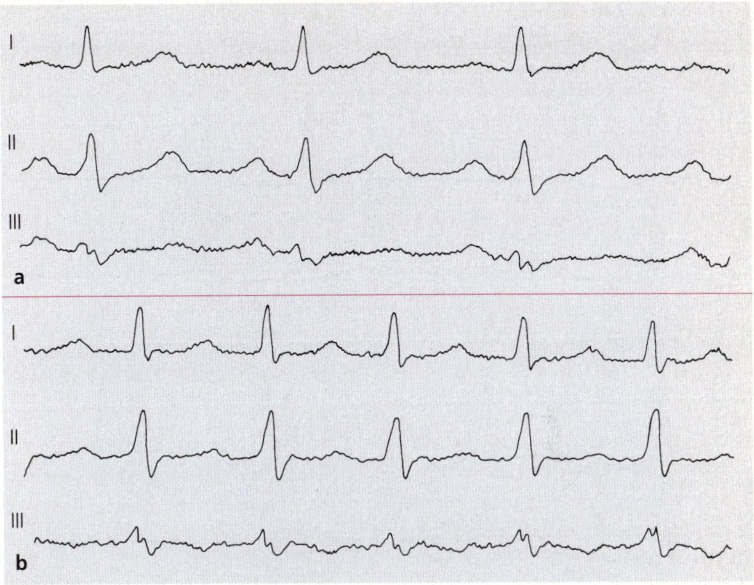

Abb. 11.**7a** Sinusrhythmus 90/Min.

Abb. 11.**7b** Paroxysmale atriale Tachykardie 160/Min.

Vorhofflimmern ist durch unregelmäßige Schlagfolge gekennzeichnet. Dadurch, daß die Kammerkontraktionen in unregelmäßigem Füllungszustand der Kammer erfolgen, schwankt auch die Intensität der Herztöne. Zu Vorhofflimmern kommt es bei organischen Herzerkrankungen, rheumatischem Fieber, Thyreotoxikose und Digitalisüberdosierung (Abb. 11.**8b**).

Für kardiale Ursachen von Rhythmusstörungen sprechen als Begleitsymptome Ohnmacht, Dyspnoe, prätibiale Ödeme, in schwerwiegenden Fällen substernale Thoraxschmerzen.

Extrasystolen sind unregelmäßig auftretende Extraschläge, die den Herzrhythmus unterbrechen. Sie fallen früher ein als regelmäßige Systolen und können anschließend bis zu einer kompensatorischen Pause führen (Abb. 11.**9b**). Fallen Extrasystolen bald nach der normalen Kammerkontraktion ein, ist der verursachte Herzton leiser als normal und das Schlagvolumen kann in der Peripherie kaum noch wahrgenommen werden. Charakteristischerweise wird bei Anstrengung der unregelmäßige Herzrhythmus, der durch Extrasystolen bedingt ist, bei einer Schlagfrequenz von 120 zeitweise regelmäßig, was sie von dem irregulären Rhythmus bei Flimmern unterschei-

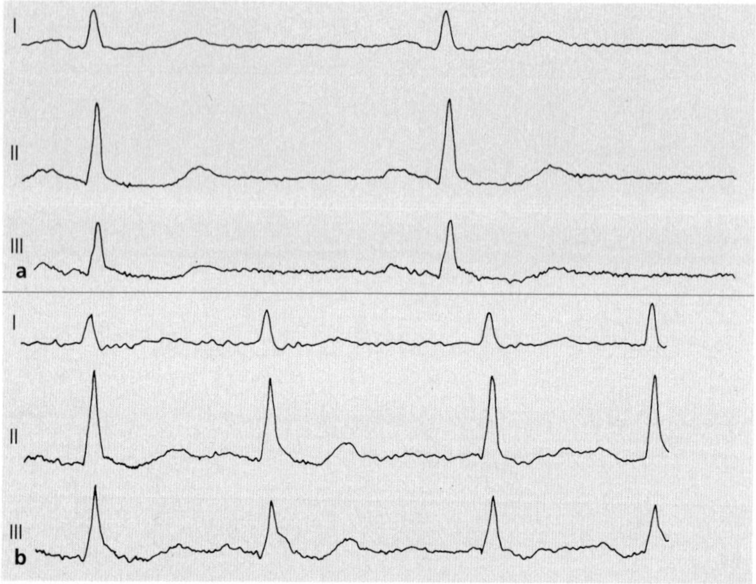

Abb. 11.**8a** Sinusrhythmus

Abb. 11.**8b** Paroxysmales Vorhofflimmern

det, der bei Anstrengung zunimmt. Auch Extrasystolen sind ein Zeichen für Erkrankungen des Herzens und Digitalisüberdosierung.

In gleichmäßiger Folge sind beim **Bigeminus** die Kammerkontraktionen in Gruppen organisiert, der erste Schlag normal, der 2. vorzeitig, mit einer kompensatorischen Pause. Körperliche Anstrengung kann zur Normalisierung und damit zum Verschwinden der ektopischen Reizbildung im Vorhof oder im Ventrikel führen, was den Bigeminus vom 3:2-AV-Block unterscheidet. Organische Erkrankungen des Herzens und Digitalisüberdosierung können die Ursache sein.

Beim **Trigeminus** folgt auf drei normale Schläge eine Pause. Diese Arrhythmie entsteht durch zwei normale Schläge, auf die eine vorzeitige Extrasystole mit kompensatorischer Pause folgt. Organische Herzkrankheiten und Digitalisüberdosierung sind die Ursachen. Auch der Trigeminus kann durch Anstrengung in einen Normalrhythmus verwandelt werden.

Bei der **Wenckebach-Periodik** folgt auf eine Reihe normaler Kontraktionen eine Pause, die dadurch entsteht, daß die Vorhofkammerüberleitung zunehmend langsamer durch den AV-Knoten geleitet wird, bis eine ganz ausfällt. Vom Bigeminus und Trigeminus unterscheidet sie sich dadurch, daß sie nicht

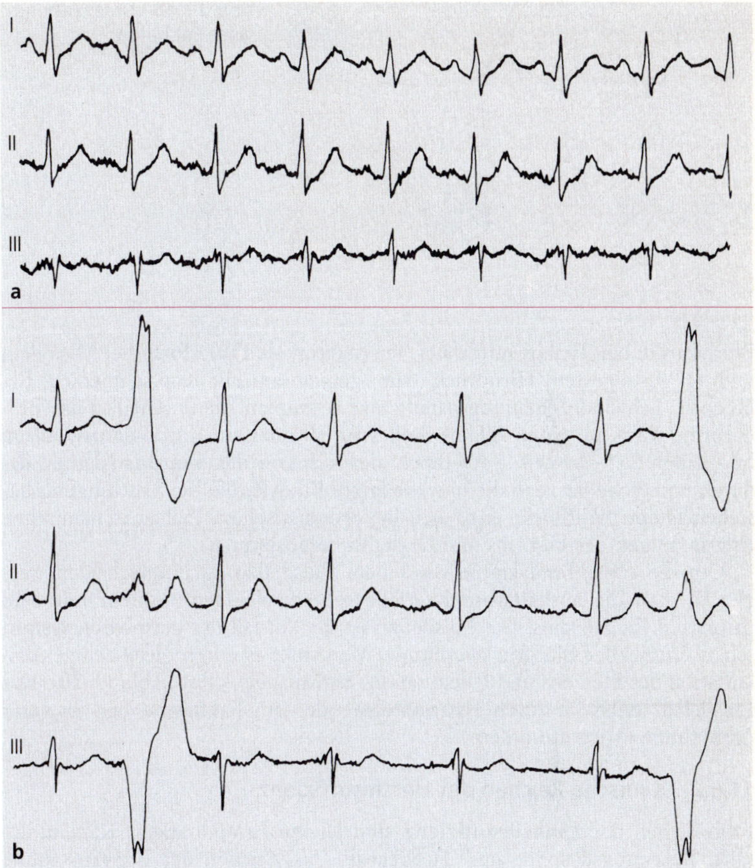

Abb. 11.**9a** Sinusrhythmus (25 mm/s) bei Belastung

Abb. 11.**9b** Ventrikuläre Extrasystolie (25 mm/s) nach Belastung

bei Beschleunigung der Herzfrequenz in einen Normalrhythmus übergeht. Auch diese Rhythmusstörung findet man bei rheumatischem Fieber, Digitalisüberdosierung und organischen Herzkrankheiten.

Bradykardie mit weniger als 60 Schlägen/Min. findet man bei Leistungssportlern. Sie kann Ausdruck einer Vagusreizung bzw. Sympathikuslähmung und Zeichen einer Störung der intrakardialen Reizbildung oder Reizleitung sein. Charakteristisches Symptom ist die Bradykardie als sog. unerwartete

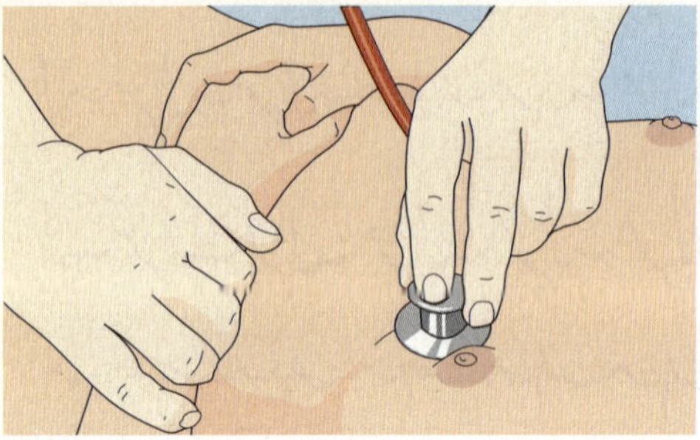

Abb. 11.**10** Untersuchung eines Pulsdefizits

Bradykardie bei Typhus mit hoher Temperatur, als Dauerform bei Myxödem und bei gesteigertem Hirndruck (dann gemeinsam mit Kopfschmerzen, Erbrechen, Schwindel, Stauungspapille und Krampfanfällen). Anfallsweise Bradykardie weist auf einen Adams-Stokes-Anfall oder ein Karotissinussyndrom bzw. einen 2:1- bzw. 3:1-AV-Block, der sich von der Sinusbradykardie dadurch unterscheidet, daß die blockbedingte Bradykardie bei Anstrengung bestehen bleibt. AV-Blöcke entstehen bei rheumatischem Fieber, ischämischen Erkrankungen des Herzens und Digitalisüberdosierung.

Um die echte Bradykardie von einem Pulsdefizit zu unterscheiden, vergleicht man die auskultatorisch erfaßbare zentrale Herzfrequenz mit dem palpierten Radialispuls. Ein Pulsdefizit ist der Ausfall des peripheren systolischen Anteils der Blutdruckamplitude. Man stellt es durch gleichzeitige Auskultation des Herzens und Palpation des Radialispulses fest (Abb. 11.**10**). Das Pulsdefizit entsteht durch Extrasystolen oder am häufigsten bei absoluter Arrhythmie (Vorhofflimmern).

11.6.2 Klinische Zeichen der Herzinsuffizienz

Frühzeichen der **Linksinsuffizienz** sind leichte Ermüdbarkeit, Kälteintoleranz, Belastungsdyspnoe und Tachykardie. Als Zeichen der Lungenstauung kommen dann hinzu paroxysmale nächtliche Dyspnoe, Husten, rostiges Sputum (Herzfehlerzellen), inspiratorische feuchte Geräusche, verminderter Karotispuls, schwacher, verbreiterter und nach links verschobener Herzspitzenstoß sowie 3. und 4. Herztöne und betonter P_2.

Im Spätstadium entstehen als Zeichen des Lungenödems Unruhe, Angst, Blässe, Schweiß, Orthopnoe, Tachypnoe und zentrale Zyanose. Der Puls wird fadenförmig; auskultatorisch sind auch exspiratorische feuchte Nebengeräusche zu hören. Durch Pleuraexsudat entsteht eine aufsteigende Dämpfung, besonders rechts.

Häufigste Ursachen der Linksinsuffizienz sind Hypertonie, Koronarinsuffizienz, Aortenklappenfehler, Ductus arteriosus, großer Ventrikelseptumdefekt und Mitralinsuffizienz.

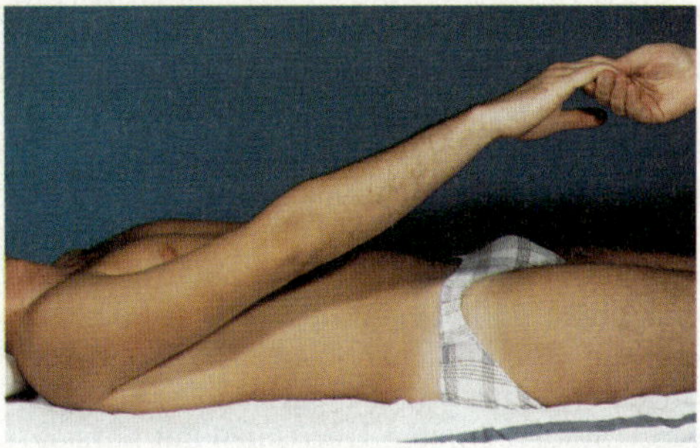

Abb. 11.**11** Schätzung des zentralvenösen Drucks durch leerlaufende Handrückenvenen

Die **Rechtsinsuffizienz** ist meist Folge einer Linksinsuffizienz, sie kann aber auch durch eine Mitralstenose, primäre pulmonale Hypertonie, multiple Lungenembolie, Pulmonalstenose, Trikuspidalinsuffizienz und Vorhofseptumdefekt bedingt sein.

Zusätzlich zu den in der Regel vorliegenden Zeichen der Linksinsuffizienz kommt es zur peripheren Zyanose durch vermehrte Sauerstoffausschöpfung. Meteorismus, tagsüber verminderte Harnmenge, Nykturie, sichtbar gestaute Haut- und Halsvenen, vergrößerte jugulare A- oder V-Wellen, druckschmerzhaft vergrößerte Stauungsleber und hepatojugulärer Reflux weisen auf die Unterfunktion des rechten Ventrikels hin. Es entsteht das Systolikum einer Trikuspidalinsuffizienz und ein diastolischer Galopp, im Spätstadium Aszites.

Eine einfache Methode zur **Beurteilung einer Herzinsuffizienz** ist die Schätzung des Venendrucks. Beim Gesunden kollabieren gefüllte Venen, sobald Sie den gestreckten Arm über das Niveau des rechten Vorhofs heben. Beim liegenden Patienten mit Rechtsinsuffizienz hebt man einen Arm so weit an, daß die gestauten Venen am Handrücken gerade leerlaufen (Abb. 11.**11**) und messen den Abstand zwischen erhobenem Handrücken und Sternum. Der Höhenunterschied zwischen Vorhofniveau (5 – 7 cm unter dem Sternum) und dem Handrücken entspricht etwa dem Venendruck in cm H_2O (Normalbereich 5 – 12 cm).

Schweregrade der Herzinsuffizienz (nach der New York Heart Association)

- I Keine Einschränkung der körperlichen Belastbarkeit
- II geringe Einschränkung bei körperlicher Aktivität
- III deutliche Einschränkung bei körperlicher Aktivität
- IV Beschwerden bereits in Ruhe

11.6.3 Technische Funktionsprüfungen

Bei der ***blutigen Messung des Venendrucks*** liegt der Patient horizontal mit gleichmäßig aufliegenden Schultern. Als Nullpunkt wird in Höhe der IV. Rippe und in 5 cm Tiefe eine Markierung am seitlichen Thorax angebracht. In dieser Höhe wird die V. mediana cubiti der rechten Ellenbeuge gelagert.

Soweit kein steril verpacktes Einmalmeßgerät vorrätig ist, benutzt man ein 50 cm langes, steriles Glasrohr mit etwa 3 mm Durchmesser und Millimeterskala, dessen Nullpunkt auf den rechten Vorhof einjustiert wird und das nach dem Gesetz der kommunizierenden Röhren funktioniert. Der Rohrsockel wird durch einen Schlauch mit einer 1- bis 2-mm-Flügelkanüle verbunden (Abb. 11.**12**). Füllen Sie das ganze System bis zum Überlaufen mit physiologischer Kochsalzlösung und klemmen Sie den Schlauch nahe dem Rohrende ab. Nach dem Einstechen der Kanüle lösen Sie die Klemme und warten, bis der Kochsalzdruck im Manometer bis auf die Höhe des Venendrucks absinkt. Zur Kontrolle führen Sie den Valsalva-Versuch durch, der zu einem Druckanstieg bis 40 cm H_2O führen kann, bei Rechtsinsuffizienz meist aber unter der Doppelung des Ausgangswertes bleibt. Linksinsuffizienz allein führt nicht zu einer Erhöhung des Venendrucks.

Als Folge einer Herzinsuffizienz oder bei Septumdefekt sind auch die ***Kreislaufzeiten*** verändert. Einige Methoden können Sie am Krankenbett und in der Sprechstunde anwenden. Die **Ätherumlaufzeit** (Arm-Lunge-Zeit) zur Funktionsprüfung des kleinen Kreislaufs wird vom Beginn der Injektion bis zur Wahrnehmung des Äthergeruchs bestimmt. Hierzu injizieren Sie 0,3 ml sterilen Narkoseäther in 3–5 ml physiologischer Kochsalzlösung schnell in die Kubitalvene. Der Patient gibt den Äthergeruch an, und Sie können ihn an der Ausatemluft kontrollieren. Normale Umlaufwerte sind 4 bis 8 Sek., Verlängerungen gelten als Zeichen einer Stauung im kleinen Kreislauf; Verkürzungen finden Sie bei Anämie, Fieber und anderen Ursachen größeren Herzminutenvolumens.

Belastung durch 20maliges Beugen der von der Unterlage angehobenen Beine (Kanüle bleibt liegen) führt zu einer Verkürzung der Ätherzeit beim zweiten Versuch. Gleichbleibende oder verlängerte Zeiten sind Zeichen einer Herzinsuffizienz. Nachteilig bei diesem Versuch ist, daß auch bei pulmonalen Störungen die Ätherzeit verlängert sein kann.

Die **Decholinumlaufzeit** (Arm-Zunge-Zeit) mißt den Durchlauf von kleinem und großem Kreislauf mit Bitterstoff, der als 2,5–5 ml 20%iger Decholinlösung schnell in die Kubitalvene injiziert wird. Die Umlaufzeit beträgt normalerweise 10–16 Sek.; bei der Links- und/oder Rechtsinsuffizienz nimmt sie wegen der erhöhten Residualblutmenge oder der vergrößerten Blutmenge im kleinen Kreislauf zu. „Falsche Verlängerungen“ ergeben sich bei zu langsamer Injektion oder bei vergrößerter Blutmenge. Äther- und Decholinumlaufzeit können gemeinsam bestimmt werden.

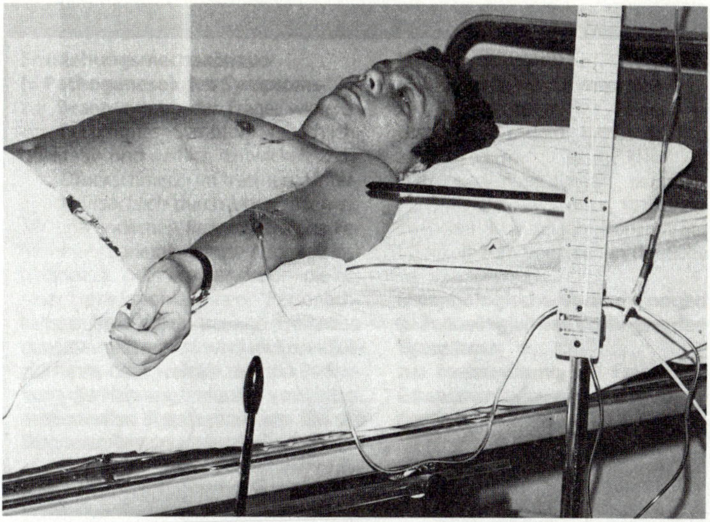

Abb. 11. **12** Blutige Venendruckmessung

Belastungsversuche (= Ergometrie) dürfen dem Patienten nicht schaden. Deshalb muß sichergestellt sein, daß bei Patienten mit entsprechenden Beschwerden das EKG während der Belastung durch einen Arzt verfolgt wird. Der Wert der Ergometrie liegt in quantitativer Erfassung kardiovaskulärer Funktionsstörungen durch Beurteilung der Ausdauerleistungsfähigkeit (aerobe Kapazität) mit der Kalkulation der Sauerstoffaufnahme aufgrund der Wattleistung. Für die qualitative Verlaufsbeobachtung der physischen Belastbarkeit benutzt man den Sauerstoffpuls oder Wattpuls. Er korreliert mit der Koronarreserve und gestattet Rückschlüsse auf die Belastungsgrenzen für Beruf und Bewegungstherapie. Abnorm steiler systolischer Blutdruckanstieg ist Zeichen einer hypertonen Blutdruckregulation bei Belastung, zu geringer Blutdruckanstieg Zeichen einer Funktionsstörung im linken Ventrikel, Blutdruckabfall bei zunehmender Leistung weist auf koronare Herzkrankheit hin.

Kniebeugen als Belastungstest werden den Forderungen nach Exaktheit, Abstufbarkeit und Reproduzierbarkeit nicht gerecht, weil die Belastung vom Tempo und von der Tiefe der Kniebeugen abhängt.

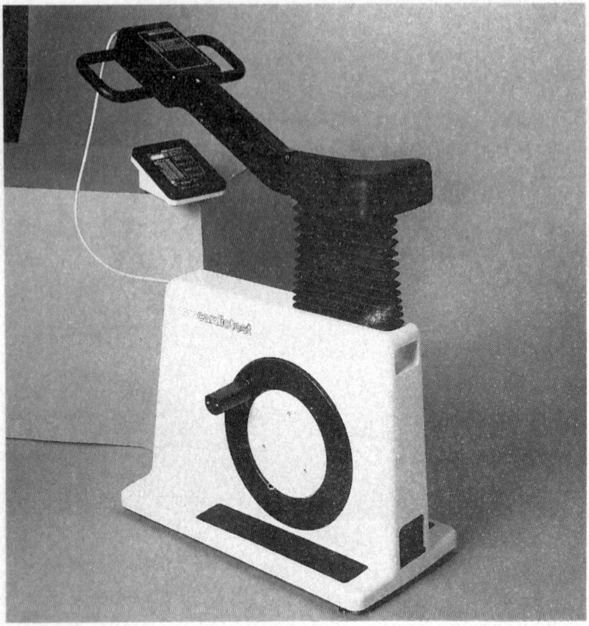

Abb. 11. **13** Fahrradergometer seca-cardiotest

Der **Zweistufentest** erfüllt zwar die genannten Bedingungen, aber die EKG-Ableitungen werden leicht durch überlagerte Muskelpotentiale gestört.

Das **Fahrradergometer** (Abb. 11. **13**) läßt die letztgenannte Störung vermeiden. Man mißt in Watt pro Sekunden:

- Rund 10 W gleichen 1 mkp/s;
- 25 W entsprechen dem Spazierengehen;
- 50 W angestrengtem Marschieren;
- 100 W steilem Berganmarsch und damit der üblichen oberen Leistungsfähigkeit 50- bis 60jähriger;
- 150–250 W sind die obere Leistungsgrenze bis zum 50. Lebensjahr.

Alter (Jahre)	**Ausbelastungsherzfrequenz/Min.**
20–29	170
30–39	160
40–49	150
50–59	140
60–75	130

Tabelle 11.**1** Herzfrequenz- und Blutdruckwerte gesunder Männer unter 40 Jahren (nach *Heinecker*)

Belastung (in W)	Herzfrequenz	RR (in mmHg)
Ruhe	50– 70	120–140/ 70– 85
50	80–100	130–150/ 80– 90
75	100–120	140–160/ 80– 95
100	110–130	150–170/ 85–100
125	120–140	160–180/ 85–100
150	130–150	170–190/ 90–100
200	140–170	180–220/100–110

Als „Ausbelastung" bezeichnet man die durchschnittliche maximale Herzfrequenz, bezogen auf bestimmte Altersgruppen. Bei Herzgesunden gelten folgende Werte als Ausbelastung:
Beurteilung nach HEINECKER: Für jedes Lebensjahrzehnt nach dem 30. Lebensjahr fällt die Ausbelastungsherzfrequenz also um 10, oder: 200 minus Lebensjahre = Ausbelastungsherzfrequenz. Diese Zahlen gelten für die Belastung im Sitzen. Da die Fahrradergometerarbeit im Liegen die Pulsfrequenz weniger stark ansteigen läßt, können hier die genannten Zahlen jeweils um 10 verringert werden.

Nach 3 Min. gleichbleibender Maximalfrequenz kann die Belastung beendet werden. Das EKG schreibt man 5 Min. weiter.

Die erreichte Wattzahl ist Gradmesser für die Leistungsfähigkeit, die bis zum 50. Lebensjahr bis zu 150, bei 50jährigen Frauen bis 100 W betragen sollte. Für herzgesunde Männer unter 40 Jahren ergeben sich die in Tab. 11.**1** aufgeführten Belastungsstufen.

Die Unterschreitung dieser Werte ist ein gutes Zeichen für die Herz- und Kreislauffunktion des Patienten.

Bei einer vermuteten Koronarerkrankung wählt man zunächst die unterste Belastungsstufe, bei Angina-pectoris-Anfällen, die schon durch einfaches Gehen ausgelöst werden, und bei Infarktpatienten in der Mobilisierungsphase sogar nur 25 W. Nach je 2 Min. steigert man die Leistung, wenn möglich um 25 W.

Kontraindikationen für Belastungsversuche sind z. B. Herzinsuffizienz mit Dyspnoe beim einfachen Gehen, frischer Herzinfarkt, akute entzündliche Herzerkrankungen sowie maligner Hypertonus. Als lebensgefährliche Komplikationen der Ergometrie können Kammerflimmern, Lungenödem und Infarkt auftreten. Deshalb sollte ein Defibrillator greifbar sein.

Hinweise zur **Differentialdiagnose häufiger Herzfehler** siehe Tabelle S. 242.

Tabelle 11.**2** Differentialdiagnose häufiger Herzfehler

Krankheitsbild	Herztöne	Geräusche	Inspektion	Palpation	Perkussion	EKG	Röntgen
Mitral-insuffizienz	S_1 abgeschwächt; Spaltung S_2 im Spätstadium 3. Herzton	gießendes Holosystolikum; Max. über Spitze, Beginn mit S_1, Ende mit oder nach S_2; besonders nach Belastung		Spitzenstoß verbreitert, hebend, linksverlagert; systolisches Schwirren 4.–5. ICR	Herzdämpfung nach links verbreitert; Herzbucht verstrichen	Linksabweichung oder Linkshypertrophie; P Verbreiterung I bis III; Vorhofflimmern häufig	vergrößerter linker Vorhof und Ventrikel, verstrichene Herztaille
Mitralstenose	S_1 paukend, Max. über Spitze (bei unbeweglichem Klappensegel abgeschwächt); Mitralöffnungston Max. Erb bis Spitze als ausgeprägter Dreierrhythmus; S_2 Spaltung über Pulmonalis	rumpelndes Diastolikum; Max. über Spitze; Mitralöffnungston; besonders deutlich nach Belastung	»Mitralgesicht« mit bläulichroten Wangen	Herzspitzenstoß vermindert; diastolisches Schwirren über Spitze; kleiner Puls; bei pulmonaler Hypertonie epigastr. Pulsationen, Lebervergrößerung	Herzbucht verstrichen	P Verbreiterung I–III; Rechtsabweichung bzw. Rechtshypertrophie; Vorhofflimmern häufig	vergrößerter linker Vorhof
Aorten-insuffizienz	S_1 im Spätstadium leiser	gießendes Diastolikum; Max. 3.–4. ICR; Aorta und Spitze; Beginn unmittelbar nach S_2, Ende vor S_1; besonders deutlich nach Exspiration	Blässe, Kapillarpulse, deutliche Pulsationen der A. carotis; »hüpfende Gefäße«	Herzspitzenstoß hebend, verbreitert, nach links unten verlagert; deutliche Pulsation der Karotis; Pulsus celer et altus (Wasserhammer); große Blutdruckamplitude	Herzdämpfung links verbreitert	Linkshypertrophie	Vergrößerung des linken Ventrikels; Herzbucht betont; prominenter Aortenknopf

Aortenstenose	S_2 abgeschwächt oder normal	rauhes, spindelförmiges Systolikum; Max. über Aorta, Erb und Spitze mit Fortleitung in die A. carotis, Beginn nach S_1, Ende vor S_2; besonders nach Exspiration	Blässe	Spitzenstoß hebend, nach links verlagert und verbreitert; systolisches Schwirren über Aorta, besondes in tiefer Exspiration; Pulsus parvus et tardus	Herzdämpfung nach links unten vergrößert	Linkshypertrophie	vergrößerter linker Ventrikel; prominente Aorta ascendens; schmaler Aortenknopf
Trikuspidalinsuffizienz		weiches, blasendes Holosystolikum; Max. 3.–5. ICR; besonders deutlich in der Inspiration	deutlicher Jugularvenenpuls (d-Welle), der bei Abdrücken der Venen kaudal erhalten bleibt; sichtbare Herz- und epigastr. Pulsationen; früher Aszites	Leber vergrößert und pulsierend	Herzdämpfung nach links und rechts verbreitert	Rechtshypertrophie; Vorhofflimmern häufig	vergrößerter rechter Ventrikel
Trikuspidalstenose	S_1 laut	rumpelndes Diastolikum, Max. 3.–5. ICR; besonders in der Inspiration	deutlicher Jugularvenenpuls (a-Welle); gelblich zyanotische Haut	diastolisches Schwirren beiderseits parasternal unten; Leberpulsationen		hohes schmales P	vergrößerter rechter Vorhof
Fallot-Tetralogie	S_2 laut; übliche Spaltung des Pulmonaltones fehlt	rauhes, spindelförmiges Systolikum; Max. über Pulmonalis und Erb	Hockstellung, zentrale Zyanose, Uhrglasnägel, Trommelschlegel, Voussure; tiefrote Schleimhäute	Herzspitzenstoß fehlt; systolisches Schwirren links parasternal; lebende Pulsationen über Erb	Vergrößerung der Herzdämpfung nach rechts	P pulmonale rechtsventrikulare Hypertrophie	Rechtstyp bis Rechtshypertrophie; Holzschuhherz; betonte Herzbucht

Tabelle 11.2 Differentialdiagnose häufiger Herzfehler (Fortsetzung)

Krankheitsbild	Herztöne	Geräusche	Inspektion	Palpation	Perkussion	EKG	Röntgen
Ventrikelseptumdefekt	bei großen Defekten Spaltung des Pulmonaltones verstärkt	rauhes, je nach Volumen holosystolisch oder spindelförmiges systolisches Geräusch; Max. im 3.–5. ICR	nach Shuntumkehr Zyanose; Voussure	Herzspitzenstoß verbreitert und nach unten links verlagert; Schwirren im 3. und 4. ICR	Vergrößerung der Herzdämpfung beiderseits	Hypertrophiezeichen je nach Größe und Zustand	Linksverbreiterung bei großem Defekt mit verstrichener Herzbucht
Vorhofseptumdefekt	S_1 laut; atemphasenunabhängige Spaltung von S_2	rauhes, spindelförmiges Systolikum; Max. im 2. ICR	nach Shuntumkehr Zyanose; Voussure, epigastr. Pulsationen	Herzspitzenstoß kaum tastbar	Vergrößerung der Herzdämpfung beiderseits	Rechtstyp bis Rechtshypertrophie, inkompletter Rechtsschenkelblock	Linksverbreiterung; Herzbucht verstrichen
Ductus arteriosus Botalli	S_2 betont	permanentes rauhes systolisch-diagnostisches Maschinengeräusch; Max. 2.–3. ICR; Beginn nach 1. Ton, Ende nach 2. Ton	Blässe bei großem Shuntvolumen; deutliche Karotispulsationen, »hüpfende Gefäße«	Herzspitzenstoß verbreitert und hebend nach links unten verlagert; Schwirren im 1. und 2. ICR	Vergrößerung der Herzdämpfung nach links	Linkstyp oder Rechtstyp je nach Überlastung	Linksverbreiterung; Herzbucht verstrichen
Pulmonalstenose	deutlicher werdende Spaltung von S_2 mit Zunahme der Stenose; im Gegensatz zum Vorhofseptumdefekt atemabhängig	lautes, rauhes, spindelförmiges Systolikum; Max. 2. und 3. ICR; Beginn nach S_1, Ende vor S_2	Jugularispuls (a-Welle); epigastr. Pulsationen	Schwirren im 2. und 3. ICR	Verbreiterung der Herzdämpfung nach rechts	Rechtshypertrophie	rechter Ventrikel vergrößert; poststenotische Dilatation der A. pulmonalis

Aortenisthmusstenose	Lauter S_2	gießendes Systolikum; Max. 2.–4. ICR im Rücken hörbar; Beginn nach S_1, Ende über S_2 hinaus; Gefäßgeräusche über Kollateralkreislauf		Herzspitzenstoß verbreitert und hebend mit Zunahme der Linkshypertrophie; auffällig kräftige Pulsation der A. radialis und der Karotiden; abgeschwächte Pulsation der Aa. femoralis und dorsalis pedis; Blutdruckdifferenz; Arme und Waden größer als 30 mmHg	Vergrößerung der Herzdämpfung nach links	Linkshypertrophie	linker Ventrikel vergrößert; Rippenusuren

Diese Gegenüberstellung ist auf die charakteristischen pathologischen Befunde beschränkt. Da sich die Befunde wiederholen, sollten Sie nicht Einzelsymptome, sondern die Symptommuster der Krankheitsbilder (s. S. 8) für die praktische Differentialdiagnostik verwenden. Neben den patientenspezifischen Variationen müssen Sie auch das häufige Vorkommen kombinierter Herzfehler berücksichtigen.

11

11.7 Aufgaben für die Selbstkontrolle

1 Wie unterscheidet man präkordiale und substernale Schmerzen nach der Lage?

2 Wie unterscheiden sich Herzschmerzen in bezug auf ihren Zusammenhang mit Funktionen von anderen thorakalen Schmerzen?

3 Definieren Sie mit eigenen Worten eine Herzphobie!

4 Wie unterscheidet man essentielle paroxysmale Tachykardien von extrasystolischen paroxysmalen Tachykardien?

5 Wie nennt man plötzliche Ohnmacht aufgrund akuter Herzrhythmusstörungen?

6 Wie unterscheiden sich Anfälle paroxysmaler nächtlicher Dyspnoe von anderen Formen schwerer Atemnot?

7 Wodurch sind kardiale Ödeme von allergischen oder renalen Ödemen zu unterscheiden?

8 Wofür ist ein hebender Herzspitzenstoß im 5. ICR etwa in der Mamillarlinie charakteristisch?

9 Nennen Sie zusätzlich zu den Interkostalräumen zwei sichtbare Pulsationen, die auf Veränderungen des rechten Herzens hinweisen!

10 Wo palpieren Sie große Pulsationen und Schwirren über dem Herzen?

11 In welchem ICR suchen Sie etwa in der Mamillarlinie den Herzspitzenstoß?

12 Mit welcher Hilfe können Sie einen hebenden Herzspitzenstoß verdeutlichen?

13 Welche beiden Möglichkeiten bestehen, die Herzgrenzen zu perkutieren?

14 Wie soll sich Ihr Perkussionsschlag bei der Feststellung der relativen von der absoluten Herzdämpfung unterscheiden?

15 Nennen Sie einige Gründe für eine vergrößerte Perkussionsfigur!

16 Wie können Sie perkutorisch feststellen, welche Herzanteile die Perkussion vergrößern?

17 Welche Bedeutung hat die Dokumentation der von Ihnen erhobenen Herzbefunde für Sie selbst?

18 Welche Frequenzen verstärken Sie mit dem Membranstethoskop und welche mit dem Trichterstethoskop?

19 Nennen Sie Ursachen für schwache Herztöne!

20 Beschreiben Sie die fünf Stellen für die Auskultation des Herzens!

21 Welche drei Faktoren bewirken Herztöne?

22 Wodurch entstehen Extratöne?

23 Wodurch entstehen Herzgeräusche?

24 Nennen Sie vier Konfigurationen für den Ablauf von Geräuschen!

25 Welche Klappen schließen beim 1., welche beim 2. Herzton?

26 Wo hört man S_1 und wo S_2 am lautesten?

27 Welche Unterscheidung zwischen 1. und 2. Herzton ist, abgesehen von der Lautstärke, möglich?

28 Wobei entsteht der nicht gleichzeitige Aorten- und Pulmonalklappenschluß?

29 Worauf beruht die physiologische Spaltung des 2. Herztones?

30 Wie erklären Sie die Vergrößerung der Spaltung des 2. Tones mit tiefer Inspiration?

31 Was versteht man unter paradoxer Spaltung?

32 Warum ist bei der paradoxen Spaltung der zweite Ton in der Exspiration deutlicher als in der Inspiration?

33 Nennen Sie mindestens drei Beispiele für diastolische Extratöne!

34 Wie unterscheidet man organische, funktionelle und akzidentelle Herzgeräusche?

35 Ordnen Sie die systolischen und diastolischen Geräusche den Herztönen zu!

36 Wodurch ist der unmittelbare Anschluß systolischer Decrescendogeräusche an den ersten Ton bedingt?

37 Warum nimmt die Geräuschintensität bei diastolischen Decrescendogeräuschen ab?

38 Nennen Sie mindestens drei extrakardial bedingte Geräusche, die in der Umgebung des Herzens zu auskultieren sind!

39 Welche Wirkung hat tiefe Inspiration auf die Auskultation der Töne über dem linken Herzen?

40 Warum nimmt das Systolikum einer Trikuspidalinsuffizienz in der Inspiration zu?

41 Nennen Sie mindestens vier Symptome der Linksinsuffizienz!

42 Welche der folgenden Symptome gehören nicht zu den Zeichen einer Rechtsinsuffizienz? Sichtbare Venenstauung, Ödeme, Polyurie und Magenbeschwerden.

43 Wie ist beim Erwachsenen eine Tachykardie definiert?

44 Wie nennt man Herzrhythmen, die plötzlich beginnen und deren Frequenz zwischen 150 und 200 Schläge pro Minute liegt?

45 Mit welchem Test können Sie Tachykardien durch größere Blutverluste von denen anderer Genese unterscheiden?

46 Wie können Sie eine echte Bradykardie von einem Pulsdefizit unterscheiden?

47 Definieren Sie den Begriff Pulsdefizit!

48 Wie nennt man eine Herzschlagfolge, bei der der Grundrhythmus aufgehoben ist?

49 Beschreiben Sie ein einfaches Verfahren zur Schätzung des Venendrucks!

50 Womit kann man kontrolliern, ob bei der blutigen Venendruckmessung das System der kommunizierenden Röhre funktioniert?

51 In welchem Kreislauf mißt man die Umlaufzeit mit Äther?

52 Nennen Sie generelle Ursachen für eine verkürzte Ätherumlaufzeit!

53 Wodurch entstehen nicht kardial bedingte Verlängerungen der Ätherumlaufzeit und der Decholinumlaufzeit?

54 Welche Sicherungsmaßnahme sollten Sie bei jedem Belastungsversuch eines Patienten mit Herzbeschwerden treffen?

55 Welche Argumente sprechen gegen Kniebeugen und gegen den Zweistufentest als Belastungsversuch?

56 Nennen Sie eine Faustregel für die Ausbelastungsfrequenz beim Fahrradergometerversuch im Sitzen!

57 Nennen Sie mindestens drei Kontraindikationen für Belastungsversuche!

Praktische Aufgaben

A Palpieren Sie bei sich selbst und bei Kommilitonen den Herzspitzenstoß in Rücken- und linker Seitenlage!

B Perkutieren Sie (trotz der genaueren Röntgenmethode) die relative und die absolute Herzdämpfung bei Kommilitonen und bei Patienten mit Emphysem und vergrößertem Herzen!

C Auskultieren Sie zunächst Ihr eigenes Herz im Liegen und dann nach Belastung mit 20 Kniebeugen! Untersuchen Sie dabei konsequent alle fünf Auskultationsstellen, die Sie zunächst auf der Thoraxwand markieren sollten, und achten Sie dabei auf Regelmäßigkeit, Unterscheidung von S_1 und S_2, Lautstärke der Töne, eventuelle Dreierrhythmen und Geräusche!

D Untersuchen Sie mindestens drei Kommilitonen in Ruhe und nach Belastung und mindestens drei Herzpatienten nach Anleitung! Dokumentieren Sie konsequent Ihre Befunde, bevor Sie Ihre Ergebnisse mit den Stationsunterlagen vergleichen!

12 Kreislauf, Puls und Pulsationen[1]

12.1 Lernziele

Im folgenden Kapitel erfahren Sie, wie man

- Pulsationen untersucht und den Puls palpiert,
- Pulsqualitäten nach der Größe der Blutdruckamplitude unterscheidet,
- Pulsbesonderheiten feststellt,
- die Gefäße auskultiert,
- Venenpulse beurteilt und Kreislauffunktionsprüfungen durchführt und
- Leitsymptome für die Diagnostik benutzt.

12.2 Charakteristische Beschwerden

Kältegefühl nach Belastung, frühzeitiges **Ermüdungsgefühl,** ziehende, krampfartige **Belastungsschmerzen,** meist in der Wade, die nach Entlastung innerhalb weniger Minuten abklingen (Claudicatio intermittens), sind typisch für arterielle Durchblutungsstörungen; charakteristischerweise lassen diese Schmerzen bei Ruhe schnell nach, erneute Bewegungen werden möglich, bevor der Schmerz wiederkehrt = **Latenzschmerz.**

Schmerzen bei körperlicher Arbeit weisen auf eine Lumeneinengung um 75%, Ruheschmerzen auf 95% hin. Stenosen der A. femoralis sind charakterisiert durch krampfartige Schmerzen in der Wade, nur in Ausnahmefällen im Fuß. Durchblutungsstörungen in den Beckenarterien führen zu Schmerzen in der Becken- und Oberschenkelmuskulatur, besonders beim Gehen, Stenosen im Bereich der Aorta abdominalis zu symmetrischem, klammerartigem Schmerz der Beckenmuskulatur und, wenn die Stenose die Nierenarterien einschließt, zu nephrogenem Hochdruck.

Die Differenzierung vasogener Schmerzen gegen andere Schmerzen ist wenig aufwendig: Tastbare Femoralis- plus Fußpulse schließen eine arterielle Verschlußkrankheit weitgehend aus. Pulssynchrone Geräusche bei der Auskultation der Arterien in der Fossa inguinalis und in der Kniekehle sind ein Frühsymptom für einen Gefäßverschluß, besonders dann, wenn die Gefäßgeräusche nach Kniebeugen lauter werden.

---

[1] Zur Veranschaulichung dieses Themas können Sie Teil 5 des Filmes „Die allgemeine ärztliche Untersuchung“ verwenden (S. 1)

Gefäßschmerzen sind mit der Lagerung unterscheidbar: Nimmt der Schmerz bei über die Horizontale gelagerter Extremität ab, spricht das für eine venöse Insuffizienz, zu deren Gesamtbild Wadenkrämpfe, Ödeme und Ulzera gehören. Schafft Lagerung einer Extremität unter die Horizontale Erleichterung, liegt eine arterielle Insuffizienz, häufig asymmetrisch mit Kälteempfindlichkeit, Belastungsschmerz und im Spätstadium Nekrosen vor.

Angaben des Patienten über die beschwerdefreie Wegstrecke, der **Gehtest,** gibt Auskunft über das Ausmaß des Verschlusses, funktionsfähige Kollateralen, Verlauf der Erkrankung und Wirksamkeit der Therapie.

Anfallartige Gefäßschmerzen findet man bei venöser Thrombose, z. B. als Phlegmasia coerulea dolens durch schlagartige Gerinnung des Blutes in einer Extremität oder bei M. Raynaud, dann symmetrisch, oder bei Digitus mortuus Reil. In beiden Fällen handelt es sich um vasonervale Spasmen. Unter fortgesetzter Belastung nachlassende Bewegungsschmerzen, besonders in rumpfnahen Gelenken, sind dagegen eher Hinweise auf degenerative Gelenk- und Wirbelsäulenveränderungen.

Polymyalgie im Sinne von Schmerzen und Steifigkeit, besonders des Rumpfes und der proximalen Muskelgruppen (Schulter-Nacken-, Hüft- und Beckenbereich), stechende temporale Kopfschmerzen und deutliche Pulsationen am Kopf weisen auf eine Arteriitis temporalis hin, intermittierende Anfälle extremer Abblassung oder Zyanose der Finger, ausgelöst durch Kälte oder Aufregung und beschränkt auf den Bereich distal der Metakarpophalangealgelenke weisen auf ein Raynaud-Phänomen hin. Im Gegensatz dazu führt die paroxysmale Vasodilatation der Arterien zu brennenden Schmerzen, erhöhter Hauttemperatur und Rötung, besonders der Füße, bei Erythromelalgie.

Potenzstörungen als ein Symptom des Leriche-Syndroms weisen auf bilaterale Stenose der A. iliaca communis hin, dagegen kommt es bei einseitigem Verschluß der A. iliaca interna zur Erektionsschwäche (Minderangebot an die Corpora cavernosa aus der A. pudenda interna).

Sichtbar **aufgestaute Gefäße** ohne Pulsation, im fortgeschrittenen Stadium **Ödeme** und ein **Stauungsgefühl,** das bei horizontaler Lagerung nachläßt, sowie Zyanose der Haut sind charakteristische Beschwerden bei venösen Durchblutungsstörungen.

Stasisbedingte vermehrte **Pigmentation,** Dermatitis oder Ulzeration weisen auf eine chronische Thrombophlebitis hin. Liegt sie in der Tiefe, geht sie mit **Druckschmerz** und Hervortreten der oberflächlichen Venen einher. Die sog. **Krampfadern** sind ein Hinweis auf eine oberflächliche Venenstauung, die ebenfalls zur Entzündung führen kann. Typischerweise verstärken sich die geschlängelten Varizen und die Schmerzen während der Menstruation.

Abnormes Wärmegefühl ist nicht unbedingt ein Zeichen guter Durchblutung, sondern kann auf abnorme Weitstellung arteriovenöser Anastomosen hinweisen. Die überschießende arterielle Durchblutung im präkapillären Bereich erfolgt auf Kosten der Endstrombahn mit trophischen Störungen der

Haut, die trocken und schilfrig wird, etwa bei den „heißen Greisenfüßen" (Ratschwo). Als charakteristisches Begleitsymptom treten warme Füße bei venöser Stauung auf.

Bei jedem Verdacht auf eine Gefäßkrankheit sollte in der Familien- und Eigenanamnese des Patienten auf „angeborene angiopathische Reaktionslagen" besonderer Wert gelegt werden: Hypertonie, Diabetes mellitus, Fettstoffwechselstörungen und Venopathien bieten diagnostische Anhaltspunkte.

12.3 Puls und Pulsationen

Puls ist eine sichtbare, tastbare, unter besonderen Umständen auch hörbare Ausdehnung eines blutgefüllten Gefäßes durch die Fortleitung der systolischen Blutdruckwelle. Der Begriff Pulsation schließt sowohl die Aktion des Herzens als auch blutdruckwellenbedingte Bewegungen anderer Organe wie der Leber ein. Die Palpation des Pulses gibt Aufschluß:

- über die Kraft, mit der das Herz den Kreislauf unterhält,
- über die Frequenz des Herzens,
- über die Durchgängigkeit der Arterien,
- in Ausnahmefällen über die Rückleitung des systolischen Blutdrucks in das Venensystem.

Bei der Inspektion des Herzens ist schon auf **Pulsationen** im Thorax und im epigastrischen Winkel eingegangen worden. Die Systole des Herzens kann bei Trikuspidalinsuffizienz auf das venöse System rückübertragen und als Pulsation der Halsvenen und der Leber deutlich sichtbar werden.

Im arteriellen System fortgeleitete systolische Druckwellen werden als Karotispulse sichtbar, z. B. in Angstsituationen, wenn „das Herz im Halse klopft". Bei der Aorteninsuffizienz ist die systolische Ausschüttung so groß, daß die fortgeleiteten Druckwellen außer in den Karotiden auch in der Peripherie als Kapillarpulse distal der Lunulae im Nagelbett sichtbar werden können. Eine kleinflächige Lichtquelle direkt unter die Fingerbeere gehalten oder leichter Abwärtsdruck auf die Nagelspitze verstärken den Befund.

Den **Puls *palpieren*** Sie mit Zeige- und Mittelfinger oder Zeige- bis Ringfinger an der A. radialis des Patienten mindestens eine halbe Minute lang. Kleinere Meßzeiten und entsprechend höhere Multiplikationsfaktoren bergen Fehlermöglichkeiten; Arrhythmien können Ihnen leicht entgehen. Bedenken Sie auch, daß Fettleibigkeit oder Ödeme die Ursache dafür sein können, daß Sie ein Gefäß nicht oder nur abgeschwächt palpieren können. Bei der Palpation anderer Arterien für die Pulszählung gehen Sie mit abnehmendem Gefäßkaliber das Risiko ein, den eigenen Fingerbeerenpuls mit dem Patientenpuls zu verwechseln.

Für die Beurteilung der Kraft des Herzens und der Pulsfüllung benutzt man den vergleichenden Druck zweier Finger (Abb. 12.**1**), indem man mit dem distalen Finger feststellt, ob die Kraft des proximal ausgeübten Drucks

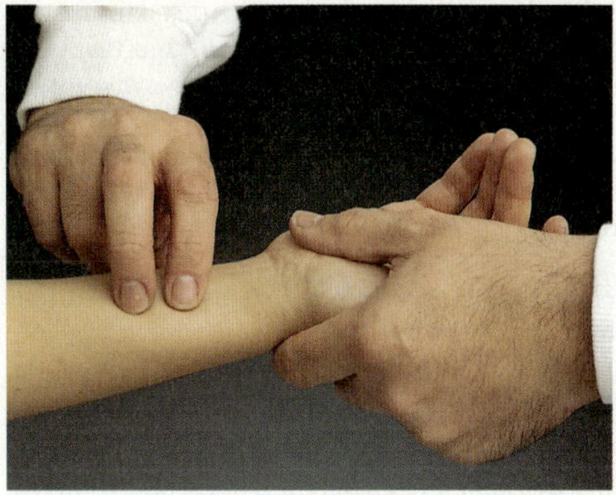

Abb. 12.1 Beurteilung der Pulsfüllung

ausreicht, um das Durchlaufen der Pulswelle unter der Fingerkuppe zu verhindern.

12.4 Pulsqualitäten

Sie richten sich nach der Größe der Blutdruckamplitude:

Pulsus altus entsteht mit großer Blutdruckamplitude bei Aorteninsuffizienz oder Thyreotoxikose (RR >150/60 mmHg), wobei Kapillarpulse im Nagelbett deutlich sichtbar werden.

Pulsus parvus entsteht durch kleine Blutdruckamplitude mit erhaltenem diastolischem Druck, z. B. Aortenstenose (RR 95/80 mmHg).

Pulsus filiformis ist der fadenförmige Puls bei Kollaps und Schock.

Pulsus alternans mit regelmäßig wechselnder Schlagstärke ist besonders gut durch die langsame Entleerung der Blutdruckmanschette nachzuweisen. Dabei erzeugt in einem kleinen Blutdruckbereich nur jeder zweite Schlag ein auskultierbares Geräusch. Er kann Zeichen eines Myokardschadens und einer Linksinsuffizienz sein.

Pulsus paradoxus, das meßbare oder palpable Kleinerwerden des Pulses bei der Inspiration um mehr als 10 mmHg ist ohne körperliche Anstrengung ein pathologisches Zeichen bei Rechtsinsuffizienz, obstruktiven Lungenerkrankungen, Herztamponade, aber auch bei Accretio pericardii und beruht dann auf einer Verwachsung von Perikard und Pleura. Die Messung der Differenz des systolischen Korotkoff-Geräusches während des gesamten normalen inspiratorisch-exspiratorischen Zyklus ergibt einen inspiratorischen Abfall um mehr als 10 mmHg. Das Schwinden des Pulsus paradoxus kann am Krankenbett verwendet werden, um Therapieerfolge ohne apparativen Aufwand festzustellen.

Pulsus celer entsteht durch schnellende (steil ansteigende), kurzfristige Druckamplitude, z. B. bei Aorteninsuffizienz, Ductus arteriosis apertus, weitgestellten Gefäßen im Fieber, AV-Block, Morbus Paget oder Hyperthyreoidismus.

Pulsus tardus nennt man die langsam ansteigende Druckamplitude, z. B. bei valvulärer Aortenstenose, Mitralinsuffizienz oder Pericarditis constrictiva.

Pulsus durus ist ein harter Puls bei Aortenisthmusstenose oder Hypertonie.

Pulsus bisferiens, der zweigipfelige Puls, z. B. bei Aortenstenose, Aorteninsuffizienz, Hyperthyreoidismus und Angst.

12.5 Pulsbesonderheiten

Sie werden vom Herzen nach distal untersucht. Klopfende **Karotispulse** finden sich neben der Aorteninsuffizienz auch bei Thyreotoxikose und Koarktation der Aorta hinter dem Abgang der A. carotis communis sinistra. Seitendifferenzen an der A. carotis lassen eine Stenose vermuten (zerebrale Ischämien) oder ein Subclavian-steal-Syndrom.[2]

Beiderseitige Abschwächung der Karotispulse weist beispielsweise auf eine Koarktation vor dem Abgang des Truncus brachiocephalicus oder auf schwere Mitralstenose hin.

Der **Radialispuls** sollte vergleichend an beiden Armen palpiert werden und kann durch arteriosklerotische Plaques oder Thromben, z. B. bei Polycythaemia vera, einseitig abgeschwächt bzw. aufgehoben sein. Beiderseits fehlt der Radialispuls bei Adams-Stokes-Anfall und Asystolie. Der Puls ist aber auch bei niedrigen Blutdruckwerten wie im Schock, also ganz unabhängig von der Herzkraft, nicht mehr palpierbar.

Auch weiter distal palpiert man Arterienpulse auf ihre Durchlässigkeit seitenvergleichend. Einseitig schwache **Femoralispulse** dicht unterhalb des medialen Drittels des Leistenbandes (Abb. 12.**2**) sprechen für einen arteriosklerotischen Verschluß. Beiderseits schwache Femoralispulse sind Zeichen eingeschränkter kardialer Ausschüttung – z. B. bei der Aortenstenose – oder in Verbindung mit einem Pulsus durus der oberen Extremitäten Folge einer Koarktation der Aorta distal von den großen oberen Abgängen.

Die **A. poplitea** palpiert man bei locker angewinkeltem Knie in der Kniekehle, etwas lateral von der Mittellinie (Abb. 12.**3**).

Sind die Pulse der **A. dorsalis pedis** – auf dem Fußrücken meist neben dem I. Strahl (Abb. 12.**4**) – und der **A. tibialis posterior** zwischen Malleolus medialis und Achillessehne, z. B. bei arteriosklerotischen Gefäßverschlüssen, nicht zu palpieren (Abb. 12.**5**), so geben die proximalen Gefäßabschnitte,

---

[2] Subclavian-steal-Syndrom: Verschluß der A. subclavia proximal von der A. vertebralis führt zur Umkehrung der Strömungsrichtung in der A. vertebralis, also zum Diebstahl an der arteriellen Versorgung des Gehirns

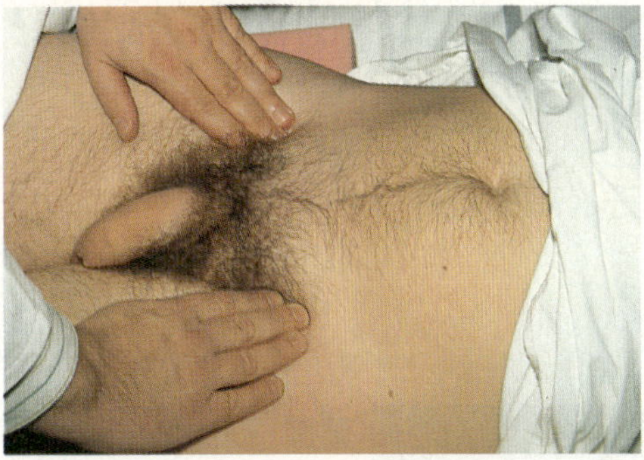

Abb. 12.**2** Die Femoralispulse werden unterhalb des medialen Drittels des Leistenbandes vergleichend palpiert

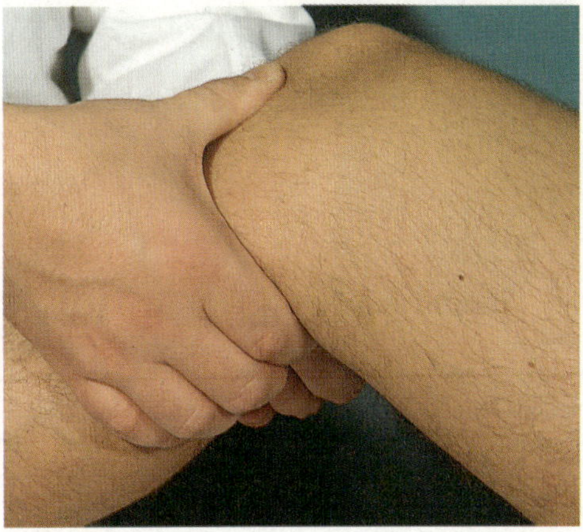

Abb. 12.**3** Die A. poplitea wird in der Kniekehle palpiert

A. poplitea in der Kniekehle und A. femoralis in der Inguinalregion, einen Hinweis auf die mögliche Lokalisation des Verschlusses.

12.6 Die Auskultation der Gefäße

Die Auskultation über den herznahen Gefäßen ist bei der Untersuchung des Herzens besprochen worden. Grobe **Reibegeräusche** entstehen bei Gefäßaneurysmen und über arteriovenösen Fisteln, bei denen das systolische Geräusch meist bis in die Diastole reicht.

Geringe entzündliche oder arteriosklerotische Gefäßeinengungen sind früher zu auskultieren als zu palpieren und entstehen immer dort, wo laminare

a

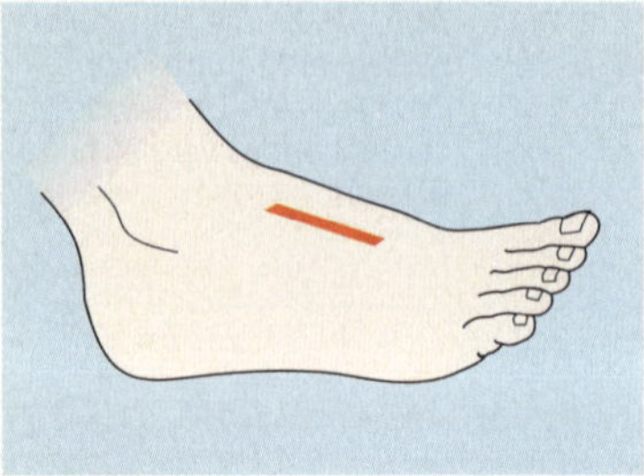

b

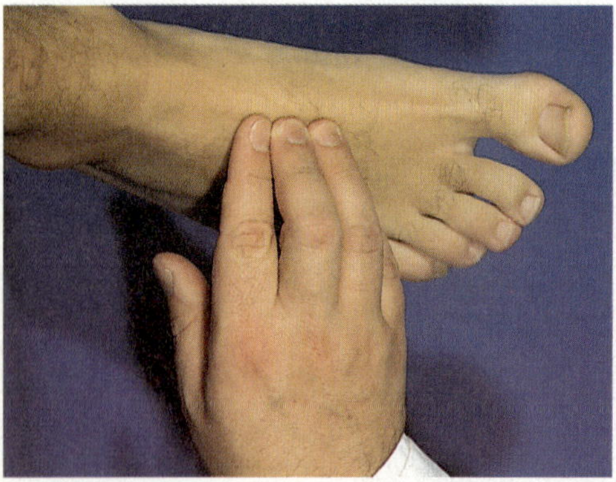

Abb. 12.**4a** u. **b** Die A. dorsalis pedis palpiert man auf dem Fußrücken meist lateral vom 1. Strahl

in turbulente Strömung übergeht. Jeder Verdacht auf Einengung des Gefäßlumens sollte Anlaß zur angiographischen Untersuchung sein.

Leiserwerden arteriosklerotisch bedingter Gefäßgeräusche ist nicht etwa ein Zeichen der Besserung, sondern entsteht durch allmähliches Obliterieren. Sie sollten es sich zur Regel machen, bei abnormen Auskultationsbefunden über den Gefäßen grundsätzlich seitenvergleichend zu untersuchen (Abb. 12.**6**) und die Auskultation auch nach Belastung mit 40 Zehenstandsübungen bzw. nach Hyperämie durchzuführen (s. unten).

Besondere Bedeutung kommt der Auskultation der **A. carotis** wegen der Frühdiagnose einer Stenose zu, die zum zerebralen Insult führen kann. Häufig lagern sich an der Karotisgabel unmittelbar unterhalb des Kieferwinkels arteriosklerotische Plaques ab. Bei Verdacht auf eine Karotisstenose kann die A. ophthalmica zum Kollateralgefäß ausgebildet sein. Am Augapfel auskultieren Sie dann u. U. Gefäßgeräusche.

Auskultationspunkte der **A. femoralis** liegen unmittelbar unter oder über dem Leistenband und im Adduktorenkanal; die **A. poplitea** findet man in der Kniekehle. Nach der Schoop-Provokationsmethode wird die arterielle Zufuhr

a

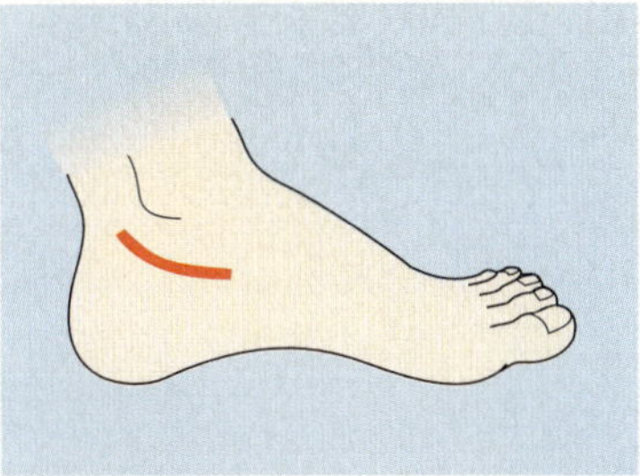

b

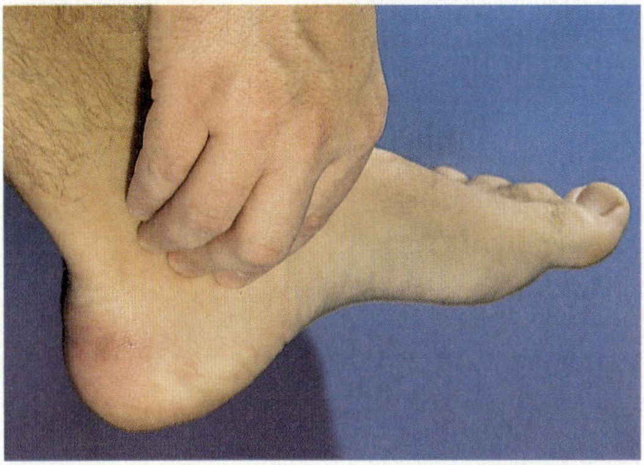

Abb. 12. **5 a** u. **b** Die A. tibialis posterior liegt zwischen dem Malleolus medialis und der Achillessehne

mit einer Blutdruckmanschette mindestens 3 Min. distal von der verdächtigen Stelle gesperrt. Nach Lösung der Stauung kommt es zu einer reaktiven Hyperämie mit Verstärkung eventueller Turbulenzen.

12.7 Der Venenpuls

Zur Beurteilung des Venenpulses richten Sie den Oberkörper des liegenden Patienten auf, bis die Venen am Hals hinter dem M. sternocleidomastoideus kollabieren. Im Unterschied zum Druckpuls der A. carotis communis ist der Venenpuls ein **Volumenpuls** und durch Volumenverschiebungen bedingt, die bei der ***Palpation*** kaum oder gar nicht spürbar sind. Der Venenpuls nimmt inspiratorisch ab und steigt exspiratorisch an.

Leichter Druck mit den Fingerspitzen einer Hand oder dem flach aufgelegten Zeigefinger auf die V. jugularis externa unmittelbar oberhalb der Klavikel unterbricht die Venenpulsation und führt zur vermehrten Venenfüllung von kranial.

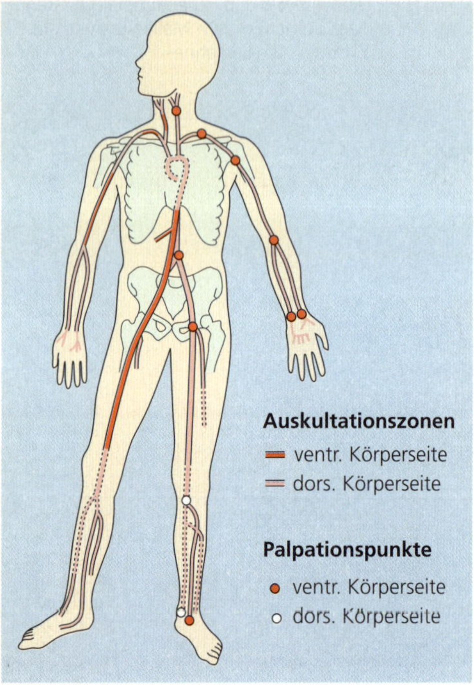

Abb. 12.**6** Auskultationszonen für die Arterien

Schätzen können Sie den venösen Druck auch, indem Sie den Patienten aus sitzender Stellung langsam in eine immer flachere Lage bringen. Sie finden eine Zwischenstellung, in der die Venenpulsation als Spiegel der venösen Flüssigkeitssäule über dem rechten Vorhof sichtbar wird. Denken Sie sich hierzu eine Linie von diesem Punkt am Hals waagerecht über dem liegenden Patienten und davon über dem Thorax eine senkrechte abwärts, die etwa in Höhe der IV. Rippe links parasternal auf das Herz zuläuft. Der Abstand in Zentimetern zwischen der Waagerechten und einem Punkt etwa 7 cm unter der knöchernen Thoraxwand (ein Drittel des sagittalen Durchmessers) entspricht etwa dem venösen Druck in Zentimetern Wassersäule im Normalbereich 4–12 cm (vgl. Sie hierzu auch die Venendruckmessung, S. 237).

Der **hepatojuguläre Reflux** gestattet Rückschlüsse auf eine Rechtsinsuffizienz. Hierzu lagern Sie den Patienten so, daß am Hals bei leicht schattenwerfender Beleuchtung der venöse Kollaps beim Aufrichten des Oberkörpers hinter der Mitte des M. sternocleidomastoideus deutlich sichtbar wird. Mit der flach aufgelegten Hand drücken Sie dann eine halbe Minute lang kräftig im epigastrischen Winkel und unterhalb des rechten Rippenbogens auf den

Pulsminderung/Pulslosigkeit und Begleitsymptome
Diagnostische Bedeutung

- Akute periphere Pulslosigkeit, plötzliche, unerträgliche Schmerzen, Taubheitsgefühl, Schwäche, Abkühlung der Haut, distale Blässe, zwei Stunden später bläuliche Verfärbung, Druckschmerz, Strangbildung bei arterieller Embolie (z. B. bei Vorhofflimmern) oder arterieller Thrombose (z. B. bei Thrombangitis obliterans, Arteriosklerose oder Polycythaemia vera)
- chronische Pulslosigkeit oder Pulsminderung, Bewegungsschmerz, nächtliche Beinkrämpfe, Claudicatio, kalte Füße, Hautpigmentation, Blässe, Nagelverdickungen, Ulcus cruris, Gangrän, fehlende femorale und distale Pulse bei *arterieller Verschlußkrankheit,* z. B. im Rahmen einer Arteriosklerose
- dasselbe Bild, aber Aufhebung der femoralen und distalen Pulse bds. bei Thrombose der Aortenbifurkation = *Leriche-Syndrom* (Arteriosklerose, Ergotamin)
- vergleichbares Bild der arteriellen Verschlußkrankheit, aber vorzugsweise im Versorgungsgebiet der A. radialis und ulnaris (Allen-Test positiv) bei *Thrombangiitis obliterans Buerger*
- subkutane, knotige Gefäßveränderungen ohne Asthma aufgrund bis zu 1 cm großer Aneurysmen, ohne Lungen- und Milzbeteiligung, gastrointestinale Infarkte (Blutungen), Hepatitis, Neuritis, Purpura, Arthralgie bei *Polyarteriitis nodosa*
- vergleichbares Krankheitsbild, aber mit Asthma und Eosinophilie, auch mit entsprechender Familienanamnese bei *allergischer Granulomatose*
- Karotissinusspannung führt zu Synkopen, fehlender Puls an der oberen Extremität, Augenschäden als Katarakt oder Retinadefekt bei *Takayasu-Krankheit* (pulseless disease)
- intermittierende und/oder dauernde Schmerzen, Taubheit und Schwäche im ulnaren Bereich des Armes und der Hand, Adson-Test positiv: sitzender Patient mit pronierten Armen auf den Knien, Kopf zurückgeneigt, Kinn straff nach oben und zur untersuchten Seite gebogen, Atemanhalten in Inspiration führt zum Ausfall des Pulses, der wieder tastbar ist, wenn der Kopf geradeaus genommen wird, bei Skalenuslückensyndrom, Zervikalrippe oder kostoklavikulärem Syndrom
- plötzliches, durch Kälte und Erregung Blaßwerden symmetrischer Finger, teilweise auch der Zehen, Übergang in Zyanose, Schmerzen, dann Rötung, meist bei Frauen: *Morbus Raynaud*
- ständige Zyanose und Kälte der Hände und Füße, verstärkt durch Kälte ohne Schmerzen, Nachlassen im Schlaf bei *Akrozyanose*
- symmetrische Gangrän der Finger- und Zehenspitzen, beginnend mit Brennen, Pulsverlust, dann zyanotische Tüpfelung und Kälte der Haut bei *Ergotismus*

Bauch des Patienten, der ruhig weiteratmen soll und nicht pressen darf. Dabei werden die Venen deutlich sichtbar, aber nach initialem Anstieg fällt der Venendruck beim Gesunden in wenigen Sekunden deutlich sichtbar wieder ab. Bei Rechtsinsuffizienz, Herztamponade und Accretio pericardii bleiben dagegen die Venen längere Zeit gefüllt, ein Zeichen für Stauung vor dem rechten Herzen, von dem das vermehrte Blutangebot nicht abtransportiert werden kann.

12.8 Kreislauf-Funktionsprüfungen

Den **Ruheblutdruck** mißt man am leicht abduzierten Arm, nachdem der Patient 5 Min. gelegen hat. Das leicht flektierte Ellenbogengelenk bleibt dabei in Herzhöhe. Nach den Empfehlungen der Deutschen Gesellschaft für Kreislaufforschung sollte die Manschette 13–14 cm breit, bei Kindern schmaler (s. dort), und 40 cm lang sein. Man legt sie so an, daß oberhalb

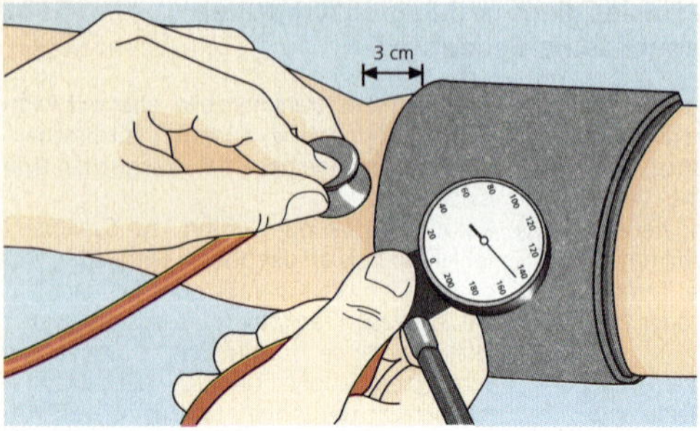

Abb. 12.**7** Die Blutdruckmanschette soll oberhalb der Ellenbeuge 3 cm frei lassen

der Ellenbeuge etwa 3 cm bis zum Manschettenunterrand frei bleiben (Abb. 12.**7**). Die zu komprimierende Arterie soll in der Mitte des aufblasbaren Gummiteils verlaufen, d.h., die Manschette muß so angelegt werden, daß ihre Mitte an der Vorderseite des Oberarms den ulnaren Anteil, am Oberschenkel den dorsomedialen Anteil bedeckt. Das Stethoskop wird über der A. brachialis aufgesetzt.

Der Druck wird mit dem Ball zügig 30 mmHg über den vermuteten systolischen Wert hinaus gesteigert, bis der Radialispuls nicht mehr zu palpieren ist + 30 mmHg. Dann lassen Sie den Manschettendruck langsam absinken **(2 – 3 mm/s)**, bis Sie das systolische Gefäßgeräusch mit dem Stethoskop in der Ellenbeuge auskultieren können. Der abgelesene Wert bei zwei aufeinanderfolgenden Gefäßgeräuschen im Pulstakt ist der systolische Blutdruck. Dann senken Sie den Druck langsam weiter etwa 5 – 10 mm pro Gefäßgeräusch, bis dieses plötzlich leiser wird und dann ganz verschwindet. Das Aussetzen – in Fällen, bei denen Gefäßgeräusche bis zum 0-Punkt hörbar bleiben, das deutliche Leiser- und Dumpfwerden – soll als Meßpunkt für den diastolischen Blutdruckwert benutzt werden. Das Verschwinden der Korotkoff-Geräusche hat keine feste Beziehung zum tatsächlichen diastolischen Blutdruck. Messen Sie bei jeder Erstuntersuchung den Blutdruck an beiden Armen.

Überschreitet z.B. bei Fettleibigkeit der Oberarmumfang 40 cm, sollte am Unterarm gemessen oder eine längere Manschette gewählt werden (18 – 20 cm Wickellänge). Angaben über die Blutdruckmessung bei Kindern S. 488. An den Beinen wird die Manschette um den Oberschenkel gelegt und über der A. poplitea auskultiert. Der systolische Druck ist dort 10 – 40 mm höher, der diastolische gleicht etwa der Messung am Oberarm. **Fehlerquellen** sind Verschiebung des Nullpunktes am Meßgerät, zu schmale Oberarmmanschette, die falsch überhöhte Blutdruckwerte ergibt, zu festes Aufsetzen des Stethoskops, was dazu führt, daß Strömungsgeräusche als falsch niedrige diastolische Werte fehlinterpretiert werden, zu schwaches Aufsetzen des Stethoskops, was dazu führt, daß man die Korotkoff-Töne kaum oder gar nicht hört.

In den gemessenen systolisch-diastolischen Blutdruck gehen Gefäßwiderstand und Herzminutenvolumen ein. Abweichungen, die nur den systolischen Druck betreffen, entstehen durch ein abnormes Herzminutenvolumen oder verminderte Elastizität der Aorta und der großen Gefäße. Sie führen zur Vergrößerung der **Blutdruckamplitude** (z. B. bei Aorteninsuffizienz, Elastizitätsverlust durch Arteriosklerose im Alter, Hyperthyreose und Anämie), bei niedrigem Herzminutenvolumen, beispielsweise durch Aorten- oder Mitralstenose wird die Blutdruckamplitude kleiner.

Eine Blutdruckamplitude unter 30 mmHg kommt bei Tachykardie, Aortenstenose oder Pericarditis constrictiva vor.

Seitenungleiche Blutdruckwerte können mehrfache Gründe haben:

- arteriosklerotische Einengungen der A. subclavia,
- ein Scalenus-anterior-Syndrom,
- das Subclavian-steal-Syndrome, bei dem die Zeichen der vertebrobasiliären Insuffizienz durch vermehrte Anforderungen an den rechten Arm gesteigert werden.

Erhöhung des diastolischen Drucks beruht auf erhöhtem peripherem Widerstand durch verengte Gefäßlumina, was auf einer Vasokonstriktion oder auf Verdickung der Intima beruhen kann (z. B. bei Nierenerkrankungen, Phäochromozytom) und Aldosteronismus, Hirntumor, essentieller Hypertonie oder Eklampsie).

12

Nach Richtlinien der WHO liegt die obere Grenze für normalen Blutdruck bei 140/90 mmHg. Von **Hypertonie** spricht man für alle Altersgruppen bei dauerhaft erhöhten Werten ab 160/95 mmHg, und Werte zwischen diesen beiden Werten nennt man Grenzwert-Hypertonie. Maligne Hypertonie geht mit diastolischen Blutdruckwerten über 120 mmHg einher. Ihr entsprechen Augenhintergrundsveränderungen des Stadiums III. Systolischen Blutdruckanstieg über 160 mmHg ohne Erhöhung des diastolischen Drucks bei einem Lebensalter über 65 Jahren nennt man Altershypertonie, und schließlich spricht man bei übermäßigem Blutdruckanstieg auf normale Belastungen hin von einer labilen Hypertonie.

Hypertonie entsteht in erster Linie durch erhöhten Widerstand in den Arteriolen, z. B. bei endokrinen oder renalen Störungen und ohne ersichtlichen Grund als essentielle Hypertonie. Denken Sie daran, daß auch Angst, Ärger, Schmerzen, Rauchen, körperliche Anstrengung und eine gefüllte Harnblase den systolischen Druck steigern können.

Sklerotische Gefäße alter Patienten können eine Hypertonie vortäuschen. Zur Klärung führt man das **Osler-Manöver** durch. Der Druck der Manschette wird über den gemessenen systolischen Druck hinaus erhöht. Bleibt die A. radialis deutlich palpabel, spricht das für sklerotische Gefäßveränderungen, die im Vergleich mit der dann erforderlichen intraarteriellen Blutdruckmessung bis zu 60 mmHg höher liegen können, ohne daß eine Hypertonie vorliegt.

Neben der essentiellen Hypertonie sind Ursachen einer sekundären Hypertonie renal im Zusammenhang mit den meisten Nierenerkrankungen, in erster Linie bei Niereninsuffizienz und akutem Gelenkrheumatismus, mit erhöhten Reninwerten bei Stenosen der A. renalis. Endokrine Ursachen sind bei Hyperaldosteronismus, Morbus Cushing, Hyperthyreose und Phäochromozytom anzunehmen, Ovulationshemmer und Lakritze können ebenfalls eine ursächliche Rolle spielen.

Hypotonie, ein Blutdruck unter 100/60 mmHg, entsteht durch verminderten Gefäßwiderstand oder vermindertes Herzminutenvolumen, z. B. bei muskulärer Herzinsuffizienz, Infektionskrankheiten durch gramnegative Erreger oder bei Schock und Kollapsursachen.

Häufige Begleitsymptome sind Müdigkeit, Schwäche bis zu Ohnmachten. Gemeinsam mit Tachykardie und blaß-feuchter Haut gehört die Hypotonie, systolisch unter 100 mmHg, zum Bild des Schocks.

Unterscheiden kann man zwischen einer primären Hypotonie entsprechend der essentiellen Hypertonie und sekundärer Hypotonie z. B. bei

- Hypovolämie: bei chronischen Blutverlusten,
- bei Erbrechen und Durchfall oder vermehrter Flüssigkeitsausscheidung in das Darmlumen bei Ileus(-Ursachen),
- bei kardiovaskulär bedingter Minderdurchblutung, z. B. bei Aorten- und Mitralstenose oder Panzerherz,
- bei adrenogenitalem Syndrom, Hyperparathyreoidismus und Hypothyreose.

Die Diagnose einer primären Hypotonie wird gestellt, nachdem alle Ursachen einer sekundären Hypotonie ausgeschlossen sind.

Der **Schellong-Test** zum Nachweis peripherer und zentraler Gefäßfehlregulationen hat an Bedeutung verloren. Faustschlußprobe und Lagerungsprobe nach Ratschow sind einfache Methoden für die Diagnose und Unterscheidung arterieller peripherer Verschlußkrankheiten. Beide Proben gehen davon aus, daß in den erhobenen Gliedmaßen bei arteriellen Stenosen der poststenotische Druck nicht ausreicht, um die Blutversorgung zu sichern. Es kommt zu Blässe, Mißempfindungen oder Schmerzen. Läßt man dann die Extremitäten herunterhängen, so wird durch die Gefäßenge der Bluteinstrom und damit die Venenfüllung verzögert. Die entstandene Sauerstoffschuld führt zu einer ihr entsprechenden, verzögerten dunklen Nachröte.

Durchblutungsstörungen sind schon an einfachen **Hautzeichen** zu erkennen:

- Die Haut ist blasser, kühler und dünner als normal, sie sieht glänzend aus, abgehobene Hautfalten sind feiner,
- die Strukturierung der Haut fehlt, die Feinbehaarung am Hand- und Fußrücken wächst nicht,
- die Nägel wachsen langsam, sind trocken, brüchig, haben Querrillen und wirken verdickt,

a

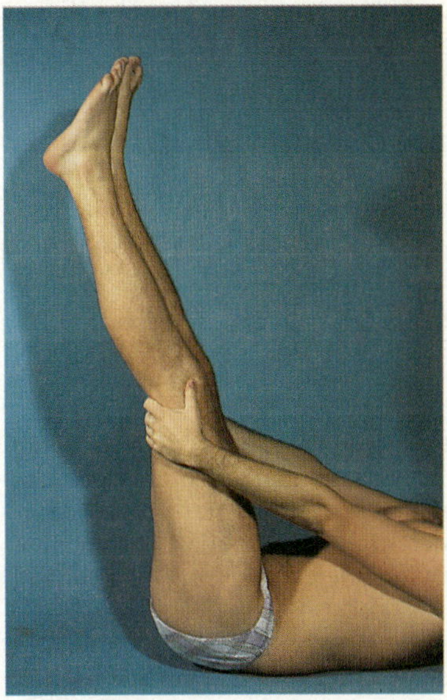

b

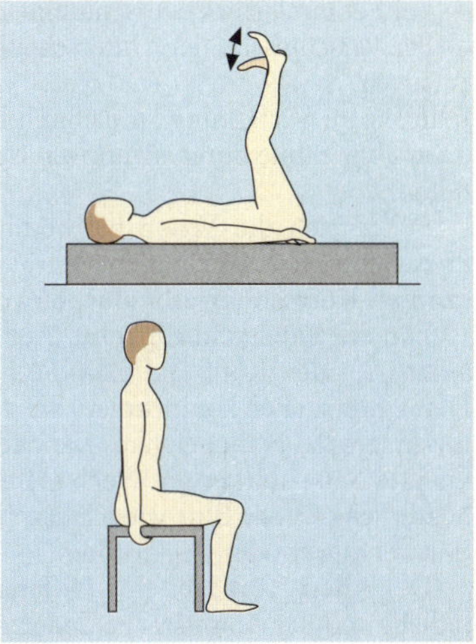

Abb. 12.**8 a** u. **b** Lagerungsprobe nach Ratschow

- pigmentierte Narbengewebe und ischämische Ulzera finden sich an den Akren, schließlich rundliche Gangrän führt zu schwarzer, gefalteter und trockener Oberfläche, die erst durch eine Sekundärinfektion in die feuchte Gangrän übergeht.

In einem warmen Raum werden bei der **Lagerungsprobe (Ratschow)** in Rückenlage die Beine annähernd senkrecht gehoben und unterstützt. Beobachten Sie dabei seitenvergleichend die Farbe der Beine und Füße.

Der Patient streckt – beugt die Füße 2 Min. lang (einmal pro Sekunde) in den Sprunggelenken (Abb. 12.**8**). Bei unkompensiertem arteriellem Verschluß kommt es zur Blässe der Extremität, besonders aber zum Abblassen der Haut der Fußsohlen und zu Schmerzen. Lokale Blässe weist auf Verschlüsse einzelner Unterschenkelarterien hin, am Vorfuß z. B. der A. tibialis anterior, an der Ferse der A. tibialis posterior. Deutliche Blässe des gesamten Fußes kann durch einen arteriellen Verschluß im Becken oder durch multiple distale Verschlüsse bedingt sein.

Dann setzt sich der Patient sofort auf und läßt die Beine locker herunterhängen. Normalerweise röten sich die Füße deutlich innerhalb von 5 Sek., und nach etwa 7–15 Sek. füllen sich die Venen wieder an. Verzögerungen der reaktiven Hyperämie weisen auf eine Durchblutungsstörung hin. Die Rötung setzt um so später ein, je peripherer der Verschluß lokalisiert ist:

- bei Beckenarterienverschluß in 15–20 Sek.
- bei Femoralarterienverschluß in 20–30 Sek. und
- bei Verschlüssen der Unterschenkelarterien in 30–60 Sek. nach dem Aufsitzen.

Dunkelrote Verfärbung ist dadurch bedingt, daß sich die Venen vor der reaktiven Hyperämie durch arteriovenösen Shunt oder venöse Klappeninsuffizienz füllen.

Füllen sich die Venen bei herunterhängenden Beinen vor der reaktiven Hyperämie, so liegt ein ausgedehnter Arterienverschluß mit größeren arteriovenösen Kurzschlußverbindungen vor.

Für die **Faustschlußprobe** (Abb. 12.**9**) hebt der Patient die Arme senkrecht über den Kopf und ballt die Fäuste sechzigmal im Sekundenrhythmus. Der Untersucher komprimiert die arterielle Blutzufuhr durch kräftiges Umfassen beider Handgelenke. Bei Stenose der Unterarmarterie blaßt die erkrankte Seite stärker ab. Nach Öffnen der Kompression und der Patientenhände schießt das Blut wieder ein, beim Gesunden schlagartig, bei Obliteration verzögert oder fleckförmig.

Der **Allen-Test** läßt eine Differenzierung zwischen dem Verschluß der A. radialis und der A. ulnaris zu, indem beide Arterien abwechselnd komprimiert werden. Wurde die Hand nur noch von einer Arterie versorgt, so kommt es bei ihrer Kompression nach 20 Faustschlußbewegungen zur Blässe.

Durch **Dauerbelastung** der Armmuskulatur, z.B. mit dem Heben von Gewichten, kann bei Fehlen muskulärer oder neurologischer Ausfälle der Verdacht auf ein Subclavian-steal-Syndrome erhärtet werden, indem der Arm auf der erkrankten Seite deutlich schneller ermüdet.

Der **venöse Rückstrom des Blutes** aus der Körperperipherie beruht auf offenen Gefäßlumina, Muskelkontraktionen, die wie eine Pumpe wirken, und funktionierenden Venenklappen. Dementsprechend führen drei Ursachen zur venösen Stase:

- Externer oder interner Verschluß der Venen durch strangförmige fibrotische Thromben oder Neoplasmen,
- der Ausfall der Muskelpumpe bei Rechtsinsuffizienz,
- die übermäßige Dilatation der Venen, die ein Schließen der Venenklappen unmöglich machen.

Mangelhaften Rückfluß = venöse Stase erkennt man an Extremitätenödem, strangförmigen oder geschlängelt hervorspringenden Gefäßverläufen, vermehrter Pigmentation aufgrund vermehrter Kapillardilatation bzw. -durchlässigkeit und schließlich später durch Infektion feuchte Ulzeration der nicht versorgten Haut.

Varizen entstehen primär spontan, sekundär als Folge proximaler Lumeneinengungen oder Stauung, in der Regel beiderseits. Immer wenn einseitige Varizen auftreten, sollte man an arteriovenöse Fisteln denken. Varizen entsteb

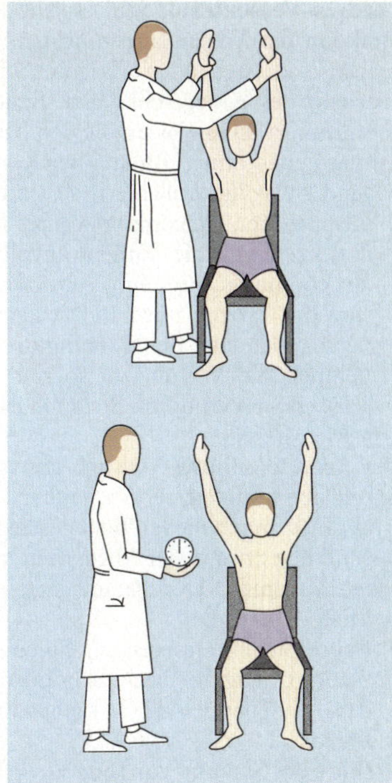

a

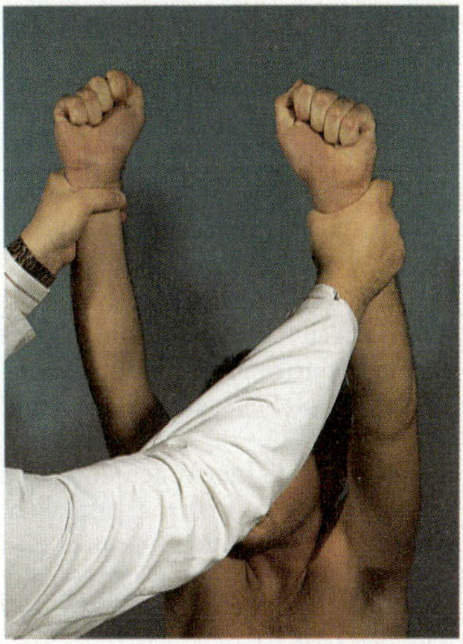

Abb. 12. **9 a** u. **b** Faustschlußprobe

hen vorzugsweise an den unteren Extremitäten. Die V. saphena magna verläuft von der medialen Seite des Fußes subkutan am medialen Unterschenkel, über die anteromediale Fläche des Oberschenkels zum Femoralkanal in die V. femoralis. Die V. saphena parva vom lateralen Fuß hinter dem Malleolus lateralis subkutan zur dorsalen Wade und findet in der Fossa poplitea ihren tiefen Anschluß an die V. poplitea.

Der **Perkussionstest** gestattet eine Beurteilung der Funktionsfähigkeit der Klappen in der varikösen V. saphena magna. Dazu steht der Patient, und Sie palpieren die Varizen unterhalb des Knies mit der einen Hand und perkutieren die Vene oberhalb des Knies kräftig mit der anderen Hand. Fortleitung des Impulses im Venenverlauf nach kaudal bedeutet Funktionsunfähigkeit der Venenklappen.

Zur Klärung der Voraussetzungen für eine Verödung interessieren besonders die Abflußverhältnisse in den tiefen und oberflächlichen Venen. Der

Perthes-Versuch läßt Schlüsse auf die Durchgängigkeit tiefer Venen und die Funktion der Venenklappen, in den Vv. perforantes zu. Dazu beurteilen Sie zunächst am stehenden Patienten die Füllung der Varizen und legen dann oberhalb des Kniegelenks eine Stauung an, die die oberflächlichen Venen komprimiert. Dann lassen Sie den Patienten 5 Min. umhergehen und beurteilen die Venen ohne Öffnung der Kompression:

- Sind sie völlig kollabiert, so sind die tiefen Venen durchgängig und die Klappen der Vv. communicantes funktionieren einwandfrei,
- entleeren sich die Varizen unvollständig, so ist die Klappenfunktion der Vv. communicantes eingeschränkt,
- sind die Varizen unverändert geblieben, so liegt außer insuffizienten Venenklappen eine Behinderung des Abflusses aus den tiefen Venen vor,
- nehmen die Varizen zu, so sind die tiefen Venen verschlossen und die Varizen werden durch Strömungsumkehr in den Vv. communicantes noch stärker gefüllt.

Der **Trendelenburg-Versuch** gestattet eine Beurteilung der Funktionstüchtigkeit der Klappen der Vv. saphena magna et parva und der Vv. communicantes. Am angehobenen Bein des liegenden Kranken streicht man die Varizen aus und legt etwa in der Mitte des Oberschenkels eine Stauung der oberflächlichen Venen an. Der Patient steht auf und nach 60 Sek. wird die Stauung geöffnet:

- Bei negativem Testausgang füllen sich die oberflächlichen Venen durch die Stauung langsam und nach Lösung der Stauung nicht mehr zusätzlich, d.h., die Klappen der V. saphena magna und der Vv. communicantes sind intakt;
- führt die Stauung zur langsamen Füllung, aber auch zur zusätzlichen Füllung von kranial nach Lösung der Stauung, sind die Klappen der V. saphena schlußunfähig;
- füllt sich die V. saphena magna während der Stauung schnell und nach Öffnung der Stauung noch zusätzlich, dann bedeutet das sowohl die Insuffizienz der Klappen in der V. saphena magna als auch in den Vv. communicantes.

Mit dem **Ochsner-Mahorner-Test** stauen Sie zusätzlich zum Perthes-Versuch den venösen Rückfluß nacheinander im Knie und an der mittleren Wade, um festzustellen, auf welcher Höhe sich die Venen beim Gehen entleeren. Die Doppler-Technik ist genauer.

Kavernöse Hämangiome der Beine, ein angeborener Tumor, vergrößern in der Regel den Umfang des betroffenen Beines und die Haut über dem Hämangiom ist bläulich verfärbt, der Tumor ist eindrückbar. Er unterscheidet sich von Varizen im wesentlichen dadurch, daß er nicht dem Verlauf variköser Venen folgt.

Spontan- und Druckschmerz über den oberflächlichen, strangförmigen Venenverläufen mit Rötung und vermehrter Wärme der benachbarten Haut, Ödeme und distale Zyanose sprechen für eine *oberflächliche Thrombophlebitis.*

Tritt sie plötzlich in der V. femoralis auf, kommt es zur Phlegmasia alba dolens mit ausgeprägten Beinödemen und weißer Haut durch Arterienspasmus, zur Phlegmasia coerulea dolens mit tiefer Zyanose, wenn die Venen der gesamten Extremität betroffen sind.

Schmerzen in der Tiefe des Beines und/oder ein Gefühl gestauter Überfüllung, das beim Stehen oder Gehen zunimmt, Zyanose der Haut, des distalen Unterschenkels und des Fußes, Fieber, Tachykardie und Temperaturdifferenzen in den Extremitäten, die man nach 10 Min. Zimmertemperatur bei entblößten Beinen mit dem Rücken der Hand feststellt, Fortbestehen von Ödemen trotz forcierter Diurese, gestaute Beinvenen, Schmerzverstärkung durch Husten, die nachläßt, wenn man die Vene proximal des Verschlusses komprimiert, Knochenschmerz bei der Perkussion der Tibia sind Zeichen für eine *Thrombophlebitis der tiefen Venen*, die mit dem **Lowenberg-Test** bewiesen werden kann. Dazu legt man eine Blutdruckmanschette um das erkrankte Bein, pumpt bis 200 mmHg. Das führt in der gesunden Extremität zu Spannungsgefühl, aber nicht zu Schmerzen, bei tiefer Thrombophlebitis schon bei 150 mmHg zu erheblichen Schmerzen. Man muß allerdings berücksichtigen, daß Neuritis und Periostitis ebenfalls zu einem pathologischen Lowenberg-Test führen.

Benutzen Sie für die Dokumentation den Untersuchungsbogen S. 593.

12.9 Aufgaben für die Selbstkontrolle

1 Welche 3 Symptome sind charakteristisch für arterielle Durchblutungsstörungen?

2 Wie nennt man den gefäßbedingten Schmerz, der bei Belastung auftritt und bei Ruhe schnell verschwindet?

3 Wo erwarten Sie Schmerzen bei Lumeneinengungen
in der A. femoralis?
in den Beckenarterien?
in der Aorta abdominalis?

4 Welches Frühsymptom erwarten Sie bei arteriellen Durchblutungsstörungen der unteren Extremität?

5 Mit welchen Patientenangaben können Sie das Ausmaß einer Stenose in den Beinarterien und die Wirkung der Therapie beurteilen?

6 Wie unterscheiden sich arterien- und venenbedingte Schmerzen in bezug auf die Lagerung?

7 Welche Symptome sprechen für eine venöse Durchblutungsstörung?

8 Versuchen Sie, den Begriff Puls zu definieren!

9 In welchem Kapillarbereich wird eine vermehrte systolische Ausschüttung sichtbar?

10 Wie lange sollten Sie den Puls mindestens palpieren?

11 Nennen Sie die charakteristischen Merkmale folgender Pulsqualitäten:
Pulsus altus,
Pulsus parvus,
Pulsus alternans,
Pulsus paradoxus,
Pulsus celer,
Pulsus tardus!

12 Nennen Sie mindestens drei Ursachen für das Fehlen des Radialispulses!

13 Durch welche physikalischen Veränderungen entstehen auskultierbare Gefäßgeräusche?

14 Welche grundsätzliche Regel gilt bei abnormen Palpations- und Auskultationsbefunden?

15 Mit welcher Methode können Sie eine verdächtige Stelle auf Turbulenzen untersuchen?

16 Welche Palpationsstellen sind für folgende Gefäße geeignet?
A. femoralis
A. poplitea
A. dorsalis pedis
A. tibialis posterior

17 Von woher erfolgt die Füllung der V. jugularis externa nach willkürlicher Unterbrechung der Venenpulsation oberhalb der Klavikel?

18 Worauf läßt ein hepatojugulärer Reflux schließen?

19 Wie unterscheidet sich das Ergebnis des hepatojugulären Refluxes beim Gesunden von dem bei der Rechtsinsuffizienz?

20 Mit welcher Fallgeschwindigkeit soll bei der Blutdruckmessung die Quecksilbersäule bei nachlassendem Manschettendruck vor Eintritt des systolischen Gefäßtons fallen?

21 Welche Manschettenbreite wählen Sie für die Blutdruckmessung bei
0- bis 2jährigen?
bis zu 6jährigen?
Schulkindern?

22 Wodurch sind nur systolische Druckveränderungen bedingt? (Vergrößerte Blutdruckamplitude)

23 Wie lange soll der Patient vor Messung des Ruheblutdrucks liegen?

24 Welches ist der Meßpunkt für den diastolischen Blutdruckwert?

25 Worauf weisen große bzw. kleine Blutdruckamplituden hin?

26 Wo liegt nach den Richtlinien der WHO die obere Grenze für den normalen Blutdruck?

27 Wie nennt man Blutdruckwerte, die zwischen der normalen oberen Blutdruckgrenze und dem niedrigsten Wert für eine Hypertonie (160/95 mmHg) liegen?

28 Definieren Sie den Begriff Hypotonie anhand der Blutdruckwerte!

29 Nennen Sie die beiden grundsätzlichen Ursachen für eine Hypotonie!

30 Wodurch entsteht bei der Lagerungsprobe und bei der Faustschlußprobe im Falle arterieller Stenosen die verzögerte dunkle Nachröte?

31 Welches Symptom ist bei der Lagerungsprobe charakteristisch für einen unkompensierten arteriellen Verschluß?

32 Wieviel Zeit verstreicht normalerweise bei der Lagerungsprobe bis zur Rötung der herabhängenden Füße?

33 Worauf weist bei der Lagerungsprobe eine Venenfüllung der herunterhängenden Beine vor der reaktiven Hyperämie hin?

34 Welche 3 Faktoren ermöglichen den venösen Rückstrom?

35 Welche Beurteilung gestattet der Perkussionstest?

36 Welche Schlußfolgerungen läßt der Perthes-Versuch zu?

37 Welche Venen komprimieren Sie beim Perthes-Versuch durch Stauung?

38 Wofür spricht eine Zunahme der Varizenfüllung beim Perthes-Versuch nach der Belastung?

39 Welcher Versuch gestattet eine Beurteilung der Funktionstüchtigkeit der Klappen der Vv. saphena magna et parva und der Vv. communicantes?

40 Schildern Sie in Stichworten den Trendelenburg-Versuch.

41 Bis zu welchen Werten müssen Sie die Blutdruckmanschette beim Lowenberg-Test aufpumpen, um evtl. Schmerzen auszulösen?

Praktische Aufgaben

A Bestimmen Sie den Venendruck bei sich selbst! Messen Sie auch untereinander den Venendruck blutig!

B Auch die Kreislaufzeiten sollten Sie untereinander mit der Ätherumlaufzeit und der Decholinumlaufzeit bestimmen.

C Führen Sie einen Fahrradergometerversuch bei sich selbst und bei einem herzgesunden Patienten durch, der älter als 60 Jahre ist! Bereiten Sie Ihre Anleitung für den Patienten sorgfältig vor!

D Palpieren Sie bei sich selbst und bei einem Kommilitonen sämtlich genannten arteriellen Pulse einschließlich der A. inguinalis!

E Untersuchen Sie bei sich selbst und gegenseitig den hepatojugulären Reflux und stellen Sie die Zeitdauer in Sekunden fest, bis der sichtbar erhöhte Venendruck wieder abfällt!

F Führen Sie bei sich selbst und bei mindestens drei Kommilitonen eine Lagerungsprobe und eine Faustschlußprobe durch und vergleichen Sie die Zeiten für die gewonnenen Ergebnisse!

13 Bauch und Bauchorgane I – Untersuchung des Gastrointestinaltraktes[1]

13.1 Lernziele

Im folgenden Kapitel erfahren Sie, wie man

- die charakteristischen Beschwerden im Bauchraum definiert,
- den Bauchraum für differentialdiagnostische Überlegungen einteilt,
- Inspektion, Palpation, Perkussion und Auskultation für die Untersuchung des Bauches anwendet,
- Untersuchungen für die Herniendiagnostik durchführt,
- die im Bauchraum erhobenen Befunde dokumentiert und
- Leitsymptome als diagnostische Entscheidungshilfen verwendet.

Kontrollieren Sie anhand der gestellten Übungsaufgaben und Fragen, ob Sie diese Lernziele erreichen.

13.2 Charakteristische Beschwerden

Für die **„charakteristischen" Beschwerden** im Bauchraum gelten drei Besonderheiten:

1. Gastrointestinale Symptome wie Bauchschmerzen, Übelkeit und Erbrechen sind besonders vieldeutig und z. B. auch Zeichen für Infektionen des zentralen Nervensystems und des Urogenitalsystems.
2. Viele sogenannte funktionelle Erkrankungen (Überlastungsreaktionen, Selbstüberforderung usw.) führen zu gastrointestinalen Symptomen.
3. Organische Erkrankungen im Bauchraum können weit fortgeschritten sein, bevor sie zu Beschwerden führen.

Appetitlosigkeit, Übelkeit und Erbrechen

Diese Symptome nennt man in ihrer Gesamtheit auch „unspezifische Bauchsymptomatik". Aus gutem Grund wird der Begriff „unspezifisch" verwendet, denn alle drei Symptome kommen bei Erkrankungen unterschiedlicher Organsysteme vor und führen deshalb diagnostisch kaum weiter. Wesentlich kann allerdings die Frage sein, ob sie gleichzeitig in bestimmter Reihenfolge

---

[1] Zur Veranschaulich können Sie Teil 6 des Filmes „Die allgemeine ärztliche Untersuchung" benutzen (S. 12)

und in Abhängigkeit von anderen Symptomen auftreten, z.B. vor akuten diffusen Bauchschmerzen als Hinweis auf infektiös-entzündliche Gastroenteritis oder gemeinsam mit Fieber und Durchfall und Bauchschmerzen, die in den rechten Unterbauch wandern und damit den Verdacht auf eine akute Appendizitis verstärken.

Aufstoßen

Aufstoßen ist physiologisch bei vermehrter Gaszufuhr durch Bier oder andere kohlensäurehaltige Getränke, pathologisch bei Aerophagie. Beim sauren Aufstoßen gelangt Mageninhalt in den Mund.

Bauchschmerz

Der tradierte Begriff „akuter Bauch" wird mit unterschiedlichen Symptomen oder gar nicht definiert oder gelegentlich nur zur Unterscheidung chirurgischer und nichtchirurgischer Fälle verwendet. Er sollte zugunsten einer differenzierten Beschreibung der vorgefundenen Bauchsymptomatik, insbesondere der **Bauchschmerzen,** aufgegeben werden.

Eine Denkhilfe für die diagnostische Zuordnung von Schmerzen im Bereich des Rumpfes bietet das folgende Schema:

Organzuordnung als Denkhilfe

THORAX

Rechter Thorax	Linker Thorax
1. Pleura, 2. Lungen, 3. Mediastinum	1. Pleura, 2. Lungen, 3. Mediastinum
4. re. Anteil des Herzens und der Gefäße	4. li. Anteil des Herzens und der Gefäße
5. Interkostalnerven und -muskeln	5. Interkostalnerven und -muskeln
6. Hautinnervation, 7. Brustwirbelsäule	6. Hautinnervation, 7. Brustwirbelsäule

EPIGASTRIUM

1. Ösophagus, 2. Magen, 3. Duodenum, 4. Pankreas, 5. Aorta

Rechter Oberbauch	Linker Oberbauch
1. Pleura, Zwerchfell	1. Herz, Pleura, Zwerchfell
2. Leber, 3. Galle	2. Pankreas, 3. Milz
4. Nebenniere, Niere	4. Nebenniere, Niere
5. Kolon	5. Aorta

PERIUMBILIKAL/HYPOGASTRIUM

1. Dünndarm, 2. Aorta, 3. Mesenterialgefäße, 4. Bauchdecke

Rechter Unterbauch	Linker Unterbauch
1. Zäkum/Kolon, 2. Appendix	1. Aorta, 2. Kolon
3. mesent. Lymphknoten, 4. Ureter	3. Sigmoid, 4. Ureter
5. Tube, Ovar	5. Tube, Ovar
6. Inguinalregion	6. Inguinalregion

SUPRAPUBICUM

1. Blase, 2. Uterus, 3. Sigma, 4. Aorta

Schmerzen im gesamten Bauch oder uneinheitl. wechselnder Schmerzort werden besonders bei Störungen im Immun-, Blut-, Hormon-, Fermentsystem und bei anatomischen Veränderungen, Intoxikationen und psychischen Erkrankungen angegeben.

Für die Diagnostik hilft in der Regel schon die Unterscheidung in akuten Bauchschmerz – weniger als sechs Tage und heftig genug, den Patienten zum Arzt zu führen – und chronischen Bauchschmerz in bezug auf die Erstentscheidung über die Hospitalisierung des Patienten weiter.

Von grundsätzlicher diagnostischer Bedeutung ist die ***Unterscheidung in somatische und viszerale Bauchschmerzen*** (S. 40).

Somatische Bauchschmerzen entstehen durch Berührung zwischen entzündetem Peritoneum viscerale und dem schmerzempfindlichen Peritoneum parietale, durch den Austritt von Magen- oder Darminhalt, Pankreassaft, Galle, Blut oder Urin in die freie Bauchhöhle und damit ebenfalls Reizung des Peritoneum parietale und schließlich durch Zug am Peritoneum parietale, das die Mesowurzel an der dorsalen Bauchwand überzieht.

Das Peritoneum viscerale ist zwar unempfindlich gegen Schnitte, Kneifen oder Brennen und andere Reize, mit denen man an der Haut Schmerz auslösen kann. Ist das Peritoneum viscerale aber entzündet, führen die üblichen Schmerzreize auch dort zu Schmerzempfindungen, z. B. bei der Appendizitis auch dann schon, wenn das Peritoneum parietale von der Entzündung noch nicht erfaßt ist, oder bei Spastik bzw. Hyperperistaltik im Zusammenhang mit einem Ileus.

Für das Verständnis von **Schmerzausstrahlungen** ist ähnlich wie beim Thoraxschmerz die Zuordnung zwischen bestimmten Bereichen des Bauchraumes und den entsprechenden Nervenwurzeln erforderlich.

Haut, Muskeln, Pleura und Peritoneum parietale werden von den 6. bis 9. Interkostalnerven versorgt. Innerhalb des Bauchraumes treten die korrespondierenden sympathischen Fasern für Magen, Duodenum, Gallenblase und die Ausführungsgänge von Galle und Pankreas aus den Segmenten Th6 bis Th9 hinzu.

Der paraumbilikale Bereich wird von Anteilen der Spinalnerven Th9 bis Th11 versorgt. Wegen der Absenkung der später mehr kaudal lokalisierten Eingeweide in der Embryonalentwicklung werden Schmerzen aus Ileum und Dickdarm auch im Paraumbilikalbereich wahrgenommen.

Th12 und L1 versorgen im Unterbauch Haut, Muskulatur und Peritoneum der vorderen Bauchwand, aber auch Blase, Kolon, Uterus und Adnexe.

Bauchschmerzen werden zunächst nach Stärke, Dauer, Art und Ort und ihrer Beziehung zu Funktionen analysiert. Begleitbeschwerden, Maßnahmen, die zur Verstärkung oder zum Abschwächen der Schmerzen führen, und Ausstrahlung der Schmerzen helfen bei der Zuordnung zum erkrankten Organ, z. B.:

- Schmerzen durch Erkrankungen der Gallenwege strahlen in den rechten Rücken und in die rechte Schulterregion aus.
- Pankreasbedingte Schmerzen strahlen gürtelförmig unterhalb des Nabels aus.

Bauchschmerzen und Körperfunktionen Diagnostische Bedeutung

Bauchschmerzen und Körperlage

- im Oberbauch, durch Hinlegen verstärkt, durch Aufstehen gemindert, bei *Hiatushernie*
- im Oberbauch, die beim Vorwärtsbeugen nachlassen, bei *Pankreatitis*
- im gesamten Bauchraum, die sich mit der Veränderung von Rücken-, Seiten- oder Bauchlage ändern, bei *überblähtem Darm*, besonders dann, wenn Adhäsionen oder Peritonealstränge vorliegen

Bauchschmerzen und Körperhaltung

- Schmerzminderung durch starre Bewegungslosigkeit bei *Peritonitisursachen*
- flach ausgestrecktes Liegen bevorzugt bei *Ulkus*
- viele Kissen unter Oberkörper und Kopf bei *Hiatushernie*
- ständige Veränderung der Haltung im Bett bei Koliken bei *mechanischem Ileus(-Ursachen)*

Bauchschmerzen und Atmung

- im rechten oberen Quadranten, verstärkt bei tiefer Einatmung, Husten oder Körperbewegungen, bei *Cholezystitis* oder Perihepatitis (Go)
- im rechten unteren Quadranten, verstärkt durch Einatmung, Husten oder Körperbewegungen, z. B. Extension des M. ileopsoas, bei lokaler oder generalisierter *Peritonitis,* z. B. im Rahmen einer Appendizitis

Bauchschmerzen und Sport

- Schmerzauslösung durch Autofahren, Reiten, dauerhafte Erschütterungen durch Bootsmotoren, bei *Steineinklemmung*

Bauchschmerzen und Nahrungsaufnahme

- epigastrisch oder periumbilikal **wenige Minuten** nach dem Essen, die durch Rülpsen nachlassen, bei *Aerophagie.* Ohne diese Entlastung lassen epigastrische Bauchschmerzen an Magentumor, Gastritis, Kaskadenmagen oder Hiatushernie denken
- epigastrisch oder periumbilikal, **20 Min. bis 1 Std.** nach Nahrungsaufnahme, abhängig von der Menge (je mehr desto sicherer), bei *Angina intestinalis*
- im rechten Oberbauch, **3 bis 5 Std.** nach schwerer Abendmahlzeit, bei *Gallenkolik*
- epigastrisch oder periumbilikal **1 bis 4 Std.** nach Nahrungsaufnahme (Nüchternschmerz), wochenlang Tag für Tag, die durch Nahrungsaufnahme oder Alkali verschwinden, bei *Ulcus duodeni*
- kurzfristig durch *Antazida* zu beheben bei *erosiven Schleimhautdefekten* im Bereich des Pylorus oder des Duodenumanfangs (Rösch 1976), auch im ROQ bei *Dünndarmdivertikulitis* mit möglicher Ausstrahlung in die rechte Schulter

Bauchschmerzen und Erbrechen

- Nachlassen der Schmerzen durch Erbrechen bei stenosierenden oder verschließenden *Erkrankungen des Magens und des Dünndarms*
- Verstärkung der Schmerzen bei *Mallory-Weiss-Syndrom*

Bauchschmerzen und Stuhlgang

- im Unterleib in unmittelbarem zeitlichem Zusammenhang mit dem Stuhlgang (Tenesmen), bei *Erkrankung des Kolons und des Rektums,* z. B. Hämorrhoiden, Colitis ulcerosa

Bauchschmerzen und Wasserlassen

- Schmerzauslösung oder -verstärkung bzw. zusätzlicher Miktionsschmerz (Strangurie) bei *Erkrankung der ableitenden Harnwege* oder Kontakt zwischen entzündlichen gastrointestinalen bzw. reproduktiven Organen mit der Blase

13

– Schmerzen des Magenfundus strahlen in die linke Schulter und in den linken Rücken aus und können dort kaudal und medial der Skapula Druckschmerz erzeugen.
– Ein Hinterwandinfarkt kann in den linken Oberbauch ausstrahlen. Andererseits führt die Wölbung des Zwerchfells dazu, daß auch Schmerzursachen im Oberbauch im Thorax wahrgenommen werden können.

Unterscheiden Sie im Zusammenhang mit der Dauer auch die zeitliche Entwicklung und den zeitlichen Verlauf. So wechseln die meist funktionsabhängigen **intermittierenden Bauchschmerzen** mit schmerzfreien Phasen zwischen den einzelnen Attacken, z.B. bei Einengung der A. mesenterica (Angina abdominalis). Viszerale Schmerzen als echte **Koliken** sind wellenförmig wiederkehrende Verstärkungen krampfartig ziehender Schmerzen, bei denen auch in den Phasen der Schmerzlinderung ein gewisses Schmerzniveau erhalten bleibt. Echte, d.h. darmbedingte Koliken dauern in der Regel nicht länger als 2 Min., werden meist bds. der Mittellinie angegeben und unterscheiden sich damit von Pseudokoliken, z.B. Gallenkoliken, Nierenkoliken oder Adnexkoliken. Die Krampfwellen sind dann unregelmäßig und dauern länger als 2 Min. Krampfphasen sind dagegen nicht-wellenförmige Schmerzen unterschiedlicher Dauer.
Bei akuten Bauchschmerzen gilt folgende Fünf-Finger-Regel:

Faustregel – kontrollierendes Abwarten
1. Untersuchungsintervalle < 2 Std.
2. Keine Zunahme krankheitsspezifischer Symptome.
3. Keine Ileus- oder Peritonitiszeichen.
4. Operationsbereitschaft.
5. Schriftliche Verlaufsdokumentation (Zeitangaben).

Nahrungsmittelabhängige Bauchschmerzen, wie Intoleranz gegenüber Fett, Schokolade, Alkohol oder Kaffee, lassen an eine akute Cholezystitis denken, wenn die Schmerzen – ähnlich wie beim Ulcus duodeni – einige Stunden nach dem Essen besonders nachts einsetzen und zum Widerwillen gegen Nahrung führen. Erzeugen Fett und Eiweiß Schmerzen, so läßt das auch an eine Pankreaserkrankung denken, Milchunverträglichkeit an einen möglichen Laktasemangel der Dünndarmschleimhaut.

Psychologisch beeinflußte oder ausgelöste Bauchschmerzen sind oft daran zu erkennen, daß der Patient ihr Auftreten oder ihre Zunahme in bestimmten Situationen oder bei der Begegnung mit bestimmten Personen schildert. Charakteristisch ist, daß diese Schmerzen in der Regel diffus angegeben werden, ihren Ort von Auftreten zu Auftreten ändern, Schmerzart und Anatomie nicht zueinander passen, die verbale und gestikuläre Darstellung der Schmerzen ungewöhnlich erscheint und die Schmerzen nicht selten von depressiven Symptomen begleitet sind.

Zusätzliche Hinweise auf die psychologische Genese von Bauchschmerzen sind das Vorhandensein von „Beispielfällen" in der Familie oder im Freundeskreis, Krankheitsgewinn auch im Sinne von Entlastung oder Unterstützung bei unangenehmen Aufgaben, eine Geschichte von Mißbrauch oder Mißhandlung durch Eltern oder Ehepartner, andere Formen der Somatisation im Sinne chronischer, diagnostisch nicht abzuklärender Rückenschmerzen, Kopfschmerzen usw. Auch Verlusterlebnisse in der frühen Kindheit (Tod der Mutter) oder das Gefühl der Abhängigkeit, in die sich der Patient bringen oder in der er sich durch seine Bauchschmerzen halten kann, gehören hierher.

Denken Sie bei allen Bauchschmerzen, die auch nach harmlos erscheinenden Unfällen auftreten, an die Möglichkeit, daß ein stumpfes Bauchtrauma vorliegt. Sturz auch aus geringer Höhe, Auffahrunfälle (Lenkrad) oder ein Faustschlag in die Bauchregion können zu Rupturen des Gastrointestinaltraktes oder zu intraperitonealen Blutungen führen. Beides ist lebensgefährlich.

Blähungen (Meteorismen)

Sie führen als vermehrte Gasansammlung im Darm auch unabhängig von der Nahrungsaufnahme zu Völlegefühl und Unbehagen, über das die Patienten im Sinne von „Magendrücken" oder Völlegefühl berichten, oder auch zu krampfartigen Bauchschmerzen.

Meteorismusursachen lassen sich in vier Gruppen einteilen:

- Aerophagie oder Aeroinkarzeration (durch frühes Hinlegen nach dem Essen gelangt Magenluft nicht über die Speiseröhre hinaus, sondern in den Darm);
- Neutralisation als CO_2-Bildung bei der Magensaftneutralisation mit dem Bicarbonat des distalen Verdauungstraktes (Meteorismus nach großen Mahlzeiten);
- vermehrte Gasaufnahme oder Gasbildung, z. B. durch Eierschnee, Coca-Cola etc., Hülsenfrüchte, Kohl, Malabsorption von Kohlenhydraten (Sprue), multiple Divertikel, Closed-loop-Syndrome, Enteritis regionalis, Ogilvie-Syndrom;
- Behinderung des Gasaustauschs bei Zirrhose, Rechtsinsuffizienz, Invagination, Volvulus, Angina abdominalis und Ileus.

Dagegen handelt es sich bei den oft genannten Blähungen in Zusammenhang mit dem Colon irritabele um einen Reflux von Darmgas in den Magen (Lembke, B.).

Durchfall

Durchfall – zu dünn und zu häufig (d. h. mehr als 3 breiige bis wäßrige Stühle pro Tag) – hat unterschiedliche Ursachen, die teilweise die Art des Durchfalls und die Beimischungen von Blut, Schleim, Fett und/oder Eiter sowie unterschiedliche Begleitsymptome bestimmen (Caspary): Durchfalldauer über 2 Tage, Blut, Bauchschmerzen, Fieber und Dehydratation entscheiden einzeln oder insgesamt auch darüber, ob weitere diagnostische Abklärung erforderlich wird. In vielen Fällen helfen Reise- oder Nahrungsmittelanamnese und Medikamentenanamnese (Antibiotika!) weiter. (Diagnostische Bedeutung des Durchfalls s. Stuhlqualitäten, S. 288.)

Drei Pathomechanismen bewirken Durchfall:

Osmotischer Durchfall ist bedingt durch nicht oder schlecht resorbierbare Substanzen im Darmlumen, die dazu führen, daß die täglich in den

Bauchschmerzen
Lokalisation und diagnostische Bedeutung

Organe	*entzündlich*	*vaskulär*	*strukturell*	*tumorös*	*andere*
Epigastrische Schmerzen Ösophagus	Ösophagitis Divertikulitis	Ösophagusvarizen		Ösophagusmalignom	Mallory-Weiss-Syndrom Aortenaneurysma
Magen	* Gastritis, Ulkus		Pylorusstenose	Magenmalignom	* auch bei Urämie Ketoazidose, Alkoholismus
Periumbilikale und UQ Dünndarm	Gastroenteritis Divertikulitis (Meckel) Enteritis reg., Mes.-Adenitis, Tuberkulose Peritonitis	Verschluß oder Einengung der Mesenterialgefäße Milzinfarkt Niereninfarkt	Hernien Invagination Volvulus Adhäsionen	Dünndarmpolypen Dünndarmmalignom	USAB, Aortenaneurysma Gallensteine im Darm Ileusursachen, Hyperlipidämie, Bleivergiftung Porphyrie, Hämochromatose
UQ Dickdarm	Appendizitis Divertikulitis Colitis ulcerosa infectiosa ps. membran.	Mesenterialgefäß -Embolie, -Stenose -Thrombose Becken-Vv.-Thrombose P. Schoenlein-Henoch	Colon irritabile Adhäsionen Volvulus, Hernie Hodentorsion	Kolonmalignom Rektummalignom	Ileus(ursachen)
OQ Leber Galle Pankreas	Hepatitis, Leberabszeß, Cholezystitis Pankreatitis	Budd-Chiari-Syndrom Aneurysma	Pankreaszysten	Leber-, Galle-, Pankreasmalignom	subphrenischer Abszeß
Bauchwand	Herpes zoster		Rectus-abdominis-Hämatom		neurologisch-muskulär
Intrathorakale Prozesse	Pleuritis, Perikarditis basale Pneumonie	Herzinfarkt			
Retroperitoneale Prozesse	Glomerulonephritis Pyelonephritis Zystitis, Adnexitis	ektopische Schwangerschaft		Nierenmalignom Wilms-Tumor, Uterusmyom, -malignom Ovarialzyste, Stein-Leventhal-Syndrom	Nieren-, Ureter-, Blasensteine Endometriose Dysmenorrhö

oberen Dünndarm abgegebenen rund 8 Liter Flüssigkeit nicht bis auf etwa 200 ml rückresorbiert oder Wasser mit Natrium- und Chloridionen in das Jejunum ausgeschieden werden. Charakteristischerweise sistiert der wäßrige osmotische Durchfall durch Nahrungskarenz. Osmotischer Durchfall weist auf Laxanziengebrauch oder Kohlenhydratstörungen hin, die mit saurem pH des Stuhls einhergehen, z. B. bei Laktasemangel, im Rahmen einer Virusinfektion, Malabsorption, Sprue, Zöliakie. Die Osmolarität des Stuhlwassers ist erhöht.

Sekretorischer Durchfall entsteht z. B. durch Enterotoxine von Bakterien, die die Darmwand selbst nicht zerstören, durch vermehrte Gastrinsekretion bei Zollinger-Ellison-Syndrom (Rambaud), Prostaglandin oder Galle, die nicht resorbiert wird.

Bei der infektiösen Diarrhö kommt es in der Regel schon wenige Stunden nach der Mahlzeit über eine lokale Entzündung zu einer Elektrolyt- und damit Wassersekretion in das Darmlumen. Die wäßrigen Stühle sind umfangreich. Diese Durchfälle treten meist mit Bauchschmerzen auf (Lake) und sistieren nicht durch Nahrungskarenz. Bei der infektiösen Form lassen sich im Stuhl Erreger und Leukozyten nachweisen. Nur selten führt der Befall des Dickdarms zu schleimig-blutigen Beimengungen und Tenesmen.

Voraussetzung für diese in erster Linie bakterielle Form der Diarrhö ist die Überwindung der beiden Erregerschranken Magensäure und Galle oder herabgesetzte propulsive Darmmotilität bzw. Darmflora.

Der dritte Pathomechanismus ist die **vermehrte Motilität des Darmes** mit Durchfall bei Hyperthyreose, Karzinoid und Morbus Addison oder durch Enterotoxin mancher Erreger. In derartigem Durchfall, der mit krampfartigen Bauchschmerzen einhergehen kann, finden sich in der Regel unverdaute Speisereste (differentialdiagnostische Tabelle s. Stuhl).

In dreifacher Weise wirken Erreger auf die Darmschleimhaut:

1. Durch die Produktion von Enterotoxin, Beispiel Vibrio cholerae, Staphylococcus aureus und Clostridium perfringens. Sie führt zu Durchfallbeginn mit Blähungen, Übelkeit und Erbrechen, dann erst zu großvolumigen, dünnen Stühlen bis hin zum Reiswasserstuhl. Es entsteht das sogenannte choleriforme Syndrom.
2. Die invasive Infiltration der Darmmukosa durch Salmonellen, Shigellen, Yersinia und manche Escherichia coli mit blutig-schleimigen, meist kleinen Durchfällen, Tenesmen, Fieber und vielen Leukozyten im Stuhl, das sogenannte dysenteriforme Syndrom.
3. Die Produktion von Zytotoxin ohne Invasion der Darmwand, z. B. durch manche Kolistämme oder Clostridium difficile, z. B. nach Antibiotikatherapie mit blutig-schleimigen, wäßrigen Durchfällen, Koliken und Fieber und Pseudomembranen bei der Sigmoidoskopie, also das Bild der Colitis pseudomembranacea.

Durchfall – Fettstühle (Steatorrhö)

Wenn durch unzureichende Resorption aufgrund von Lipase- oder Gallensäuremangel 7 g Fett im Stuhl bei einer täglichen Fettaufnahme von 80 g überschritten werden, entstehen Fettstühle (Steatorrhö) (HOTZ). Sie können Zeichen verminderter Gallensäure-Rückresorption bei Erkrankungen des Ileums sein (Enteritis regionalis) oder auf eine Behinderung des Gallenabflusses in den Darm hinweisen, z. B. bei verschließenden Gallensteinen, Papillenkarzinom, Pankreaskarzinom und Morbus Whipple.

Faustregel – Stuhl

Große Stühle und periumbilikale Koliken weisen auf Dünndarmerkrankungen, kleine Stühle mit krampfartigen Schmerzen im Unterbauch auf Dickdarmerkrankungen hin. Blut, Schleim und Tenesmen sind Zeichen von Kolonbeteiligung. Inkubationszeiten unter 4 Stunden bei Staphylococcus aureus, über 8 Stunden bei Shigellen, Salmonellen und Escherichia coli.

Durst

Ungewöhnlicher Durst entsteht durch vermehrte renale Wasserausscheidung, z. B. bei Diabetes insipidus oder Diabetes mellitus, vermehrte gastrointestinale Wasserausscheidung als Erbrechen und/oder Diarrhö. Durst kann auch ein Zeichen für vermehrte Wasseransammlung im Darmlumen bei Ileus sein oder von Wasseransammlungen in der Bauchhöhle (Aszites) bzw. innerhalb des Peritoneums bei Peritonitis.

Dysphagie (= Schluckbeschwerden) – diagnostische Bedeutung, S. 285

Erbrechen

Das Brechzentrum am Boden des vierten Ventrikels wird psychogen, zentralnervös, infektiös, toxisch durch Drogen und reflektorisch aktiviert. Der Reiz führt zu einer tiefen Inspiration, Verschluß der Glottis und des Pylorus, Entspannung des Sphinkters an der Kardia, Kontraktion der Bauchmuskeln und damit Auspressen des Mageninhaltes.

Anamnestisch von besonderer Bedeutung sind neben den fünf Standardmerkmalen zur Differenzierung ein ähnlich bleibender Zeitpunkt, z. B. nur am Tage, äußere Umstände, die zum Erbrechen führen, und die Fahndung nach diagnostisch weiterführenden Begleitsymptomen wie Kopfschmerzen und Übelkeit, Fieber, Durchfall und Bauchschmerzen.

Der ***Zeitpunkt des Erbrechens*** im Verhältnis zur Nahrungsaufnahme oder zum Einsetzen von Bauchschmerzen kann diagnostisch wegweisend sein:
So spricht

- Erbrechen beim Essen für Erkrankungen des Ösophagus, z. B. Ösophagusdivertikel oder -karzinom, eigentlich handelt es sich um Regurgitation,
- Erbrechen unmittelbar nach dem Essen für eine Gastritis,

- 1 bis 2 Std. nach dem Essen für ein Ulcus ventriculi oder Magenkarzinom,
- mehr als 2 Std. nach der Nahrungsaufnahme für eine Pylorusstenose – dann im Schwall – oder mit Bauchschmerzen und Auftreibung für einen Dünndarmverschluß;
- nach 6 und mehr Std. erbrechen Patienten bei Dickdarmverschluß;
- unabhängig von der Nahrungsaufnahme ist Erbrechen bei extragastrointestinalen Ursachen wie Schwangerschaft, Hirndruck oder Labyrinthstörungen.

Die ***Reihenfolge von Schmerzeintritt und Erbrechen*** spielt z. B. bei der Appendizitis eine Rolle, bei der, wie bei anderen entzündlichen Darmerkrankungen, das Erbrechen auf die Bauchschmerzen folgt. Erbrechen vor Schmerzeintritt schließt bei Erwachsenen die Appendizitis so gut wie aus. Im Gegensatz dazu ist die Reihenfolge – Übelkeit, Erbrechen, Bauchschmerzen, Durchfall – charakteristisch für die Gastroenteritis. Erbrechen, das dem Eintreten von Oberbauchschmerzen unmittelbar vorangeht, läßt in erster Linie an eine Gastritis denken.

Qualität des Erbrochenen: Wäßriges Erbrechen von Speichel ist typisch für die großen Mengen verschluckten Speichels bei Alkoholabusus. **Schleimiges** Erbrechen kann Zeichen einer Übersekretion bei Gastritis sein und bei Ulkuserkrankungen, die zur Stenosierung führen. Der Schleim ist dann mit dem Speisebrei versetzt. Dagegen stammt Schleim, der auf dem Erbrochenen schwimmt – in der Regel verschluckter Schleim –, aus Luftwegen, Pharynx und Ösophagus. Auf blutiges Erbrechen wird unter dem Schlagwort „Hämatemesis" gesondert eingegangen.

Fäkulentes Erbrechen ist braun, aber noch nicht kotig und stammt aus den unteren Dünndarmabschnitten. **Fäkales** Erbrechen (Miserere) stellt Dickdarminhalt dar und kommt nur in Ausnahmefällen beim Dickdarmileus vor, wenn die Ileozäkalklappe insuffizient ist.

Begleiterscheinungen häufigen Erbrechens sind Dehydratation und Elektrolytmangel, besonders die hypokalämische Alkalose; eine Gefahr des Erbrechens nach Alkoholabusus stellt die Aspiration des Erbrochenen dar, die in der Mehrzahl der Fälle zu einer Aspirationspneumonie führt.

Diagnostisch weiterführen kann auch im Zusammenhang mit akutem Bauchschmerz der **Negativbefund:** Bei tiefer Ösophagus- oder hoher Magenruptur ist Erbrechen nicht möglich, bei Ruptur eines proximalen Ulcus duodeni ist Erbrechen selten. Im Gegensatz zur entlastenden Wirkung des Erbrechens bei Erkrankungen des Magendarmkanals bringt das Erbrechen bei allen anderen Erkrankungen des Bauchraums, der parenchymatösen Organe, der retroperitonealen Organe, der Galle und der Organe des kleinen Beckens keine Erleichterung.

Erbrechen und Begleitsymptome Diagnostische Bedeutung

Qualität	*Hämatemesis Teerstuhl okk. Blut*	*Erbrechen : Nahrungsaufnahme*	*Erleichterung*	*Krankheitsbild*	*Erbrechen : Beginn Bauchschmerzen*	*pathognomonische Begleitsymptome*
saurer Schleim Speisereste	(+)	unmittelbar danach	+	**Gastritis**	vor epigastr. Bauchschmerz	saures Aufstoßen
Nahrungsreste		danach	+	**infektiöse Gastroenteritis**	vor epigastr. Bauchschmerz	großvolum. Durchfall, Fieber
uneinheitlich		unabhängig		**Perforation o. ä. perakute Peritonitis**	gleichzeitig bis Minuten danach bedingt	Vernichtungsschmerz, Peritonitiszeichen
gallig bis fäkulent		unabhängig	+	**Ileusursachen gastrokolische Fistel**	nach Bauchschmerz koliksynchron. UQ	Ileuszeichen
Nahrungsreste		nach schwerem Mahl		**Pankreas-erkrankungen**	sofort oder bald nach Bauchschmerz, OQ	Gürtelschmerz Auftreibg. QQ
uneinheitlich		nach schwerem Mahl		**Gallen-(System-) Erkrankungen**	nach krampfartigen Schmerzen ROQ	Murphy-Zeichen
uneinheitlich		unabhängig		**Harnwegssteine**	nach UQ- oder Lendenschmerz	Hämaturie, Dysurie
uneinheitlich		unabhängig		**Adnexitis**	nach Bauchschmerz UQ	Druck- und Verschiebeschmerz, Entzündg.-Zeichen
wenig Flüssigk., wenig Speisereste	+	bald danach	+	**Ulcus ventriculi**	nach epigastr. Bauchschmerz	Ulkusanamnese, Anatazida wirken

viel Flüssigk., viel Speisereste	+	*danach*	+	**Ulcus duodeni**	nach epigastr. Bauchschmerz	Nüchternschmerz
massig übel-riechend	+	lange danach	+	**Pylorusstenose**	danach ROQ	Erbrechen im Schwall
Speisereste oder Schleim	+	uneinheitlich	+	**Magenkarzinom**	epigastr. Dauerschmerz	Gewichtsabnahme, Anämie
kleinste Mengen				**Sanduhrmagen**		abnormes Sättigungsgefühl
Speisereste		danach		**Lebensmittel- (u. a.) Intoxikat., Urämie**	vor epigastr. Bauchschmerz	Bewußtseinsstörungen, urämischer Geruch des Erbrochenen
wäßrig morgens				**Azidose, Alkoholismus**		
uneinheitlich		unabhängig		**Hirndruck**	kein Bauchschmerz	Liquorveränderungen ohne Übelkeit, Lähmungen
uneinheitlich		unabhängig		**Labyrinth-erkrankungen**	kein Bauchschmerz	Schwindel, bewegungsabhängig

Diagnostische Bedeutung unterschiedlicher Formen des Erbrechens

Vom eigentlichen Erbrechen zu unterscheiden ist die **Regurgitation** (S. 285).

Erkrankungen, die zu starken Schmerzen führen, wie die Perforation von Hohlorganen, stenosierende Nierensteine, Herzinfarkt oder Peritonitis, gehen mit sog. **reflektorischem Erbrechen** einher. In der Regel kommt es bei fortbestehendem Ileus zum **Verschluß- oder Stauungserbrechen,** bei dem durch Retroperistaltik der Nahrungsbrei zunächst im Schwall, dann auf dem Gipfel von Koliken ausgestoßen wird. Lediglich beim Strangulationsileus ist mit plötzlichem Einsetzen und unstillbarem Erbrechen zu rechnen.

Vergleichbar dem ösophagealen Erbrechen tritt **zerebrales Erbrechen** in der Regel ohne vorangehende Übelkeit und unabhängig von der Nahrungsaufnahme „aus heiterem Himmel" auf. Bewußtseinsstörungen, Lähmungen und Gangstörungen sind wegweisende Begleitsymptome, deren Ursache erhöhter Hirndruck durch Trauma oder Tumoren sind.

Ebenfalls unabhängig von der Nahrungsaufnahme, aber mit vorangehendem Schwindel geht **vestibuläres Erbrechen** einher, z. B. im Zusammenhang mit Otitis interna, Morbus Ménière oder Commotio.

Zum Verwechseln ähnlich mit der Gesamtsymptomatik einer Gastroenteritis verläuft das großvolumige **toxische Erbrechen** mit krampfartigen Bauchschmerzen bei einer Arsenvergiftung, bei der dann wäßrige Stühle ähnlich wie bei der Pilzvergiftung auftreten.

Trockenheitsgefühl im Mund und Schluckbeschwerden, Doppelbilder und bilateral-symmetrische neurologische Ausfälle weisen auf einen Botulismus hin.

Ebenfalls neurologische Ausfälle und Bewußtseinsstörungen findet man bei **urämischem Erbrechen,** auf das der urinöse Geruch des Erbrochenen und die gleichzeitige Hämolyse, Thrombopenie und Hypertonie hinweisen.

Die Medikamentenanamnese bietet Hinweise auf **medikamentenbedingtes Erbrechen,** z. B. bei der Digitalisintoxikation, Östrogen-, Antibiotika- und Zytostatikatherapie.

Krampfartige Bauchschmerzen, Adynamie, Überpigmentierung und Hypotonie sind Zeichen eines **endokrinen Erbrechens** bei Morbus Addison. Wegweisende Begleitsymptome für ein Erbrechen bei Thyreotoxikose sind Temperaturanstieg, Tachykardie und heiß-feuchte Haut.

Bei Schulkindern, die am Wochenende und an Feiertagen regelmäßiges Erbrechen deutlich erkennbarer Speisereste am frühen Morgen nicht wiederholen, ist an **psychogenes Erbrechen** zu denken. Bei Erwachsenen läßt sich dann in der Regel eine Situationsgebundenheit nachweisen. In manchen Fällen gibt die Deutlichkeit volkstümlicher Redewendungen des Patienten auf widerwärtig erlebte Zustände oder Verhaltensweisen Aufschluß.

Faustregel – Erbrechen
Erbrechen vor Bauchschmerzen – „internistische Bauchschmerzen"
Erbrechen nach Bauchschmerzen – „chirurgische Bauchschmerzen"
Erbrechen ohne Bauchschmerzen – „neurologische Bauchschmerzen"
Situationsbedingtes Erbrechen – „psychologische Bauchschmerzen"

Eßgewohnheiten

Vergessen Sie nicht, den Patienten nach seinen Eßgewohnheiten zu fragen: wann, wieviel, wie oft, wie lange und in welcher Form der Patient ißt. Denken Sie an die Ulkushäufung bei Fernfahrern, bei denen die Unregelmäßigkeit der Nahrungsaufnahme die Regel ist, den „Gehetzten", der seine Nahrung im Stehen zu sich nimmt, den Übergewichtigen, der in der Regel „kaum etwas ißt" und nicht an die Süßigkeiten denkt, die er zwischen den Mahlzeiten zu sich nimmt. Ursache unterschiedlicher Verdauungsstörungen kann z. B. auch die einzige Riesenmahlzeit pro Tag anstelle einer sinnvollen Verteilung der Nahrungsaufnahme über den Tag sein oder die Beschränkung auf kalte bzw. einseitige Nahrung, sei es im Sinne der Vegetarier, der Nur-Süßspeisen-Esser oder der zu konzentrierten Eiweißaufnahme durch übermäßigen Fleischgenuß. Lassen Sie den Patienten gegebenenfalls ein Tagesprofil für seine Nahrungsaufnahme anfertigen.

Fettleibigkeit

Soweit nicht übermäßige Nahrungsaufnahme oder gescheiterte Abmagerungsversuche aus der Schilderung des Patienten zu entnehmen sind, stehen hormonelle Ursachen der Fettleibigkeit im Vordergrund:

- Auf Hypothyreoidismus weisen trockene und rauhe Haut sowie eine insgesamt verlangsamte Psychomotorik des Patienten hin.
- Hypopituitarismus geht meist mit Hypogenitalismus, Gesichtsfeldstörungen und Amenorrhö einher, und
- zu Morbus Cushing gehört die typische Begrenzung des Fettansatzes auf den Rumpf, so daß die zum Krankheitsbild gehörende Hypertonie bei der Messung keiner besonderen Berücksichtigung des Armumfanges bedarf.
- Ätiologisch ungeklärt, aber offensichtlich hormoneller Genese ist das Stein-Leventhal-Syndrom, das mit Hirsutismus und Amenorrhö auf die Ursache der Fettleibigkeit hinweist.

Fragen nach Cortisontherapie oder östrogenhaltigen Kontrazeptiva bzw. vorangegangene Kopfverletzungen (Hypothalamusschaden) bedürfen im Gespräch mit dem Patienten ebenso der Erörterung wie die Klärung der Frage, ob die Fettleibigkeit Ausdruck erhöhter Eßlust oder Kompensation erlebter Mängel, z. B. in Ehe und Beruf, ist.

Gewichtsverlust – diagnostische Bedeutung, S. 50

Hämatemesis

Bluterbrechen oder die Beimischung von Blut zum Erbrochenen, weist auf Blutungsquellen
- im Ösophagus (Varizen, Tumor, Mallory-Weiss-Syndrom),
- im Magen und Duodenum (Hiatushernie, Erosionen, Ulzera oder Tumor)
- oder auf Divertikel bzw. Gefäßmißbildungen des oberen Gastrointestinaltraktes bis zum Ende des Jejunums (Treitzsches Band) hin.

Hämatemesis kann auch durch hämorrhagische Diathese oder Medikamente (Corticoide, Salicylate, Antikoagulanzien) bedingt sein, bei mehrfachem Erbrechen als minimale Blutbeimischungen durch Schleimhautverletzungen vorkommen oder auf verschlucktes Blut aus den Luftwegen, besonders der Nase (bei Kindern) hinweisen, s. u. „diagnostische Bedeutung" bei gastrointestinaler Blutung. Im Unterschied zur Hämatemesis sind Hämoptysen (S. 192) meist schaumig und werden abgehustet.

Hämatochezie

Hämatochezie (= Blutstuhl = anale Blutausscheidung = perianale Blutung = rektale Blutung) weist auf eine Blutung in der Regel distal der Ileozäkalklappe hin, vorwiegend aus dem Colon descendens, Sigma, Rektum und Analbereich, seltener bei massiven Blutungen und schneller Passagezeit auch aus den proximalen Dickdarmabschnitten und dem Ileum. Zu den häufigen Blutungsursachen gehören Malignome, Divertikulitis, Polypen (Adenome), chronisch entzündliche Darmerkrankungen und Darminfektionen. Auch für die Hämatochezie können Antikoagulanzien, Antibiotika oder Antirheumatika verantwortlich sein. Die früher zur Lokalisation verwendete hellrote oder dunkelrote Färbung des Blutes kann in die Irre führen, weil die Farbe außer von der Höhe der Blutungsquelle auch von der Passagezeit abhängt.

Unter **Hämorrhoidalbeschwerden** versteht man anales Jucken, Brennen, Blutabgang, Nässen und tastbare Knoten bei der Reinigung des Anus (perianale Thromben). Die Patienten klagen über **Schmerzen beim Sitzen und beim Stuhlgang.**

Ikterus s. S. 88

Koliken

Darunter versteht man wellenförmig **remittierende Krämpfe** der Hohlorgane (außer den Gefäßen), die während ihres Ablaufs ein bestimmtes Schmerzniveau beibehalten. Das unterscheidet sie von intermittierenden Schmerzen, bei denen Schmerzen und schmerzfreie Phasen abwechseln. Koliken sind typisch für Darmverschluß, **intermittierende Schmerzen** für abnehmende

Gastrointestinale Blutausscheidung
Diagnostische Bedeutung

(als Hämatemesis und/oder Hämatochezie oder Meläna = Teerstuhl, > 80 cm^3 Blut in den oberen GI-Trakt oder okkultes Blut, < 80 cm^3 Blut in den GI-Trakt)

Organ	*entzündlich*	*vaskulär*	*neoplast.*	*andere*
Ösophagus okkult. Blut Meläna Hämatemesis	Ösophagitis	Ösophagus- varizen	Malignom	Mallory-Weiss- Syndrom
Magen okkult. Blut Meläna Hämatemesis	erosive Gastritis Ulkus		Malignom	
Duodenum okkult. Blut Meläna Hämatemesis	Ulkus Divertikulitis	Gefäß- mißbildungen	Malignom	stumpfes Bauch- trauma, Medikamente hämorrhag. Diathese Endometriose Morbus Osler, Purpura Schönlein-Henoch
unt. Dünndarm okkult. Blut Hämatochezie	Gastroenteritis Meckel-Divert. Enteritis regionalis	Gefäß- mißbildungen A.-mesent.- Verschluß	Adenom Malignom	im gesamten GI-Trakt
Kolon okkult. Blut Hämatochezie	Divertikulitis Col. infectiosa Col. ulcerosa Col. pseudo- membranacea Enterit. reg.	A.-mesenterica- inf.-Verschluß ischämische Kolitis, Gefäß- mißbildungen	Polypen, Malignom	
Rektum okkult. Blut Hämatochezie	Divertikulitis Col. ulcerosa Enteritis reg. Rektumulkus	innere Hämorrhoiden	Polypen Malignom	
Analbereich okkult. Blut Hämatochezie		äußere Hämorrhoiden		Analfissur, Analfistel Marisken, äußere Hämorrhoiden

Blutversorgung durch Verschluß der A. mesenterica (Angina abdominalis). Intermittierende Schmerzen findet man auch beim Ulkus oder als Tenesmen vor der Stuhlentleerung. In der Regel sind intermittierende Schmerzen abhängig von bestimmten Körperfunktionen. Sie gestatten meist eindeutige Zuordnung zu den erkrankten Organen.

13

Meläna = Teerstühle

Meläna sind Zeichen einer Blutungsquelle, die in der Regel proximal vom Kolon liegt. Teerstühle setzen mindestens 80 cm^3 Blut mit einer Verweildauer von mehr als 6 Std. im Gastrointestinaltrakt voraus (vergl. gastrointestinale Blutausscheidung).

Andere Ursachen der Schwarzfärbung des Stuhles sind z. B. Eisen, Wismut, rote Bete.

Nahrungsmittelunverträglichkeit

Sie unterscheidet sich von bloßer Abneigung gegen bestimmte Gerichte dadurch, daß der Patient gewisse Nahrungsmittel nicht verträgt, sei es, daß sie wie Hülsenfrüchte oder Kohl zu starken Blähungen oder Koliken führen, sei es, daß sie wie Johannisbeeren oder ungekochte Milch bei Kindern Durchfälle auslösen. Zu den Nahrungsmittelunverträglichkeiten kann man auch Nahrungsmittelallergien, z. B. gegen Erdbeeren, zählen.

Obstipation

Obstipation nennt man das verzögerte oder erschwerte Absetzen meist geringer und/oder zu fester Stuhlmengen – zu selten, zu wenig und zu fest. Der Normalbereich liegt zwischen dreimal täglich bis zu einmal alle drei Tage. Wesentlich für die Beurteilung ist die Frage, was der Patient für „normal" hält, wie sich dieser Zustand in letzter Zeit verändert hat, seit wann ihn die Obstipation stört und in welcher Beziehung das Symptom zu seinen täglichen Gewohnheiten, Essen, Arbeit und Entleerung steht sowie die Frage, was er selbst schon dagegen unternommen hat – Flüssigkeitszufuhr, Ballaststoffe, Laxanzien.

Man unterscheidet **atonische Obstipation** (= Altersobstipation oder „Laxanzienkolon") und die häufigere **spastische Obstipation,** bei der vermehrte und verstärkte segmentale Kontraktionen in den Darmhaustren zur Bildung kleiner meist schleimbedeckter Skybala und damit zum schafköttelartigen Stuhl führen. Sie tritt häufig gemeinsam mit krampfartigen Bauchschmerzen auf.

Für die Praxis ist Obstipation „von Kindheit an" oder „über viele Jahre" Anlaß zur Beratung des Patienten über Lebensführung, Ernährung, Flüssigkeitsaufnahme, Stuhlgang, Hygiene und das Vermeiden von Laxanzien. Ist eine Obstipation im Sinne einer Abweichung vom persönlich Üblichen, also als Wechsel der Stuhlgewohnheit, akut und nimmt sie im Laufe von Wochen zu, wird eine Abklärung der Ursache besonders dann erforderlich, wenn Begleitsymptome auftreten wie Bauchschmerz, Meteorismus, Druck- und Völlegefühl, Druckschmerz über dem walzenförmig tastbaren Sigma, Blutbeimengungen zum Stuhl, Schleim, Eiter oder Blutauflagerungen.

Sie spielen bei der Befragung des Patienten ebenso eine Rolle wie eventuelle Kostumstellungen oder körperliche Bewegungsarmut, z. B. bei stationären Patienten, oder die Einnahme von Medikamenten.

Regurgitation

Oft fehlgedeutet als Erbrechen unterscheidet sich Regurgitation dadurch, daß es ohne Übelkeit, ohne Brechbewegungen und ohne saures Erbrochenes stattfindet. Es ist nur ein Hochwürgen nichtangedauter Speisereste aus dem Ösophagus, die weder Salzsäure noch Pepsin enthalten (SCHMIDT-VOIGT). Regurgitation weist gemeinsam mit starken Speichelabsonderungen und einem Bolusgefühl auf ein Ösophagusdivertikel hin, gemeinsam mit Hämatemesis auf eine Refluxösophagitis. Wenn zusätzlich Gewichtsverlust und Schluckbeschwerden auftreten, wird ein Ösophaguskarzinom wahrscheinlich. Erbrechen mit großen Blutmengen bei Ösophagusvarizen geht immer mit einer Milzvergrößerung und sonstigen Zeichen einer Leberzirrhose einher. Ohne diese Begleitsymptome ist nach heftigem Erbrechen auch an ein Mallory-Weiss-Syndrom zu denken.

Schluckbeschwerden (= Dysphagie)

Darunter versteht man unangenehme bis schmerzhafte Empfindungen, die beim Schlucken im Mund, Pharynx, retrosternal oder epigastrisch auftreten, z. B. bei Einengungen der Speiseröhre oder bei Hiatushernie. Am besten beurteilen kann man Schluckbeschwerden, wenn man den Patienten ein Stück Brot oder einen Apfel essen und Wasser nachtrinken läßt, ihn dabei beobachtet und ihn anschließend die aufgetretenen Beschwerden schildern läßt.

Man kann die verzögernde Wirkung von Schluckbehinderungen mit dem Stethoskop im linken oberen Quadranten messen. Wenn man den Patienten einen Schluck Wasser trinken läßt, soll das Geräusch, das beim Passieren der Kardia entsteht, maximal nach 10 Sek. beendet sein.

Werden die Beschwerden nur während des Essens bemerkt oder verstärken sie sich dabei, so deutet das auf eine Ösophagusstenose, z. B. durch (Reflux-) Ösophagitis, Divertikel, Verätzung oder Fremdkörper hin. Das Ösophaguskarzinom führt erst im Spätstadium zu Schluckbeschwerden, zusätzlich zur Lymphknotenschwellung am Hals und zur Gewichtsabnahme. Typische Begleitsymptome bei Schluckbeschwerden sind vermehrte Speichelabsonderung, Husten und bei bösartigen Erkrankungen Gewichtsverlust und Anämie.

Motilitätsstörungen der Speiseröhre treten auch bei neurologischen Ausfällen auf oder können durch psychogene Mißempfindungen vorgetäuscht werden, dann vor allem mit dem Gefühl eines kugelförmigen Fremdkörpers in der Speiseröhre (Globusgefühl).

Schluckbeschwerden (= Dysphagie)
Diagnostische Bedeutung

Organe	*entzündlich*	*strukturell*	*neoplast.*	*nerval*	*andere*
Mund	Glossitis		Malignom der Zunge		
Larynx Pharynx	Tonsillitis Laryngitis Pharyngitis Thyreoiditis		Malignome des oberen Verdauungs-traktes	IX-, X-, XII-Störung Myasthenia gravis	Fremdkörper
Ösophagus	Ösophagitis	Stenose nach Verätzung	Ösophagus-divertikel Ösophagus-malignom Mediastinal-tumor Thyreoidea-tumor	Achalasie Bulbär-paralyse Tollwut Myasthenia gravis	Skleroderma Dermatomyositis Fremdkörper Ösophagusspasmus Dysphagia lusoria Globusgefühl
Magen		Hiatus-hernie			
Gesamt-körper	Tollwut Tetanus				Botulismus Blei- und Alkohol-vergiftung

Singultus (Schluckauf)

Singultus ist ein hörbares, sehr kurzes Einatmen durch unwillkürliche, plötzliche Kontraktionen des Zwerchfells.

Sodbrennen (Pyrosis)

So nennt man das epigastrische oder retrosternal lokalisierte wunde Gefühl, das in Magen, Rachen und Mund ausstrahlen kann. Erklärt wird das Sodbrennen als Reizung der Ösophagusschleimhaut. Heiße oder saure Getränke verstärken das Sodbrennen.

Stuhlfarbe

Über die Stuhlfarbe, unverdaute Nahrungsreste oder Würmer bzw. Wurmteile können Patienten nur Angaben machen, wenn sie bewußt ihren Stuhl betrachten und nicht etwa „noch während der Sitzung ziehen“. Die Stuhlfarbe ist auch abhängig von der Passagezeit.

Stuhlfarbe
Diagnostische Bedeutung

- Diarrhöische Stühle sind hell, vergleichbar mit dem Stuhl bei Milchdiät, aber eher etwas grünlich, z. B. bei *infektiöser Gastroenteritis*
- in der Regel dunklen Stuhl, vergleichbar dem Stuhl bei fleischreicher Nahrung findet man bei *Obstipation*
- graue, lehmfarbige, voluminöse Fettstühle sprechen für Behinderung des Galleabflusses und mangelhafte oder behinderte Pankreassekretion, z. B. bei *Stein im Ductus hepaticus* oder *Papillenkarzinom*
- schwarze Stühle (= Teerstühle = Meläna) entstehen durch Blutbeimengungen im oberen Gastrointestinaltrakt bis zum Dickdarmbeginn, z. B. bei *Ulkusblutung* oder *Dünndarmkarzinom, Mesenterialgefäßverschlüssen* oder *Strangulation eines Volvulus* bzw. einer *Invagination* (vergl. gastrointestinale Blutausscheidung, S. 283)
- schleimige Auflagerungen stammen aus dem Kolon und dem Rektum als diffuse Auflagerung, z. B. bei *Colitis ulcerosa,* als Zylinder oder Schleimschlieren bei *Colon irritabile*
- helle Blutauflagerungen (s. Hämatochezie, S. 283) stammen z. B. aus Blutungen bei *Kolonpolypen, Rektumulkus, Rektumkarzinom* oder *Hämorrhoiden,* im letztgenannten Fall auch streifenförmige Blutauflagerung und/ oder „Nachbluten"

Stuhlgangsveränderungen

Am Beispiel von Diarrhö und Verstopfung ist leicht zu demonstrieren, welche diagnostischen Schlußfolgerungen aus sorgfältig differenzierten Beschwerden gezogen werden können.

Nach CONNELL liegt die normale Stuhlgangfrequenz bei 95% aller Menschen in dem weiten Normalbereich zwischen 3mal täglich und 3mal pro Woche. Diagnostische Bedeutung haben **Stuhlganggewohnheiten** und offensichtliche Abweichungen der Entleerung von dem für den Patienten Üblichen. Besonders bei alten Patienten erweckt eine plötzlich einsetzende Obstipation* den Verdacht auf einen Darmverschluß. Im Zusammenhang mit dem Stuhlgang sollte gleichzeitig auf die letzte Entleerung, die Konsistenz und die Farbe des Stuhls eingegangen werden sowie auf eventuelle Beimischungen von Blut und Schleim, z.B. als Zeichen einer Invagination oder bei älteren Patienten der Divertikulose.

Teerstuhl s. gastrointestinale Blutausscheidung, S. 283.

Als **Tenesmus** bezeichnet man krampfartigen, schmerzhaften Stuhl- oder Harndrang. Ursache dieser krampfhaften Kontraktionen der Schließmuskeln sind entzündliche Reizungen bei Proktitis, chronisch mit Blut- und Schleimentleerungen bei der Colitis ulcerosa, mit Schwäche und Gewichtsabnahme beim tiefen Rektumkarzinom. Stuhlgangunregelmäßigkeiten, Blut- und Schleimabgänge, aber ohne Reduzierung des Allgemeinzsutandes sind Tenesmen Zeichen für ein Rektumulkus, das über die schon genannten Ursachen hinaus auch gegen Lues, Amöbiasis, Tuberkulose und Colitis pseudomembranacea abgegrenzt werden muß.

13

Stuhlqualitäten und Begleitsymptome Diagnostische Bedeutung

Anhaltende, intermittierende Diarrhö
- mit erträglichen Schmerzen im gesamten Bauchraum, gastrointestinale Blutungen möglich bei *Bazillen, Amöben, Giardia* und *Gastroenteritis*
- mit trockenem Schlucken, Tenesmen, Wadenkrämpfen und Dehydratationszeichen* bei *Arsenvergiftung*
- mit Anämie, Koagulopathie, Müdigkeit, Parästhesien, Erbrechen, Azidose bei *Urämie*
- mit Koliken, Erbrechen, Hämolyse, zerebralen Ausfällen und bei entsprechender Anamnese bei *Knollenblätterpilzvergiftung*

Wäßrige Diarrhö
- mit Spontan- und Druckschmerz im RUQ und Fieber bis 39°, Leukozytose, appendizitisähnliches Bild bei *Ileitis durch Yersinia*
- Reiswasserdiarrhö mit weißen Flocken, Krämpfen, Oligurie, Herzrhythmusstörungen und Dehydratationszeichen bei *Cholera*
- dünn, häufig, kurzfristig, nach bestimmten Lebensmitteln mit Hautmanifestationen bei *allergischer Gastroenteritis*

Lehmig-breiige Fettstühle
- Zungenbrennen, Auftreibung, Hyperkeratose bei *Zölliakie*
- Gewichtsverlust, Schwäche, Muskelschwund bei *exogener Pankreasinsuffizienz*

Schleimig-stinkende Stühle
- mit Erbrechen, krampfartigen Schmerzen, vorwiegend im Oberbauch, Brechdurchfall und Fieber bei *infektiöser Gastroenteritis* und bei Kindern auch als Begleitsymptom durch Infektionen

Blutbeimengungen zum Stuhl
- mit Augenmuskellähmungen, Lichtscheu, Doppelbildern, Schluckbeschwerden, Bulbärparalyse und schließlich Atemlähmung bei *Clostridium botulinum*
- blutige Diarrhö im Wechsel mit Obstipation, krampfartiger, später Dauerschmerz bei *ischämischer Colitis*
- auch schwarze Stühle, Speichelfluß, Erbrechen, Koliken, Kopf- und Gliederschmerz, Gingivitis, sensorische Störungen, symmetrische Neuropathie und Lähmungen, Nephritis, Urämie bei *Quecksilbervergiftung*

Breiig-schleimige Stühle
- intermittierende, ziehende Bauchschmerzen im RUQ, Darmauftreibung, Borborygmie, Gewichtsverlust, Entzündungszeichen bei *Enteritis regionalis*

Schleimig blutig-eitrige Stühle
- mit krampfartigen episodischen Dauerschmerzen im Unterbauch, Tenesmen, Entzündungszeichen bei *Colitis ulcerosa* oder *Colitis membranacea*
- mit Exsikkosezeichen und Schockzeichen + bei *Dysenterie durch Shigellen* (Ruhr)
- mit kolikartigen Schmerzen, Purpura an Gesäß und Streckseiten, Polyarthralgie, Gelenkschwellung; Ödeme an Extremitäten und Genitalien, Meläna, Rumpel-Leede-Test positiv bei *Purpura Schönlein-Henoch*
- wäßrige Durchfälle nach Antibiotikatherapie, kolikartige Bauchschmerzen bei *Colitis pseudomembranacea*
- kolikartige Bauchschmerzen meist rechts unter der horizontalen Mittellinie, Erbrechen, Tumor im rechten Unterbauch, Hyperperistaltik, Stuhl- und Windverhaltung, Tenesmen, Schock* bei *Invagination*

Verdauungsbeschwerden oder Verdauungsstörungen

Als Verdauungsbeschwerden bezeichnen wir die Gesamtheit der leichten, vorübergehenden gastrointestinalen Unpäßlichkeiten, die in der Regel Zeichen von Diätfehlern, Qualitätsmängeln der Nahrung, leichter enteraler oder parenteraler Infektion, leichter und vorübergehender Sekretions- oder Resorptionsinsuffizienzen sind.

Der Begriff Verdauungsbeschwerden (Dyspepsie) umfaßt:
- Magendrücken im Sinne eines Unbehagens im Oberbauch oder Völlegefühl als „Unpäßlichkeit", z. B. nach dem Essen,
- Bauchgrimmen im Sinne leichten, kurz dauernden Kneifens,
- Blähungen im Sinne vermehrter Entstehung von Winden, die abgehen,
- vorübergehende Änderung der Stuhlgangsgewohnheiten im Sinn leichter Abweichungen von der gewohnten Entleerung, z. B. als vereinzelte dünne, massige oder übermäßig feste Stühle.

Derartige Verdauungsbeschwerden sind als Symptom für ein aktuelles Krankheitsgeschehen in der Regel bedeutungslos, gewinnen aber als Prodromalzeichen, z. B. bei Gastroenteritis, Ulkus oder Kolonkarzinom Bedeutung.

Verstopfung s. Obstipation

13.3 Einteilung des Bauchraumes

Diagnostische Schmerzlokalisation (Abb. 13.**1**)

Orientierungshilfen sind außer dem Nabel der McBurney-Punkt in der Mitte der Linie von der Spina iliaca anterior superior des rechten Darmbeines zum Nabel und der Lanz-Punkt (rechter Drittelpunkt einer beide Spinae iliacae anteriores superiores verbindenden Linie). An beiden Orten ist bei einer Appendizitis Druck- und Loslaßschmerz auszulösen (Abb. 13.2).

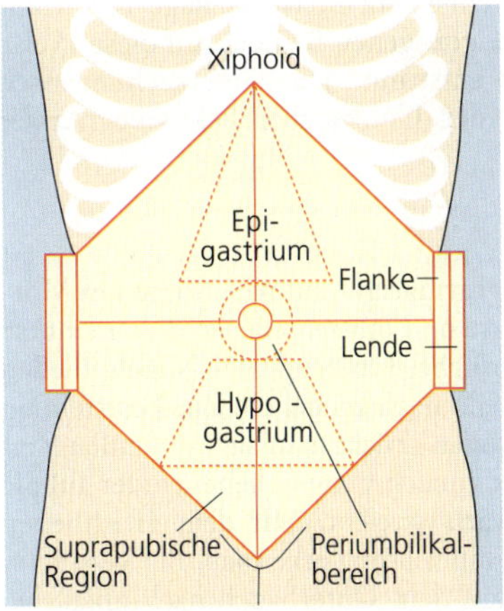

Unterteilung des Bauchraumes

I Mittellinie (= Nabellinie), vertikal und horizontal

II Hälften und Quadranten
Oberbauch/Unterbauch
linker Bauch
linker oberer Quadrant
linker unterer Quadrant
rechter Bauch
rechter oberer Quadrant
rechter unterer Quadrant
Flanke (zwischen vorderer und hinterer Axillarlinie)
Lende (zwischen hinterer Axillarlinie und WS)
Hypogastrium (zwischen Periumbilikalbereich und suprapubischer Region)

III Anatomische Bezugspunkte
Rippenbögen, Epigastrium (begrenzt durch Xiphoid, Rippen und Periumbilikalbereich), Nabel und Umgebung (Periumbilikalbereich r = 5 cm), Beckenkamm, Spina iliaca anterior superior, suprapubische Region (begrenzt durch Horizontale bis 5 cm über dem Os pubis), Inguinalfurchen.

Abb. 13.**1** Die Unterscheidung von Pat.-Beschwerden und ärztlichen Befunden
Ortsdarstellung: Schmerzmaximum mit einem x, Ausstrahlung (Übertragung) mit einem vom Maximum ausgehenden Pfeil x –>, flächenförmige Ortsangaben schraffiert, Schmerzwanderung als punktierter Pfeil zum aktuellen Schmerzmaximum ···> x

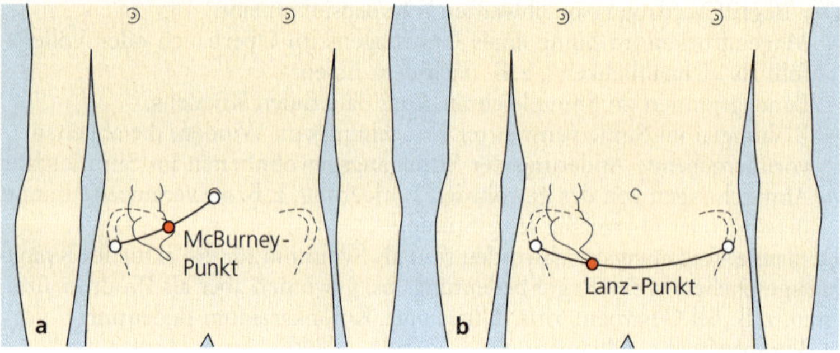

Abb. 13.**2 a** u. **b** McBurney-Punkt und Lanz-Punkt als Orientierungshilfen für Druck- und Loslaßschmerz bei akuter Appendizitis

Lokalisierbare Schmerzen im Bauchraum gestatten keineswegs eindeutige Schlüsse auf erkrankte Organe.

13.4 Inspektion des Bauches

Die ***Inspektion*** des Bauches richtet sich auf Veränderungen der Haut und der Behaarung, den Vergleich des Bauchniveaus mit dem Thorax, sichtbare Peristaltik, Aufblähung = Auftreibung und abnorme Vorbuckelungen des Bauches.

Zur Untersuchung liegt der Patient entspannt in Rückenlage mit leicht angehobenem Kopf (Kissen) und leicht angezogenen Beinen. Auf diese Weise wird die Bauchwand soweit wie möglich entspannt. Der Untersuchungstisch sollte fest und so hoch sein, daß sich der Untersucher bei seiner Arbeit möglichst wenig vorzubeugen braucht.

Hautveränderungen

Petechien oder Exantheme, helle Striae gravidarum und rote Striae bei Morbus Cushing geben diagnostische Hinweise und müssen ebenso dokumentiert werden wie Narben oder auch Narbenbrüche. Oberhalb des Nabels fließen Venen üblicherweise nach kranial, unterhalb nach kaudal ab. Zur Feststellung der Strömungsrichtung sichtbarer Hautvenen drückt man sie mit beiden Zeigefingern aus, indem man die Zeigefinger zunächst eng nebeneinander auf die Haut setzt und dann etwa 10 cm seitwärts streicht. Mit dem Hochheben jeweils eines Zeigefingers kann man die Flußrichtung erkennen. Bei Verschluß der V. cava inferior fließt venöses Blut aus dem Unterbauch nach oben, bei Verschluß der V. cava superior fließt venöses Blut aus dem Oberbauch nach kaudal ab.

Die Venenzeichnung kann bei Pfortaderstauung bis zum Caput medusae gesteigert sein. Oberflächliche, pulsierende Gefäße entstehen als Kollateralkreisläufe bei Aortenisthmusstenose. Die Pulsation der Bauchaorta ist schon im Normalfall im Epigastrium sichtbar und wirkt verstärkt bei vergrößerter Blutdruckamplitude (Hypertonie, Aorteninsuffizienz, Thyreotoxikose) oder einem Aortenaneurysma bzw. einem Tumor zwischen Aorta und Bauchwand.

Exsikkose

Die Exsikkose = Dehydratation erkennt man klinisch an dem verminderten Hautturgor des Patienten – zwischen Daumen und Zeigefinger abgehobene Hautfalten bleiben zunächst stehen –, Zunge und Lippen sind trocken, die Augen wirken eingesunken. Eine hypertone Dehydratation findet man in den Tropen bei starkem Schwitzen, bei hohem Fieber und den Ursachen der Polyurie*. Isotone Dehydratation ist Folge von Flüssigkeitsverlusten beim Erbrechen, bei Diarrhö, allen Ileusursachen und der Peritonitis. Nur bei Dehydratation durch Blutverlust sind Erythrozytenzahl, Hämoglobin und Hämatokrit normal oder erniedrigt, bei allen anderen Formen erhöht.

Veränderungen der Behaarung

Bauchglatze oder mangelhafte bzw. **fehlende Sekundärbehaarung** sind Zeichen eines gestörten Östrogen-Androgen-Gleichgewichtes, z. B. bei vermindertem Östrogenabbau im Rahmen einer Lebererkrankung. Maskuline Sekundärbehaarung tritt bei weiblichen Patienten durch den Androgenüberschuß bei adrenogenitalem Syndrom oder maskulinisierenden Tumoren auf. 13

Formveränderungen

Besonders im Zusammenhang mit akutem Bauchschmerz bedarf die Fünf-Finger-Hilfe für den aufgetriebenen Bauch (Fäzes, Fett, Fetus, Flatus, Flüssigkeit) der Differenzierung. Die **generelle Auftreibung** – stärker nach ventral – beruht auf Gasansammlung, chronisch z. B. bei Meteorismus, akut bei Darmverschluß und/oder Peritonitis. Dann wirkt der Bauch in Nabelhöhe wie ein abgerundeter Kegel. Hypersonorer Klopfschall („Trommelbauch") ist zu perkutieren.

Akute Auftreibung findet man bei Aerophagie (= Luftschlucken) durch Schmerzen oder Angst – dann betont im linken oberen Quadranten als Luftansammlung im Magen – oder durch Nahrungsmittel, die die Gasbildung fördern wie Bohnen, Erbsen, Kohl oder Zwiebeln. Auftreibung und **verminderte Zahl der Darmgeräusche** ist ein Zeichen für verminderte Peristaltik bei allen Ursachen eines paralytischen Ileus*, besonders nach Abdominalchirurgie oder Mesenterialgefäßverschluß, bei diabetischer Ketoazidose oder Hypokaliämie (etwa durch Laxanzienmißbrauch), durch Drogen wie Morphin, Antazida oder Betablocker, Anticholinergika, Phenacetin oder Antidepressiva. Auftreibung und **vermehrte Zahl der Darmgeräusche** und Borborygmen weisen auf mechanischen Ileus* hin. Die häufigsten Ursachen sind

Adhäsionen nach vorangegangener Abdominalchirurgie, die häufigsten Begleitbeschwerden der Auftreibung sind Bauchschmerzen, Dyspnoe, Tachykardie und Rigidität.

Beiderseitige **Ausladung** nach lateral beruht in erster Linie auf Aszites, bei dem sich gleichzeitig eine Flankendämpfung perkutieren läßt.

Lokale Schwellungen oder Vorwölbungen bezeichnen wir als **Vorbuckelung,** z. B. bei Vergrößerung von Uterus, Magen, Blase, Niere, Milz oder bei epigastrischer Hernie, als frühes Zeichen auch beim Sigmavolvulus. Auch große Ovarialzysten können als Vorbuckelung sichtbar werden, dann meist am liegenden Patienten mit Flankentympanie und gleichzeitiger ventraler Dämpfung in den mittleren und unteren Bauchabschnitten, doppelte Kurvatur des Bauchprofils im Stehen und fortleitende Aortenpulsation, was die Zyste vom Aszites unterscheidet.

Auftreibung und **sichtbare Peristaltik** können Zeichen einer Pylorusstenose, mit wurmförmigen Bewegungen Zeichen eines Darmverschlusses sein. Bei Neugeborenen ist an Morbus Hirschsprung zu denken.

Eine **Peritonitis** erkennen Sie an der schmerzhaften Bewegungseinschränkung der ganzen Bauchwand oder einzelner Abschnitte (Gesicht des Patienten!), wenn Sie ihn auffordern, tief Luft zu holen und dabei den Bauch gegen Ihre in 3 cm Abstand gehaltene Hand zu drücken. Bei Fehlen einer erkennbaren Schmerzsteigerung ist die Wahrscheinlichkeit einer peritonealen Reizung gering.

13.5 Palpation von Leber, Galle, Milz und Hernien

Für die ***Palpation* des Bauches** sind flache Lagerung in einem warmen Raum, warme Hände des Untersuchers und die vorsichtige Untersuchungstechnik eine wesentliche Voraussetzung. Der Patient liegt auf einer möglichst stabilen Unterlage und streckt beide Arme seitlich neben dem Körper aus.

Palpieren Sie, um einen Überblick zu gewinnen, mit flach aufgelegter Hand und 1 bis 2 cm tief tastenden Fingerbeeren zunächst einmal **oberflächlich** jeden Quadranten. Bei der **tiefen Palpation** versuchen Sie, mit abgewinkelten und in den Endgliedern gestreckten Fingern mit der Fingerspitze tiefe Bauchorgane zu palpieren oder tiefen Druckschmerz auszulösen. Pathologische Befunde werden ähnlich wie die Lymphknoten differenziert nach:

Lage, Verschieblichkeit und Zahl,
Größe, Form, Festigkeit und Druckschmerz (Qual).

Loslaßschmerz

Er gilt als Zeichen peritonealer Reizung. DeDombal hält den fehlerhaft ausgelösten Pseudoloslaßschmerz für die häufigste Ursache überflüssiger Laparotomien. Der Loslaßschmerz sollte nur in standardisierter Form und wegen der Reaktion des Patienten am Ende der Untersuchung ausgelöst werden:

- Drücken Sie zunächst entsprechend der Schmerzangabe des Patienten sanft mit der flachen Hand oder den palmaren Anteilen der 2. bis 4. Fingerendglieder die Bauchwand ein.
- Halten Sie den Druck für mindestens 30 Sek. aufrecht. Im Normalfall wird der aufgetretene Druckschmerz im Laufe dieser Zeit nachlassen. Schmerzverstärkung durch Druckerhöhung im Oberbauch weist auf eine Erkrankung im Thoraxraum hin.
- Versuchen Sie, den Patienten abzulenken und lassen Sie dann plötzlich und ohne Vorwarnung, mit einer schnellen, jedoch aus psychologischen Gründen möglichst kleinen Bewegung los. Achten Sie dabei auf die Mimik des Patienten. Nur eine Zunahme der Schmerzen beim Loslassen gilt als positiver Loslaßschmerz.

Der Loslaßschmerz nach leichtem Eindrücken der Bauchwand ist ein besonders frühes Zeichen für die Beteiligung des parietalen Peritoneums, die bretthharte Bauchwand bei diffuser Peritonitis Zeichen einer Generalisation, bei der sich die Prüfung des Loslaßschmerzes erübrigt. Jeder Peritonitisschmerz wird dadurch gesteigert, daß man den Patienten auffordert, sich aus dem Zehenstand auf die Hacken herunterfallen zu lassen.

Eine **Alternative** zu dem sehr intensiven Loslaßschmerz, die ebenfalls einen Erschütterungsreiz am Peritoneum parietale und damit Reibung der beiden entzündeten Blätter des Peritoneums gegeneinander bildet, ist z. B. bei rigiden Bauchdecken

- die Perkussion über dem vermuteten Schmerzmaximum oder
- kräftige, tiefe Palpation in einem entfernten Quadranten (z. B. als Rovsing-Zeichen) oder
- die Aufforderung an den Patienten, zu husten. Besonders bei der letzten Methode bietet sich für den Patienten die Möglichkeit, die schmerzverstärkende Zwerchfellaktion zu dosieren, und nur auf die Schmerzverstärkung kommt es an.

Bei eindeutiger Diagnose oder ausgeprägten sonstigen Peritonitiszeichen* sollte man dem Patienten die Prüfung des Loslaßschmerzes ersparen.

Abwehrspannung und Rigidität

Abwehrspannung ist die willkürliche Kontraktion der Bauchmuskeln, mit der sich der Patient mit entzündeten Eingeweiden vor schmerzhafter Tiefenpalpation bzw. kalten Händen zu schützen sucht. Palpieren Sie den Bereich einer Abwehrspannung immer nur mit den Fingerballen der flach aufgelegten Hand. **Willkürliche Abwehrspannung** ist dadurch zu überwinden, daß Sie den Patienten die Knie anziehen und mit offenem Mund atmen lassen. Notfalls pressen Sie mit einer Hand das Sternum kräftig in Richtung Wirbelsäule und palpieren mit der anderen Hand die Bauchdecken, die der Patient bei der Inspiration gegen den Druck losläßt.

Abwehrspannung ist erst gemeinsam mit Schmerzsteigerung durch oberflächlichen Druck ein Peritonitiszeichen. Sie unterscheidet sich wesentlich von der **unüberwindbaren Rigidität,** der reflektorischen Kontraktion der Bauchmuskeln, die weder durch warme Hände oder beruhigendes Zureden noch durch Anziehen der Beine und Atmen mit offenem Mund, noch durch anhaltenden festen Druck überwunden werden kann. Rigidität, generalisiert und in der Extremform als sog. brettharter Bauch, ist abgesehen von der Tabes dorsalis immer ein Zeichen für generalisierte Peritonitis*, aber keineswegs ein obligater Befund. Er kann z. B. im Senium fehlen. Die Rigidität ändert sich im Verlauf der Peritonitis.

Intramurale Tumoren, die als lokale **Resistenzen** palpabel sind, z. B. bei Rectus-abdominus-Hämatom, unterscheiden sich von intraabdominalen Tumoren dadurch, daß bei flach liegendem Patienten sein Anheben des Kopfes den intramuralen Tumor unverändert, den intraabdominalen Tumor tiefer treten läßt. Bei Malignomverdacht sollte die tiefe Palpation wegen der möglichen Metastasenaussaat nicht wiederholt werden. Die Palpation des Bauches beginnt immer dort, wo keine Schmerzen angegeben werden. Achten Sie auf die Reaktionen der Bauchdecke.

Unterscheiden Sie streng zwischen Resistenzen, willkürlicher Abwehrspannung und reflektorischer (unüberwindbarer) Rigidität!

Ileuszeichen sind Koliken, tiefer Druckschmerz, prästenotische Auftreibung, Hyperperistaltik, Borborygmi, später hochfrequente, metallisch klingende, spritzende Darmgeräusche, Stuhl- und Windverhaltung, Entlastungserbrechen, Leukozytose, Flüssigkeitsspiegel, Vogelschnabelzeichen oder Stufenleiterphänomen. Das sind die **Kriterien** für eine Unterbrechung der Magendarmpassage als Komplikation einer Grundkrankheit (Ileus).

Mechanischer Ileus entsteht durch Obturation (= innerer Verschluß, z. B. durch ein Adenokarzinom der Mukosa, Divertikulitis, großen Gallenstein) oder Okklusion als Verschluß von außen, z. B. durch Adhäsionen (Briden), Hernieneinklemmung, Volvulus, Invagination oder Krebs, unter 10% durch Gallensteine, Würmer oder Fremdkörper.

Dynamischer = funktioneller = paralytischer Ileus entseht als schlaffe Lähmung der Darmfunktion, toxisch oder traumatisch durch eine Peritonitis oder als Operationsfolge, reflektorisch z. B. bei Nierenkoliken oder Trauma und spastisch z. B. bei Tabes dorsalis, vaskulär als Folge einer Embolie der Darmgefäße bzw. einer Thrombose der Darmgefäße.

Häufigste Ursache des **paralytischen Ileus** (= **funktioneller Ileus**) sind toxische, traumatische, reflektorische oder vaskuläre Peritonitisursachen.

Da die Peritonitis in der Regel ein lebensbedrohliches Syndrom darstellt, das in der Mehrzahl der Fälle schnelle ärztliche Entscheidungen erforderlich macht, soll auf die **Peritonitissymptome,** die zusätzlich zur Grundkrankheit

Rigidität und Auftreibung Diagnostische Bedeutung

Perakutes Einsetzen der Bauchschmerzen, Rigidität und

- Schmerzmaximum im Oberbauch beiderseits der Mittellinie, schnell einsetzende Aufblähung, verminderter distaler Puls, z. B. bei Ruptur eines *Aortenaneurysmas*
- perakuter diffuser Schmerz im Oberbauch, Zunahme durch Bewegung, einmaliges Erbrechen im Schmerzeintritt, Ulkusanamnese bei *Ulkusperforation*
- plötzlicher Dauerschmerz nach Koliken, periumbilikal und mittlerer Oberbauch bei *Dünndarm-Ileus-Perforation*
- periumbilikales symmetrisches Schmerzmaximum, Angina abdominalis oder Embolieherd in der Anamnese bei *Arteria-mesenterica-Embolie*

Schmerzentwicklung innerhalb von Stunden, Rigidität und

- Schmerzmaximum im Oberbauch, vorwiegend links, Gürtelschmerz, verstärkt durch Bewegung wiederholtes Erbrechen, gummiballartige Abwehrspannung in der Frühphase, Fieber, Serumamylase über 2000 IU/l bei *Pankreatitis*
- Oberbauch- und Lendenschmerz, Klopfschmerz, Pyurie bei Infektausbreitung im Rahmen einer *Pyelonephritis*
- Maximum im Oberbauch unter dem rechten oder linken Rippenbogen, Spiegelbildung, Fieber bei *subphrenischem Abszeß*
- Maximum im Oberbauch beiderseits der Mittellinie nach Koliken im 5-Minuten-Rhythmus, Ileus-Zeichen bei *Dünndarmvolvulus, Gangrän*
- Maximum viszeraler Schmerzen im Oberbauch, Bewegungsabhängigkeit, Murphy-Zeichen bei *Cholezystitisperforation*
- Maximum im Unterbauch nach Koliken rechts und links der Mittellinie, chronische Verdauungsbeschwerden bei *Dickdarm-Ileus-Perforation*
- langsam zunehmende viszerale Schmerzen in der Mittellinie und im linken unteren Quadranten, chronische Verdauungsbeschwerden bei *Divertikulitisperforation*
- Unterbauchschmerzen beiderseits, Druckschmerz bei bimanueller Untersuchung. Douglas-Schmerz bei Infektionsausbreitung aus *Pyosalpinx*
- Maximum im rechten unteren Quadranten bewegungsabhängig, Leukozytose über 15 000 bei perforierter *Appendizitis*
- Schmerzbeginn suprapubisch oder rechts bzw. links der Mittellinie, Amenorrhö, Schwangerschaftszeichen, Verschiebeschmerz, Druckschmerz bei Ruptur einer *Extrauteringravidität*
- suprapubischer Schmerz, Ausfluß, Struktur- und Formveränderung des Uterus, Infektionsausbreitung aus *Uteruswand*
- nach Koliken Hernienring druckschmerzhaft, Ileuszeichen bei Gangrän einer *inkarzerierten Hernie*
- nach Koliken Ileuszeichen, besonders bei Kleinkindern, palpabler Tumor, bei Gangrän einer *Invagination*
- diffuser Bauchschmerz, Temperaturen bis 41°, Erregernachweis bei Pneumokokken-, Streptokokken-, Gonokokken- und Chlamydien-Peritonitis
- nach Unfallanamnese mit deutlicher Diskrepanz zwischen äußerer Verletzung und Schock bei *stumpfem Bauchtrauma*

13

auftreten, eingegangen werden. Kennzeichnend sind unerträgliche somatische Dauerschmerzen, die sich innerhalb von Sekunden bis Stunden spontan oder aus Koliken entwickeln, Loslaßschmerz, Abwehrspannung und/oder Rigidität, in der Frühphase vermehrte, später erlahmende Darmperistaltik, Auftreibung des Bauches und Dehydratation, schließlich Schock.

Bauchpresse

Von Bauchpresse spricht man, wenn die Bauchmuskeln den Bauchinhalt bei festgestelltem Zwerchfell zusammendrücken, um Darm-, Blasen- oder Uterusinhalt auszutreiben.

Leber

Die Leber liegt als ventral konvexer Keil in der Zwerchfellkuppel (Abb. 13.3). Den Höhenstand der Keilschneide untersucht man in Atemmittellage. Er gestattet nur grobe Rückschlüsse auf die Größe der Leber. Zwerchfelltiefstand, z.B. bei Emphysem oder bei kyphotischen oder skoliotischen Veränderungen der Wirbelsäule, und die perkutorische Bestimmung der oberen Grenze der Leberkuppel ermöglichen eine grobe Beurteilung der Lebergröße ohne Röntgenaufnahme (Normalwert in der MCL etwa 12 cm).

Zur ***Palpation* der Leber** setzt man sich am günstigsten auf die gleichseitige Bettkante und legt zunächst beide Hände im oberen rechten Quadranten, flach abstützend, auf die Bauchdecke, und zwar so, daß die Fingerspitzen einige Zentimeter unterhalb des rechten Rippenbogens enden. Bei ganz leichtem Druck der flach liegenden Finger läßt man den Patienten tief einatmen. Dann hebt der daruntertretende Leberrand die Fingerendglieder an (Abb. 13.4). Bei der „Gleitpalpation" bewegen sich die palpierenden Finger, die die Bauchhaut mitnehmen, der inspiratorisch tiefertretenden Leber entgegen.

Wenn Sie bei der Einatmung das Tiefertreten des unteren Leberrandes einer stark vergrößerten Leber palpieren wollen, müssen Sie die Hände weiter kaudal auflegen. Im Zweifelsfall können Sie versuchen, die Leber mit der linken Hand von dorsal nach ventral zu schieben und nur mit der rechten Hand zu palpieren (Abb. 13.5) oder sich perkutorisch durch die Änderung des Klopfschalls Klarheit zu verschaffen. Ursache einer **Lebervergrößerung** mit glatter Oberfläche und ohne Milzvergrößerung sind z.B. diffuse Schädigungen der Leberzellen oder des Interstitiums bei Entzündungen, Cholestase, Hyperlipidämie, Hämochromatose oder Stauung im Rahmen einer Rechtsinsuffizienz. Nur bei letzterer kann man einen **hepatojugulären Reflux** auslösen: Dazu drücken Sie mit beiden Händen Blut aus der Leber und erhöhen damit das Angebot an den rechten Ventrikel. Ist er gesund, pumpt er das Blut weiter. Seine Insuffizienz zeigt sich an der prallen Rückstauung des venösen Angebots in den Jugularvenen.

Für die Beurteilung einer abnehmenden Lebervergrößerung während längerer klinischer Behandlung bietet das Messen des Abstandes zwischen rechtem Rippenbogen und Leberrand in der Medioklavikularlinie in Zentimetern oder in Querfingern Annäherungswerte.

Beim Gesunden ist meist nur ein schmaler Streifen der Leber zwischen dem tiefsten Punkt des rechten Rippenbogens und der Xiphoidregion zu palpieren. Ein in Atemmittellage medial von der Medioklavikularlinie etwa einen Querfinger weit unter dem Rippenbogen hervortretender Leberrand ist nicht als Lebervergrößerung zu bewerten. Eine Lebervergrößerung liegt nicht schon dann vor, wenn Sie den unteren Leberrand palpieren können. Für die Beurteilung muß perkutorisch die obere Lebergrenze bestimmt und damit festgestellt werden, ob nicht anstelle einer Lebervergrößerung ein Zwerchfelltiefstand vorliegt.

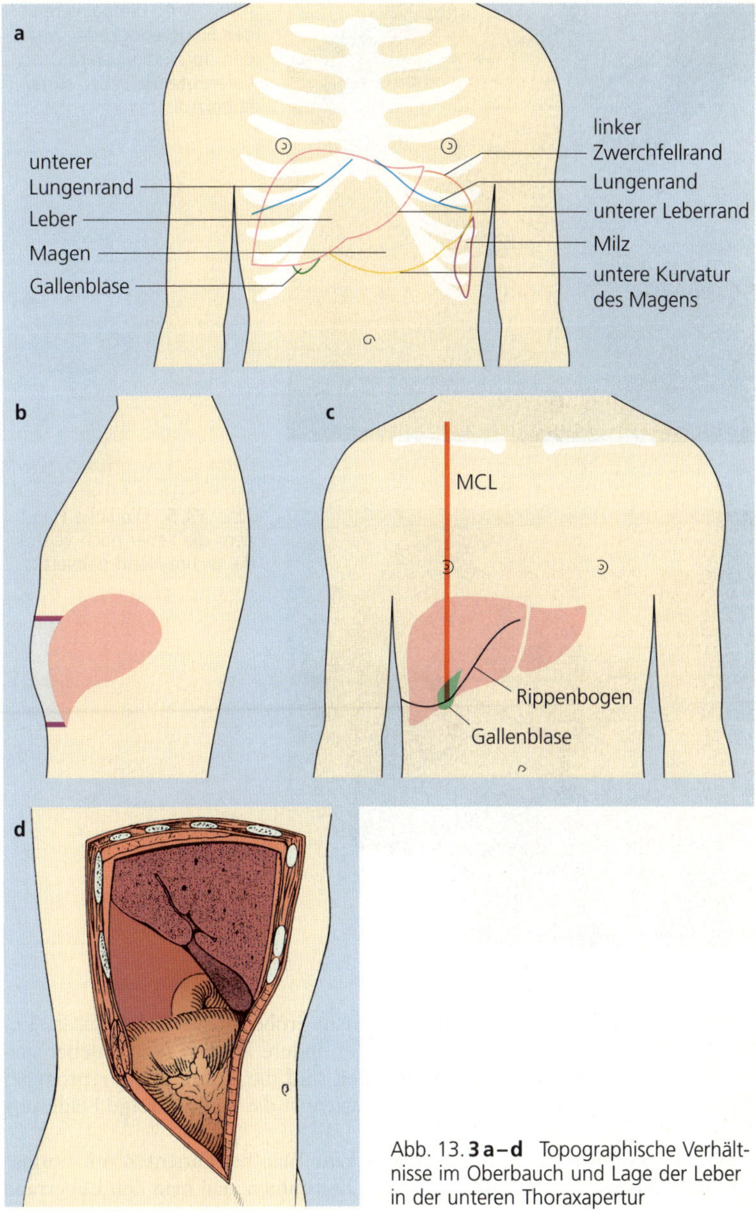

Abb. 13.**3 a–d** Topographische Verhältnisse im Oberbauch und Lage der Leber in der unteren Thoraxapertur

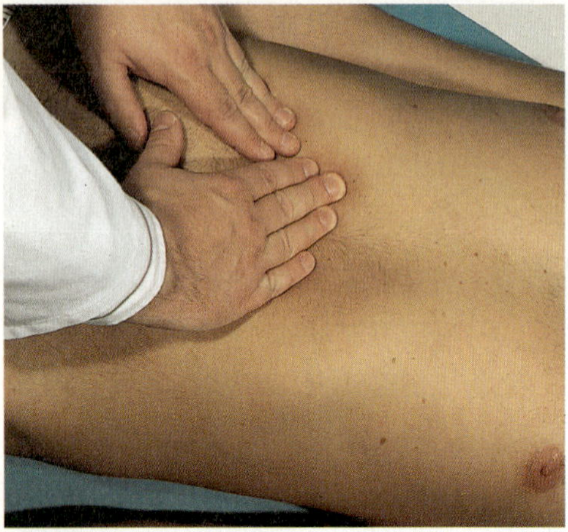

Abb. 13.**4** Die palpierenden Fingerendglieder werden durch die inspiratorisch tiefertretende Leber angehoben

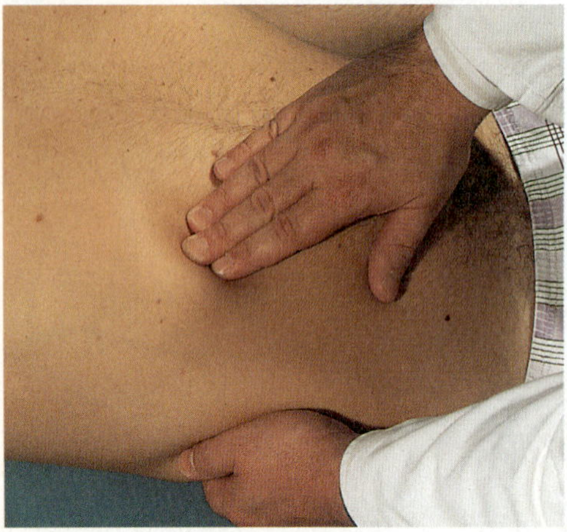

Abb. 13.**5** Die linke Hand hebt die Leber nach ventral, die rechte Hand palpiert

Als **knotige Veränderungen** findet man: grobe Höcker, Metastasen, Leberabszeß, Gummen, Echinokokkus- oder andere Zysten, Narbenleber und buckelige Zirrhose. Nur bedingt zu tasten sind die Knoten bei kryptogener oder posthepatitischer Zirrhose; nie zu tasten ist die feinhöckerige Felderung bei toxischer Zirrhose.

Die Form des unteren **Leberrandes** kann man bei Patienten mit normalem Körpergewicht gelegentlich dadurch bestimmen, daß man den Leberrand

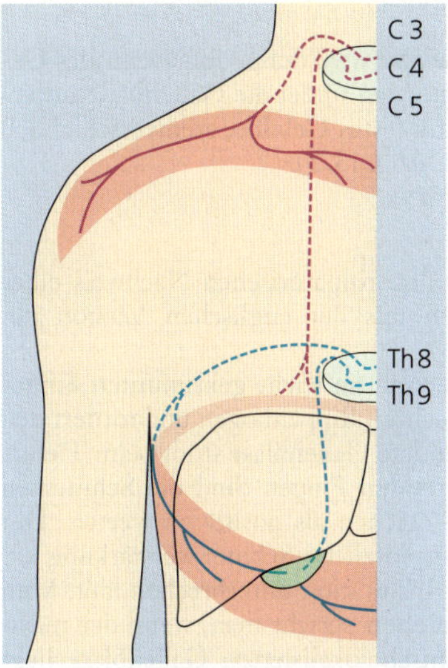

Abb. 13.**6** Ausstrahlung von Gallenschmerzen

in tiefer Inspiration über die palpierenden Fingerspitzen treten läßt. Der Leberrand kann bei Zirrhose oder Amyloidose scharf, bei Herzinsuffizienz, Hepatitis oder Fettleber abgerundet und bei Lebermetastasen und grobhökkeriger Zirrhose knotig verändert sein.

Beurteilen Sie palpatorisch die **Konsistenz** der vergrößerten Leber:
- bei Hepatitis weich,
- bei chronischer Hepatitis fest,
- bei Fettleber teigig,
- bei der Zirrhose hart.

Steinhart fühlen sich Metastasen an.

Leberpulsationen sind Zeichen einer Trikuspidalinsuffizienz.

Leberbedingte **Druckschmerzen** im rechten oberen Quadranten entstehen durch schnelle Kapselspannung und können z. B. bei Hepatitis oder akuter Stauung auftreten (S. 217). Sie können durch die größere und schlecht zu lokalisierende Schmerzausdehnung von den enger lokalisierten Schmerzen der Gallenblase und des Leberabszesses unterschieden werden. Eine retrozäkale Appendizitis und die Entzündung der Gallenblase führen medial von der rechten Medioklavikularlinie zu Spontan- oder Druckschmerzen, die in den Rücken oder bis in die rechte Schulter ausstrahlen können (Abb. 13.**6**).

Gallenblase

Die ***Palpation der vergrößerten Gallenblase*** wird durch dorsoventrales Gegenhalten mit der linken Hand erleichtert. Man findet die Gallenblase unterhalb des Leberrandes als elastisches, relativ festes Gebilde, atemverschieblich etwas medial von der Klavikularlinie (vgl. Abb. 13.**3**).

Murphy- und Courvoisier-Zeichen

Es gibt offenbar mehrere Versionen für den palpatorischen Nachweis einer vergrößerten Gallenblase. Wir schließen uns der englischen Version des **Murphy-Zeichens** an.

Dabei drückt man am sitzenden Patienten die leicht gekrümmten Finger medial von der Mamillarlinie unter den rechten Rippenbogen und fordert den Patienten auf, tief einzuatmen. Die entzündete Gallenblase stößt beim Tiefertreten des Zwerchfells gegen die palpierenden Finger. Sind die Schmerzen eng umschrieben, dann ist das Murphy-Zeichen als positiv zu werten. Der Gesichtsausdruck des Patienten zeigt die plötzliche Schmerzverstärkung an, die ihn im gleichen Augenblick die tiefe Inspiration unterbrechen läßt. Vom positiven **sonographischen Murphy-Zeichen** spricht man, wenn der maximale Druckschmerz über der sonographisch lokalisierten Gallenblase liegt (Ralls).

Als **Courvoisier-Zeichen** bezeichnet man die palpable, schmerzlose, prall elastisch vergrößerte Gallenblase. Sie spricht gegen akute Cholezystitis, für Hydrops oder chronische Gallensteine, für eine Kompression des Ductus choledochus bei Pankreaskopfkarzinom oder Karzinom der Papille.

Andere pathologische Zeichen

Den **Duodenalpunkt** findet man als die Mitte zwischen Nabel und Gallenblase. Mit dem palpierenden Finger kann man dort in der Tiefe Schmerzen auslösen, wenn ein Ulcus duodeni oder eine Erkrankung des Pankreaskopfes vorliegt. Beide lassen sich dadurch unterscheiden, daß bei der Pankreaserkrankung der horizontale Verlauf des Organs in der Regel ebenfalls druckschmerzhaft ist.

Die ***Stoßpalpation* in der Lendenregion** führen Sie mit den Fingerspitzen bei starr gehaltenen Fingern aus der Schulter durch. Dazu setzen Sie die Finger in der Mittskapularlinie an und stoßen sanft in Richtung Bauchwand. Schmerzempfindlichkeit des M. quadratus lumborum spricht für ein Krankheitsgeschehen in der unmittelbaren Nachbarschaft, z. B. eine Pyelonephritis oder eine retrograde Appendizitis. Die Wirkung der Stoßpalpation entspricht dem Klopfschmerz.

Als **McBurney-Punkt** bezeichnet man einen Punkt in der Mitte der Verbindungslinie zwischen Nabel und Spina iliaca anterior superior rechts. Er entspricht dem Appendixansatz am Zäkum. Bei akuter Appendizitis kann man über diesem Punkt Druckschmerz auslösen. Dagegen liegt der **Lanz-Punkt** am Übergang des äußeren Drittels zum mittleren Drittel rechts auf der Verbindungslinie zwischen den beiden Spinae iliaecae anteriores superiores.

Hyperästhesie untersucht man, indem man mit der flach gehaltenen Einmalkanüle von kranial nach kaudal systematisch über die Bauchhaut streicht. Die segmentalen Zonen, zu denen auch die irritierten Eingeweide gehören, die die Bauchschmerzen hervorrufen, können überempfindlich sein, aber auch Bereiche, in denen periphere Nerven sowohl die Bauchhaut als auch das betroffene Organ versorgen. Sie können davon ausgehen, daß jede Hyperästhesie ein Hinweis auf Peritonealirritation ist. Meist findet man solche hyperästhetische Zonen unterhalb der horizontalen Mittellinie. Hyperästhesie im rechten unteren Quadranten ist ein Zeichen für akute Appendizitis, aber es muß nicht auftreten.

Zum Auslösen des **Obturaturzeichens** – auch Cope-Test – liegt der Patient auf dem Rücken, der Arzt flektiert die rechte Hüfte und dreht den Oberschenkel im Hüftgelenk nach innen (Adduktion). Der Test führt besonders bei Beckenappendizitis zur Schmerzsteigerung.

Das **Psoaszeichen,** die spontane Beugung des Hüftgelenks auf der betroffenen Seite, kontrollieren Sie mit einer ruckartigen Streckung desselben Beines im Knie- und Hüftgelenk oder durch Innenrotation bzw. Überextension desselben Beines nach dorsal. Der Patient muß dabei auf der linken Seite liegen. Das Psoaszeichen weist auf eine entzündliche Veränderung des M. iliopsoas hin (Appendizitis).

Milz

Die **Milz** palpieren Sie in Rücken- oder rechter Seitenlage des Patienten schräg nach lateral und halten mit der anderen Hand gegen (Abb. 13.7). Schon das tastbare Anstoßen bei tiefer Inspiration gegen den palpierenden

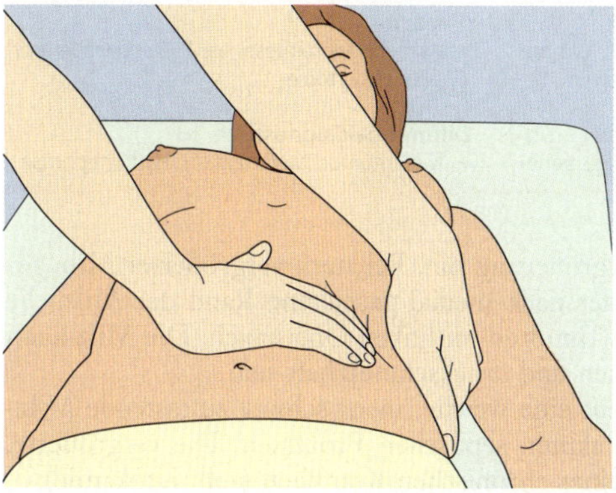

Abb. 13.**7** Milzpalpation mit zwei Händen

Milzvergrößerung und Begleitsymptome Diagnostische Bedeutung

Leichte Milzvergrößerung
(inspiratorisch, gerade noch unter dem Rippenbogen hervortretend)

- plötzliches Fieber, Kopfschmerzen, Husten, Bauchschmerzen, Roseolen werden zu makulopapillösen Effloreszenzen bei *Typhus*
- Fieber, Schüttelfrost, Gelenkschmerzen, Blässe, Petechien, Splitterblutungen unter den Fingernägeln, Osler-Knoten, Mikrohämaturie bei *subakuter bakterieller Endokarditis*
- unregelmäßiges Fieber, Arthralgien, Schmetterlingserythem, Photosensibilität, Lymphadenome, Pleuritis/Perikarditis, Bauchschmerz, Proteinurie bei *Lupus erythematodes*
- Morgensteifigkeit, symmetrische Gelenkschmerzen und Schwellung, subkutane Knoten bei *rheumatoider Arthritis*
- Hämatomneigung, Menorrhagien, intensive Blutungen nach Trauma, Petechien, Ekchymosen, Thrombozytopenie bei *thrombozytopenischer Purpura (Moschcowitz)*
- Stauung in Haut- und Halsvenen, symmetrische Ödeme, Hepatomegalie, Meteorismus, tagsüber verringerte Harnmenge bei *Rechtsinsuffizienz**

Mittlere Milzvergrößerung
(bis zu 3 Querfingern unter dem Rippenbogen hervortretend)

- Fieber, Erbrechen, Ikterus, Hautjucken, weiche Lebervergrößerung, dunkler Urin bei *Hepatitis*
- Schwäche, Gewichtsminderung, Bauchschmerzen, feste Hepatomegalie, Ikterus, Bauchdeckenvenen springen hervor. Aszites, Ödeme, Spider bei *Zirrhose*
- Schwäche, Pruritus, Hepatomegalie, Lymphadenome, Fieber, Knochenschmerzen bei *Leukämie*
- grippeähnliches Vorstadium, Fieber, Lidödem, Orbitaschmerz, Konjunktivitis, generalisierte Lymphadenome bei *infektiöser Mononukleose*
- Parästhesien, rote Zunge, Blässe, Hepatomegalie, Romberg und Babinski positiv bei *perniziöser Anämie*
- Rubinikterus, Lebervergrößerung bei *hämolytischen Anämien*
- Makroglossie, Lymphadenome, Hepatomegalie, Kardiomegalie, Arrhythmien, Ödeme, Gelenk- und Muskelschmerzen, Malabsorption, Proteinurie bei *Amyloidose*
- Skelettschmerzen, besonders im Rücken und im Thorax, wiederkehrende bakterielle Infektionen, Anämie und Schwäche, Lymphadenome bei *multiplem Myelom* (Bence-Johnes-Eiweiß)

Starke Milzvergrößerung
(mehr als 3 Querfinger unter dem Rippenbogen hervortretend)

- Schwäche, Blässe, Gewichtsverlust, Knochenschmerzen, Lymphadenome, Hepatomegalie bei *chronisch myeloischer Leukämie* (Biopsie Knochenmark)
- Schwäche, Blässe, Gewichtsverlust, Hepatomeqalie, Knochenschmerzen bei *Myelofibrose* (Biopsie, Knochenmark)
- Hepatomegalie, dunkle bis schwarze Haut- und Schleimhautpigmentation, braune Konjunktivitis bei Speicherkrankheiten wie *Niemann-Pick oder Morbus Gaucher*
- Lethargie, Verwirrtheit, Lebervergrößerung, Kayser-Fleischer-Ring (Spaltlampe), Ikterus, Blässe, Aszites und Bauchschmerz, meist mit einer entsprechenden Familienanamnese bei *Morbus Wilson* = hepatolentikuläre Degeneration
- Aszites, gastrointestinale Blutungen bei *portaler Hypertonie*

Differentialdiagnostisch

- Nierentumor, Nierenzysten, Hydronephrose

Finger weist auf eine Milzvergrößerung hin. Bei stark vergrößerter Milz gestattet der Margo crenatus, der nach medial gespaltene Rand der Milz, die Unterscheidung von anderen Tumoren im linken Oberbauch. Die Milz kann bis in das kleine Becken reichen und druckschmerzhaft sein.

Bei akuten Infekten entsteht eine weiche, meist schwer zu tastende Milzvergrößerung, besonders bei akuten septischen Prozessen. Die vergrößerte, feste Milz ist meist Zeichen einer chronischen Krankheit (z. B. Leukämie).

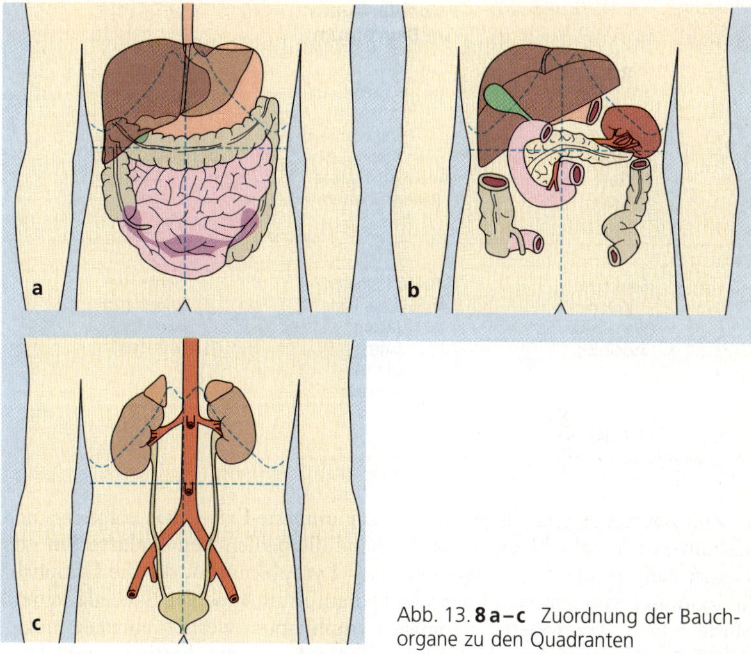

Abb. 13.**8 a–c** Zuordnung der Bauchorgane zu den Quadranten

Der Milzinfarkt, z.B. bei Endocarditis lenta, und der Milzabszeß sind schmerzhaft (Perisplenitis) und gelegentlich nur schwer von anderen Schmerzursachen im linken oberen Quadranten (wie bei entzündlichen Prozessen im Pankreasschwanz) oder von einem akuten Flexura-coli-sinistra-Syndrom durch lokale Gasansammlung im Darm zu unterscheiden. Bei Perisplenitis im Verlauf einer Endocarditis lenta kann man das Reiben der Milzkapsel gegen das Peritoneum parietale palpieren und auskultieren.

Exakte Palpation der Bauchorgane?

Nur selten sind Magen, Darm, Pankreas, Uterus, Ovarien und entleerte Harnblase palpatorisch durch die Bauchdecken exakt zu erfassen. Deshalb läßt Spontan- oder Druckschmerz in bestimmten Bauchregionen das betreffende schmerzhafte Organ nur vermuten (Abb. 13.**8**). Wenn auch jeder positive Palpationsbefund an den genannten Organen den Verdacht auf ein Neoplasma lenken muß, so lehrt doch die Erfahrung, daß ein **„Tumor" im mittleren Unterbauch** oft ein gravider Uterus oder eine überfüllte Harnblase ist. Beide führen zu einer deutlichen Dämpfung des Klopfschalls; charakteristisch für eine überfüllte Blase ist der durch die Palpation hervorgerufene Harndrang.

Palpabler Tumor im Bauchraum

ROQ		LOQ
Subphren. Abszeß Leber Galle Niere	Magen Pankreas Kolon Aneurysma dissec. Rektushämatom	Subphren. Abszeß Milz Niere
	0	
Senkniere Kolon Ovarialzyste Adnexitis	Rektushämatom Aneurysma dissec. Zäkum Sigma Uterus Harnblase	Senkniere Kolontumor Ovarialzyste Adnexitis
RUQ		**LUQ**

Zur Beurteilung des Blutzuflusses zur unteren Extremität palpieren und auskultieren Sie abschließend vergleichend die beiden **Femoralarterien** und suchen dann in der Fossa inguinalis nach **Lymphknoten,** die die Lymphabflußstationen von äußerem Genitale, Damm, Anus, kaudaler Bauchdecke und Hüfte bilden. Vergrößerte inguinale Lymphknoten werden ebenfalls dokumentiert nach Lage, Verschieblichkeit und Zahl, Größe, Festigkeit und Qual (Schmerzhaftigkeit).

Verdacht auf eine Beckenfraktur sollte Sie zu einer lateralen Kompression veranlassen, mit der Sie ggf. den sog. Beckenkompressionsschmerz auslösen.

Hernien

Bei **Inguinal- und Schenkelhernien** füllt sich im Gegensatz zu lokalen Fettanhäufungen, Lipomen und Rektusdiastase beim Husten und Pressen der ausgestülpte Peritonealsack. Bei Verdacht auf eine Hernie palpiert man, hinter dem Patienten stehend, zunächst mit den flach auf den Inguinalkanal aufgelegten Zeige-, Mittel- und Ringfingern den Anprall des Darmes, wenn der Patient hustet (Abb. 13.**9**).

Anatomisch unterscheidet sich die direkte von der indirekten Inguinalhernie dadurch, daß die direkte medial, die indirekte lateral von der A. epigastrica inferior liegt (Abb. 13.**10**). Eine palpatorische Unterscheidung ist möglich, wenn der kleine Finger so in den äußeren Leistenkanal eingeführt werden kann, daß die Fingerbeere die Hinterwand des Leistenkanals berührt. Beim Husten schlägt die indirekte Hernie, die noch nicht aus dem Inguinalkanal ausgetreten ist, gegen die Fingerspitze, die direkte gegen die Fingerbeere (Anstoßtest nach Bailey [Abb. 13.**11**]). Außerdem folgt der untersuchende

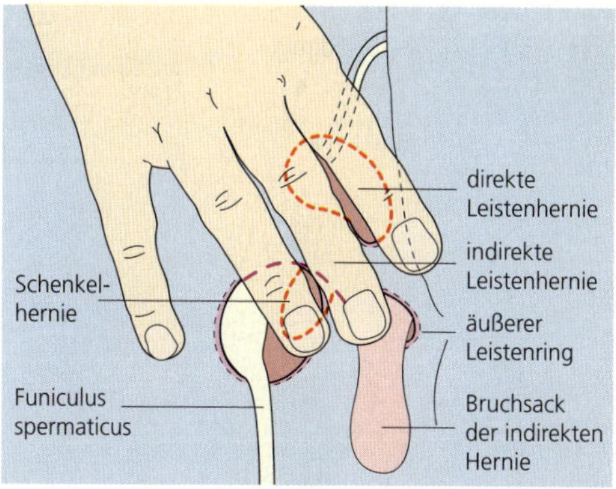

Abb. 13.**9** Palpation der rechten Inguinalregion von dorsal bei Verdacht auf Hernie (nach *Bailey*)

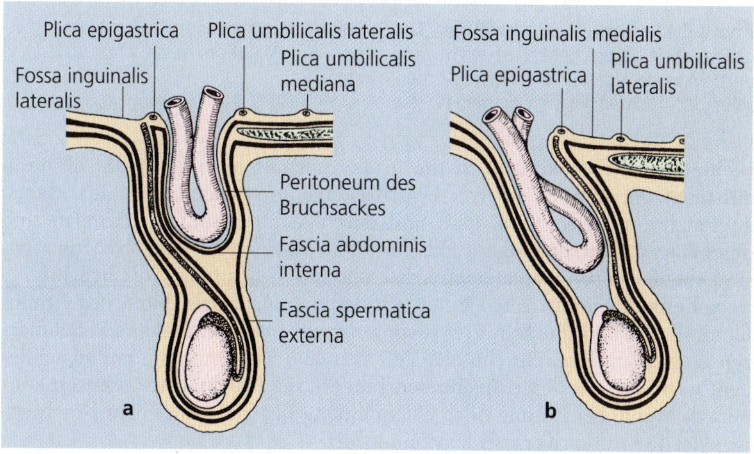

Abb. 13.**10 a** Rechtsseitige direkte Inguinalhernie. Eintritt in der Fossa inguinalis medialis, Austritt durch den Anulus inguinalis superficialis, **b** rechtsseitige indirekte Inguinalhernie (nach *Hafferl*)

Finger bei der direkten Inguinalhernie nicht dem Leistenkanal nach schräg außen aufwärts, sondern tritt direkt in den Bauchraum ein.

In den Inguinalkanal gelangt der palpierende Finger durch das Skrotum (Invagination), indem man mit einer leichten Außenrotation der Hand dem Ductus deferens bis zum äußeren Inguinalring folgt. Eine Peritonealaussakkung erkennt man daran, daß sie beim Husten tiefertritt und gegen die palpierende Fingerkuppe stößt.

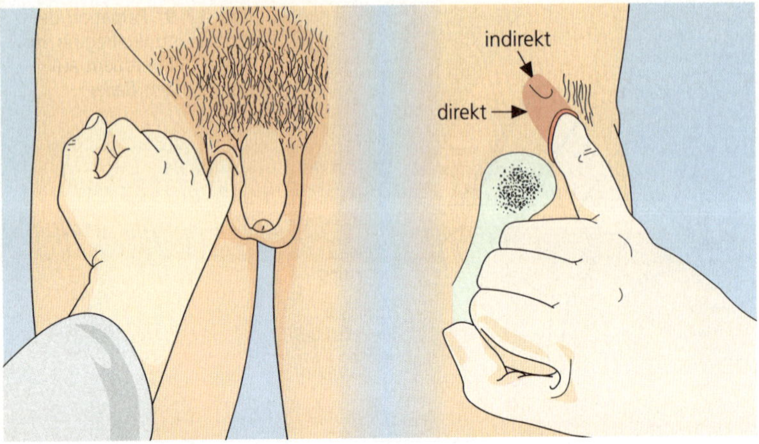

Abb. 13.**11** Anstoßtest nach Bailey. Der gleichseitige Oberschenkel ist leicht flektiert. Man benutzt für die rechte Körperseite den rechten kleinen Finger, für die linke Körperseite den linken kleinen Finger zur Palpation (nach *Prior* u. *Silberstein*)

Inguinalhernien können in die große Schamlippe bzw. in das Skrotum austreten. Sie können sie von Hydrozelen unterscheiden, die nach kranial abgrenzbar, prall-elastisch, glatt und durchleuchtbar sind. Varikozelen sind geschlängelt. Entzündungen und Tumoren des Hodens oder Nebenhodens sind ebenfalls nach kranial abgrenzbar und lassen sich nicht durchleuchten.

Schenkelhernien treten unterhalb des Inguinalkanals durch den Anulus femoralis aus und sind schwerer reponierbar als Inguinalhernien. Bei Schmerzen im Bereich einer Bruchpforte läßt sich eine Einklemmung nur ausschließen, wenn Sie mit den palpierenden Fingern die Bruchpforte austasten können. Achtung, bei Rötung oder Ödembildung der Haut über dem Bruchsack ist jeder Repositionsversuch kontraindiziert!

13.6 Perkussion des Bauches, Aszites

Bei der ***Perkussion*** des Bauchraumes können Sie sich im Rahmen der Routineuntersuchung auf die Bestimmung der unteren **Lebergrenze** und die Feststellung physiologischer **Tympanie** in allen vier Quadranten beschränken. Die Perkussion ist bei lokaler oder generalisierter peritonitischer Reizung schmerzhaft. Vergrößerte Bauchorgane ergeben eine Dämpfung.

Aszites ist meist durch Entzündung oder Stauung bedingt und wird dadurch nachgewiesen, daß man in Rückenlage bei Vorliegen von mehr als 500 ml Aszites die Grenze der lateralen **Flüssigkeitsdämpfung** gegen den tympanitischen Schall des aufschwimmenden Darmes perkutiert, anzeichnet

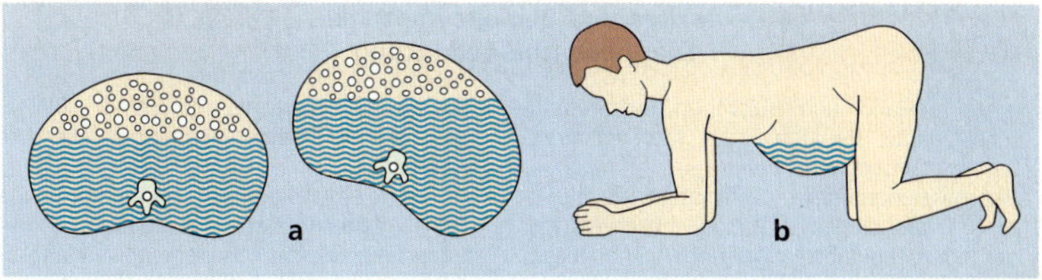

Abb. 13. **12 a** Verschiebliche Dämpfung bei Aszites. **b** In Knie-Ellenbogen-Lage führt auch eine kleine Flüssigkeitsmenge zur Dämpfung des Perkussionsschalles

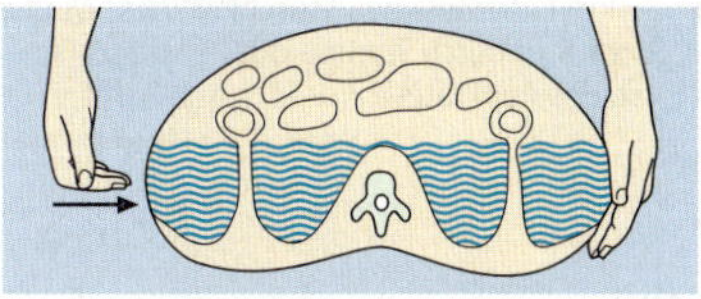

Abb. 13. **13** Bei der Flüssigkeitswellenpalpation palpiert die lateral flach aufgelegte Hand den Anprall der Fluktuationswelle von der anderen Seite

und dann die Verschieblichkeit der Dämpfung durch Seitenlagerung feststellt, die sogenannte verschiebliche Dämpfung (Abb. 13. **12**).

In Knie-Ellenbogen-Lage sammeln sich auch kleinere Flüssigkeitsmengen nach ventral. Wenn Sie das Stethoskop am tiefsten Punkt des Bauches aufsetzen und die Finger der freien Hand gleichmäßig seitlich gegen die Bauchwand schnellen und das Stethoskop dann seitwärts bewegen, wird das Klopfgeräusch am Rand der Aszitesansammlung deutlich lauter.

Beide Methoden sind der **Flüssigkeitswellenpalpation** überlegen, bei der die flach aufgelegte Hand an der einen lateralen Bauchwand den Anprall der Fluktuationswelle nach kurzem Stoß der Fingerspitzen von der anderen Seite her fühlt (Abb. 13. **13**), dennoch sollten Sie sich klar darüber sein, daß der positive Vorhersagewert* der verschieblichen Dämpfung nur bei 50%, der der Flüssigkeitswellenpalpation bei 73% liegt. Bei Verdacht auf Vorliegen eines Aszites scheint also die Sonographie indiziert.

Mehrere Ursachen führen zu unterscheidbarer Aszitesqualität:

- zellarmes **Transsudat** mit einem spezifischen Gewicht unter 1,015 weist auf Rechtsinsuffizienz, portale Hypertonie, Zirrhose oder Nephrose hin,
- zellreiches **Exsudat** mit einem spezifischen Gewicht über 1,015,
- serös bei Peritonitis und Kollagenosen,
- hämorrhagisch bei Tumormetastasen oder Endometriose,
- chylös (Fettgehalt übersteigt den Plasmagehalt) bei Einengung oder Verschluß des Ductus thoracicus.

Aszites und Begleitsymptome
Diagnostische Bedeutung

- gestaute Haut- und Halsvenen, symmetrische Ödeme, Hepatomegalie, Meteorismus bei *Rechtsinsuffizienz**
- Hepatosplenomegalie, gastrointestinale Blutung, Enzephalopathie (Persönlichkeitsveränderungen, Bewußtseinsstörungen, Apraxie, Foetor hepaticus) bei *portaler Hypertonie* (Zirrhose, Amyloidose, infektiöse oder neoplastische Hiluslymphadenome, Budd-Chiarie-Syndrom, Schistosomiasis)
- unerträglicher dauernder Bauchschmerz, Loslaßschmerz, Abwehrspannung und/oder Rigidität, tympanitische Auftreibung bei *Peritonitis* (infektiös, neoplastisch)
- Anorexie, Schwäche, Durchfall, Blässe, gleichseitige Ödeme, Proteinurie bei *Nephrose*
- trockene, schuppige Haut, Myxödem, rissige Nägel, Kälteintoleranz, Obstipation, aufgedunsenes Gesicht, Heiserkeit, Verlangsamung, verzögerte Reflexe, Bradykardie bei *Hypothyreoidismus*
- Schwäche, Gewichtsverlust, Makroglossie, Hypertonie, Hepatosplenomegalie, Lymphadenopathie, Ödeme, Gelenk- und Muskelschmerzen, Nephrose bei *Amyloidose*
- chylöser Aszites bei Verschluß des *Ductus thoracicus* durch Trauma oder Filariasis (Analyse des Punktates)

13.7 Auskultation der Darmgeräusche

Bei der ***Auskultation*** in allen vier Quadranten, die mindestens zwei Minuten dauern sollte, hören Sie normalerweise 5 bis 10 **Darmgeräusche** pro Minute. Oft gelingt es, eine peristaltische Welle mit der seitlichen Verschiebung des Stethoskops unter leichtem Druck „anzureiben“. Pathologisch sind:

- Verstärkte (aber nicht hohe, metallisch klingende) **Borborygmi** (= Gurgelgeräusche = Kollern) sprechen für eine Gastroenteritis und gegen eine generalisierte Peritonitis, zu deren Frühzeichen die Lähmung der autonomen Innervation und damit mindestens eine Verminderung oder ein Sistieren der Peristaltikgeräusche gehört.
- **Hyperperistaltik** nennt man laute, in schneller Folge wellenförmig ablaufende oder ununterbrochene, hohe und metallisch klingende oder tiefe Darmgeräusche. Sie nimmt mit kolikartigen Schmerzen zu, kann auf Absorptionsdefekte hinweisen oder Zeichen für eine Stenose oder einen mechanischen Ileus sein, besonders, wenn sie beim Drehen des Patienten um die Längsachse bestehen bleiben. DEMLING vergleicht ihre Qualität sehr anschaulich mit dem Streichen eines angefeuchteten Fingers über einen aufgeblasenen Luftballon. Dabei weisen 120 bis 400 Hz auf einen mechanischen Dünndarmileus, 80 bis 200 Hz, also tiefe Geräusche, auf einen mechanischen Dickdarmileus hin.
- Extrem seltene oder bei paralytischem Ileus **sistierende Darmgeräusche** können auch durch Beklopfen der aufgetriebenen Bauchwand nicht mehr ausgelöst werden, das ist die sogenannte Totenstille, von der man erst nach 3 Min. ergebnisloser Auskultation sprechen sollte. Sie stellen als Zeichen eines paralytischen Ileus eine dringende Indikation für Sofortmaßnahmen dar.

Stenose und/oder Reibegeräusche über den Gefäßen findet man beim Aortenaneurysma oder bei Einengungen der A. pancreatico duodenalis bzw. lienalis. Bauchhaare können am Stethoskop Stenosegeräusche vortäuschen. Sie sind dann meist atemsynchron.

Bei ***palpatorischer Auskultation*** hört man im Stethoskop ein **Plätschern,** das durch mehrmaliges Eindrücken im linken oberen Quadranten erzeugt wird. Es kann bei Flüssigkeitsansammlungen oberhalb einer Einengung als Frühzeichen auftreten und lenkt – soweit es mehr als drei Stunden nach Aufnahme flüssiger Nahrung zu auskultieren ist – den Verdacht auf eine verzögerte Magenentleerung, z. B. bei Pylorusstenose oder auf einen Ileus.

Für die Dokumentation Ihrer Befunde können Sie den Untersuchungsbogen, S. 594, verwenden.

13.8 Aufgaben für die Selbstkontrolle

1 Durch welchen Umstand werden die für Erkrankungen des Bauchraums charakteristischen Beschwerden diagnostisch so vieldeutig?

2 Unter welchen Voraussetzungen gewinnen die unspezifischen Bauchsymptome diagnostische Bedeutung?

3 Warum sollte man den Begriff „akuter Bauch" aufgeben?

4 Wie definieren Sie „akuten Bauchschmerz"?

5 Welche grundsätzliche Forderung gilt für diagnostisch unklare akute Bauchschmerzen, die keine eindeutige Operationsindikation darstellen?

6 Welcher Unterschied besteht zwischen intermittierenden Bauchschmerzen und Koliken?

7 Wie wird reflektorisches Erbrechen ausgelöst?

8 Welche anatomische Voraussetzung muß für das Erbrechen von Stuhl erfüllt sein?

9 Für welchen unphysiologischen Zustand sprechen Koliken?

10 Wie erklärt man das Sodbrennen?

11 Wie unterscheidet sich die Wirkung von Nahrungskarenz bei osmotischem und bei sekretorischem Durchfall?

12 Welche Beschwerden würden Sie unter dem Begriff Verdauungsbeschwerden zusammenfassen?

13 Wohin strahlen Schmerzen aus, die ihren Ursprung in den Gallenwegen, im Pylorus und im Duodenum haben?

14 Ordnen Sie den vier Quadranten des Bauchraumes die entsprechenden Organe zu!

15 Nennen Sie mindestens fünf Merkmale für psychologisch ausgelöste oder beeinflußte Bauchschmerzen.

16 Welche Körperfunktionen spielen anamnestisch für die diagnostische Zuordnung von Bauchschmerzen eine Rolle?

17 Wie definieren Sie Durchfall kurz?

18 Wie unterscheiden Sie wäßrigen, osmotischen Durchfall, z. B. bei Virusinfektionen oder Malabsorption, von sekretorischem Durchfall durch Bakterien?

19 Worauf weisen große Stühle und periumbilikale Koliken und kleine Stühle mit krampfartigen Unterbauchschmerzen hin?

20 Welche Form des Erbrechens erwarten Sie bei starken extraintestinalen Schmerzen?

21 Welches Begleitsymptom ist wegweisend für vestibuläres Erbrechen?

22 Für welche Organerkrankungen sprechen welche Erbrechensmodalitäten?
- beim Essen
- unmittelbar nach dem Essen
- 1 bis 2 Std. nach dem Essen
- mehr als 2 Std. nach dem Essen
- mehr als 6 Std. nach dem Essen
- unabhängig vom Essen

23 Welche drei Symptome deuten auf Exsikkose = Dehydratation hin?

24 Wie unterscheiden Sie Hämatemesis von Hämoptysen?

25 Aus welchem Darmabschnitt stammen in der Regel anale Blutausscheidungen?

26 Welche sechs klinischen Kriterien sprechen außer den Symptomen der Grundkrankheit für einen Ileus?

27 Welche unterschiedlichen Ursachen liegen einem mechanischen, einem paralytischen Ileus zugrunde?

28 Wie unterscheiden Sie Koliken von intermittierenden Schmerzen?

29 Wo lokalisieren Sie die Blutungsquelle bei Teerstühlen?

30 Welche Kurzdefinition gilt für Obstipation?

31 Wie unterscheidet sich Regurgitation vom Erbrechen?

32 Nennen Sie sieben anatomische Bezugspunkte für eine möglichst präzise Lokalisation von Bauchschmerzen!

33 Wie unterscheiden Sie Auftreibung von Ausladung?

34 Wie lange sollten Sie zur Auslösung des Loslaßschmerzes die Bauchdecken eingedrückt halten?

35 Wofür ist Loslaßschmerz ein Frühzeichen?

36 Wie ist der McBurney-Punkt definiert?

37 Welche Linie drittelt der Lanz-Punkt?

38 Wofür sind Bauchglatze oder fehlende Sekundärbehaarung ein Zeichen?

39 Nennen Sie fünf häufige Ursachen für einen aufgetriebenen Bauch (5-F-Regel)!

40 Durch welche beiden Maßnahmen kann der Patient bei der Untersuchung des Bauches eine Abwehrspannung mindern?

41 Wo soll die Palpation des Bauches nie beginnen?

42 Wodurch entsteht eine lokale Abwehrspannung?

43 Wodurch unterscheiden sich Abwehrspannung und Rigidität?

44 Welche sieben Kriterien sprechen außer den Symptomen der Grundkrankheit für eine Peritonitis?

45 Welche drei Alternativen zum Loslaßschmerz bieten sich an?

46 In welcher Atemlage untersucht man die Lebervergrößerung?

47 Was verstehen Sie unter Gleitpalpation?

48 Wodurch kann bei Emphysempatienten der Eindruck einer Lebervergrößerung entstehen?

49 Wodurch entstehen leberbedingte Druckschmerzen im rechten oberen Quadranten?

50 Wie löst man einen hepatojugularen Reflux aus?

51 Was verstehen Sie unter dem Courvoisier-Zeichen?

52 Wie lösen Sie ein Murphy-Zeichen aus?

53 Welche beiden Diagnosen sind bei „Tumor im Unterbauch" die wahrscheinlichsten?

54 Wodurch unterscheidet sich anatomisch die direkte Inguinalhernie von der indirekten?

55 Wie können Sie palpatorisch eine direkte von einer indirekten Leistenhernie unterscheiden?

56 Warum läßt man den Patienten mit Verdacht auf eine Inguinalhernie husten?

57 Wie können Sie eine ausgetretene Inguinalhernie von der Hydrozele unterscheiden?

58 Unter welchen Bedingungen ist jeder Repositionsversuch einer Hernie kontraindiziert?

59 Welche beiden Schallphänome grenzen Sie bei einem Aszites gegeneinander ab?

60 Wofür sind hohe, spritzende Darmgeräusche mit kolikartigen Schmerzen ein Zeichen?

61 Unter welchen Voraussetzungen spricht man von Totenstille?

Praktische Aufgaben

A Auskultieren Sie mit dem Stethoskop Ihre Peristaltikgeräusche!

B Vergleichen Sie bei mindestens drei Patienten die Häufigkeit der Peristaltikgeräusche!

C Palpieren Sie zunächst bei Kommilitonen, dann bei Patienten mit Lebervergrößerung die Veränderung der Stellung des unteren Leberrandes in Atemmittellage und tiefer Inspiration!

D Fertigen Sie eine Skizze der Baucheinteilung mit den genannten Hilfslinien sowie dem McBurney- und dem Lanz-Punkt an!

E Versuchen Sie, etwa in Höhe des Nabels Ihren eigenen Aortenpuls zu palpieren!

F Zeichnen Sie ein Schema des Bauchraumes mit Einteilungslinien, Beschriftung, anatomischen Bezugspunkten, und benennen Sie die entstehenden Quadranten und Regionen!

14 Bauch und Bauchorgane II – Untersuchung der Urogenitalorgane und des Rektums[1]

14.1 Lernziele

Im folgenden Kapitel erfahren Sie, wie man

- charakteristische Beschwerden bei Erkrankungen der Urogenitalorgane und des Rektums definiert,
- Niere, ableitende Harnwege, Blase und Genitalorgane mit einfachen klinischen Mitteln untersucht,
- Indikationen für die instrumentelle Untersuchung stellt,
- rektale Untersuchung und Proktoskopie durchführt,
- die bei der urogenitalen und rektalen Untersuchung erhobenen Befunde dokumentiert
- und Leitsymptome für diagnostische Entscheidungen verwendet.

Kontrollieren Sie Ihren Lernerfolg anhand der gestellten Fragen.

14.2 Charakteristische Beschwerden

Anurie

Darunter versteht man eine Harnmenge von weniger als 100 ml/Tag. Zu unterscheiden sind:

- eine *prärenale Anurie*, z. B. beim Schock im Zusammenhang mit einem Ileus,
- eine *renale Anurie*, z. B. bei Glomerulonephritis, Kollagenkrankheiten oder akuter Tubulusnekrose, und eine
- *postrenale Anurie* als beiderseitige Abflußbehinderung.

Bakteriurie

Von Bakteriurie spricht man bei mehr als 10^5 Bakterien pro ml im Mittelstrahlurin.

---

[1] Zur Veranschaulichung können Sie Teil 6 des Filmes „Die allgemeine ärztliche Untersuchung" benutzen (S. 13)

Anurie und Begleitsymptome
Diagnostische Bedeutung

- Systolischer Blutdruck unter 100, Puls über 100, feuchte blasse Haut bei *hypovolämischem Schock* (z. B. Blutverlust, Sepsis, Eklampsie, Ileus(-Ursachen), Peritonitis(-Ursachen)
- Angst, Fieber, Übelkeit, Rückenschmerzen, Flushing, Tachykardie, Hypertonie bei *Hämolyse* (Transfusion)
- Fieber, Bauch-, Lenden- oder Thoraxschmerz, Erbrechen, Entzündungszeichen bei *Infektionskrankheiten,* z. B. bilateraler Pyelonephritis, akuter Glomerulonephritis und Pneumonie
- anamnestische Angaben über Blei, Quecksilber, Arsen, Antibiotika, Phenacetin, Salicylate, Ganglienblocker, Pilze und alle Ursachen der Anurie und der Harnverhaltung

Bauch- und Lendenschmerzen

Bauchschmerzen oder Lendenschmerzen durch Ureterverschluß werden von Spontan- und Klopfschmerz im kostovertebralen Winkel begleitet und treten als Nierenkoliken auf, die je nach Höhe des Verschlusses in die Blase, das Skrotum, den Hoden oder in die Vulva ausstrahlen. Im Gegensatz dazu sind radikuläre Schmerzen, die einen ähnlichen Verlauf nehmen können, bewegungs- und haltungsabhängig und führen zu eng begrenztem Druckschmerz über der Nervenwurzel. Bauchschmerzen, die von der Blase ausgehen, werden suprapubisch wahrgenommen, wenn es sich z. B. um eine akute Harnverhaltung handelt. In diesem Fall führt die Miktion zur Schmerzminderung. Infektiöse Blasenschmerzen fühlt der Patient in der Regel in der distalen Urethra, besonders beim Wasserlassen.

Dysurie

Unter diesem Begriff werden alle Formen erschwerten Wasserlassens zusammengefaßt:

- Startschwierigkeiten, wobei der Patient trotz des Bedürfnisses warten muß, bis das Wasserlassen in Gang kommt,
- Pressen im Sinne der Notwendigkeit, Druck auf die Blase auszuüben, um den Strahl aufrechtzuerhalten,
- Harnträufeln,
- Harnstottern oder
- Ischuria paradoxa, z. B. bei Blasensteinen.

Die Dysurie sollte als Zeichen der Einengung in den ableitenden Harnwegen durch Steine, Blutgerinnsel, Strikturen, Prostatitis, Blasenparalyse, multiple Sklerose, Syringomyelie, Prostata- oder Urethrakarzinom von der Strangurie abgegrenzt werden.

Harndrang

Harndrang ist das starke Bedürfnis zum Wasserlassen. Tritt es gehäuft auf, kann es Zeichen einer Blasenentzündung oder einer Prostataerkrankung sein.

Beim **imperativen Harndrang** erklären die Patienten, sie könnten bei Harndrang das Wasser nicht halten. Diese Beschwerde wird häufig bei infektiösen Entzündungen genannt, z. B. bei der Zystitis der Frau.

Harninkontinenz

Sie beruht meist auf mechanischen Abflußstörungen, z. B. durch iatrogene Sphinkterläsion, postpartal, Prostatakarzinom oder auf neurologischen Funktionsstörungen. Zu einer relativen Harninkontinenz kommt es bei Frauen mit posttraumatischer oder konstitutioneller Lockerung des Stütz- und Suspensionsapparates (Deszensus). Die Patienten können auch ohne Harndrang das Wasser nicht halten.

Blase und Sphinkter werden aus dem zweiten bis vierten Sakralsegment versorgt. Eine Störung kann man bei geringem Tonus des Sphincter ani vermuten und mit dem Bulbokavernosusreflex nachweisen, dessen Ausfall eine stoßweise Ejakulation unmöglich macht oder eine Kontraktion des Sphincter ani externus ausbleiben läßt, wenn Druck auf die Glans penis oder die Klitoris ausgeübt wird.

Schwacher Harnstrahl, Harnträufeln, Harntröpfeln oder „kraftloses Wasserlassen", das in kleinsten Harnstößen oder sogar in Tropfen erfolgt, weisen z. B. auf eine Striktur der Urethra oder Störungen der Entleerungsinnervation bzw. auf ein Prostataadenom hin.

Komplette Harnverhaltung

Von **kompletter Harnverhaltung** spricht man beim völligen Unvermögen, Harn zu entleeren. Führt die Harnverhaltung zur Überdehnung der Harnblase, so versagt der Schließmuskel teilweise, und es entsteht eine sogenannte Überlaufblase (s. u. Harnträufeln), die man ihrerseits unterscheiden muß vom Versagen des Schließmuskels bei der Inkontinenz als Ursache eines Harnträufelns bei fast leerer Blase. Akute Harnverhaltung ist im Gegensatz zur chronischen Anurie und Oligurie schmerzhaft. Perkutorisch findet man eine im Extremfall bis zum Nabel reichende Dämpfung. Urethrastriktur, Prostatahyperplasie, Stein oder Malignom oder Paralyse der Blase können die Ursache sein.

Miktionsstörungen

Darunter faßt man zusammen:
- *Algurie* oder *Strangurie* als schmerzhaftes Wasserlassen, bei Entzündungen der Blase und der Urethra,
- *Dysurie* als Behinderung des Wasserlassens,

- *Harninkontinenz*, bei der eine willkürliche Kontrolle des Wasserlassens mindestens teilweise fehlt,
- *Ischuria paradoxa* oder *Harnstottern*, z. B. bei Blasensteinen.

Nykturie

Das mehrmalige Wasserlassen während der Nacht (= Nykturie) spricht meist für eine entzündliche oder tumoröse Erkrankung des Harntraktes (Blasenentleerungsstörung), kann aber auch Zeichen einer Herzinsuffizienz sein, bei der latente Ödeme nachts ausgeschwemmt werden. Gemeinsam mit Harndrang und Pollakisurie kann Nykturie auch auf Schäden in L4-5 und S2-4 hinweisen.

Oligurie

Mit Oligurie bezeichnet man weniger als 500 ml Urin pro Tag. Renale Ursachen sind z. B. Infektionen oder toxisch-allergische Schäden der Niere. Zu den postrenalen Ursachen gehören Abflußbehinderungen, z. B. Strikturen, Steine oder Tumoren.

Pollakisurie

Bei abnorm häufigem Wasserlassen müssen Sie sich durch genaue Erhebung von Frequenz und Art der Miktion ein Bild von der ausgeschiedenen Harnmenge verschaffen. Danach können Sie entscheiden, ob es sich um eine Polyurie im Sinne einer krankhaft erhöhten Harnmenge von mehr als 2 l/Tag handelt oder um häufig ausgeschiedene kleine Harnmengen, z. B. bei Entzündung des Harntraktes oder emotionellen Störungen.

Polyurie

Als Polyurie bezeichnet man eine Harnausscheidung von über 2 l in 24 Std., z. B. bei Diabetes mellitus, Diabetes insipidus oder Ödemausschwemmung.

Polyurie und Begleitsymptome Diagnostische Bedeutung

- Aufnahme erhöhter Mengen Koffein und Tein mit diuretischer Wirkung
- Polydipsie, Polyphagie, Gewichtsverlust, Schwäche, Amenorrhö, Impotenz, Ketoazidose, Hyperglykämie, Glykosurie bei *Diabetes mellitus*
- Durst, Polydipsie, Nykturie bei *primärem oder sekundärem Diabetes insipidus*, Nephropathie
- Bauchschmerzen, Fieber, Strangurie, Hämaturie, Dysurie, Leukozyturie, Bakteriurie bei *Harnwegsinfekt* (Pyelonephritis, Urethritis, Zystitis)

Pyurie

Pyurie bedeutet mehr als 10 Leukozyten bei starker Vergrößerung des zentrifugierten Sediments. Sie zeigt sich meist als trüber Urin, der im Sediment weiße Fäden oder Flocken bildet. Pyurie weist auf eine Infektion des Harntraktes hin. Nicht jede Trübung ist aber notwendig eine Eiterbeimengung (z. B. Phosphaturie).

Gleichbleibende Nierenschmerzen

Sie entstehen lumbal unter dem Rippenbogen durch Kapselspannung (z. B. durch Entzündung oder Tumor) oder als dumpfe Schmerzen in der Lumbosakral- und Perianalregion, die z. B. als Zeichen einer begleitenden Prostataerkrankung beim Aufrichten nach langem Sitzen stärker werden. Charakteristisch für Nierenschmerzen ist der meist einseitige Schmerz.

Wellenförmig-kolikartige Schmerzen

Sie sind Zeichen einer akuten mechanischen Abflußstörung. Liegt die Ursache in der Niere oder im oberen Drittel des Ureters, dann treten die Koliken vorwiegend in der Nierengegend und abwärts bis zum Mittelbauch auf, distale Ursachen führen dagegen zu kolikartigen Schmerzen im Unterbauch, die bis in die Hoden bzw. Labien und in die Oberschenkelinnenseite ausstrahlen können. Harnwegskoliken und akute Abflußstörungen können mit Erbrechen und dem Bild eines Ileus* einhergehen.

Strangurie (Algurie)

So bezeichnet man Schmerzen im Zusammenhang mit dem Wasserlassen, z. B. bei infektiösen Erkrankungen von Niere, Blase, Urethra und Verletzungen in den distalen Harnwegen. Bei der Entleerung der Blase verstärkt sich der Schmerz dadurch, daß sich gegenüberliegende Schleimhautanteile berühren. Brennende Schmerzen sind zwar für alle Schleimhautentzündungen in Penis und Harnröhre typisch, treten aber auch bei der sogenannten Reizblase oder bei vegetativen urogenitalen Symptomen auf. Schmerzen während des Wasserlassens sprechen für Erkrankungen der Urethra, nach dem Wasserlassen für Erkrankungen der Blase, der Prostata und der Samenleiter.

14.3 Harn und Harnveränderungen

Der normale, frische, körperwarme **Harn** ist klar und je nach Flüssigkeitszufuhr hellgelb bis wasserhell, bei starker Schweißabsonderung und bei Fieber dunkelgelb bis braun. Mit der Abkühlung fallen die im Urin enthaltenen Salze aus, trüben den Urin und bilden unter physiologischen Bedingungen als Urate einen rötlichen Satz (Ziegelmehlsediment).

Miktionsstörungen sollten Sie bei männlichen Patienten veranlassen, die Miktion auf die Qualität des Strahls hin zu beobachten und eine **Zwei-Glä-**

ser-Probe zu entnehmen (s. Urinuntersuchung). Eventuelle Hemmungen des Patienten lassen sich überwinden, indem Sie einen Wasserhahn laufen lassen. Mit dem Fließgeräusch bahnen Sie reflektorisch die Blasenentleerung.

Wenn nur die erste Probe trübe ist, spricht das für eine Urethritis; ist auch die zweite Probe trübe und trüber als die erste, handelt es sich um eine Zystitis. Über die wahre Natur einer Trübung gibt nur eine mikroskopische Untersuchung Aufschluß. Vermehrte Leukozyten, die man am besten mit der Zählkammer auszählt, sprechen für eine Harninfektion, nach deren Quelle es zu suchen gilt.

Mit der Zweigläserprobe können Sie darüber hinaus auch initiale und totale Hämaturie, mit der **Drei-Gläser-Probe** schließlich noch eine terminale Hämaturie unterscheiden.

Hämaturie

Hämaturie tritt als **Mikrohämaturie** (positiver Teststreifen oder mehr als 3 Erythrozyten, bei Patienten über 50 J. mehr als 8 (Freni) Erythrozyten pro Gesichtsfeld bei starker Vergrößerung) und als **Makrohämaturie** mit rötlich oder braunrot gefärbtem Urin auf. Eine frische Blutbeimischung wirkt je nach Blutmenge – 1 cm^3 führt bereits zur Verfärbung – rauchig, opalisierend oder schlicht rot. Abgestandener Urin und auch länger in der Blase zurückgehaltener Urin sieht bräunlich aus, soweit er sauer ist, er bleibt rötlich, wenn er alkalisch ist. Hämaturie weist auf Steine, entzündliche oder tumoröse Erkrankungen der Niere, der Ureteren, der Blase und der Prostata hin.

Begleitende Schmerzen sind nicht unbedingt ein Hinweis auf die Schwere der Erkrankung. So kann ein Harnblasenkarzinom zu schmerzloser Hämaturie, eine hämorrhagische Zystitis zu brennendem Gefühl oder Schmerzen im suprapubischen Bereich führen. Ist die Blutung stärker und reicht der Urin

Hämaturie und Begleitsymptome
Diagnostische Bedeutung

- Dysurie und suprapubische Schmerzen sowie Pollakisurie weisen auf eine Urethritis, Zystitis oder Prostataerkrankungen hin
- Nieren- und Ureterkoliken (Lenden- und Flankenschmerz) auf Steine oder Papillennekrose
- Wochen nach Streptokokkeninfekt Lidödem, Hypertonie, Tachykardie, Erythrozytenzylinder im Urin bei *akuter Glomerulonephritis*
- Gewichtsverlust, Bauchschmerzen, Gelenkschmerzen, Muskelschmerzen, Fieber, Knötchen an den Arterien, Hypertonie bei *Panarteriitis nodosa*
- Hämatome, Ekchymosen, Petechien, verlängerte Blutungszeit, Rumpel-Leede pos., Thrombopenie bei *thrombozytopenischer Purpura (Morbus Moschcowitz)*
- Medikamenten-, Sport- und Familienanamnese mit Nierenerkrankungen und Schwerhörigkeit auf Antikoagulanzien, Jogger-Hämaturie oder Alport-Syndrom
- allgemeine Schwäche, Fieber und Gewichtsverlust lassen an ein Hypernephrom denken,
- Gelenkschmerzen und Purpura an eine Purpura Schoenlein-Henoch als Ursache der Hämaturie
- symmetrisches Erythem, Pleuritis oder Aszites an einen Lupus erythematodes

nicht mehr zur Lösung des Blutes aus, lagern sich in den Harnwegen Koagula ab und können zu ähnlichen Koliken führen wie Uretersteine.

In der für die Differenzierung der Hämaturie verwendeten 3-Gläser-Probe deutet Blut in der 1. Portion auf eine Blutungsquelle in der Urethra und dem Blasenhals, in der 3. Portion auf Erkrankungen des Trigonum vesicae oder der Urethra prostatica und in der 1. bis 3. Portion auf Blutungsquelle im Ureter oder der Niere hin. Erythrozytenzylinder – leichter nachweisbar im Phasenkontrast – gestatten eine Unterscheidung glomerulärer von anderen Ursachen einer Hämaturie.

Zu unterscheiden ist die Hämaturie von der:

- **Myoglobinurie** und der **Hämoglobinurie,** einer fleischwasserfarbigen Beimengung zum Urin ohne Erythrozyten; Teststreifen reagieren positiv. Sie entsteht bei Hämolyse, z. B. bei Sepsis, Typhus und Malaria, aber auch bei hämolytischen Anämien, Favismus, bestimmten Medikamenten, Schlangenbiß, Elektrounfall, nach Vergiftung oder Transfusionszwischenfällen, Crush-Niere oder Verbrennungen,
- der **falschen Hämaturie,** bedingt durch vaginale oder anale Blutausscheidungen, die den Urin färben können,
- der **Rotfärbung** durch Medikamente wie Senna, Salicylate oder Prontosil. Verfärbungen durch rote Bete, Alkaptonurie und Porphyrinurie, Bilirubin- und Indolerhöhungen bei Ileus können zu Verwechslungen mit einer Hämaturie Anlaß geben.

Jede Hämaturie ist so lange tumorverdächtig, bis eine andere Ursache gefunden ist. Dieser bisher gültige Grundsatz bedarf der Erweiterung: Jede Hämaturie, selbst wenn sie spontan sistiert, bedarf der konsequenten diagnostischen Abklärung.

14.4 Untersuchung des Harntraktes

In Ausnahmefällen kann schon bei der ***Inspektion*** eine Vorbuckelung im Oberbauch oder im kostovertebralen Winkel auf einen Tumor der Nieren oder einen perinephritischen Abszeß hinweisen. Beim perinephritischen Abszeß kommt es dann leicht zu einem Hautödem, in dem sich Falten des Bettuchs abzeichnen können. Derartige Ödemfalten kann man mit einem faltig gelegten Handtuch provozieren.

Für die tiefe ***Palpation*** des **Harnleiterbereichs** lassen Sie den Patienten, wie schon beschrieben, die Bauchdecken entspannen und folgen mit Ihren Fingerspitzen – nach Druckschmerz suchend – dem vermuteten Harnleiterverlauf (Abb. 14.**1**).

Bei sehr schlanken Patienten kann die rechte, etwas tiefer stehende Niere ohne besondere Manipulation der Palpation zugänglich sein. Dazu soll der Patient auf einer festen Unterlage auf dem Rücken liegen und zur Entspannung der Bauchdecken die Knie leicht anziehen. Wenn Sie rechts neben dem Patienten sitzen, wird die Niere mit der linken Hand für die rechte Niere, mit der rechten Hand für die linke Niere mit angewinkelten Fingern aus dem kosto-

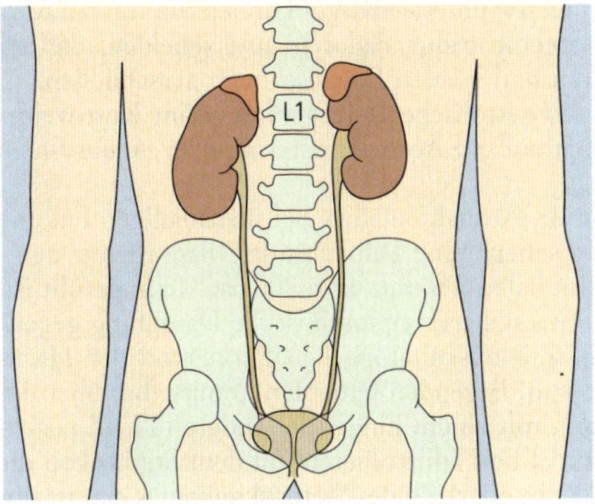

Abb. 14. **1** Lage der Nieren und Harnleiterverlauf

vertebralen Winkel nach frontal gedrückt. Bei tiefer Inspiration kann man dann die Niere bei kräftiger tiefer Palpation unter dem Rippenbogen fühlen und bei schlanken Patienten nach Größe, Gestalt und Konsistenz beurteilen und Schlüsse z. B. auf eine Hydronephrose oder bei knotiger Oberfläche auf Nierenzysten bzw. Nierentumor schließen. Entzündliche Erkrankungen lassen in der Regel eine Nierenpalpation nicht zu, weil Spasmen der überlagernden Muskulatur die Palpation unmöglich machen.

Eine Unterscheidung renaler und radikulärer Schmerzen – beide können im kostovertebralen Winkel oder unter dem Rippenbogen angegeben werden – wird möglich, wenn Druckschmerz über den Kostovertebralgelenken auszulösen ist oder wenn die Schmerzen bewegungs- oder haltungsabhängig sind (Abb. 14. **2**).

Die ***Perkussion*** der **Nierenlager** erfolgt beiderseits paravertebral vergleichend mit lockerer Faust und geringem Kraftaufwand. Bei entzündlichen Erkrankungen, Abflußbehinderung, Niereninfarkt und Abszeß geben die Pa-

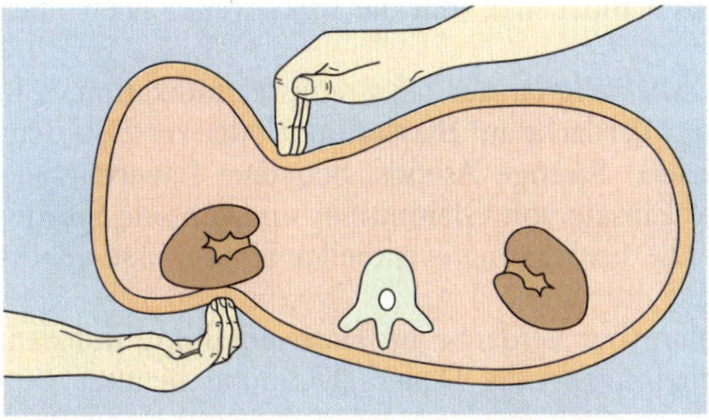

Abb. 14. **2** Nierenpalpation mit abgewinkelten Fingern

tienten Klopfschmerz an. Schmerzen im Nierenlager können Sie von paravertebralen Schmerzen des M. erector trunci dadurch unterscheiden, daß sie gleichzeitig Muskelkontrakturen und lokalen Druckschmerz ausschließen.

Bei der ***Auskultation*** weisen systolische Reibegeräusche im Kostovertebralbereich oder im Oberbauch auf ein Aortenaneurysma oder Aneurysmen der Nierenarterie hin.

Die **Blase** können Sie nur in Ausnahmefällen bei übermäßiger Füllung oder Tumoren als Vorwölbung sehen. Eine Palpation der Blase ist nur möglich, wenn die Blase mindestens halb, d.h. mit etwa 200 cm^3 Urin gefüllt ist. Sie läßt sich dann auch *perkutieren.* Charakteristisch ist die Dämpfung gegenüber dem luftgefüllten Darm. Zur auskultatorischen Perkussion der Harnblase setzen Sie das Stethoskop am liegenden Patienten unmittelbar über der Symphyse in der Mittellinie auf, mit einem Finger der anderen Hand perkutieren Sie vom Nabel nach kaudal und kontrollieren mit dem Stethoskop die Schalländerung. Tritt sie etwa 3 cm oberhalb des Stethoskopkopfes ein, ist mit 300 bis 400 cm^3 Urin in der Blase zu rechnen.

Die Dämpfung der gefüllten Harnblase perkutieren Sie um die Mittellinie, die Dämpfung durch Aszites bds. lateral.

Bei männlichen Patienten läßt sich die Füllung der Blase auch mit dem **Fluktuationstest** (PATIL) feststellen. Dazu palpiert man mit dem Indexfinger – vergleichbar der gynäkologischen bimanuellen Untersuchung – rektal in Richtung auf die vordere Bauchwand und benutzt dort die drei mittleren Finger der linken Hand, um kräftig vom Nabel in Richtung auf die Symphyse fortschreitend gegen die Bauchwand zu perkutieren. Sobald die Fluktuationswelle am rechten Zeigefinger wahrgenommen wird, mißt man den Abstand zwischen oberem Symphysenrand und Perkussionsstelle auf der vorderen Bauchwand. 2 cm entsprechen 50 cm^3 Urin, 3 cm etwa 100 cm^3, 5 cm etwa 200 cm^3, 6 cm etwa 300 cm^3.

Bei weiblichen Patienten erschwert der zwischen den beiden Händen liegende Uterus die Beurteilung.

Seltene Fälle von Beteiligung der Blase an einer gleitenden Inguinalhernie lassen sich dadurch nachweisen, daß man bei gefüllter Blase die Hernie im Skrotum komprimiert, was dazu führt, daß sich die Blase weiter nach oben ausdehnt.

Die ***instrumentelle Untersuchung*** ist nur bei strengster Indikation, z.B. Verdacht auf Lumeneinengung, Verdacht auf Blasentumor oder zur Differentialdiagnose der Anurie indiziert. Strenge Asepsis, bequeme Lagerung des Patienten und der großzügige Einsatz von Gleitmitteln sind für jede Spiegelung unbedingt erforderlich. Die Entfernung eventueller Hindernisse gehört in die Hand des Facharztes.

Man **katheterisiert** ambulant bei Verdacht auf Harnverhaltung mit dem Mercier- oder Tiemann-Katheter. Für die Dauerbehandlung benutzt man

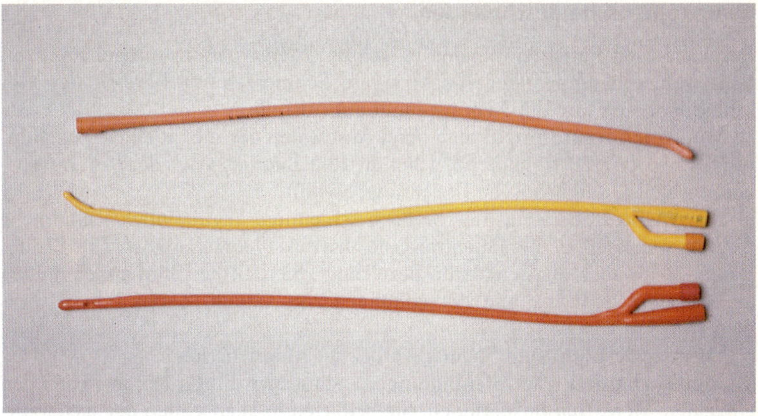

Abb. 14.**3** Ballonkatheter, Mercier-Katheter, Tiemann-Katheter (von unten nach oben)

einen Ballonkatheter (Abb. 14.**3**), üblicherweise 16–18 Charr (Charrière), bei Verdacht auf Blutkoagel bis zu 24 Charr (ausführlicher s. H. PANKNIN).

Bei der **Urinuntersuchung** liegen Fehlerquellen in der unangemessenen Entnahme, zu langem Stehen der Probe und unvollständiger Untersuchung des Sediments.

Beim Mann gewinnt man den Urin für die Untersuchung etwa nach halber Entleerung der Blase ohne Unterbrechung des Strahls. Das Auffanggefäß wird vor der vollständigen Entleerung aus dem Strahl genommen, sogenannter Mittelstrahlurin.

Bei der Zwei-Gläser-Probe werden Strahlanfang, etwa 20 ml, in einem gesonderten Glas aufgefangen und der Strahl dann in ein zweites Glas geleitet. Bei Ausfluß wird der erste Anteil zentrifugiert und untersucht.

Von Frauen entnimmt man den Urin in Steinschnittlage bei gespreizten Labien und gereinigter Vulva, ebenfalls als Mittelstrahlurin. Dazu ist eine Hilfsperson erforderlich, oder es muß katheterisiert werden.

Von Kleinkindern erhält man Mittelstrahlurin nach Reinigung, indem man das Kind in Bauchlage hält und den spinalen Perez-Reflex durch Beklopfen der paravertebralen Muskeln auslöst. Etwas Geduld ist erforderlich.

14.5 Die Untersuchung der Geschlechtsorgane

Diese können Sie im Rahmen der allgemeinen ärztlichen Untersuchung bei beschwerdefreien Patienten auf anamnestische Angaben (s. gynäkologisch-geburtshilfliche Untersuchung) und die Inspektion der äußeren Genitalorgane beschränken.

Charakteristische Beschwerden

Bei weiblichen Patienten handelt es sich um Menstruationsunregelmäßigkeiten, zyklusabhängige oder -unabhängige Schmerzen im Bereich der Geschlechtsorgane und der Mammae und um Ausfluß.

Von **Amenorrhö** spricht man beim Ausbleiben der monatlichen Regelblutung, von primärer Amenorrhö, wenn die Regelblutung nach dem 16. Lebensjahr ausbleibt (diagnostische Bedeutung, S. 440).

Bei **Ausfluß** übersteigt der weißlich-schleimige Vaginalinhalt das übliche Maß so weit, daß es der Patientin lästig wird (= Fluor; diagnostische Bedeutung, S. 436; auch als Leukorrhö bezeichnet. Sie läßt bei Blutbeimengungen an infektiöse oder maligne Erkrankungen von Vagina, Zervix oder Uterus denken).

Dysmenorrhöen sind Schmerzen bei der Menstruation.

Metrorrhagien (Zwischenblutungen) nennt man Blutungen zwischen den einzelnen Menstruationsperioden. Sie bedürfen in allen Fällen der fachärztlichen Abklärung.

Als **Menorrhagien** bezeichnet man zu lange Menstruationsblutungen, die länger als 5 Tage anhalten und mit Ausscheidungen von Blutklumpen einhergehen können.

Schmerzen beim Geschlechtsverkehr (= Dyspareunie) können bedingt sein durch anatomische Anomalien, entzündliche Erkrankungen oder auch Spasmen, die psychische Ursachen haben können.

Auf die spezifischen weiblichen Beschwerden werden wir im einzelnen im Rahmen der gynäkologisch-geburtshilflichen Untersuchung eingehen.

Von **Infertilität** oder Impotentia generandi der Frau spricht man, wenn sie eine Schwangerschaft nicht austragen kann, im Gegensatz zur **Sterilität,** der Unfähigkeit, schwanger zu werden (S. 443).

Bei der **Impotenz** unterscheidet man ferner die Impotentia coeundi, das Unvermögen des Mannes, den Beischlaf auszuüben, von Impotentia generandi = Sterilität, wenn die Zeugungsunfähigkeit auf organischen Ursachen wie Diabetes, Paralyse usw. beruht.

Wenn die Patienten Beschwerden äußern oder wenn Sie bei der Inspektion pathologische Befunde erheben, wird bei Frauen eine gynäkologische Untersuchung durchgeführt, bei Männern ein Palpationsbefund erhoben.

Inspektion

Die ***Inspektion*** beginnt bei der Sekundärbehaarung. Der Begriff **Virilismus** wird sowohl für den männlichen Behaarungstyp bei weiblichen Patienten mit Nebennierenrindenhyperplasie oder androgenproduzierendem Ovarialtumor als auch für die verfrühte Genitalentwicklung bei Jungen (= Pubertas praecox) benutzt. Nach neuerer Definition spricht man dabei von Maskulinisierung oder Defeminisierung.

Mangelhafte oder fehlende Sekundärbehaarung läßt hormonale Störungen, z. B. bei Morbus Fröhlich, Ovarialinsuffizienz oder Leberzirrhose, vermuten.

Für die **Inspektion des Penis** lassen Sie den Patienten die Vorhaut zurückstreifen, um entzündliche oder tumoröse Veränderungen der Glans erkennen zu können. Bei entsprechenden Beschwerden ist eine Beobachtung des Harnstrahls beim Wasserlassen erforderlich. Allerdings sollte urethraler Ausfluß immer vor dem Wasserlassen gewonnen und untersucht werden. Die Lage des Meatus im Sinne einer Epispadie oder Hypospadie geht in der Regel mit konvexen bzw. konkaven Verformungen bei der Erektion einher und führt damit zu Kohabitations- und psychologischen Problemen.

Penisveränderungen und Begleitsymptome Diagnostische Bedeutung

Generelle Penisschwellung

- bei *Anasarka* (Ursachen s. generalisiertes Ödem)
- ohne Entzündung bei Verschluß der Lymphabflußbahnen als sichtbare *Elephantiasis*
- mit Entzündungszeichen bei *Venenentzündung*
- mit entsprechender Anamnese nach *Kontusion oder Fraktur* des Penisschaftes

Nicht ulzerierende Oberflächenveränderungen

- blumenkohlartige multiple Papillome an der Corona und im Sulcus retroglandularis, meist auch am Anus, als *Condylomata acuminata* einzeln am Meatus
- eine flache Warze an der Glans ist in der Regel ein *Condyloma latum bei Lues II*
- sichtbare und palpable Induration im Bereich der Corpora cavernosa urethrae bei *Urethrakarzinom*
- nach Entzündung palpabler Strang in der Mitte des Dorsum bei *Venenthrombose*
- laterale schmerzlose plaqueförmige Induration der Korpora oder dorsal im Septum, die zu einer Kurvatur des erigierten Penis führen, bei *Induratio penis plastica = Strabismus penis*

Penisulzerationen

- nach Auftreten einer einzelnen glänzenden Papel, häufig an der Glans, vorzugsweise an der Korona und/oder der Innenseite des Präputiums, schmerzloses Ulkus mit erhabenen Rändern und fester Basis, feucht, aber nicht eiternd, Treponema pallidum im Dunkelfeld nachweisbar. Schmerzlose regionale Lymphadenome bei *Primäraffekt einer Lues*
- nach multiplen roten Papeln entsteht schmerzhafter Lochstanzdefekt mit eingesunkenen Rändern, grau-eitrigem Exsudat, schmerzhaften regionalen Lymphomen als *weicher Schanker*
- schmerzlose Erosionen etwa in Millimetergröße, lokale druckschmerzhafte Lymphadenome verkleben mit entzündeter, darüberliegender Haut, Fistelbildung mit eitrigem Exsudat bei *Lymphogranuloma venerum*
- gruppenförmig angeordnete erythemumrandete rupturierende Bläschen an der Glans oder am Präputium, die in einer Woche spontan abheilen, bei *Herpes genitalis*
- chronische Ulzera am Penis, im Mund und Iridozyklitis bei *Behçet-Syndrom*
- Erosion meist an der dorsalen Korona oder am inneren Präputium, wird zur Warze ulzeriert mit wäßrig-eitrigem Exsudat, nekrotisiert, femorale Lymphadenome bei *Peniskarzinom*
- desquamierende Erosion der Glans, konfluierende kleine Ulzera als *erosive Balanitis* (Escherichia coli?)
- entzündliche Rötung des Meatus, eitriges Exsudat, Lymphbahnen am Dorsum induriert, inguinale druckschmerzhafte Lymphadenome bei *Urethritis*

Zu den **Formanomalien** der männlichen Geschlechtsorgane gehört ferner der **Hypogenitalismus** mit auffällig kleinem Genitale, z. B. durch angeborene Anorchie oder hypophysäre Störungen. Elephantiastische Veränderungen von Penis und Skrotum entstehen durch Filariainfektion, die zum Verschluß der Lymphabflußbahnen führt, oder bei Rechtsinsuffizienz.

Die häufig durch Unsauberkeit bedingte **Balanitis** und die angeborene oder erworbene **Phimose** (= Präputium kann überhaupt nicht retrahiert werden) erwecken, wenn gleichzeitig purulentes Exsudat aus der Fossa navicularis austritt, den Verdacht auf Gonorrhö. Die recht schmerzhafte **Paraphimose,** bei der das zu enge Präputium die Glans penis inkarzeriert, hat meist mechanische Ursachen.

Elephantiasis des Skrotums (Reiseanamnese!) weist auf eine Störung des lymphatischen Abflusses hin, wie sie z. B. bei der Filariasis vorkommt, aber auch Folge von Lymphknotenresektionen im Inguinal- oder Femoralbereich sein können.

Weitere Veränderungen am männlichen Genitalorgan sind **Varikozelen** (= Krampfaderbrüche), die durch Stauung der Vv. testiculares im Plexus pampiniformis entstehen. Die **Hydrozele** ist eine schmerzlose Vergrößerung des Hodens oder des Funiculus spermaticus, die bei der Durchleuchtung mit einer Taschenlampe im Gegensatz zu Hodentumoren oder ausgetretenen Hernien rosa aufleuchtet. Ein beiderseits oder einseitig **leeres Skrotum** soll Veranlassung zu weiterer Untersuchung auf den Stand der Hoden geben, da Kryptorchismus zur Impotenz führen kann und maligne Entartung des nicht deszendierten Hodens gehäuft vorkommt. Atrophische Testes sind Hinweise auf abgelaufene Torsion des Ductus spermaticus oder Folgezustände einer Mumpsorchitis.

Eine **langsame, schmerzlose Schwellung** des Hodens bei jüngeren Männern sollte immer an einen malignen Hodentumor denken lassen und Anlaß zu einer raschen Klärung der Diagnose durch inguinale Freilegung sein. An entzündliche Testes- und Epididymisvergrößerungen als Begleitsymptome ist bei Mumps, Gonorrhö und Lues zu denken. Eine plötzliche entzündliche Hodenvergrößerung mit starken Schmerzen spricht für eine Hodentorsion. Sie kann innerhalb von 6 Std. zum Verlust des Hodens führen.

Palpation

Mit der ***Palpation*** – immer mit Handschuhen, denn Trepomena pallidum ist auch bei unverletzter Haut infektiös – erfaßt man ggf. fibröse Plaques oder auch druckschmerzhafte Indurationen, die auf eine Periurethritis bei Strikturen oder Verletzungen (Fremdkörper) der Urethra hinweisen. Die Testes palpieren Sie mit beiden Händen zwischen Daumen und Zeigefinger seitenvergleichend auf Größe, Form, Konsistenz und Druckschmerzhaftigkeit.

Urethraler Ausfluß wird dadurch gewonnen, daß man den Patienten die Urethra nach distal ausdrücken läßt. Gonokokkeneiter ist dick, gelb oder braungrau, blutiger Ausfluß sollte an Fremdkörper oder Manipulationen an der Urethra denken lassen. Angeborene Strikturen oder Neoplasmen führen ebenfalls zu blutigem Ausfluß.

Die **Epididymes** palpiert man nach Größe und Festigkeit, wobei eine akute Epididymitis palpatorisch nicht gegen die Testes abzugrenzen ist, dagegen die Druckschmerzhaftigkeit des Nebenhodens diagnostisch wegweisend ist.

Wenn eine Drei-Gläser-Probe erforderlich wird, sollte sie vor der Palpation durchgeführt werden.

Die Ursachen des **Vulvaödems** gleichen den Ursachen des Skrotalödems. Außer der Behaarung des weiblichen Genitales sind Farbe und Hautstruktur der Umgebung, besonders des Perineums, sowie große und kleine Schamlippen und die Klitoris der Inspektion zugänglich.

14.6 Die rektale Untersuchung

Eine rektale Untersuchung soll bei allen Patienten über vierzig Jahre routinemäßig durchgeführt werden (Ausnahme: frischer Herzinfarkt). **Ausdrückliche Indikationen** sind Miktionsbeschwerden, Schleim-, Blut- oder ungewollte Flüssigkeitsabgänge aus dem After sowie anorektale Beschwerden im Sinne von Nässen, Jucken, Schmieren, Brennen, Schmerzen oder Störungen des gewohnten Stuhlgangs. „Falschen Freund" nennt man einen Wind mit ungewolltem Stuhlabgang, der Zeichen für eine Altersschwäche oder eine karzinomatöse Invasion des Schließmuskels sein kann. Eine Hilfe bildet die rektale Untersuchung auch für die Diagnose der Appendizitis, wenn eine digitale „Stoßpalpation" in Richtung auf das Zäkum Schmerzen bereitet. Für die rektale Untersuchung benötigt man: Handschuhe, Fingerlinge, Gleitmittel, Haemoccult-Test, Zellstoff.

Die Untersuchung kann in Knie-Ellenbogen-, Steinschnitt- oder Seitenlage, aber auch im Stehen erfolgen (Abb. 14.4). Nach Vorbereitung des Haemoccult-Tests wird der behandschuhte und zusätzlich mit einem Fingerling überzogene Zeigefinger mit Gleitmittel befeuchtet.

Inspektion

Bei der ***rektalen Inspektion*** sieht man bei Patienten, die über ständigen Juckreiz in der Analregion klagen (Pruritus ani), diffuse Rötung, Nässen, Rhagaden oder auch trockene hyperkeratotische Haut oder Perianalthromben, die als dauernder Reiz zu einem akuten oder chronischen **Perianalekzem** führen. Es entsteht auch im Zusammenhang mit einem Hämorrhoidalleiden durch ungenügende Reinigung, Kratzen, Pilzinfektionen oder andere entzündliche Erkrankungen dieser Region und muß von dermatologischen Erkrankungen – Morbus Paget, Morbus Bowen – und dem Analkarzinom unterschieden werden. Nächtlicher analer Juckreiz kann Hinweis auf eine Wurmerkrankung sein.

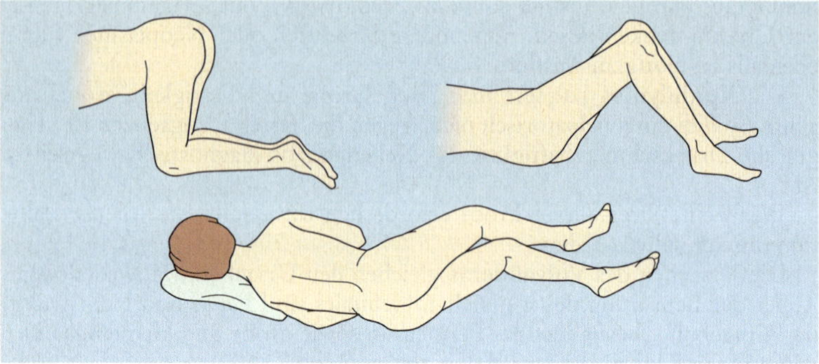

Abb. 14.**4** Lagen bei der rektalen Untersuchung; Knie-Ellenbogen-, Steinschnitt-, Seitenlage

Marisken nennt man hypertrophe Analfalten, die meist Endzustände abgelaufener perianaler Thrombosen oder chronischer Entzündungen sind, die Reinigung behindern, zu Juckreiz führen und ihrerseits Ursache eines Analekzems sein können. **Condylomata acuminata** sind Wucherungen, die in der Perianalregion, im Anus selbst und im Analkanal liegen können.

Etwa 75 % der **Analfissuren** finden sich in der dorsalen Kommissur, häufig von Marisken verdeckt. Akute Fissuren sind klaffende Läsionen der Analschleimhaut, die die darunterliegenden rötlichen Muskelfasern sichtbar werden lassen. Sie sind charakterisiert durch starke Schmerzen bei der Defäkation, die stundenlang anhalten können.

Dagegen haben **chronische Fissuren** verdickte oder auch unterminierte Ränder. Der Grund der Läsion besteht dann aus den weißlich verdickten und fibrosierten Fasern des M. sphincter ani internus. Beide Formen der Analfissur sind druckschmerzhaft und bluten leicht bei der Reinigung. Sie entstehen beim Durchtritt harter Stuhlballen oder als Folge einer oberflächlichen Thrombose im Analkanal. Laterale Fissuren sind immer verdächtig auf eine Enteritis regionalis.

Bricht ein Eiterherd durch, der meist von einer Analdrüse in den Morgagnischen Krypten ausgeht, dann spricht man von einer **Analfistel** (Abb. 14.**5**). Dabei entstehen zunächst ein perianaler Tumor und ein Spannungsgefühl und dann Eiter- und Sekretabgänge. Häufige Ursachen sind Infektionen der Analregion, Morbus Crohn und Colitis ulcerosa.

Inkomplette Analfisteln, die nicht nach außen durchbrechen, sondern Eiter in den Analkanal absondern, nennt man **Analabszesse.** Sie gehen mit erhöhtem Sphinktertonus und perianalem Tumor einher und sind sehr schmerzhaft. Im Gegensatz zur Analfissur setzen die Schmerzen erst mit einem deutlichen Intervall nach dem Stuhlgang ein und dauern dann mehrere Stunden. Anal-

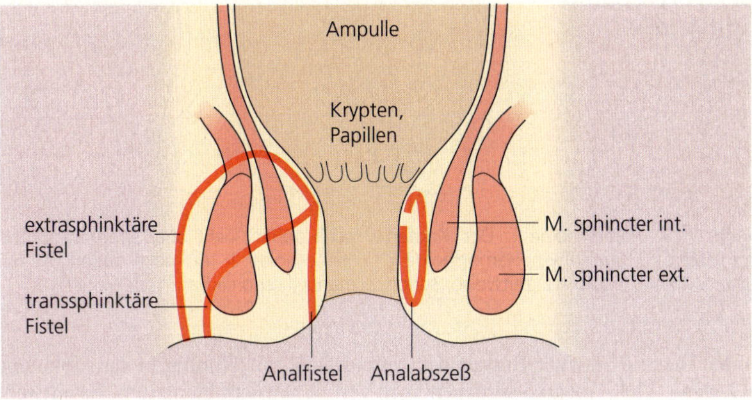

Abb. 14.**5** Schema der verschiedenen Verlaufsformen der Fistelgänge

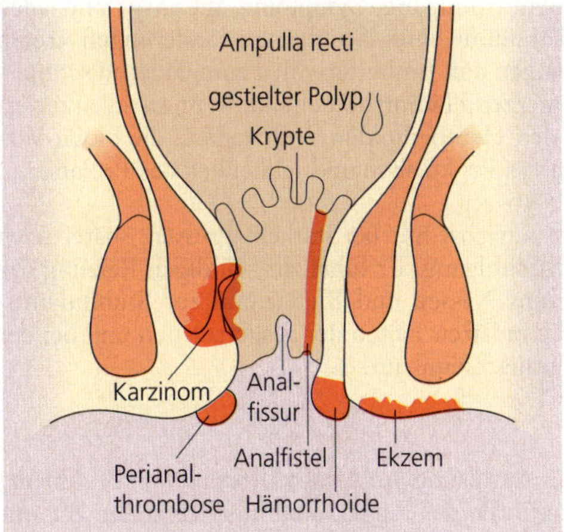

Abb. 14.**6** Schematische Darstellung der Analerkrankungen

abszesse entstehen meist als Folge nicht abgeheilter Analfissuren oder entzündeter Morgagnischer Krypten.

Bei der **Perianalthrombose** (Abb. 14.**6**) berichten die Patienten von akutem Druck- bzw. Spannungsgefühl und Schmerzen in der Analregion. Bei der Inspektion finden Sie als Ausdruck eines Hämatoms im perianalen Venenabflußgebiet einen bläulichen Knoten, der bei der Palpation druckschmerzhaft ist. Meist führen Pressen bei Obstipation, Lastenheben, Laxanziengebrauch

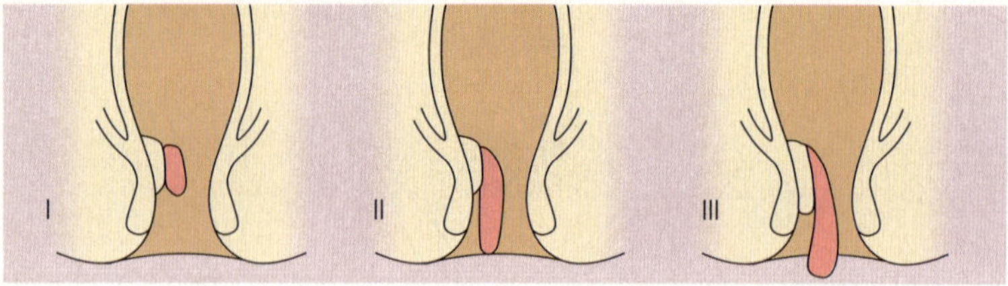

Abb. 14.7 Hämorrhoide I: Der Knoten prolabiert ins Darmlumen. Hämorrhoide II: Der Knoten prolabiert zeitweilig schon nach außen, geht aber spontan zurück. Hämorhoide III tritt nach außen, ist nur manuell reponierbar (nach *Neiger*)

oder Diarrhö zu einer Ruptur der Venenwände mit Blutung in das subkutane Gewebe. Viele Autoren sprechen auch von perianalem Hämatom. Es entsteht im Gegensatz zu Hämorrhoiden III dort, wo es sichtbar wird.

Typische Zeichen für **Hämorrhoiden** sind hellrote Blut- und Schleimabgänge mit dem Stuhl, Druckgefühl, Juckreiz, Perianalekzem, perianales Brennen sowie Schmieren nach dem Stuhlgang, Symptome, die insgesamt auch verdächtig auf ein Rektumkarzinom sind. Stuhlgangveränderungen treten ebenfalls bei beiden Erkrankungen auf. Im Unterschied zum dauernd schmerzenden Rektumkarzinom schmerzen Hämorrhoiden nur, wenn sie inkarzeriert sind. Man unterscheidet bei den Hämorrhoiden drei Stadien: die bloße Vergrößerung, das Prolabieren in das Proktoskop und schließlich das Prolabieren nach außen (s. Abb. 14.7).

Der **Darmprolaps** erfolgt zunächst nur bei starkem Pressen, später auch spontan und unabhängig vom Stuhlgang. Er führt zur ständigen Reizung der ausgetretenen Schleimhaut, zum Nässen und Bluten und zur Stuhlinkontinenz. Charakteristisch sind die radiären Falten der ausgetretenen und bei der Palpation dünn wirkenden Darmschleimhaut.

Palpation

Die ***Palpation*** beginnt mit der Auslösung des **Analreflexes** durch Berührung der perianalen Haut beim Einführen des Fingers und führt zu einem Zusammenziehen des Sphincter ani. Der **Sphinktertonus** des sich um den palpierenden Finger schließenden Sphinkter ist im Alter und beim Rektumkarzinom, bei Schleimhautvorfällen und Proktitis meist vermindert. Schlaffer Sphinktertonus ist besonders dann ein Hinweis auf neurologische Ursachen, wenn der Patient auch über Harninkontinenz als Zeichen einer Blasen-Sphinkter-Schwäche klagt. Der gegenteilige Befund kann aber auch durch Spasmen bedingt sein. Mit der digitalen Untersuchung beurteilen Sie das Darmlumen maximal bis zu einer Tiefe von 12 cm. Dabei können sich folgende pathologische Befunde ergeben:

- derbe Platten mit wallartigen Ulkusrändern, meist blutend, bei *Rektumkarzinom*
- weiche, elastische, gut verschiebliche Tumoren der Schleimhaut bei *Fibromen oder polypösem Adenom*
- multiple, weiche, kaum schmerzhafte Knoten bei inneren *Hämorrhoiden* (Abb. 14.7), die jedoch selten palpabel sind
- massive Tumoren, die die Darmwand von dorsal vorbuchten, bei *Chordom*, das bei der vaginalen Untersuchung durch Kotballen vorgetäuscht werden kann
- ventrale Tumoren bei Hämatokolpos, Scheidentampons oder Ringpessaren
- dorsale und ventrale Ein- bzw. Ausbuchtungen der Darmwand bei Zysto- und Rektozele *als Folge eines Descensus uteri.*

Bei der ***rektalen Untersuchung der Frau*** können Sie gleichzeitig bimanuell mit der rechten Hand vom Rektum und mit der linken Hand durch die Bauchdecken, Lage, Größe, Formveränderungen und Mobilität des Uterus beurteilen, die Adnexe sowie Veränderungen im Douglas-Raum palpieren.

Denken Sie daran, daß Kotballen (Skybala) besonders bei der Palpation durch die Bauchdecken oder bei der gynäkologischen Untersuchung Darmtumoren vortäuschen können.

Bei der ***rektalen Untersuchung des Mannes*** wird zusätzlich der **Befund an der Prostata** erhoben (Abb. 14.**8**). Beurteilt werden die Größe, Oberfläche und Konsistenz der Prostata, die Verschieblichkeit der Schleimhaut, die Abgrenzung der Prostata gegen das Nachbargewebe und ggf. tumoröse Veränderungen.

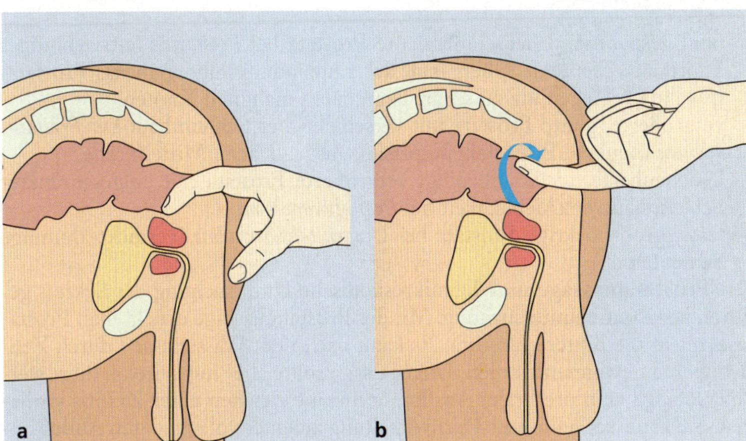

Abb. 14.**8 a** u. **b** Palpation der Prostata und des Darmlumens

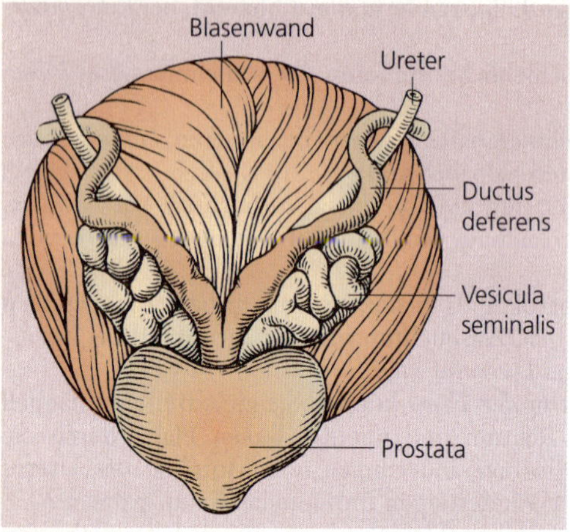

Abb. 14. **9** Harnblase und Samenblasen (nach *Gray*)

Die normale, kastaniengroße Prostata ist bei der Palpation gummiartig, etwas weicher als der angespannte Daumenballen und gut gegen die Umgebung abzugrenzen. Die Schleimhaut über der Prostata läßt sich leicht verschieben. Am kranialen Anteil können Sie, besonders bei gefüllter Harnblase, die querliegenden Samenblasen tasten (Abb. 14. 9), wenn sich pathologische Befunde ergeben:

- Erweichung durch chronische Infektion und/oder Mangel an Geschlechtsverkehr
- prall gespannte, druckschmerzhafte Prostata bei *Prostatitis* (eitrig-blutiges Exprimat); fließende Übergänge der Entzündungsränder in das Prostatagewebe im Gegensatz zu scharf begrenzten malignen Knoten
- vergrößerte, glatte Prostata mit verschieblicher Schleimhaut bei *Prostataadenom* (benigne Prostatahyperplasie); ausgeglichene Mittelfurche
- knochenharte, nicht unbedingt vergrößerte Prostata mit eingeschränkter Schleimhautverschieblichkeit bei *Prostatakarzinom*
- feste, grob-höckrige Prostata bei *Urogenitaltuberkulose* (verdickt-klumpige Samenblasen).

Die **Prostatamassage** und die mikroskopische Untersuchung des Sekrets gehören zur Routineuntersuchung. Mit der Prostatamassage drückt man Prostatasekret in die hintere Urethra. Es kann nach dem Wasserlassen durch Zentrifugieren gewonnen werden. Die Massage sollte aber nur durchgeführt werden, solange kein urethraler Ausfluß und keine Zeichen einer Zystitis vorliegen. Sie kann bei teilweiser Harnverhaltung zu einer vollständigen Abflußstörung Anlaß sein. Auch bei hoher Wahrscheinlichkeit für ein Karzinom oder nachgewiesenem Karzinom ist die Prostatamassage kontraindiziert.

Zur Prostatamassage wird der Rumpf bis zur Horizontalen vorgebeugt, Beine leicht seitwärts gestellt. Dann wird mit der Zeigefingerbeere mit einer rollenden Bewegung das Prostatagewebe in Richtung der Mittellinie komprimiert. Tritt aus der Urethra nicht spontan Sekret aus, läßt man den Patienten etwas Wasser lassen. Der mikroskopische Vergleich des Urins vor und nach der Prostatamassage gestattet diagnostische Schlußfolgerungen. Eine große Zahl von Leukozyten weist auf eine entzündliche Diagnose, säurefeste Stäbchen auf eine Tuberkulose hin.

Vergrößerte **Lymphknoten in der Inguinalregion** sind Zeichen entzündlicher Prozesse im Genitalbereich, z. B. Syphilis, Lymphogranuloma oder Gonorrhö. Außerdem metastasieren Tumoren des Penis und der distalen Urethra in die inguinalen Lymphknoten, Testestumoren nur dann, wenn sie das Skrotum erfaßt haben.

Am Handschuh verbleibender Stuhl ist für den Nachweis sichtbaren oder **okkulten Blutes** willkommen (Haemoccult-Test). Positive Reaktionen bedürfen der Kontrolle anhand anamnestischer Angaben, ob der Patient z. B. vor der Untersuchung Tatar, Blutwurst oder ähnliches gegessen hat, dann einer mehrfachen Wiederholung nach entsprechender Vorbereitung des Patienten und schließlich der proktoskopischen Abklärung.

14.7 Proktoskopie

Bei der digitalen Untersuchung müssen Sie auch den distalen Anteil des Rektums palpieren, der dem Proktoskop kaum zugänglich ist (Abb. 14.**10**).

Für die Frühdiagnose des Rektumkarzinoms soll die Proktoskopie Bestandteil jeder Routineuntersuchung bei Patienten über 40 Jahre sein. Das **vorbereitende Abführen** des Patienten mit einem Klistier 60–30 Min. vor der Untersuchung verkürzt zwar die Untersuchungszeit und erleichtert die ***Inspektion,*** führt aber auch zu erhöhter Durchblutung, Ödemen und Schleim-

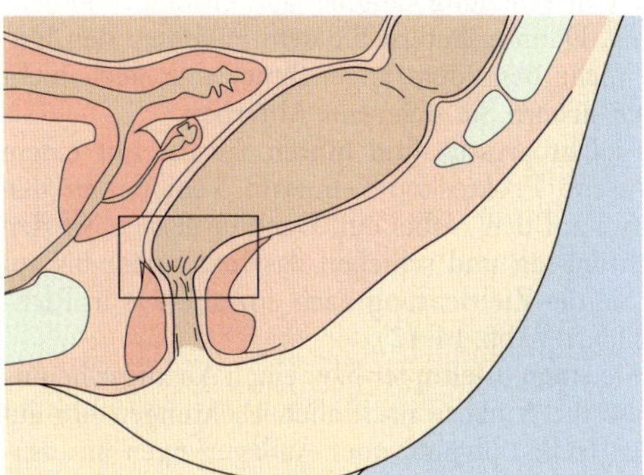

Abb. 14.**10** Der distale Anteil des Rektums ist der Rektoskopie kaum zugänglich

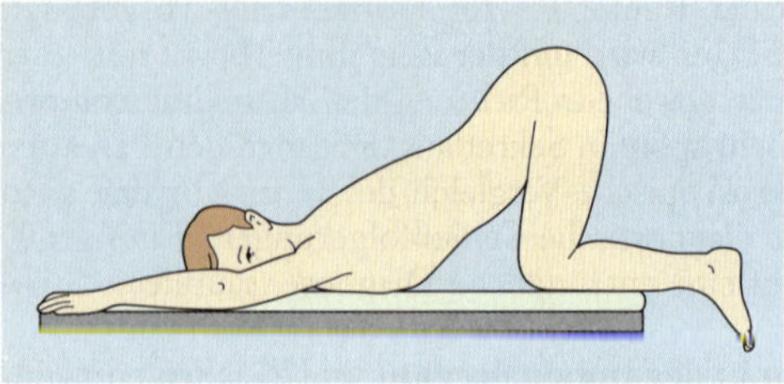

Abb. 14. **11** Untersuchungshaltung für Proktoskopie

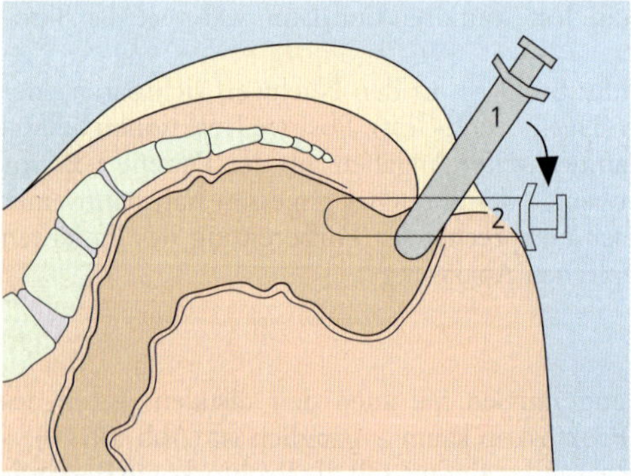

Abb. 14. **12** Zielrichtungen bei der Proktoskopie

absonderungen der Mukosa. Bei Verdacht auf entzündliche Erkrankungen soll das Abführen unterbleiben.

Für die Proktoskopie benutzen Sie einen Spezialstuhl oder der Patient kniet auf einem Untersuchungstisch und legt den Thorax flach auf (Knie-Brust-Lage) (Abb. 14. **11**). Die Untersuchung kann bei schwerkranken Patienten auch in Seitenlage erfolgen. Dann erläutern Sie dem Patienten den Untersuchungsvorgang als eine nicht besonders angenehme, aber auch nicht schmerzhafte Routine; dadurch sichern Sie sich seine Mitarbeit.

Lassen Sie den Patienten leicht pressen und führen Sie das mit einem Gleitmittel benetzte, geschlossene Proktoskop behutsam 5 cm tief in den Analkanal mit Zielrichtung etwa auf den Nabel ein. Dann entfernen Sie den Obturator, setzen die Beleuchtung an und schieben das Instrument bis auf etwa 12 cm Tiefe vor, wobei Sie die Zielrichtung nach dorsal etwas in Richtung auf die Wirbelsäule verändern (Abb. 14. **12**).

Falls erforderlich, müssen Sie einen Stieltupfer bzw. einen Absauger benutzen und können dann in Ruhe die Mukosa nach allen Richtungen hin auf Farb- und Formveränderungen (z. B. Polypen) oder Auflagerungen untersuchen. Dann ziehen Sie das Rektoskop langsam unter Sicht durch die Hämorrhoidalzone und den Analkanal zurück. Gleitmittel in der Unterwäsche erzeugt kein angenehmes Gefühl; deshalb müssen Sie die Analregion reinigen oder dem Patienten Gelegenheit geben, es selbst zu tun, bevor er sich wieder anzieht. Mit einer kurzen Information über das Untersuchungsergebnis schließen Sie die Untersuchung ab.

Die Dokumentation können Sie im Untersuchungsbogen auf S. 595 vornehmen.

14.8 Aufgaben für die Selbstkontrolle

1 Wann spricht man von einer Anurie, wann von einer Oligurie?
2 Wieviele Bakterien erwarten Sie mindestens bei einer Bakteriurie?
3 Wie unterscheiden sich blasennahe Uretersteinschmerzen von Schmerzen bei Harnverhaltung?
4 Wie unterscheiden Sie die Begriffe Dysurie und Strangurie?
5 Welche vier Begriffe werden unter dem Oberbegriff Miktionsstörungen zusammengefaßt?
6 Was verstehen Sie unter Pyurie?
7 Welche Unterscheidung gestattet die Zwei-Gläser-Probe?
8 Welche unteren Grenzwerte gelten für eine Mikrohämaturie?
9 Wodurch kann eine Hämaturie vorgetäuscht werden?
10 Welcher Grundsatz gilt für jede Hämaturie?
11 Warum erschweren entzündliche Erkrankungen der Niere die Palpation von dorsal?
12 Wie unterscheiden Sie renale und radikuläre Schmerzen im kostovertebralen Winkel?
13 Wie unterscheiden Sie die perkutorische Dämpfung über der Harnblase von der Dämpfung bei Aszites?
14 Erläutern Sie den Fluktuationstest.
15 Auf welche drei Indikationen beschränkt sich die instrumentelle urologische Untersuchung?
16 Welche drei Fehlerquellen bestehen bei der Urinuntersuchung?
17 Mit welchem Kunstgriff können Sie das beabsichtigte Wasserlassen des Patienten fördern?
18 Wie unterscheidet sich eine Hämoglobinurie von einer Hämaturie?
19 Wie unterscheidet sich die Pyurie von einer sonstigen Trübung?
20 Wie unterscheidet sich der Perkussionsschall über der gefüllten Blase von dem über dem Darm?
21 Worauf beschränkt sich im Rahmen der Allgemeinuntersuchung bei beschwerdefreien Patienten die Untersuchung der Genitalien?
22 Welche drei Beschwerdegruppen sind bei weiblichen Patientinnen typisch für Erkrankungen der Geschlechtsorgane?
23 Wie unterscheidet man eine primäre von einer sekundären Amenorrhö?
24 Wodurch unterscheiden sich Metrorrhagien von Menorrhagien?
25 Welcher Unterschied besteht zwischen der Infertilität und der Sterilität der Frau?
26 Worauf weisen mangelhafte oder fehlende Sekundärbehaarung hin?
27 Was ist eine Phimose?
28 Nennen Sie mindestens drei ausdrückliche Indikationen für eine rektale Untersuchung!
29 Definieren Sie den Begriff Marisquen!
30 Wo findet man Analfissuren gehäuft?
31 Wovon gehen Analfisteln meist aus?
32 Wohin sondern Analabszesse den Eiter ab?

33 Wodurch unterscheiden sich die Schmerzen des Analabszesses von denen bei Analfissur?

34 Welchen Inspektionsbefund erwarten Sie bei der Perianalthrombose?

35 Wodurch unterscheidet sich der Darmprolaps von hervorgepreßten Hämorrhoidalknoten?

36 Nennen Sie drei Veränderungen der Darmschleimhaut, die Sie palpieren können!

37 Wodurch können Darmtumoren vorgetäuscht werden?

38 Nach welchen fünf Gesichtspunkten wird die Prostata beurteilt?

39 Wie würden Sie Größe und Konsistenz der normalen Prostata beschreiben?

40 Wodurch können Sie sich bei der Proktoskopie die Mitarbeit des Patienten sichern?

41 Erläutern Sie die Einführung des Proktoskops in zwei Phasen!

Praktische Aufgaben

A Untersuchen Sie den eigenen Harn mit einer Zwei-Gläser- und einer Drei-Gläser-Probe!

B Perkutieren Sie bei sich selbst die stark gefüllte Blase als eine Dämpfung, die sich über dem Os pubis nach kranial erstreckt!

C Katheterisieren Sie mindestens zwei männliche und zwei weibliche Patienten. Im selbständigen Nachtdienst müssen Sie das können!

D Üben Sie das Erheben einer Regelanamnese auch in bezug auf die hier geschilderten Regelanomalien, einschließlich einer Sexualanamnese und eventueller Fertilitätsstörungen. Ihre anfängliche Scheu ist nur durch Übung zu überwinden!

E Lassen Sie sich in der Proktoskopie unterweisen und üben Sie die rektale Untersuchung und die Proktoskopie bei mehreren Patienten. Vergleichen Sie Ihre Ergebnisse mit den Ergebnissen des behandelnden Arztes!

15 Extremitäten und Wirbelsäule[1]

15.1 Lernziele

Im folgenden Teil erfahren Sie, wie man

- Beschwerden an Extremitäten und Wirbelsäule als Leitsymptome für die Diagnostik verwendet,
- die Neutral-0-Methode auf die Messung der Extremitäten anwendet,
- obere und untere Extremität mit Hilfe der Inspektion und Palpation beurteilt sowie Länge und Umfang der Extremitäten mißt,
- Abflußverhältnisse in den tiefen und oberflächlichen Beinvenen untersucht und Ödeme an der unteren Extremität einteilt,
- die Funktion der Wirbelsäule und der Extremitäten in bezug auf Statik und Beweglichkeit prüft und
- die Befunde dokumentiert.

Verwenden Sie die abschließenden Fragen für die Selbstkontrolle.

15.2 Extremitäten – Charakteristische Beschwerden

Gestörte Sensibilität

Zu den Zeichen gestörter Sensibilität gehört an den Extremitäten neben Kälte- und Taubheitsgefühlen das „Ameisenlaufen". Zeichen gestörter Sensibilität machen eine ausführliche neurologische Untersuchung erforderlich.

Paresen, Paralyse und Plegie

Paresen sind neurogene oder durch den Muskel selbst bedingte Muskelschwächen im Sinne unvollständiger Lähmungen. **Paralyse** nennt man die Unfähigkeit, einen Muskel überhaupt zu aktivieren. Sie ist Ausdruck einer vollständigen Lähmung. Mit **Plegie** bezeichnet man die Lähmung ganzer Gliedmaßenabschnitte oder einer ganzen Extremität. Die ausführliche Darstellung finden Sie bei der neurologischen Untersuchung auf S. 386. **Bewegungseinschränkungen** oder abnorme Beweglichkeit sind außerdem durch degenerative Veränderungen der Gelenke oder durch muskuläre Schäden oder durch Muskelkontraktur bedingt.

---

[1] Zur Veranschaulichung dieses Themas können Sie Teil 7 des Filmes „Die allgemeine ärztliche Untersuchung" benutzen (S. 13)

Extremitätenschmerzen

Lokale Extremitätenschmerzen entstehen am Ort pathologischen Geschehens, z. B. durch Verschluß von Arterien, Entzündung der Venen oder durch Trauma; ihre Ausbreitung erfolgt nicht segmental (s. auch kreislaufbedingte Extremitätenschmerzen, S. 249). **Radikuläre Extremitätenschmerzen** – meist vom Patienten als Reißen bezeichnet – folgen der sensiblen Innervation (S. 408), haben segmentale Ausbreitung und gehen in der Regel mit zusätzlichen neurologischen Veränderungen einher. In die Extremitäten **ausstrahlende Schmerzen** können im Sinne der Kurzschlußtheorie (S. 38) auf die Erkrankung bestimmter innerer Organe hinweisen.

Muskelschmerzen

Muskelschmerzen sind in Ausnahmefällen Zeichen einer Infektion wie beim Morbus Weil oder einer Grippe; in der Regel weisen sie auf Überbeanspruchung oder Versorgungsstörungen hin.

Muskelschmerz und Begleitsymptome Diagnostische Bedeutung

- besonders in den Waden, Ikterus, Hämorrhagien, Anämie, Bewußtseinsstörungen, Fieber, Hämaturie, Proteinurie bei *Leptospirosen (Morbus Weil)*
- besonders der Waden-, Rücken- und Oberschenkelmuskulatur, Kreatinin-Kinase erhöht bei *viraler Myositis*
- Armschwellung nach Trauma oder Überbeanspruchung in Extension oder Abduktion, verstärkte Venenzeichnung, Hautzyanose bei *Thrombose der V. axillaris*
- mit Parästhesien und Schmerzen in Schulter und medialem Arm, Händen, Pulsabschwächung bei Anheben der Arme und gleichzeitiger Kopfabwendung (Adson-Zeichen), Strömungsgeräusch über der Klavikel und in der Axilla bei *Scalenus-anterior-Syndrom*
- Parästhesien, brennende Schmerzen, Muskelatrophie, Paresen der kleinen Finger- und Fußmuskeln, verstärkt durch Flexion der Hand- bzw. Fußgelenke bei *Karpaltunnel-* bzw. *Tarsaltunnelsyndrom*
- Druckschmerz und Schwäche der Beine und des M. deltoideus, zunehmende Lähmungen, Schluckstörungen, schmerzhafte Gelenkschwellung, Arrhythmie bei *Polymyositis*
- wie Polymyositis, aber zusätzlich mit Erythem, bläulich, Lilaverfärbung und ödematöser Schwellung der Haut, akuter Verlauf bei *Dermatomyositis*
- schmerzhafte ödematöse Schwellung nach Fraktur mit fleckförmiger Osteoporose bei *Sudeck-Dystrophie*
- krampfartige Muskelschmerzen, Schwäche besonders der distalen oberen Extremität, Dysphagie, Sabbern, Muskelfibrillieren, Atrophie, Hyperreflexie, Beinspastik und Reflexabschwächung bei *amyotropher Lateralsklerose*
- in die obere Extremität ausstrahlende Schmerzen bei Herzinfarkt, Pleuritis, basaler Pneumonie, subphrenischem Abszeß, Cholezystitis und Pankreatitis
- arterielle Verschlußkrankheit

Durchblutungsstörungen

Klassisches Beispiel einer Durchblutungsstörung ist die Claudicatio intermittens, bei der der Patient nur noch abnehmend kurze Wegstrecken zurücklegen kann und dann durch Schmerzen im Bein gezwungen ist, abwartend stehenzubleiben, bis er ein Stück weitergehen kann (= „Schaufensterkrankheit"). Die

Lagerungsprobe* dient der Objektivierung der Beschwerde. Vergleichbare Schwäche und Schmerzen in der oberen Extremität sollten zu Faustschlußprobe, Allen-Test und Dauerbelastung (S. 262) Anlaß sein.

Knochenschmerzen

Extremitätenschmerzen durch Knochenkrankheiten, besonders Malignome, treten abgesehen von Erkrankungen des Knochenmarks bei der Leukämie, in der Regel nur in einem Knochen auf und gehen mit Auftreibung, Druck- und Erschütterungsschmerz einher. Charakteristischerweise werden Knochenschmerzen nachts stärker als am Tage wahrgenommen, durch Bewegung und Belastung mit Gewicht verstärkt, Kneifen der umliegenden Muskulatur führt nicht zur Verstärkung der Knochenschmerzen.

Knochenschmerz und Begleitsymptome Diagnostische Bedeutung

Akuter Knochenschmerz
- Vorliegen einer Infektion, meist mit Staphylokokkus, Fieber und Entzündungszeichen, lokaler Knochenklopf- und -druckschmerz im Gegensatz zu entzündlichen Gelenkerkrankungen nur auf einer Seite eines benachbarten Gelenkes, Schwellung, Bewegungseinschränkung und Erguß im benachbarten Gelenk möglich bei *akuter Osteomyelitis*

Chronischer Knochenschmerz
- Durchbruch von Eiter durch die Haut, Knochensequestrierung, überschießendes Granulationsgewebe bei *chronischer Osteomyelitis*
- schmerzhafte Knochenauftreibung und Spontanfrakturen bei *Neoplasma* oder *Metastasen* vorwiegend aus Mamma, Lunge, Prostata, Niere oder Thyreoidea
- vergrößerter Schädelumfang, Knochenverbiegungen, Kyphose, Genu varum, verkürzte und abgeflachte Wirbelknochen, normales Serumcalcium bei *Morbus Paget*
- sichtbare und palpable multiple zystische Knochenauftreibung, Muskelschwäche bei *Hyperparathyreoidismus* (= Ostitis fibrosa cystica generalisata)
- Spontanfrakturen als Komplikation im Rahmen des Klimakteriums, Inaktivitätsatrophie, Cortisontherapie, Hyperthyreoidismus, Osteogenesis imperfecta bei *Osteoporose*
- Kreuzschmerz, Muskelschwäche, Hypokalzämie, Karpopedalspasmus, Chvostek und Trousseau positiv bei *Osteomalazie*, z. B. im Rahmen einer renalen Azidose, Hyperparathyreoidismus, chronischer Pankreatitis, Sprue

15

Gelenkschmerz

Gelenkschmerz, der plötzlich auftritt und/oder mehrere Gelenke gleichzeitig befällt, bedarf besonders dann, wenn gleichzeitig eine Gelenkschwellung vorliegt, der konsequenten Abklärung.

Zur diagnostischen Zuordnung tragen außer der üblichen Differenzierung von Beschwerden folgende Gesichtspunkte bei:
- Plötzliches Einsetzen der Gelenkschmerzen, z. B. beim unglücklichen Aufstehen von einem Stuhl, kann auf einen Meniskusschaden hinweisen, die schleichende Entwicklung von Schmerzen im Laufe von Wochen eher auf eine Arthrose;

– je nach der Dauer sind akute Gelenkschmerzen, die in Tagen abklingen, eher Zeichen einer infektiösen Arthritis, chronische Gelenkschmerzen über Wochen und Monate treten z. B. im Rahmen eines chronisch-rezidivierenden Lumbalsyndroms auf;
– die Beschränkung der Schmerzen auf ein Gelenk läßt eher an lokale Ursachen – Trauma – oder Infektion denken, der Befall mehrerer Gelenke an ein rheumatisches Fieber oder an die chronische Polyarthritis.

Versuchen Sie möglichst präzise zu unterscheiden, ob es sich um Schmerzen in Gelenken oder an Sehnen oder Muskeln der Nachbarschaft handelt, z. B. um schmerzhafte Muskelursprünge am Epicondylus lateralis (humeri).

Häufige ***Begleitbeschwerden*** bei Gelenkerkrankungen sind Spannungsgefühle über den Gelenken, das Gefühl der Steifigkeit, besonders morgens, und zunehmende Unbeholfenheit. Unterscheiden Sie bei **Gelenkschwellungen:**
– schmerzlose Gelenkauftreibungen durch ossären Anbau (Exostosen),
– bei längerer Beanspruchung schmerzhafte Schwellung im Rahmen einer Arthrose,
– druckschmerzhafte Gelenkschwellung bei chronischer Arthritis,
– spontan-schmerzhafte Entzündung mit Rötung und vermehrter Wärme bei akuter Gelenkentzündung, z. B. infektiöser Arthritis.

Schwerpunkte der Befunderhebung
– bei Beschwerden der Wirbelsäule: Beinlängen, Haltungs- und Stellungsanomalien, Nerven, Muskelverspannungen;
– bei Beschwerden an den Extremitäten: Nerven, Durchblutung.

Den Verlauf einer Gelenkerkrankung können Sie nur beurteilen, wenn Sie Bewegungseinschränkungen in Winkelgraden messen und dokumentieren. Eine schematische Dokumentationshilfe finden Sie im Untersuchungsbogen auf S. 596.

Gelenkschmerz und Begleitsymptome Diagnostische Bedeutung

Akut einsetzende Gelenkschmerzen
- plötzliche, schmerzhafte Schwellung, zunächst meist distaler Gelenke, deutliche Entzündungszeichen, Fieber bei *Gicht* (Hyperurikämie)
- Fieber, Entzündungszeichen, Erguß; Blut, Sputum oder Abszeß als Quelle, bei *Infektarthritis,* z. B. Gonorrhö (Punktion, Aspiration, Kultur)
- Purpura, Urtikaria, Fieber, Bauchschmerz, Hämaturie, gastrointestinale Blutung bei *Purpura Schönlein-Henoch*
- wandernder Schmerz in großen Gelenken, Karditis mit präkordialem Schmerz und Geräuschen, Bauchschmerz, Erythema marginatum, subkutanen Knoten, Chorea, vorangegangener Streptokokkeninfektion bei *rheumatischem Fieber*
- Neigung zu Hämatomen, Menorrhagie, intensive Blutung nach Trauma, Petechien/Ekchymosen, Thrombozytopenie bei *thrombozytopenischer Purpura Moschcowitz*
- entzündlicher Befall peripherer Gelenke, vergleichbar aber weniger intensiv als bei der Gicht, Calciumpyrophosphat-Dehydrat-Kristalle in der Synovialflüssigkeit bei *Chondrokalzinose* (= Pseudogicht)

- starke Blutung nach Trauma, Hämatome, Nasenbluten, Hämaturie, gastrointestinale Blutungen, Hämarthrosen bei *Hämophilie*
- rote Makula oder Papeln mit zentraler Aufhellung, Fieber, Schüttelfrost, Kopfschmerz, Nackensteifigkeit, Lymphadenome, wandernde Polyarthritis bei *Lyme disease*

Allmählich einsetzende Gelenkschmerzen

- Erbrechen, Verstopfung, Nykturie, Polyurie, Polydipsie, Bauchschmerz bis Ileus, Gewichtsabnahme, Parästhesien, Knochenschmerzen, Taubheit, Hypotonie bei *Hyperparathyreoidismus* (Calcium und PTH vermindert)
- zunächst tiefer Rückenschmerz, Schmerz in den Iliosakralgelenken, Morgensteifigkeit der Wirbelsäule, Muskelspasmen, Bewegungseinschränkungen, Kyphose bei *Spondylitis ankylopoetica* (= Morbus Bechterew)
- isometrischer Befall der distalen Interphalangealgelenke, bräunliche Papeln und Plaques mit silbriger Schuppung über rotem Untergrund mit Blutpunkt besonders der Kopfhaut und hinter den Ohren beginnend. Ölflecken der Fingernägel bei *Psoriasis*
- intermittierende Bauchschmerzen im RUQ, Darmauftreibung, Borborygmi, breiige Diarrhö, Gewichtsabnahme, Entzündungszeichen bei *Enteritis regionalis*
- intermittierende Bauchschmerzen meist im LUQ, Erleichterung durch Stuhlgang, Tenesmen, blutig-schleimig-eitrige Diarrhö, Entzündungszeichen bei *Colitis ulcerosa* (Biopsie)
- nicht bakterielle Urethritis, Konjunktivitis, asymmetrischer Befall mehrerer Gelenke, besonders der unteren Extremität, Fieber, oberflächliche Ulzera der Mundschleimhaut und der Zunge und der Glans penis, Hyperkeratose über den befallenen Gelenken bei *Reiter-Syndrom*
- wiederkehrende Iridozyklitis mit Hypopyon, schmerzhafte Ulzera der Mundschleimhaut und der Genitalien, Befall der großen Gelenke, Thrombophlebitis, Abdominalbeschwerden wie bei der Colitis ulcerosa bei *Behçet-Syndrom*
- bei Kindern und Jugendlichen Fieber, Perikarditis, Pleuritis, Befall der großen Gelenke, Lymphadenome, Hepatosplenomegalie bei *Morbus Still*
- Morgensteifigkeit, symmetrischer Gelenkbefall, besonders der kleinen Gelenke, Bewegungsschmerz, Schwellung, gelenknahe subkutane Knoten, Ulnardeviation im chronischen Zustand, Pleuritis, Perikarditis bei *rheumatoider Arthritis* (Rheumafaktor)
- ungleichmäßiges Fieber, Schmetterlingserythem, Photosensibilität, Lymphadenome, Polyarthralgie, Pleuritis, Perikarditis, Bauchschmerzen, Proteinurie bei Lupus erythematodes
- Polyarthralgie, Raynaud-Phänomen, Verdikkung der Haut der Akren, Verlust der Hautzeichnung, Schluckbeschwerden, Maskengesicht, Reibegeräusche über den Gelenken, besonders den Knien, Flexionskontraktur der Fingergelenke, trophische Ulzera, Dyspnoe bei *Sklerodermie*
- Fieber, Gewichtsabnahme, periorbitales Ödem, Muskelatrophie, Exanthem, Polyarthralgie bei *Dermatomyositis*
- nichtentzündliche Knochen-, Knorpel- oder Synoviaschwellung der Gelenke oder in Gelenknähe bei *Gelenktumor oder Gelenkmetastasen*
- bläulich verfärbte Ohrmuscheln und Skleren, Polyarthritis, dunkelgefärbter Urin, besonders wenn er gestanden hat und Alkali zugesetzt wird, bei *Alkaptonurie* (= Ochronose) (Biopsie)
- bronzefarbene Haut, besonders in den Beugefalten, Polyarthritis, Gewichtsverlust, Bauchschmerz, Hepatomegalie, Kadiomegalie, Rechtsinsuffizienz*, Arrhythmie, Testesatrophie bei *Hämochromatose* (Biopsie)
- Makroglossie, Lymphadenopathie, Hepatomegalie, Splenomegalie, Kardiomegalie, Polyarthritis, Hypertonie, Purpura, Nephrose bei *Amyloidose* (Biopsie)

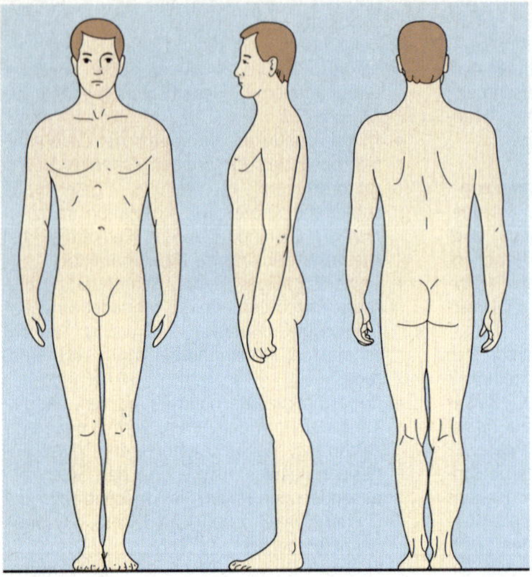

Abb. 15. **1** Ausgangsstellung = Neutral-0-Stellung:

- **stehend,**
- **Blick nach vorn,**
- **Daumen nach vorn,**
- **parallel geschlossene Füße**

15.3 Allgemeine Meßtechnik

Für die **Beweglichkeitsmessung** der Gelenke benutzt man die **„Neutral-0-Methode“**, d.h., die gemessenen Winkel beziehen sich auf die in Abb. 15. **1** dargestellte anatomische Normalstellung.

Mit **Neigungsmessungen** bestimmt man die Beweglichkeit gegenüber der Senkrechten bzw. Waagerechten. **Längenmessungen** erfolgen zwischen gut definierbaren Bezugspunkten, meist Knochen. Das praktische Messen der Gliedmaßen und Gelenke schildern wir bei den einzelnen Regionen.

15.4 Die Untersuchung der oberen Extremität

Inspektion

Bei der ***Inspektion*** der oberen Extremität beurteilen Sie die Haut und **vergleichen** Größe und Umfang beider Arme und Hände, die z.B. durch Lähmungen oder Frakturen seitenverschieden sein können. Narben beschreiben Sie nach Ort, Länge, Form und Empfindlichkeit.

Formabweichungen der Gelenke können auf angeborenen Mißbildungen beruhen. Sie entstehen auch als Konturveränderungen des Schultergelenkes bei Schulterluxation oder Axillarislähmung, als Abnahme des Profils bei Muskelatrophie, z.B. durch Inaktivität, oder als Vergrößerungen bei Akromegalie. Verformungen des Handgelenks können z.B. durch Ganglien oder chronische Arthritis bedingt sein, Schwellungen, z.B. durch fluktuierende intraartikuläre

Ergüsse, eindrückbare, aber nicht verschiebliche Weichteilentzündungen oder stabile Knochentumoren.

Die drei charakteristischen Symptome für die **Luxation** sind Gelenkdeformierungen, schmerzhafte Funktionsstörungen und „federnde Fixation" durch abnorme Bänder- und Muskelanspannung.

Zu den 10 **klassischen Frakturzeichen** gehören

- 5 sichtbare Symptome:
  Achsenknick, Seitenverschiebung, Seitenverschiebung mit Kontraktur, Distraktion, Rotation und
- 5 nicht sichtbare Symptome:
  eingeschränkte Beweglichkeit (= Functio laesa), Druckschmerz, passiver Bewegungsschmerz, Knochenreiben (= Crepitatio, deren diagnostische Auslösung meist überflüssig ist) und abnorme Beweglichkeit des distalen Anteils der betroffenen Extremität.

Farbveränderungen an den Extremitäten sind z. B. die gefürchteten „roten Streifen der Blutvergiftung" als Zeichen entzündeter Lymphbahnen, die wächserne Blässe beim Raynaud-Syndrom (= anfallsartige Gefäßkrämpfe, besonders der Hände) oder z. B. die Schwellung und Rötung entzündeter Gelenke bei Gichtanfällen oder rheumatischem Fieber. Zyanose oder Marmorierung sprechen für Gefäßerkrankungen, auf die auch die atrophische[2] Entfältelung der Haut bei arteriellen Durchblutungsstörungen hinweist. Ein Palmarerythem finden Sie als diffuse Rötung bei chronischen Lebererkrankungen besonders deutlich am Daumen- und Kleinfingerballen und an der Palmarseite der Endglieder der Finger; ein atrophischer Daumenballen kann auf ein Karpaltunnelsyndrom (Druck auf den N. medianus) hinweisen. Verstärkte Braunpigmentierung ist ein Zeichen für Morbus Addison oder Hämochromatose.

Form- und Haltungsveränderungen der Hand sind die Beugekontraktur des IV. und V. Fingers mit Grübchen in der Hohlhand als Zeichen für die Dupuytren-Kontraktur. Typisch für eine Radialisparese ist die Fallhand (Abb. 15.**2**). Die sogenannte Schwurhand entsteht beim Faustschlußversuch, wenn der N. medianus gelähmt ist (Abb. 15.**3**). Die Ulnarisparese führt zur Krallenhand.

Schon die Begrüßung des Patienten bietet Ihnen diagnostische Hinweise, z. B. die Art des Händedrucks, die feuchte Hand bei der Hyperthyreose, die schlaffe Hand bei neurologischen oder muskulären Erkrankungen des Armes oder die strangförmig indurierte Kontraktur der Palmaraponeurose (Dupuytren) bei chronischen Lebererkrankungen oder bei Arbeitern, die mit Preßluftwerkzeug umgehen.

Eine verstärkte Venenzeichnung am **Handrücken** läßt auf eine Herzinsuffizienz oder obere Einflußstauung schließen, wenn die Venen auch an der über das Herzniveau erhobenen Hand hervorspringen.

---

2 Trophik = Ernährung

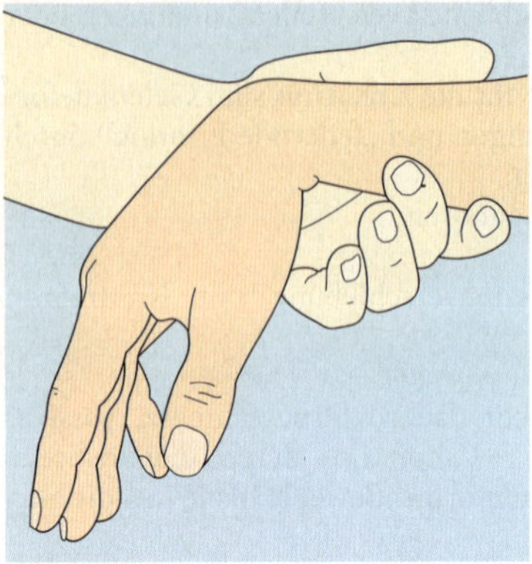

Abb. 15.**2** Fallhand bei Radialisparese

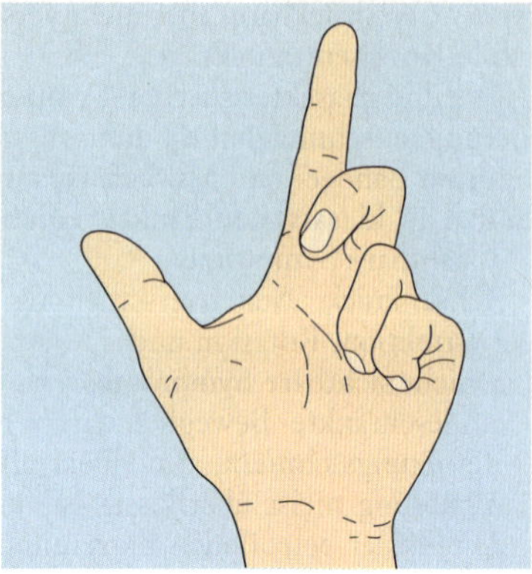

Abb. 15.**3** Schwurhand bei Medianusparese

Achten Sie auf **Formveränderungen der Finger,** wie Trommelschlegelfinger als Zeichen chronischer kardiopulmonaler und gastrointestinaler Erkrankungen, aber auch für Myxödem und Dysproteinämie,

Verformungen der **Fingergelenke,** z.B. durch Gicht oder degenerative Heberden Knoten an der Dorsalseite der distalen Interphalangealgelenke,

Stellungsanomalien, wie die Ulnardeviation oder die sog. „Schwanenhalsdeformität" der Finger bei rheumatoider Arthritis, die den Faustschluß und den Spitzgriff zum Halten eines Schreibwerkzeuges, aber auch den Schlüsselgriff unmöglich machen,

pathologische Bewegungen, wie das deutliche Zittern der gespreizten Finger bei der Hyperthyreose oder der Intentionstremor bei multipler Sklerose.

Farbveränderungen der Nägel:

Blasse, opake Nägel (= „Weißnägel") mit flacher, brückenförmiger Wölbung, aber erhaltenem Falz und fehlenden Lunulae bei Leberzirrhose, Nephrose und anderen Ursachen einer Hypalbuminämie, meist gemeinsam mit parallel zur Lunula verlaufenden weißen Streifen;

weiße Nägel oder "half and half nails" (= weiße proximale Nagelzone ohne Lunula waagerecht abgesetzt gegen eine rötliche distale Zone) bei Niereninsuffizienz und bis zu 20% aller Urämiefälle;

weißfleckige Nägel als Zeichen einer Eisenmangelanämie, gelblich schimmernde „Ölflecken" im Nagelbett als charakteristisches Symptom der Psoriasis;

längs verlaufende, **braun-streifige** Verfärbungen der Nägel können Zeichen eines auswachsenden Hämatoms sein (Benzidinprobe); unscharf abgegrenzt weisen sie auf ein Melanom hin, das im Spätstadium mit Pigmentie-

Veränderungen der Nägel und des Nagelbettes
Diagnostische Bedeutung

Formveränderungen

- Abgekaute Fingernägel sollten mindestens beim Erwachsenen Anlaß zu einer psychologischen Exploration sein
- Uhrglasnägel, den Ausgleich der proximalen Nagelbettfurche = Nagelfalz durch Hyperplasie und Hypertrophie des Bindegewebes im Nagelbett, findet man bei chronischen Herz- und Lungenerkrankungen sowie Colitis ulcerosa und Enteritis regionalis. Sie können Frühzeichen eines Bronchialkarzinoms sein, sich bei schweren akuten Lungenschäden – Ertrinken oder Kohlenwasserstoffinspiration – innerhalb von zwei Wochen entwickeln, bilden sich aber nach Behebung des Schadens wieder zurück. Messung nach dem Waring-Index: Fingerdicke in der Mittellinie in Höhe der Nagelbettfalte/distales Interphalangealgelenk größer als 1,0
- Nagelverdickungen und -eintrübung bei Mykosen, die gleichzeitig mit Abhebung und/oder Zerstörung der Nagelplatte einhergehen. Grübchen, oft fälschlicherweise als Tüpfelung bezeichnet, weisen ebenso wie fleckige Nägel (= Ölflecken) auf eine Psoriasis hin
- schmutzig-gelbe Verfärbung und Verdickung sehr langsam wachsender Großzehennägel findet man bei der primären Onychodystrophie. Sie beruht in erster Linie auf Durchblutungsstörungen bei Arteriosklerose, Diabetes, starken Rauchern und Endangiitis obliterans und ist in vielen Fällen nur mit der Kultur von der Onychomykose zu unterscheiden
- subunguale Splitterblutungen kommen bei Psoriasis und Trichinose vor und sind gemeinsam mit anderen Zeichen einer hämorrhagischen Diathese (S. 94) Zeichen für Morbus Osler
- dünne und spröde Nägel beim Morbus Raynaud
- Querrillen als Zeichen gestörter Nagelproduktion (Beau-Reil-Furchen), z. B. nach Infektionskrankheiten wie Typhus oder Malaria und nach Schockzuständen

rung der periungualen Haut, Nageldystrophie und Schmerzen einhergeht. Braune Nagelstreifen findet man auch bei Morbus Addison, Malabsorption und bei pigmentbildenden Pilzen.

Das **Nagelbett** anämischer Patienten ist blaß. Dunkelrot oder bläulich wirkt es bei Polyzythämie, zyanotisch bei Herzfehlern mit Rechts-links-Shunt. „Splitterblutungen" unter den Nägeln können Zeichen einer Endocarditis lenta sein. Besonders ausgeprägte Kapillarpulse unter den Fingernägeln weisen auf eine Aorteninsuffizienz hin.

Palpation

Zu jeder ***Palpation* der oberen Extremität** gehört eine Untersuchung der Axilla. **Schweißdrüsenabszesse** unterscheiden sich durch ihre Schmerzhaftigkeit von axillären **Lymphknotenvergrößerungen,** die beispielsweise bei Mammakarzinom oder bei entzündlichen Veränderungen am Arm auftreten können (vgl. Abb. 10.**8**, S. 200). Im Bereich der Ellenbeuge sind tastbare Lymphknoten selten und abgesehen von Entzündungen, Zeichen einer generellen Erkrankung des lymphatischen Apparates wie bei Morbus Hodgkin. Subkutane **Rheumaknötchen** findet man am Ellenbogengelenk dorsal über der Ulna oder im Bereich des Handgelenkes.

Für die Beurteilung der **Durchblutung** palpieren Sie den Puls und ggf. den Arterienverlauf sowie seitenvergleichend die Hauttemperatur beider Arme.

Auskultation

Besonders bei älteren Patienten gelingt die ***Auskultation*** von Gelenkgeräuschen meist schon ohne Stethoskop. Reibegeräusche (= Crepitatio) entstehen gehäuft über dem Skapulohumeralgelenk und sind Zeichen degenerativer Veränderungen.

Funktionsprüfung

Die Bewegungen des Patienten im Sprechzimmer oder im Krankenbett (Entkleiden, Hinlegen, Hochziehen der Bettdecke, Aufsitzen usw.) geben Einblick in die ***Funktion*** der oberen Extremität, deren Beweglichkeit dauernd, z. B. durch Traumafolgen, Ankylose und Degeneration oder vorübergehend durch Ergüsse, Muskelspasmen, freie Gelenkkörper, eingeschränkt sein kann und die der Messung bedarf.

Mit den folgenden Kurzuntersuchungen des **Schultergelenkes** können Sie sich einen Überblick über die Funktion verschaffen:

Der **„Schürzengriff"** prüft die Innenrotationsfähigkeit mit höchstmöglicher Verschränkung der Arme auf dem Rücken.

Der **Nackengriff** dient der Prüfung der Außenrotation. Dabei führt der Patient beide Handinnenflächen zum Hinterkopf, wobei die Ellenbogen die Bewegung möglichst weit nach hinten mitmachen sollen.

Voraussetzung für die Durchführung des **Spitzgriffes** zum Halten eines Kugelschreibers ist neben der intakten Innervation die funktionsfähige Beugemuskulatur. Ähnlich wie der Gang zeigt eine **Schriftprobe** mit Namen, Wohnung und Datum oder das Ordnen der Haare die Koordination komplexer Bewegungsabläufe.

Messungen an der oberen Extremität

Der **Bewegungsspielraum im Schultergelenk** geht über halbkugelförmige Bewegungen hinaus (Abb. 15.**4**).

Gemeinsam mit den Bewegungen im Schultergürtel ergeben die Bewegungen im Schultergelenk die Gesamtbeweglichkeit des Armes gegenüber dem Thorax. Mit der beidseitigen Prüfung vermeiden Sie ein Ausweichen des Oberkörpers zur einen oder anderen Seite.

Als **Besonderheit bei der Vertikalbewegung** ist zu berücksichtigen, daß bei Abduktion und Adduktion die Arme in der Frontalebene nach der Seite oder körperabwärts bewegt werden. Die Abduktion über 90° hinaus ist nur möglich bei gleichzeitiger Außenrotation im Schultergelenk und Drehung des Schulterblattes. Wenn Sie die Mitbewegung verhindern wollen, müssen Sie das Schulterblatt manuell fixieren.

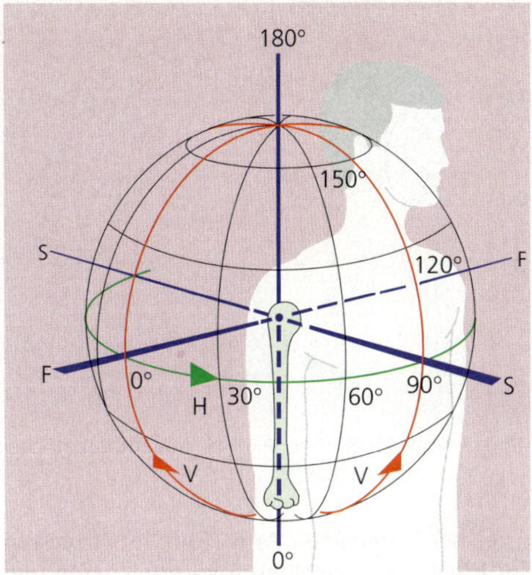

Abb. 15.**4** Bewegungsachsen und Richtungen am Schultergelenk: Vertikalbewegung (V) um die Frontalachse (F), Horizontalbewegung (H) in der Transversalebene, Rotationsbewegung um die Längsachse des Oberarmes nicht eingezeichnet (Abb. 15.**4**–15.**12** nach *Debrunner*)

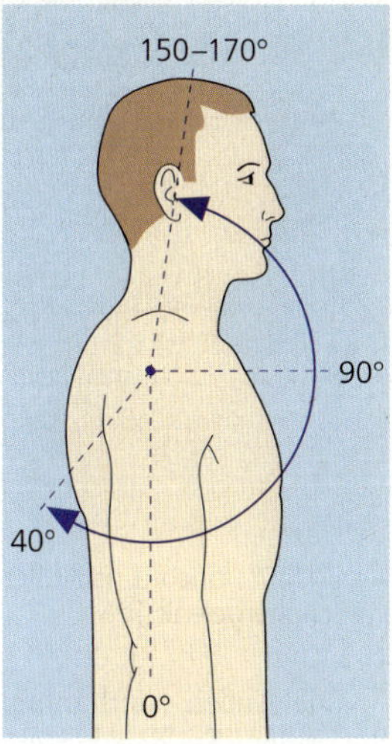

Abb. 15.**5** Vertikalbewegungen im Schultergelenk

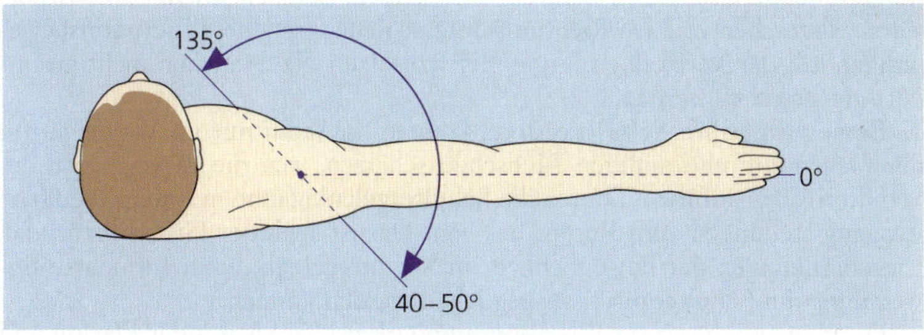

Abb. 15.**6** Horizontalbewegungen im Schultergelenk

Vorheben und Rückheben des Armes (Abb. 15.**5**) erfordern über die Horizontale hinaus eine Rotation und eine Drehung des Schulterblattes.

Horizontalbewegungen des Armes im Schultergelenk (Abb. 15.**6**) führt der Patient in der Seithalte um die Vertikalachse des Körpers aus. Bei der Rotationsbewegung im Schultergelenk entspricht die Neutral-0-Stellung **nicht** der anatomischen Normalstellung.

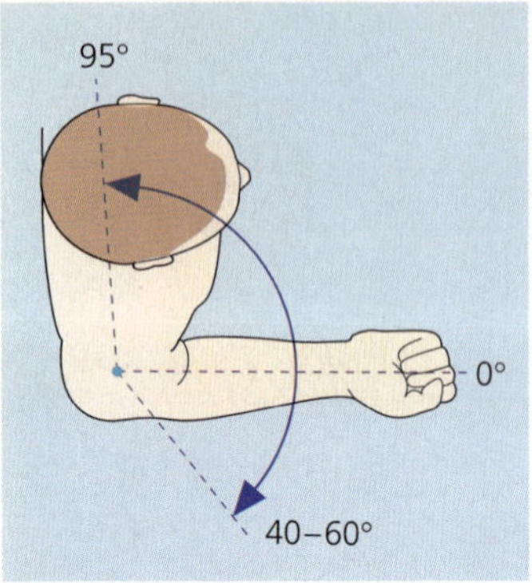

Abb. 15.**7** Innen- und Außenrotation im Schultergelenk

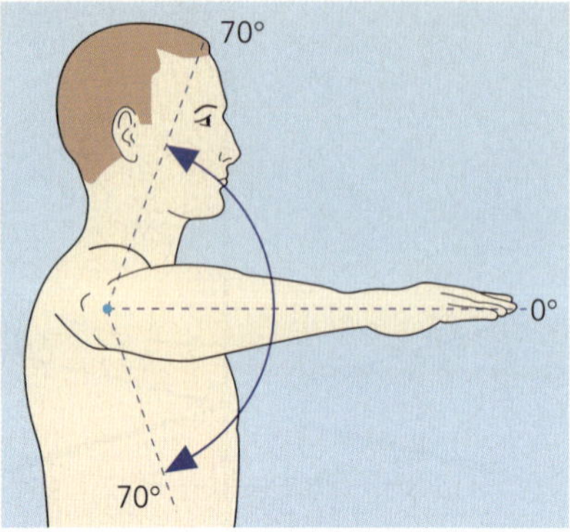

Abb. 15.**8** Innen- und Außenrotation bei abduziertem Arm

Die Außen- und Innenrotation bei hängendem Arm (Abb. 15.7) messen Sie, indem Sie den Unterarm im Ellenbogengelenk nach vorn flektieren und als „Zeiger" benutzen. Die maximale Einwärtsdrehung reicht bis zu „Hand auf dem Rücken".

Mit abduziertem Arm (Abb. 15.**8**) können Sie ebenfalls die Außen- und Innenrotation bestimmen. Auch hier dient der flektierte Unterarm als „Zeiger".

Das Heben des Armes (Elevationsbewegungen) ist in verschiedenen Richtungen möglich: seitlich, vorwärts, vorn seitlich, hinten seitlich, vorn körperwärts. Abgesehen von den Richtungsunterschieden sind diese Elevationsbewegungen mit der Vertikalbewegung gleichzusetzen. Sie brauchen nicht gesondert gemessen zu werden.

Bewegungen im Schultergürtel können Sie meist nur im Vergleich mit der Gegenseite und anderen Menschen schätzen, weil die Bewegungen des Schulterblattes auf dem Thorax die Schultergelenkpfanne in unterschiedliche Ausgangsstellungen zum Rumpf bringen. Das ist auch der Grund dafür, daß Einschränkungen der Beweglichkeit im Schultergelenk durch vermehrte Bewegungen im Schultergürtel ausgeglichen werden können.

Die **Beweglichkeit im Ellenbogengelenk** prüfen Sie mit der Flexion und Extension (Abb. 15.**9**) sowie der Pro- und Supination mit angelegtem Oberarm und 90° flektiertem Ellenbogengelenk, wobei der Daumen als Zeiger nach kranial gerichtet wird (Abb. 15.**10**). Frauen erreichen bei einer Extension über die Neutral-0-Stellung hinaus bis zu 15°.

Für die Messung der **Handgelenkbeweglichkeit** (Radioulnar- und Handwurzelgelenke) benutzt man den Winkel zwischen Unterarmachse und Metakarpale III und prüft Flexion und Extension (Abb. 15.**11**) sowie die radiale Adduktion und die ulnare Abduktion (Abb. 15.**12**).

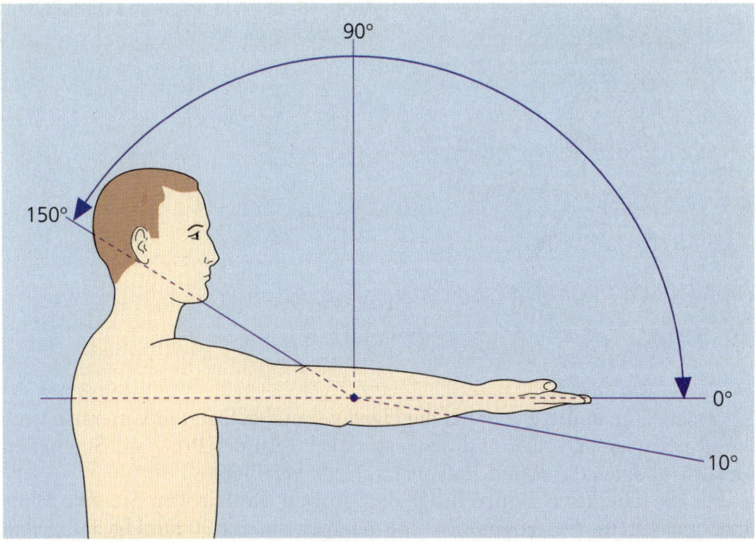

Abb. 15. **9** Flexion und Extension des Ellenbogengelenkes

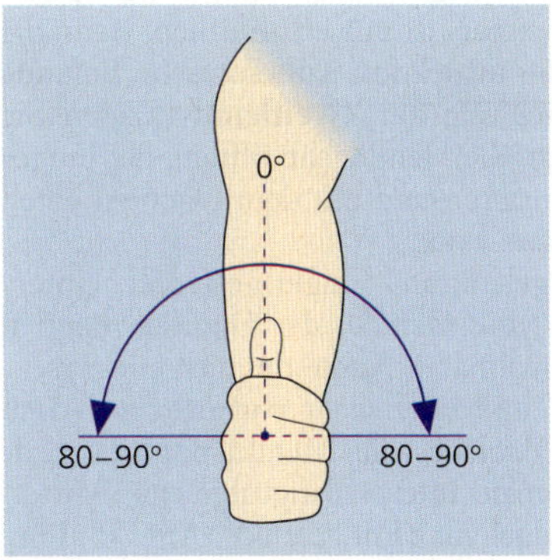

Abb. 15. **10** Pro- und Supination des Unterarms

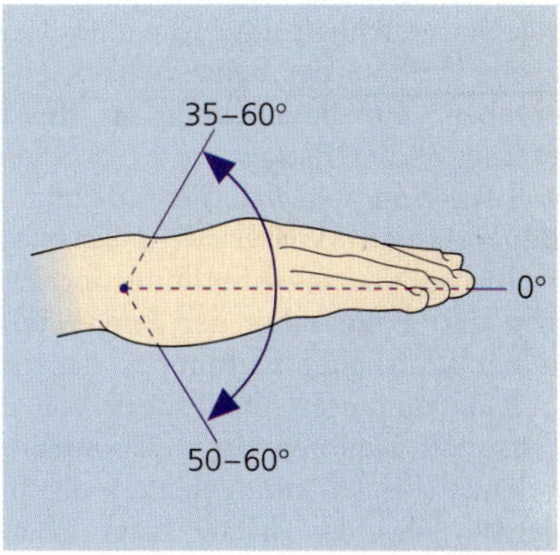

Abb. 15. **11** Extension und Flexion des Handgelenkes

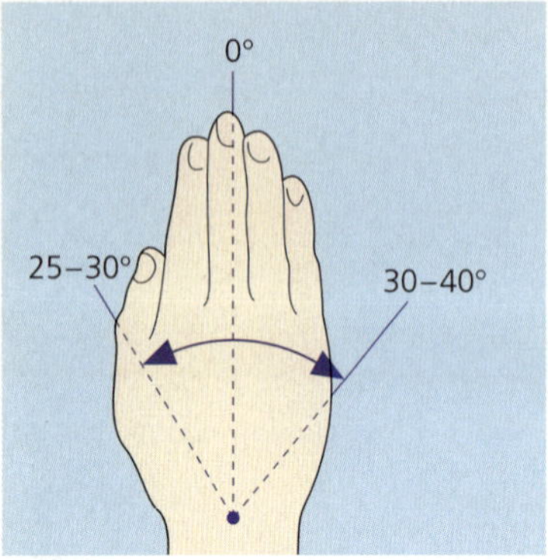

Abb. 15.**12** Adduktion und Abduktion des Handgelenkes

Dazu läßt man den Patienten die Hand gegen den fixierten Unterarm nach dorsal und palmar, radial und ulnar abwinkeln. An der Pro- und Supination sind Ellenbogengelenk und Radioulnargelenk beteiligt.

Für die **objektive Beurteilung der groben Kraft** rollen Sie eine Blutdruckmanschette fest zusammen und pumpen sie auf 30 mmHg auf. Dann lassen Sie den Patienten die Hand maximal zusammendrücken und messen den Druckanstieg. Die Durchschnittswerte beim Mann betragen 120, bei der Frau 80 mmHg.

Eine Messung des jeweiligen **Gelenkumfangs** und der aktiven bzw. passiven Beweglichkeit mit Hilfe eines Goniometers ist nur erforderlich, wenn die grobe Prüfung der Beweglichkeit oder die Inspektion pathologische Befunde ergeben. Zur Beurteilung der **Beweglichkeit der Greifhand** müssen Sie prüfen, ob der Patient die Faust schließen, die Handfläche öffnen, die Finger voll spreizen, den Daumen ab- und adduzieren und mit dem Daumen einen Bogen bis zur Wurzel des V. Fingers bilden kann.

In der Neutral-0-Stellung sind Handgelenk und Finger gestreckt. Unterarm und Längsachse der Finger bilden eine Gerade; der Daumen liegt in seiner natürlichen Haltung an der mediopalmaren Kante des Zeigefingers.

Man numeriert die **Finger** von I–V und untersucht von proximal nach distal am Daumen das Karpometakarpalgelenk, die Metakarpophalangealgelenke (Fingergrundgelenke), das proximale Interphalangealgelenk (Mittelgelenk) und das distale Interphalangealgelenk (Endgelenk) (Abb. 15.**13** u. 15.**14**).

Am **Daumen** bestimmt man den Abduktionswinkel (Abb. 15.**15**) am besten mit der Hand flach auf dem Tisch. Die Adduktion an der Handfläche vorbei nennt man auch Transpalmaradduktion. Die palmare Abduktion (Abb. 15.**16**) verläuft senkrecht zur Palmarebene in mehreren Richtungen. Gemessen wird nach palmar. Zirkumduktion nennt man die Bewegung des Daumens in Richtung auf den Hypothenar (Abb. 15.**17**). Die Flexion des

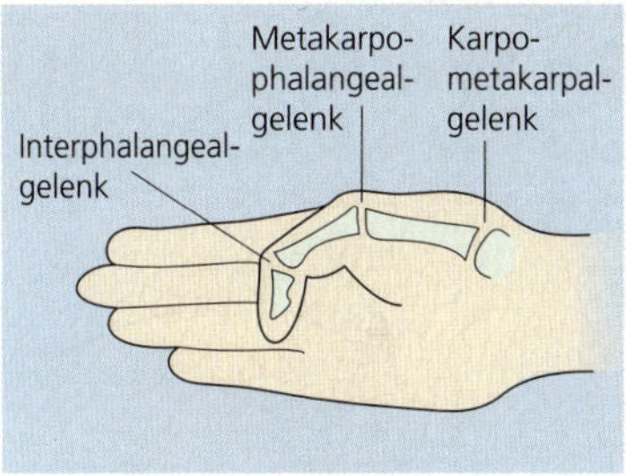

Abb. 15. **13** Daumengelenke

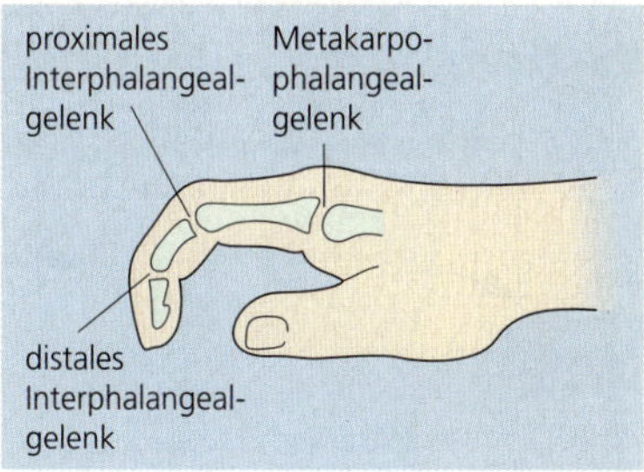

Abb. 15. **14** Fingergelenke

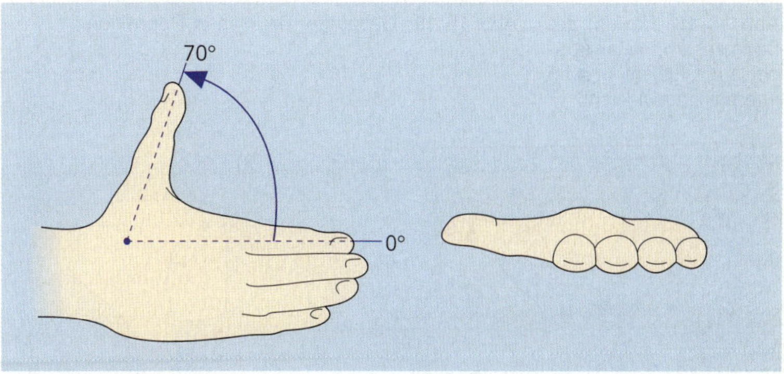

Abb. 15. **15** Abduktion des Daumens nach radial (Abb. 15.**15** – 15.**22** nach *Debrunner*)

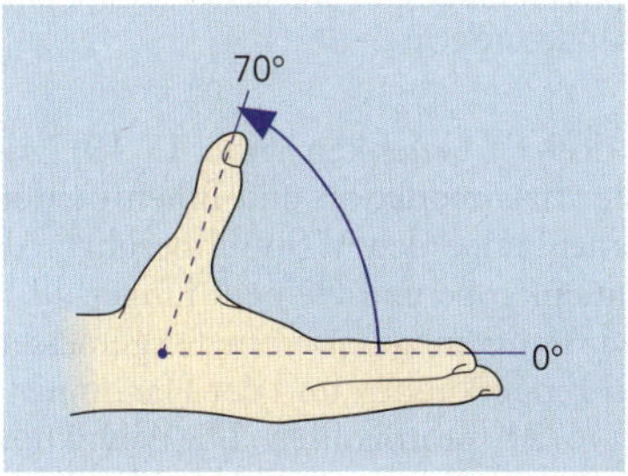

Abb. 15. **16** Abduktion des Daumens nach palmar

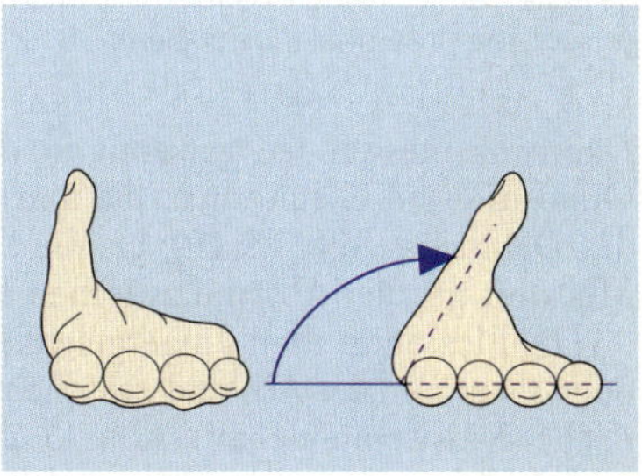

Abb. 15. **17** Zirkumduktion des Daumens nach volar

15

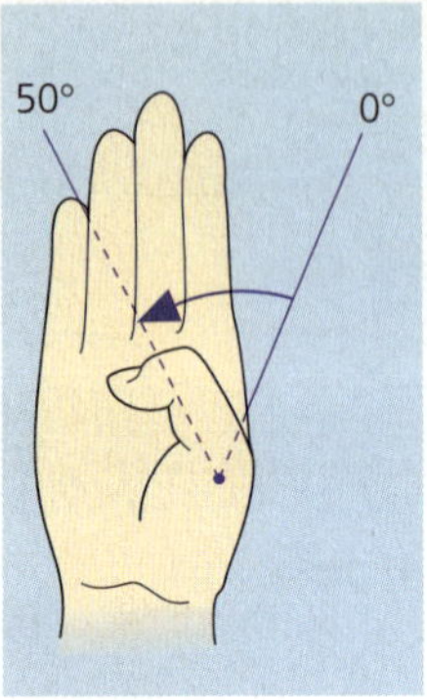

Abb. 15.**18** Flexion des Daumens im Metakarpophalangealgelenk und im Interphalangealgelenk

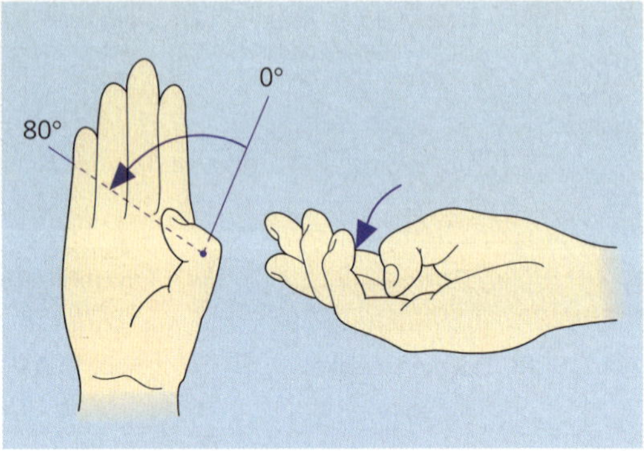

Abb. 15.**19** Gebeugter Daumen in Opposition

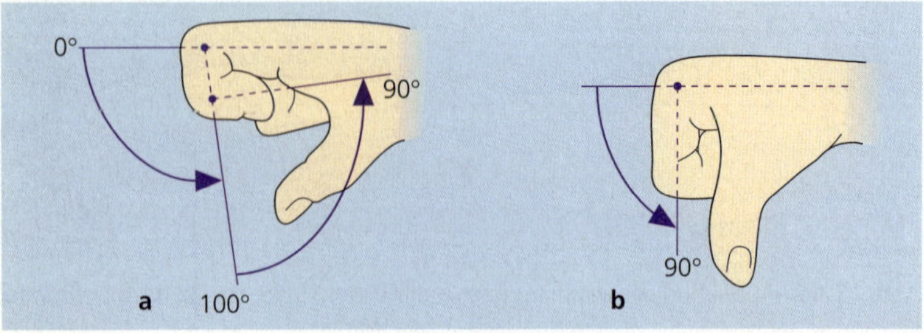

Abb. 15.**20 a** u. **b** Beugung der Fingergelenke: **a** im Fingerendgelenk und im proximalen Interphalangealgelenk, **b** im Fingerendgelenk, im proximalen Interphalangealgelenk und im Metakarpophalangealgelenk

Daumens messen Sie getrennt in den drei (!) Gelenken (Abb. 15.**18**). Als Opposition bezeichnet man die maximale Zirkumduktion und Innenrotation des Daumens (Abb. 15.**19**), bis die Daumenkuppe den V. Strahl berührt. Als Meßwert gilt der Abstand zwischen Daumenkuppe und kleinem Finger.

Die Flexion in allen Fingergelenken wird mit einem Goniometer gemessen oder als minimaler Abstand zwischen den Fingerkuppen und der Handinnenfläche (Faustschlußdefizit) (Abb. 15.**20** u. 15.**21**) protokolliert. Die Abduktion und Adduktion zum Spreizen und Schließen der Finger (Abb. 15.**22**), die in den Metakarpophalangealgelenken erfolgt, wird als Distanz zwischen den zugehörigen Fingerkuppen gemessen. Eine grobe Innervationsprüfung der Hand zeigt Abb. 15.**23**.

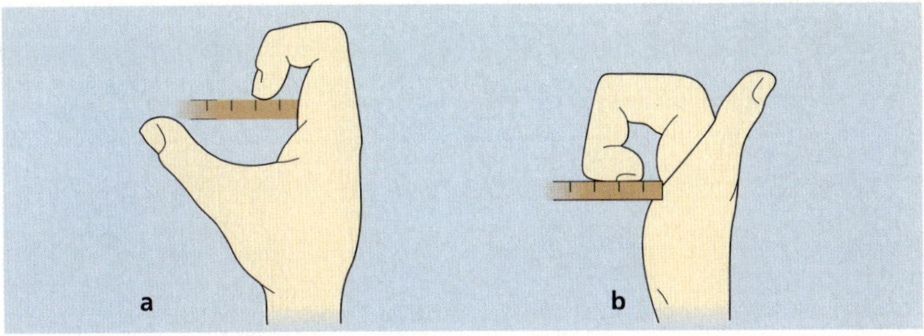

Abb. 15. **21 a** u. **b** Messung des Abstandes zwischen Fingerkuppe und Beugefalte (kombinierte Flexion); **a** im Fingerendgelenk und im proximalen Interphalangealgelenk, **b** im Fingerendgelenk, im proximalen Interphalangealgelenk und im Metakarpophalangealgelenk

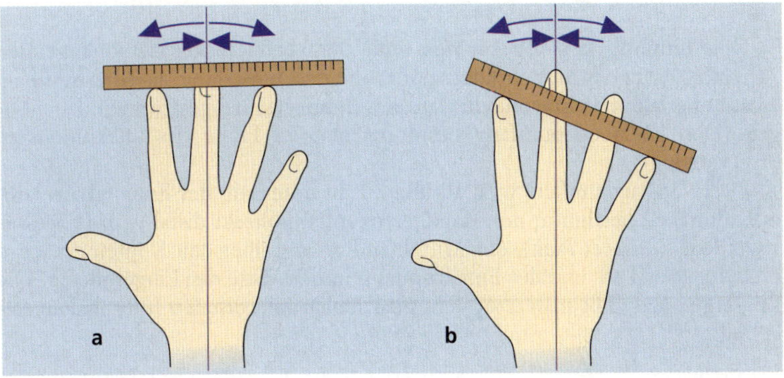

Abb. 15. **22 a** u. **b** Spreizen und Schließen der Finger: **a** von Zeige- und Ringfinger, **b** des fünften Fingers

Für die **Längenmessungen am Arm** benutzt man die Gesamtlänge im Stehen am hängenden Arm zwischen Akromionspitze und Processus styloideus (radii) (S. 358). Als Oberarmlänge wird die Strecke zwischen Akromionspitze und Epicondylus lateralis (humerus) bestimmt, der auch als oberer Meßpunkt für die Unterarmlänge bis zum Processus styloideus (radii) gilt.

Handlängen sind die Distanzen zwischen einer gedachten Linie, die den Processus styloideus (ulnae) und den Processus styloideus (radii) verbindet bis zur Spitze des Mittelfingers; als Fingerlänge gilt der Abstand von Fingergrundgelenken bis Fingerspitzen, gemessen auf der Dorsalseite bei gebeugtem Grundgelenk.

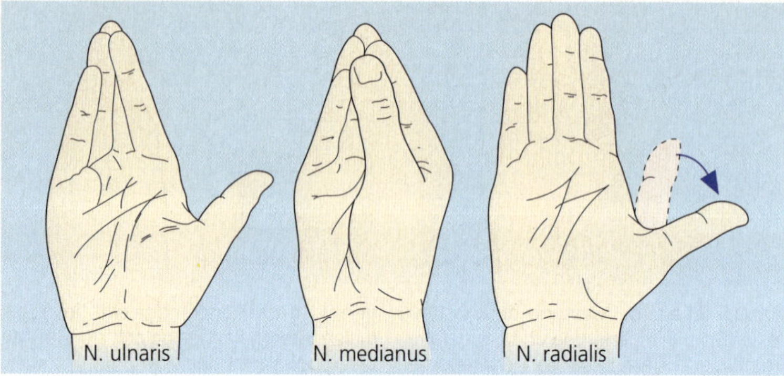

Abb. 15.**23** Grobe Innervationsprüfung der Hand

Den **Umfang des Oberarmes** mißt man beim locker herabhängenden Arm am Ansatz des M. deltoideus auf Höhe der Achselfalte, als Bizepsumfang 15 cm oberhalb des Epicondylus lateralis (humerus) bei gestrecktem Ellenbogen. Den Ellenbogenumfang bestimmt man in Höhe des Olekranons in Streckstellung.

Der Unterarmumfang wird 10 und 20 cm unterhalb des Epicondylus lateralis (humeri) bestimmt, der Handgelenkumfang direkt distal vom Processus styloideus (ulnae et radii), der Mittelhandumfang über den Köpfen der Ossa metacarpalia II–V und der Fingerumfang in der Mitte der Fingerglieder. Die Fingergelenke mißt man über dem proximalen und distalen Interphalangealgelenk.

15.5 Aufgaben für die Selbstkontrolle

1 Wie unterscheiden Sie Paresen, Paralysen und Plegien?
2 Welche drei Ursachen können Bewegungseinschränkungen bewirken?
3 Wodurch unterscheiden sich lokale und radikuläre Extremitätenschmerzen prinzipiell?
4 Welcher Schmerz ist charakteristisch für Knochenerkrankungen?
5 Welche grundsätzlichen Methoden eignen sich für die Inspektion und Palpation an den Extremitäten?
6 Welche drei Zeichen sprechen für eine Luxation?
7 Worauf bezieht sich bei der Neutral-0-Methode der gemessene Winkel?
8 Womit können Sie das Fortschreiten oder Abklingen von Erkrankungen der Extremitäten und der Wirbelsäule beurteilen?
9 Wie unterscheiden sich Schwellungen durch intraartikuläre Ergüsse, Weichteilentzündungen und Knochentumoren?
10 Welche fünf sichtbaren Symptome sind klassische Frakturzeichen?
11 Nennen Sie mindestens drei nicht sichtbare Zeichen für eine Fraktur!

12 Worauf weisen Fallhand und Schwurhand hin?

13 Wie können Sie palpatorisch einen axillären Schweißdrüsenabszeß von einer Lymphknotenvergrößerung unterscheiden?

14 Welche beiden Kurzuntersuchungen bieten einen Überblick über die Funktion des Schultergelenkes?

15 Bei welcher Bewegungsuntersuchung des Armes kommt die Neutral-0-Stellung nicht zur Anwendung?

16 Was benutzen Sie für die Messung der Außen- und Innenrotation bei hängendem Arm als Zeiger?

17 Welche untersuchungstechnische Folgerung ergibt sich aus der Tatsache, daß Bewegungseinschränkungen im Schultergelenk durch vermehrte Bewegung im Schultergürtel ausgeglichen werden können?

18 Welche vier Bewegungsrichtungen müssen Sie im Ellbogengelenk untersuchen?

19 Wie kann man die grobe Kraft objektiv beurteilen?

20 Was verstehen Sie unter einer Transpalmaradduktion?

21 Wie messen Sie die Länge eines Armes?

15.6 Die Untersuchung der unteren Extremität

Inspektion

Die ***Inspektion*** der Beine richtet sich vergleichend auf die **Länge.** Verkürzungen können z. B. durch einseitige Wachstumsstörungen, Osteomyelitis, Lähmungen in der Kindheit oder Hüftgelenksluxationen bedingt sein und zum Beckenschiefstand führen. Dazu prüfen Sie den Einbeinstand, bei dem der Patient gewöhnlich die Beckenseite des verkürzten Beines höher hält. Die Ursachen für **Formveränderungen** der Beine entsprechen weitgehend denen der oberen Extremität. Stellungsanomalien wie X- oder O-Beine (Abb. 15.24) führen zu Fehlbelastungen und verfrühtem Verschleiß. Sie können die Ursache für Gehbeschwerden sein.

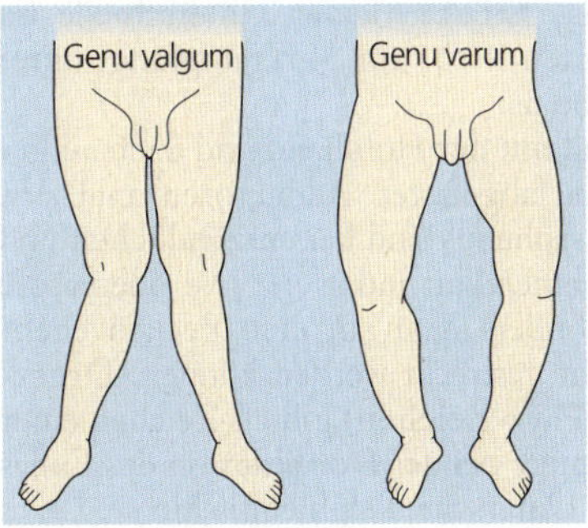

Abb. 15.**24** X- oder O-Beine führen zu Fehlbelastungen

Diagnostisch bedeutungsvolle **Hautveränderungen** an den unteren Extremitäten sind neben glänzend-praller oder bräunlich verfärbter Haut bei Ödemen (S. 101) die sichtbaren Zeichen einer Durchblutungsstörung: Blässe (S. 82), Zyanose (S. 95), Marmorierung und Überpigmentierung (S. 82). Im fortgeschrittenen Stadium kommt es zu Hautulzerationen bzw. atrophischer Gangrän in feuchter Form beim Venenverschluß. Der Arterienverschluß führt zunächst zur „trockenen Mumifikation". Denken Sie daran, daß Sie Varizen beim liegenden Patienten leicht übersehen können, weil sie leerlaufen.

Eine flächenhafte Rötung mit scharfen Grenzen finden Sie beim Erysipel; flächenhafte Braunfärbung spricht dagegen für chronisch-venöse Abflußbehinderung.

Veränderte Konturen von Knie-, Fuß- und Zehengelenken weisen in erster Linie auf entzündliche und degenerative Erkrankungen hin. In einem solchen Fall sollten Sie den Umfang der Gelenke vergleichend messen und dokumentieren. Die Fußgewölbe sind in bezug auf Senk-, Platt- und Spreizfuß der häufigste Grund für Gehbeschwerden. Denken Sie daran, daß Stellungsanomalien der Zehen wie Hallux valgus (= X-Stellung der großen Zehe in Richtung auf die anderen Zehen) und Hammerzehen für Patienten mit stehenden oder gehenden Berufen (z. B. Verkäufer oder Kellner) von besonderer Bedeutung sind. Hallux varus nennt man die Abwinklung der großen Zehe von den anderen Zehen weg.

Palpation

Palpatorisch können Sie auch Durchblutungsstörungen durch unterschiedliche Temperatur der Beine und durch den Seitenvergleich der A. femoralis in der Inguinalregion, der A. poplitea in der Kniekehle, der A. tibialis posterior hinter dem Malleolus medialis und der A. dorsalis pedis feststellen.

Voraussetzung für die palpatorische Beurteilung von **Gewebsturgor** und **Muskeltonus** ist eine möglichst entspannte Lagerung des Patienten. Kneten und zu heftiges Drücken verhindern das Ertasten feiner Unterschiede im Muskeltonus und führen bei den Patienten leicht zur Verkrampfung, unter Umständen sogar zur Lösung eines Embolus.

Die **Waden** werden seitenvergleichend mit der Hohlhand und flach aufgelegten Fingern von proximal nach distal abgetastet. Adduktorenkanal, Vv. saphena magna et parva und der Hiatus saphenus sind bei entzündlichen und thrombotischen Veränderungen druckschmerzhaft induriert. Die ödematöse Schwellung der Leistenregion läßt besonders dann an eine Beckenvenenthrombose denken, wenn die Beine nicht gestreckt werden können. Druckschmerz im medialen Teil der Fußsohle **(Payr-Zeichen)** gilt als Zeichen einer tiefen Thrombophlebitis; der Wadenschmerz bei der Dorsalflexion des Fußes **(Homans-Zeichen)** weist auf eine tiefe Unterschenkelphlebitis hin.

Die warme Zyanose einer tiefen Venenentzündung kann man palpatorisch leicht von der entzündlichen Rötung der oberflächlichen Thrombophlebitis unterscheiden (S. 265). Die tiefen Venen sind der unmittelbaren Palpation nicht zugänglich, jedoch führen perivasale Infiltrate zur Spannung der umgebenden Faszie. Das Gewebe wirkt prall und ist druckschmerzhaft.

Prätibiale Ödeme werden in vier Klassen eingeteilt:

I. eben sichtbar bleibende Delle,
II. deutlich sichtbar bleibende Delle,
III. deutlich sichtbare tiefe Mulde mit ödematöser Verformung des distalen Unterschenkels,
IV. wie III, aber mit extremer Verformung der unteren Extremität.

Zur Dokumentation von Beinödemen gehören Lokalisation, Ausdehnung und eventuelles Nässen. Die **Seitenverteilung** der Ödeme gibt Ihnen differentialdiagnostische Hinweise. Nephritische oder kardiale Ödeme treten meist beiderseits auf; thrombotische oder statische Ödeme durch seitendifferente Varikose oder auch das Lymphödem finden Sie meist einseitig. Wesentlich ist die Unterscheidung der dellenbildenden Ödeme durch Wasseransammlungen im Gewebe von Myxödem, Lipödem und Lymphödem, bei denen Druck mit dem Finger nur geringe Dellenbildung zeigt oder fehlt. Ein deutlich **schmerzhaftes Ödem** bei (reflektorisch bedingter) wächserner Blässe des ganzen Beines läßt die venöse Abflußstauung einer Phlegmasia alba dolens von einer Embolie oder einem thrombotischen Verschluß unterscheiden.

In unklaren Fällen können Sie **Gelenkschwellungen** durch seitenvergleichende Palpation differenzieren:

1. Eine periartikuläre Schwellung, sei es durch eine Bursitis, sei es in Form eines Bindegewebsödems, führt entweder zu keiner oder nur zu räumlich sehr begrenzten Fluktuationen.
2. Dagegen entsteht durch intraartikulären Erguß die „tanzende Patella“, die man durch Zusammendrücken der Flüssigkeit aus den kommunizierenden Bursae unter der Kniescheibe und durch Druck auf die Patella prüft (Abb. 15.**25**).
3. Bei entzündlicher Schwellung ist die Hauttemperatur in der unmittelbaren Umgebung des Gelenkes deutlich erhöht.

Varizen und Abflußverhältnisse, S. 260 (Kreislauf).

Auskultation

Die vergleichende ***auskultatorische*** Blutdruckmessung an den Beinen bei Patienten mit Hypertonie kann zur Diagnose der Aortenkoarktation beitragen. Mit dem Stethoskop erfaßbare Reibegeräusche über den großen Beingefäßen lassen auf eine ausgeprägte Arteriosklerose schließen. Man muß sie von leiseren und weniger schabenden Strömungsgeräuschen bei Krampfadern unterscheiden.

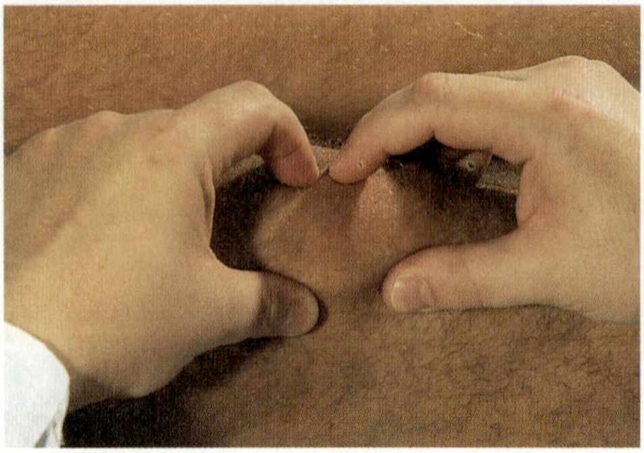

Abb. 15.**25** Prüfung der „tanzenden Patella"

Funktionsprüfungen

Die Beobachtung des Patienten beim Stehen, Gehen und Entkleiden, die Art, wie er sich hinlegt oder im Krankenbett umdreht, läßt Rückschlüsse auf die ***Funktion*** der Extremitäten zu.

Eine Unterscheidung zwischen intraartikulärer und extraartikulärer Bewegungseinschränkung läßt sich meist durch die Feststellung klären, ob die Beweglichkeit in allen Ebenen oder nur in einer Richtung durch Knochen- oder Weichteilblockade eingeschränkt ist.

Unterscheiden Sie beim Hinken:

1. das **Verkürzungshinken,** z.B. als Folge einer Fraktur oder einer chronischen Osteomyelitis. Dabei senkt sich der Körper in der Standphase in Richtung des verkürzten Beines;
2. das **Schonhinken,** bedingt durch Schmerzen, z.B. in der Haut der Fußsohle, in der Muskulatur oder in den Gelenken. Dabei wird die Belastungszeit der schmerzenden Extremität verkürzt;
3. das **Versteifungshinken,** soweit es aus der Hüfte erfolgt, auch Hüfthinken genannt, z.B. bei einer Arthrodese des Hüftgelenkes, wobei das Vorschwingen des Beines durch Drehung des Beckens zustande kommt und die Wirbelsäule ständig belastet wird;
4. das sogenannte **Duchenne-Trendelenburgsche Hinken** aufgrund einer **Muskelinsuffizienz.** Dabei unterbleibt das Anheben der schwungseitigen Hüfte, und das Gewicht des Oberkörpers wird auf die Standbeinseite verlagert.

Einen **Überblick über die Hüftgelenksfunktion** verschaffen Sie sich, wenn Sie den auf dem Rücken liegenden Patienten das Hüftgelenk und Kniegelenk beugen lassen, so daß er den Hacken des einen Fußes neben das Kniegelenk des anderen Beines stellen kann, und ihn auffordern, das gebeugte Knie nach

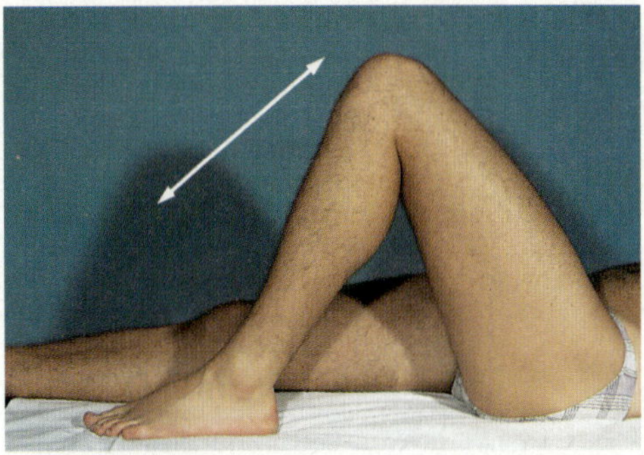

Abb. 15.**26** Grobe Funktionsprüfung des Hüftgelenkes

außen und dann nach innen in Richtung auf die Unterlage zu drehen (Abb. 15.**26**).

Die wichtigsten Muskelgruppen des Beines überprüfen Sie mit Zehengang, Fersengang, Kniebeugen und einer schnellen Streckung zum Wiederaufstehen. Mit dem **Einbeinstand** (Trendelenburg-Zeichen) können Sie kontrollieren, ob die Beckenseite des angehobenen Beines absinkt, ein Zeichen für muskuläre Insuffizienz des M. glutaeus medius.

Messungen an der unteren Extremität

Den **Bewegungsumfang im Hüftgelenk** stellt man beiderseits vergleichend fest. Bei der Untersuchung liegt der Patient auf dem Rücken oder in Seitenlage auf einer möglichst harten Unterlage. Denken Sie bei der Messung daran, daß die Lordose der Lendenwirbelsäule normalerweise einer Beckenneigung von 12° entspricht.

In Rückenlage wird zunächst eine etwa vorhandene übermäßige Lendenlordose mit dem **Thomas-Handgriff** ausgeglichen (Abb. 15.**27**).

Das Ausmaß einer eventuellen Beugekontraktur der kontralateralen Hüfte (= Streckdefizit) ergibt sich aus dem Winkel, um den sich das Bein von der Unterlage abhebt.

In Seitenlage prüft man die Flexion unter Kontrolle des gestreckten Beines (Abb. 15.**28**). Normalerweise ist eine Überstreckung des Hüftgelenkes um 12° möglich, wobei der Thomas-Handgriff auch in Seitenlage die Einhaltung der zwölfgradigen Lendenlordose sichert.

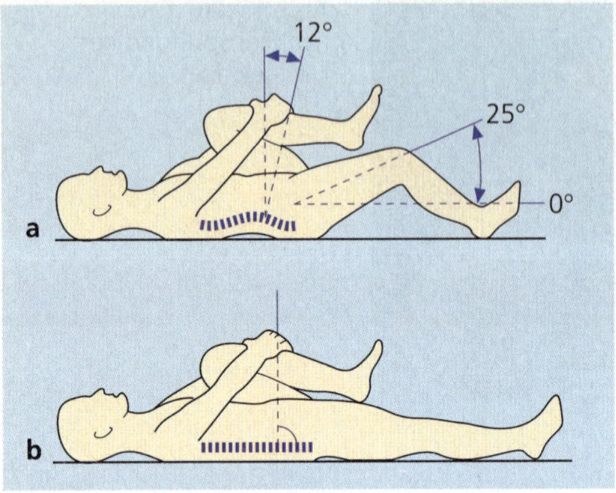

Abb. 15.**27 a** u. **b** Der Thomas-Handgriff bestimmt die maximale Streckbarkeit. Bei übermäßiger Lendenlordose, z. B. durch Beckenkippung nach ventral aufgrund einer Spondylolisthesis (= Wirbelgleiten) oder bei Beugekontraktur der Hüfte, läßt man den Patienten mit Hilfe eines angezogenen Beines und beider Arme die Ausgangslage des Beckens für die Messung korrigieren (aus *Debrunner, U.:* Orthopädisches Diagnostikum, 4. Aufl. Thieme, Stuttgart 1982)

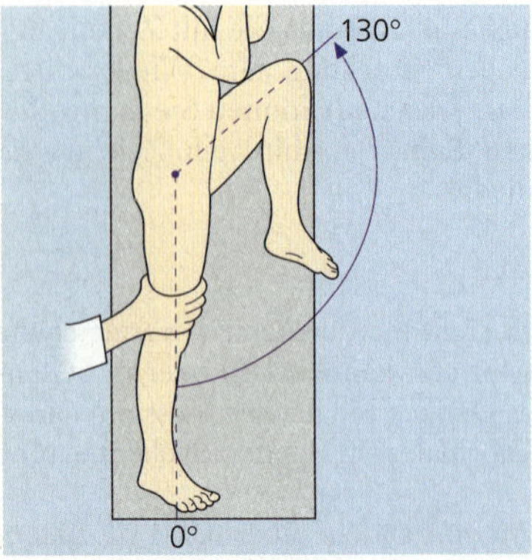

Abb. 15.**28** Beugung und Streckung des Hüftgelenkes in Seitenlage (Abb. 15.**28** bis 15.**31** nach *Debrunner*)

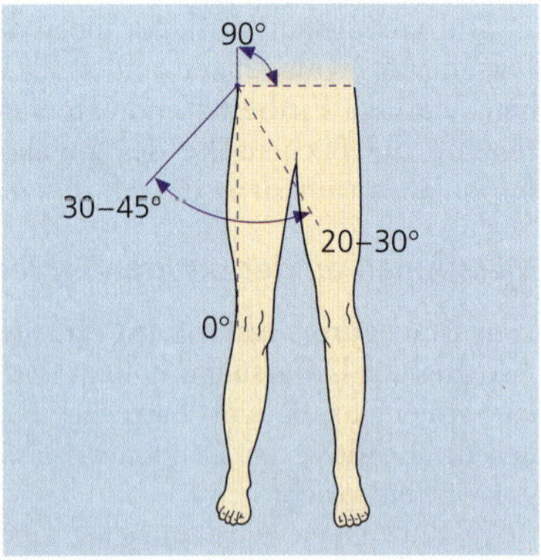

Abb. 15.**29** Abduktion und Adduktion im Hüftgelenk

Die Abduktion und Adduktion im Hüftgelenk messen Sie in Streckstellung (Abb. 15.**29**). Dabei müssen Sie darauf achten, daß die beiden Spinae iliacae anteriores superiores rechtwinklig zur Achse des Oberschenkels stehen. Zur Bestimmung der Adduktionsbewegung hebt man das Bein der Gegenseite etwas an (Abb. 15.**30**).

Ähnlich wie beim Schultergelenk können Sie für die Feststellung der Außen- und Innenrotation im Hüftgelenk den Unterschenkel als „Zeiger" benutzen (Abb. 15.**31**). Zur Messung der Rotation in Streckstellung des Hüft-

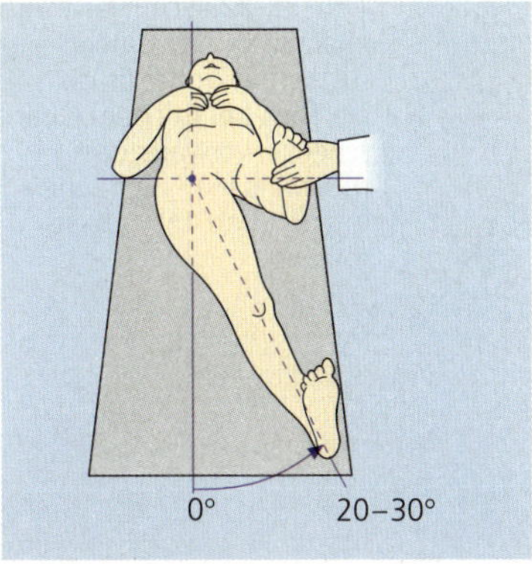

Abb. 15.**30** Ausführung der Abduktions- und Adduktionsprüfung in Rückenlage

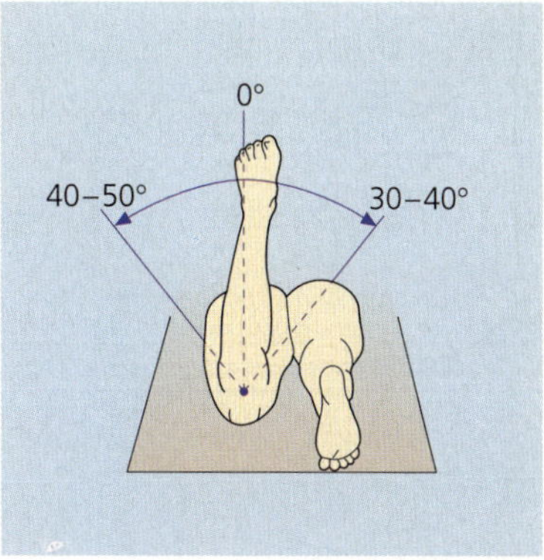

Abb. 15.**31** Innen- und Außenrotation; Unterschenkel als „Zeiger"

gelenks fordern Sie den liegenden Patienten auf, mit der großen Zehe den Hacken des anderen Fußes zu erreichen (Innenrotation). Für die Außenrotation soll der auf dem Rücken liegende Patient mit der lateralen Kleinzehe die Unterlage berühren. Eine genauere Methode zur Messung der Rotation in Streckstellung des Hüftgelenks ist in Bauchlage möglich. Dazu wird der um 90° gebeugte Unterschenkel als Zeiger benutzt.

Die ***Messung am Kniegelenk*** entspricht der am Ellenbogengelenk. Eine abnorme Mobilität des Kniegelenkes als Folge eines Bänderschadens finden Sie als **„seitliche Aufklappbarkeit"**, bei der Sie den gestreckten Unterschenkel seitlich gegen den fixierten Oberschenkel abduzieren oder adduzieren können. Zum Erfassen des **„Schubladenphänomens"** prüfen Sie bei dem um 90° gebeugten Kniegelenk die horizontale Beweglichkeit des Unterschenkels gegen den Condylus lateralis (femoris). Von **„Rotationsschublade"** spricht man bei einem Schubladenphänomen, das in 30° Innen- bzw. 15° Außenrotation auszulösen ist (Abb. 15.**32**).

15

Im Kniegelenk haben die ***Meniskuszeichen*** wegen der sportbedingten Häufung von Meniskusschäden eine besondere Bedeutung:

- Das **Böhler-Zeichen:** Schmerzen bei der Adduktion im Kniegelenk weisen auf Schäden des medialen Meniskus oder des lateralen Seitenbandes hin, Abduktion führt als Zeichen eines lateralen Meniskusschadens oder einer medialen Seitenbandläsion zu Schmerzen (Abb. 15.**33**).
- Das **erste Steinmann-Zeichen:** Die Rotation des Unterschenkels mit gebeugtem Kniegelenk führt bei Schäden des Außenmeniskus zu schmerzhafter Innenrotation, bei Schäden des Innenmeniskus zu schmerzhafter Außenrotation (Abb. 15.**34**).

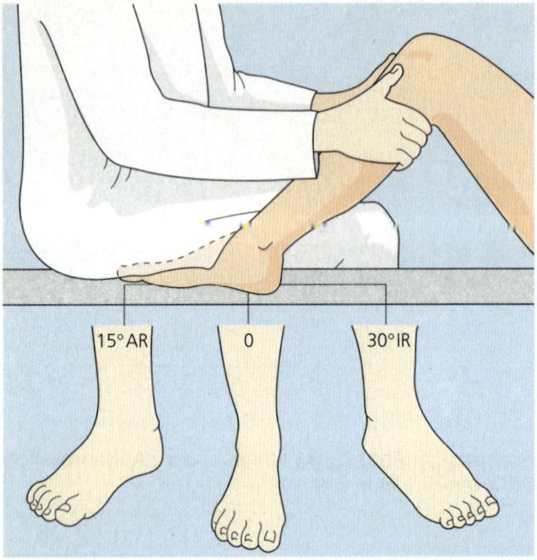

Abb. 15.**32** Schubladenphänomen. Der Untersucher zieht oder drückt die Tibia bei fixiertem Oberschenkel vorwärts oder rückwärts in 0°, 30° Innenrotation und 15° Außenrotation

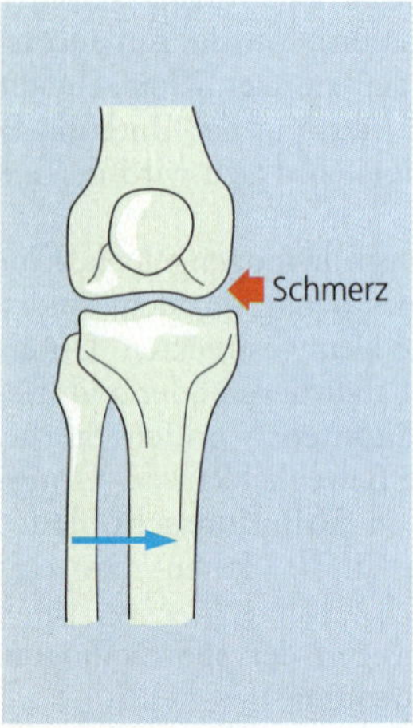

Abb. 15.**33** Böhler-Zeichen

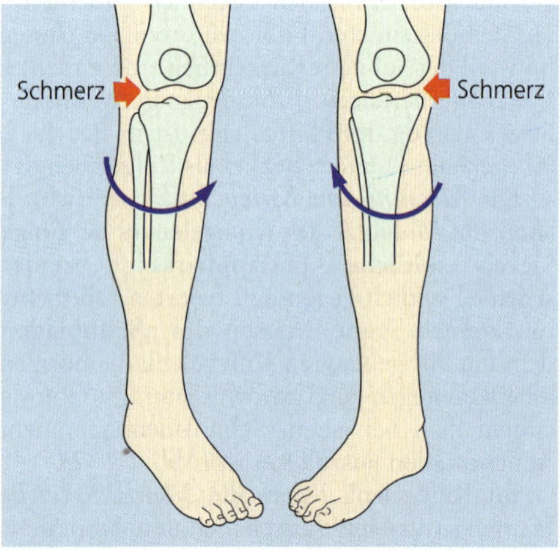

Abb. 15.**34** Steinmann-Zeichen I

- Das **zweite Steinmann-Zeichen** bezieht sich auf den Druckschmerz am inneren Gelenkspalt, der bei Beugung des Knies von ventral nach dorsal wandert (Abb. 15.**35**).

Zur Untersuchung des **Sprunggelenkes** muß der Patient das Knie beugen, so daß man mit entspannter Achillessehne die Plantarflexion oder Dorsal-

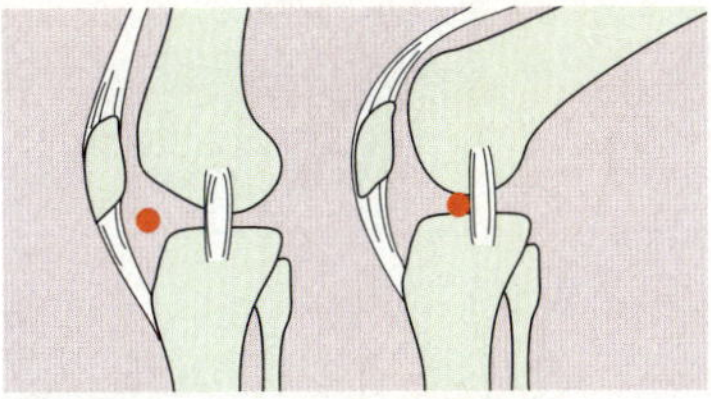

Abb. 15. **35** Steinmann-Zeichen II: Der Druckschmerz wandert bei der Beugung des Kniegelenkes

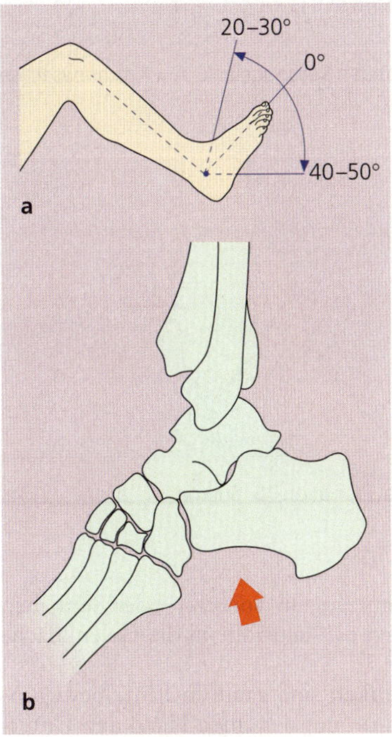

Abb. 15. **36 a** Dorsalextension und Plantarflexion im oberen Sprunggelenk

Abb. 15. **36 b** Ausgangssituation vor Durchführung des Tests bei fibularer Bandruptur. Der Pfeil gibt die Richtung des leichten Schlages an.

(Abb. 15. **36 a,** 15. **37,** 15. **44** nach *Debrunner,* Abb. 15. **37 b** Klick-Test nach *Thoma* u. *Bosch*)

extension messen kann (Abb. 15. **36**). Eine den Patienten weniger belastende Methode ist der sog. **„Klick-Test“:** Der Patient sitzt; beide Beine hängen völlig entspannt mit Spitzfußstellung herab. Sie umfassen mit der linken Hand distal den Unterschenkel und führen mit der rechten Faust einen leichten Schlag gegen die Ferse in Richtung auf die vordere Schienbeinkante aus. Ist das vordere oder mittlere Band gerissen, hört man ein billardkugelähnliches „Klick“. Beim Riß der genannten Bänder verlagert sich die Rotationsachse des oberen Sprunggelenks nach dorsal. Durch die Spitzfußstellung fällt die Talus-

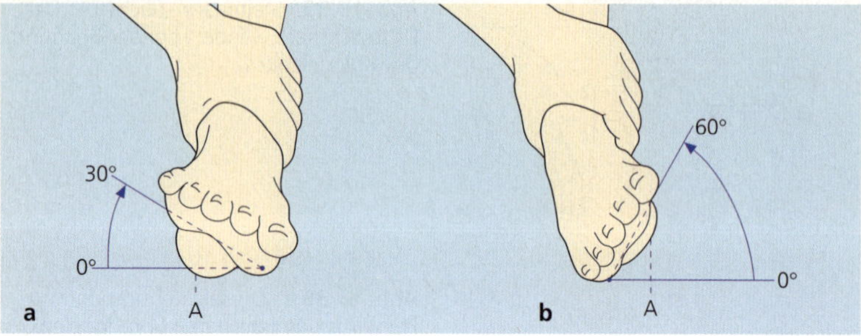

Abb. 15.**37 a** Eversion und **b** Inversion im unteren Sprunggelenk; A = Kalkaneusachse

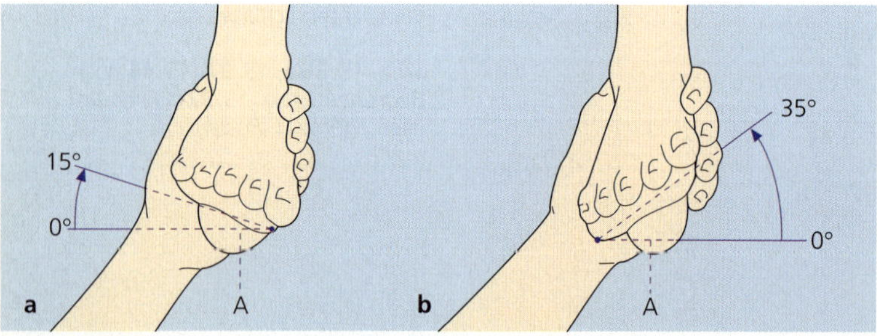

Abb. 15.**38 a** u. **b** Subtalare Verwringung: **a** Pronation, **b** Supination des Vorfußes (Ferse festgestellt); A = Kalkaneusachse

rolle aus der Sprunggelenkgabel. Es entsteht ein vorderer oder seitlicher, klaffender Spalt. Durch den Schlag schlägt die Talusrolle in die Gelenkfläche der Tibia (W. THOMA u. H.-J. BOSCH).

Die **Bewegungen in den Tarsalgelenken** sind kaum in Einzelbewegungen aufzulösen. Zur Untersuchung hält man mit der einen Hand den Unterschenkel von ventral und läßt den Patienten den Fuß nach innen oder außen drehen (Inversion/Eversion) (Abb. 15.**37**). Zur Supination und Pronation (Abb. 15.**38**) torquiert der Patient den Vorfuß gegenüber dem hinteren Anteil des Fußes, den Sie dazu fixieren müssen.

Die **Zehengrundgelenke** können gebeugt und (im Gegensatz zu den Fingern) über die Neutral-0-Stellung hinaus extendiert werden. In den Interphalangealgelenken sind die Beweglichkeiten entsprechend den Abb. 15.**39** bis 15.**43** unterschiedlich. Aber hier ist nicht die absolute Beweglichkeit, sondern eher die Fähigkeit von Bedeutung, schmerzlos und vollständig den Fuß abzurollen.

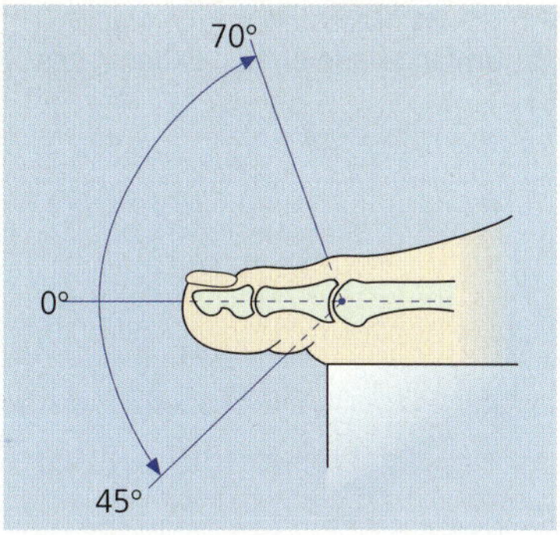

Abb. 15.**39** Beugung und Streckung im Großzehengrundgelenk

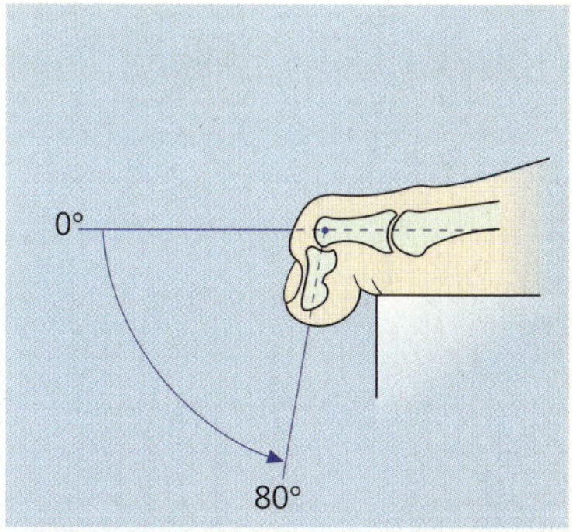

Abb. 15.**40** Beugung im Interphalangealgelenk I

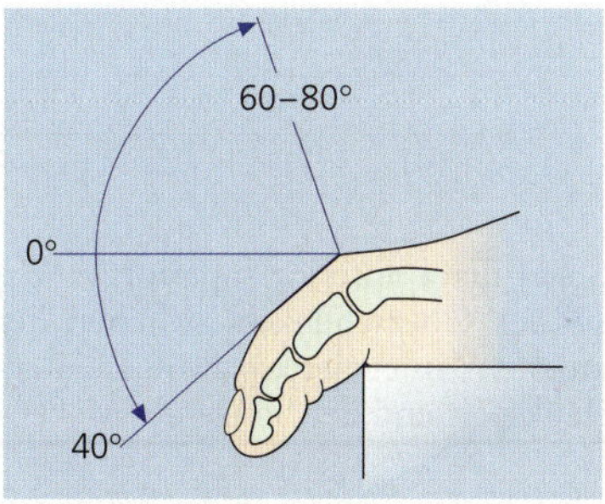

Abb. 15.**41** Beugung und Streckung im Zehengrundgelenk

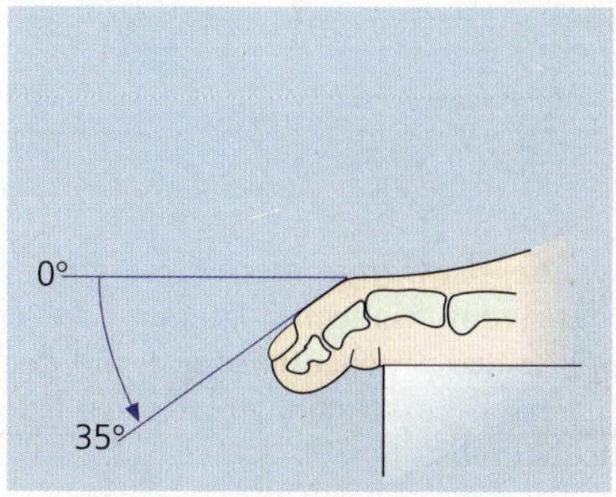

Abb. 15.**42** Beugung im proximalen Interphalangealgelenk

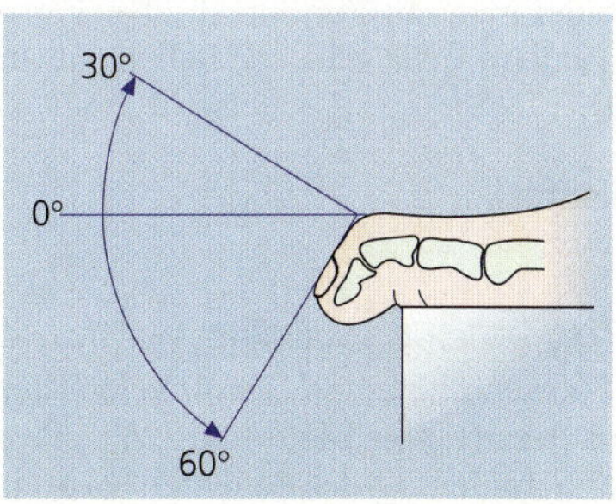

Abb. 15.**43** Beugung und Streckung im distalen Interphalangealgelenk

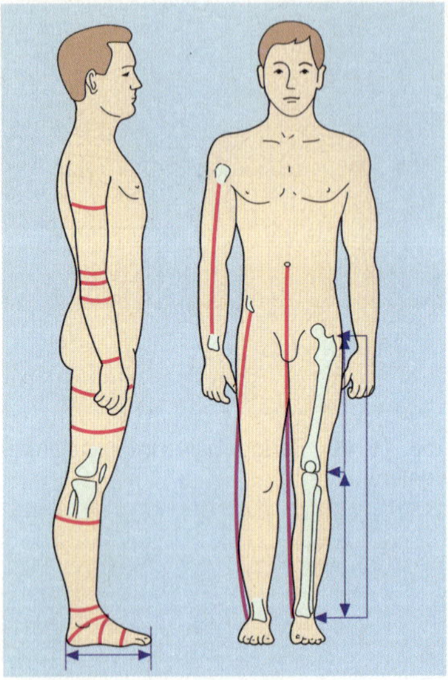

Abb. 15.**44** Meßstellen für Längen- und Umfangmaße an den Extremitäten

Die ***Beinlänge*** messen Sie von der Spina iliaca anterior superior bis zur Spitze des Malleolus lateralis, die Länge des Oberschenkels zwischen der Spitze des Trochanter major und dem lateralen Kniegelenkspalt, des Unterschenkels zwischen dem lateralen Kniegelenkspalt und der Spitze des Malleolus lateralis.

Als ***Länge des Fußes*** bezeichnet man den Abstand zwischen der hintersten Kontur im Stehen bis zur Spitze der längsten Zehe.

Die ***Umfangmessung am Oberschenkel*** erfolgt beim Erwachsenen 15 und 20 cm oberhalb des medialen Kniegelenkspaltes, des Unterschenkels 15 und 20 cm darunter. Beim Fuß unterscheidet man ein Fersenmaß über Ferse und Rist, ein Ristmaß über dem Os naviculare quer und ein Ballenmaß in Höhe des Großzehenballens (Abb. 15.**44**).

15.7 Die Untersuchung der Wirbelsäule

Charakteristische Beschwerden

Charakteristische Beschwerden durch die Wirbelsäule sind Steifigkeit, Bewegungseinschränkung, Kopfschmerzen, Nackenschmerzen im Bereich der HWS, Rücken- oder Kreuzschmerzen im Bereich von BWS und LWS. Ihre diagnostische Zuordnung ist oft schon der Schilderung des Patienten als Steifigkeit, Spontan-, Bewegungs-, Druck-, Klopf- oder Stauchschmerz oder einer Reproduktion der Schmerzen bei der Untersuchung zu entnehmen.

Die ärztliche Beurteilung der Körperhaltung, Mimik und Gestik sowie die detaillierte Untersuchung von Wirbelsäule, Becken, Beinen und Füßen in bezug auf orthopädische Veränderungen sollte durch die Demonstration des Patienten ergänzt werden, der zum Beispiel *lokale, strukturell bedingte Kreuzschmerzen* mit mehreren Fingern einer Hand lokalisiert. *Gynäkologisch bedingte Kreuzschmerzen* werden dagegen diffus mit beiden Händen zwischen Beckenkamm und Os sacrum gezeigt. *Statisch-strukturelle Kreuzschmerzen* finden sich gehäuft bei leptosomen Frauen. Sie nehmen im Laufe des Tages zu und lassen im Liegen und während der Nacht nach; dagegen nehmen gynäkologisch bedingte Kreuzschmerzen in der Regel in der zweiten Nachthälfte und beim Aufstehen zu.

Mit zunehmendem Alter kommt es zu einer fortschreitenden **Einschränkung der Beweglichkeit,** die z. B. das Zuknüpfen der Schuhe erschwert. Der gemessene Finger-Boden-Abstand beim Rumpfbeugen mit gestreckten Knien ist physiologisch vergrößert. Bei pathologischen Prozessen, wie z. B. der Spondylarthritis ankylopoetica, klagen die Patienten darüber, daß sie sich nicht mehr voll aufrichten können oder Schwierigkeiten haben, morgens aufzustehen.

Bei allen Wirbelsäulenbeschwerden ist nach Begleitsymptomen wie **Sensibilitätsstörungen oder Lähmungen** zu fragen.

Inspektion

Die ***Inspektion*** der Wirbelsäule beginnt beim spontanen Verhalten des Patienten. Dazu läßt man ihn entkleidet zunächst aufrecht stehen und beurteilt von hinten und von der Seite Haltung, Verlauf, Verstärkung oder Abflachung der physiologischen Lordosen und Kyphosen (= dorsal-konkave und dorsalkonvexe Krümmungen) sowie eine mögliche Torsion der Wirbelsäule, die meist als Reaktion auf statische Anomalien eintritt (Abb. 15.**45**). 15

Die pathologische **Kyphose** der BWS nennt man Rundrücken. Sie kann z. B. Folge einer Scheuermann-Krankheit (Rundrücken des Adoleszenten) oder einer ankylosierenden Spondylarthritis sein. Die vermehrte Alterskyphose ist meist durch eine Osteoporose der Wirbelsäule mit Zusammensintern der Brustwirbelkörper bedingt. Der Gibbus als Abwinkelung der BWS konkav nach vorn entsteht z. B. bei tuberkulösem Zusammenbruch eines BWK oder bei ventraler Kompressionsfraktur von Wirbelkörpern.

Abflachung der natürlichen **LWS-Lordose** (= Flachrücken) erklärt manchen Kopf- oder Schulter-Arm-Schmerz als Folge kompensatorischer Veränderungen in der HWS. Vermehrte Lendenwirbelsäulenlordose kann Folge des Abgleitens eines Wirbelkörpers sein oder eine angeborene Hüftluxation sowie eine Beugekontraktur des Hüftgelenkes kompensieren.

Skoliose nennt man eine dauernd fixierte Seitverbiegung der Wirbelsäule. Nicht fixierte oder nicht dauernd fixierte seitliche Verkrümmungen werden dagegen als skoliotische Fehlhaltung bezeichnet, z. B. zum Ausgleich von

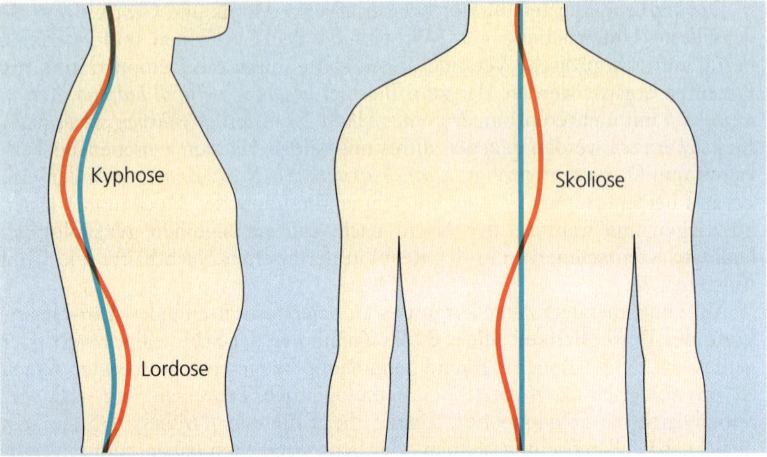

Abb. 15.**45** Pathologische Verlaufsänderungen der Wirbelsäule

Beinverkürzungen. Eine „Ischiasskoliose" ist zwar fixiert, aber nur solange die Ischialgie anhält. Man spricht deshalb besser von einer ischiatischen Fehlhaltung. In der Kindheit entstandene echte Skoliosen bedingen stets den Schiefwuchs von Wirbelkörpern. Man spricht dann von strukturellen Skoliosen. Häufig gehen Skoliosen mit einer Rotation von Wirbelkörpern einher, die zur Torsion der Wirbelsäule führt. Hierdurch kommt es dann zur Vorwölbung einer Thoraxseite mit der Bildung eines dorsalen Rippenbuckels, zur Einschränkung der Vitalkapazität und zum Auftreten von paravertebralen Lendenwülsten.

Die **seitliche Neigung des Beckens** beurteilt man durch vergleichende Messung des Höhenstandes der Crista iliaca. Wird sie durch ein verkürztes Bein verursacht, so gleicht man sie zur Bestimmung der Differenz durch flache Holzkeile, die unter den Hacken gelegt werden, aus.

Palpation

Sie ***palpieren*** die Wirbelsäule von oben nach unten in bezug auf abnorm vorstehende Dornfortsätze als Zeichen eines kollabierten Wirbelkörpers und die paravertebrale Muskulatur auf Muskelhartspann besonders im Bereich der oberen LWS oder Myogelosen, etwa im M. trapezius beiderseits der HWS. Bei der palpatorischen Höhenlokalisation orientiert man sich an den Dornfortsätzen, die man entweder von dem vorspringenden Dornfortsatz C7 nach kaudal oder von L5 nach kranial durchführt. Ebenfalls palpatorisch läßt sich das physiologische Auseinandertreten der thorakalen bzw. lumbalen Dorna b

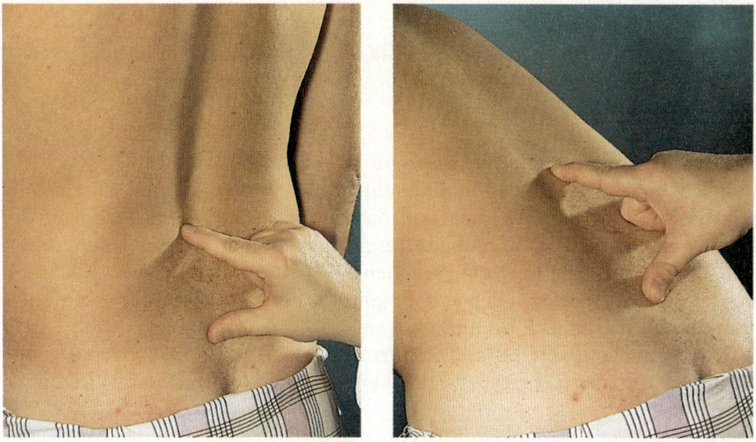

Abb. 15.**46 a** u. **b** Prüfung des unteren Schober-Zeichens

fortsätze beim Vornüberbeugen bestimmen. Dieses sog. **Schober-Zeichen** (S. 369) ist bei diskogenen Thorakal- bzw. Lumbalsyndromen, beim Morbus Bechterew oder ausgeprägter Osteochondrose positiv (Abb. 15.**46**).

Für einen lokalen entzündlichen oder neoplastischen Prozeß bzw. eine Fraktur der Wirbelsäule sprechen:

- Druckschmerz bei der Palpation der Dornfortsätze,
- Stauchschmerz durch leichten Schlag auf den Kopf (HWS),
- Schmerzen durch ruckartigen Druck auf die Schultern (BWS und LWS),
- Schmerzen durch Fallenlassen vom Zehen- in den Fersenstand (HWS, BWS, LWS).

Perkussion

Bei der gezielten ***Perkussion*** können Sie mit dem Perkussionshammer Schmerzen im Wirbel selbst (z. B. bei Frakturen oder Metastasen) von Schäden in den Intervertebralräumen (durch Bandscheibenvorfall) unterscheiden. Diffuser Klopfschmerz über größeren Abschnitten der Wirbelsäule ist häufig Ausdruck einer Osteoporose oder einer Knochenkarzinose.

Sie sollten es sich zur Regel machen, bei Rückenschmerzen eine rektale Beurteilung der Prostata (Metastasen?) bzw. eine gynäkologische Untersuchung auf Lageanomalien oder Verwachsungen durchzuführen.

Funktionsprüfung

Bei der ***Funktionsprüfung*** können Sie davon ausgehen, daß für die gesamte Wirbelsäule Bewegungen
- vorwärts um 90°,
- rückwärts bis zu 30°,
- seitwärts bei fixiertem Becken bis zu 30° nach jeder Seite

möglich sind. Die **Beweglichkeitseinschränkungen** können durch Verschmälerung der Bandscheiben und die dadurch verminderte Fähigkeit des Nucleus pulposus, wie ein mobiles Ausgleichspolster zu wirken, bedingt sein. Die Blockierung der Bewegungselemente (Wirbel – Bandscheibe – Wirbel) durch Spangenbildung oder ein reflektorischer Muskelspasmus kann das Rumpfbeugen erheblich beeinträchtigen.

Von Krankheitswert kann aber nicht nur eine verminderte (Hypo-), sondern auch eine vermehrte Beweglichkeit **(Hypermobilität)** der Wirbelsäule sein.

Die Seitneigungsfähigkeit über eine gedachte Lotlinie von der kontralateralen hinteren Axillarfalte bis nach lateral von der Rima ani, ist als Hypermobilitätszeichen zu werten (Wolff).

Untersuchung der Halswirbelsäule

Bei der Untersuchung der **Halswirbelsäule** beurteilen Sie zunächst die spontane Bereitschaft des Patienten, Kopf und Hals zu bewegen, die Haltung des Kopfes, vergleichen das Niveau der Schultern, evtl. Lateralflexionen und die Kontur des Halses. Sie messen dann an der Halswirbelsäule den Bewegungsumfang als Vorneigen und Rückneigen, seitliches Neigen und Rotation (Abb. 15.**47**). Der Patient wird dazu aufgefordert, den Kopf vorwärts zu beugen, bis das Kinn am Thorax aufliegt, den Kopf um die senkrechte Achse nach links und nach rechts zu drehen, das Ohr auf jeder Seite zur Schulter hin zu neigen und zur Decke zu sehen.

Zur Beurteilung von **Brust- und Lendenwirbelsäule** muß das Becken in der Frontalebene horizontal und etwa 12° nach vorn geneigt stehen. Man untersucht die Beugungsbeweglichkeit der gesamten Wirbelsäule beim Vorneigen (Abb. 15.**48**), mißt den **Finger-Boden-Abstand** in Zentimetern (beim Gesunden 0 cm) und das obere bzw. untere **Schober-Zeichen** als Verschiebung einer Hautmarke, die man zwischen C7 und 30 cm kaudal davon bzw. zwischen L5 und 10 cm kranial davon setzt und deren Spreizung beim Vorwärtsbeugen gemessen wird (Abb. 15.**49**) und normalerweise 4–5 cm beträgt.

Für die **Krümmungsmessung** (Abb. 15.**50**) kann man ein Kyphometer verwenden, um den Krümmungswinkel der BWS zwischen den Dornfortsätzen Th2 und Th12 im aufrechten Stehen und dann in maximaler Beugung bzw. Streckung festzustellen. Das gleiche Verfahren läßt sich auch für die Untersuchung von Lordosen anwenden. Rückneigung, seitliche Neigung und Rotation ergeben sich aus den Abb. 15.**51.** Für die Beurteilung der Seitwärts-

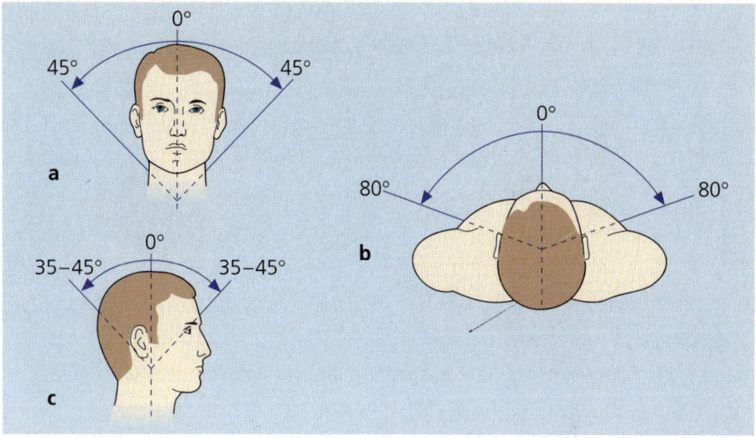

Abb. 15.**47 a–c** Neigungen und Rotation der HWS (Abb. 15.**47**–15.**51** nach *Debrunner*)

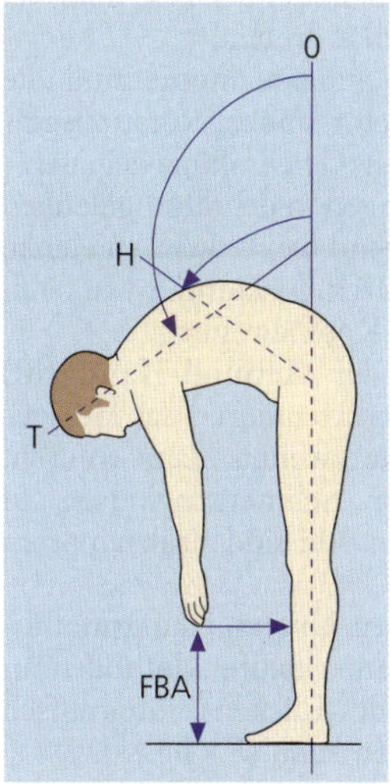

Abb. 15.**48** Beugungsbeweglichkeit der Wirbelsäule

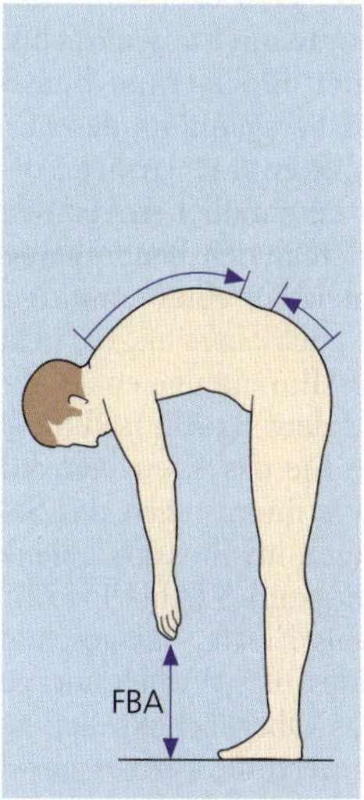

Abb. 15.**49** Abstandvergrößerung der Hautmarken beim Schober-Versuch

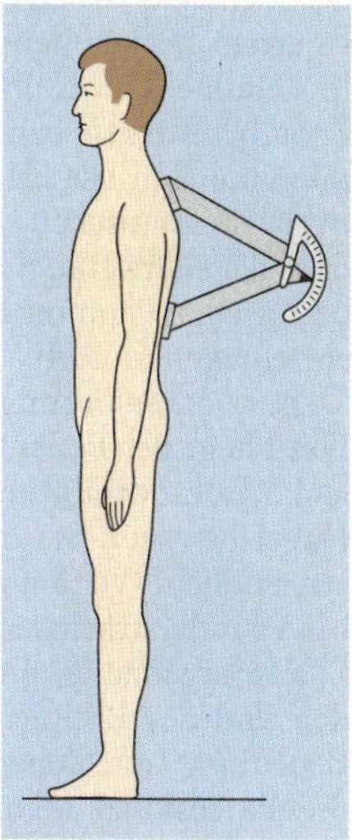

Abb. 15.**50** Kyphometer

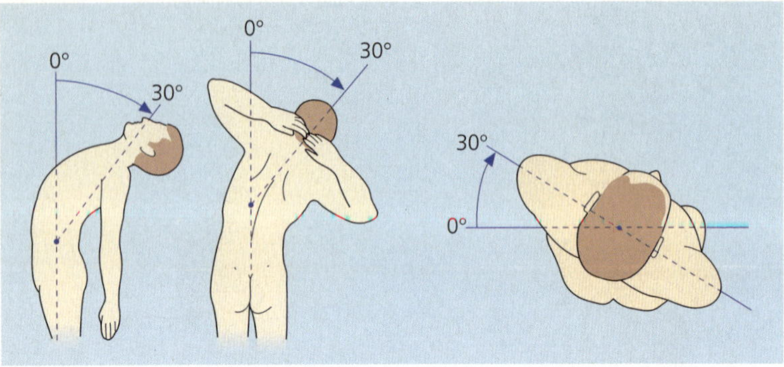

Abb. 15.**51** Rückwärtsneigung, Seitwärtsneigung und Rotation der Wirbelsäule

neigung der Wirbelsäule läßt man den mit hängenden Schultern sitzenden Patienten versuchen, mit dem gebeugten Ellenbogen bis auf die Untersuchungsliege zu kommen (bei fixiertem Becken). Zu den Ursachen eingeschränkter Seitwärtsneigung zählen die Erkrankungen der Bandscheiben und der kleinen Wirbelgelenke. Den ebenfalls sitzenden Patienten läßt man bei fixiertem Becken den Thorax um die senkrechte Achse drehen.

Häufige Ursachen einer Blockierung der Bewegungssegmente sind die Spondylolisthesis bzw. die Verspannung des M. erector spinae. Rotationseinschränkungen der HWS haben ihre Ursache in einer Densfraktur, degenerativen, traumatischen oder entzündlichen Veränderungen in den Drehgelenken oder degenerativen Schäden an den Bandscheiben. Sind kleine Wirbelgelenke betroffen, so kommt es meist zu einer einseitigen Drehblockierung wie beim vertebragenen Tortikollis nach einer ungeschickten Kopfbewegung.

Zur Untersuchung des Iliosakralgelenkes dient der **Mennell-Handgriff.** Dazu liegt der Patient auf dem Bauch, und Sie hyperextendieren das Hüftgelenk (nach dorsal), indem Sie das Kreuzbein mit der zweiten Hand fixieren. Dabei bewegen Sie das Os ilium gegen das Sakrum. Schmerzen weisen auf entzündliche Veränderungen im Iliosakralgelenk hin und sind Frühsymptom bei Spondylarthritis ankylopoetica (Abb. 15.**52**).

Als Ergänzung, nicht als Ersatz, der geschilderten Untersuchungsmethoden und des Röntgenbildes der Wirbelsäule gewinnen heute Methoden an Bedeutung, mit denen das Oberflächenrelief, z. B. des Rückens, fotografisch dreidimensional dokumentiert und vermessen werden kann (F. GROSS).

Da offenbar die Progredienz einer Skoliose mehr von der Rotation der Wirbelkörper – die ihre Oberflächenausdrucksform in Rippenbuckel und Lendenwulst findet – als von der reinen Seitverbiegung abhängt, könnten in Zukunft möglicherweise hierdurch auch wertvolle zusätzliche Informationen gewonnen werden.

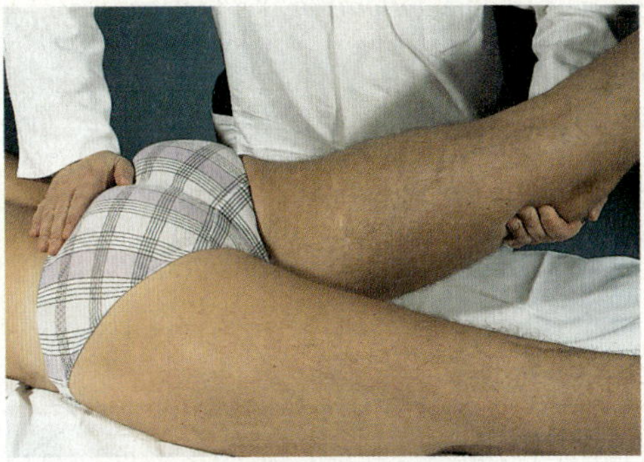

Abb. 15.**52** Mennell-Handgriff: Hyperextension des Hüftgelenkes

Kreuzschmerz
Diagnostische Bedeutung

Organe	*entzündlich infektiös*	*strukturell degenerativ*	*neoplast.*	*neurogen*	*andere*
Wirbelsäule	entzündl. Erkrankungen der Wirbelsäule Spondylitis ankylopoetica Tuberkulose	chron.-rezidivierendes Lumbalsyndrom Lumbago pathol. Statik Morbus Baastrup Osteoporose	Morbus Paget Wirbelmalignome oder Metastasen	Lumbalwurzelsyndrom Neuropathie	muskuläre Insuffizienz Trauma
Nachbarorgane der WS		Hüft- und Kniegelenkerkrankungen			muskuläre Insuffizienz d. unt. Extrem.
Nervensystem			neurogenes Malignom	Neuropathie Lähmungen	
Reproduktives System	Adnexitis	Retroflexio uteri	Myom Uterusmalignom		

Der Vollständigkeit halber bleibt noch ein Gelenk nachzutragen, das weder zur Wirbelsäule noch zu den Extremitäten gerechnet werden kann:

Die Schwellung des Temporomandibulargelenkes erscheint als Vorbuckelung wenige Zentimeter ventral vom Tragus. Frühkindliche Entzündungen können zu einer Knochenwachstumsstörung der Mandibula (Mikrognathie)

und damit zum „Vogelgesicht" führen. Die ***Palpation*** des Gelenkes erfolgt mit dem Zeigefinger unmittelbar vor dem Tragus. Gleichzeitig wird der Patient aufgefordert, den Mund zu öffnen; schon eine leichte Schwellung verhindert das Eindringen der Fingerspitzen in die Gelenkgrube. Alle drei Bewegungsformen dieses Gelenkes, Öffnen und Schließen, Protrusion und Retrosion und die Lateralbewegung, können eingeschränkt sein.

Für die Dokumentation Ihres Befundes an Extremitäten und Wirbelsäule können Sie die Schemata im Untersuchungsbogen verwenden (S. 595–597).

15.8 Aufgaben für die Selbstkontrolle

22 Warum untersucht man Varizen am stehenden Patienten?

23 Welches Zeichen spricht für eine tiefe Thrombophlebitis und wie löst man es aus?

24 Was verstehen Sie unter dem Hohmann-Zeichen?

25 Schildern Sie die Einteilung prätibialer Ödeme in vier Klassen!

26 Wie unterscheiden sich nephritische und kardiale Ödeme einerseits von thrombotischen oder statischen Ödemen andererseits?

27 Wie untersuchen Sie eine „tanzende Patella"?

28 Wodurch können Sie im allgemeinen intraartikuläre und extraartikuläre Bewegungseinschränkungen unterscheiden?

29 Wodurch schaffen Sie sich einen schnellen Überblick über die Hüftgelenksfunktion?

30 Mit welchem Handgriff gleichen Sie eine Überlordosierung aus?

31 Schildern Sie in Stichworten die Prüfung der Innen- und Außenrotation an der unteren Extremität!

32 In welcher Stellung untersuchen Sie das Schubladenphänomen?

33 Was ist eine „Rotationsschublade"?

34 Welche vier anatomischen Einheiten untersuchen Sie mit dem Böhler-Zeichen?

35 Beschreiben Sie das erste Steinmann-Zeichen in Stichworten!

36 Bei welchem Meniskuszeichen gibt es einen wandernden Schmerz am inneren Gelenkspalt?

37 Welche vier Formen des Hinkens können Sie unterscheiden?

38 Wie verschaffen Sie sich einen schnellen Überblick über die Funktion des Hüftgelenks?

39 Wozu dient der Thomas-Handgriff?

40 Welche fünf Schmerzarten sind an der Wirbelsäule zu erfassen?

41 Welche Begleitbeschwerden stehen häufig im Zusammenhang mit Wirbelsäulenschmerzen?

42 Nennen Sie eine häufige Ursache von Torsionen der Wirbelsäule!

43 Was sind Skoliosen?

44 Womit mißt man die seitliche Neigung des Beckens, soweit sie durch ein verkürztes Bein verursacht wird?

45 Welche Untersuchungen sollten bei Männern bzw. Frauen mit unklaren Rückenschmerzen immer durchgeführt werden?

46 Beschreiben Sie mit Winkelgraden die Beweglichkeit der Wirbelsäule!

47 Beschreiben Sie das obere und untere Schober-Zeichen!

48 Wie beurteilt man die Seitwärtsneigung der Wirbelsäule?

49 Worauf weisen Schmerzen beim Mennell-Handgriff hin?

50 Wie verändert sich das Temporomandibulargelenk bei Entzündung?

Praktische Aufgaben

A Beurteilen Sie bei einem Kommilitonen systematisch die Beweglichkeit aller Gelenke nach der Neutral-0-Methode (abgesehen von den Horizontalbewegungen des Armes) und protokollieren Sie die Ergebnisse!

B Führen Sie auch die vorgesehenen Längen- und Umfangsmessungen an den Extremitäten durch!

C Beteiligen Sie sich an der langfristigen Betreuung eines Patienten mit einer chronischen Gelenkerkrankung wie der rheumatoiden Arthritis und verfolgen Sie den Krankheitsverlauf anhand Ihrer Meßwerte!

D Prüfen Sie bei einem Kommilitonen die Beweglichkeit der Wirbelsäule mit dem oberen und unteren Schober-Test und kontrollieren Sie die Meniskuszeichen!

E Palpieren Sie an den eigenen Knien den Gelenkspalt!

16 Die Untersuchung des Nervensystems[1]

16.1 Lernziele

Im folgenden Abschnitt erfahren Sie, wie man

- Beschwerden und Befunde erhebt, die auf eine Erkrankung des Nervensystems hinweisen,
- Eigen- und Fremdreflexe unterscheidet und physiologische bzw. pathologische Reflexe beurteilt,
- periphere und zentrale Lähmungen mit Hilfe charakteristischer Beschwerden und Befunde unterscheidet,
- Muskeltrophik, Muskeltonus und -kraft sowie die Koordination der Bewegungen untersucht,
- Hyperkinesen und Hypokinesen differenziert,
- charakteristische Beschwerden bei Sensibilitätsstörungen erhebt und die Sensibilität praktisch prüft,
- die Hirnnerven auf ihre Funktion untersucht,
- charakteristische Beschwerden bei Hirnleistungsstörungen erhebt und den Patienten auf seine Leistungsfähigkeit untersucht,
- psychologische Untersuchungsverfahren anwendet und die Ergebnisse beurteilt
- und neurologische Leitsymptome für die diagnostische Entscheidungsfindung verwendet.

Benutzen Sie die Aufgaben hinter den einzelnen Abschnitten zur Kontrolle, ob Sie die gesteckten Ziele erreicht haben.

Das bisherige Verfahren „von Kopf bis Fuß“ werden wir bei der Beschreibung des ausführlicheren neurologischen Untersuchungsganges verlassen, weil es sich nur schwer in die Untersuchung der einzelnen Körperregionen eingliedern läßt. Andererseits trägt die Systematisierung des neurologischen Untersuchungsganges dazu bei, Auslassungen und Fehler zu vermeiden.

---

[1] Zur teilweisen Veranschaulichung dieses Themas können Sie Teil 7 des Filmes „Die allgemeine ärztliche Untersuchung“ benutzen (S. 13)

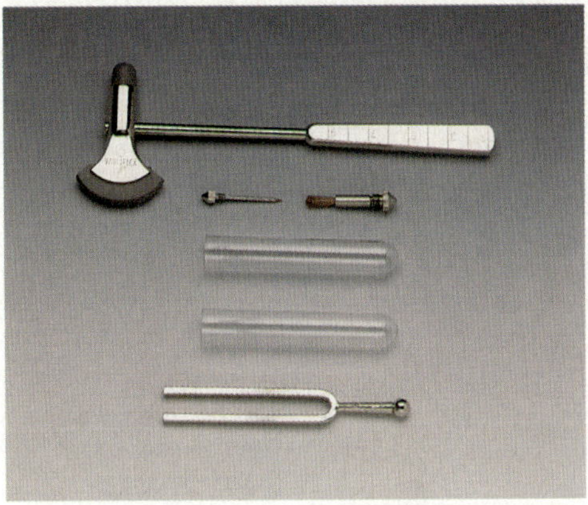

Abb. 16.**1** Geräte für die neurologische Untersuchung

16.2 Allgemeine Beschwerden

Charakteristisch für Erkrankungen des Nervensystems sind nicht anders zu erklärende Schmerzen, Krafteinschränkung, Bewegungsstörungen, Krampfanfälle, Empfindungsstörungen sowie Hirnleistungsstörungen, Verlangsamung, Störungen von Orientierung, Aufmerksamkeit, Denken, Konzentration und Merkfähigkeit, Antrieb, Stimmung und Emotionalität.

Definition, Differenzierung und diagnostische Bedeutung weiterer Beschwerden, die auf Störungen des Nervensystems hinweisen, finden Sie in den entsprechenden Kapiteln:

Kopfschmerz, S. 110, Schwindel, S. 150, Sehstörungen, S. 123, Miktionsstörungen, S. 314.

Auf Beschwerden, die durch Störungen der Motorik und der Sensibilität entstehen, gehen wir bei der Besprechung der Motilitäts- bzw. Empfindungsstörungen näher ein.

Fragen Sie Patienten mit Beschwerden und Befunden von seiten des Nervensystems ausdrücklich nach früheren ähnlichen Erkrankungen und deren Behandlung.

Für die neurologische Untersuchung brauchen Sie zusätzlich einen Reflexhammer, eine neurologische Stimmgabel mit 64 oder 128 Hz, einen Pinsel oder einen Wattebausch, 2 Reagenzgläser für warmes und kaltes Wasser und ein stumpfes Hölzchen, z. B. einen Watteträger (Abb. 16.**1**).

16.3 Reflexe und Reflexstatus

Reflexe sind unwillkürliche, gleichbleibende Reaktionen auf Reize. Zum Verständnis des Unterschiedes zwischen Eigen- und Fremdreflexen dient ein Schema (Abb. 16.**2**).

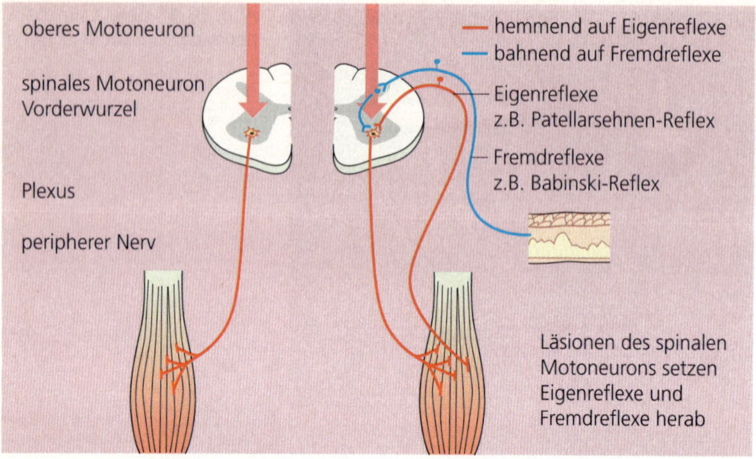

Abb. 16.**2** Zentrales und spinales Motoneuron; Eigenreflex und Fremdreflex. Das erste (zentrale) Motoneuron wirkt hemmend auf Eigenreflexe, aber bahnend auf Fremdreflexe. Schäden im zweiten (spinalen) Motoneuron unterbrechen den Reflexbogen und führen zum Erlöschen der Reflexe

Der **Reflexhammer** wird zwischen Daumen und Zeigefinger distal vom eigentlichen Hammergriff gefaßt. Der Griff liegt durch das Gewicht des Hammerkopfes in der Hohlhand an. Der Schlag erfolgt aus lockerem Handgelenk kurz federnd auf den Auslösungsort.

Eigenreflexe und Fremdreflexe

Eigenreflexe sind beim Gesunden in normaler Form auslösbar; Seitendifferenz, Steigerung oder Fehlen von Eigenreflexen ist pathologisch. Das Auslösen der monosynaptischen Eigenreflexe – genauer Muskeleigenreflexe – geschieht durch Dehnung einer Muskelspindel.

Dazu fordern Sie den Patienten auf, die Gelenke in Mittelstellung locker zu halten. Mit dem Schlag Ihres Reflexhammers auf eine Sehne dehnen Sie den dazugehörigen Muskel und bewirken damit den Reflex als Kontraktion des Muskels.

Pathologische Eigenreflexe als einseitiges Fehlen oder einseitige Abschwächung entstehen bei Schaden im peripheren Neuron mit peripherer Lähmung oder bei Radikulitis.

Symmetrisches Fehlen von Eigenreflexen finden Sie bei Polyneuropathie, Polyradikulitis oder Adie-Syndrom. Zu verlangsamten Eigenreflexen kommt es bei Hypothyreose, zur Steigerung der Eigenreflexe und zur Verbreiterung der Reflexzonen bei Pyramidenbahnschäden.

a

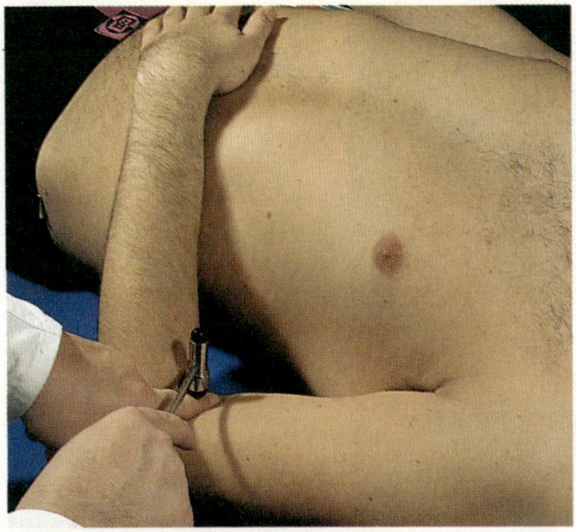

b

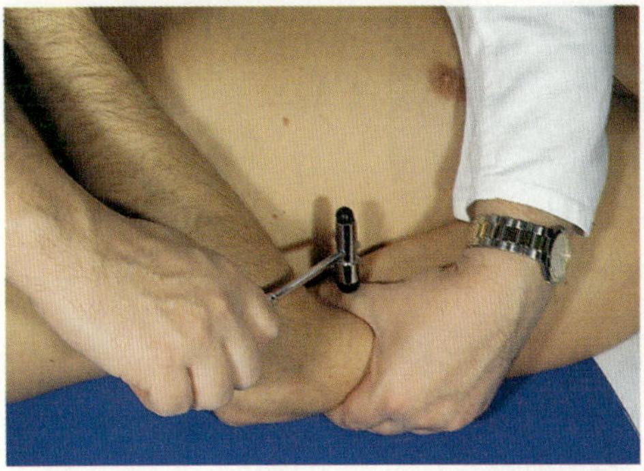

Abb. 16. **3 a** u. **b** Biceps-brachii-Reflex: **a** von der gleichen Seite untersucht, **b** von der Gegenseite untersucht

16

Bei den polysynaptischen **Fremdreflexen** sind Auslösung und Erfolgsorgan getrennt. Fremdreflexe lassen sich an Haut und Schleimhaut auslösen, als Reaktion entsteht an anderer Stelle eine Zuckung oder eine tonische Kontraktion des („fremden") Erfolgsorgans.

Fremdreflexe lösen Sie am Patienten aus, der entspannt auf dem Rücken liegt, indem Sie z.B. mit dem Stiel Ihres Reflexhammers über die laterale Fußsohle streichen. Das Vorliegen pathologischer Fremdreflexe weisen auf *Pyramidenbahnschäden* hin.

Das Auslösen des **Biceps-brachii-Reflexes** (früher BSR) erfolgt durch einen Schlag auf den in der Ellenbeuge auf die Sehne gelegten Zeigefinger (Abb. 16. **3 a**). Die Hände des Patienten ruhen beim Auslösen auf dem Bauch. Die Gegenseite untersuchen Sie, indem Sie über den Patienten greifen und den Daumen auflegen (Abb. 16. **3 b**). Der Reflex führt zu einer unmittelbaren

a

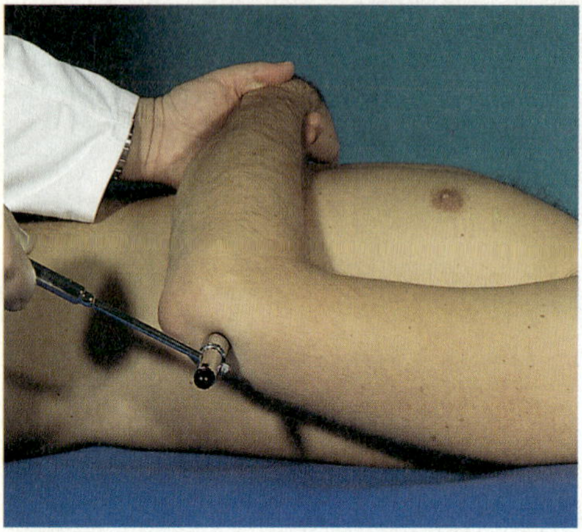

b

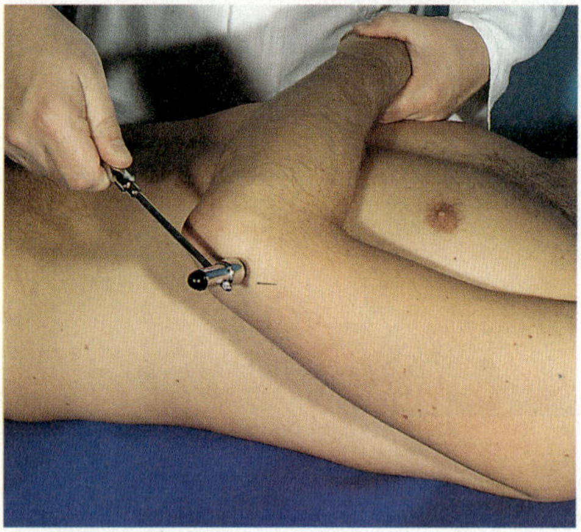

Abb. 16.**4a** u. **b** Triceps-brachii-Reflex: **a** von der Seite des Untersuchers ausgelöst, **b** auf der Gegenseite ausgelöst

Zuckung des M. biceps brachii und zu einer Flexionszuckung im Ellenbogengelenk, die Sie als Anspannung der Sehne spüren.

Zur Untersuchung des **Triceps-brachii-Reflexes** (früher TSR) legt der liegende Patient den Unterarm so weit quer auf den Bauch, daß das Ellenbogengelenk etwa auf gleichem Niveau mit dem Bauchnabel liegt.

Sie schlagen unmittelbar oberhalb des Olekranons auf die Sehne (Abb. 16.**4**). Dann ergreifen Sie die andere Hand des Patienten und ziehen den Arm leicht zu sich herüber, so daß Sie unter leichtem Vorbeugen gut die Trizepssehne der Gegenseite treffen können. Der Reflex führt zu einer Extensionszuckung des Ellenbogengelenkes, bei schlanken Oberarmen zu einer

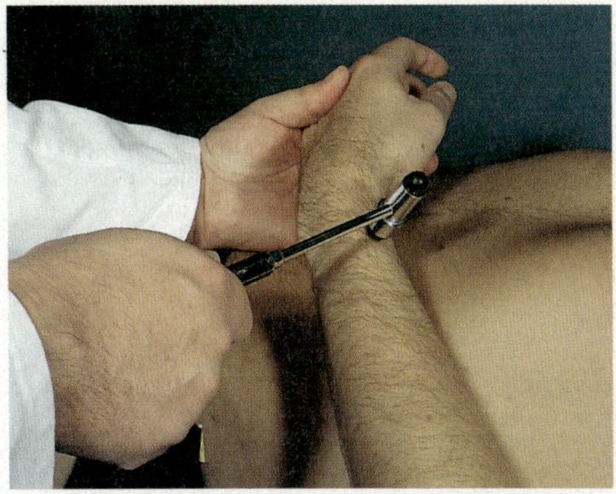

Abb. 16.**5** Brachioradialreflex

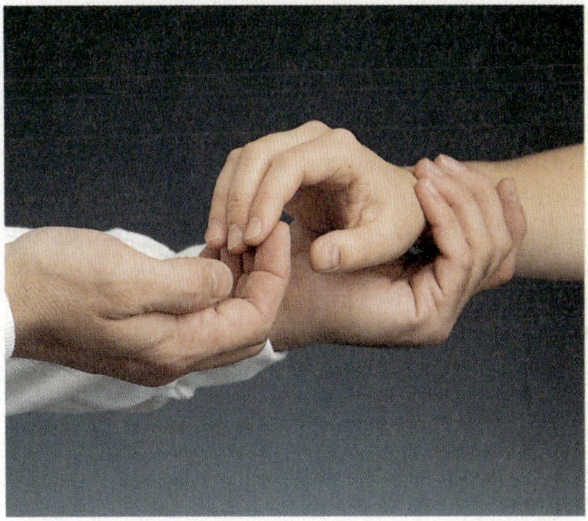

Abb. 16.**6** Auslösen des Trömner-Reflexes

sichtbaren Zuckung des M. triceps brachii. Zur Auslösung des **Brachioradialreflexes** (früher RPR) wird der Hammerschlag gegen das distale Ende des Radius geführt. Sie können auch die Hand des Patienten bei Supinationsstellung des Armes locker in die Hand nehmen und in der Nähe des Handgelenkes auf die mediale Beugeseite des Radius schlagen (Abb. 16.**5**). In beiden Fällen führt der Reflex zu einer angedeuteten Beugung im Ellenbogengelenk und einer Pronationszuckung des Unterarmes. Bei schlanken Unterarmen wird die Zuckung des M. brachioradialis sichtbar.

Zur Auslösung des **Trömner-Reflexes** oder Fingerbeugereflexes schnellt der Untersucher mit seinen II.–V. Fingern von palmar gegen die Kuppen der

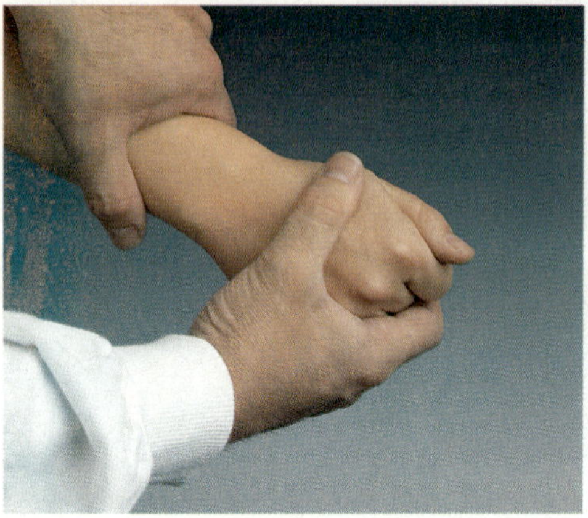

Abb. 16.**7** Passive Beugung im Grundgelenk des III. und IV. Fingers kann zur tonischen Adduktion, Opposition und Extension des Daumens führen (Mayer-Reflex)

entsprechenden, leicht gebeugten Patientenfinger (Abb. 16.**6**). Als Reflexerfolg gilt eine Flexionszuckung der Finger, die einseitige Auslösbarkeit als Ausdruck einer Reflexsteigerung.

Den **Knipsreflex nach Hoffmann** löst man aus, indem man Nagel und Nagelbett von Zeige- oder Mittelfinger mit dem eigenen Zeigefinger unterstützt, mit dem Daumen komprimiert und dann den eigenen Daumen an der Nagelkante plötzlich nach palmar rutschen läßt. Im positiven Fall kommt es zu einer ruckartigen Beugung der Finger. Als pathologisch wird beim Knipsreflex im allgemeinen nur die Steigerung angesehen (Pyramidenbahnzeichen). Ein einseitig abgeschwächter Fingerbeugereflex kann zu Seitenunterschieden führen, ist dann aber kein Pyramidenzeichen, sondern spricht eher für Schäden im zweiten Motoneuron.

Beim **Mayer-Reflex** führt die maximale passive Beugung des III. und IV. Fingergrundgelenkes zur Opposition, Adduktion und Streckung des Daumens (Abb. 16.7). Einseitiges Fehlen kann Hinweis auf eine Pyramidenbahnschädigung sein.

An den Beinen untersucht man den **Quadrizepsreflex** (früher PSR) im Liegen bei leicht gebeugtem Knie (Abb. 16.**8**). Dazu hebt man entweder beide Knie oder nur das zu untersuchende Knie leicht an und schlägt zwischen Patella und Tuberositas tibiae auf die Quadrizepssehne. Die Reflexantwort besteht in der Kontraktion des M. quadriceps femoris mit oder ohne Bewegung des Unterschenkels.

Bei der Untersuchung im Sitzen kann man den Ausschlag des herabhängenden bzw. des übergeschlagenen Beines für eine Quantifizierung benutzen.

Den **Triceps-surae-Reflex** (früher ASR) prüft man am liegenden oder auf einem Stuhl knienden Patienten (Abb. 16.**9**). Am liegenden Patienten erleich-

a
b
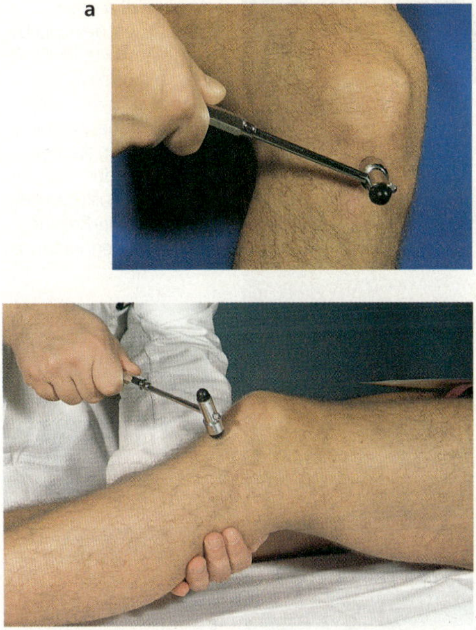

Abb. 16.**8** **a** Auslösen des Quadrizepsreflexes im Sitzen, **b** Untersuchung des Quadrizepsreflexes im Liegen

tert ein Überschlagen des untersuchten Beines über den Unterschenkel des anderen Beines sowohl das Treffen der Achillessehne als auch das Erfassen der Reaktion. Häufig muß der Fuß dabei passiv etwas dorsal flektiert werden. Auch Beugen des Beines im Hüft- und Kniegelenk um 45 Grad und leichter Druck mit der Hand gegen die Fußsohle (Daumen auf dem Fußrücken) erleichtern die Untersuchung und gestatten es gleichzeitig, den Fußklonus (als Pyramidenbahnzeichen) zu prüfen.

Allgemein gilt, daß man von einem pathologischen Befund sprechen kann, wenn die Reflexe beim Seitenvergleich und beim Höhenvergleich unterschiedlich auslösbar sind.

Im Vergleich mit anderen Eigenreflexen sind gesteigerte Eigenreflexe und verbreiterte Reflexzonen ein Zeichen für Pyramidenbahnschäden, dauerhafte Abschwächung und Fehlen der Eigen- und Fremdreflexe dagegen für Schäden im zweiten Motoneuron. Bei fehlenden oder schwer auslösbaren Reflexen macht man sich die **Reflexbahnung** durch aktive Innervation des untersuchten Muskels zunutze, z. B. durch das Halten gegen die Schwerkraft, zweimaliges Auslösen des Reflexes kurz nacheinander oder durch den **Jendrassik-Handgriff.** Dazu zieht der Patient vor der Brust die ineinander verhakten

a

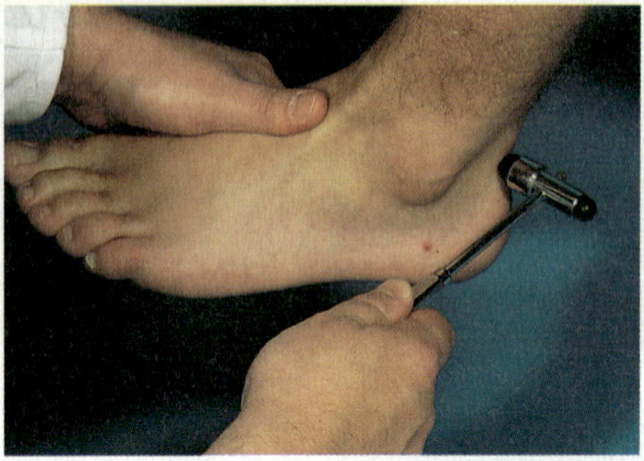

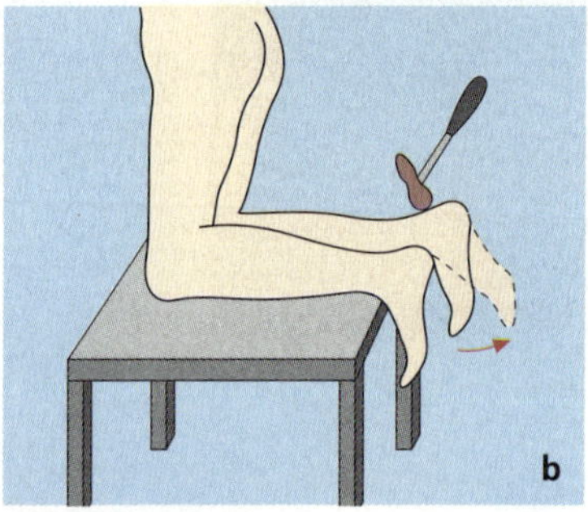

b

c

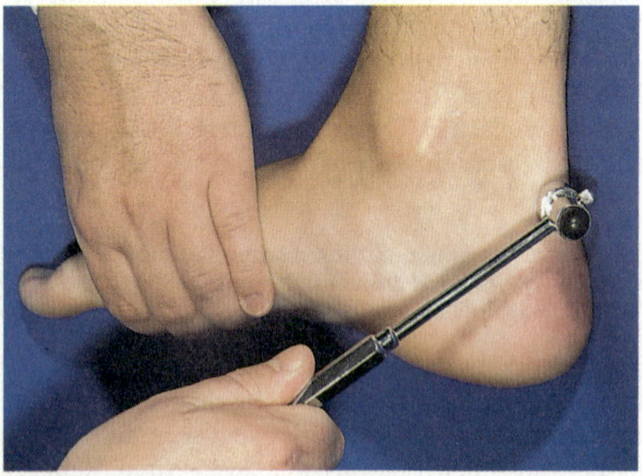

Abb. 16. **9 a–c**
a Auslösen des Triceps-surae-Reflexes im Sitzen, **b** Auslösen des Triceps-surae-Reflexes im Knien (besonders geeignet für die Bestimmung der Reflexzeiten), **c** Auslösen des Triceps-surae-Reflexes am liegenden Patienten

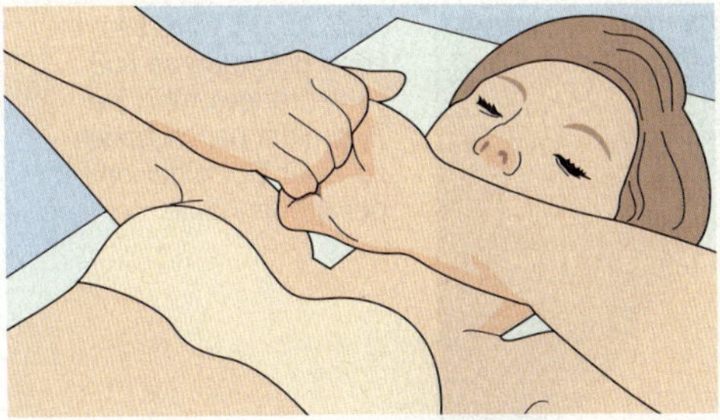

Abb. 16. **10** Reflexbahnung nach Jendrassik

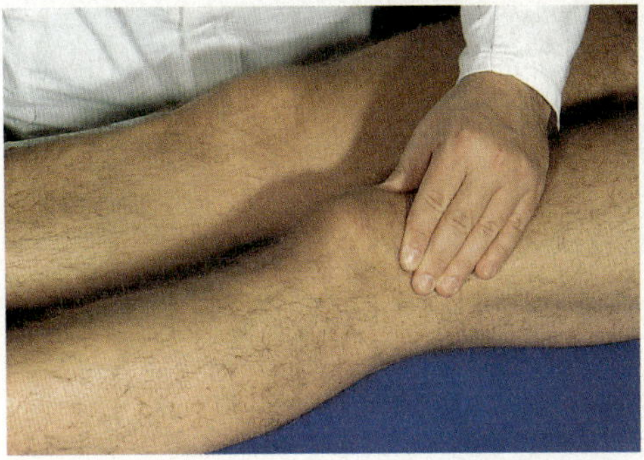

Abb. 16. **11** Zur Auslösung des Patellarklonus wird die Patella ruckartig nach kaudal geschoben und dort locker festgehalten

Fingerendglieder beider Hände auseinander (Abb. 16. **10**). Die Reflexbahnung an der oberen Extremität wird durch das Zusammenbeißen der Zähne, Husten, Lachen oder durch Anheben der Beine gefördert.

Unter den gleichen Voraussetzungen muß man den **Klonus** als Serie von Eigenreflexen beurteilen, die ablaufen, solange der Muskel gedehnt wird. Zur Auslösung des *Patellarklonus* wird die Patella bei locker gestrecktem Bein von oben und lateral kommend zwischen Daumen und Zeigefinger gefaßt, ruckartig nach kaudal bewegt und dort festgehalten (Abb. 16. **11**). Das führt zum Patellarklonus.

Einen *Fußklonus* löst man bei leicht gebeugtem Knie aus, indem man den Fuß von plantar ruckartig nach dorsal bewegt. Der anhaltende Druck führt zum Fußklonus. Hier gilt die Regel, daß ein erschöpflicher Klonus keine diagnostische Bedeutung hat. Unerschöpflicher Klonus ist dagegen Zeichen für einen Pyramidenbahnschaden.

Babinski-Reflex. Normalerweise führt das Bestreichen des äußeren Fußsohlenrandes (Abb. 16. **12**) zur Plantarflexion der Zehen („Babinski normal auslösbar"). Reagiert der Patient dagegen mit einer langsamen Dorsalflexion

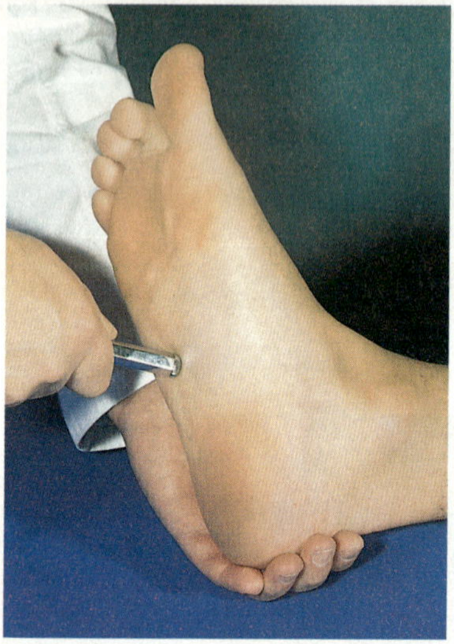

Abb. 16. **12** Das Bestreichen des äußeren Fußsohlenrandes führt bei Pyramidenbahnschaden zu einer Dorsalflexion der großen Zehe

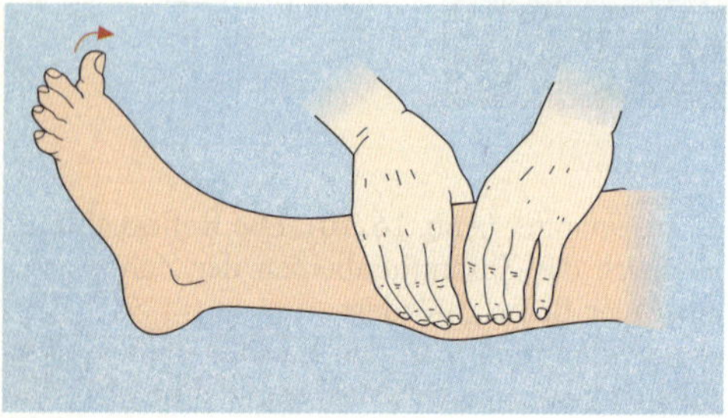

Abb. 16. **13** Der Gordon-Reflex wird durch festes Eindrücken der Wadenmuskulatur ausgelöst

der Großzehe („Babinski pathologisch"), gilt das als ein Zeichen für einen *Pyramidenbahnschaden oder Gehirnschaden.* Die Dorsalflexion der Großzehe ist bis zum Ende des 1. Lebensjahres physiologisch, kann auch bei Hohlfuß und stark ausgebildetem Fluchtreflex als normal angesehen werden.

Der **Gordon-Reflex** wird durch festes Kneten der Wadenmuskulatur (Abb. 16. **13**), der **Oppenheim-Reflex** durch festes Streichen über die Innenseite des Unterschenkels (Abb. 16. **14**) ausgelöst. Die pathologische Dorsalflexion der Großzehe gilt ebenfalls als Zeichen für einen *Pyramidenbahnschaden.* Sie können bei entsprechendem Verdacht einen Babinski-Reflex auch dadurch

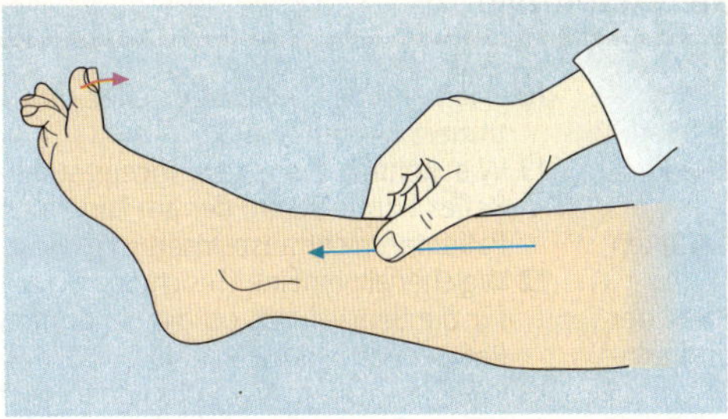

Abb. 16. **14** Den Oppenheim-Reflex untersucht man durch festes Streichen über die Innenseite des Unterschenkels

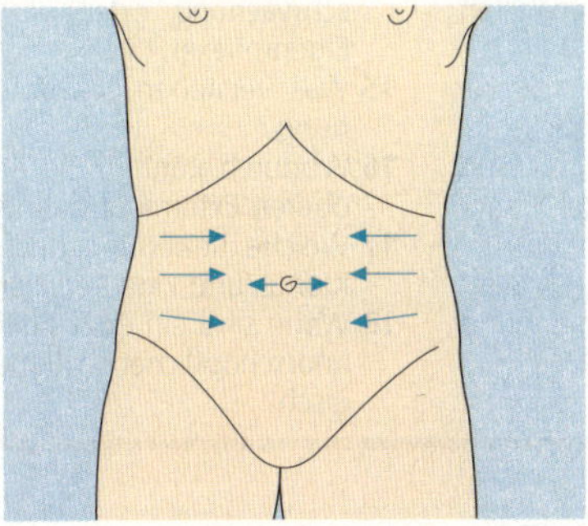

Abb. 16. **15** Bauchhautreflexe werden durch Nadelstriche von lateral nach medial ausgelöst

deutlich machen, daß Sie den Patienten einen Kilometer zügig gehen lassen und dann sofort anschließend untersuchen.

Am Rumpf prüft man die **Bauchhautreflexe** (BHR) mit einem Streichholz oder dem Griff des Reflexhammers durch radiäre Striche von lateral zum Nabel hin (Abb. 16. **15**). Die ausgelösten Kontraktionen der Bauchdeckenmuskulatur führen zu einer Bewegung der Bauchhaut und des Nabels, die der jeweiligen Strichrichtung entgegenläuft.

Fette und schlaffe Bauchdecken verändern die Auslösbarkeit des Reflexes. Fehlen die Bauchhautreflexe bei normalen Bauchdecken, so kann das ein Zeichen einer Pyramidenbahnläsion sein; man findet es häufig bei multipler Sklerose. Bei Seitendifferenzen ist die Seite mit der schwächeren Reaktion geschädigt. Schwankungen in der Ausprägung bei mehreren Auslösungen sind normal.

16.4 Aufgaben für die Selbstkontrolle

1 Was sind Reflexe?
2 Wie wirkt das erste (zentrale) Motoneuron auf Eigenreflexe und Fremdreflexe?
3 Wie wirken sich Schäden im zweiten Motoneuron auf Reflexe aus?
4 Nennen Sie drei Besonderheiten der Eigenreflexe, die sie von Fremdreflexen unterscheiden!
5 Welche Gelenkstellung ist die Voraussetzung für eine optimale Auslösung der Eigenreflexe?
6 Welche beiden Reaktionen erwarten Sie beim Biceps-brachii-Reflex?
7 Welche beiden Bewegungen sind Ergebnisse eines Brachioradialreflexes?
8 Wie nennt man den Reflex, dessen Erfolg eine Flexionszuckung der Finger ist?
9 Welche Reaktion weist beim Mayer-Reflex auf Pyramidenbahnschädigung hin?
10 Wie kann der Quadrizepsreflex quantifiziert werden?
11 Wie können Sie einen Triceps-surae-Reflex kontrollieren, der am liegenden Patienten nicht auszulösen ist?
12 Welcher allgemeine Gesichtspunkt gilt für die Beurteilung, ob die genannten Reflexe pathologisch sind?
13 Welche beiden Veränderungen der Eigenreflexe gelten als Zeichen für Pyramidenbahnschäden?
14 Wofür spricht die dauerhafte Abschwächung oder das Fehlen von Eigenreflexen?
15 Was verstehen Sie unter Reflexbahnung?
16 Wodurch können Sie Reflexe an der oberen Extremität bahnen?
17 Welche Beziehung besteht zwischen Klonus und Eigenreflexen?
18 Wann sind ein erschöpflicher und ein unerschöpflicher Klonus pathologisch?

16.5 Untersuchung der Motorik – Bewegungsstörungen

16.5.1 Charakteristische Beschwerden

Im Zusammenhang mit motorischen Störungen sind folgende Beschwerden charakteristisch:

Paresen = Muskelschwäche, bei der dem Patienten auffällt, daß er sich Mühe geben muß, wenn er bisher mühelose Bewegungen ausführen will. Charakteristisch sind die Zirkumduktion des Beines beim Gehen (s. Abb. 16.**17**, S. 391), Schwierigkeiten, den Fuß auf die nächste Treppenstufe zu setzen, und Einknicken beim Heruntergehen, Schwierigkeiten beim Kämmen und Aufschließen der Tür. Beim Anziehen der Schuhe ist der große Zeh „im Wege“. Das Strohhalmtrinken oder Pfeifen will nicht gelingen, die Sprache klingt heiser, und beim Essen hat der Patient das Gefühl, die eine Wange sei so müde, daß das Essen einseitig herausfalle und er „nachschieben“ müsse. Er verschluckt sich leicht, und getrunkene Flüssigkeit tropft gelegentlich aus der Nase. Alle genannten Paresezeichen machen eine ausführlichere neurologische Untersuchung erforderlich. Sie richtet sich auf Muskeltrophik, Muskeltonus, Muskelkraft, Koordination und extrapyramidale Störungen.

Paresen/Paralysen und Begleitsymptome Diagnostische Bedeutung

Mit Muskelschmerzen

- Fieber, ödematöse Muskeln bei *Myositis* (Myoparese)
- Muskelatrophie meist beiderseits, Exanthem, Polyarthralgie, Fieber, Gewichtsverlust, periorbitales Ödem bei *Polymyositis* (= Dermatomyositis) (Myoparese)
- Beginn mit peripheren Paralysen, meist von den Beinen aufsteigend symmetrisch, Sensibilitätsstörungen, abgeschwächte Reflexe bei *Polyneuritis* Guillain-Barré
- Kopfschmerz, Fieber mit charakteristischem Verlauf, Hyperästhesie, Parästhesie, Kernig und Brudzinsky positiv bei *Poliomyelitis*
- Gummen, blitzartige Rumpf- und Muskelschmerzen, Bauchschmerzen ohne Abwehrspannung, Sehstörungen, Parästhesien, Argyll-Robertson, Romberg positiv, Ataxie bei *Lues III*
- Parästhesien, verminderte Reflexe, verminderter Vibrationssinn, orthostatische Hypotonie, Polyurie, Polydipsie, Gewichtsverlust bei *diabetischer Neuropathie*
- Parästhesien, späte Sensibilitätseinschränkung, progressive Spastik bei *Rückenmarktumor*

Paresen und Paralysen ohne Muskelschmerzen

- mit primärer Muskelatrophie oder Pseudohypertrophie oder Muskelkontraktur und entsprechender Familienanamnese bei *progressiver Muskeldystrophie*
- Ptose, Diplopie, Dysphagie, Ansprechen auf Neostigmin bei *Myasthenia gravis*
- Apathie, Hypotonie, Arrhythmie, Obstipation bei *Hypokaliämie*
- einseitige Paresen und Paralysen, plötzliche massive Nervenausfälle entsprechend dem Infarktort bei *Schlaganfall* (= Apoplexie)
- Kopfschmerzen, Erbrechen, Papillenödem, Krämpfe, Persönlichkeitsveränderungen, Nervenausfälle entsprechend der Lokalisation oder endokrine Störungen bei *Hirntumor*
- vorgebeugte Haltung, Maskengesicht, Monotie, Pillendreher, propulsiver Trippelgang, Zahnradphänomen bei *Paralysis agitans* (= Morbus Parkinson)
- plötzlich bilateral symmetrische Paresen oder Paralysen, Kopfschmerzen, trockener Mund, Schluckstörungen, Bauchschmerz, Diarrhö, Akkumulationsstörungen, Doppelbilder, Mydriasis, Nystagmus, Ptose, Hyperreflexie, aber verminderter Pupillenreflex bei *Botulismus*
- Parästhesien, Zungenbrennen, rote Zunge, Blässe, Babinski und Romberg positiv, später Ataxie und Spastik bei *perniziöser Anämie*

Paresen mit Zeichen hormoneller Störungen

- Nervosität, Wärmeintoleranz, Herzklopfen, Struma, feinschlägiger Tremor, warme feuchte Haut, Tachykardie, große Blutdruckamplitude bei *Hyperthyreose* (hormonelle Myopathie)
- Übelkeit, Erbrechen, Bauchschmerz bis Ileus, Nykturie, Polyurie, Polydipsie, Hypotonie, Knochenschmerzen bei *Hyperparathyreoidismus* (hormonelle Myopathie)
- Gewichtszunahme, Regelstörungen, Mondgesicht, supraklavikuläre und dorsozervikale Fettpolster, rote Striae, Hypertonie bei *Cushing-Syndrom* (hormonelle Myopathie)

16

Als **Hyperkinesen** bezeichnet man unwillkürliche, überschießende Bewegungen.

16.5.2 Muskeltrophik

Das Schwinden des Muskelkörpers = **Muskelatrophie,** können Sie sehen und fühlen. Sie kommt bei peripheren Nervenschädigungen, Vorderhornschäden des Rückenmarks, Muskeldystrophie, gefäßbedingt und bei länger dauernder Inaktivität vor. Soweit sie neurologisch bedingt ist, wird sie als Zeichen einer neurogenen oder myogenen Parese gewertet. Eine Zusammenstellung der Regionen, in denen bei Lähmungen nach entsprechenden Muskelatrophien zu suchen ist, gibt der Abschnitt 16.5.5. Auf Muskelatrophien sollen Sie seitenvergleichend untersuchen und soweit möglich Umfangsmaße dokumentieren.

16.5.3 Muskeltonus

Den Dehnungswiderstand willkürlich entspannter Muskulatur nennt man Muskeltonus. Man prüft daher den tonischen Dehnungsreflex bei der passiven Bewegung von Gelenken und beurteilt den unwillkürlichen Muskelwiderstand. Dazu fordert man den liegenden Patienten auf, völlig entspannt zu bleiben und die vom Arzt durchgeführten unregelmäßigen Bewegungen im Ellenbogen- oder Kniegelenk weder „mitzumachen" noch „dagegen zu halten".

Man prüft	durch
die Nacken- und Halsmuskulatur	passives Hochheben des Kopfes oder durch den Kopffalltest (plötzliches Wegziehen der kopfanhebenden Hand)
die Armmuskulatur	Beugung und Streckung des Schulter- und Ellenbogengelenkes, Händeausschütteln
die Beinmuskulatur	Beugung und Streckung im Hüft- und Kniegelenk

Seitenvergleiche und Änderungen der Bewegungsgeschwindigkeit erleichtern das Erkennen und Vermeiden willkürlicher Mitbewegungen. Von einer **Myotonie** (Muskelsteife) spricht man bei unbeabsichtigt nachklingenden Muskelkontraktionen, die sich z. B. beim Thomson-Syndrom erst allmählich lösen.

Bei pathologisch erhöhtem Muskeltonus (muskulärer Hypertonie) spricht man von **Spastik.** Sie finden sie bei den Bewegungen als federnden Dehnungswiderstand, dessen Intensitätsablauf mit dem Aufklappen bzw. Zuklappen eines Taschenmessers zu vergleichen ist (Taschenmesserphänomen). Spastik ist ein charakteristisches Pyramidenbahnzeichen und Ausdruck einer zentralen Lähmung, begleitet von gesteigerten Muskeleigenreflexen, Mitbewegungszeichen, Spastikzeichen wie dem Babinski-Reflex, aber ohne Muskelatrophie, z. B. nach Apoplex.

Schlaffe Lähmungen sind dagegen Zeichen für Schäden im zweiten peripheren Motoneuron, aber nicht notwendig immer Zeichen einer peripheren Lähmung. Bei einem Schaden im ersten Neuron kann in der akuten Phase eine schlaffe Lähmung der Spastik vorausgehen. Die Reflexe sind abgeschwächt oder fehlen, nach mehrwöchigem Bestehen kommt es zur Muskelatrophie, ohne Mitbewegungszeichen und ohne Spastikzeichen (Babinski).

Beim **Rigor,** z. B. im Rahmen eines Morbus Parkinson, ist der Dehnungswiderstand zähflüssig und in allen Gelenkstellungen etwa gleich erhöht. Es kann aber, z. B. bei Streckung im Ellenbogengelenk, zu einem Verharren des

Unterarmes jeweils für eine kurze Zeit in einer bestimmten Stellung kommen. Dieses sog. Zahnradphänomen prüft man am besten am Handgelenk.

Die **muskuläre Hypotonie** gibt Ihnen bei der Untersuchung das Gefühl, daß die zu untersuchende Gliedmaße besonders schwer in Ihrer Hand liegt. Die Finger- und andere Gelenke sind überstreckbar, z.B. bei Chorea, Polyneuritis, Hinterstrang- und Kleinhirnschaden.

16.5.4 Muskelkraft

Die **grobe Kraft** stellt man durch Bewegen der Gliedmaßen gegen Widerstand fest, durch Vorhalten der Arme, im einfachsten Fall durch die Beobachtung des Ganges und der Bewegungen beim Aus- und Ankleiden oder durch einen Händedruck, bei dem der Untersucher seine Unterarme kreuzt. Störungen der Muskelkraft treten als Muskelschwäche (Paresen) und als völlige Lähmungen (Plegien oder Paralysen) auf, bei denen keine aktive Bewegung mehr möglich ist. Zur Terminologie:

- **Die Ursachen peripherer Lähmungen** können in der Muskulatur liegen (myogene Paresen), in den Endplatten, im peripheren Nerv (neurogene Paresen) und im spinalen Motoneuron. Zu den peripheren Lähmungen gehören daher auch solche, die durch Vorderhornschäden bedingt sind.
- **Zentrale Lähmungen** (Abb. 16.**16**) sind bedingt durch Störungen in den Tractus corticospinales (oberes Motoneuron). Der Muskel bleibt tonisiert, bei passiver Bewegung entsteht ein merklicher Widerstand. Die Reflexe sind in der Regel gesteigert, im Gegensatz zur atrophischen (peripheren) Lähmung verändert sich die Trophik des Muskels bei der zentralen spastischen Lähmung wenig oder gar nicht.
- **Neuromuskuläre Überleitungsstörungen** treten vorübergehend als Überleitungsstörungen zwischen peripheren Nerven und Muskelfasern im Bereich der Endplatten auf. Patienten mit einer Myasthenie klagen über ein ungewöhnlich rasches Nachlassen der Muskelkraft bei Beanspruchung. Zu den Anfangssymptomen gehören Ptose und Verschlucken. Läßt man den Patienten 1 Min. dauernd nach oben blicken, so wird die Ptose deutlich (Simpson-Test).

Wie können Sie den ***Ursprung motorischer Störungen*** feststellen?

1. Der erste Schritt ist die Unterscheidung von zentralen und peripheren Lähmungen.
   Diagnostisch wegweisend für eine **zentrale Lähmung** sind Halbseitenlähmungen (= Hemiparesen bzw. Hemiplegien als totale Lähmungen von Gesicht, Arm und Bein) und (spinale) Querschnittslähmungen.
   Faßt man die Zeichen für eine zentrale Halbseitenlähmung zusammen, so gilt der Wernicke-Mannsche Prädilektionstyp einer Hemiparese:
   Hemiplegiker mit spastischer Kontraktion der Anti-Schwerkraft-Muskeln = relatives Überwiegen der palmaren Flektoren der Hand und der Beuger am Ellenbogengelenk, Parese der Hüftbeugung und der Plantarfle-

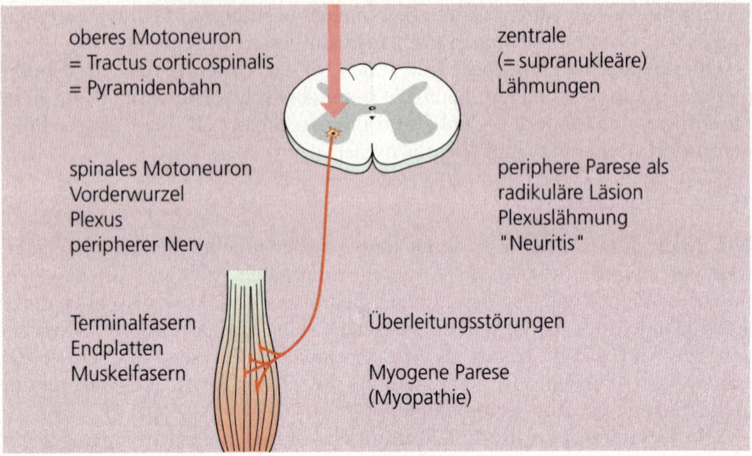

Abb. 16. **16** Erstes und zweites Motoneuron und seine Störungen, soweit sie zu Paresen führen (nach *Schenck*)

xion des Fußes, insgesamt also Spastik, Minderung der Kraft ohne Muskelatrophie, gesteigerte Eigenreflexe und pathologische Reflexe (Abb. 16. **17**). Zeichen einer zentralen Lähmung können aber auch so diffizile Symptome wie die einseitige alleinige Schwächung der Mundwinkelhebung beim Zähnezeigen oder Sprechen durch die zentrale Fazialisparese sein (s. Hirnnerven) (Abb. 16. **18**).

Für eine **periphere Lähmung** sprechen lokale Ausfälle einzelner Nerven, Nervenplexus oder Nervenwurzeln, z. B. die Parese der Zehenheber bei Ischialgie. Periphere Lähmungen sind schlaffe Lähmungen mit herabgesetztem Muskeltonus, Muskelatrophie – nach längerem Bestehen –, oft auch mit neurotrophischen Störungen der Haut und der Anhangsgebilde und sensiblen Ausfällen, abgeschwächten Eigenreflexen, aber ohne pathologische Reflexe.

Lähmungen beider Beine (Paraparesen bzw. Paraplegien) oder aller vier Extremitäten (Tetraplegien oder Tetraparesen) können zentral oder peripher als Vorderhornschädigung bzw. als radikuläre Schädigung entstehen. Elektrodiagnostische Zusatzuntersuchungen erleichtern eine sichere Unterscheidung.

2. Dann prüfen Sie die **Muskelkraft** durch Gegenhalten mit der einen Hand und die Trophik der Muskulatur im erschlafften Zustand mit dem Auge und mit der anderen Hand.

   Eine Hilfe bei der Beurteilung sind der Seitenvergleich und die Frage an den Patienten, ob er bei der Bewegung Schmerzen habe, die ihn eventuell

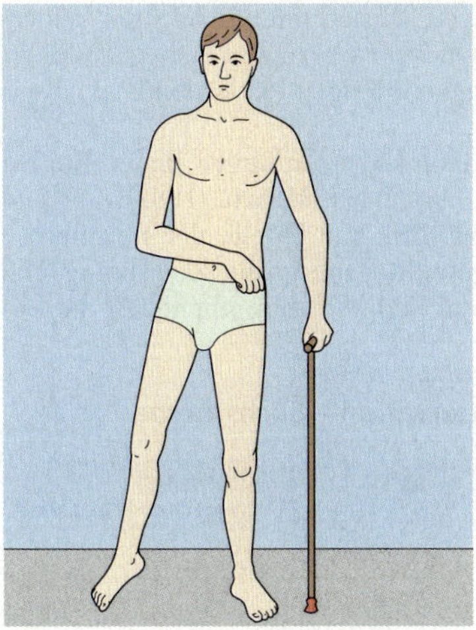

Abb. 16. **17** Wernicke-Mannscher-Prädilektionstyp einer Hemiparese als Beispiel einer zentralen Lähmung

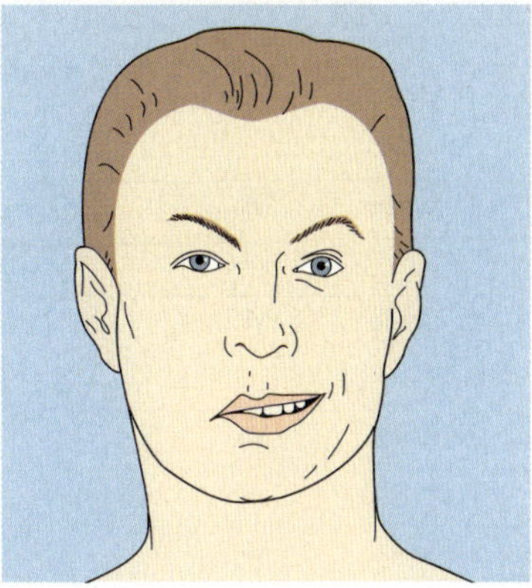

Abb. 16. **18** Verminderte Hebung des rechten Mundwinkels beim Sprechen als Zeichen einer zentralen Fazialisparese

am Einsatz der Kraft hindern. Für die Quantifizierung der Muskelkraft schlägt das British Medical Research Council folgende Einteilung vor:

0 = Fehlen einer Muskelkontraktion = völlige Lähmung
1 = eben sicht- oder fühlbare Muskelkontraktion ohne Bewegung
2 = aktive Bewegung nach Ausgleich der Schwerkraft durch Unterstützung
3 = aktive Bewegung oder Haltung eben gegen Schwerkraft ohne Unterstützung

4 = aktive Bewegung oder Haltung gegen Schwerkraft und leichten Widerstand
5 = aktive Bewegung oder Haltung gegen kräftigen Widerstand
6 = regelrechte Muskelkraft

Ausführliche Beschreibungen von Muskelfunktionsprüfungen finden Sie bei Schenck (1985), noch ausführlicher bei Daniels u. Mitarb. (1982).

Soweit sich die Untersuchung der Motorik auf Anteile der Hirnnerven bezieht, ist sie dort ausführlicher dargestellt. Eine grobe Zuordnung von betroffenen Muskeln, Funktionen, Nerven und Wurzeln gibt Ihnen die folgende Übersicht:

16.5.5 Muskeln, Funktionen und Innervation – Suchschema

Muskel	Funktion	Nerv	Hirnnerv Segment (Wurzel)
M. masseter	Schließen der Kiefer	N. trigeminus	V/3
M. temporalis	Schließen der Kiefer, Zurückziehen des Unterkiefers	N. trigeminus	V/3
Mm. pterygoidei	Verschiebung des Unterkiefers nach der Gegenseite der Muskelanspannung	N. trigeminus	V/3
Venter frontalis m. occipitofrontalis	Kopfhautverschiebung und Augenbrauenhebung, Stirnrunzeln	N. facialis	VII
M. orbicularis oculi	Lidschlag, Lidschluß, Fortbewegung der Tränenflüssigkeit	N. facialis	VII
M. orbicularis oris	muskulöse Grundlage der Lippen, Lippenbewegungen, z. B. Pfeifen	N. facialis	VII
Mm. zygomatici	ziehen die Nasenlippenfurche und Mundwinkel nach lateral und oben	N. facialis	VII
M. risorius	zieht Mundwinkel nach lateral, erzeugt das Grübchen	N. facialis	VII
M. triangularis, nach neuer Nomenklatur M. depressor anguli oris	zieht den Mundwinkel herab, flacht oberen Bogen der Nasolabialfurche ab	N. facialis	VII
Gaumensegel, Nervenversorgung: M. tensor veli palatini durch V/3, M. levator veli palatini durch IX	Verschluß der Nasenhöhle, Öffnen der Tube	N. vagus	IX, X, V/3

Muskel	Funktion	Nerv	Hirnnerv Segment (Wurzel)
Pharynx	Schlund wird beim Schluckakt verengt, gehoben und verkürzt	N. glossopharyngeus, N. vagus	IX, X
Larynx	Öffnen und Schließen der Stimmritze, Spannung und Verformung der Stimmbänder, Epiglottisbewegungen	N. vagus, N. accessorius (bulbärer Anteil)	X, XI
Zunge	Form- und Lageveränderungen der Zunge	N. hypoglossus	XII
			C Th L S
M. sternocleidomastoideus	Dorsalflexion, Ventralwärtsziehen und Drehung des Kopfes	N. accessorius (spinaler Anteil)	2–4
M. trapezius	Heben, Senken, Zurückziehen, Drehen des Schulterblattes; Dorsalflexion und Drehung des Kopfes	N. accessorius (spinaler Anteil)	2–4
Zwerchfell	Inspiration	N. phrenicus	3–4
M. splenius	zieht Kopf bzw. Hals nach hinten, dreht Kopf bzw. Hals zur Seite (Antagonist des M. sternocleidomast.)	Rr. dorsales der Spinalnerven	1–8
Mm. rhomboidei	ziehen Schulterblatt nach medial und oben und drehen es (Flügelskapula bei Lähmung)	N. dorsalis scapulae	4–5
M. supraspinatus	spannt Schultergelenkkapsel; Abduktion und Außenrotation des Armes	N. suprascapularis	4–6
M. infraspinatus	stärkster Außenroller des Armes; abduziert bei erhobenem Arm, adduziert bei gesenktem	N. suprascapularis	4–6
M. teres minor	rollt Arm nach außen und adduziert	N. axillaris	5–6
M. deltoideus	Außen- und Innenrollung, Abduktion, Adduktion, Vor- u. Rückführung d. Armes	N. axillaris	5–6
M. teres major	Einwärtsrollung, Adduktion und Rückführung des Armes	Nn. subscapulares	5–6

Muskel	Funktion	Nerv	Hirnnerv Segment (Wurzel)			
			C	Th	L	S
M. subscapularis	stärkster Innenrotator des Armes, je nach Stellung des Gelenkes Ab- und Adduktion, Vor- und Rückwärtsheben des Armes	Nn. subscapulares	5–7			
M. serratus anterior	Fixieren, Heben, Senken, nach vorn Führen, Drehen des Schulterblattes (Scapula alata bei Lähmung)	N. thoracicus longus	5–7			
M. pectoralis major	Adduktion, Innenrotation, Hebung des Armes nach vorn; Heben, Senken, Vorschieben des Schultergürtels; Inspiration bei aufgestützten Armen (Asthmatiker)	Nn. thoracici ventrales	5–	1		
M. latissimus dorsi	zieht den erhobenen Arm herab und nach hinten und dreht ihn nach innen (Schürzenknoter)	N. thoracodorsalis	6–8			
M. biceps brachii	Schultergelenk: Ab-, Adduktion, Innen-, Außenrotation, hebt Arm nach vorn; Ellenbogengelenk: Beugung und Supination	N. musculocutaneus	5–6			
M. brachioradialis	beugt bei proniertem Arm im Ellenbogengelenk, bringt den Unterarm aus extremer Pronation und Supination in Mittelstellung	N. radialis	5–6			
M. abductor pollicis longus	Abduktion des Daumens, Supination	N. radialis	7–8			
Mm. extensor carpi radialis longus und brevis	Dorsalflexion, Radialabduktion der Hand; Beugung im Ellenbogengelenk, Pronation (nur longus) und Supination	N. radialis	6–8			
M. flexor carpi radialis	Beugung im Ellenbogengelenk, Pronation; Beugung und Radialabduktion der Hand	N. medianus	7–8			
M. pronator teres	Pronation der Hand	N. medianus	7–8			
M. extensor carpi ulnaris	Dorsalflexion und Ulnarabduktion der Hand	N. radialis	7–8			

Muskel	Funktion	Nerv	Hirnnerv Segment (Wurzel) C	Th	L	S
M. opponens pollicis	stellt den Daumen den anderen Fingern gegenüber	N. medianus	7–8			
M. abductor pollicis brevis	Abduktion und Beugung des Daumens	N. medianus	7–8			
M. triceps brachii	einziger Strecker im Ellenbogengelenk; Adduktor, Rückwärtsheber, schwacher Außenrotator im Schultergelenk	N. radialis	7–8			
M. extensor pollicis longus und brevis	Streckung des Daumens, Dorsalflexion der Hand, Supination	N. radialis	7–8			
M. flexor pollicis longus	beugt den Daumen und die Hand	N. medianus	8	1		
M. flexor carpi ulnaris	Beugung und Ulnarabduktion der Hand	N. ulnaris	8	1		
Mm. interossei	beugen das Grundglied, strecken des Mittel- und Endglied der Finger, spreizen und schließen die Finger	N. ulnaris	8	1		
M. abductor digiti minimi	Abduktion des Kleinfingers	N. ulnaris	8	1		
M. adductor pollicis	Adduktion und Opposition des Daumens	N. ulnaris	8	1		
Bauchmuskeln	neigen den Brustkorb nach vorn, heben das Becken, senken die Rippen (Exspiration)	Rr. ventrales der Spinalnerven		5–	1	
M. erector spinae = Erector trunci	streckt Rücken und Kopf, dreht den Rumpf und neigt ihn seitwärts, dreht das Gesicht zur Seite	Rr. dorsales der Spinalnerven	1–		2	
M. iliopsoas	Beugung, Adduktion und Außenrotation im Hüftgelenk; Beugung und Seitwärtsneigung der LWS	N. femoralis			1–3	
M. quadriceps femoris	Beugung im Hüftgelenk; einziger Strecker im Kniegelenk	N. femoralis			2–4	

Muskel	Funktion	Nerv	Hirnnerv Segment (Wurzel)			
			C	Th	L	S
Mm. adductores femoris	Hüftgelenk: Adduktion, Beugung, Streckung (nur M. adductor magnus), Außenrotation, Innenrotation (nur M. adductor magnus) Kniegelenk: Beugung und Innenrotat. (nur M. gracilis)	N. obturatorius			2–4	
M. tibialis anterior	Dorsalextension des Fußes	N. peronaeus			4–5	
M. glutaeus medius und minimus	Beugung, Außenrotation, Abduktion im Hüftgelenk	N. glutaeus superior			4–	1
M. extensor digitorum longus	Dorsalextension und Pronator des Fußes, Zehenstrecker	N. peronaeus			5	1
M. extensor hallucis longus	Dorsalextension und Pronator des Fußes, Großzehenstrecker	N. peronaeus			5	1
M. extensor digitorum brevis	Streckung der Zehen	N. peronaeus			5	1
M. glutaeus maximus	Streckung und Außenrotation, Ab- und Adduktion im Hüftgelenk	N. glutaeus inferior			5–	2
M. biceps femoris	Streckung, Adduktion und Außenrollung im Hüftgelenk; Beugung und Außenrollung im Kniegelenk	N. tibialis N. peronaeus			4–	2
M. semitendinosus	Strecker, Einwärtsroller und Adduktor im Hüftgelenk; Beuger und Innenroller im Kniegelenk	N. tibialis			5–	2
M. semimembranosus	wie M. semitendinosus	N. tibialis			5–	2
M. triceps surae	Beuger im Kniegelenk, Plantarflektor und Supinator im Fußgelenk	N. tibialis			5–	2
lange Zehenplantarflexoren	Plantarflexion und Supination des Fußes, Zehenbeugung	N. tibialis				1, 2
kleine Muskeln der Fußsohle	Spreizen, Schließen, Beugen und Strecken der Zehen; Stützen des Längs- und Quergewölbes des Fußes	N. tibialis				1–3

16.5.6 Hyperkinesen und spontane unwillkürliche Bewegungen

Rhythmische Zuckungen antagonistischer Muskeln nennt man **Tremor.** Unterschieden wird:

- **nach der Amplitude:**
  grobschlägiger Tremor, z. B. beim Morbus Parkinson,
  feinschlägiger Tremor beim Alkoholismus,
  fibrillierender Tremor durch Zuckungen einzelner Muskelfaszikeln;
- **nach der Dauer:**
  ständiger (persistierender) Tremor, z. B. bei Paralysis agitans, intermittierender Tremor, z. B. als Intentionstremor bei gezielten Bewegungen;
- **nach der Frequenz:**
  4–7 Schläge pro Sekunde beim Morbus Parkinson;
- **nach der Zuordnung zu Bewegungen:**
  Intentionstremor, nur bei gezielten Bewegungen, z. B. bei Nucleusdentatus-Schaden,
  Ruhetremor, der bei absichtlichen Bewegungen schwindet,
  statischer Tremor, der bei dem Versuch auftritt, das Gleichgewicht zu halten;
- **nach der Ursache:**
  z. B. der Alterstremor oder Tremor bei Metall- oder Opiatvergiftungen, Alkoholismus oder psychischer Tremor bei seelischen Erregungen.

Ballismus nennt man rasche, überschießende, unregelmäßige Bewegungen, die besonders in den proximalen Extremitäten auftreten und vaskulär bzw. durch Tumor im Bereich des Corpus subthalamicum bedingt sind und durch Außenreize ausgelöst oder verstärkt werden können. Sie sind Zeichen eines Schadens im Corpus subthalamicum der Gegenseite, z. B. durch Neoplasma oder Gefäßschaden.

Choreatische Hyperkinesen sind unregelmäßige, überschießende, ziellose Bewegungen. Sie laufen plötzlich und unwillkürlich ab und können den ganzen Körper oder nur die Extremitäten bzw. Gliedabschnitte befallen. Bei den schnellen, einzelne, wechselnde Muskelgruppen befallenden Zuckungen spricht man von choreatischen Bewegungen als Striatumschaden, z. B. bei der Chorea minor oder bei der Chorea Huntington.

Athetosen sind dagegen langsame, unregelmäßige, tonische, wurmartig geschraubte, unwillkürliche Bewegungen meist der Finger. Leichte Hyperkinesen kann man durch einen **Stehtest** bahnen, bei dem der Patient mit geschlossenen Augen und Füßen die Arme vorhält und dabei die Handflächen aufwärts dreht. Sie beruhen gewöhnlich auf Läsionen im Striatum oder Pallidum (z. B. als Folge von Geburtsschäden).

Als **dystonisches Syndrom** bezeichnet man dagegen tonische, wurmförmige, drehende und ziehende Bewegungen an Rumpf und Hals, manchmal auch in proximalen Extremitätenanteilen. Sie sind Ausdruck von degenerativen oder stoffwechselbedingten Schäden im Putamen.

Krämpfe und Begleitsymptome
Diagnostische Bedeutung

- Fieber, Kopfschmerz, Erbrechen, Nackensteife, Kernig- und Brodzinski-Zeichen, zunehmende Verwirrtheit bei *Meningitis* (Liquorkultur)
- ähnliches Bild aber mit zerebralen Ausfallerscheinungen wie Bewußtseinsstörungen, Persönlichkeitsveränderungen, Paresen und Paralysen, Hirnnervenstörungen bei *Enzephalitis*
- Kopfschmerz, Übelkeit, Erbrechen, langsam zunehmendes Papillenödem, Hemiparesen, Ataxie, Temperaturerhöhung, Atemfrequenz erhöht, in der Endphase Schläfrigkeit, Persönlichkeitsveränderungen und endokrine Störungen bei *Hirntumoren* (CT)
- ähnliches Bild wie bei Hirntumoren, aber zusätzlich Fieber, Schüttelfrost und Entzündungszeichen bei *Hirnabszeß* (CT)
- Zeichen der Subarachnoidalblutung, fokale Epilepsie, fokale motorische Ausfälle bei *Aortenaneurysma* (CT)
- Kopfschmerz, Schmerzunempfindlichkeit, Stupor, Blutdruck über 160/95 bei *Hypertonie*
- plötzlicher Kopfschmerz, Übelkeit, Erbrechen, zunehmende einseitige Nervenausfälle, Atmungsstörung, Bewußtseinsstörung bis Koma, Vorgeschichte mit Hypertonie, Diabetes, Arteriosklerose oder Emboliequellen bei *Schlaganfall*
- plötzlicher, anfallartiger Beginn von Krämpfen mit Aura, Inkontinenz, Erbrechen, Parästhesien, Myalgie, Zungenbiß, Bewußtlosigkeit, Epistotonus, Adduktion und Flexion der Arme, Streckung der Beine, tonisch-klonische Krämpfe, Apnoe und Zyanose bei *Epilepsie*
- schleichend beginnende Demenz, Depression und Psychose, dann Laryngospasmus und generalisierte Krampfanfälle, Tetanie durch metabolische Alkalose, Parästhesien der Lippen, Zunge und Finger, Karpopedalspasmus, Muskelschmerzen, Spasmen der Gesichtsmuskulatur, Chvosteck-Zeichen und Trousseau-Zeichen positiv bei *Hyperparathyreoidismus* (Calzium weniger als 8,8 mg/100 ml)
- Gewichtsverlust, Schwäche, Müdigkeit, Dyspnoe, Übelkeit, Erbrechen und Durchfall, Hautjucken, Nasenbluten, Bauchschmerz, Tetanie, Cheyne-Stokes-Atmung, periphere Neuropathie, Perikarditis, Pleritis, Koma bei *Urämie* (Rest-N erhöht)
- Erbrechen, Bauchschmerz, Muskelspasmen, periphere Neuritis, Photosensibilität, Narben, veränderte Hautpigmentation, Alopezie, Bauchschmerz, braun werdender Urin, Hämolyse bei *Porphyrie* (Urinuntersuchung)
- Schwangerschaft, Hypertonie, Verwirrtheit, Ödem, Albuminurie bei *Eklampsie*
- Dyspnoe, Hyperkapnie, Angst, Ohnmachtsneigung, Ataxie, Herzklopfen, Tachykardie, Tetanie bei *Hyperventilation*

Der Torticollis spasticus ist auf Muskeln des Halses beschränkt und äußert sich in seitenkonstanten Dreh- und Beugebewegungen, die unregelmäßig einsetzen und wieder aufhören. Der Hals wird dabei für längere Zeit in der torquierten Lage gehalten.

Die schwerste Form sind kraftvolle Rotationsbewegungen von Kopf, Schultern und Rumpf = Torsionsdystonie. Sie sind meist von athetotischen Fingerbewegungen begleitet.

Faszikuläre Muskelzuckungen sind feine, unregelmäßige Zuckungen von kleinen oder größeren Muskelbündeln unter der Haut, die zwar z. B. als Zucken der Augenlider oder einzelner Gesichtsmuskeln sichtbar werden, aber abgesehen von den Fingern keinen eigentlichen Bewegungserfolg haben. Sie ähneln Zuckungen bei der galvanischen Reizung, treten gehäuft beim Einschlafen oder Aufwachen auf, besonders nach übermäßigem Alkoholgenuß oder wenn man unausgeschlafen ist. Gemeinsam mit Paresen und Muskelatrophien bekommen sie klinische Bedeutung. Faszikulieren kommt nur bei neurogenen Paresen vor, besonders wenn die Läsion die motorischen Vorderhornzellen oder die Vorderwurzeln betrifft. Sie können auch Hinweise auf motorische Systemerkrankungen sein, bei den die Schädigung im Soma oder im proximalen Bereich des Neuriten spinaler Motoneurone liegt (Beispiel: periphere Bulbärparalyse).

Krampus nennt man den auf einen Muskel oder eine Muskelgruppe beschränkten tonisch-schmerzhaften Krampf, z. B. der Wade oder des Fußes.

Klonische Krämpfe sind kurzdauernde Zuckungen antagonistischer Muskeln in rascher Folge, tonische Krämpfe (= Spasmen) sind heftige, länger andauernde Muskelanspannungen, z. B. bei Karpopedalspasmus, Tetanie, generalisiert bei Tetanus oder zerebralen Anfällen, bedingt durch abnorme elektrische Impulse des Gehirns.

Derartige Anfälle können primär zerebral bedingt sein – Epilepsie, Apoplex, Sinusthrombose und Hirntumor sind Beispiele dafür – treten aber auch auf als sog. Gelegenheitskrämpfe bei Alkoholabusus, im Delirium tremens, bei „Sniffern", aber auch durch metabolische Störungen wie der Porphyrie. Ob bei der Eklampsie der Blutdruckanstieg oder Stoffwechselstörungen Krampfanfälle auslösen, ist nicht endgültig entschieden.

Tick nennt man gleichbleibende Bewegungen, besonders im Gesicht, die meist psychologische Ursachen haben.

16.5.7 Hypokinesen

Wenn Sie den Patienten gehen lassen, können Sie leicht einen **Mangel an Mitbewegungen** feststellen. Beiderseits ist er Frühsymptom des Morbus Parkinson, einseitig Zeichen für einen Pyramidenbahnschaden auf der Gegenseite oder für einen gleichseitigen Kleinhirnschaden. Zusammen mit spärlicher Gestik kann die **Verarmung von Ausdrucksbewegungen,** die Ihnen beim Gespräch mit dem Patienten als Hypomimie oder Amimie auffällt, Folge eines Parkinsonismus und einer langandauernden Chlorpromazin- oder Reserpinmedikation sein. Sie geht oft mit Antriebsschwäche und Gleichgültigkeit einher.

Als **Akinese** bezeichnet man die Verlangsamung von Bewegungen bei intakter Muskelkraft. Die Bewegungen wirken verzögert oder „bleiben stecken", z. B. wird der übliche Schritt zum trippligen Schlurfen, die Amplitude der Handschrift nimmt ab; man spricht von Mikrographie. Der Ausdrucksgehalt von Schrift und Sprache und sonstige Ausdrucksbewegungen verarmen. Die Akinese ist mit Rigor und Tremor gemeinsam Leitsymptom des Morbus Parkinson.

16.5.8 Aufgaben für die Selbstkontrolle

19 Womit können Taubheitsgefühle leicht verwechselt werden?
20 Nennen Sie mindestens drei Ursachen von Muskelatrophien!
21 Definieren Sie den Begriff Muskeltonus!
22 Welcher Reflex wird beim Muskeltonus geprüft und was wird beurteilt?
23 Wie prüfen Sie den Muskeltonus an:
- Nacken- und Halsmuskulatur,
- Armmuskulatur,
- Beinmuskulatur?

24 Wie nennt man unbeabsichtigt nachklingende Muskelkontraktionen?
25 Wie unterscheidet man Myotonie von abnorm langen Muskelanspannungen beim Myxödem?
26 Welcher Zusammenhang besteht zwischen Muskeltonus und Spastik?
27 Welche Form der Lähmung wird durch eine Spastik angezeigt?
28 Wo lokalisieren Sie einen Schaden, der durch eine schlaffe Lähmung angezeigt wird?
29 Was verstehen Sie unter Rigor?
30 Wie äußert sich eine muskuläre Hypotonie?
31 Wie äußert sich eine Myasthenie beim Blick nach oben?
32 Nennen Sie mindestens drei Möglichkeiten, die grobe Kraft zu prüfen!
33 Wie unterscheidet sich eine Parese von einer Paralyse?
34 Welche anatomischen Strukturen können gestört sein bei
peripheren Lähmungen,
zentralen Lähmungen,
neuromuskulären Überleitungsstörungen?
35 Welche beiden Möglichkeiten kennen Sie, um bei motorischen Störungen den Ursprung der Lähmung festzustellen?
36 Welcher Prädilektionstyp gilt als Beispiel für eine zentrale Halbseitenlähmung?
37 Beschreiben Sie in Stichworten das Erscheinungsbild eines Patienten mit einer zentralen Lähmung!
38 Welche Nervenausfälle sprechen für eine periphere Lähmung?
39 Nennen Sie mindestens drei charakteristische Symptome für eine periphere Lähmung!
40 Wie prüft man den Ablauf von Bewegungen in bezug auf die Kraft?
41 Wodurch können Fehlbeurteilungen der Muskelkraft bedingt sein?
42 Wie wird neurologisch der Begriff Tremor definiert?
43 Welche beiden Tremorformen unterscheiden Sie nach der Amplitude?
44 Nennen Sie drei Tremorarten nach der Zuordnung zu Bewegungen!
45 Definieren Sie den Begriff choreatische Hyperkinesen!
46 Wie nennt man langsame, tonische, wurmartig geschraubte, unwillkürliche Bewegungen?
47 Auf welchen Körperbereich erstreckt sich das Dystonie-Syndrom?
48 Wie äußern sich faszikuläre Muskelzuckungen?
49 Wie nennt man unwillkürliche, überschießende, werfende Bewegungen besonders der proximalen Extremitäten?
50 Nennen Sie das klassische Krankheitsbeispiel für eine Akinese!
51 Welche beiden Symptome gehören zum Kreis der Hypokinesen?

16.6 Koordination – Störung der Willkürbewegungen

Das ungestörte Zusammenspiel mehrerer Muskeln ist die Voraussetzung für den reibungslosen Ablauf der Bewegungen. Auch bei normaler Muskelkraft kann die Koordination gestört sein. Zu ihr gehören die geordnete zeitliche und adäquat dosierte Kontraktion der an einer bestimmten Bewegung beteiligten Muskeln – denken Sie an die Feinmotorik eines Uhrmachers oder den genau plazierten Tennisball – und die Aufrechterhaltung des Körpergleichgewichts. Eine einfache Methode, um einen Eindruck über eventuell vorliegende neurologische Störungen zu erhalten, ist die Beobachtung des Ganges im Untersuchungszimmer.

Man achtet dabei auf die Mitbewegung der Arme, taumeligen Gang, „Drall“, eine übermäßig breite Schrittspur, deren etwaige Zufälligkeit mit dem „Seiltänzergang“ Schritt vor Schritt kontrolliert werden kann. Drei Formen der Koordinationsstörungen willkürlicher Bewegungen sind zu unterscheiden:

Ataxie bedeutet, daß gezielte Bewegungen nicht zielgerade, sondern im Zickzack ablaufen oder Haltungen verwackeln; sie ist Zeichen fehlerhaft ablaufender Kontrolle und damit für Schäden an sensiblen peripheren Nerven, am Hinterstrang, Zerebellum oder Stirnhirn.

Bei **Asynergie** oder **Dyssynergie** ist das Zusammenspiel von Agonisten, Synergisten und Antagonisten gestört, und bei der **Dysmetrie** wird das angestrebte Ziel dadurch verfehlt, daß die aufgewendete Kraft zu gering oder zu groß ist, so daß die Hand oder der Fuß das Ziel nicht korrekt erreicht. Dyssynergie und Dysmetrie weisen auf einen Kleinhirnschaden hin.

Die Untersuchung erfolgt, wenn der Patient Beschwerden äußert wie Gangunsicherheit und Fallneigung oder bei Allgemeinbefunden, die auf eine gestörte Koordination hinweisen.

16.6.1 Untersuchung auf Ataxie

Die **Standataxie** beobachten Sie als Schwankungen beim Stehen mit offenen Augen (z.B. bei Kleinhirnschäden oder beim vestibulären Syndrom, dann gemeinsam mit Schwindel und Nystagmus). Erschwert sind die Bedingungen für den Patienten beim Romberg-Versuch, dem Stehen mit geschlossenen Augen, das im positiven Fall zu einer unüberwindlichen Fallneigung führt.

Die **Rumpfataxie** als grobes Schwanken beim Sitzen oder Gehen ist ein klassisches Kleinhirnzeichen, das Sie bei den entsprechenden Haltungen oder Bewegungen beobachten können.

Zur Feststellung einer **Gangataxie** beobachten Sie den üblichen Gang des Patienten, ob er schwankend wirkt oder ob der Patient sein Gleichgewicht durch besonders breitbeiniges Gehen, z.B. bei Kleinhirnschaden in Verbindung mit Spastik bei multipler Sklerose, auszugleichen sucht. Erschwert wird der Versuch durch den Seiltänzergang „Fuß-vor-Fuß“ und weiterhin durch

a

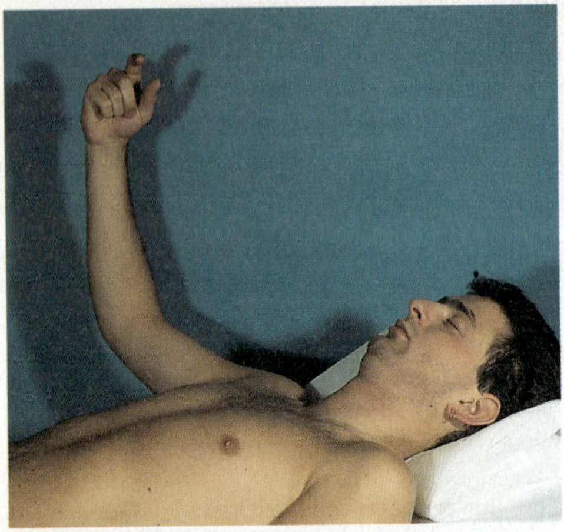

b

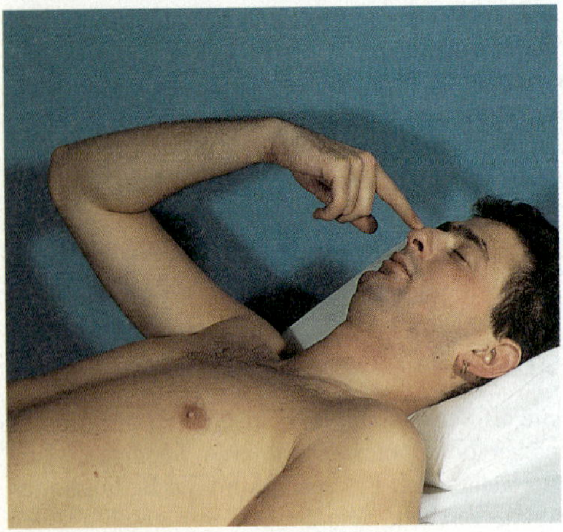

Abb. 16.**19 a** u. **b** Beim Finger-Nase-Versuch soll der Patient mit der Zeigefingerspitze bei geschlossenen Augen die Nasenspitze treffen

Gehen mit geschlossenen Augen rück- und vorwärts. Der ataktische Gang wirkt bei fehlender Augenkontrolle unsicher. Gangataxie tritt auf als Folge

- einer Rumpfataxie (dann mit Sitzataxie),
- einer Gliedataxie (dann pathologischer Knie-Hacken-Versuch).

Die **Gliedataxie** prüfen Sie mit Zielbewegungen, wie dem Finger-Finger-Versuch, bei dem sie den Patienten auffordern, mit geschlossenen Augen beide Zeigefingerspitzen mit vorgehaltenen Armen zusammenzubringen, mit dem Finger-Nase-Versuch (Abb. 16.**19**) oder dem Knie-Hacken-Versuch (Abb. 16.**20**). Die Bewegungen müssen möglichst großräumig und mehrfach

a

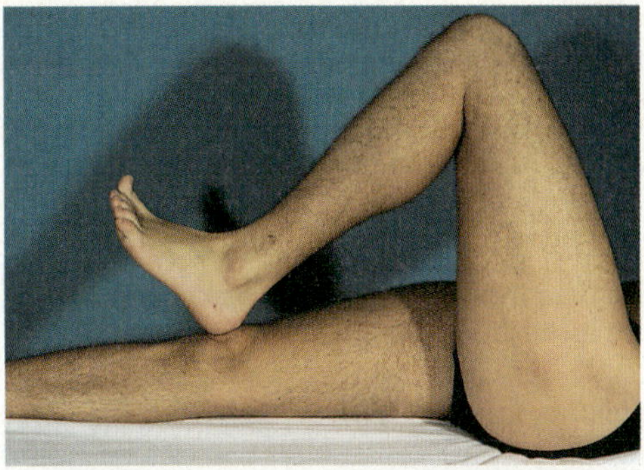

b

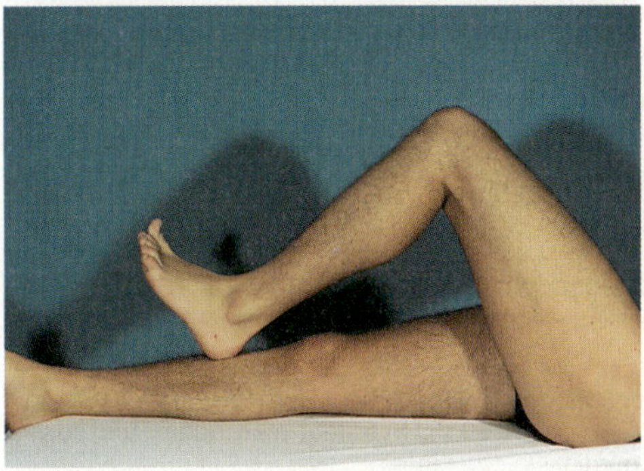

Abb. 16.**20 a** u. **b** Knie-Hacken-Versuch. Der Patient trifft im Liegen mit der Ferse das Knie und läßt den Fuß auf der Tibiakante nach kaudal gleiten

durchgeführt werden. Ausdruck einer Gliedataxie ist auch der **Intentionstremor** bei gezielten Bewegungen, der um so stärker wird, je näher die Hand oder der Fuß des Patienten dem Ziel kommt.

16.6.2 Untersuchung auf Asynergie, Dyssynergie und Dysmetrie

Sie richtet sich auf den rhythmischen Ablauf rascher Wechselbewegungen – Eudiadochokinese –, z. B. bei Schraubbewegungen durch abwechselnde Pronation und Supination des Unterarms oder Fingerbewegungen in schneller Folge wie beim Maschinenschreiben. Gestörte Wechselbewegungen nennt man **Dysdiadochokinese** oder **Adiadochokinese.** Zur Asynergie gehört auch die gestörte **Feinbeweglichkeit** der Hand, die man seitenvergleichend einhändig, z. B. mit dem Aufheben einer Nähnadel von einer glatten Unterlage, prüft. Beides sind Zeichen für Sensibilitätsstörungen, Lähmungen und Kleinhirnschäden; sie kommen aber auch beim Morbus Parkinson vor. Treten sie gemeinsam mit Störungen der Tiefensensibilität auf, sprechen sie für eine

Hinterstrangschädigung. Die **Dysmetrie** zeigt sich als **skandierende Sprache** mit „knallenden“ Lippenlauten, Überakzentuierung und unangemessenem Wechsel des Sprechtempos bei Kleinhirnschäden. Überschießende **Zielbewegungen,** Hypermetrie, und zu kurze Bewegungen bei der Hypometrie untersucht man seitenvergleichend mit schnellen Bewegungsfolgen.

16.6.3 Extrapyramidale Störungen

Sie beruhen auf Schäden in den Stammganglien oder Basalganglien und führen zu Störungen, die Sie mit folgenden Verfahren untersuchen können:

Störungen	Untersuchungen
Gesamtmotorik	z. B. Akinese oder Hypokinese bei täglichen Verrichtungen
Mitbewegungen	z. B. Artikulation beim Sprechen, Ausdrucksbewegungen
gezielte Bewegungen	z. B. Knie-Hacken-Versuch, Finger-Nase-Versuch
Asynergie	z. B. Diadochokinese
Muskeltonus	z. B. Kopffalltest, passive Extremitätenbewegung
Feinmotorik	z. B. Schrift
abnorme Haltungen	z. B. Beobachtung des Stehens und Gehens
Hyperkinesen	z. B. Ruhetremor beim Handvorhalten

16.6.4 Aufgaben für die Selbstkontrolle

52 Welche Voraussetzung muß erfüllt sein, damit komplexe Bewegungen reibungslos ablaufen?

53 Nennen Sie drei Formen der Koordinationsstörung bei Willkürbewegungen!

54 Welche beiden Patientenbeschwerden deuten auf Koordinationsstörungen hin und machen eine ausführlichere Untersuchung erforderlich?

55 Mit welchem Versuch prüft man auf Standataxie?

56 Auf welche Koordinationsstörung deutet grobes Schwanken beim Sitzen oder Gehen hin?

57 Wie können Sie unter erschwerten Bedingungen die Gangataxie prüfen?

58 Mit welchen drei Standardversuchen erfassen Sie eine Koordinationsstörung im Sinne der Gliedataxie?

59 Welches Symptom vermittelt den Eindruck der Gliedataxie?

60 Was versteht man unter Eudiadochokinese?

61 Worauf weist ein Versagen bei dem Versuch hin, eine Nähnadel von einer glatten Unterlage aufzuheben?

62 Welche Ganglien sind bei extrapyramidalen Störungen betroffen?

63 Ordnen Sie den folgenden Untersuchungsverfahren (1.–8.) die entsprechenden Störungen (A–H) zu!
1. Schrift, 2. Stand, 3. Kopffalltest, 4. Diadochokinese, 5. Händevorhalten, 6. Knie-Hacken-Versuch, 7. Artikulation, 8. Akinese.
A Hyperkinesen, B abnorme Haltungen, C Feinmotorik, D Muskeltonus, E Asynergien, F gezielte Bewegungen, G Mitbewegungen, Gesamtmotorik.

16.7 Sensibilität

Sensibilität nennt man Wahrnehmungen von Reizen an Haut, Gelenken und inneren Organen. Die Verteilung über den ganzen Körper unterscheidet sie von den umschriebenen sensorischen Sinnesqualitäten wie Hören und Sehen.

16.7.1 Charakteristische Beschwerden

Charakteristische Beschwerden sind Störungen der Berührungs-, Schmerz- und Temperaturempfindung (was leicht zu lokalen Verbrennungen führt) sowie Gangstörungen bei Ausfall des Lagesinnes. Daneben kommen sensible Reizerscheinungen vor (Par- bzw. Dysästhesien, Hyperpathie, Hyperalgesie).

16.7.2 Routineuntersuchung der Sensibilität

Bei neurologisch beschwerdefreien Patienten können Sie die Untersuchung auf Zahlenschrift, Schmerzempfindung und Vibrationsempfindung beschränken. Mit der **Zahlenschrift** – mit der man das räumliche Auflösungsvermögen untersucht und die wie alle Sensibilitätsprüfungen bei geschlossenen Augen erfolgt – soll der Patient in seiner Blickrichtung mit einem Streichholz o. ä. auf die Haut geschriebene, 3–5 cm große Zahlen „lesen" können. Dazu können Sie auch die beiden stumpfen Enden eines Tastzirkels gleichzeitig aufsetzen und den Patienten fragen, ob er eine oder zwei Berührungen spürt (2-Punkt-Diskrimination). Sie untersuchen den Mindestabstand, der an den Fingerspitzen nicht über 1 cm, an den Handflächen und Fußsohlen nicht über 2 cm und an Hand- und Fußrücken nicht über 3 cm liegen darf. Das räumliche Unterscheidungsvermögen kann bei zentralen Herden und peripheren Läsionen gestört sein.

Für die Untersuchung der **Schmerzempfindung** kneifen Sie leicht in Hautfalten, ziehen an den Hauthaaren bzw. berühren den Patienten in unregelmäßiger Folge mit der spitzen oder stumpfen Seite einer Einmalkanüle und lassen ihn angeben, ob er einen spitzen oder stumpfen Reiz spürt. Bei herabgesetzter Schmerzempfindlichkeit spricht man von Hypalgesie, beim Fehlen von Analgesie.

16

Die Zuordnung innerer Organe zum vegetativen Nervensystem zeigt Abb. 3.**1 c**.

Die Untersuchung der **Vibrationsempfindung** (Pallästhesie) führen Sie mit einer Stimmgabel von 64 oder 128 Hz durch. Die Stimmgabel wird angestoßen und kann auf die Haut über den Fingerknöcheln, dem Schlüsselbein, der letzten Rippe, dem Beckenkamm, dem Schienbein, an den Knöcheln und an den Zehenrücken aufgesetzt werden. Wichtig ist, daß Sie dem Patienten vorher ganz deutlich machen, was von ihm erwartet wird. Dazu setzen Sie die angeschlagene Stimmgabel zunächst auf das Sternum und wiederholen dann den Versuch mit der angehaltenen Stimmgabel. Aus den Reaktionen des Patienten muß deutlich werden, daß er das Summen, nicht nur das Aufsetzen spüren soll. Der Patient wird aufgefordert, mit geschlossenen Augen anzugeben, ob er im Knochen ein Vibrieren spürt. Ein gleichzeitiges Hören der Stimmgabel sollte ausgeschlossen sein. Eine herabgesetzte Vibrationsempfindung findet man als Zeichen von Hinterwurzel- bzw. Hinterstrangschäden, z. B. bei Polyneuropathien und Tabes dorsalis.

Äußert der Patient Empfindungsstörungen, bestehen zentrale oder periphere motorische Ausfälle oder ergeben sich pathologische Befunde bei den genannten Untersuchungsverfahren, wird in der beschriebenen Reihenfolge und abhängig vom jeweils vorangehenden Untersuchungsergebnis eine Bestimmung der Grenzen für Berührungs- und Schmerzreize erforderlich.

Zur Untersuchung der **Berührungsempfindung** benutzen Sie den feinen Pinsel, einen zusammengedrehten Wattebausch, die Rückseite einer Einmalkanüle oder die Beere Ihres Mittelfingers. Der Patient gibt an, ob er die Berührung rechts wie links oder benachbarter Stellen gleich oder verschieden deutlich oder auch andersartig empfindet. Hypästhesie ist die herabgesetzte, Anästhesie die aufgehobene, Parästhesie die veränderte Berührungsempfindung. Zur Feinbestimmung der Grenzen einer Hypästhesie arbeiten Sie mit einem Wattebausch und lassen den Patienten die Augen schließen.

Die **Temperaturempfindung** prüft man, wenn sich bei der sonstigen Untersuchung der Sensibilität Störungen ergeben haben, mit einem warmen und einem kalten Metallstab oder zwei abgetrockneten Reagenzgläsern mit heißem und kaltem Wasser. Störungen des Temperatursinnes sind Thermhypästhesie bzw. Thermanästhesie. Auch eine Thermhyperpathie kommt vor, z. B. bei Tabes dorsalis als Kältehyperpathie.

Bei der **Prüfung der Bewegungsempfindungen (Lagesinn)** lassen Sie den Patienten die Richtung der von Ihnen (passiv) bewegten Finger und Zehen beurteilen. Dazu fassen Sie mit Daumen und Zeigefinger das Endglied eines Fingers oder einer Zehe des Patienten und beugen bzw. strecken das Endglied in unregelmäßiger Folge unter Vermeidung einer Berührung mit den Nachbargliedern. Der Patient soll mit geschlossenen Augen die Bewegungsrichtung bestimmen. Die Bewegungs- und die Vibrationsempfindung faßt man unter dem Begriff Tiefensensibilität zusammen.

Der positive (pathologische) Rombergsche Stehversuch, d. h. die Unfähigkeit des Patienten, mit geschlossenen Augen und geschlossenen Füßen stehen zu bleiben, kann ebenfalls auf eine Störung der Tiefensensibilität und damit des Lagesinns hindeuten, der dann abgeschwächt oder aufgehoben ist. Bleibt die Bewegungsempfindung normal, dann beruht ein positiver Romberg-Versuch auf einer Vestibularisstörung oder einer zerebellären Störung. Der Versuch muß mit der erforderlichen Vorsicht durchgeführt werden.

Die Begriffe Rombergsche Standprüfung und Rombergscher Stehversuch werden synonym verwendet.

Sensibilitätsstörungen zeigen je nach Läsion eine segmentale (spinale), dem Ausbreitungsgebiet von (peripheren) Nerven zugehörige oder halbseitige (zerebrale) Anordnung (z. B in Arm und/oder Bein – kontralateral zur zerebralen Großhirnschädigung).

Eine intakte Berührungssensibilität bei gestörten Schmerz- und Temperaturempfindungen bedeutet eine dissoziierte Empfindungsstörung.

16.7.3 Unterscheidung zentraler, peripherer und dissoziierter Sensibilitätsstörungen

Periphere Sensibilitätsstörungen entstehen durch Schäden an Hinterwurzeln, Plexus und peripheren Nerven. Den Ausfällen an peripheren Nerven entsprechen umschriebene Areale gestörter Sensibilität. Mit Hilfe der Tafeln können Sie eine Zuordnung treffen (Abb. 16.**21**).

Die Zuordnung gestattet die Unterscheidung „autonomer Bezirke", die nach Schädigung eines Nervs völlig anästhetisch sind und ausschließlich von dem geschädigten Nerv versorgt werden, gegenüber den „Intermediärzonen", in denen sich die Versorgung überlappt. In den Intermediärzonen ist die Schmerzempfindung trotz herabgesetzter Berührungs- und Temperaturempfindung intakt.

Bei Hinterwurzelläsionen ohne Beteiligung der aufsteigenden sensiblen Bahnen entstehen bandförmige, segmentale Sensibilitätsstörungen mit oberen und unteren Grenzen (Abb. 16.**22**). In der Abbildung sind die Dermatome mit ihrer Zuordnung zu den sensiblen Rückenmarkwurzeln eingetragen. Da sich die Schmerzdermatome (im Gegensatz zur Berührung) bei monoradikulären Schäden kaum überschneiden, sind Schmerzreize für die Untersuchung segmentaler Sensibilitätsausfälle zweckmäßiger.

Zentrale Sensibilitätsstörungen entstehen bei Unterbrechung der langen aufsteigenden sensiblen Bahnen im Rückenmark oder Hirnstamm. Sie haben nur oben eine segmentale Grenze. Als Sonderform gilt die Reithosenanästhesie, eine Sensibilitätsstörung der unteren lumbalen und sakralen Dermatome, z. B. bei Erkrankungen des Conus medullaris und der Cauda equina.

Symmetrische handschuh- bzw. strumpfförmige Sensibilitätsstörungen mit unscharfen proximalen Grenzen und distaler Intensitätszunahme sind Zeichen peripherer Polyneuropathien. Sie sind meist an den Händen und Armen weniger stark ausgeprägt als an den Füßen und Beinen. Über **sensible Reizerscheinungen** berichten die Patienten spontan oder auf Befragen. Die üblichen Kriterien zur Beschreibung von Beschwerden können Sie auch für die Dokumentation der Reizerscheinungen verwenden.

Unter **Parästhesien** versteht man ein spontanes Kribbeln oder das Gefühl, leicht elektrisiert zu werden, das man auch „Ameisenlaufen" nennt. Mit dem gleichen Begriff werden Reizmißdeutungen bezeichnet, z. B. Schmerzen auf taktile Reize. Das Lhermitte-Zeichen, ein Gefühl des Elektrisiertwerdens an Armen und besonders Beinen beim Beugen des Kopfes nach vorn wie bei Prüfung auf Nackensteife, ist ein häufiges Frühsymptom bei Rückenmarkskompression durch Tumor oder bei der multiplen Sklerose.

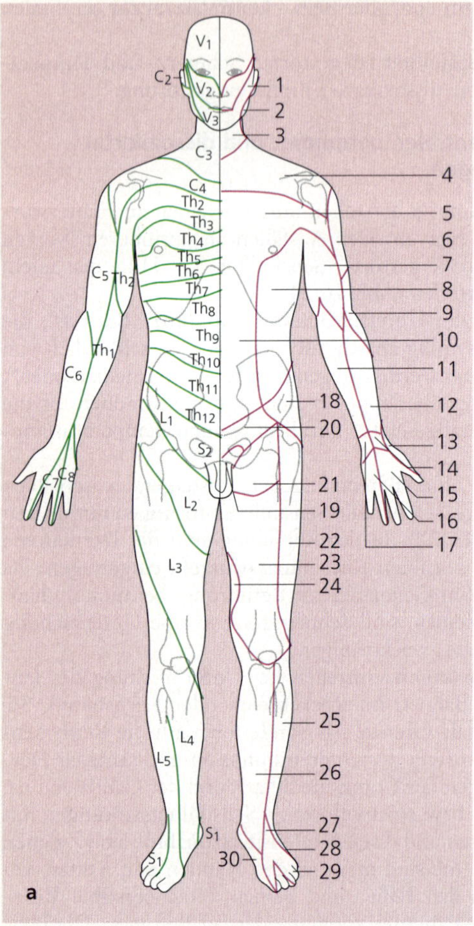

Abb. 16.**21 a–g** Die Hautsensibilität. Radikuläre und periphere sensible Innervation (aus *Mumenthaler, M., H. Schliack:* Läsionen peripherer Nerven, 4. Aufl. Thieme, Stuttgart 1982), **a** Ansicht von vorn. Rechte Körperseite: radikuläre, linke: periphere Innervation

1 N. trigeminus
2 N. auricularis magnus
3 N. transversus colli
4 Nn. supraclaviculares
5 Rr. cutanei anteriores nn. intercostalium
6 N. cutaneus brachii lateralis superior
7 N. cutaneus brachii medialis
8 Rr. mammarii laterales nn. intercostalium
9 N. cutaneus antebrachii posterior
10 Rr. cutanei anteriores nn. intercostalium
11 N. cutaneus antebrachii medialis
12 N. cutaneus antebrachii lateralis
13 R. superficialis n. radialis
14 R. palmaris n. mediani
15 N. medianus
16 Nn. digitales palmares communes
17 R. palmaris n. ulnaris
18 N. iliohypogastricus (R. cut. lat.)
19 N. ilioinguinalis (Nn. scrotales anteriores)
20 N. iliohypogastricus (R. cutaneus anterior)
21 N. genitofemoralis (R. femoralis)
22 N. cutaneus femoris lateralis
23 N. femoralis (Rr. cutanei anteriores)
24 N. obturatorius (R. cut.)
25 N. cutaneus surae lateralis
26 N. saphenus
27 N. peronaeus superficialis
28 N. suralis
29 N. peronaeus profundus
30 N. tibialis (Rr. calcanei)

Segmentale Dissoziationen der Schmerz- und Temperaturempfindung mit oberer und unterer Grenze (vgl. Abb. 16.**22**) weisen auf eine Läsion im Bereich der vorderen Kommissur des Rückenmarks hin und kommen z. B. bei der Syringomyelie und bei intramedullären Tumoren vor.

Gleichseitige Oberflächen- und Tiefensensibilitätsstörungen weisen auf einen Schaden am Hirnstamm hin, dessen Herd auf der Gegenseite der Empfindungsstörung liegt (oberhalb der Faserkreuzung).

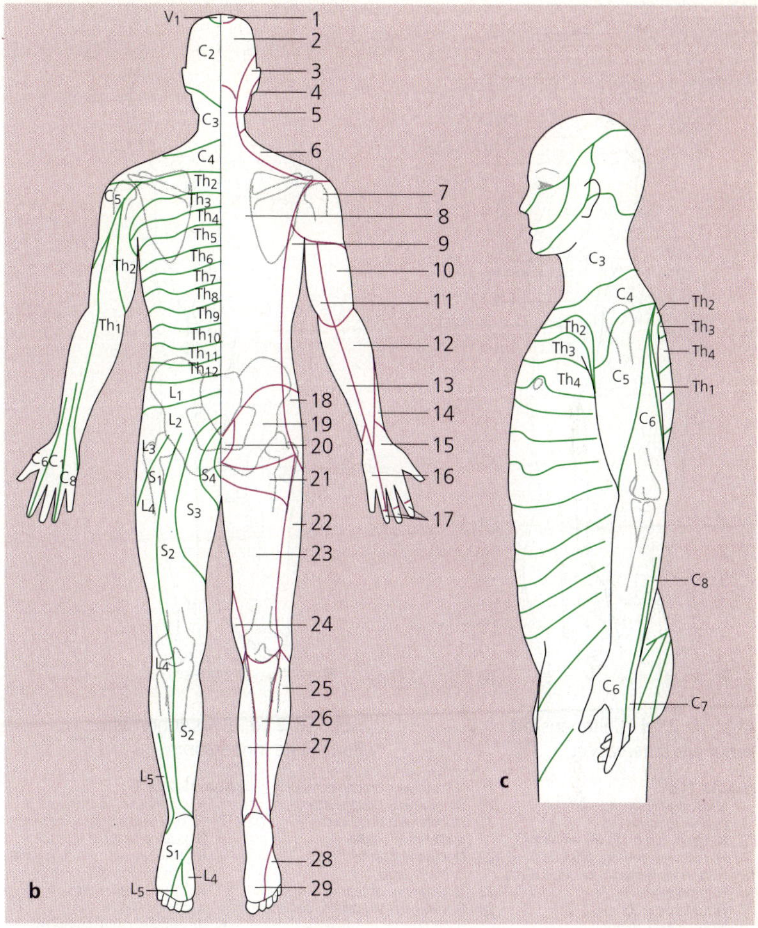

Abb. 16. **21 b** Ansicht von hinten. Rechte Körperseite: periphere, linke Körperseite: radikuläre Innervation

Abb. 16. **21 c** Seitenansicht. Radikuläre Innervation

1 N. frontalis (V_1)
2 N. occipitalis major
3 N. occipitalis minor
4 N. auricularis magnus
5 Rr. dorsales nn. cervicales
6 Nn. supraclaviculares
7 N. cutaneus brachii lateralis superior
8 Rr. dors. nn. spin. cervic., thorac., lumb.
9 Rr. cutanei laterales nn. intercostalium
10 N. cutaneus brachii posterior
11 N. cutaneus brachii medialis
12 N. cutaneus antebrachii posterior
13 N. cutaneus antebrachii medialis
14 N. cutaneus antebrachii lateralis
15 R. superficialis n. radialis
16 R. dorsalis n. ulnaris
17 N. medianus
18 N. iliohypogastricus (R. cut. lat.)
19 Nn. clunium superiores
20 Nn. clunium medii
21 Nn. clunium inferiores
22 N. cutaneus femoris lateralis
23 N. cutaneus femoris posterior
24 N. obturatorius (R. cut.)
25 N. cutaneus surae lateralis
26 N. suralis
27 N. saphenus
28 N. plantaris lateralis
29 N. plantaris medialis

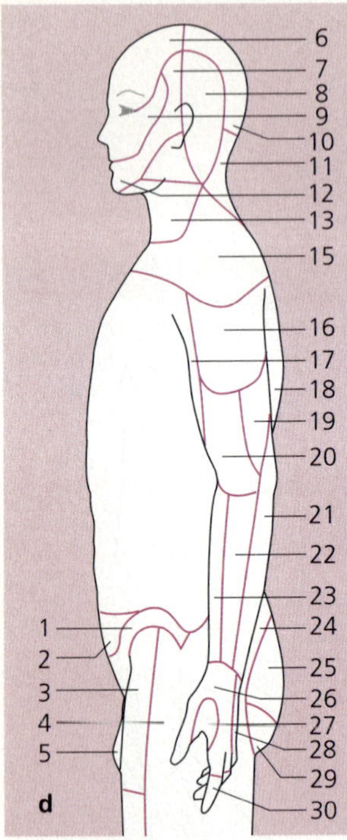

Abb. 16.**21d** Seitenansicht. Periphere Innervation

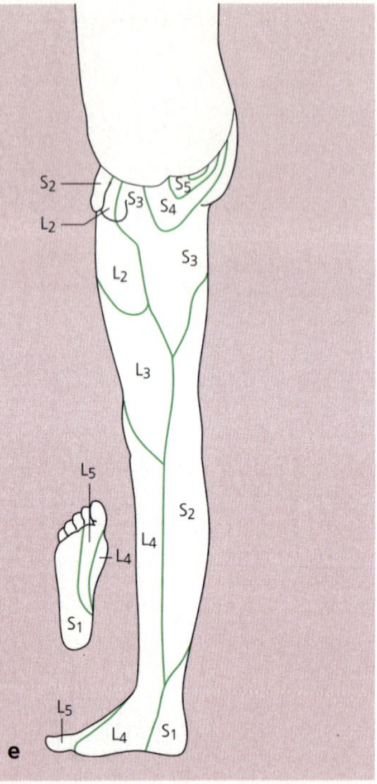

Abb. 16.**21e** Bein, Innenseite. Radikuläre Innervation

Abb. 16.21d

1 N. ilioinguinalis
2 N. iliohypogastricus
3 N. genitofemoralis (R. femoralis)
4 N. cutaneus femoris lateralis
5 N. dorsalis penis (n. pudendus)
6 N. trigeminus /1
7 N. trigeminus /3
8 N. occipitalis minor
9 N. trigeminus /2
10 N. occipitalis major
11 Rr. dorsales nn. cervicalium
12 N. auricularis magnus
13 N. transversus colli
15 Nn. supraclaviculares
16 N. cutaneus brachii lateralis superior
17 Nn. intercostobrachiales (nn. intercostalium)
18 Rr. dorsales nn. thoracicorum
19 N. cutaneus brachii posterior
20 N. cutaneus brachii lateralis
21 N. cutaneus antebrachii posterior (n. radialis)
22 N. cutaneus antebrachii lateralis superior
23 N. cutaneus antebrachii medialis
24 R. cutaneus lateralis n. iliohypogastrici
25 Nn. clunium superiores
26 R. superficialis n. radialis
27 Autonomes Gebiet des R. superficialis n. radialis
28 R. dorsalis n. ulnaris
29 Nn. clunium inferiores
30 N. digitalis palmaris communis mediani

Abb. 16.21e, f

1 R. cutaneus n. obturatorii
2 N. cutaneus femoris posterior
3 N. cutaneus surae lateralis
4 N. ilioinguinalis und R. genitalis n. genitofemoralis
5 Rr. cutanei anteriores n. femoralis
6 Rr. cutanei cruris mediales n. sapheni
7 N. cutaneus dorsalis medialis (n. peronaeus superficialis)
8 Rr. calcanei mediales
9 N. plantaris medialis
10 N. plantaris medialis
11 N. plantaris lateralis
12 Rr. cutanei cruris mediales n. sapheni
13 N. suralis
14 Rr. calcanei mediales

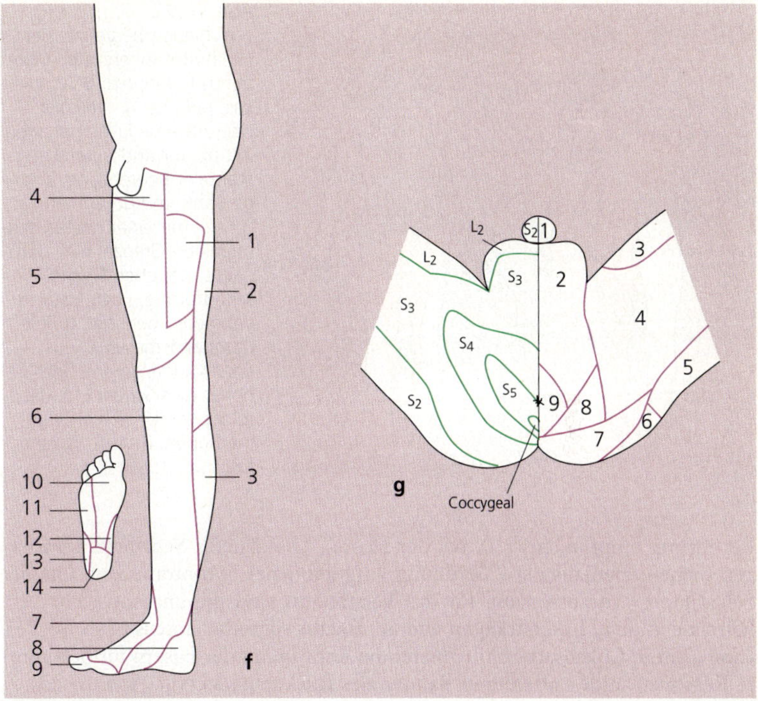

Abb. 16.**21f** Bein, Innenseite. Periphere Innervation

Abb. 16.**21g** Damm. Rechte Körperseite: radikuläre Innnervation, linke: periphere

Abb. 16.21g
1 N. dorsalis penis (clitoridis) (n. pudendus)
2 Nn. scrotales (labiales) posteriores (Nn. perineales des N. pudendus)
3 Rr. cutanei anteriores n. femoralis
4 N. obturatorius
5 N. cutaneus femoris posterior
6 Nn. clunium superiores
7 Nn. clunium inferiores
8 Nn. clunium medii
9 Nn. anococcygei

Neuralgien sind anfallsartige, bei der Trigeminusneuralgie Sekunden anhaltende, bei anderen Neuralgien auch längere, brennende oder reißende Schmerzen.

Kausalgien sind brennende Schmerzen in einer Extremität, meist nach Tibialis- oder Medianus- bzw. Plexusverletzung.

Hyperpathien nennt man Schmerzreaktionen auf Berührungsreize.

Dissoziierte Sensiblitätsstörungen sind Störungen der Empfindungsqualitäten von Schmerz, Kälte und Wärme. Beim Kneifen der Haut oder bei der Berührung mit kalten oder warmen Gegenständen wird nur noch die

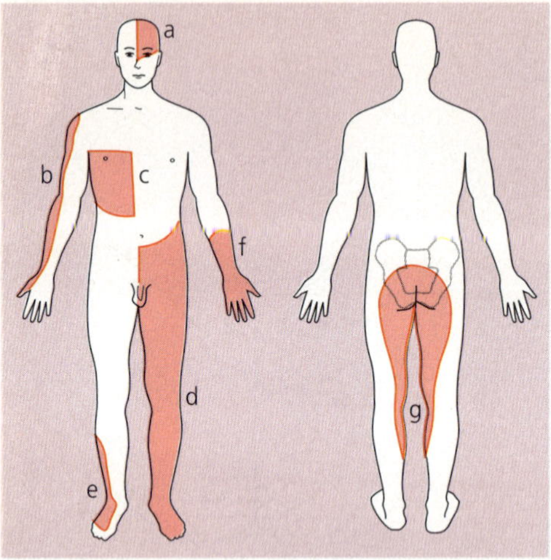

Abb. 16.**22** Beispiele für verschieden begrenzte Sensibilitätsstörungen: **a** N. trigeminus I, peripher, **b** Armplexus, peripher, **c** radikulär oder intramedullär, peripher mit oberer und unterer segmentaler Begrenzung, **d** lange Bahn im Rückenmark, zentral mit einer oberen segmentalen Grenze, **e** N. peronaeus, peripher, **f** handschuhförmig, nach distal zunehmend, peripher, **g** Reithosenanästhesie, Konus oder Kauda, zentral oder peripher (aus *Schenck, E.:* Neurologische Untersuchungsmethoden, 3. Aufl. Thieme, Stuttgart 1985)

Berührung empfunden (z. B. bei der Lepra). Dissoziierte Sensibilitätsstörungen dienen ebenfalls der Zuordnung vorgefundener Symptome zum Ort der Schädigung. Voraussetzung für das Verständnis sind die anatomischen Verhältnisse in den Hintersträngen und im Tractus spinothalamicus (Abb. 16.**23**). Eine weitere Lokalisationshilfe bietet die Anordnung der Fasern für bestimmte Regionen in den afferenten Bahnen des Rückenmarks (vgl. Abb. 16.**23**).

Zur Oberflächensensibilität gehören: Berührungsempfindung, Zweipunktediskrimination (Zahlen) Schmerzempfindung, Temperaturempfindung	**Die Empfindungen werden im ZNS geleitet durch:** ungekreuzte Hinterstränge und gekreuzte Tractus spinothalamicus ventralis den im Segment gekreuzten Tractus spinothalamicus lateralis und ungekreuzte multineuronale Ketten
Zur Tiefensensibilität gehören: Bewegungsempfindungen, Vibrationsempfindungen	**Die Empfindungen werden im ZNS geleitet durch:** Hinterstränge (ungekreuzt bis Medulla oblongata – Lemniscus medialis)

Auch die Dissoziation der Tiefensensibilität gestattet eine räumliche Zuordnung des Störungsherdes. Fällt zunächst die Vibrationsempfindung aus und dann die Bewegungsempfindung, spricht das für eine Hinterstrangläsion. Dagegen deutet erhaltene Vibrationsempfindung auf einen kortikalen Herd hin.

Eine weitere Sensibilitätsstörung mit lokalisatorischer Bedeutung ist die Stereognosie, die Fähigkeit, Gegenstände durch Betasten zu erkennen. Dazu

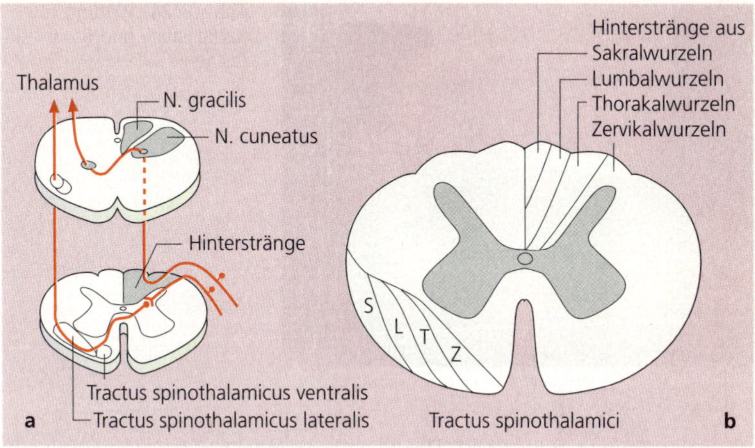

Abb. 16.**23 a** u. **b** Anatomische Grundlagen für die dissoziierte Empfindungsstörung, d.h. die Abschwächung oder Aufhebung der Temperatur- und Schmerzempfindungen bei erhaltener Berührungsempfindung (aus *Schenk, E.:* Neurologische Untersuchungsmethoden, 3. Auflage, Thieme 1985)

geben Sie dem Patienten bei geschlossenen Augen verschiedene Gegenstände wie Kugelschreiber, Büroklammer, Schlüssel usw. in die Hand und lassen ihn sagen, um was es sich handelt. Isolierte **Astereognosie** oder Stereoagnosie ist die Störung im taktilen Erkennen bei weitgehend erhaltener Oberflächen- und Tiefensensibilität. Sie läßt Schlüsse auf kortikale Lokalisation des Störungsherdes zu.

16.7.4 Nervendehnungsschmerz

Das Lasègue-, Kernig- und Brudzinski-Zeichen und die Nackensteife sind Zeichen des Dehnungsschmerzes, d.h. einer schmerzhaften Dehnung von Rückenmark, Meningen und Nervenwurzeln.

Prüfung des **Lasègue-Zeichens:** Am flach liegenden Patienten wird das gestreckte Bein langsam im Hüftgelenk gebeugt.[2] Wenn Schmerzen im Bein, Gesäß oder Kreuz eine Beugung bis 90° unmöglich machen, ist das Lasègue-

2 Ursprünglich wurde das Hüftgelenk mit gebeugtem Kniegelenk anteflektiert und dann das Knie gestreckt. Heute verwendet man auch den Begriff "straight leg raising sign". Es weist auf Irritation der Wurzeln L4–S2 hin. Das „umgekehrte straight leg raising sign", die Hyperextension des Beines bei fixiertem Becken nach dorsal, führt bei Schädigungen von L2 und L3 (sog. hohes Lumbalsyndrom) zum Femoralisdehnungsschmerz

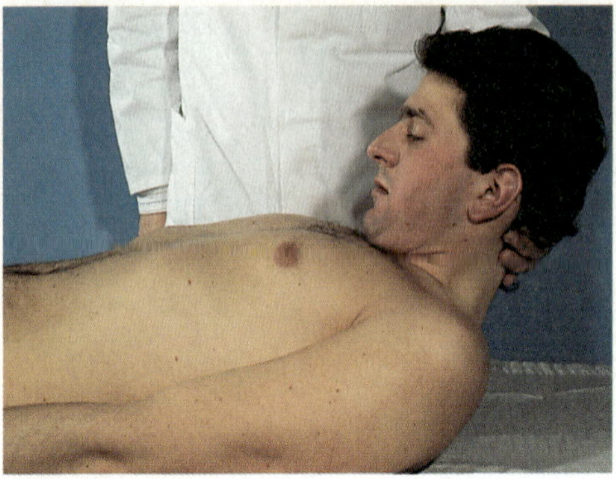

Abb. 16.**24** Prüfung von Nackensteife und Brudzinski-Zeichen

Zeichen positiv (pathologisch). Der Beugungswinkel für den Schmerzeintritt soll aufgeschrieben werden. Wenn Sie beim Erreichen der Schmerzgrenze den Fuß nach dorsal beugen, nimmt der Schmerz im Kreuz und/oder im Bein zu (Bragard-Zeichen positiv). Simulation erkennt man daran, daß sich der liegende Patient mit gestreckten Knien – Hände auf den Kniescheiben – aufsetzen kann, ohne über Schmerzen zu klagen.

Prüfung des **Kernig-Zeichens:** Gelingt die Beugung der gestreckten Beine beim liegenden Patienten am Hüftgelenk nicht, ohne daß dabei eine automatische schmerzreflektorische Beugung im Kniegelenk erfolgt, so spricht man von einem positiven (pathologischen) Kernig-Zeichen. Dieselbe Untersuchung kann man ausführen, indem man zunächst mit gebeugtem Knie das Hüftgelenk um 90° anteflektiert und dann versucht, das Kniegelenk zu strecken.

Das **Brudzinski-Zeichen** ist positiv, wenn man den Kopf des Patienten kräftig nach vorn neigt und der Patient dabei reflektorisch die Beine in Hüft- und Kniegelenk beugt, um den Zug an den lumbosakralen Nervenwurzeln zu verringern.

Zur **Prüfung der Nackensteife** beurteilen Sie den Muskelwiderstand, den der Patient Ihrem Versuch entgegensetzt, seinen Kopf passiv nach vorn zu beugen (Abb. 16.**24**). Man findet sie bei Meningitis oder Tetanus und muß sie vom Rigor der Halsmuskulatur, z. B. beim Morbus Parkinson, oder vom „steifen Genick" im Sinne einer schmerzhaften Bewegungseinschränkung bei HWS-Prozessen unterscheiden.

Bei fühlbarem Widerstand gegen die passive Beugung spricht man von **Meningismus,** der tatsächlich vorliegt, wenn gleichzeitig das Lasègue-Zeichen positiv ist und dann auf entzündliche Erkrankungen der Meningen oder eine Subarachnoidalblutung hinweist. Pseudomeningismus findet man bei Spondylose der HWS oder reflektorischem Blockieren der Kopfbewegungen, die erfolgen, um eine Einklemmung zu vermeiden. Nackensteife und gleichzeitige dauernde Rückwärtsüberstreckung des Kopfes nennt man **Opisthotonus,** der ein Zeichen für Tetanus, Epilepsie oder Strichninvergiftung ist.

Zu unterscheiden sind diese Zeichen von schmerzhaften Bewegungseinschränkungen durch Veränderungen der HWS dadurch, daß die Schmerzen im letzteren Fall auch bei Seitwärts- und Drehbewegungen auftreten (Vorsicht bei Frakturverdacht!).

16.7.5 Aufgaben für die Selbstkontrolle

64 Was verstehen Sie unter Sensibilität?
65 Worin besteht der wesentliche Unterschied zwischen Sensibilität und Sinnesorganen?
66 Worauf beschränkt man sich bei der routinemäßigen Sensibilitätsuntersuchung, wenn keine Beschwerden genannt werden?
67 In welcher Blickrichtung soll die Zahlenschrift durchgeführt werden?
68 Wann spricht man von Hypalgesie, wann von Analgesie?
69 Welche gewebliche Gemeinsamkeit haben alle genannten Prüfstellen für die Vibrationsempfindung?
70 In welchen Bereichen sind bei herabgesetzter Vibrationsempfindung Schäden zu vermuten?
71 Nennen Sie drei Anordnungen bei Sensibilitätsstörungen nach dem Läsionsort!
72 Wie nennt man den Zustand bei intakter Berührungssensibilität und gestörter Schmerz- und Temperaturempfindung?
73 Unter welcher Voraussetzung ist es notwendig, über die bisherigen Untersuchungen hinaus den Temperatursinn systematisch zu prüfen?
74 Wie unterscheiden Sie bei positivem Rombergschem Stehversuch eine Tiefensensibilitätsstörung von einer vestibulären bzw. zerebellären Störung?
75 Welche drei Nervenstrukturen können bei peripheren Sensibilitätsstörungen betroffen sein?
76 Welcher Ausbreitungsbereich ist charakteristisch für periphere Sensibilitätsstörungen?
77 Wie unterscheiden Sie autonome Bezirke von Intermediärzonen?
78 Bei welchen Läsionen entstehen bandförmige, segmentale Sensibilitätsstörungen mit oberen und unteren Grenzen?
79 Warum sind Schmerzreize für die Untersuchung segmentaler Sensibilitätsausfälle zweckmäßiger als Berührungsreize?
80 Welche Bahnen sind bei zentralen Sensibilitätsstörungen unterbrochen?
81 Welche Begrenzungsform ist charakteristisch für zentrale Sensibilitätsstörungen?
82 Was versteht man unter Parästhesien?
83 Wie unterscheidet man Neuralgien, Kausalgien und Hyperpathien?
84 Wie werden Berührungen mit kalten oder warmen Gegenständen bei dissoziierten Sensibilitätsstörungen empfunden?
85 Wo ist bei segmentaler Dissoziation der Schmerz- und Temperaturempfindung mit oberer und unterer Grenze die Läsion zu suchen?
86 Wofür sprechen Störungen der Tiefensensibilität mit oberer segmentaler Grenze?
87 Worauf deuten erhaltene Vibrationsempfindungen bei gestörten Bewegungsempfindungen hin?
88 Wie nennt man das Erlöschen der Fähigkeit, Gegenstände durch Betasten zu erkennen?
89 Nennen Sie mindestens drei Beispiele für Dehnungsschmerzen!

90 Wie lassen sich Nervendehnungsschmerzen von schmerzhaften Bewegungseinschränkungen durch Veränderung der HWS unterscheiden?

91 Wie kann man bei Simulationsverdacht ein positives Lasègue-Zeichen sichern?

92 Beschreiben Sie das Kernig-Zeichen!

93 Was bewirkt die reflektorische Beugung der Beine im Hüft- und Kniegelenk beim positiven Brudzinski-Zeichen?

94 Wie unterscheiden sich Meningismus und Opisthotonus?

16.8 Die Untersuchung der Hirnnerven

Die Hirnnerven sind direkte auf- und absteigende Verbindungen zwischen Endorganen und Gehirn. Die Untersuchung richtet sich wie bei der Untersuchung des Rumpfes auf Motorik, Sensibilität, Reflexe, periphere und zentrale Ausfälle. Hinzu kommen als sensorische Funktionen der Sinnesorgane Riechen, Sehen, Schmecken und Hören.

Der ***N. olfactorius (I)*** vermittelt Geruchswahrnehmungen.

Standardfrage: Haben Sie Schwierigkeiten mit dem Riechen? Krankheitsursachen können im Naseninnenraum, den Sinus, im Zustand nach Virusinfektion oder im angeborenen bzw. idiopathischen Verlust des Geruchssinns liegen. Die Untersuchung müssen Sie bei entsprechenden Beschwerden oder Verdacht auf Hirnnervenausfall bei Schädeltrauma mit möglicher Schädigung der Nn. olfactorii oder bei frontobasalen Tumoren mit Riechsubstanzen wie Kaffee, Tabak, Seife oder Kölnischwasser durchführen. Dazu hält der Patient mit geschlossenen Augen ein Nasenloch zu, und Sie bringen die Riechsubstanzen in die Nähe des anderen Nasenloches. Bei einer isolierten Schädigung des N. olfactorius bleibt die Wahrnehmung von Trigeminusreizstoffen wie Salmiakgeist erhalten, der zwar dann nicht mehr gerochen wird, sondern nur noch durch Schleimhautreize zu einem brennenden Gefühl führt. Damit kann ggf. ein Simulationsverdacht ausgeschlossen werden.

Zur Beurteilung des ***N. opticus (II)*** befragen sie den Patienten nach dem Visus und untersuchen den Fernvisus mit dem Blick nach draußen und den Nahvisus mit vorgehaltenen Leseproben, das Gesichtsfeld fingerperimetrisch (S. 139) und den Augenhintergrund (S. 134). Neben Visusstörungen und Gesichtsfeldausfällen sind drei charakteristische Veränderungen der Papille von besonderer neurologischer Bedeutung:

1. Die **Stauungspapille,** deren Prominenz mit dem Unterschied in Dioptrien zwischen scharf gestelltem Fundusboden und Höhe der Papille im Dunkelraum gemessen werden kann. In der näheren Umgebung der Papille können Sie oft auch Blutungen und eine Venenstauung finden. Das Sehvermögen bleibt zunächst erhalten. Die Stauungspapille ist meist Zeichen erhöhten intrakraniellen Drucks.
2. Bei der **Papillitis** sind die Papillenprominenz und die Venenstauung weniger ausgeprägt als bei der Stauungspapille. In der Nähe der Papille können kleinste Blutungen auftreten. Die Patienten klagen über Augenschmerzen

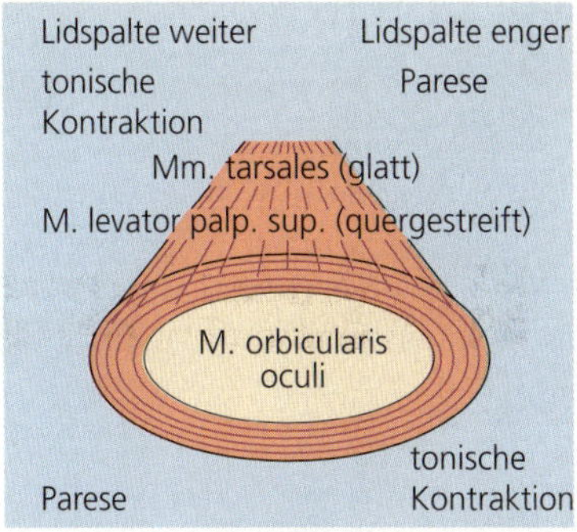

Abb. 16.**25** Lidspaltenweite als Resultante des Aktivitätszustandes der Mm. tarsales und des M. levator palpebrae superioris einerseits (Erweiterung) und des M. orbicularis oculi andererseits (Verengung) (aus *Schenck, E.:* Neurologische Untersuchungsmethoden, 3. Aufl. Thieme, Stuttgart 1985)

besonders bei Augenbewegungen. Im Laufe weniger Tage bilden sich Sehstörungen als zentrale Verdunkelung (= Zentralskotom) oder als mehr oder weniger totale Erblindung.

3. Bei der **Optikusatrophie,** z.B. nach Schädelfrakturen mit Verletzung des Sehnervs oder durch Tumoren, kommt es zu einer Visusminderung bis zur Erblindung. Die Gefäße sind enggestellt, die Papille wirkt blaß und weiß. Eine temporale Papillenabblassung und perivenöse Einscheidungen sind z.B. Zeichen der multiplen Sklerose. Weitere Ursachen der Optikusatrophie sind Druck auf den Sehnerv bei Sellatumoren oder Glaucoma simplex, dann häufig mit nasalen sektorförmigen Gesichtsfeldausfällen.

Die Funktion des ***N. oculomotorius (III)*** wird in drei Phasen geprüft:

1. Zunächst beurteilt man die Lidspalte auf Weite und Seitengleichheit: Anatomische Verhältnisse, neurophysiologische Zusammenhänge und einige Anlässe veränderter Lidspaltenweite zeigt die Abb. 16.**25**.
2. Dann inspiziert man die Pupillen auf Größe, Entrundungen, Seitengleichheit und Reaktion (ausführlich hierzu S. 127).
3. Auf die in der dritten Phase durchgeführte Beweglichkeitsprüfung der Bulbi ist schon zusammenfassend bei der Untersuchung des Auges hingewiesen worden.

Der ***N. trochlearis (IV)*** bewirkt über die Innervation des M. obliquus superior die temporale Abwärtsbewegung der Bulbi. Die Untersuchung erfolgt im Rahmen der Beurteilung der Beweglichkeit des Auges (S. 142). Lähmungen führen zu Stellungsanomalien und Doppelbildern. Charakteristisch sind dabei sog. „Verrollungen“ von Parallelen. Der Patient berichtet über schräg zueinander stehende Doppelbilder.

N. trigeminus (V): Die Abb. 16.**26** zeigt die **sensiblen Versorgungsgebiete** des N. trigeminus: die Haut der Stirn, des Oberkiefers und des Unterkiefers.

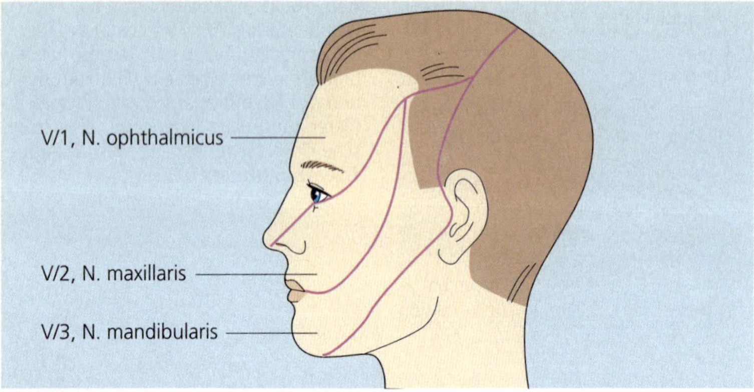

Abb. 16. **26** Grenzen der Versorgung durch die sensiblen Äste des N. trigeminus (nach *Haymaker* u. *Woodhall*)

Außerdem gehören:
- zu V/1 die Kornea[3], die Konjunktiven und die Schleimhaut von Nase, Stirnhöhlen und Nasennebenhöhlen und gemeinsam mit V/2 die Schleimhaut der Keilbeinhöhle;
- zu V/2 die Schleimhaut des Nasenseptums und der Kieferhöhlen, des Gaumens und die obere Zahnreihe;
- zu V/3 äußerer Gehörgang, vordere zwei Drittel der Zunge, untere Zahnreihe und Wangenschleimhaut.

Außerdem versorgt der dritte Ast des N. trigeminus die Kaumuskulatur und die Muskeln des Mundbodens.

Die Sensibilität wird **seitenvergleichend** auf Unterschiede in den Grenzgebieten der einzelnen Trigeminusanteile untersucht.

Folgende Untersuchungsverfahren werden für den **motorischen Anteil** benutzt:
- Sie lassen den Patienten den Mund öffnen.
- Mit dem Zusammenbeißen der Zähne prüfen Sie die Kontraktion des M. masseter und der Mm. temporales seitenvergleichend.
- Sie prüfen bei Verdacht auf einseitige Lähmung des V/3 die einseitige Schwäche bei Mahlbewegungen durch seitliches Gegenhalten. Dabei führt die einseitige Anspannung beim aktiven Öffnen des Mundes zur Verschiebung des Kiefers in die Gegenrichtung.

---

3 Über den afferenten Schenkel des Kornealreflexes, der aus dem Trigeminus besteht, wird ein schneller Lidschlag ausgelöst, wenn Sie die Kornea mit einem spitz zusammengedrehten Wattestück (mit abgeschnittener Spitze) von der Seite her berühren (S. 125) (Den efferenten Schenkel des Kornealreflexes bildet der N. facialis)

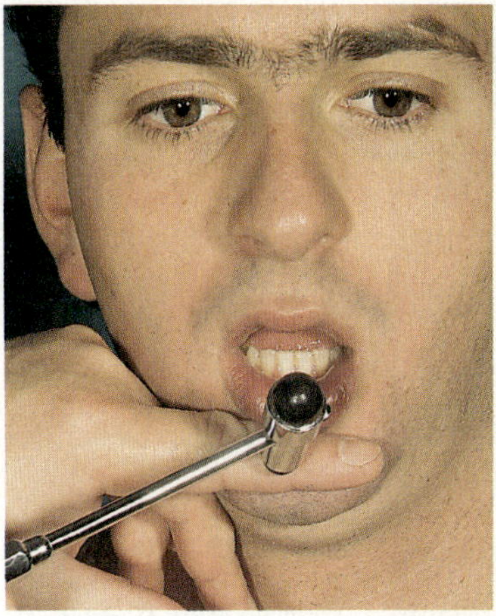

Abb. 16. **27** Auslösen des Masseterreflexes

- Den Masseterreflex prüfen Sie bei leicht offenem Mund des Patienten durch Auflegen eines Fingers oberhalb der Kinnspitze. Ein kurzer Schlag mit dem Reflexhammer auf Ihren Finger führt zu einer fühlbaren Zuckung (Abb. 16. **27**). Zum Beispiel beim Syndrom der zentralen Bulbärparalyse kann der Reflex gesteigert sein.

Die Untersuchung des ***N. abducens (VI)*** erfolgt in einem Zug mit der Beurteilung der Gesamtbeweglichkeit der Bulbi (S. 142), an der der Nerv durch Innervation des M. rectus lateralis beteiligt ist. Eine entsprechende Lähmung (Stellungsänderung nach medial und Ausfall der Beweglichkeit nach lateral) ist leicht festzustellen. Der Patient sieht nebeneinanderstehende Doppelbilder.

16

Der einzelne oder kombinierte Ausfall von III, IV und VI oder ihrer Kerngebiete führt zum paralytischen Strabismus.

Zur Untersuchung des Versorgungsgebietes des ***N. facialis (VII)*** beurteilen Sie die mimische Muskulatur und die Geschmacksleitung von den vorderen zwei Dritteln der Zunge. Hierzu lassen Sie den Patienten:

- die Stirn nach oben und zur Mitte runzeln (Abb. 16. **28**). Die Innervation erfolgt durch den Stirnast des N. facialis;
- gegen Widerstand die Augen aktiv schließen (Abb. 16. **29**). Dabei kontrahiert sich der M. orbicularis oculi.
- Das Zähnezeigen ist wichtig für die Feststellung einer zentralen Fazialisparese (Abb. 16. **30**).
- Für die Beurteilung des Schmeckens stellen Sie die Standardfrage: Haben Sie Schwierigkeiten beim Schmecken von sauer, süß, salzig und bitter? Im positiven Fall prüfen Sie die Geschmacksempfindungen auf den vorderen

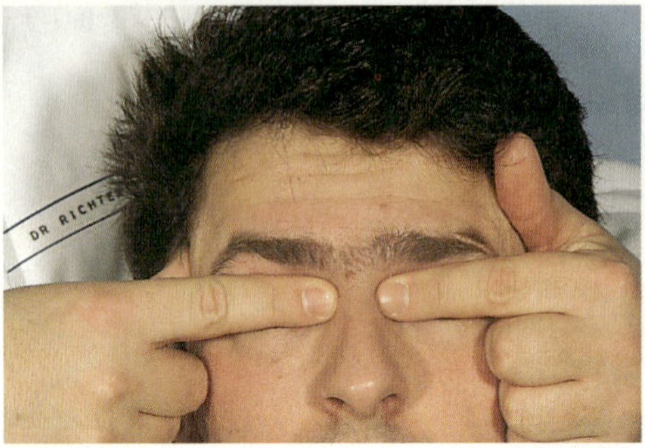

Abb. 16.**28** Der M. frontalis kontrahiert sich beiderseits als Mitbewegung beim kraftvollen Augenöffnen

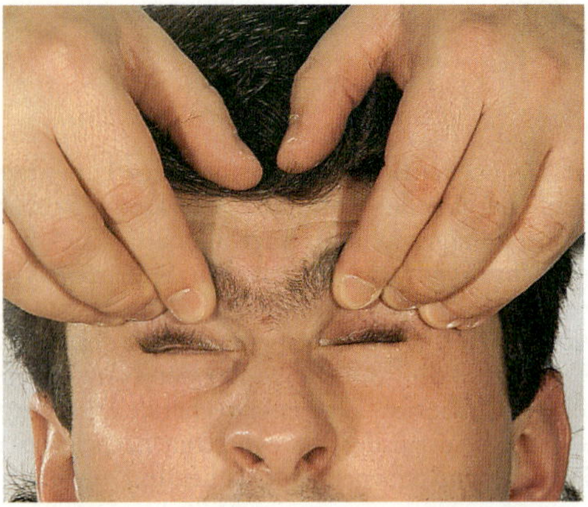

Abb. 16.**29** Aktives Schließen der Augen gegen Widerstand zur Prüfung des M. orbicularis oculi

zwei Dritteln der Zunge jeweils einseitig mit Watteträgern und den entsprechenden Stoffen für sauer, süß, salzig und bitter. Dafür sind 10%ige Zuckerlösung, 2,5%ige Kochsalzlösung, 7,5%ige Zitronensäurelösung und (zuletzt anzuwenden) 0,75%ige Chininlösung geeignet.

Wegen der möglichen Verteilung der Geschmacksstoffe darf der Patient während der Untersuchung die Zunge nicht einziehen, nicht sprechen und den Mund nicht schließen. Er muß die Antworten zu Ihren Fragen über die Geschmacksqualitäten auf einer vorgehaltenen Tafel zeigen und nach jeder Probe den Mund ausspülen (Abb. 16.**31**).

Für die Praxis ist die Unterscheidung einer peripheren und einer zentralen Fazialislähmung von Bedeutung. Die **periphere Fazialislähmung** betrifft die ganze Gesichtshälfte einschließlich der Fähigkeit, auf der betroffenen Seite die Stirn zu runzeln. Die Lidspalte ist erweitert; das Auge kann nicht geschlos-

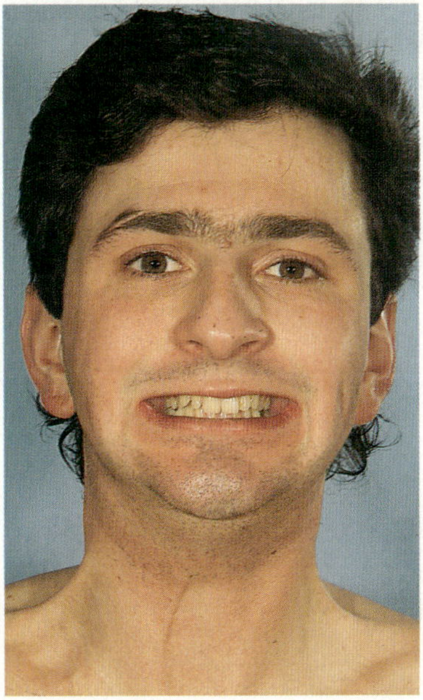

Abb. 16.**30** Zähnezeigen zur Untersuchung des N. facialis

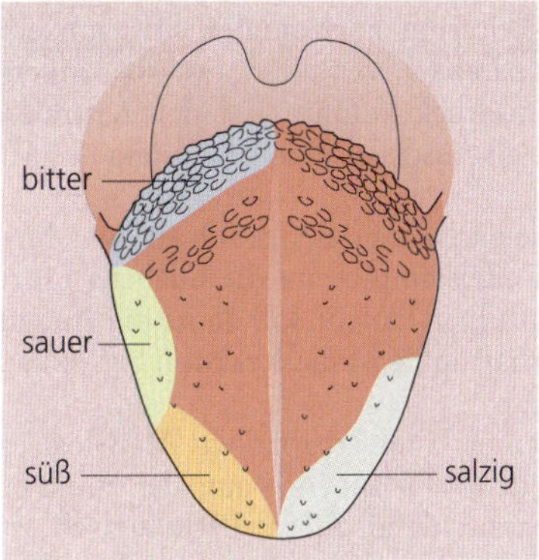

Abb. 16.**31** Unterschiedliche Geschmacksqualitäten auf der Zungenoberfläche

süß	sauer
salzig	bitter

sen werden (Lagophthalmus), und die Augen werden nach oben gerollt (Bell-Phänomen); der Mundwinkel hängt herab und schließt nicht. Je nach Lokalisation können die Geschmacksempfindung und die Tränensekretion gestört sein.

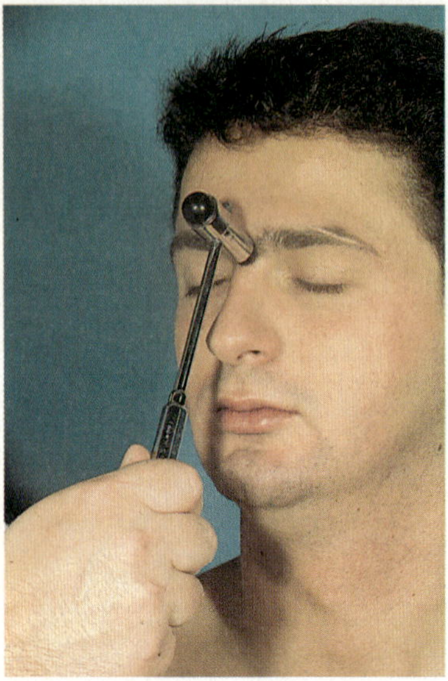

Abb. 16.**32** Auslösen des Orbicularis-oculi-Reflexes

Bei der **zentralen Fazialislähmung,** z. B. durch Hirntumor oder apoplektischen Insult, bleibt durch die zentrale Doppelversorgung die Stirnmuskulatur frei beweglich und damit die Fähigkeit zum horizontalen Stirnrunzeln erhalten. Dabei ist der Mund deutlich paretisch verändert, was besonders beim Zähnezeigen und Lächeln zum Ausdruck kommt. Bei der zentralen Fazialislähmung fehlt der Lagophthalmus als Ausdruck einer Lähmung des M. orbicularis oculi.

Als **Fazialisreflex** prüft man den Orbicularis-oculi-Reflex (OOR oder Nasopalpebralreflex). Ein Schlag mit dem Reflexhammer auf die Glabella führt zu einer Zuckung des M. orbicularis oculi. Der Patient soll dabei die Augen schließen. Bei Morbus Parkinson und Hirnatrophie ist die Reaktion besonders lebhaft (Abb. 16.**32**).

Das Chvostek-Zeichen ist Ausdruck einer Übererregbarkeit. Man löst es durch einen Schlag auf den Fazialis vor dem Ohrläppchen aus, der zu einer Teilzuckung der gleichseitigen Gesichtsmuskulatur führt. Pathologisch ist eine Beteiligung von Augenlidern, Wange und Mundwinkeln an der Zuckung, z. B. bei Tetanie.

Vom ***N. statoacusticus (VIII)*** (= N. vestibulocochlearis) untersucht man die beiden Anteile gesondert, den N. cochlearis auf Hörfähigkeit und den N. vestibularis auf Schwindel und Nystagmus (s. hierzu die Untersuchung des Ohres).

Zur **Hörprüfung** wird der Patient nach subjektiven Gehörgeräuschen befragt. Man läßt ihn dann 6 m vom Untersucher entfernt je ein Ohr verschließen und Wörter in Umgangssprache, dann in Flüstersprache nachsprechen (ausführlich s. HNO-Untersuchung).

Die charakteristische Beschwerde für akute Vestibularisschäden ist der **Drehschwindel** (S. 157), man spricht auch vom systematischen Schwindel. Er tritt bei offenen und geschlossenen Augen auf, geht mit Brechreiz, Schweißausbrüchen und Kollapsneigung einher und kann ohne apparativen Aufwand vom lageabhängigen Schwindel unterschieden werden. Denken Sie daran, daß, abgesehen von akuten Fällen, die meisten Vestibularisschäden durch „Gegenregulation" stumm verlaufen.

Beim peripheren Vestibularissyndrom ergibt:

– der Romberg-Stehversuch (mit eng parallel gestellten Füßen und geschlossenen Augen):	Fallneigung zur Herdseite
– der Blindgang:	Gangabweichung zur Herdseite
– der Unterberger-Tretversuch (im Dunkelraum mit geschlossenen Augen und vorgestreckten Armen mindestens 30 Sek. auf der Stelle treten[4]):	Drehtendenz zur Herdseite (ist nur zu verwerten, wenn mindestens dreimal reproduzierbar);
– Der Armhalteversuch (parallel vorgehalten mit geschlossenen Augen):	Abweichung beider Arme nach der gleichen Seite;
– Die Untersuchung mit der Frenzel-Brille (S. 159):	horizontalen Spontannystagmus mit der raschen Phase zur Gegenseite und der tonischen Phase zur Herdseite;
– die Kaltspülung der Ohren:	Fehlen des kalorischen Nystagmus als einziges verläßliches Zeichen

Sie müssen dann untersuchen, ob es sich um ein peripheres Vestibularissyndrom (= Labyrinthsyndrom) oder um ein zentrales Vestibularissyndrom handelt.

Beim **zentralen Vestibularissyndrom** sind die Befunde für den Armhalteversuch nicht seitengleich, und es besteht ein ungerichteter Nystagmus mit rotatorischer Komponente (Vertikalnystagmus deutet auf Läsionen in der Vierhügelgegend hin).

---

4 Akustische Signale von einer Seite können dem Patienten akustische Orientierungshilfen bieten und damit das Feststellen pathologischer Befunde verhindern

Der *N. glossopharyngeus (IX)* enthält Geschmacksfasern und taktile Fasern für das hintere Zungendrittel, sensible Fasern für den hinteren Rachenraum und den Zungengrund und motorische Fasern, die an der Lautbildung beteiligt sind.

Zur Untersuchung der **Geschmacksqualitäten** (S. 420) süß, sauer, bitter und salzig benutzen Sie entsprechende Substanzen auf Watteträgern. Die **Sensibilität** können Sie durch Berührung von Zungengrund und Gaumen mit einem Spatel prüfen, die **Motorik** durch Auslösen des Würgereflexes. Bei einseitigem Ausfall entsteht das „Kulissenphänomen", bei dem Gaumensegel und hintere Rachenwand auf die gesunde Seite gezogen werden. Bei doppelseitiger Lähmung treten schwere Schluckstörungen auf, z. B. bei Diphtherie und Botulismus.

Der *N. vagus (X)* führt autonome efferente parasympathische Fasern für Thorax und Abdomen, sensible Fasern, die vom äußeren Gehörgang und vom Pharynx stammen, und motorische Fasern, die den Kehlkopf versorgen und beim Würgereflex eine Rolle spielen.

Bei der Untersuchung fragt man den Patienten nach Schluckbeschwerden und inspiziert die Uvula und das Gaumensegel auf Verziehungen. Den Würgereflex können Sie mit einem Einmalspatel auslösen. Bei Lähmungen wird das Gaumensegel beim A-Sagen nicht angehoben, sondern zur gesunden Seite gezogen. Die Sprache wirkt näselnd und/oder heiser bis zur Aphonie (der Stimmritzenschluß ist infolge Rekurrensparese nicht mehr möglich).

Zur Prüfung des *N. accessorius (XI)*, der die Schultern (M. trapezius) hebt und den Kopf dreht (M. sternocleidomastoideus), läßt man den Patienten die Schultern gegen den Widerstand der eigenen herabdrückenden Arme anheben bzw. den Kopf gegen Widerstand zur Seite drehen.

Der *N. hypoglossus (XII)* versorgt motorisch die Zunge und die Bewegungen des Kehlkopfes insgesamt. Bei Lähmungen ist der palpierte Zungendruck von innen gegen die Wange seitenverschieden, die herausgestreckte Zunge weicht zur gelähmten Seite ab, und die Stimme klingt verändert. Einseitige periphere Hypoglossuslähmungen führen zur Atrophie mit Faltung, Furchung und Faszikulieren (= spontanen kleinen Zuckungen).

16.8.1 Aufgaben für die Selbstkontrolle

95 Welche Verbindung stellen Hirnnerven her?

96 Bei welchen Unfallfolgen sollte man eine Untersuchung mit Riechsubstanzen durchführen?

97 Welche drei Untersuchungen gestatten eine Beurteilung des N. opticus?

98 Nennen Sie drei charakteristische Veränderungen der Papille!

99 Bei welcher Papillenveränderung bleibt das Sehvermögen zunächst erhalten?

100 Welche Prüfungen gestatten eine Beurteilung des N. oculomotorius?

101 Für welche Störungen sind „Verrollungen" von Parallelen charakteristisch?

102 Beschreiben Sie in Stichworten die sensiblen Versorgungsgebiete des N. trigeminus, abgesehen von der Gesichtshaut!
103 Welche beiden Muskelgruppen versorgt der dritte Ast des N. trigeminus motorisch?
104 Nennen Sie vier Prüfungen der motorischen Funktion des dritten Astes des N. trigeminus!
105 Warum führen Störungen des N. abducens zu nebeneinanderstehenden Doppelbildern?
106 Womit verschaffen Sie sich einen groben Eindruck von der motorischen Funktionstüchtigkeit des N. facialis?
107 Wie können Sie im einzelnen die mimische Muskulatur überprüfen?
108 Mit welchen Maßnahmen verhindern Sie eine Verteilung der Geschmacksstoffe während der Untersuchung des sensorischen Fazialisanteils?
109 Welcher Gesichtsanteil ist bei der peripheren Fazialislähmung betroffen?
110 Wie begründen Sie die erhaltene Fähigkeit zum horizontalen Stirnrunzeln bei der halbseitigen zentralen Fazialislähmung?
111 Wie lösen Sie den Fazialisreflex aus?
112 Welche Patientenangabe und welcher Befund deuten auf eine Störung des N. cochlearis hin?
113 Welche Beschwerde ist charakteristisch für einen akuten Vestibularisschaden?
114 Welche Begleitsymptome lassen den Drehschwindel von anderen Schwindelformen unterscheiden?
115 Wodurch unterscheidet sich ein zentrales von einem peripheren Vestibularissyndrom?
116 Wodurch entsteht das Kulissenphänomen, bei dem das Gaumensegel und die hintere Rachenwand auf die gesunde Seite gezogen werden?
117 Worauf weist eine Uvulaverziehung hin?
118 Welches Symptom läßt eine Gaumensegelverziehung durch Störung des N. glossopharyngeus von einer vagusbedingten Gaumensegelverziehung unterscheiden?
119 Wie prüfen Sie die Funktionstüchtigkeit des N. accessorius?
120 Worauf lassen Atrophie, Faltung und Faszikulieren der Zunge schließen?

16.9 Hirnleistungsuntersuchungen

Zur Beurteilung kognitiver und affektiver Hirnleistungen benutzt man das Gespräch mit dem Patienten und bestimmte Aufgaben, von der offenen Frage bis zu schriftlich vorformulierten und geeichten Tests. Die Untersuchung zielt auf organische Hirnerkrankungen.

Die Untersuchung geht über den Routinebefund (Orientiertheit, ungestörter Denkablauf und normale Affektivität) hinaus, wenn der Patient über **charakteristische Beschwerden** klagt oder der Arzt während des Gesprächs mit dem Patienten **Befunde** erhebt, die auf Konzentrations- und Aufmerksamkeitsschwäche hindeuten, auf Ablenkbarkeit, „Kleben" beim Denken, Sprechen und Handeln, auf Verlangsamung und Antriebsmangel bis zur Apathie, auf Gedächtnismangel, Größenideen, Halluzinationen, Stimmungsschwankungen, Unbeherrschtheit, Mangel an Zurückhaltung, Reizbarkeit durch nichtige Anlässe, persönliche Schwierigkeiten mit den Mitmenschen und am Arbeitsplatz.

Untersucht werden Störungen der Sprache (Aphasie)[5], des Erkennens (Agnosie) und des Handelns (Apraxie), die man unter dem Begriff Neuropsychologie zusammenfassen kann.

16.9.1 Untersuchungen und Formen der Aphasie

Störungen der Sprache äußern sich als Behinderung der Ausdrucksfähigkeit und des Sprachverständnisses. Sie sind Ausdruck einer gestörten Integration zerebraler Funktionen, deren Zuordnung zu bestimmten Hirnregionen erfolgen kann (ausführlicher s. MUMENTHALER 1982).

Die **Ausdrucksfähigkeit** des Patienten beurteilen sie unter Berücksichtigung des Bildungsniveaus:
- mit spontanen Äußerungen des Patienten während des Gesprächs,
- mit der Benennung von Gegenständen und Situationen oder dem Nachsprechen einfacher Sätze,
- mit der Schilderung der jetzigen oder früheren Situation.

Dabei müssen Sie auf Wortwahl, Wiederholungen, Verarmung des Ausdrucks und auf ungewöhnliche Abkürzungen achten, wie sie im „Notizstil“ oder „Telegrammstil“ zum Ausdruck kommen.

Von **Aphasie** spricht man, wenn bei intaktem Sprechapparat die Sprache gestört ist im Ausdruck, also im Sprachentwurf, im Sprachverständnis oder in der Sprachkontrolle. Sie ist das Ergebnis von Kodierungs- oder Dekodierungsstörungen, die auf Schäden in der dominanten Hemisphäre beruhen.

Bei der **motorischen Aphasie** ist die mündliche und schriftliche Äußerung erschwert bis zur Wortstummheit. Obgleich der Patient sehr wohl weiß, was er sagen will, macht ihm das Sprechen sichtlich Mühe, aber nicht die Artikulation, sondern die **Formulierung** ist erschwert. Seine Ausdrucksweise wirkt zögernd, schleppend und wortkarg; dann bleiben zunächst kleine, später größere Satzteile aus, und schließlich kann er sich nur noch im Telegrammstil äußern (beim Apoplex in umgekehrter Reihenfolge). Stellen Sie dem Patienten die Aufgabe, seine Tätigkeit oder seine Familie zu schildern usw., ggf. müssen Sie dabei mit den Anforderungen hinuntergehen bis zum Aufzählen der Wochentage. Völlige Wortstummheit können Sie von einer Agnosie dadurch unterscheiden, daß der Patient den Gebrauch des Schlüssels zwar nicht verbal erklären, ihn aber demonstrieren kann.

Eine **sensorische Aphasie** liegt vor, wenn das Verständnis für die Sprache schwindet oder fehlt (Worttaubheit). Sie ist oft mit einer motorischen Aphasie gekoppelt. Man spricht dann von einer gemischten Aphasie. Die Patienten sind oft logorrhoisch. Zur Prüfung der rezeptiven Sprache, d. h. des Sprachverständnisses, läßt man benannte Gegenstände oder Bilder zeigen, zur Prüfung der Sprechfähigkeit, also der expressiven Sprache, die gezeigten Gegenstände und Bilder benennen (Abb. 16.**33**).

---

[5] Zu unterscheiden von Sprechstörungen durch Lähmung oder Koordinationsstörung der Sprechmuskulatur (= Dysarthrie, S. 421)

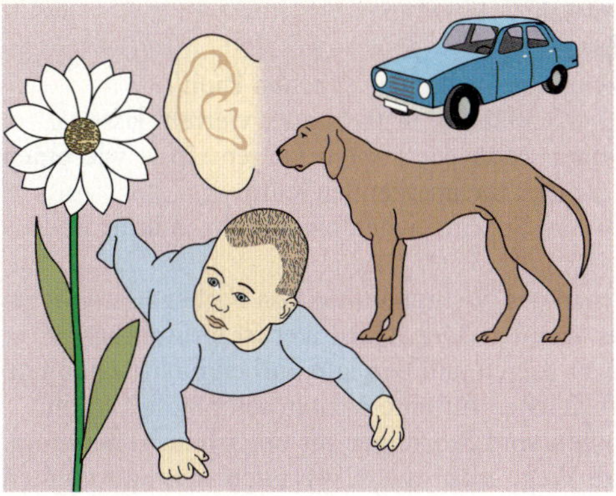

Abb. 16.**33** Bildliche Darstellung, die der Patient zur Prüfung der Aphasie benennen soll

Von einer **amnestischen Aphasie** spricht man, wenn der Patient Wörter sucht, aber nicht finden kann (= Wortfindungsstörung) und sich mit Umschreibungen hilft, aber die richtige Bezeichnung aus einem entsprechenden Angebot herausfinden kann.

Ein Mittel zur objektivierbaren Aphasieuntersuchung ist die Dokumentation von Lese- und Schreibstörungen (die bei der Aphasie vorkommen) und der Tokentest. Der Tokentest ermöglicht eine Unterscheidung von Aphasie, Gesunden und hirnorganisch Kranken ohne Aphasie mit Hilfe vorgelegter Blättchen (tokens), die auf Anweisung in unterschiedlicher Form geordnet werden müssen.

(Unter **Dysarthrien** faßt man die Anomalien der Lautgebung zusammen, soweit sie nicht aphasisch, sondern durch Lähmungen oder Koordinationsstörungen der am Sprechen beteiligten Muskeln bedingt sind, z. B. pyramidale, extrapyramidale, zerebelläre und bulbäre Dysarthrien.)

Sprachverständnis äußert der Patient:
- mit der Zuordnung von verbal Benanntem zu den Gegenständen,
- mit richtigen Reaktionen auf sprachliche Aufforderungen („Geben Sie mir bitte das Bandmaß"),
- mit der Einsicht in sprachliche Ungereimtheiten („Der Untersuchungsraum ist würziger als die Gitarre"),
- mit der selbständigen Nachformulierung zusammenhängender, gehörter oder gelesener Texte.

16

16.9.2 Agnosie

Darunter versteht man die Unfähigkeit, die Bedeutung eines Dinges zu erkennen. Störungen des Erkennens erfassen Sie nach Ausschluß einer Visus- oder Hörstörung dadurch, daß Sie den Patienten z. B.:

- eine verstellte Uhr stellen lassen,
- Telefonnummern wählen lassen,
- die Fassade eines Hauses zeichnen lassen, das er sehen kann,
- Strecken auf kariertem Papier halbieren, dritteln oder vierteln lassen.

Von **Astereognosie** spricht man, wenn der Patient Gegenstände wie einen Kugelschreiber durch Betasten nicht mehr erkennen kann.

Bei der **Alexie** kennt der Patient Schriftzeichen nicht mehr in ihrer Bedeutung (= Wortblindheit).

Bei der **Farbagnosie** muß man das Nichterkennen von Farben vom Nichtsehenkönnen der Farben unterscheiden. Der Agnostiker ist farbsehtüchtig, er kann aber genannte Farben nicht zeigen und gezeigte Farben nicht benennen. Alle Formen der Agnosie sind Zeichen für eine okzipitotemporale Läsion.

Optisch-räumliche Agnosien sind Störungen im optischen Außenraum. Die Patienten finden bekannte Wege nicht mehr, verlaufen sich und können auch die häufigsten und einfachsten Alltagswege nicht mehr beschreiben, ein Zeichen für einen okzipitoparietalen Schaden.

Bei einer **Rechts-links-Agnosie** vermag der Patient am eigenen Körper und auch im umgebenden Raum rechts und links nicht mehr zu unterscheiden. Sie können das prüfen, indem Sie den Patienten die eigenen und die ihm vorgehaltenen Hände oder Gegenstände im Raum benennen lassen.

16.9.3 Apraxie

ist die Störung zweckgerichteter Bewegungen, z. B. bei der Begrüßung des Patienten. Zur intensiven Untersuchung auf Apraxie lassen Sie den Patienten einfache Handlungen durchführen, wie:
- das Schreiben des eigenen Namens und der Anschrift (Achtung: Orientiertheit),
- das Zeichnen eines Hauses,
- das Durchführen bestimmter Aufgaben nach Anweisung wie das Anzünden einer Kerze usw.

Für die Dokumentation des neurologischen Befundes können Sie den Untersuchungsbogen, S. 597, benutzen.

16.10 Psychologischer Anteil der Untersuchung

Orientiertheit und Ansprechbarkeit, spontaner Antrieb, Stimmungen und Emotionalität, Mimik, Gestik, Aufmerksamkeit und Konzentration, Denk-, Merk- oder Gedächtnisstörungen sind Begriffe der Alltagspsychologie, die Sie am Krankenbett mindestens grob erfassen müssen. Die hier getroffene Zuordnung zur körperlichen Untersuchung ist nicht unproblematisch.

16.10.1 Ansprechbarkeit

Die schwächste Beeinträchtigung der Ansprechbarkeit ist die **Verlangsamung** (= Benommenheit) des Patienten. Er wirkt wenig spontan. Auf Ihre Fragen erhalten Sie zwar richtige Antworten bzw. richtige sonstige Reaktionen wie z. B. das Herzeigen der Hände, jedoch erfolgen diese Reaktionen mit leichter Verzögerung.

Bei der Steigerungsform müssen Sie den schlafend wirkenden Patienten laut oder mehrfach ansprechen, um eine Reaktion zu erzielen. Man spricht von **Somnolenz.**

Über diese Phase der Somnolenz hinaus führt der Zustand, in dem der Patient nur noch bei gleichzeitigen Schmerzreizen, wie z. B. das Kneifen in den Arm, auf kurze und einfache Fragen antworten kann und dann sofort wieder in seinen reaktionslosen Zustand zurückfällt **(Sopor).**

Wenn die Ansprechbarkeit weiter abnimmt, wehrt der Patient dann nur noch mit gezielten, später ungezielten Abwehrbewegungen Schmerzreize ab. Im leichten **Koma** reagiert der Patient dann nur noch auf Schmerzreize. Bis zu dieser Stufe kann die Bewußtseinslage schwanken – fluktuierende Bewußtseinslage. Im **tiefen Koma** ist überhaupt keine Reaktion des Patienten mehr zu erwarten, auch nicht auf Schütteln oder Kneifen. Die Pupillen sind weit und reagieren nicht auf Licht. In einem solchen Fall führen drei Fragen zur Klärung der Komaursache weiter:

1. Lassen **Zustand und Situation des Bewußtlosen** Rückschlüsse auf die Komaursache zu, z. B. Verletzung, Injektionsspritze, Elektrowerkzeug?
2. Ist eine Fremdanamnese möglich?
   Zur zeitlichen Entwicklung des Komas
   plötzlich – z. B. Gefäßverschluß oder Arrhythmie,
   in Stunden – z. B. toxisch, Alkohol, Hämatom,
   in Tagen bis Wochen – z. B. Ketoazidose, Urämie, Hirntumor?

16

Bewußtlosigkeit/Koma
Diagnostische Bedeutung

entzündlich	*vaskulär*	*Stoffwechsel*	*Trauma*	*andere*
Meningitis Enzephalitis	Gefäßverschluß intrazerebrale/subarachnoidale Blutung hypertensive Enzephalopathie Eklampsie Hirnvenenthrombose	Urämie Ketoazidose Hyper/-Hypothermie Hypoglykämie Hypothyreoidismus Coma hepaticum/uraemicum	Contusio subdurales Hämatom extradurales Hämatom	Hirntumor Epilepsie Alkohol Toxine Hypoxie Elektrounfall Hyperthermie Trauma

Folgende Begleitsymptome weisen auf Komaursachen hin:

Atmung oberflächlich, Dyspnoe, Zyanose	Hirndruck, Toxine, pulmonale oder kardial bedingte Hypoxie
Atmung tief, Exsikkose, weiche Bulbi	diabetische Ketoazidose, metabolische Azidose
Bauch aufgetrieben	Ileus (Ursachen)
Bauch rigide	Peritonitis
Bradykardie	Adams-Stokes, erhöhter intrakranialer Druck, Herzblöcke
Fieber und Krämpfe	massive Infektion, Blutung im Bereich des Temperaturzentrums, Hitzschlag
Fundusveränderungen	Hypertoniezeichen, Hirndruckzeichen s. o.
Hautveränderungen	Petechien als Meningitiszeichen, trockene, rauhe Haut bei Myxödem
Hemiparesen	Verschluß oder Ruptur eines zerebralen Gefäßes
Herzgeräusche	Embolie von Hirngefäßen durch Thromben
Hypertonie	intrakranialer Druck, Gefäßruptur
Hypotonie	gemeinsam mit feuchter Blässe und Puls über 100: Schock, z. B. bei ektopischer Schwangerschaft, Herzversagen, Addison, Vergiftung
Ikterus, hämorrhagische Diathese, Foetor hepaticus	Coma hepaticum
Meningismus und zerebrale Anfälle, urinöser Geruch	Coma uraemicum
Nackensteifigkeit	Meningitis
Paresen, Atemrhythmusstörungen	Ischämie im Bereich der A. basilaris
Pupillen eng	Morphin und andere Drogen, intrazerebrale Blutung
Stauungspapille	intrakraniale Drucksteigerung durch Tumor oder Hämatom
Tachykardie	mit entsprechend hoher Temperatur: Infektion
Temperatur niedrig	Hypothyreose, Unterkühlung
zerebrale Anfälle und Hyperreflexie, harte Bulbi	Hypoglykämie
Zungenbiß	Epilepsie
Zyanose	Hypoxie, Leuchtgas

3. Sind Informationen erhältlich über
   - **frühere Anfälle** (Epilepsie, Adams-Stokes, Hypoglykämie)?
   - **Medikamente** (Insulin, Schlafmittel, Tranquilizer)?
   - **Vorgeschichte** (Schwangerschaft, Ulkus, gastrointestinale Blutungen, Drogen, Alkohol)?

Alle anderen Organe oder Organsysteme, in denen die Ursachen eines Komas lokalisiert werden können, bedürfen keiner ausdrücklichen Nennung, da sie über die Schädigung des Gehirns zum Koma führen.

Grundsatz: Für die Routinebeurteilung von Orientiertheit, Denkfähigkeit, Merkfähigkeit, Konzentration, Antriebsverhalten, Stimmungen und Emotionalität reicht in der Regel die geschulte Beobachtung während des anamnestischen Gesprächs aus. Es kann einen erwachsenen Patienten peinlich berühren, wenn Sie ihn von 100 minus 7 rückwärts zählen lassen. Erst bei Auffälligkeiten sollten Sie konsequent nach Ausfällen suchen und eine Quantifizierung anstreben.

16.10.2 Orientiertheit

Entstehen während des Gespräches, z. B. über den Weg zur Praxis, Zweifel an der Orientiertheit des Patienten, so untersuchen Sie die:

zeitliche Orientiertheit mit Fragen nach dem Datum, dem Wochentag oder der Uhrzeit,

örtliche Orientiertheit, z. B. mit Fragen nach dem Untersuchungsort (Haus, Straße, Stadt),

personelle Orientiertheit, z. B. mit Fragen nach dem Alter, dem Lebenslauf, dem Beruf usw.,

situative Orientiertheit mit Fragen über den Grund seines Hierseins usw.

16.10.3 Denkfähigkeit

Einen Eindruck über die Fähigkeit des Patienten zum schlußfolgernden Denken gewinnen Sie z. B. aus der Antwort auf die Frage, wie die Erkrankung sein Leben insgesamt beeinflußt. Zur intensiveren Untersuchung der Denkfähigkeit (der Ausschluß neurologischer Störungen wird vorausgesetzt) können Sie:

einfache Rechenaufgaben stellen, z. B.: Kartoffeln kosteten im vergangenen Jahr 42 Pfennig pro Pfund und in diesem Jahr 13 Pfennig mehr. Was kostet jetzt ein Kilogramm?

Redensarten erklären lassen, z. B.: „Was Hänschen nicht lernt, lernt Hans nimmermehr";

Unterschiede erläutern lassen, z. B. zwischen Kugelschreiber und Füllfederhalter.

Zur testpsychologischen Untersuchung der Intelligenz haben der averbale Benton-Test und der Hamburg-Wechsler-Test weite Verbreitung gefunden.

Letzterer bietet neben dem zahlenmäßigen Ausdruck für einen Gesamt-IQ ein Leistungsprofil für 10 Leistungsbereiche (ausführlicher hierzu KIND 1984 und KLOOS 1965).

16.10.4 Konzentration

Schon im Gespräch zeigt sich die Fähigkeit des Patienten, konzentriert Fragen zu beantworten oder einen Gedanken, ein Thema zu „halten". Für die Prüfung der Konzentrationsfähigkeit benutzen Sie den Test „100 – 7 = 93, 93 – 7 = 86..." oder einen Sortiertest. Zwar wird sich auch der Gesunde gelegentlich verrechnen oder Sortierfehler machen; bei ernstlich gestörter Konzentrationsfähigkeit kann der Patient dagegen die Aufgabe kaum oder überhaupt nicht bewältigen.

16.10.5 Merkfähigkeit

Das „Altgedächtnis" erfaßt man mit Fragen über ernste Erkrankungen während der Kindheit, Schulzeit und des frühen Erwachsenenalters, das Gedächtnis für jüngere Fakten mit Auskünften über die Tätigkeit des Patienten, aktuelles politisches Geschehen usw.

Die Merkfähigkeit des Patienten ist gestört, wenn er sich Familiennamen, vier- bis sechsstellige Zahlen oder Verhaltensabläufe („Gehen Sie zunächst zur Oberschwester, dann zur Verwaltung und schließlich zur Röntgenabteilung!") nicht merken und nach Fortsetzung des Gespräches einige Minuten später nicht reproduzieren kann (ausführlicher auch hierzu KLOOS 1965).

16.10.6 Antriebsverhalten

Normales Antriebsverhalten äußert sich in der Spontaneität des Patienten während des Gesprächs, beim Essen, Trinken und bei sonstigen körperlich-geistigen Bewegungen. Herabgesetzte Spontaneität zeigt sich in zunehmender Verlangsamung, Interesselosigkeit (Apathie) bis hin zu völliger Reglosigkeit (Stupor), besonders beim hirnorganischen Psychosyndrom, z. B. nach Schädeltrauma. Überschießende Antriebe bewirken den Eindruck maniform-dranghafter Enthemmung. Beide Formen können Sie durch Beobachtung und Vergleich mit üblichem menschlichem Verhalten beurteilen.

16.10.7 Stimmungen und Emotionalität

Ein Bild von Stimmungen und Emotionalität geben Weinerlichkeit oder gefühlsbetontes Verhalten bzw. Gefühlsausbrüche, Affektlabilität bis zur Affektinkontinenz und reizbar-aggressive Verstimmungen. Depressive Patienten berichten oft spontan, daß sie grübeln, leichter und häufiger weinen als früher bzw. daß die Anlässe, die sie zu Tränen rühren, alltäglicher geworden sind; und schon bei dieser Schilderung treten ihnen dann Tränen in die Augen.

16.10.8 Psychologische Beschreibungshilfen

Formulierungsvorschläge für von der Norm abweichende psychische Befunde bietet die Zusammenstellung nach PAYK (1976) (S. 434). Die Sammlung der genannten Teilbereiche ist zwar nicht gleichzusetzen mit „der Persönlichkeit" oder gar den schöpferischen Leistungen. Die Symptomkombinationen bieten aber als Syndrome zusammengefaßt **Verständnishilfen** für bestimmte Krankheitsbilder, z. B. länger anhaltende Bewußtseinsstörung mit neurologischen Herdsymptomen beim Schädel-Hirn-Trauma, Persönlichkeitsabbau, Gedächtnisstörungen und Intelligenzminderung beim chronisch-organischen Psychosyndrom oder verminderter Antrieb, andauernde Verstimmung, Kontaktschwäche und „trauriges" Ausdrucksverhalten bei der Depression.

16.10.9 Aufgaben für die Selbstkontrolle

121 Definieren Sie den Begriff Aphasie!
122 In welchen beiden Formen äußern sich Störungen der Sprache?
123 Welche drei Aktionen gestatten die Beurteilung der Ausdrucksfähigkeit des Patienten?
124 Was prüfen Sie mit der Zuordnung von verbal Benanntem zu Gegenständen?
125 Welche untersuchungstechnische Voraussetzung muß erfüllt sei, um eine Agnosie festzustellen?
126 Nennen Sie Beispiele für einfache handlungen, mit denen Sie eine Apraxie feststellen können!
127 Welche beiden Formen der Aphasie lassen sich nach der gestörten Codierung bzw. Decodierung unterscheiden?
128 Beschreiben Sie die Progredienz einer motorischen Aphasie in Stichworten!
129 Welche beiden Merkmale sind charakteristisch für eine amnestische Aphasie?
130 Welche vier Formen gehören zu den optischen Agnosien?
131 Wie unterscheidet sich die Farbagnosie von der Farbblindheit?
132 Wie können Sie eine Rechts-links-Agnosie feststellen?
133 Was verstehen Sie unter Apraxie?
134 Welches ist die einfachste Form verminderter Ansprechbarkeit?
135 Wie definieren Sie aus der Reaktion des Patienten eine Somnolenz?
136 In welchem Zustand reagiert der Patient überhaupt nicht mehr auf Reize?
137 Welche vier Formen der Orientiertheit können Sie unterscheiden?
138 Nennen Sie mehrere Möglichkeiten, die Denkfähigkeit zu untersuchen!
139 Mit welchen Fragen erfassen Sie das Altgedächtnis?
140 Wie bezeichnet man die beiden Steigerungsformen verminderten Antriebsverhaltens und wie sind sie definiert?
141 Mit welchem Test können Sie die Konzentrationsfähigkeit grob prüfen?

Psychologische Formulierungsvorschläge[6]

A Elementare Funktionen						
Bewußtseinslage	delirant	benommen	somnolent	soporös	komatös	
Orientierung zur Person	gestört					
zur Zeit	gestört					
zum Ort	gestört					
Stimmung	euphorisch	heiter	gereizt	ängstlich	gedrückt	traurig
Affektivität	inkontinent	labil	bewegt	nüchtern	verflacht	verödet
Antrieb	enthemmt	umtriebig	impulsiv	verlangsamt	passiv	abulisch
Kontakt	distanzlos	überangepaßt	oberflächlich	scheu	ablehnend	autistisch
Denken formal	ideenflüchtig	perseverierend	weitschweifig	zerfahren	gehemmt	gesperrt
inhaltlich	fixiert	überwertig	hypochondrisch	zwanghaft	phobisch	paranoid
Gedächtnis und Merkfähigkeit	amnestisch	lückenhaft	punktuell	zerstreut	konfabulatorisch	hypermnestisch
B Komplexe Funktionen						
Empfindung und Wahrnehmung	anästhetisch	hypästhetisch	dysästhetisch	hyperästhetisch	sensitiv	wahnhaft
Psychomotorik	agitiert	unruhig	gehemmt	matt	gesperrt	stuporös
Kontrolle und Steuerung	triebhaft	haltlos	zerstreut	sprunghaft	gespannt	verkrampft
Intelligenz	genial	hochbegabt	überdurchschn.	unterdurchschn.	debil	imbezil
Sprache	aphasisch	dysarthrisch	bulbär	stotternd	lispelnd	neologistisch
Werkzeug	agnostisch	apraktisch	alexisch	agraphisch	amusisch	akalkulatorisch
C Persönlichkeitszüge						
Äußerer Eindruck	ungepflegt	verstört	verschlossen	läppisch	manieriert	verwahrlost
Temperament	hyperthym	zyklisch	launisch	kühl	träge	zähflüssig
Ausdrucksverhalten	übertrieben	geziert	eckig	verkrampft	unbewegt	stumpf
Sexualität	hypersexuell	sexuell	homosexuell	bisexuell	pervers	impotent/frigid
Sozialverhalten	kriminell	aggressiv	süchtig	suizidal	mißtrauisch	kontaktgestört
Charakterzüge	expansiv	egozentrisch	gemütsarm	ängstlich	verschroben	willensstark

[6] nach Payk (1976)

Praktische Aufgaben

A Üben Sie den lockeren Schlag mit dem Reflexhammer auf Ihrer eigenen Patellarsehne bei übergeschlagenem Knie!

B Lösen Sie den Triceps-surae-Reflex und die Reflexe an der oberen Extremität bei Kommilitonen und mindestens drei Patienten aus. Achten Sie dabei darauf, daß Sie auch die weniger deutlichen Reaktionen beim Brachioradialreflex wirklich wahrnehmen.

C Achten Sie auf die Zunahme der Reaktion bei Reflexbahnung!

D Untersuchen Sie bei mindestens einem Patienten mit zerebralem Insult die Motorik und bei einem Parkinson-Patienten das hypokinetische Syndrom!

E Prüfen Sie Zahlenschrift, Schmerzempfindungen, Vibrations-, Berührungs-, Temperatur- und Bewegungsempfindungen zunächst bei sich selbst und bei mindestens zwei Kommilitonen!

F Untersuchen Sie mindestens bei einem Kommilitonen konsequent die Funktion sämtlicher Hirnnerven!

G Führen Sie die geschilderten Prüfungen zur Ansprechbarkeit, Orientiertheit, Denk- und Merkfähigkeit, zum Antriebsverhalten, zu Stimmungen, Emotionalität und zur Konzentration bei einem Patienten durch, der älter als 70 Jahre ist, und versuchen Sie, sich anhand der Dokumentationsunterlagen über den psychologischen Befund selbst Klarheit über das zu verschaffen, was Sie bei der Untersuchung festgestellt haben!

17 Gynäkologisch-geburtshilfliche Untersuchung

17.1 Lernziele

In den folgenden Abschnitten erfahren Sie,

- welche anamnestischen Besonderheiten in der gynäkologischen Anamnese zu berücksichtigen sind,
- welche Maßnahmen zur gynäkologischen Befunderhebung gehören,
- welche Gesichtspunkte bei der Mammauntersuchung eine Rolle spielen und wie man die Patientin zur Selbstuntersuchung anleitet,
- welche Sachverhalte bei der Anamnese- und Befunderhebung in der Schwangerschaft von Bedeutung sind
- und wie man Leitsymptome als diagnostische Hilfen verwendet.

Dargestellt werden hier die Schritte der gynäkologischen Untersuchung und der Schwangerschaftsuntersuchung, die jeder Arzt zur Feststellung von Abweichungen von der Norm und im Rahmen von Kontrolluntersuchungen zur Krebsfrüherkennung durchführen können sollte. Primärärztliche Betreuung und Möglichkeiten der Allgemeinpraxis bildeten die Richtschnur für die **Beschränkung** des Stoffes, der auf den Gegenstandskatalog zu den allgemeinen klinischen Untersuchungen und das Praktikum für Geburtshilfe und Gynäkologie zugeschnitten ist. Es soll ausdrücklich betont werden, daß zu einer sachgerechten gynäkologischen und geburtshilflichen Untersuchung mehr Übung und apparative Ausstattungen gehören, als der Gegenstandskatalog vermuten läßt.

17.2 Anamnestische Besonderheiten

Für die gynäkologisch-geburtshilfliche Anamneseerhebung ist eine Hilfsperson nicht erforderlich, sondern eher störend. Bei der körperlichen Untersuchung sollte dagegen auch aus forensischen Gründen eine Krankenschwester oder Arzthelferin anwesend sein und z. B. bei der Lagerung oder der Untersuchung mit Rinnen-Spekula zufassen. Vermieden werden muß der Eindruck einer nur zuschauenden und zuhörenden „Zeugin".

Das vertrauliche Gespräch[1] bietet neben den erforderlichen Sachinformationen Gelegenheit, ein **Vertrauensverhältnis** zwischen Arzt und Patientin aufzubauen, das erforderlich ist, um natürliche Hemmungen gegenüber der

[1] DAHMER, H. u. J.: Gesprächsführung. Eine praktische Anleitung. Thieme, Stuttgart 1992

Untersuchung des Genitalbereichs zu mindern. Dazu gehört schon im Gespräch, bei dem sich der Arzt und die noch bekleidete Patientin am besten gegenübersitzen, ein besonders behutsames Vorgehen. Angst kann z. B. auch dadurch gemindert werden, daß Sprech- und Behandlungszimmer räumlich, mindestens aber durch einen Vorhang oder Wandschirm getrennt sind. „Dann muß ich nicht immer auf den Stuhl sehen...“. Auch die entkleidete Patientin sollte in der Praxis oder Klinik zu keinem Zeitpunkt völlig entblößt sein, die Instrumente bis zur Benutzung abgedeckt bleiben.

Der Arzt muß sich eventueller Reserven oder Befürchtungen gegenüber der gynäkologischen Untersuchung bewußt sein,

- die Patientin zu verletzen oder Schmerzen auszulösen,
- nicht professionell, kompetent oder alt genug zu wirken,
- pathologische Symptome zu übersehen und deshalb ohnehin zu überweisen,
- sexuelle Erregungen zu erleben, die ihn mindestens ablenken könnten,
- Abneigungen gegen die gynäkologische Untersuchung aus ästhetischen Gründen zu entwickeln.

Studenten sollten die Gelegenheit suchen, im gemeinsamen Gespräch in der studentischen Gruppe oder mit einem erfahrenen Arzt derartige Probleme zu verbalisieren, sie damit ins Bewußtsein heraufzuholen und aufzuarbeiten.

Bei Kindern und Jugendlichen sollte man die Patientin fragen, ob sie die Anwesenheit der begleitenden Eltern über die Erhebung der Allgemeinanamnese hinaus wünscht. Gegebenenfalls hilft ein Fragebogen zum mehr vertraulichen Teil der Anamnese, Hemmungen zu überwinden, die ein Auge-in-Auge-Gespräch hervorrufen könnte. Besonders Jugendlichen gegenüber scheint eine ausführliche Erläuterung des Untersuchungsganges an einer Abbildung oder einem Modell zweckmäßig. Anatomische Entwicklung und Durchführung der Untersuchung bei Kindern s. COWELL.

Im Vordergrund der gynäkologischen Anamnese stehen die **jetzigen Beschwerden** der Patientin: Dauer, Stärke, Art und Ort, Beziehung zu Funktionen. Besondere Bedeutung gewinnen Fragen nach der Einnahme von Hormonpräparaten und angewandte Methoden der Schwangerschaftsverhütung. Das Einbeziehen der allgemeinen Anamnese orientiert sich an dem Informationswert der dort aufgeführten allgemeinen Beschwerden in bezug auf die Gynäkologie und die Geburtshilfe, z. B. die ausgeprägte Ermüdbarkeit, Temperatur- und Gewichtsveränderungen, Stuhlgangs- und Miktionsstörungen. Hinzu kommen gynäkologisch-geburtshilflich relevante Daten aus der Eigenanamnese, wie etwa vorangegangene Schwangerschaften, Geburten und gynäkologische Untersuchungen und Operationen; aus der Familienanamnese z. B. ein Diabetes der Mutter.

17.2.1 Regelanamnese und graphische Dokumentation (Kaltenbach-Schema)

Dokumentiert werden:
- Eintritt der ersten Menstruation (Menarche),
- Zyklusdauer, Blutungsdauer und Blutungsstärke nach Zahl und Art der Tampons bzw. Slipeinlagen oder Vorlagen,
- Schmerzen vor, während oder nach der Regel,
- Termin und Art der letzten Regel und soweit möglich systematisch entsprechende Angaben aus vergangenen Monaten,
- ggf. auch die Menopausenblutung.

Wichtig ist, ausdrücklich nach Blutungen außerhalb der Regel zu fragen und sie im Schema einzutragen (Abb. 17. **1**).

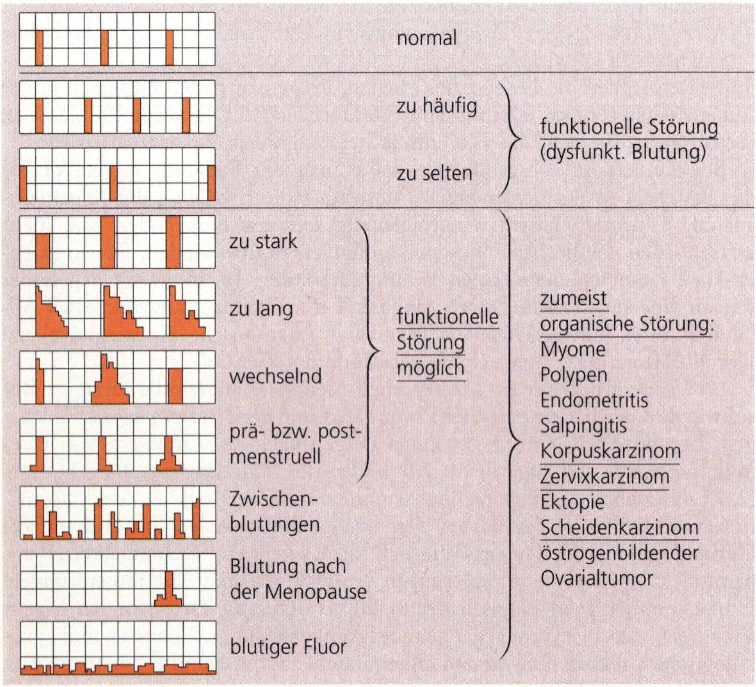

Abb. 17. **1** Beurteilungsgrundsätze bei uterinen Blutungen (aus *Schmidt-Matthiesen, H.:* Gynäkologie und Geburtshilfe. Schattauer, Stuttgart 1985)

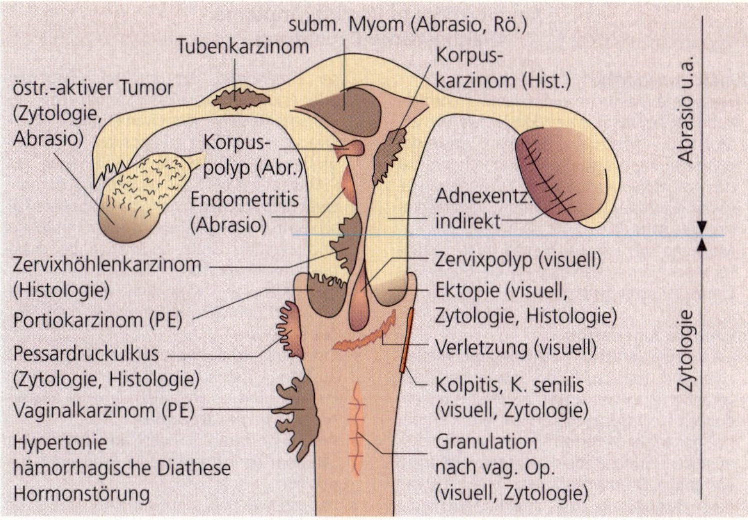

Abb. 17.**2** Ursachen für irreguläre Genitalblutungen (diagnostische Methoden in Klammern) (aus *Schmidt-Matthiesen, H.:* Gynäkologie und Geburtshilfe, 8. Aufl., Schattauer, Stuttgart 1992)

17.2.2 Menstruationsunregelmäßigkeiten und sonstige vaginale Blutausscheidung

Diagnostisch wegweisend sind **Menstruationsunregelmäßigkeiten** (Abb. 17.**2**):

1. Als **Störung der Menstruationsrhythmik:**
   zu seltene Blutungen = Oligomenorrhöen (> 34 Tage),
   zu häufige Regelblutungen = Polymenorrhöen (< 24 Tage),
   Zwischen- oder Zusatzblutungen = Metrorrhagien,
   völliges Ausbleien = Amenorrhö.
2. Ein **pathologischer Blutungscharakter** findet sich als Schmierblutung = Spotting, z. B. bei Einnahme der Pille, oder als quantitativ zu starke Regelblutung und/oder zu lang dauernde Blutung = Menorrhagie, wenn sie länger als 5 Tage dauert.

Periodenunabhängige Blutungen treten auf z. B. nach der Menopause (länger als ein halbes Jahr) oder als Kohabitationsblutungen.

17

Amenorrhö und Begleitsymptome Diagnostische Bedeutung

Primäre Amenorrhö

- verspätete Menarche in der Familie, normale Pubertät bei *familiär verzögerter Menarche*
- Molimina menstrualia, sichtbare und/oder palpable uterovaginale Veränderungen bei *uterovaginaler Amenorrhö* als angeborene Hymenalatresie, Vaginalseptum, Vaginalatresie, Zervixatresie
- Molimina menstrualia, Vagina fehlt, strangförmiger Uterus, Karyotyp XX bei *Mayer-Rokitansky-Küster-Syndrom*

Sekundäre Amenorrhö

- Geschlechtsverkehr, Schwangerschaftszeichen und -tests positiv bei *Schwangerschaft*
- veränderte, teilweise oder insgesamt fehlende Geschlechtsorgane, FSH im Serum erhöht bei *gonadaler Amenorrhö* als Gonadendysgenesie, Gonadotropin-resistente Ovarien, vorzeitige Ovarialinsuffizienz oder Zustand nach Bestrahlung bzw. infektiös-entzündlicher Erkrankung der Ovarien
- veränderte sekundäre Geschlechtsmerkmale mit vergrößerten Ovarien bei *ovarialtumoröser Amenorrhö* mit erhöhtem Östrogen- oder Androgenspiegel als östrogen- bzw. androgenproduzierender Ovarialtumor
- Ovarien vergrößert, Adipositas, Klitorisvergrößerung, Virilisierung und erhöhter LH/FSH-Quotient bei *Stein-Leventhal-Syndrom*
- veränderte primäre und/oder sekundäre Geschlechtsmerkmale, FSH im Serum erniedrigt und negative GnRH-Applikation bei *hypophysärer Amenorrhö*
- mit Adynamie, Myxödem und Pigmentschwund bei *Morbus Simmonds* oder *Morbus Sheehan*
- mit Galaktorrhö, Kopfschmerz, Gesichtsfeldausfällen, Spannungsgefühl und erhöhtem Prolaktinwert bei *HVL-Adenom* oder *funktioneller Hyperprolaktinämie*
- mit Hypothyreose oder adrenogenitalem Syndrom als *extragonadale Feedback-Amenorrhö*
- mit positiver pulsatiler GnRH-Applikation bei *hypothalamischer Amenorrhö* als sekundäre Ovarialinsuffizienz oder normöstrogene hypothalamische dysgonadotrope Amenorrhö

Menorrhagie und Begleitsymptome Diagnostische Bedeutung

- physiologisch kurz nach der Menarche und vor der Menopause
- teigige Gesichtshaut, verlangsamt, heiser, Reflexe verlangsamt, Haut- und Nagelveränderungen, periorbitales Ödem, Bradykardie, leise Herztöne, Obstipation bei *Myxödem*
- gestaute Halsvenen, symmetrische Beinödeme, Hepatomegalie, Meteorismus, Dyspnoe, Husten, Zyanose bei *Herzinsuffizienz*
- Hämatomneigung, starke Blutung bei leichtem Trauma, gastrointestinale Blutung, Hämarthrose bei *Hämophilie*

Menorrhagie und suprapubischer Bauchschmerz

- Ausfluß, Erbrechen, Entkräftung, Fieber, Druck- und Verschiebeschmerz des Uterus bei *Endometritis*
- Bauch- oder rektaler Schmerz menstruationsabhängig, Dysmenorrhö, palpabler Tumor im Beckenraum, fixierter Uterus, Dyspareunie bei *Endometriose*
- Postmenopauseblutung, Metrorrhagien bei *Endometriumkarzinom* (Pap.)
- palpatorisch Uterustumor, Anämie, Dysmenorrhö bei *Myom*
- Metrorrhagie oder Amenorrhö, Hirsutismus, Fettleibigkeit und Ovarialtumor bei *Stein-Leventhal-Syndrom* (= polyzystisches Ovar)

17.2.3 Schmerzen

Zyklusabhängig:
- Mittelschmerz = Schmerzen zur Zeit des Follikelsprungs,
- Schmerzen, die in der 2. Zyklushälfte auftreten, zunehmen und mit der Menstruation verschwinden (Molimina menstrualia),
- Dysmenorrhö = Schmerzen bei der Menstruation, z. B. bei Adnexitis oder Uterustumor.

Zyklusunabhängig:
- Kreuzschmerz als Hinweis auf mögliche Senkung von Vagina oder Uterus,
- entzündliche Ursachen,
- Ovarialtumoren, Uterus myomatosus,
- Extrauteringravidität.

Schmerzen im Zusammenhang mit dem Geschlechtsverkehr bezeichnet man als Dyspareunie oder Algopareunie.

Schmerzen der Mammae:
- Schmerzen um den Menstruationstermin,
- unabhängig von der Regel bei Mastopathie (= Schimmelbusch-Krankheit) mit schlecht abgegrenzten, oft kleinen Knoten in beiden Mammae,
- vielknotig mit Zunahme der Knotengröße vor der Menstruation, in der Regel beidseitig, die Brust ist gerötet, heiß und geschwollen, Fieber und sonstige technisch-diagnostische Entzündungszeichen bei Mastitis,
- nicht druckschmerzhafter Knoten mit faszialen Einziehungen als Orangenhaut, Grübchenbildung, Abweichung der Brustwarzen, Fixation des M. pectoralis, blutige oder seröse Sekretion, axilläre Lymphknoten als Hinweis auf ein Mammakarzinom.

17.2.4 Ausfluß

Übersteigt der weißlich-schleimige Vaginalinhalt das übliche Maß so weit, daß es der Patientin lästig wird, so spricht man von Fluor. Er kann unangenehm riechen und gemeinsam mit Hautveränderungen, Brennen und Juckreiz im Bereich des Introitus oder des äußeren Genitales auftreten und durch Östrogenmangel, mechanisch, chemisch z. B. durch Kosmetika oder häufige Scheidenspülungen, infektiös-entzündlich, psychisch oder durch Tumor bedingt sein (Abb. 17.**3**). Die Patientin wird zu aktiver Mitarbeit motiviert, wenn man ihr die Entstehung des Ausflusses erklärt.

17

Bei Ausflußdiagnostik geht man von kranial (Zervix) nach kaudal vor, um den Ursprungsort des Fluors nicht zu übersehen. Ohne Nachweis einer sichtbaren Ursache ist eine Abrasio angezeigt. Bei Fluor können Patientenangaben über die Besonderheiten des Ausflusses oder durchgemachte Erkrankungen wie Adnexitis, Tuberkulose oder Bestrahlung ebenso weiterführen wie der Ausschluß einer Frühgravidität (Regelanamnese!)

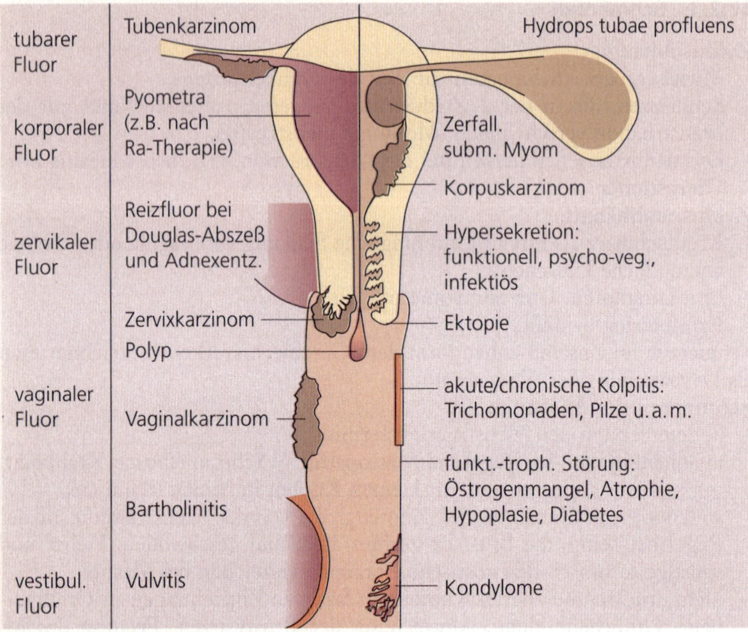

Abb. 17.**3** Genitaler Fluor, Herkunftsbereich und Ursache (aus *Schmidt-Matthiesen, H.:* Gynäkologie und Geburtshilfe, 8. Aufl., Schattauer, Stuttgart 1992)

Fluor und Begleitsymptome Diagnostische Bedeutung

- dickflüssig, gelblich, fötide, brennende Schmerzen, lokales Ödem, fleckige oder punktförmige Rötung der Vulva oder der Vaginaschleimhaut bei *Vulvitis oder Kolpitis durch Bakterien*
- dickflüssig, käsig, Juckreiz bei *Kolpitis durch Pilze,* z. B. Candida
- weißlich, schaumig-dünn, mit Entzündung von Urethra und Blase bei *Kolpitis durch Trichomonas*
- flüssig, fötide, Wundgefühl, Juckreiz, Schmerzen, später Blutungen; sichtbare Flecken oder Erosionen oder lokale Verhärtungen bis zu blumenkohlähnlichen ulzerierenden Wucherungen mit derbem Rand und inguinalen Lymphomen bei *Vulvakarzinom* (Biopsie)
- flüssig, blutig, später auch fötide, oder vaginaler Blutaustritt, azyklische Blutungen, Erythroplakie, Leukoplakie mit jodnegativen Stellen, später knotig, blutig, ulzerös verändert bis zu ulzerierenden Kratern bei *Zervixkarzinom* (Abstrich, Probeexzision)
- flüssig, dunkel-fötide, Zwischen- oder Schmierblutungen, Metrorrhagie, Menorrhagie, über 40 oder Blutungen nach der Menopause bei *Myom oder Korpuskarzinom*

17.2.5 Erkrankungen der Nachbarorgane

Nicht selten führen Erkrankungen benachbarter Organe zu Beschwerden und Befunden in der Genitalregion. Hierher gehören aus dem Urogenitalbereich Inkontinenz, besonders beim Husten oder Niesen, Schmerzen beim Wasserlassen (Dysurie), Blutbeimischungen zum Urin (Hämaturie) oder übermäßig häufiger Harndrang (Pollakisurie) oder Harnsperre, z. B. durch Tumor oder Prolaps. Auch Schmerzen durch Erkrankungen des Intestinaltraktes, z. B. Divertikulitis, Appendizitis oder Sigmakarzinom, können in der Nähe des Genitalbereichs lokalisiert sein und müssen gegen gynäkologische Krankheitsbilder abgegrenzt werden. Condyloma acuminata und Kraurosis finden sich nicht selten gleichzeitig im Bereich von Anus, Vulva und Vagina.

17.2.6 Sexualität und Fruchtbarkeit

Einige begriffliche Klarstellungen:

Frigidität ist die sexuelle Gleichgültigkeit bzw. Gefühlskälte. Der Begriff Frigidität wird in erster Linie zur Beschreibung weiblichen Sexualverhaltens verwendet. Die Impotenz, das Unvermögen, bezeichnet als Impotentia coeundi die Unfähigkeit des Mannes, den Geschlechtsverkehr durchzuführen, als Impotentia generandi die Unfähigkeit zur Zeugung. Letzteres bedeutet beim Mann Sterilität. Ein Mann kann also steril sein, braucht deshalb aber nicht impotent zu sein, er kann impotent und u. U. dennoch zeugungsfähig sein.

Sterilität bei der Frau bedeutet die Unfähigkeit der Frau zu empfangen, während Infertilität die Unfähigkeit bezeichnet, eine Schwangerschaft auszutragen.

17.3 Die Untersuchung der Mammae

Nicht zuletzt die Früherkennung des Mammakarzinoms hat zu ermutigenden Behandlungserfolgen geführt. Deshalb sollten Sie die Mammae-Untersuchung nicht nur im Rahmen jeder gynäkologischen Untersuchung durchführen, sondern die Patientin auch zur regelmäßigen Selbstkontrolle anleiten und die Durchführung dadurch unterstützen, daß Sie Ihre Patientin bei jeder Routineuntersuchung danach fragen und sie evtl. erneut anleiten. Der günstigste Termin für die Selbstkontrolle ist unmittelbar nach Abschluß der Menstruation. Als Gedächtnisstütze sollten Sie Ihrer Patientin eine schriftliche Anleitung mit auf den Weg geben, die der von Ihnen durchgeführten Untersuchung entspricht.

Für die ***Inspektion*** sitzt oder steht die Patientin in entspannter Haltung (Abb. 17.**4a**). Die in die Hüfte gestemmten Arme sind locker. Die Patientin hebt die Arme und legt beide Handflächen hinter den Kopf (Abb. 17.**4b**). Sie beugt den Rumpf vorwärts, so daß sich die Mammae vom Thorax abheben (Abb. 17.**4c**).

17

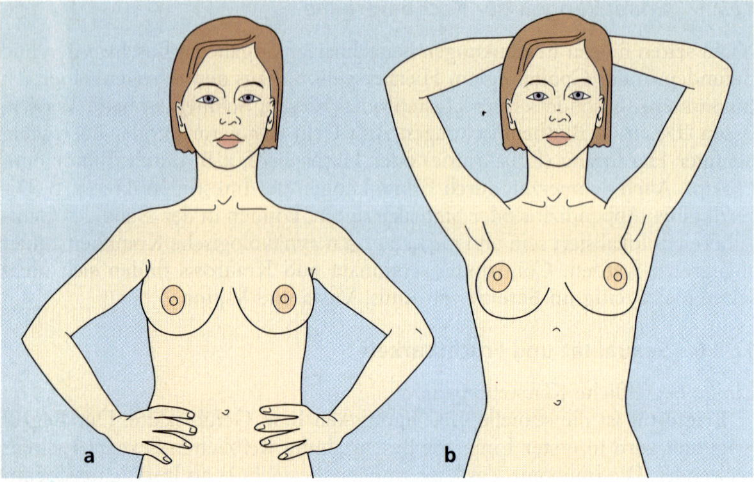

Abb. 17.**4a** Inspektion der Mammae bei der sitzenden Patientin

Abb. 17.**4b** Die Arme sollen hinter dem Kopf entspannt gehalten werden

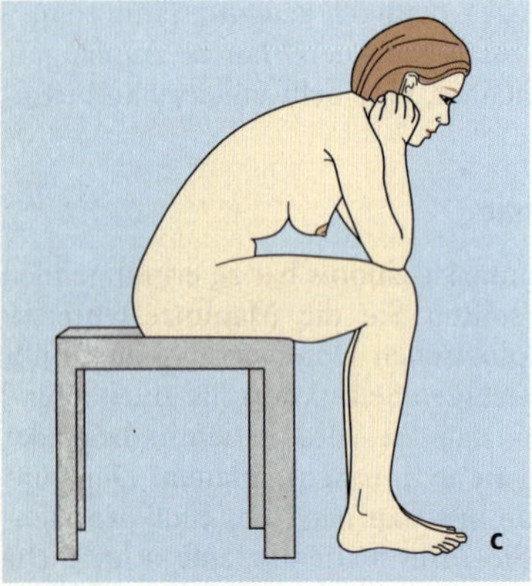

Abb. 17.**4c** Inspektion der Mammae bei der vorgebeugten Patientin

Verdacht erregen müssen:
- neu aufgetretene Größendifferenzen der Mammae,
- neu aufgetretene einseitige Einziehung der Mamille,
- Einziehung der Haut, besonders beim Anheben der Arme, als Konturveränderungen z. B. im Sinne einer Plateaubildung,
- Verwachsungen der Mamma mit dem Untergrund, die als Fixierung beim Hochheben der Arme zu erkennen sind,

- perimamilläres Ekzem,
- Apfelsinenhaut durch akzentuierte Hautporen und Hautulzerationen an den Mammae,
- einseitige, blutige oder mißfarbige Mammasekretion.

Palpatorisch suchen Sie systematisch seitenvergleichend entgegen dem Uhrzeigersinn in allen vier Quadranten beider Mammae nach unscharf begrenzten Gewebsverhärtungen oder Knoten im Drüsengewebe, die sich als Verfestigungen gegen ihre Umgebung abheben. Sie prüfen dann über solchen Verfestigungen die Verschieblichkeit und die Faltenbildung der Haut. Einziehungen gegenüber normalen, nach außen vorspringenden Hautfalten (Plateau-Phänomenen) verstärken den Verdacht auf ein Malignom.

Schließlich tasten Sie beide Axillen, die Pektoralisränder und die Fossae supra- und infraclaviculare auf Knoten oder Konturveränderungen ab. Die vorsichtige Expression der Mamillen ist besonders dann erforderlich, wenn die Patientin über Brustsekretion berichtet. Einen zytologischen Abstrich und eine Galaktographie führt man durch, wenn die Sekretion einseitig auftritt. Jede der genannten Auffälligkeiten sollte zu weiterführender fachärztlicher Diagnostik Anlaß geben.

17.4 Der gynäkologische Befund

17.4.1 Lagerung der Patientin

Vor der Untersuchung sollte die Patientin die Blase entleeren. Der Mittelstrahlurin wird für eventuell erforderliche Untersuchungen zunächst aufbewahrt. Der Untersuchungsstuhl sollte während der Untersuchung mit einem Wandschirm gegen den restlichen Raum abgedeckt sein.

Beim Besteigen des Untersuchungsstuhles sichern Sie oder die Helferin die Patientin zunächst am besten von der Seite, dann wird sie aufgefordert, sich hinzulegen und ihre Beine in die Halter zu legen. Sie können dann die Lage der Patientin auf dem Untersuchungsstuhl dadurch korrigieren, daß Sie am unteren Ende des Untersuchungsstuhles Ihr rechtes Bein so auf die Stufe stellen, daß Sie Ihr Knie gegen den Rand des Stuhles abstützen. Dann beugen Sie sich zur Patientin hinab und legen Ihre Arme mit der Ellenbeuge so unter die Kniekehlen der Patientin, daß Sie die Oberschenkel von oben außen mit den Händen umfassen können. Wenn Sie sich dann aufrichten, können Sie die Patientin beliebig auf dem Untersuchungsstuhl positionieren. Zum Ausgleich der Lendenlordose, besonders der Abwehrlordose, fordern Sie die Patientin auf, sich mit dem Kreuz flach auf den Untersuchungsstuhl zu legen. Eine Hilfe ist das Abwärtsstreichen der Glutäen bei der liegenden Patientin (Abb. 17.**5**).

Achten Sie darauf, daß der Kopf der Patientin leicht anteflektiert wird. Eine Kopfrolle unterstützt diese Absicht. Das Genitale bleibt bis zum Beginn der Untersuchung, die durch Detailfragen zur Anamnese, Injektionen usw. verzögert werden kann, abgedeckt. Als unangenehm empfinden die Patientin-

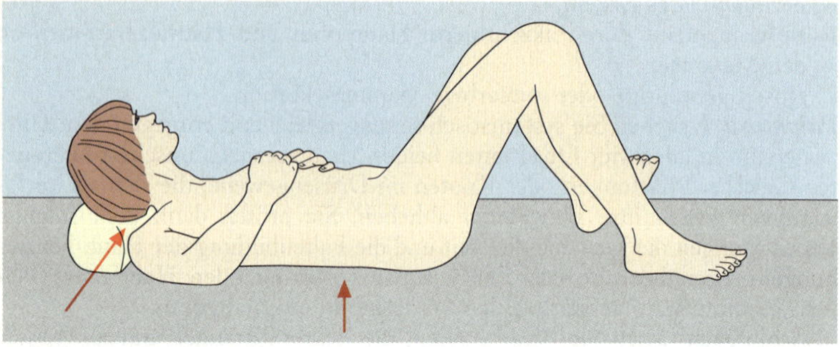

Abb. 17.**5** Steinschnittlage mit ausgeglichener Lendenlordose und anteflektiertem Kopf

nen grelles Licht, einen ungenügend geheizten Untersuchungsraum, kalte Hände des Untersuchers oder kalte Instrumente, die deshalb auf 35 °C erwärmt werden sollten. Sie sollten der Patientin Ihr Vorgehen bei der Untersuchung Schritt für Schritt in einer dem Verständnisniveau der Patientin angepaßten Form erläutern und damit oder z. B. durch Fragen versuchen, ihre natürliche emotionale Abwehr zu überwinden. Wenn schmerzhafte Untersuchungen nicht zu vermeiden sind, sollten Sie sie unmittelbar vorher ankündigen, damit die Patientin nicht vom Schmerz überrascht wird. Achten Sie auf die Reaktionen Ihrer Patientin. Die gynäkologische Untersuchung muß nicht schmerzhaft sein.

17.4.2 Inspektion

Zunächst inspizieren und palpieren Sie den Bauch der Patientin von der Seite her und achten dabei auf Narben, Hernien, Resistenzen, Auftreibung, Druckschmerzen und inguinale Lymphknoten (S. 101).

Dann richtet sich die Inspektion des Anus-Damm-Genitalbereichs auf Veränderungen der Haut:

- Auffälligkeiten der Haut im Genitalbereich (fleckige oder diffuse Verfärbungen, Narben, Entzündungen, Geschwülste, Verletzungen, Hämatome, Mißbildungen, Fehlentwicklungen, Bisexualität),
- Behaarungstyp: verstärkt im Sinne einer Vermännlichung, vermindert oder fehlend.

Achten Sie an der Haut des äußeren Genitales neben den Zeichen für die Vulvitis und das Vulvakarzinom auch auf die Kraurosis (= Lichen sclerosus et atrophicus) und auf Epidermisbereiche, in denen die normale Schleimbildung fehlt.

Zur Untersuchung des Introitus spreizen Sie die großen und kleinen Labien, bis das Orificium externum urethrae und der Hymenalsaum freiliegen.

Vulvaveränderungen und Begleitsymptome
Diagnostische Bedeutung

Vulvaveränderungen mit Pruritus

- spröde, blasse, dünne, schrumpfende, jukkende Haut mit schmerzhaften Rhagaden besonders beim Wasserlassen. Schrumpfung so stark, daß die Labien verschwinden können, nach der Menopause bei *Kraurosis vulvae* (= Präkanzerose!)
- nach silbriger Papel bildet sich ein oberflächliches Geschwür mit serösem Exsudat, schmerzlosen erhabenen Rändern, rund oder oval mit festem Mittelteil und inguinaler Lymphknotenschwellung bei *Lues*
- multiple rote Papeln werden zu schmerzhaften Lochstanzdefekten mit eingesunkenen Rändern und grauem eitrigem Exsudat. Schmerzhafte inguinale Lymphknotenschwellung bei *weichem Schanker*
- schmerzlose Erosionen, etwa millimetergroß, mit lokalen druckschmerzhaften Lymphknoten*, die mit der darüberliegenden entzündlichen Haut verkleben, Fistelbildung mit eitrigem Exsudat bei *Lymphogranuloma venerum*
- gruppenförmig angeordnete erythemumrandete, rupturierende Bläschen, die spontan in einer Woche abheilen, bei *Herpes genitalis*

Vulvaveränderung mit ausgeprägter Schwellung

- rote ödematöse Haut bei *Vulvitis*
- spitze, multiple blumenkohlähnliche Papillome, auch im Analbereich als *Condylomata acuminata*
- zunächst nur juckende, später nekrotisierende superinfizierte feste Ulzera mit serösem oder blutigem Sekret bei *Vulvakarzinom*
- übermäßig starke Schwellung der Vulva und des umgebenden Gewebes beiderseits ohne Hautverfärbung bei *Elephantiasis vulvae*
- einseitige bis hühnereigroße Schwellung der Vulva mit Entzündungszeichen, Spannungs- und Druckschmerz bei *Bartholinitis* (Go?)
- eitriges Sekret aus dem Meatus urethrae, Druckschmerz entlang der vorderen Vaginawand über dem Verlauf der Urethra, regionale Lymphknotenschwellung bei *Urethritis*

Vaginalveränderungen und Begleitsymptome
Diagnostische Bedeutung

- Bläuliche Verfärbung der Vagina, gestaute Haut- und Halsvenen, Dyspnoe, Husten, Gesichtszyanose, symmetrische Ödeme, Hepatomegalie bei *Herzinsuffizienz*
- allgemeine entzündliche Rötung durch Urinrückstände, Fremdkörper (Pessare) bei *Vaginitis*
- entzündliche Rötung mit Einschluß der Urethra und Bartholin-Drüsen, dicker gelblicher Ausfluß bei *gonorrhoischer Vaginitis*
- entzündliche Rötung mit kleinen hämorrhagischen Flecken, die später granulieren, gelber blasiger Ausfluß, ohne Beteiligung der Urethra- und der Bartholin-Drüsen bei *Trichomonas-Vaginitis*

Lassen Sie die Patientin nach unten pressen, um ein eventuelles Hervortreten der vorderen Vaginalwand vor den Introitus bei Vorliegen einer Zystozele, ein Hervortreten der hinteren Vaginalwand bei Rektozele zu erfassen.

17.4.3 Spekulumuntersuchung

Abweichend von anderen Untersuchungsgängen geht bei der gynäkologischen Untersuchung die instrumentelle Untersuchung der Palpation voraus. Für die Inspektion der Vaginalwand und der Portio benutzt man ein selbsthaltendes Spekulum (Entenschnabel) (Abb. 17.**6b**) oder das Rinnenspekulum

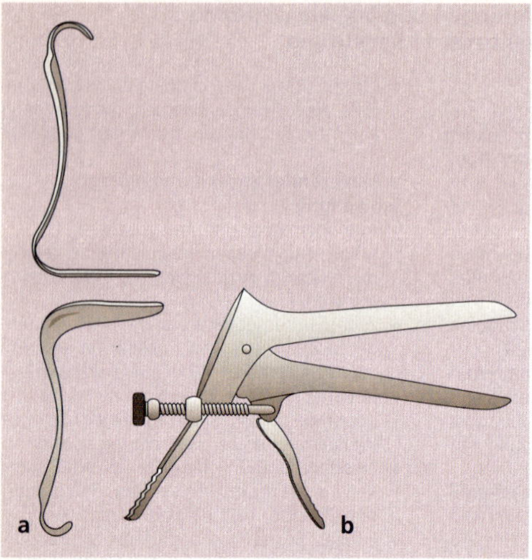

Abb. 17. **6 a** Oben vorderes, unten hinteres Blatt des Rinnenspekulums

Abb. 17. **6 b** Selbsthaftendes Spekulum (Entenschnabel)

(Abb. 17. **6 a**). Bei intaktem Hymen untersuchen Sie erforderlichenfalls mit sehr kleinen Spekula bzw. mit einem Vaginoskop. Das Einklemmen einer Hautfalte im Introitus oder in der Vagina ist sehr schmerzhaft, deshalb ist besondere Vorsicht geboten.

Bei der Verwendung von Rinnenspekula führen Sie nach Spreizen des Introitus zunächst das schräggehaltene hintere Spekulum (Abb. 17. **7**) mit einer Drehung von 4 nach 6 Uhr unter leichtem Druck gegen die hintere Kommissur etwa bis zu zwei Dritteln ein und entfalten die Scheide dann mit dem vorderen Plattenspekulum bis zu diesem Punkt. Erst dann schieben Sie unter Sicht des Auges das hintere Blatt und schließlich auch das vordere Blatt bis in das Scheidengewölbe vor und machen damit die Portio sichtbar (Abb. 17. **8 a–d**). Achten Sie darauf, daß Sie eine Erosion der leicht verletzbaren Portio vermeiden und die Epithelien nicht versehentlich abwischen, von denen Sie einen Abstrich nehmen wollen.

Die Wahl der Spekulumgröße 1–4 richtet sich nach Größe und Länge der Scheide. Dann halten Sie das hintere Blatt mit der linken Hand und leichtem Zug nach unten. Das vordere Blatt übernimmt die Hilfskraft. Ihre rechte Hand wird frei. Falls eine Dehnung der Scheide erforderlich ist, sollten Sie sie wegen der geringeren Schmerzempfindlichkeit immer dammwärts vornehmen.

Richten Sie die Beleuchtung so ein, daß Sie die ganze Scheide ausleuchten. Diagnostisch bedeutsam sind äußere Veränderungen der Portiooberfläche,

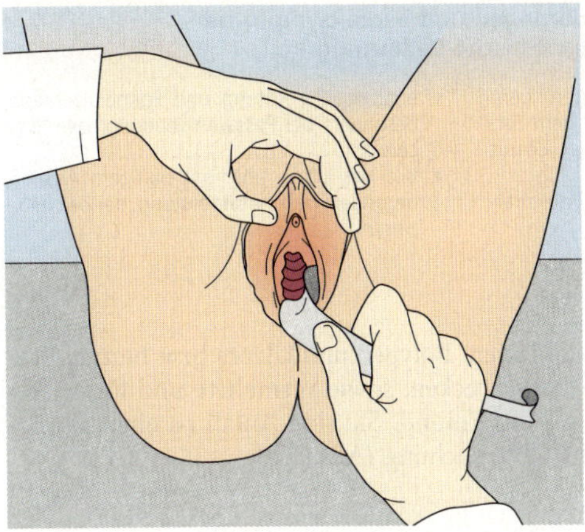

Abb. 17. **7** Einsetzen des Rinnenspekulums mit einer Drehung von 4 nach 6 Uhr

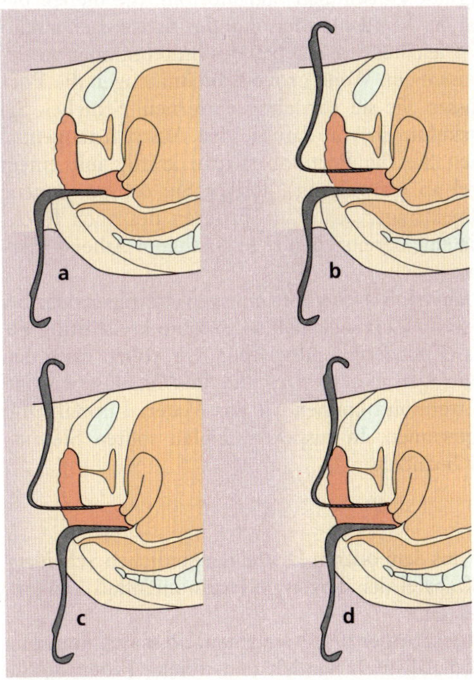

Abb. 17. **8 a** Einführen des hinteren Blattes bis zu zwei Dritteln

Abb. 17. **8 b** Entfalten der Scheide mit dem vorderen Blatt bis zu zwei Dritteln

Abb. 17. **8 c** Vorschieben des hinteren Blattes bis in das Scheidengewölbe

Abb. 17. **8 d** Vorschieben des vorderen Blattes und Sichtbarmachen der Portio

Zervixveränderungen und Begleitsymptome
Diagnostische Bedeutung

- Blauverfärbung siehe Vaginaveränderungen
- entzündliche Rötung, Ausfluß aus dem Zervixmund ohne druckschmerzhaften Uterus bei *Zervizitis*
- Bild der Zervizitis, aber mit druckschmerzhaftem Uterus bei *Endometritis*
- entzündliche Rötung und Epithelulzeration, besonders bei Pessaranwendung, bei *Ulcus cervicis*
- Bild des Ulkus, aber mit blutigem Ausfluß, besonders bei Kontaktblutung, bei *Zervixkarzinom*

wie z.B. Erythroplakien, Leukoplakien, Polypen und Ulzera bzw. blutige Prominenzen, die Karzinomverdacht erwecken, sowie vermehrte und fötide Absonderungen aus dem äußeren Muttermund. Sie sind Anlaß zu einer zytologischen bzw. bakteriologischen Untersuchung (Abstrich).

17.4.4 Abstriche

Zytologische Abstriche sind bei der gynäkologischen Untersuchung, besonders aber bei Früherkennungsuntersuchungen obligatorisch. Sie dienen der Bestimmung der Vaginalflora, des Vaginalepithels und der Suche nach auffälligen Zellen. Stellen Sie durch leichtes Verschieben des hinteren oder vorderen Spekulums die Portio optimal ein. Wenn große Schleimmengen die **Portiooberfläche** bedecken, müssen Sie sie vorsichtig entfernen. Schieben Sie das hintere oder vordere Spekulum so vor, daß Sie den Abstrich tangential vornehmen können. Streichen Sie die Portiooberfläche kräftig mit einem Watteträger oder Ayre-Spatel ab (Anweisung). Rollen Sie das gewonnene Material dünn auf einem Objektträger aus. Zum Fixieren des noch feuchten Ausstriches verwenden Sie eine bereitstehende 1 : 1-Äthanol-Äther-Fixierlösung oder einen Fixierspray.

Für den **endozervikalen Abstrich** drehen Sie einen Watteträger oder bei seniler Stenose eine Metallöse im Zervikalkanal, so daß Sie kreisförmig die ganze Innenwand des Kanals (Endozervix) auswischen. Sie rollen dann den Watteträger auf einem Objektträger ab oder streichen die Metallöse aus und fixieren. Bei sehr engem Muttermund können Sie das Material notfalls mit einem dünneren Stäbchen gewinnen. In suspekten Fällen sollten Sie ausschließlich einen Watteträger benutzen.

Vaginaler Abstrich

Mit zytologischen Abstrichen aus dem oberen Drittel der seitlichen Scheidenwand werden mit einem Holzspatel der derzeitige Hormoneinfluß und ggf. auch der Zykluszeitpunkt beurteilt.

Vermerken Sie auf dem **Objektträger** den Namen und ob es sich um einen Portio- oder einen Zervikalkanalabstrich handelt und welche Fixierung Sie gewählt haben. Die auf dem Begleitzettel angeforderten Informationen sind eine Voraussetzung für die sachgerechte Beurteilung der Abstriche.

Einen Teil der Epithelveränderungen der Portio können Sie auch mit der **Schiller-Jodprobe** feststellen, indem Sie die Portio mit einer 3 %igen wäßrigen Jod-Jodkalium-Lösung betupfen. Der Glykogengehalt von normalem Plattenepithel führt zur Braunfärbung. Epithelanomalien, sehr junges Metaplasieepithel oder ektropioniertes Zylinderepithel der Endozervix führen zu Farbaussparungen im jodierten Bereich. Zur feineren Beurteilung verwendet der Facharzt das Kolposkop. Abschließend beurteilen Sie beim langsamen Zurückziehen der Spekula die Scheidenwände auf Rötung, Bläschen, Beläge, vermehrte Sekretabsonderung und Tumoren.

17.4.5 Palpation

Für die Palpation von Vagina und Uterus mit dem möglichst bewegungsinaktiven Zeigefinger oder Mittelfinger, später und bei ausreichend weiter Scheide mit Zeige- und Mittelfinger, benutzen Sie Gummi- oder Plastikhandschuhe, die Sie mit Gleitmittel oder mit Wasser anfeuchten. Sie stehen dabei entweder zwischen den Beinen der Patientin und stützen den Ellenbogen des Armes, mit dem Sie innerhalb untersuchen, auf dem aufgestellten gleichseitigen eigenen Knie ab, oder Sie führen die Untersuchung von rechts bzw. links neben der Patientin durch.

Spreizen Sie die Labien und führen Sie den untersuchenden Zeigefinger bzw., sofern es Weite und Dehnbarkeit der Vagina zulassen, Zeige- und Mittelfinger ein (Abb. 17.**9**), ebenso wie bei der Spekulumuntersuchung mit leichtem Druck in Richtung auf Damm und Scheidenhinterwand. Beurteilen

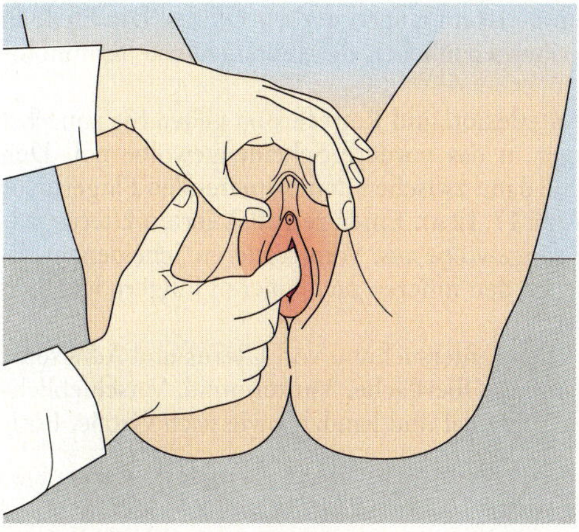

Abb. 17.**9** Spreizen der Labien und Einführen des untersuchenden Fingers in die Vagina

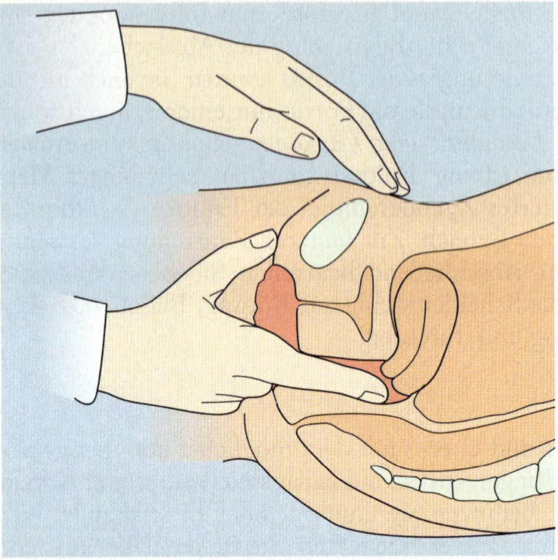

Abb. 17. **10** Fingerhaltung bei der bimanuellen Palpation

Sie durch Touchieren die Regelmäßigkeit der Scheidenoberfläche sowie Stellung und Oberfläche der Portio.

Zur **bimanuellen Palpation des Uterus** legt man zunächst die äußere Hand oberhalb der Symphyse flach auf und drückt dann die Bauchwand mit den Fingerbeeren der Finger II, III und IV – nicht mit den Fingerspitzen! – oberhalb der Symphyse ein und damit den Uterus sanft gegen den inneren palpierenden Finger (Abb. 17. **10**). Das Abstützen Ihres Unterarms auf Ihrem gleichseitigen angewinkelten Oberschenkel erleichtert die Beurteilung von Größe, Lage, Konsistenz und Beweglichkeit des normalerweise in Anteversion und Anteflexion liegenden 8–10 cm langen derben Uterus. Die Pfeile in den Abb. 17. **11 a** bis 17. **11 f** veranschaulichen die gebräuchliche Terminologie.

Zur Unterscheidung von Anteflexion und Retroflexion gehen Sie zunächst mitdem untersuchenden Finger in das vordere Scheidengewölbe ein. Den anteflektierten Uterus tasten Sie dann zwischen den palpierenden Fingern der inneren und äußeren Hand (Abb. 17. **12 a**). Einen retroflektierten Uterus palpieren Sie vom hinteren Scheidengewölbe aus. Vom vorderen Scheidengewölbe ausgehend fühlen Sie zwischen den inneren und äußeren Fingern lediglich die Bauchdecke (Abb. 17. **12 b**).

Sie beurteilen bei der bimanuellen Untersuchung von Uterus und Adnexen:

- die Zervix nach Stand, Richtung, Oberfläche, Muttermund, Verschieblichkeit nach ventral und seitlich, kranial und kaudal sowie nach Größe, Position und Konsistenz,

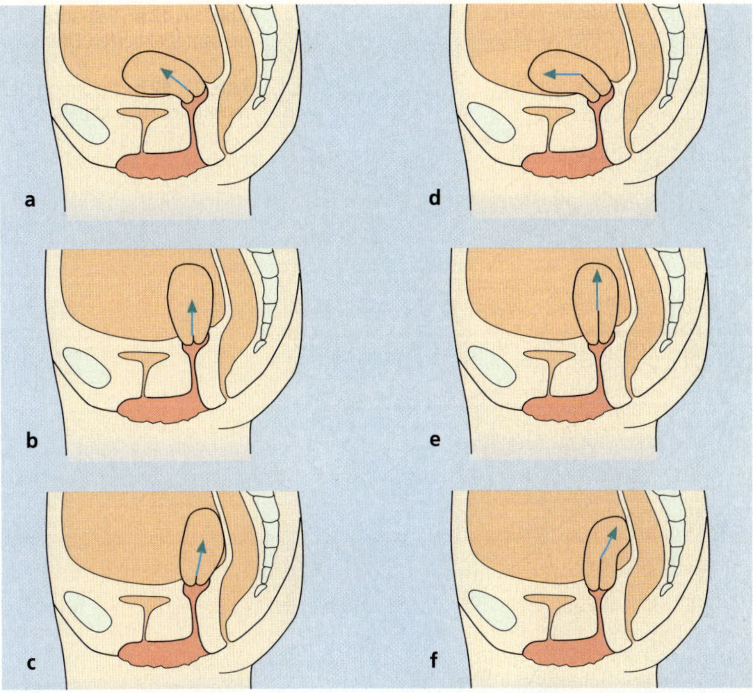

Abb. 17. **11 a** Anteversion

Abb. 17. **11 b** Streckstellung

Abb. 17. **11 c** Retroversion

Abb. 17. **11 d** Anteflexion

Abb. 17. **11 e** Streckstellung

Abb. 17. **11 f** Retroflexion

- das Korpus nach Lage, Größe, Form, Position, Flexion, Konsistenz, Kontur und Beweglichkeit und
- die Parametrien nach ihrer Konsistenz.
- Schließlich sollten Sie registrieren, ob irgendeine dieser Untersuchungen schmerzhaft ist.

Die **Adnexe** untersuchen Sie bimanuell, indem Sie mit dem inneren Finger aus dem seitlichen Scheidengewölbe und mit den äußeren Fingern in gleicher Höhe lateral von der Mittellinie das dazwischenliegende Gewebe palpieren (Abb. 17. **13**). Das Ovar ist walnußgroß, um den Ovulationszeitpunkt und in pathologischen Fällen meist druckempfindlich und besonders bei adipösen Patientinnen keineswegs immer zu tasten. Palpable Tuben sind immer pathologisch.

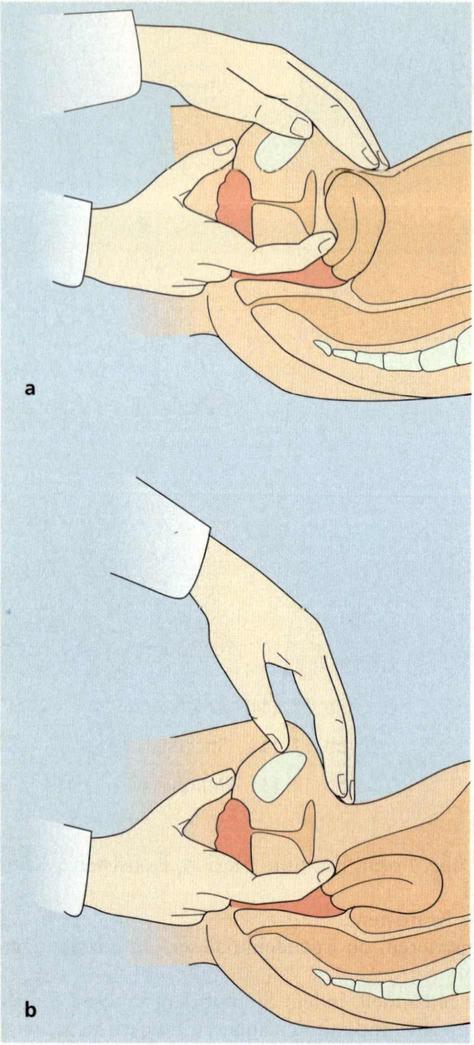

Abb. 17. **12 a** Palpation des anteflektierten Uterus

Abb. 17. **12 b** Palpation bei retroflektiertem Uterus

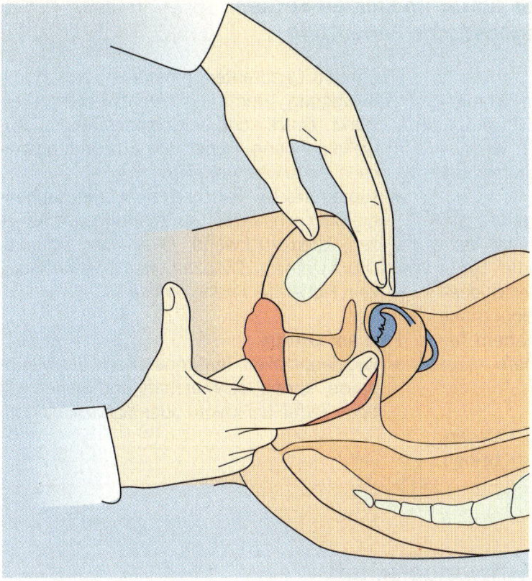

Abb. 17. **13** Untersuchung der Adnexe

Bei der **bimanuellen rektalen Untersuchung** benutzen Sie ein Gleitmittel, lassen die Patientin wie zum Stuhlgang gegen den mit der Fingerbeere voran eindringenden Finger pressen und beurteilen den Sphinkter, das Rektum, die hintere Uteruswand, die Parametrien, den Douglas-Raum, Veränderungen im kleinen Becken und die Rektumwand. Bei Virgines muß die rektale Untersuchung ggf. die vaginale Untersuchung ersetzen.

Sie oder die Helferin können der Patientin beim Aufstehen vom Untersuchungsstuhl helfen. Dazu stellen Sie sich in Schulterhöhe, legen eine Hand hoch in den Nacken der Patientin, die andere in Höhe der Symphyse auf den Leib der Patientin und fordern sie auf, den Oberkörper anzuheben. Erst danach sollte die Patientin ihre Beine aus den Beinhaltern nehmen. Unter Umständen bedeutet die gynäkologische Untersuchung für die Patientin eine Anstrengung. Sie sollten ihr deshalb helfen, den Untersuchungsstuhl zu verlassen.

Entlassen Sie die Patientin nicht, ohne ihr das Ergebnis Ihrer Untersuchung mitgeteilt und erläutert zu haben, und vereinbaren Sie ggf. den nächsten Untersuchungstermin.

Genitaler Tumor im kleinen Becken
Diagnostische Bedeutung

Gut beweglich

- zunehmende Größe, unspezifische Schmerzen, Miktions- oder Stuhlgangsbeschwerden je nach Lage, Pubertas praecox oder Virilisierung, bei Stieldrehung lokal schmerzhaft und Fieber bei *Ovarialtumor*
- einseitig oder bilaterale und suprapubische Schmerzen 3–10 Wochen nach der letzten Menstruation, Amenorrhö oder Spotting, Schwangerschaftszeichen, Verschiebeschmerz, Tuben- oder Fornixauftreibung mit rundem, weichem, druckschmerzhaftem Tumor bei *ektopischer Schwangerschaft*

Kaum beweglich

- spindelförmige Tubenauftreibung, Dauerschmerz suprapubisch und/oder in beiden unteren Quadranten, eitriger Ausfluß, durch Bewegung und Geschlechtsverkehr verstärkt, Druck- und Verschiebeschmerz, Abwehrspannung, Fieber und Entzündungszeichen bei *akuter Adnexitis*
- suprapubischer Bauchschmerz, zyklusabhängig oder schmerzlos, Auftreibung von Adnexen, Uterusrückwand, Ovar oder Sigmoid, Druckschmerz, Dyspareunien, Menorrhagie, kein Fieber bei *Endometriose*

Fest am Uterus

- Regelanomalien, Blutungen nach der Menopause, knotig, schmerzhaft und Fieber erst beim Zerfall bei *Myom* oder *Korpuskarzinom*

17.5 Anamnese in der Schwangerschaft

17.5.1 Schwangerschaftszeichen

Im gebärfähigen Alter weisen das **Ausbleiben der Regelblutung** oder eine verkürzte bzw. schwache Regelblutung meist auf eine Schwangerschaft hin. Übelkeit und morgendliches Erbrechen, vermehrter Harndrang und Spannungsgefühl in den Brüsten lassen ebenfalls an eine Schwangerschaft denken.

Wenig sicher sind erhöhte HCG-Werte beim **immunologischen Schwangerschaftstest** im Serum oder im (Morgen-)Urin. Entsprechend den unterschiedlichen Präparaten wird der Test 14 Tage nach Empfängnis oder 8 bis 12 Tage nach Ausbleiben der erwarteten Menstruation positiv. Inzwischen sind auch spezifische immunologische Tests erhältlich, die 100 IE HCG im Urin nachweisen. Letzteres ist besonders wichtig bei dem Nachweis von Extrauteringraviditäten und bei der Verlaufskontrolle nach Therapie von Blasenmolen und Chorionepitheliomen. Der Beta-HCG-Test wird schon am 8. bis 10. Tag nach der Konzeption positiv. Ein beweisender Schwangerschaftsnachweis ist der Radio-Rezeptor-Assay-Test für HCG. Die Ultraschalluntersuchung, die in vielen Fällen nach der 6. bis 8. Schwangerschaftswoche positiv wird, läßt eine klare Aussage zu.

17.5.2 Frühere Schwangerschaften

Weil sich die perinatale Mortalität durch Schwangerschaftsbetreuung und frühes Erkennen von Risikofaktoren senken läßt, ist ggf. die Kenntnis von Art und Schwere mütterlicher Erkrankungen während einer vorangegangenen Schwangerschaft oder im Wochenbett von Bedeutung. Neben Jahr und Art der Entbindung, Gesundheitszustand und Gewicht des Neugeborenen sollten Tragzeit und Besonderheiten im Schwangerschaftsablauf aufgezeichnet werden. Hierher gehören z. B. Blutungen in der Schwangerschaft, Placenta praevia, Ursachen und Begleitumstände von Früh- oder Fehlgeburten, schwangerschaftsspezifische Erkrankungen, Geburtsdauer, Geburtseinleitung, Übertragung, operative Entbindungen, Fehlgeburten, totes oder geschädigtes Kind, Komplikationen mit der Nachgeburt u. a. m. Auch das Lebensalter und der aktuelle Gesundheitszustand der Mutter spielen für die Beurteilung eines tatsächlichen oder potentiellen Risikos eine Rolle.

17.5.3 Risikofaktoren

Risikofaktoren aus der Anamnese sind:
- schwere Allgemeinerkrankungen wie Herzklappenfehler, Leberzirrhose oder Pyelonephritis, hämorrhagische Diathese, Diabetes mellitus, Schilddrüsen- und Nebenschilddrüsenerkrankungen
- abnormes Becken,
- Rötelntiter,
- eine Adipositas von mehr als 20 kg,
- Zustand nach Sterilitätsbehandlung, nach Aborten, Fehl- oder Frühgeburten,
- Zustand nach Uterusoperationen,
- komplizierte Geburten (Blutungen usw.) oder operative Entbindungen,
- Erstpara jünger als 16 und älter als 34 Jahre,
- Pluripara (älter als 40 Jahre),
- Multipara (mehr als 4 Kinder),
- EPH-Gestose, schwangerschaftsinduzierte Hochdruck,
- Blutungen in der jetzigen Schwangerschaft,
- potentiell ungünstige Blutgruppenkonstellation oder nur mögliche Blutgruppenunverträglichkeit,
- drohende Frühgeburt (vorzeitige Wehen, Zervixinsuffizienz),
- Mehrlinge oder pathologische Kindslage,
- unklare Tragzeit,
- Geburt eines “Small-for-date”-Babys (Plazentainsuffizienz).

17.5.4 Jetzige Schwangerschaftsanamnese

Für den Verlauf der jetzigen Schwangerschaft werden folgende Standarddaten erhoben: voraussichtlicher **Geburtstermin** nach der Naegeleschen Regel (der erste Tag der letzten normalen Regel minus 3 Monate, plus 7 Tage, Plus-Minus-Abweichung vom 28-Tage-Zyklus). Der Mittelwert liegt bei 267 Tagen nach der Konzeption, d. h. 282 Tage nach dem ersten Tag der letzten normalen Menstruation. Die effektive Tragzeit ist 14 Tage kürzer, da die Ovulation etwa 14 Tage nach der Menstruation erfolgt (28-Tage-Zyklus vorausgesetzt).

Bei Unklarheiten kann neben dem Termin des positiven Schwangerschaftstests und Ultraschalluntersuchungen – mit einer hohen Fehlerquote – der Zeitpunkt der ersten Kindsbewegungen weiterhelfen. Ist eine Basaltemperaturkurve geführt worden, läßt sich der errechnete Termin genauer bestimmen, weil der ungefähre Konzeptionstermin festgelegt werden kann. Weiter sollte wegen möglicher Verschiebungen des Geburtstermins vermerkt werden, ob vor der Schwangerschaft die Pille eingenommen wurde oder ob möglicherweise ein Uterinpessar noch liegt. Informieren Sie sich nach Sicherung der Diagnose über eventuelle berufliche **Belastungen**, die familiäre Situation der Schwangeren, den Verlauf der bisherigen Schwangerschaft, z. B. in bezug auf den Appetit, Beschwerden sowie vorangegangene Schwangerschaften und Geburten (s. dort).

Bei Vorliegen von **Risikofaktoren** (s. Liste) sollte die Patientin gegebenenfalls schon während der Schwangerschaft zum Facharzt überwiesen werden und zur Entbindung in eine Klinik gehen, in der neben der kontinuierlichen Überwachung ständige Operationsbereitschaft und intensive perinatale Therapie des Neugeborenen sichergestellt sind.

17.6 Befunderhebung in der ersten Schwangerschaftshälfte

Achten Sie bei der **allgemeinen körperlichen Untersuchung** besonders auf Ödeme. Bestimmen Sie Körpergewicht und Blutdruck, Hb, Blutgruppe und Rhesusfaktor D. Führen Sie Antikörpersuchtest, TPAH- und HAH-Test, Rötelntiter sowie im Mittelstrahlurin die Bestimmung von Eiweiß, Zucker und Sediment durch.

Die **vaginale Untersuchung** ist ausführliche bei der gynäkologischen Untersuchung dargestellt. Sie erfolgt grundsätzlich nach Entleerung der Blase. Palpieren Sie Lage und Beweglichkeit des Uterus. Achten Sie darauf, daß der Muttermund geschlossen ist, ob Risse oder Narben vorliegen und ob die Zervix in normaler Länge erhalten und nicht verkürzt ist. Zur Erstuntersuchung gehört im Rahmen der Krebsvorsorge ein zytologischer Abstrich der Zervix. Vergessen Sie auch in der Frühschwangerschaft nicht die Beurteilung der Adnexe. Denken Sie bei einseitigem Schmerz immer an eine Extrauteringravidität!

Ein wirklich sicheres **Schwangerschaftszeichen** ist der Nachweis des Fetus (auch mit Ultraschall) sowie der positive HCG-Test. Wahrscheinliche Schwangerschaftszeichen sind Lividität von Introitus, Vagina und Portio, Vergrößerung und Auflockerung sowie Konsistenzwechsel der Gebärmutter.

Denken Sie daran, der Patientin nicht nur das Ergebnis Ihrer Untersuchungen mitzuteilen und in den Mutterpaß einzutragen, sondern sie in bezug auf das weitere Verhalten zu **beraten** (Hygiene, Sexualität, Sport, Reisen, Ernährung, Rauchen, Alkohol, Pharmaka, Impfungen). Beraten Sie Ihre Patientin über Schwangerschaft und Geburt, weisen Sie sie auf entsprechende Broschüren oder Kurse zur Geburtsvorbereitung bzw. Säuglingspflege hin.

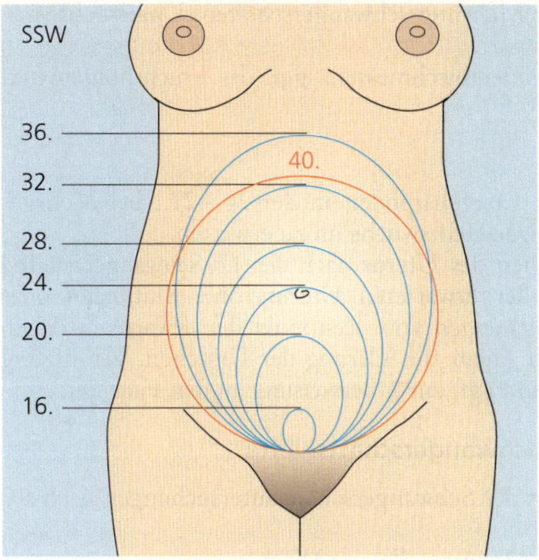

Abb. 17. **14** Fundusstand in den einzelnen Schwangerschaftswochen

Sie sollten für die ersten vier Monate eine Routine einleiten zur Kontrolle von Gewicht, Hb, Blutdruck und Urin (s. oben). Befinden und Wachstum des Fetus sind vorrangige Zeichen für die Beurteilung der Schwangerschaft.

Der **Fundus** steht (Abb. 17. **14**)

- in der 16. Schwangerschaftswoche zwei Querfinger oberhalb der Schamfuge (Symphysen-Fundus-Abstand), d.h. etwa ein Drittel zwischen Symphyse und Nabel,
- in der 20. Schwangerschaftswoche zwei Querfinger unterhalb des Nabels, d.h. etwa zwei drittel zwischen Symphyse und Nabel.

Leichter nachvollziehbare Daten erhält man mit der Messung des **Symhysen-Fundus-Abstandes** in cm: 17

Schwangerschaftszeitpunkt p. m.	**Symphysen-Fundus-Abstand**
Ende 28. SSW	27 cm
Ende 32. SSW	30 cm
Ende 36. SSW	33 cm
Ende 40. SSW	36 cm

Die Mutterschaftsrichtlinien empfehlen eine erste **Ultraschalluntersuchung** zwischen der 16. und 20. Schwangerschaftswoche. Sie ergänzt die klinischen und biochemischen Schwangerschaftszeichen und dient zur Bestimmung des Gestationsalters, ggf. zur Differentialdiagnose gestörter Frühschwangerschaf-

ten und zur Feststellung von Mehrlingsschwangerschaften. Untersucht werden folgende Parameter:
- Bestimmung des Fruchthöhlendurchmessers, ggf. des Fruchthöhlenvolumens,
- die Scheitel-Steiß-Länge,
- die fetale Herzaktion.

Kindsbewegungen sind bei Erstgebärenden in der 20.–22., bei Mehrgebärenden von der 18. Schwangerschaftswoche an zu erwarten.

Auffällig sind Lageanomalien des Uterus nach der 12. Schwangerschaftswoche, Abweichungen von der erwarteten Uterusgröße, Blutungen oder Schmerzen, aber auch Abweichungen vom Zeitpunkt der erwarteten ersten Kindsbewegungen und geben Anlaß zur Klärung der Ursachen, Verkürzung der Untersuchungsintevalle und ggf. zur Überweisung an den Facharzt.

17.7 Befunde in der 2. Schwangerschaftshälfte

Eine Regel für die Häufigkeit der Schwangerschaftsuntersuchungen nach SALING läßt sich leicht merken:
- in den ersten vier (Lunar-)Monaten alle vier Wochen,
- in den folgenden drei Monaten alle drei Wochen,
- in den folgenden zwei Monaten alle zwei Wochen
- und im letzten Monat jede Woche.

Bestimmen Sie in der zweiten Schwangerschaftshälfte Größe und Lage des Fetus in Beziehung zum Becken, kontrollieren Sie die Herzaktionen und die Bewegungen des Kindes. Mit den vier Leopoldschen Handgriffen ermitteln Sie den Fundusstand (1), die Stellung des Rückens bzw. der Extremitäten (2), den vorangehenden Teil (3) und seine Beziehungen zum Beckeneingang (4). Schließlich beurteilen Sie Muttermund und Zervix (Abb. 17.**15**).

Über die Zweckmäßigkeit vaginaler Untersuchungen während der zweiten Schwangerschaftshälfte besteht keine einheitliche Auffassung. In der zweiten Schwangerschaftshälfte finden Sie folgenden **Fundusstand:**
- in der 24. Schwangerschaftswoche in Nabelhöhe,
- in der 28. Schwangerschaftswoche zwei bis drei Querfinger oberhalb des Nabels,
- in der 32. Schwangerschaftswoche ziemlich genau in der Mitte zwischen Nabel und Schwertfortsatzspitze,
- in der 36. Schwangerschaftswoche hart am Rippenbogen, das ist der höchste Fundusstand,
- in der 40. Schwangerschaftswoche zwei Querfinger unterhalb des Rippenbogens.

In der 32.–36. Schwangerschaftswoche ist eine erneute **Ultraschalluntersuchung** zur Beurteilung der Uteruswand, des fetalen Wachstums, der Fruchtwassermenge und der Größe, der Dicke und des Sitzes der Plazenta angezeigt. In der 32. bis 36. Schwangerschaftswoche ist die Ultraschalluntersuchung die

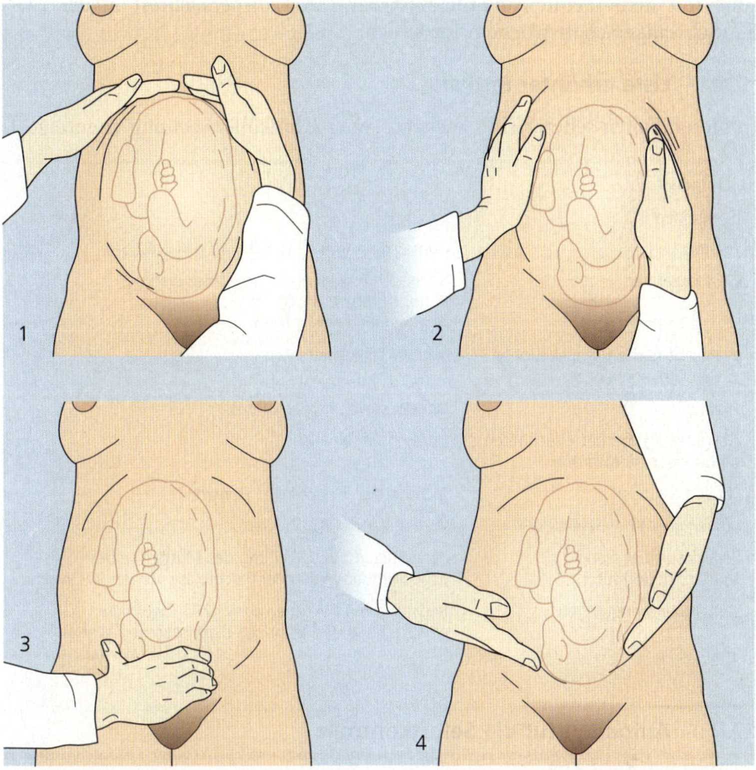

Abb. 17. **15** Die Leopoldschen Handgriffe (aus *Schmidt-Matthiesen, H.:* Gynäkologie und Geburtshilfe. Schattauer, Stuttgart 1985)

Methode der Wahl zur Ermittlung der Größe des Fetus in utero. Daraus lassen sich dann das genaue Gestationsalter, das Gewicht und der Entwicklungsstand des Fetus bestimmen. Man mißt dazu

- den biparietalen Durchmesser des kindlichen Kopfes,
- den Querdurchmesser des Thorax und des Abdomen sowie
- den Umfang des Thorax und des Abdomen (sog. Thorakoabdominometrie).

Mit der Ultraschalluntersuchung kann man außerdem Lage- und Einstellungsanomalien, kongenitale Anomalien und pränatale Erkrankungen des Fetus feststellen. Zur Beurteilung von Ultraschallbefunden gehört viel Erfahrung mit dem Gerät. Außerdem ist ein 2. Antikörpersuchtest in der 25.–32. Schwangerschaftswoche erforderlich.

17.8 Liste erhöhter Risiken

In diesen Fällen scheint eine Facharzt- oder Klinikübenwachung angezeigt:

Blutungen	
Infektionen	
Anämie	Hämoglobin unter 110 g/l = 11 g% = 62,5 %
Gestosezeichen	Ruheödeme, vermehrte Gewichtszunahme, Blutdruck über 135/85 mmHg, Albuminurie über 1/1000
Wahrscheinliche Komplikationen in den Geburtswegen	Anatomische Anomalien
Hydramnion	Ungewöhnlich großer Uterus
Abweichung von der errechneten Kinds- oder Uterusgröße	Ultraschallanomalien
Fetale Störungen	Tachykardie, Bradykardie, Stolpern
Vorzeitige Wehenbereitschaft	Wehen vor der 38. Woche
Zervixinsuffizienz und Muttermundöffnung	Zervixkürzung und Weitung des Muttermundes bzw. Sichtbarwerden der Fruchtblase vor der 37. Woche
Terminüberschreitungen	Rechnerisch 42 Wochen p. m. (295 Tage) oder entsprechend den technisch-diagnostischen Werten

17.9 Aufgaben für die Selbstkontrolle

1 Aus welchen Gründen sollten Sie die gynäkologisch-geburtshilfliche Befunderhebung in Gegenwart Dritter ausführen?

2 Was bedeuten folgende Begriffe: Metrorrhagien, Menorrhagien, Oligomenorrhöen, Polymenorrhöen, Amenorrhöen?

3 Welche genitalen Schmerzen sind zyklusabhängig?

4 Wann spricht man von Fluor?

5 Was versteht man unter Dyspareunien?

6 Wie unterscheiden sich Frigidität und Anorgasmie?

7 Wie bezeichnet man die Unfähigkeit der Frau zu empfangen?

8 Welches ist der günstigste Termin für die Untersuchung der Mammae?

9 Warum sollte die Patientin bei der Untersuchung der Mammae die Arme in die Hüften stemmen?

10 Nennen Sie 7 Verdachtsmomente bei der Untersuchung der Mammae.

11 Welches ärztliche Verhalten trägt dazu bei, Angst und Abwehrspannung zu vermeiden?

12 Welche Aufforderung an die Patientin während der Untersuchung erleichtert das Erkennen einer Zystozele oder Rektozele?

13 Warum führen Sie Rinnen- und Plattenspekulum nicht in einem Zug ein?

14 Welchen Nachteil hat das Rinnenspekulum in der Praxis?
15 Bei welchen gynäkologischen Früherkennungsuntersuchungen sind zytologische Abstriche angezeigt?
16 Mit welchem Test erfassen Sie Epithelveränderungen der Portio?
17 Mit welchem Anteil der äußeren Hand palpieren Sie oberhalb der Symphyse?
18 In welcher Lage und Stellung liegt der Uterus normalerweise?
19 Welche Gewebsveränderungen suchen Sie palpatorisch in den Mammae?
20 Welche Begleitbeschwerden weisen außer dem Ausbleiben der Regelblutung auf eine Schwangerschaft hin?
21 Vom wievielten Tage post menstruationem an reagieren die üblichen immunologischen Schwangerschaftstests positiv?
22 Welche der 17 genannten anamnestischen Risikofaktoren für eine Schwangerschaft lassen eine Klinikeinweisung zur Entbindung angezeigt erscheinen?
23 Wie errechnen Sie den voraussichtlichen Geburtstermin ohne Rechenscheibe?
24 Für welches Krankheitsbild hat die Beurteilung der Adnexe bei der Schwangerschaftsuntersuchung eine besondere Bedeutung?
25 Welche Schwangerschaftszeichen rechnet man zu den zuverlässigen?
26 Wie häufig sollte die Patientin in den ersten vier Lunarmonaten zu Kontrolluntersuchungen kommen?
27 Zu welchem Termin sind Ultraschalluntersuchungen angezeigt?
28 Wie häufig sollte die Patientin im letzten Schwangerschaftsmonat untersucht werden?
29 Welchen Fundusstand erwarten Sie in der 16., 20., 24., 28., 32. und 40. Schwangerschaftswoche?

18 Die Untersuchung von Kindern

18.1 Lernziele

Im folgenden Kapitel erfahren Sie, wie man

- besondere Situationen bei der Untersuchung von Kindern berücksichtigt,
- die unterschiedlichen Informationsquellen für die Anamnese benutzt,
- charakteristische Beschwerden im Kindesalter definiert,
- Besonderheiten bei der körperlichen Untersuchung von Kindern erfaßt und
- die normale seelisch-geistige, soziale und motorische Entwicklung beurteilt.

Kontrollieren Sie anhand der gestellten Fragen, ob Sie diese Lernziele erreichen.

18.2 Besonderheiten bei der Untersuchung von Kindern

Die Untersuchung der Kinder wird hier nur insoweit dargestellt, wie sie von der allgemeinärztlichen Untersuchung abweicht oder der Erweiterung bedarf. Vorweg einige allgemeine Bemerkungen:

Kinder und besonders Kleinkinder können nicht wie Erwachsene den Sinn ärztlicher Untersuchungsmaßnahmen begreifen und auch nicht die Ratio benutzen, um selbst unangenehme diagnostische Eingriffe zu tolerieren. Sie reagieren, besonders auf den fremden Arzt, die ungewohnte Umgebung oder gar blitzende Instrumente wie das „dritte Auge", mit Angst und Fluchtreaktionen. Daraus ergibt sich für Sie die Aufgabe, alles zu vermeiden, was das Kind ängstigen könnte, und bewußt zu versuchen, das Vertrauen des Kindes zum Arzt zu stützen.

Sie sollten daher nicht sofort mit der Untersuchung des Kindes beginnen, sondern zunächst mit der Mutter oder der Pflegeperson ein anamnestisches Gespräch führen und das Kind dabei beobachten. In vielen Fällen können Sie sich auch durch eine freundliche Begrüßung oder bereitstehendes Spielzeug bzw. späteres sprachliches Eingehen auf das kindliche Verständnisniveau die Mitarbeit des Kindes, mindestens aber das Ertragen Ihrer Maßnahmen sichern. Sie müssen sich darum bemühen, drei Voraussetzungen für die Untersuchung eines Kindes zu erfüllen:

freundliche Zuwendung, auch in kritischen Situationen heitere Gelassenheit und in manchen Fällen sehr viel Geduld.

Das Stethoskop zum „Telefonieren", die hingehaltene Puppe oder ein klingelndes Schlüsselbund tragen ggf. zur Ablenkung bei. Wichtig ist, besonders bei Kleinkindern, unangenehme oder schmerzhafte Untersuchungsverfahren,

z. B. das Wiegen auf einer harten Unterlage, rektale Temperaturmessung oder die Rachenspiegelung, ggf. aber auch die Palpation des Bauches bei Darmerkrankungen erst am Ende der Untersuchung vorzunehmen. Gegenüber verständigen Kindern sollten Sie unumgänglich notwendige, schmerzhafte Eingriffe begründen.

Da im Alter bis 4 Jahren eine verbale Kommunikation nur sehr bedingt möglich ist und im späteren Kindesalter die Ausdrucksfähigkeit durch stärkere subjektive Färbung mehr alsbeim Erwachsenen begrenzt wird, ist der Arzt auf seine Beobachtungsgabe für nichtsprachliche Äußerungen und auf seine Untersuchungstechnik angewiesen.

Nur in seltenen Fällen können Sie die Anamnese von älteren Kindern selbst erheben. Meist geben Eltern, Verwandte oder Nachbarn dem Untersucher die Vorgeschichte. Es gehört zur ärztlichen Kunst, aus dem Bericht einer unter Umständen angsterfüllten Mutter das für die Krankheit Wesentliche herauszuhören.

Bei jeder Fremdanamnese gilt es, die Intelligenz des Berichtenden und seine Fähigkeit, Symptome wahrzunehmen und mitzuteilen, abzuschätzen, seine unmittelbare Beteiligung an der Betreuung des Kindes zu erfassen – betreut z. B. die Großmutter in erster Linie das Kind, das von der Mutter zum Arzt gebracht wird, so daß der Bericht letzten Endes aus dritter Hand stammt – und psychologische Eigenarten des Berichtenden zu erkennen wie ängstliche Übertreibung oder das Phlegma des Unbeteiligten. Auch kultureller Hintergrund und Größe der Familie sind bei Fremdanamnesen über Kinder zu berücksichtigen.

18.3 Informationen durch die Mutter

In die anamnestischen Angaben der Mutter oder anderer Pflegepersonen gehen meist subjektive Gewichtungen der Beschwerden ein, die im Extremfall an der Wirklichkeit oder dem ärztlich Relevanten vorbeigehen. Kunst des Arztes ist es, durch Fragen auf den Kern der Probleme zu kommen und dazu möglichst exakte Angaben zu erhalten.

Denken Sie auch daran, daß eine Mutter bemüht ist, dem Arzt zu zeigen, daß sie „eine gute Mutter“ ist, daß ihr Kind „gut“ ist oder in seinen Leistungen mindestens der Norm entspricht. Darunter kann die Objektivität ihres Berichtes leiden: Unerfreuliche Familienereignisse bleiben unberührt; gern werden Verhaltensstörungen heruntergespielt und tatsächliche Defekte bagatellisiert.

Andererseits kann eine Mutter auch völlig „normale“ Verhaltensweisen des Kindes als krankhaft erleben. Dann gilt es herauszufinden, ob diese Beurteilung auf den persönlichen Maßstäben der Mutter beruht oder ob z. B. Vergleiche mit „den Kindern anderer Leute“ zu einer Fehlbeurteilung des eigenen Kindes führen. In beiden Fällen bedarf es nicht der Heilung des Kindes, sondern der Unterweisung der Mutter.

Aus dem Vergleich zwischen den mütterlichen Angaben und dem für Sie unmittelbar zugänglichen kindlichen Verhalten, seiner Sauberkeit o. ä. können Sie Schlüsse auf die Aussagekraft der angebotenen Informationen ziehen. Die Information durch die Mutter ist bei richtiger Interpretation von entscheidender Bedeutung für den Arzt.

18.4 Das Kind als Informationsquelle

Unterschätzen Sie die Beschwerden nicht, die ein Kind vorträgt. Letzten Endes kann nur der Erleidende selbst sagen, wo es weh tut, selbst wenn bei Kindern Schmerzlokalisationen vager sind als beim Erwachsenen (z. B. werden Bauchschmerzen meist in der Nabelgegend lokalisiert). Benutzen Sie notfalls als Hilfe das Spielzeug des Kindes, um sich zeigen zu lassen, wo „Susanne" Schmerzen hat.

Bei Verhaltenstörungen, besonders aber beim Verdacht auf Mißhandlungen, sollten Sie das Kind auch allein anhören, um Hemmungen oder den Versuch, brav zu sein und damit den Eltern in Gegenwart des Arztes zu gefallen, zu vermeiden.

18.5 Der Vater als Informationsquelle

Sie können beim anamnestischen Gespräch mit dem Vater davon ausgehen, daß Väter seltener Detailkenntnisse über den alltäglichen Gesundheitszustand ihrer Kinder haben. Bei Störungen in der geistig-seelischen Entwicklung des Kindes, die auf Problemen der Eltern beruhen können, empfiehlt es sich, Vater und Mutter zunächst getrennt anzuhören.

18.6 Charakteristika der Beschwerden im Kindesalter

Bauchschmerzen

Bauchschmerzen lokalisieren Kleinkinder meist im Bereich des Oberbauchs und des Bauchnabels. Das Erheben der Anamnese im Kindesalter ist durch mehrere Umstände erschwert. In der präverbalen Phase ist der Arzt auf Fremdangaben angewiesen. Angaben der Eltern zum Beginn und zeitlichen Ablauf akuter Bauchschmerzen sind Schlußfolgerungen aus dem Schreien und sonstigen Schmerzäußerungen des Kindes.

So ist bei Säuglingen und jungen Kleinkindern das **Schrei-Weinen** – ein Aufschreien in hoher Tonlage – mit abnehmenden Intervallen die typische Schmerzäußerung bei Bauchschmerz. Schrei-Weinen geht mit zunehmender Schwäche in ein leises an- und abschwellendes schreien im Sinne des **Wimmerns, Schluchzens oder Stöhnens** über. Dazu gehören beim Säugling zusammengekniffene **Augen,** im späteren Alter weit geöffnete, starre, nicht fixierende Augen, Stirnfalten und ein offener Mund. Die **Beine** werden bei Dauerschmerzen angezogen, bei Koliken dann auch weggestoßen. Oft beißen Kleinkinder mit Bauchschmerzen in die eigenen Finger oder Lippen oder drücken mit der Hand auf die erkrankte Körperstelle. Das Gesicht wirkt verkniffen oder verzerrt.

- Eine Reihe von Krankheiten mit akuten Bauchschmerzen tritt nur im Kindesalter auf;
- Infektionskrankheiten wie Scharlach, Mumps, Masern und Laryngopharingitis führen im Kindesalter zu Bauchschmerzen – teilweise durch begleitende Mesenteriallymphadenitis – oder die Beschwerden werden vom Kind lediglich im Bauchraum lokalisiert;
- psychische Erkrankungen werden auf den Bauchraum projiziert;
- die Informationen vom Patienten selbst sind vager und insgesamt weniger ergiebig.

Begleitsymptome, die auf Bauchschmerzen hinweisen können, sind lokale oder diffuse Auftreibung des Bauches, Harn- oder Stuhlverhaltung, Darmsteifungen, auffällige körperliche Ruhe oder eingeschränkte Atmung, ungewöhnliche Körper- = Schonhaltungen.

Psychologische Aspekte kindlicher Bauchschmerzen:

- Schwere Bauchschmerzen bringen Kinder zum **Weinen.** Dabei nehmen sie meist eine **gekrümmte Haltung** ein,
- **wenn Kinder weiterspielen,** sich durch Zureden oder Hochnehmen ablenken lassen, essen und **schlafen,** können die Schmerzen auch nicht allzu ernst sein.
- Mit Zäpfchen, Reiben des Bauches, warmen Getränken oder Süßigkeiten versucht manche Mutter, zu **helfen.** Es gilt auch festzustellen, ob das Kind unter Umständen diese besondere Zuwendung ausnutzt.
- Andererseits ist es auch denkbar, daß dem Kind **Bauchschmerzen suggeriert** werden. Solche Mütter suchen gern die ausdrückliche Bestätigung ihrer Schilderung beim Kind: „... nicht wahr?“
- Bis zur Vollendung des 3. Lebensjahre sind Kinder so wenig in der Lage, Schmerzen zu lokalisieren, und der Bauch ist so sehr „Zentrum körperlicher Existenz“, daß sie Halsschmerzen durchaus mit dem Finger im Bauch lokalisieren. Auch hier gilt es, vorsichtig abzuwägen, weil viele Infektionskrankheiten, besonders der oberen Luftwege, im Kindesalter zur Mitreaktion intestinaler Lymphknoten und damit zu Bauchschmerzen führen können (VALMAN, WENHAM). Im Gegensatz zur Appendizitis fehlen bei einer solchen Mitreaktion meist Druckschmerz, Abwehrspannung und Loslaßschmerz.
- Kinder neigen zu **Alles-oder-nichts-Reaktionen.** Das gilt auch in bezug auf verbal oder averbal zum Ausdruck gebrachte Bauchschmerzen. Nicht etwa absichtliches Übertreiben, sondern diese noch undifferenzierte Reaktionsform kann dazu führen, daß leichter Bauchschmerz, z. B. bei einer Verstopfung, dauerndes, wildes Schreien auslöst.
- Berücksichtigt werden muß bei allen Angaben der Kinder ihre **Suggestibilität** sowohl in bezug auf das gesprochene Wort als auch auf vergleichbare Symptome naher Angehöriger. Darüber hinaus ist die Bereitschaft des

Kindes, dem Arzt mit Antworten einen Gefallen zu tun oder unangenehme Untersuchungs- oder Behandlungsmaßnahmen zu vermeiden, noch größer als beim Erwachsenen.

Oft ergeben sich im Rahmen einer ausführlichen Anamneseerhebung besondere ***psychische Belastungen*** (POOLE) ***als Ursache der Bauchschmerzen,*** wiederholten kindlichen Erbrechens und Durchfalls.

Häusliche Gründe: Streit der Eltern, Trennung oder Scheidung, Krankheit oder Bauchschmerzen bei Familienmitgliedern, Verlust von Angehörigen, furchterregende Ereignisse.

Elterliche Gründe: Overprotection, Vernachlässigung, übermäßige Strafen, Überforderung des Kindes.

Mitkindliche Gründe: dauerndes Aufgezogenwerden, Verlust oder Fortzug von Freunden, Geschwisterkonkurrenz um die Gunst der Eltern, Druck oder Quälerei durch stärkere oder ältere Kinder.

Schulische Gründe: fremder oder eigener Leistungsdruck, gestörtes Schüler-Lehrer-Verhältnis, Prüfungen, Schulwechsel.

Vorangegangene Krankheiten mit Bauchschmerzen, die Beachtung oder Statusgewinn einbrachten.

Eine der häufigsten Ursachen sonst unerklärbarer wiederkehrender Bauchschmerzen sind Nahrungsmittelintoleranzen, z. B. gegenüber Laktose oder überlagerter Tiefkühlkost.

SCHÄFER fand bei 65 % von 620 Kindern mit **Nabelkoliken** röntgenologisch faßbare Veränderungen, davon 20 % Ileitis terminalis. Er sieht in den Nabelkoliken nicht mehr eine Krankheitseinheit, sondern ein Syndrom unterschiedlicher Ätiologie und Pathogenese als Ausdruck einer bestimmten Reaktionsweise neurolabiler Kinder in einer begrenzten Altersspanne.

Nabelkoliken sind nach v. HARNACK kaum nach dem 12. Lebensjahr zu erwarten.

Während der gesamten Kindheit sind Diarrhöen und Erbrechen vor Eintritt periumbilikaler **kolikartiger Bauchschmerzen,** die in der Regel nicht in den RUQ wandern, Zeichen einer Gastroenteritis. Kopfschmerzen, Schwindel, Mattigkeit und im weiteren Verlauf Exsikkosen gehören zum Krankheitsbild, das auf Flüssigkeitszufuhr und Antibiotika anspricht.

Altersschwerpunkte bestimmter Kinderkrankheiten mit Bauchschmerzen:

- und Hämatochezie **im Neugeborenenalter** lassen in erster Linie an einen Dünndarmvolvulus denken, dann meist mit Meläna*.
  Auch bei Neugeborenen können extraabdominale Ursachen wie Meningitis, Sepsis oder Pneumonie den eindruck akuter Bauchschmerzen erwekken;
- **in den ersten Lebensmonaten** und Hämatochezie weisen auf Analfissuren und / oder Dickdarmulzera hin,
- **bis zum Ende des 1. Lebensjahres** auf das Meckel-Divertikel,
- **nach dem 1. Lebensjahr** auf Dickdarmpolypen.

- **Vom 3. Lebensmonat bis nach Abschluß des 1. Lebensjahres** ist die Invagination häufigste Ursache von akuten Bauchschmerzen und Hämatochezie. Nach den ersten aus heiterem Himmel aufgetretenen, in 15-Minuten-Abstand wiederkehrenden Koliken liegen die Kinder mit ängstlich aufgerissenen Augen da. Meist ist zwischen den Anfällen ein wurstförmiger Tumor zu palpieren, so daß die Diagnose vor der Darmgefäßstrangulation und damit der Darmwandschädigung, auf die die Blutabgänge hinweisen, gestellt werden kann. Ileuszeichen* beruhen in dieser Altersstufe in erster Linie auf Obturation des Darmes durch Barium oder Möhren, Enteritis und stumpfes Bauchtrauma (auch Mißhandlung) und in seltenen Fällen auf Passagebehinderungen durch Magenaufblähung bei Luftschlucken (Kosenow);
- **bis zum 3. Lebensjahr** ist der Gipfe der Erkrankungen an primärer Peritonitis überschritten (Stevenson);
- **vom 4. bis zum 10. Lebensjahr** sind Nabelkoliken im Sinne wiederkehrender Bauchschmerzen ohne organischen Befund ein diagnostisch-therapeutisches Problem. Man findet sie besonders bei vegetativ labilen Kindern mit Blässe, Hautschweiß, Dermographismus und erhöhter Neigung zum Erbrechen. Es handelt sich meist nicht um tatsächliche Koliken, sondern eher um Phasen krampfhafter Schmerzen, die postprandial, vorzugsweise im Bereich des Nabels und des oberen Oberbauchs, aber auch im Bereich des unteren Dünndarms und damit des MacBurney-Punktes auftreten (Schäfer).

Dyspnoe

Dyspnoe oder angestrengte Atmung muß bei Kleinkindern in Relation zum Alter gesehen werden. Das Neugeborene atmet durchschnittlich 55mal pro Minute, das halbjährige Kind 40mal, das einjährige 35mal und das sechsjährige 25mal pro Minute. Die Relation Pulsfrequenz : Atmungsfrequenz beträgt also im dritten Jahr etwa 3 : 1, bei pulmonal bedingter Dyspnoe ist diese Relation in der Regel kleiner, bei kardial bedingter Dyspnoe größer. Häufigste Ursache einer Dyspnoe des Neugeborenen ist das sog. idiopathische Atemnotsyndrom (“respiratory distress syndrome”) durch Unreife der Lungen und Mangel an obeflächenaktiver Substanz. Es tritt besondes bei Frühgeborenen auf.

Das Atemnotsyndrom im weiteren Sinne findet man angeboren durch Fehlbildungen von Lunge, Thorax oder Herz, erworben als Zeichen einer Pneumonie.

Denken Sie daran, daß Kinder Dyspnoe nicht als Beschwerden äußern. Sie müssen sie erkennen: Sichtbare Zeichen sind Nasenflügeln, angespannte Atemhilfsmuskulatur, thorakale Enziehungen, Rückwärtsbeugung des Kopfes und erhöhte Atemfrequenz. Häufige Ursache eine Dyspnoe bei Kindern ist die Fremdkörperaspiration, z. B. von Erdnüssen.

Geistig-motorische Entwicklungsverzögerung

Sie ist häufig auf den ersten Blick schwer zu beurteilen. Physische Anzeichen wie Mongolismus, Mikrozephalus oder Hydrozephalus bieten Hinweise. Oft ist die Adaptation an die Umwelt gestört, so daß alterstypische Reaktionen und Manipulationen ausbleiben; die persönliche soziale Entwicklung hinkt zeitlich nach oder bleibt aus. Das Festlegen des Störungsgrades ist Sache des Psychologen.

Erbrechen

Dies ist ein vieldeutiges Symptom, das keineswegs nur auf den Intestinaltrakt oder das Zentralnervensystem hindeutet; akute Infektionen, besonders der Atemwege, Angst oder Schmerzen können die Ursache sein. Erbrechen von Schleim schon kurz nach der Geburt weist auf eine Ösophagusatresie hin, Würgen und Zyanose auf Aspiration. In der Neugeborenenperiode ist galliges Erbrechen so lange Zeichen für einen Darmverschluß, bis das Gegenteil gesichert ist. Die Pylorusstenose führt als Grund des Erbrechens zu sichtbaren peristaltischen Wellen im Oberbauch; das Erbrechen erfolgt zunehmend explosionsartig „im Schwall". Da es offenbar ohne gleichzeitige Übelkeit auftritt, fällt es nicht schwer, nachzufüttern.

Enuresis

Mit diesem Begriff bezeichnet man das Bettnässen von Kindern, die eigentlich schon trocken sein sollten. Zur Klärung der Ursache muß man zunächst feststellen, ob die willkürliche Miktion normal abläuft. Startschwierigkeiten oder Weitertröpfeln am Ende der Miktion lenken den Verdacht auf anatomische Anomalien des Harntraktes. Eine Enuresis, die „schon immer" bestand, läßt darauf schließen, daß eine Blasenkontrolle während des Schlafes noch gar nicht erreicht wurde, was neben den anatomischen Ursachen auch durch verzögerte Reifung der Blasenkontrolle bedingt sein kann.

Die Enuresis, nachdem das Kind bereits trocken war, läßt Schlüsse auf emotionelle Störungen zu, kann aber auch auf Harnwegsinfektion oder Diabetes mellitus beruhen bzw. Manifestation einer angeborenen Mißbildung sein.

Fieber

Fieber steigt häufig bei Kindern – besonders bei Kleinkindern – mitunter auch sehr schnell, auf hohe Werte an. Fragen Sie in jedem Fall die Mutter, wie das Fieber gemessen wurde. Moderne Thermometer sind ungefährlicher und handlicher (S. 72). Denken Sie auch daran, daß Bewegungshyperthermie als Fieber fehlgedeutet werden kann.

Statistisch gesehen ist die häufigste Ursache von Fieber im Kindesalter eine Infektion der Atmungsorgane. Frühgeborene und neugeborene Kinder können aber auch bei schweren Infektionskrankheiten wenig oder gar kein Fieber haben (!).

Besonderer Wert ist auf den Temperaturverlauf und die Dokumentation der Meßtechnik sowie auf Begleitymptome wie Appetitstörung, Erbrechen und Unruhe zu legen. Verhältnismäßig häufig kommt es bei Kleinkindern gleichzeitig mit dem Fieber zu Krämpfen und Delirien, selten zu Schüttelfrösten.

Gewichtsstillstand und Gewichtsverlust

Hierfür sind alle für das Erbrechen genannten Gründe als Ursache denkbar, darüber hinaus Mangelernährung, mangelhafte Assimilation der Nahrungsmittel, zystische Pankreasfibrose und unterschiedliche Malabsorptionssyndrome. Ferner führen die meisten chronischen Erkrankungen zum Gewichtsstillstand, aber auch weniger offensichtliche Faktoren wie Fieber, Schmerzen, Infektionen und die Beeinträchtigung nichtgastrointestinaler Organe, z. B. bei Herzfehlern.

Versuchen Sie immer, möglichst gesicherte Daten über die Gewichtsentwicklung des Kindes zu bekommen, z. B. aus dem Vorsorgeheft (S. 475). Besonders wichtig sind dabei das Geburtsgewicht, evtl. Knicke in der Entwicklungskurve und der Vergleich mit den entsprechenden Perzentilenkurven, bei denen das Gewicht auf die Größe des Kindes bezogen wird (S. 489).

Halsschmerzen

Ältere Kinder berichten bei virusbedingter Rhinopharyngitis, Tonsillitis und besonders bei supraglottischer Laryngitis über Halsschmerzen. Bei bakteriellen Infekten stehen Schluckbeschwerden im Vordergrund. Kleinkinder neigen dazu, auch Halsschmerzen im Bauch zu lokalisieren.

Husten

Trockener Husten wird durch Kehlkopfreize ausgelöst, Husten mit höheren Tonfrequenzen nennt man „bellend“. Charakteristisch für trachealen Husten sind die gleichzeitigen Schmerzen hinter dem Sternum. 18

Bronchialer Husten beginnt ebenfalls „trocken“, wird dann „feucht“, d. h. hörbar sekretfördernd (WENNER).

Anfallsweiser, krampfartiger Husten deutet auf zähes Sekret hin, z. B. bei Keuchhusten oder Mukoviszidose und Asthma, kann aber auch als sog. pertussiformer Husten bei Kompression der Bronchien durch Lymphknoten oder bei Aspiration solider Fremdkörper vorkommen.

Typisch für den Hustenanfall beim **Keuchhusten** sind die anschließende juckzende Inspiration und das gehäufte Auftreten der Anfälle während der Nachtstunden.

Krämpfe

Neugeborenenkrämpfe sind selten tonisch-klonische generalisierte Anfälle, sondern eher wechselnd lokalisierte klonische Zuckungen, sog. amorphe Neugeborenenkrämpfe. Sie weisen auf perinatale Enzephalopathien (Hypoxie oder Trauma) oder Stoffwechselstörungen, z. B. Hypoglykämie, Hypokalzämie usw., hin und sind dann meist mit neurologischen Symptomen verbunden.

Bei der Epilepsie treten die Krämpfe als **Grand mal, Petit mal** oder als **fokale Anfälle** auf und können von neurologischen Symptomen zwischen den Anfällen begleitet sein. Charakteristisch für epileptische Krampfanfälle ist das chronisch-rezidivierende Auftreten über längere Zeiträume.

Nur in einem Teil der Fälle ist der Krampfanfall Symptom einer Epilepsie. Im Kindesalter handelt es sich in erster Linie um sog. **Gelegenheitskrämpfe,** die im Rahmen einer akuten oder subakuten Erkrankung auftreten. Ursächlich stehen bei diesen Gelegenheitskrämpfen im frühen Kindesalter die **Fieberkrämpfe** im Zusammenhang mit fieberhaften Infekten ganz im Vordergrund.

Längenwachstum

Auf das Längenwachstum bezogen kann das Gewicht durchaus normal sein, aber doch durch mangelndes Wachstum eine verzögerte Entwicklung bedeuten. Deshalb ist bei vermeintlich besonders kleinen oder großen Kindern neben der Perzentilenkurve auch der Vergleich mit der Körpergröße der Eltern angebracht und stellt manche besorgte Mutter zufrieden.

Muskelhypotonie

Muskelhyptonie des Neugeborenen kann Zeichen peripherer Verletzungen wie Frakturen oder Epiphysenlösungen sein (erhaltene Reflexe) oder einer Geburtslähmung, bei der typische Lähmungserscheinungen auftreten (s. neurologische Untersuchung, S. 388). Im späteren Kindesalter zählen zu den Ursachen einer muskulären Hypotonie Muskelerkrankungen, Störungen in den motorischen Endplatten, der peripheren Nerven oder Nervenwurzeln, Rückenmark- oder Kleinhirnschäden und Veränderung der grauen Substanz, z. B. bei Sydenham-Chorea.

Schnupfen

Damit bezeichnet man in der Umgangssprache sowohl die Verlegung der Atemwege in der Nase durch Schleimhautschwellungen als auch bloße Sekretentleerungen. Seröse Schleimabsonderungen, die dickschleimig und später oft auch gelbeitrig werden, sprechen für einen Virusinfekt. Länger anhaltende gelbliche Absonderungen sind meist Zeichen einer bakteriellen Superinfektion. Eitriges oder blutiges Sekret, das auf eine Nasenöffnung beschränkt bleibt, deutet entweder auf eine einseitige Nebenhöhlenentzündung oder einen Fremdkörper in der Nase hin. Blutig-eitriges Sekret kommt auch bei der angeborenen Lues undbei der Nasendiphtherie vor.

Stridor (Definition S. 195)

Stridor ensteht im Gegensatz zu trockenen Nebengeräuschen in erster Linie in den hohen Anteilen des Respirationstraktes, dem Larynx oder der Trachea. Er weist auf eine Verengung der Luftwege hin und kann gemeinsam mit Husten, Dyspnoe, Heiserkeit und inspiratorischen Einziehungen der Thoraxwand einhergehen.

Benigner, kongenitaler Stridor entsteht durch Verengung des noch weichen Kehlkopfes und der Trachea. Er ist harmlos und gibt sich innerhalb des ersten Lebensjahres. Abnorme Schleimhautfalten und Stenosen von Trachea und Kehlkopf müssen bei Beeinträchtigung der Atmung laryngoskopisch abgeklärt werden. Die häufigste Ursache inspiratorischen laryngealen Stridors ist bei älteren Kindern die akute obstruktive Laryngobronchitis (Pseudokrupp), die plötzlich, nachts und mit niedrigem oder ohne Fieber auftritt. Ursache inspiratorischen Stridors kann auch ein Larynxödem bei Serumkrankheit sein, ein Verschluß durch Fremdkörper sowie Abszesse in der Umgebung.

Trachealer Stridor ist während der Inspiration und Exspiration zu hören. Er kann z.B. durch Struma oder Thymushyperplasie bedingt sein. Bronchialer Stridor ist nur exspiratorisch wahrnehmbar und kann durch Asthma oder Fremdkörper in den Bronchien hervorgerufen werden.

Hypokalzämische Tetanie (rachitogene Tetanie oder Spasmophilie)

Sie fällt meist in die Zeit zwischen dem 2. und 15. Lebensmonat mit einer Häufung zwischen dem 3. und 5. Monat. Sie kann mit generalisierten und fokalen epileptischen Krampfanfällen, mit Karpopedalspasmen und einem Laryngospasmus einhergehen.

18.7 Verfahrenshinweise zur Anamneseerhebung

1. Wenn Sie sich die Kooperation des Kindes sichern wollen, sollten Sie Ihre Aufmerksamkeit schon bei der Begrüßung auch dem Kind zuwenden.
2. Achten Sie während der Anamnese- und Befunderhebung auf Interaktionen zwischen Begleitperson und Kind.
3. Bieten Sie kleinen Kindern gegebenenfalls bei einer längeren Anamnese Spielzeug an. Lassen Sie das Kind im gleichen Raum spielen, geben Sie ihm Zeit, sich an die Situation „beim Arzt“ zu gewöhnen. Beziehen Sie Kinder in das Gespräch ein!
4. Lassen Sie die Begleitperson oder das Kind selbst zunächst frei berichten und stellen Sie erst nach dem spontanen Bericht gezielte Fragen.

5. Achten Sie bei der Befragung des Kindes darauf, daß Sie Ihre Fragen in einer dem Kind verständlichen Weise formulieren. Wenn Sie die Anamnese vom Kind selbst erheben, ist es nicht zweckmäßig, mit der Hauptbeschwerde zu beginnen, sondern besser mit Themen, die möglichst positive Gefühlsqualitäten haben, wie Spielzeug, Hobbys usw.
6. Denken Sie daran, daß man verbale Äußerungen über Schmerzen erst vom dritten Lebensjahr an, Schmerzlokalisationen mit Eintritt des Schulalters und Angaben zur Schmerzqualität erst nach dem 10. Lebensjahr erwarten kann.
7. Bauen Sie mit dem älteren Schulkind, spätestens aber mit dem Jugendlichen, ein bilaterales Arzt-Patienten-Verhältnis auf, an dem Sie die Eltern teilhaben lassen.
   Vermeiden Sie den Eindruck, daß Sie die Interessen der Eltern vertreten, und besprechen Sie z. B. alles, was Sie den Eltern mitteilen wollen, zunächst mit dem Jugendlichen. Machen Sie ihm deutlich, daß Sie auch „Geheimnisse", die er Ihnen anvertraut, z. B. partnerschaftlicher oder schulischer Art, wirklich vertraulich behandeln.

18.8 Besondere Inhalte der Anamnese bei Kindern

Obgleich heute schon viele Eltern für ihre Kinder ein Untersuchungsheft oder einen Gesundheitspaß angelegt haben, ist es doch meist nötig, die in der gleichen Form erhobene allgemeinärztliche Anamnese – Hauptbeschwerde, Systemübersicht, bisheriger Krankheitsverlauf usw. – für pädiatrische Zwecke zu erweitern. Dabei sollte die Ausführlichkeit der Anamnese in Relation zur Schwere der Erkrankung stehen. Mit zunehmender Erfahrung wird es Ihnen gelingen, nach einem ersten Eindruck das richtige Raster zu wählen. Eine banale Grippe bedarf keiner Entwicklungsanalyse, jedoch unklare Bauchschmerzen der ausführlichen Exploration.

Schwangerschaft und Geburt sind besonders bei erkrankten Säuglingen und Kleinkindern von weitreichender Bedeutung. Hierher gehören Fragen zu Schwangerschaftsverlauf, Ergebnissen der Schwangerschaftsuntersuchungen, -erkrankungen, -infektionen, Spontangeburt, rechtzeitiger Geburt, Wehenkur, Zange/Vakuum, Steißlage, Kaiserschnitt; Stellung in der Geburtenreihe der Mutter, Fehl-und Totgeburten, Rhesusfaktor, Einnahme von Medikamenten, Nikotin, Alkohol, Drogen. War die Schwangerschaft geplant?

Entwicklung und allgemeiner Zustand nach der Geburt: Gewichts- und Längenentwicklung, als Neugeborenes Asphyxie, Ikterus, Trinkschwierigkeiten, Krämpfe (Vorsorgeuntersuchungsheft, Ergebnis des Neugeborenen-Screening, z. B. Phenylketonurie, Hypothyreose usw.), motorische und seelisch-geistige Entwicklung.

Ernährung: Dauer der Vollstillung, Teilstillung, Breie, Kuhmilchpräparate, jetzige Ernährung, Anzahl der Mahlzeiten und Menge, Nahrungsunverträglichkeiten, Gaben von Vitamin D_3 und Fluor.

Impfungen: BCG, Diphtherie, Tetanus, Pertussis, Poliomyelitis, Masern, Mumps; Serumgaben, Bluttransfusionen, Tuberkulinproben.

Kontakte und Infektionskrankheiten: Geschwister, Nachbarschaft, Kindergarten, Schule.

Bisherige Krankheiten: Mißbildungen, Ikterus, Windpocken, Masern, Röteln, Keuchhusten, Diphtherie, Mumps, Scharlach, Tbc, Häufigkeit von Erkrankungen der Luftwege und Komplikationen, Gelenkerkrankungen, Operationen und Unfälle, sonstige Krankenhausaufenthalte. Bekannte Leiden wie Krämpfe, Sehstörungen oder Sprechstörungen, Unverträglichkeiten gegen Medikamente und Seren, Allergie.

Soziale und familiäre Situation: Eltern und Beschäftigung der Eltern, ggf. Pflege, Geschwister, Wohnverhältnisse, Kindergarten, Schule. Gesundheitszustand der Familie (Eltern, Großeltern, Geschwister), genetische oder Entwicklungsprobleme in der Familie, Stoffwechsel- oder Geisteskrankheiten.

Psychisch: Reaktionen des Kindes auf neue Situationen und Fremde, Mechanismen zur Erregung der Aufmerksamkeit, Ernährungsschwierigkeiten, spätes Einnässen, übertriebene Kasperei, nächtliches Schreien, Angst, Kontaktbereitschaft, Freunde, Einstellung zur Schule, Straffälligkeit, Verhältnis des Kindes zu beiden Eltern und zu den Geschwistern.

18.9 Das Erheben des Befundes

Ihre Untersuchung beginnt in dem Augenblick der Begegnung mit dem Kind: Gesichtsausdruck, Haltung, Bewegung, Sprache, Gesamtzustand (gesund, krank, schwer krank), Bewußtseinslage (s. neurologische Untersuchung, S. 429), Temperament (lebhaft, träge, unruhig, zügellos), Verhalten des Kindes zur Mutter oder zur Begleitperson und umgekehrt.

Das Entkleiden kleiner Kinder erfolgt am besten durch die Mutter oder eine Pflegeperson, auf deren Arm oder Schoß das Kind während der Befunderhebung weitgehend bleiben kann (s. Abb. 18.**5**). Untersuchen Sie Kinder nicht konsequent nach dem Prinzip von Kopf bis Fuß, sondern eher nach dem Grundsatz, daß zunächst die Bereiche untersucht werden, die das Kind am wenigsten belasten, und Messungen sowie instrumentelle Untersuchungen an das Ende zu stellen sind.

18.9.1 Untersuchung des Neugeborenen

Für die Untersuchung jedes **Neugeborenen**[1] benutzt man schon vor der vollständigen klinischen Untersuchung am ersten Lebenstag die Bestimmung des Apgar-Index, der unmittelbar nach der Geburt Aufschlüsse über die Anpassung des Neugeborenen an das neue Milieu gibt (Tab. 18.**1**). Für die ge-

[1] 1.–28. Lebenstag, WHO (Perinatalperiode vom Beginn der 29. Schwangerschaftswoche bis zum 7. Lebenstag)

Tabelle 18.**1** Apgar-Index (aus *Apgar, V.:* Curr. Res. Anesth. 32 [1953] 260)

Name: ________ Vorname: ________ geb.: ________

Geburtszeit: ________ Uhr

Indexzahl 1 5 15 min	2	1	0
Herzfrequenz/min	100–400	unter 100	0
Atmung	kräftiges Schreien	unregelmäßig und flach	Apnoe
Reflex-Erregbarkeit, Reiz in Nase oder Mund	gut, Grimassieren, Husten, Niesen	mäßig	fehlend
Muskeltonus	gut, mit kräftig gebeugten Armen und Widerstand bei passiven Bewegungen	mäßig	völlig schlaff
Farbe	rosig, einschließlich Gesicht und Extremitäten	leicht grau oder zyanotisch	tief blau oder weiß
Summe:			

nannten Parameter werden je nach Qualität 1,5 und 15 Min. nach der Geburt je 2–0 Punkte gegeben und als Apgar-Index summiert.

Stellen Sie dann bei Neugeborenen **Reifezeichen** fest: Länge mindestens 48 cm, Gewicht mindestens 2500 g, relative Kopfhöhe 25 %, Nasen- und Ohrenknorpel fest, Schulterumfang größer als Kopfumfang, Brustumfang 33 bis 55 cm, ausgeprägte subkutane Fettpolster, guter Hautturgor, rosige Hautfarbe, mindestens 2 cm lange Kopfhaare, Lanugobehaarung nur noch an Schultern, Oberarmen und oberem Rücken, Nägel überragen die Fingerkuppen, große Labien bedecken die kleinen, Hoden im Skrotum.

Für die weiteren Vorsorgeuntersuchungen bis zum 4. Lebensjahr stellen die Ärztekammern ein Untersuchungsheft für Kinder zur Verfügung (s. daraus das Blatt U2). Bei Schulkindern rückt die psychologische bzw. organbezogene Untersuchung in den Vordergrund.

Achten Sie bei der ersten Untersuchung des Neugeborenen auf *Mißbildungen.* Manches kann man korrigieren, wenn es früh genug erkannt wird!

Bitte – **falls zutreffend** – die auffälligen Befunde bzw. Angaben **ankreuzen**

U2

Erfragte Befunde

- ☐ Atemstillstand o. Krämpfe
- ☐ Schwierigkeiten beim Trinken, Schluckstörungen

Erhobene Befunde

Körpermaße
(bitte Werte von U1 in das Somatogramm eintragen)

- ☐ Untergewicht
- ☐ Übergewicht
- ☐ Dysproportion
- ☐ auffäll. Gesichtsausdruck (z. B. Hypothyreose)

Reifezeichen

- ☐ Unreifezeichen (fehl. Fußsohlenfurchung, klaffende Schamlippen, Hodenhochstand, unreife Nägel, unreife Ohrmuschel)
- ☐ Übertragungszeichen („Waschfrauenhände", überragende Nägel)

Haut

- ☐ Blässe
- ☐ Zyanose
- ☐ verstärkter oder verlängerter Ikterus
- ☐ Hämangiom
- ☐ Ödeme
- ☐ Exsikkose
- ☐ Fisteln (Dermalsinus)
- ☐ Hautverletzung
- ☐ Kephalhämatom
- ☐ andere Hämatome

Brustorgane

Herz

- ☐ Herzgeräusch
- ☐ Herzaktion beschleunigt (< 150/min), verlangsamt (> 90/min), unregelmäßig

Lunge

- ☐ path. Auskultationsbefund
- ☐ Dyspnoezeichen (z. B. thorakale Einziehungen)
- ☐ Atemfrequenzstörung (> 30/Min., < 50/Min.)
- ☐ Stridor

Bauchorgane

- ☐ Meteorismus
- ☐ Nabelveränderungen
- ☐ Hernie re/li
- ☐ Lebervergrößerung
- ☐ Milzvergrößerung
- ☐ andere path. Resistenzen
- ☐ Anus abnorm

Geschlechtsorgane

- ☐ Hodenhochstand re/li
- ☐ andere Anomalien (z. B. Hypospadie, Epispadie, Klitorishypertrophie)

Skelettsystem

Schädel
(**bitte** Schädelumfang aus U1 in Diagramm **eintragen**)

- ☐ Mikrozephalie
- ☐ Makrozephalie
- ☐ auffällige Kopfform
- ☐ Fontanelle geschlossen oder vorgewölbt

Hals/Brustkorb/Wirbelsäule

- ☐ Struma
- ☐ Schlüsselbeinbruch
- ☐ Fehlhaltung
- ☐ Deformierung
- ☐ Spaltbildung

Hüftgelenk

- ☐ Ortolani-Zeich. pos. re/li
- ☐ and. Dysplasiezeich. re/li

Gliedmaßen

- ☐ abn. Gelenkbeweglichkeit
- ☐ Fehlbildungen
- ☐ Fehlhaltung od. Deformierung (z. B. Klumpfuß, Hackenfuß, Sichelfuß)
- ☐ Frakturen

Sinnesorgane

Augen

- ☐ Motilitätsstörungen (z. B. Nystagmus, Sonnenuntergangsphänomen, fehlende Pupillenreflexe)

18

- ☐ Anomalien
  (z. B. Katarakt,
  Mikro-/Makro-Ophthalmie, Kolobom)

Mund
- ☐ Lippen-Kiefer-Gaumen-Spalte
- ☐ große Zunge

Nase
- ☐ Nase undurchgängig re/l

Ohren
- ☐ Fehlbildungen des Ohres

Motorik und Nervensystem
- ☐ Hypotonie
  (z. B. verminderter Beugertonus, geringer Widerstand gegen passive Bewegungen, auffälliger Schulterzugreflex: beim langsamen Hochziehen an den Händen keine Armbeugung – im Sitzen fehlt kurze Kopfbalance)
- ☐ Hypertonie
  (z. B. verstärkter Widerstand gegen passive Bewegung, Opisthotonus)
- ☐ Apathie
  (z. B. schwacher Saugreflex, unvollständige Moro-Reaktion, pathologischer Fluchtreflex: kein Zurückziehen der Beine beim Kneifen in die Fußsohle, wimmerndes Schreien)
- ☐ Überregbarkeit
  (z. B. starke Myoklonien, »Zittern« bei Moro-Reaktion, schrilles Schreien, Bewegungsunruhe)
- ☐ konstante Asymmetrien von Tonus, Bewegungen, Reflexen
- ☐ periphere Lähmungen
  (z. B. Fazialis, Plexus brachialis)

Ergänzende Angaben

Mekoniumtest auf Albumin
- ☐ durchgeführt
- ☐ positiv

- ☐ Guthrie-Test durchgeführt
- ☐ BCG-Impfung durchgeführt
- ☐ Rachitisprophyl. besprochen

Mißbildungen:

Lebensbedrohliche Formen, die eine möglichst umgehenden Behandlung bedürfen, sind:
- **Meningomyelozele** (tumorartige Ausstülpung der Hirnhäute oder des Rückenmarks) ist durch Störung der Innervation häufig mit Beeinträchtigung der Urin- und Stuhlentleerung und Lähmung der unteren Extremitäten kombiniert. Infektionsgefahr besteht durch Ruptur; in ca. 80 % entwickelt sich später ein Hydrozephalus.
- **Omphalozele** (Nabelschnurbruch, der durch den Nabelring austritt): Über dem Bruchsack liegt nur eine dünne Haut; dadurch besteht ebenfalls Ruptur- und Infektionsgefahr.
- **Ösophagusatresie** (schaumiger Speichel vor Mund und Nase, zurückgewürgte Nahrung, Husten und Dyspnoe durch Speichel- und Nahrungsaspiration, Fütterung kontraindiziert!).
- **Choanalatresie** (Atemstörung mit Erstickungsanfällen oder bei Einseitigkeit Dyspnoe, besonders beim Trinken, Nasensondierung ist nicht möglich).
- **Klumpfüße** (Adduktion, Supination und Plantarflexion) müssen in den ersten Lebenstagen behandelt werden, solange sie nur ligamentär und muskulär fixiert sind. Die angeborene

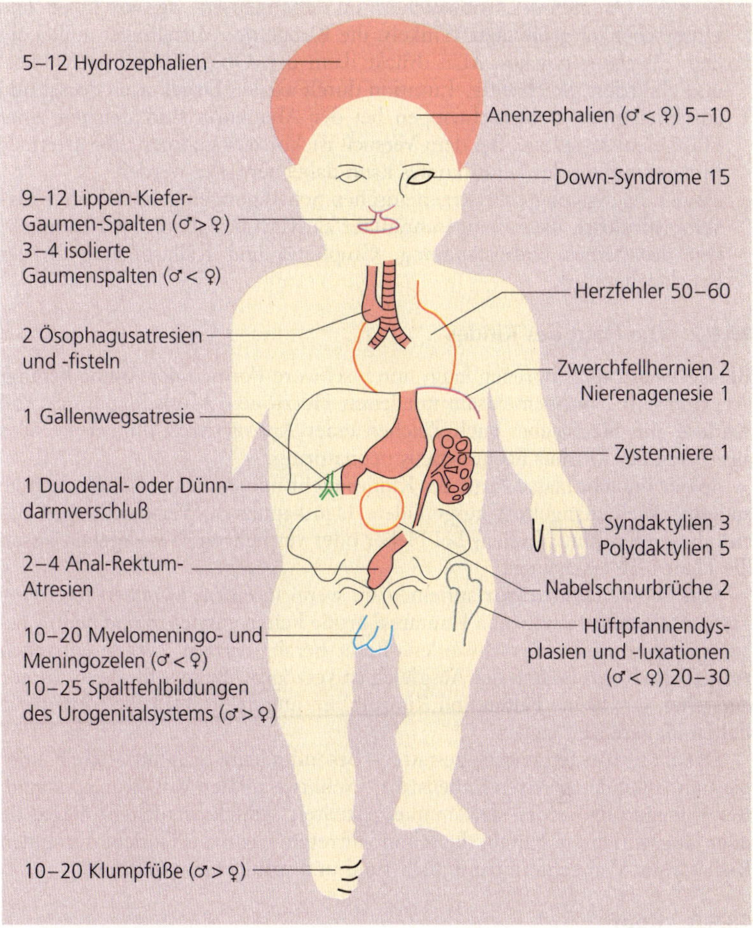

Abb. 18. **1** Häufigkeit der Mißbildungen bei der ersten Untersuchung des Neugeborenen (aus *v. Harnack, G.-A.:* Kinderheilkunde, 6. Aufl. Springer, Berlin 1984)

18

– **Hüftgelenksdysplasie** erkennen Sie als einseitig hochstehenden Trochanter, Abduktionshemmung, Verziehung der Vulvaspalte zur Seite der Dysplasie und ungleiche Oberschenkelfalten. Auch sie sollte in den ersten Lebenstagen behandelt werden, um eine Luxation zu vermeiden. Bei der entsprechenden Prüfung, dem **Ortolani-Versuch,** liegt das Kind auf einer festen Unterlage. Hüft- und Kniegelenke werden um 90° gebeugt. Dabei liegt der Daumen des Untersuchers auf der Innenseite des von Ober- und Unterschenkel gebildeten Winkels, die Kuppe der Mittelfinger außen auf dem Trochanter major. Man drückt dann den Oberschenkel nach dorsal und abduziert gleichzeitig. Luxation durch axialen Druck nach dorsal und anschließendes Zurückschnappen bei der Abduktion sind Zeichen einer Hüftgelenksdysplasie. Bei dem Versuch ist Vorsicht geboten. Die arterielle Blutversorgung des Femurkopfes kann dabei zerrissen werden.

- Zu den häufigsten geburtstraumatischen Schädigungen gehört die **Schlüsselbeinfraktur,** die zu eingeschränkter aktiver oder abnormer Beweglichkeit des Armes, Plexuslähmung, Crepitatio und Kallusbildung an der Bruchstelle führt.

18.9.2 Die Haut des Kindes

Blässe eines Neugeborenen kann durch schwere Formen der Apnoe bedingt sein und tritt dann gemeinsam mit leisen Herztönen, Muskelhypotonie und Azidose auf. Sie ist aber auch Zeichen einer Anämie nach Blutverlust oder ausgeprägtem Morbus haemolyticus neonatorum.

Später braucht blasse Haut des Kindes nicht immer Zeichen einer Anämie zu sein. Auch mangelhaft ausgebildete Hautkapillaren, Verschiebungen des zirkulierenden Blutvolumens bei Fieber oder vermehrter Wassergehalt lassen die Haut blaß erscheinen.

Von gutem **Hautturgor** spricht man, wenn in einem zwischen zwei Fingern zusammengeschobenen Hautareal große Falten entstehen und beim Loslassen sofort wieder verschwinden. Beim herabgesetzten Turgor entstehen zusätzliche Runzeln, und der Ausgleich ist verzögert. Beim schlechten Turgor entstehen nur kleine Falten und Runzeln, im ungünstigsten Falle bleiben die Falten längere Zeit stehen.

Das Unterhautfettgewebe gestattet – besondes beim Säugling – alle Kinder bis zum vollendeten ersten Lebensjahr – Schlüsse auf den Ernährungszustand. Bei Abmagerung werden aus den quergestellten „Adduktorenfalten“ diagonale oder längsgerichtete Falten, die schon auftreten, wenn das Gesicht durch den Bichatschen Wangenfettpfropf noch rund und wohlgenährt erscheint.

18.9.3 Kopf

Zur **Untersuchung des Kopfes** können Sie den Kopf des Kindes mit seinen eigenen Armen fixieren (Abb. 18.**2**). neben der Feststellung der durch die Geburt oder intrauterine Lage assymmetrischen Kopfform untersuchen Sie den Kopf auf Kraniotabes. Dazu nimmt man den Kopf fest zwischen die beiderseits angelegten Hände, so daß die Finger des Untersuchers den Hinterkopf abtasten können (Abb. 18.**3**).

Dann untersuchen Sie am angehobenen Kopf die große Fontanelle. Spannung und Vorwölbung findet sich bei Meningitis, Einziehung bei Dehydratation. Klaffen der Schädelnähte bei älteren Kindern beruht auf Sprengung

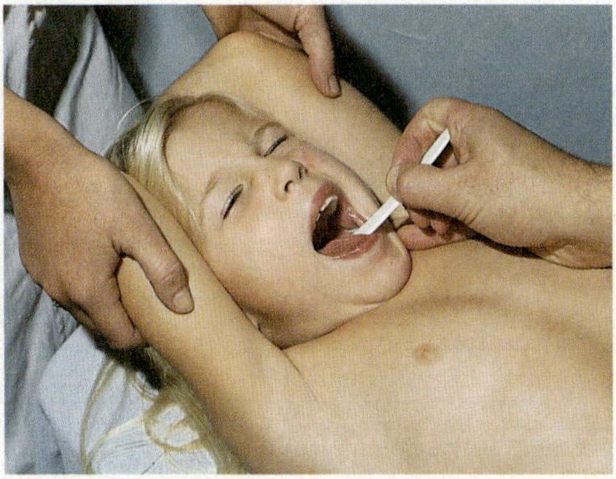

Abb. 18.**2** Fixieren des kindlichen Kopfes mit den eigenen Armen

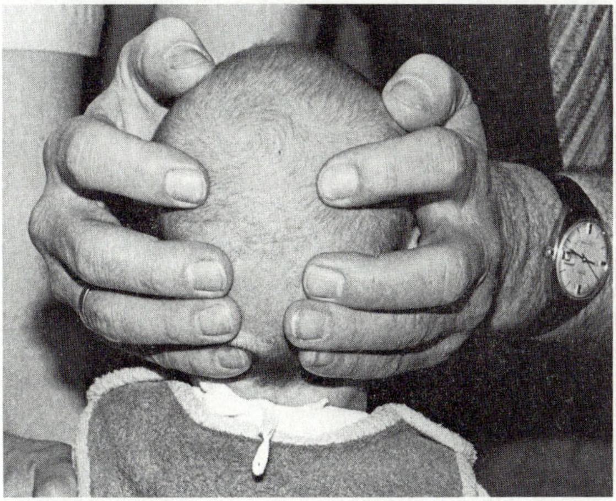

Abb. 18.**3** Untersuchung des Hinterkopfes

durch akute Zunahme des intrakraniellen Drucks. Für den normalen Kopfumfang in Zentimetern s. Abb. 18.**4**. Dabei ist absichtlich die in der Praxis übliche Terminologie U1–U8 beibehalten worden.

Die Otoskopie und die Untersuchung von Mund und Rachen sollte besonders bei kleinen Kindern an das Ende verlegt werden. Wir werden sie im Anschluß an die neurologische Untersuchung schildern.

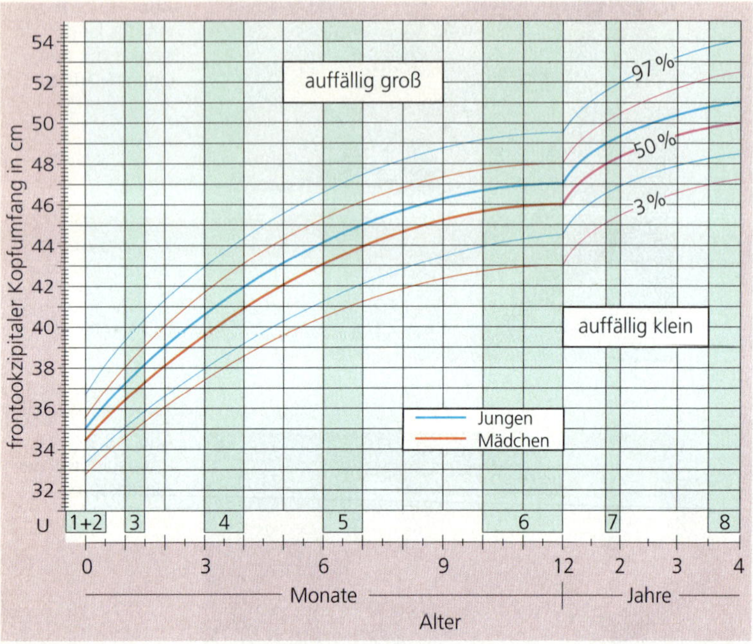

Abb. 18.**4** Der Kopfumfang: U1: Neugeborenen-Erstuntersuchung; U2: 3. bis 10. Lebenstag; U3: 4.–6. Lebenswoche; U4: 3.–4. Lebensmonat: U5: 6.–7. Lebensmonat; U6: 10.–12. Lebensmonat; U7: 21.–24. Lebensmonat; U8: 3,5 bis 4. Lebensjahr

18.9.4 Thorax

Bis zum zweiten Lebensjahr ist ein Faßthorax mit fast horizontalem vorderen Rippenverlauf physiologisch. Die mit zunehmendem Alter abnehmende Frequenz der Atemzüge haben wir auf S. 469 geschildert. Achten Sie bei der ***Inspektion*** besonders auf Dyspnoe, Einziehungen, den Einsatz der Atemhilfsmuskeln und das Nasenflügeln. Bei der Beurteilung der ***Perkussion*** müssen Sie die größere Schwingungsfähigkeit des kindlichen Thorax berücksichtigen. Dadurch entsteht bei Ihrem üblichen Perkussionsschlag ein lauteres Perkussionsgeräusch als beim Erwachsenen. Dämpfungen sind kleiner. **Perkutieren Sie deshalb nur leise.** Wenn sich das Kind gegen eine frontale Perkussion wehrt oder zu weinen beginnt, können Sie versuchen, es dadurch zu beruhigen, daß Sie es von der Begleit- oder Pflegepeson so halten lassen, daß das Kind deren Hals mit beiden Armen umschlingt. Dabei beruhigt sich das Kind, und Sie können wenigstens von dorsal untersuchen (Abb. 18.**5**). Achten Sie

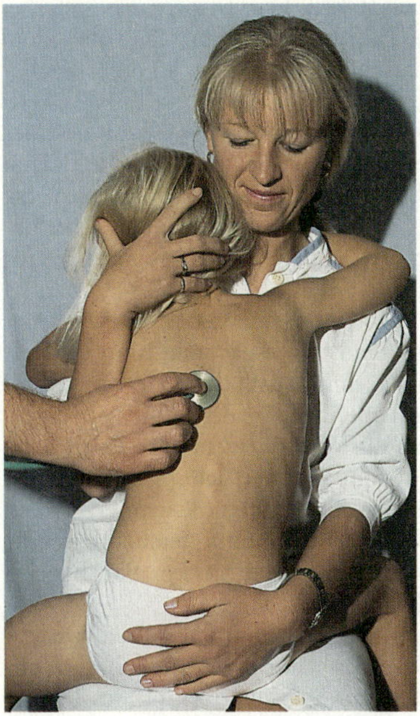

Abb. 18. **5** Auskultation unruhiger Kinder

darauf, daß das Kind für die Perkussion und die Auskultation möglichst symmetrisch gehalten wird.

Bei der ***Auskultation*** finden Sie im frühen Lebensalter auch bei gesunden Kindern ein Atemgeräusch, das dem Bronchialatmen ähnelt. Man nennt dieses schärfere Atemgeräusch **pueriles Atmen** oder Bronchovesikuläratmen. Auch die Herztöne sind lauter als beim Erwachsenen. Der betonte zweite Pulmonalton ist beim Kleinkind physiologisch. Häufig haben akzidentelle systolische Geräusche und respiratorische Arrhythmien im Kindes- und Jugendalter keine pathologische Bedeutung. Ein Zwerchfellhochstand und eine Querlagerung des Herzens mit verlagertem Herzspitzenstoß sind beim Kleinkind normal.

18.9.5 Bauch

Mit der ***Inspektion*** sind inguinale Hernien meist erst nach der Neugeborenenzeit zu erfassen. Während dieser Phase weisen Rötungen und Schwellungen des Nabelbereichs auf eine Omphalitis hin.

Für die Untersuchung des Bauches sollten Sie besonders darauf achten, daß Sie warme Hände haben, und evtl. durch das Hemd ***palpieren,*** niemals aber den Bauch mit starr spitz gehaltenen Fingern eindrücken. Das Anheben der

Beine trägt zur Entspannung der Bauchdecken bei. Lassen Sie sich bei Schmerzreaktionen des Kindes auf Ihre Palpation nicht primär von seinen Angaben, sondern mehr durch seine tatsächliche Reaktion leiten (angstbedingte Untertreibung).

Die Untersuchung des Bauches beginnt dann mit der Inspektion und der Auskultation der Darmgeräusche, der Perkussion von Auftreibungen und dann erst der Palpation. Kleine Kinder mit Bauchschmerzen versuchen gern, die Hand wegzuschieben, gestatten aber in der Regel die Einleitung der „Palpation" mit dem hautwarmen Stethoskop (DeGowin) oder mit der eigenen Hand.

Die ***Palpation*** des Bauches beginnt nicht am Schmerzort, wird mit der über dem Schmerzmaximum aufgelegten Hand fortgesetzt und führt schließlich zur tiefen Palpation. Dabei ist der **Gesichtsausdruck** des Kindes ein ebenso wichtiger Indikator wie das Zusammenkneifen der Augen, Seufzen, Stöhnen oder der Abbruch des Gesprächs. Loslaßschmerz kann so heftig sein, daß Sie sich damit Barrieren für spätere Kontrolluntersuchungen aufbauen. Man sollte deshalb bei kleinen Kindern lieber den Perkussionsschmerz prüfen oder das Kind husten lassen. Beide Prüfungen führen zum gleichen Erschütterungsschmerz wie das plötzliche Loslassen der eingedrückten Bauchdecke, sind aber weniger unangenehm für das Kind.

Druckschmerz, Perkussionsschmerz und Abwehrspannung sollten vorsichtig, aber wiederholt geprüft werden. Wenn das Kind bei einer Schmerzprüfung nicht reagiert, wird dic Diagnose fragwürdig; die Irritation des Peritoneum parietale führt nicht zu intermittierenden Schmerzen. Andererseits ist es nur natürlich, daß das Kind mit Bauchschmerzen von jeder Manipulation in dieser Region eine Schmerzverstärkung erwartet und sie auch abzuwehren suchen kann und deshalb dissimuliert.

Die Leber ist beim Säugling physiologisch groß und in der MCL bis 2 cm unterhalb des Rippenbogens zu palpieren. Gelegentlich können Sie auch die Milz des Kleinkindes bei sehr dünnen Bauchdecken durch abnorme Verschieblichkeit tasten.

Die Urinentnahme mit Plastikkatheter oder Punktion sollte beim Säugling nur der Facharzt durchführen. Üblich ist das Vorkleben eines Plastikbeutelchens und das Abwarten der Spontanmiktion. Bei Kleinkindern sollten Sie während der Untersuchung auf das Gewinnen spontan entleerten Harns mit einer Petri-Schale oder einem Kolben vorbereitet sein. „Mittelstrahlurin" können Sie erst vom 3.–4. Lebensjahr an gewinnen.

Die rektale Untersuchung: Ein Kunstgriff zur Verifizierung der Schmerzangaben ist die normalerweise schmerzlose Palpation des **Coccygicum** mit plantar flektiertem Finger. Angebliche Zunahme der Schmerzen bei dieser Untersuchung machen eine Überprüfung der sonstigen Schmerzangaben erforderlich, z.B. durch Vergleich der Angaben über den Schmerz, der durch abwechselnde Coccygicum-Palpation und Palpation des Schmerzmaximums im rechten unteren Quadranten ausgelöst wird.

Die **rektale Untersuchung in Steinschnittlage** sollten Sie dem Kind vorher erläutern. Verbaler und Blickkontakt müssen auch bei dieser Untersuchung erhalten bleiben. Jeder Versuch, den Sphinkterreflex kraftvoll zu überwinden, ist schmezhaft, deshalb müssen Sie behutsam vorgehen, ein Gleitmittel verwenden und den Zeigefinger mit der Fingerbeere zunächst abwartend gegen den Anus legen, bis die reflektorische Kontraktion abklingt. Dabei fordern Sie das Kind auf, wie zum Stuhlgang gegen den Finger zu pressen.

Bei Abwehr jeder Untersuchung kann Sedierung mit Pentobarbital 2 mg/kg Körpergewicht unter konsequenter Kontrolle der Vitalzeichen erforderlich werden.

Bleibt die körperliche Untersuchung ohne Ergebnis, empfiehlt GRYSKIEWICZ, das Kind abschließend in Hand-Knie-Lage zu bringen und gleichzeitig Bauch und Rücken des Kindes von oben und unten zu fassen und auf- und abzuschaukeln. Äußert das Kind dabei keinerlei Schmerzen, kann man getrost zuwarten.

18.9.6 Genitalorgane

Achten Sie bei Jungen auf Hodendeszension und Phimose, bei Mädchen auf Klitorishypertrophie und Verkleben der kleinen Labien. In jedem Fall von Kryptorchismus muß der Facharzt versuchen, den nicht deszendierten Hoden zu lokalisieren.

Besonders behutsames Vorgehen erfordert die **gynäkologische Untersuchung** von Kindern und Jugendlichen. Häufigster Anlaß sind Ausfluß bei Infektionen, Fremdkörpern oder Tumoren und vaginaler Blutaustritt, der – abgsehen von neugeborenen Mädchen – zum Ausschluß eines Tumors die vollständige Untersuchung des kleinen Beckens erforderlich macht. Den geeigneten Zeitpunkt für die erste gynäkologische Untersuchung halten Pädiater für das erste Auftreten gynäkologischer Beschwerden, Einsetzen sexueller Aktivität oder das Erreichen des 17. Lebensjahres.

Um das Vertrauen der jungen Patientin zu gewinnen, bedarf es bei Teenagern einer ausführlichen Beschreibung, besser Diskussion dessen, was geschehen wird, einer Demonstration der Instrumente und ihrer Verwendung und einer Klärung, die schon vor der Anamneseerhebung erfolgen sollte, ob begleitende Eltern dabei sein sollen.

Bei Kleinkindern ist der Schoß der Mutter der geeignete Ort, um die Untersuchung durchzuführen, für größere Kinder der normale Untersuchungsstuhl. Die Untersuchung sollte mit einer Palpation des Bauches beginnen, in der Mitte der Oberschenkel und mit den inguinalen Lymphknoten fortgesetzt und unter Aufrechterhaltung des verbalen und visuellen Kontaktes bis zu Ende geführt werden. Narkoseuntersuchungen werden für Notfälle bei den Kindern erforderlich, deren Abwehr eine ordentliche instrumentelle Untersuchung unmöglich macht.

18.9.7 Skelett

Gemessen wird das Verhältnis von Schädel- und Brustumfang. Inspizieren Sie die Wirbelsäule auf Kyphosen oder Lordosen. Die palpatorische Untersuchung richtet sich auf die Epiphysen und die Rippen (ROSENKRANZ); angeborene Hüftgelenksschäden wurden bei der Neugeborenenuntersuchung besprochen.

18.9.8 Neurologische Untersuchung

Bei der neurologischen Untersuchung des Neugeborenen oder des jungen Säuglings ist eine Standardisierung der Umweltbedingungen (Zimmertemperatur, Beleuchtung usw.) unbedingt Voraussetzung für vergleichbare Befunde. Außerdem müssen Sic während der Untersuchung die Verhaltensweisen des Kindes registrieren (ruhig, wach, schreiend, motorisch unruhig usw.).

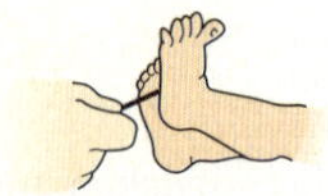

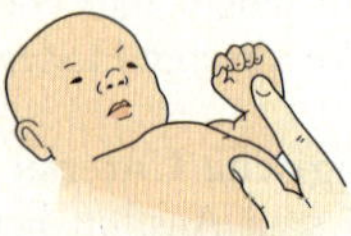

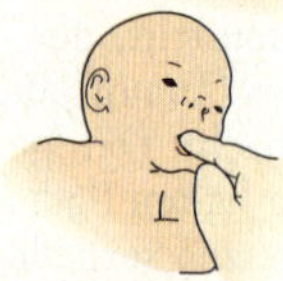

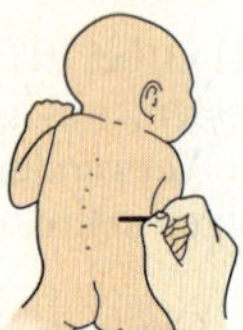

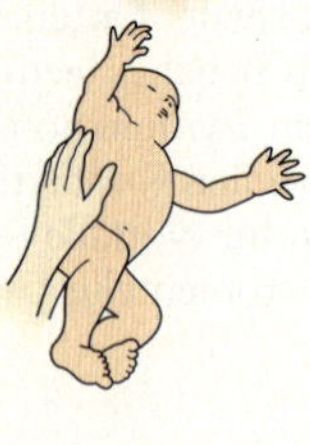

Charakteristisch für die normale Neugeborenenperiode und den jungen Säugling sind die sog. Primitivreflexe (= Greifreflexe), z. B. der **Palmar- und Plantarreflex** durch Berührung der Handflächen und der Fußsohlen.

Fluchtreflexe können an der gesamten Körperoberfläche ausgelöst werden. Auch der **Babinski-Reflex** ist ein Teil des Fluchtreflexes, der erst mit dem Erreichen der Gehfähigkeit verschwindet. Nach dem 2. Lebensjahr gilt er wie beim Erwachsenen als pathologisch.

Der Such- und **Rooting-Reflex** durch Berührung der Haut in der unmittelbaren Umgebung des Mundes führt zur Kopfwendung in Richtung auf den Reiz. Er ist besonders bei hungrigen Neugeborenen gut auslösbar. Der Saugreflex wird durch Einlegen des Fingers in den Mund ausgelöst.

Der **Galant-Reflex** (= Rückgratreflex), die Reizung der Haut entlang einer Parallele zur Wirbelsäule, führt zur Beugung der Wirbelsäule mit der konkaven Seite zum Reiz hin und zur Streckung des gegenseitigen Hüft- und Kniegelenkes.

Bei Prüfung des **Moro-Reflexes,** der sich ab 3. Lebensmonat zunehmend ändert, hält man das Kind mit dem Rücken auf einem Unterarm und unterstützt zunächst den Kopf mit der anderen Hand. Das Zurückfallenlassen des Kopfes führt beim reifen Neugeborenen in der ersten Phase zu einer Extension und Abduktion der Arme, in der zweiten Phase macht das Kind mit beiden Armen eine bogenförmige „Umklamme-

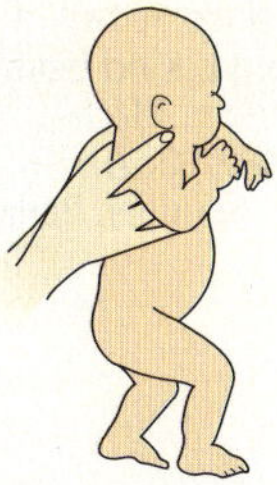

rungsbewegung" und kehrt dann in die Ausgangsstellung von Flexion und Abduktion zurück.

Schreitbewegungen führt das gesunde Kind aus, wenn man es aufrecht hält und mit den Fußsohlen die Unterlage berühren läßt. Das Überkreuzen der Füße ist dabei normal. Das reife menschliche Neugeborene hält seine Extremitäten in Beugehaltung; ein erhöhter Muskeltonus der Extremitäten (physiologische Beugehypertonie) ist beim Neugeborenen normal.

Veränderungen des **Muskeltonus** treten unter anderem bei Allgemeinerkrankungen wie akutem oder chronischem Durchfall und Gedeihstörungen auf, insbesondere jedoch bei zerebralen und neuromuskulären Krankheiten wie der angeborenen Myopathie oder zerebralen Bewegungsstörungen.

18.9.9 Untersuchung von Ohren, Mund und Rachen

Mindestens bis zum Schulkindalter sollten Sie mit dieser Untersuchung bis zum Ende Ihrer Befunderhebung warten. Für die Otoskopie ist ein Lupenotoskop zu empfehlen. Hinweise auf Mittelohrerkrankungen des Säuglings bietet Ihnen der Tragusdruckschmerz.

Die Untersuchung von Mund und Rachen sollte, wie JOPPICH (1980) betont, so durchgeführt werden, daß es nicht zu einem Kampf mit dem Kind kommt. Dazu hält die Mutter oder eine Schwester das Kind auf dem rechten Oberschenkel. Sie umfaßt Oberkörper und Arme des Kindes mit dem einen, den Unterkörper und Oberschenkel mit dem anderen Arm und kann ggf. ein abwehrendes Strampeln mit dem linken Oberschenkel verhindern. Sie führen auch bei der Untersuchung des Kindes den Kopf mit der linken Hand und benutzen mit der rechten den Spatel. Hält das Kind den Spatel mit den Zähnen fest, so warten Sie unter leichtem Druck ab, bis das Kind nachläßt, und können dann bis zum hinteren Anteil der Zunge vordringen. Dabei lösen Sie einen Würgereflex aus und müssen die Inspektion sehr schnell durchführen.

Den rechtzeitigen Durchbruch der Milchzähne zeigt die Abb. 18.**6**. Er soll gegen Ende des 2. Lebensjahres abgeschlossen sein.

Eine Verzögerung kann durch Rachitis oder Hypoparathyreoidismus bedingt sein. Im 6. Lebensjahr bricht als erster bleibender Zahn meist der erste Molar durch, mit 12 Jahren schließt der Zahnwechsel ab. Eine sichere Unterscheidung zwischen Milchzähnen und bleibendem Gebiß ist ohne technische Hilfsmittel kaum möglich.

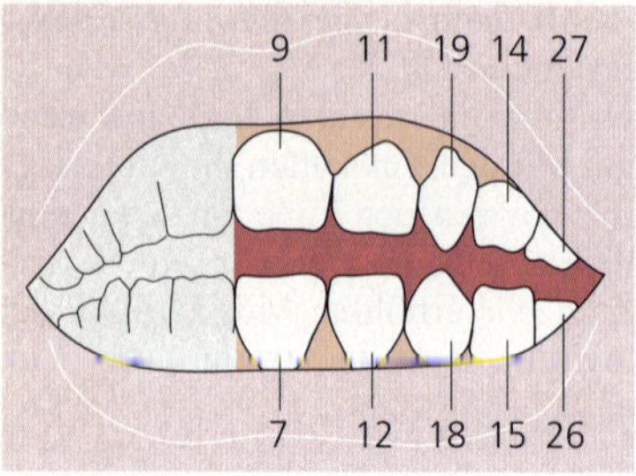

Abb. 18.**6** Milchgebiß, linke Seite. Angabe, wieviel Monate das Kind beim Durchbruch des betreffenden Milchzahns alt ist (aus *v. Harnack, G.-A.:* Kinderheilkunde, 6. Aufl. Springer, Berlin 1984)

18.9.10 Meßwerte

Den ***Blutdruck*** messen Sie beim Neugeborenen mit einer 4 cm breiten, in den ersten 2 Lebensjahren mit einer 5-cm-Manschette, bis zum 6. Lebensjahr mit einer 8-cm-, bei Schulkindern mit einer 13-cm-Manschette. Als Grundregel gilt, daß die Manschette zwei Drittel des Oberarmes bedecken muß. Um die Kinder nicht durch übermäßige Kompression des Oberarms zu erschrekken, erhöht man den Druck unter palpatorischer Kontrolle des Radialispulses um höchstens 25 mm über dessen Verschwinden. Immer sollten Sie Mehrfachmessungen durchführen und den niedrigsten Wert dokumentieren. Für Kinder unter 2 Jahren, bei denen die übliche Messung nicht gelingt, legen Sie die Manschette an, halten den Arm oder das Bein, an dem Sie messen wollen, hoch und streichen das Blut in Richtung auf die Manschette aus. Dann pumpen Sie schnell die Manschette auf, bringen die abgeblaßte Extremität wieder in die Horizontale und vermindern langsam den Manschettendruck. Bei deutlicher Rötung von Haut und Nagelbett lesen Sie den Druck am Manometer ab **(Flush-Methode).** Die Tab. 18.**2** zeigt die Normalwerte an.

Sichere pathologische Werte oberhalb der dreifachen Standardabweichung liegen zwischen dem 5. und 12. Lebensjahr etwa 10 mmHg, zwischen dem

Tabelle 18.**2** (nach *Rossi* u. *Nadas*)

Alter	Pulsfrequenz Mittelwert	Pulsfrequenz Streuung	Blutdruck systolisch	Blutdruck diastolisch	Amplitude Mittelwert
Neugeborenes	120	70–170	80 ± 16	46 ± 16	34
1 Jahr	120	80–160	96 ± 30	66 ± 25	30
5 Jahre	100	80–120	94 ± 14	55 ± 9	39
12 Jahre	85 bei ♂, 90 bei ♀	65–105 ♂ 70–110 ♀	113 ± 18	59 ± 10	54
16 Jahre	75 bei ♂, 80 bei ♀	55– 95 ♂ 60–100 ♀	118 ± 19	60 ± 10	58

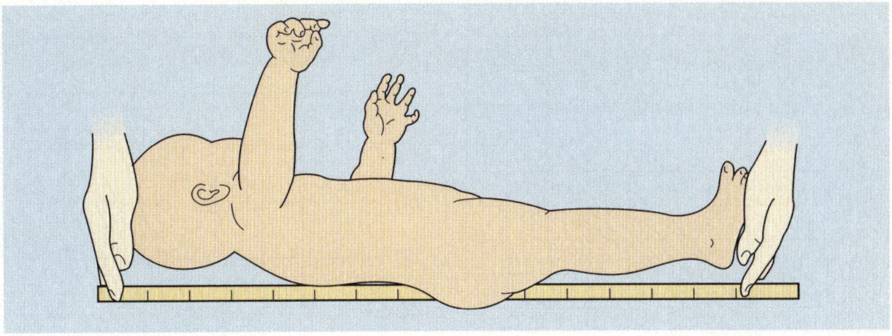

Abb. 18.**7** Größenmessung im Liegen (nach *Debrunner*)

12. und 16. Lebensjahr etwa 15 mmHg über den oberen Grenzen, die bei Mädchen während der Pubertät ohnehin 5 mmHg höher als bei Jungen gemessen werden.

Die ***Pulsfrequenz*** ist altersabhängig, z. B. beim Neugeborenen mit 120 bis 140 Schlägen pro Minute noch normal.

Messen Sie die ***Größe des Kindes*** von der Unterseite der Ferse bis zur Scheitelhöhe mit einem nicht dehnbaren Meßband oder einem starren Stab, und zwar bis zum 3. Lebensjahr am besten im Liegen (Abb. 18.**7**).

Auf den Median bezogene Perzentilwerte für ***Körpergröße*** und ***Gewicht*** zeigen die Abb. 18.**8 a–d.** Dabei bedeutet der Medianwert 50, daß die Hälfte sämtlicher Kinder größe bzw. schwerer, die andere Hälfte kleiner bzw. leichter ist, der Wert 90 zeigt, daß 10% aller Kinder größer bzw. schwerer und 90% kleiner bzw. leichter sind. Der Wert 10 gibt an, daß 10% aller Kinder kleiner bzw. leichter und 90% größer bzw. schwerer sind.

In den Somatogrammen der Untersuchungshefte für Kinder ist die Ordinate gerafft. Das bedingt den abweichenden Kurvenverlauf (Abb. 18.**9**).

Die Perzentilen P10 und P90 entsprechen etwa dem Größenalter von – 20 und + 20% des chronologischen Alters. FANCONI u. WALLGREN (1972) halten Werte innerhalb dieser Grenzen für physiologisch. Sie gelten für 80% aller Kinder. Werte unterhalb von P10 werden dor tals **Kleinwuchs,** oberhalb von P90 als **Großwuchs** bezeichnet, aber noch als normal angesehen, wenn die Größe der Eltern in gleicher Richtung abweicht. Erst wenn das Längenalter um mehr als 40% vom chronologischen Alter abweicht, sprechen FANCONI u. WALLGREN von **Zwergwuchs** bzw. **Riesenwuchs,** weisen aber darauf hin, daß diese Definitionen willkürlich sind. In Deutschland spricht man von Minderwuchs auch bei Größen unterhalb der zweifachen Standardabweichung vom Durchschnitt, vom Zwergwuchs unterhalb der dreifachen Standardabweichung.

Frühgeborene und Säuglinge **wiegt** man in der Meßmulde auf einer Tuchunterlage (die vom Gesamtgewicht abgezogen wird), unruhige und schwer-

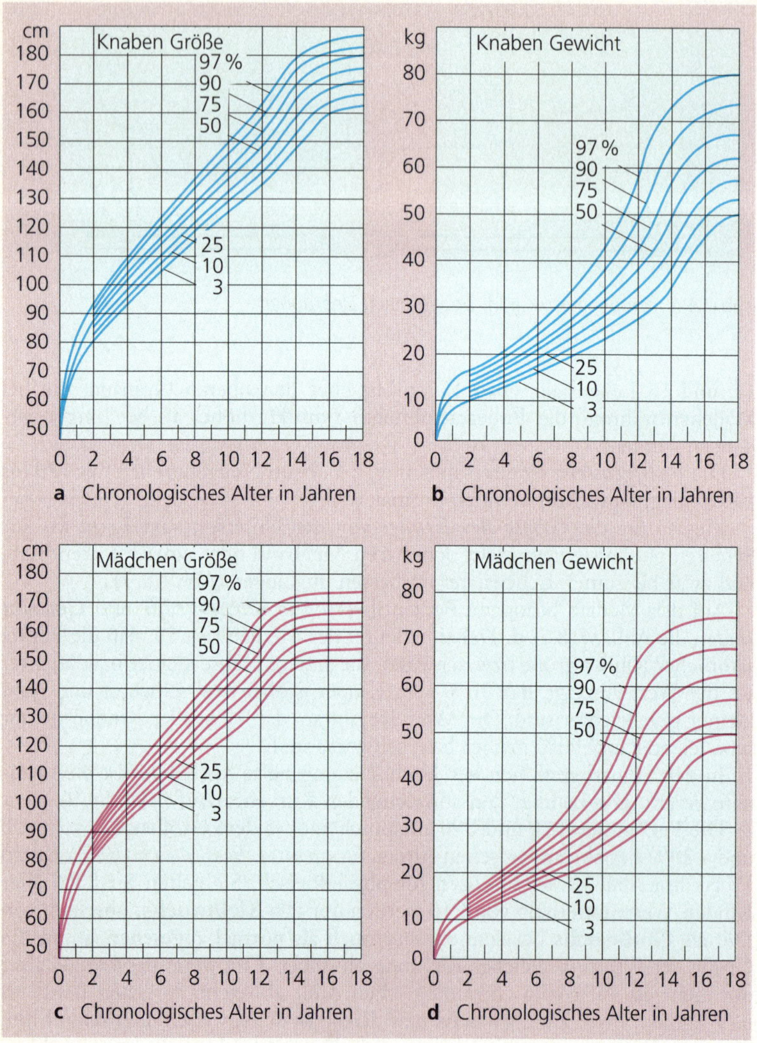

Abb. 18.**8 a–d** Britische Standardkurven für Größe und Gewicht (nach *Tanner,* aus *Fanconi, G., A. Wallgren:* Lehrbuch der Pädiatrie, 9. Aufl. Schwabe, Basel 1972)

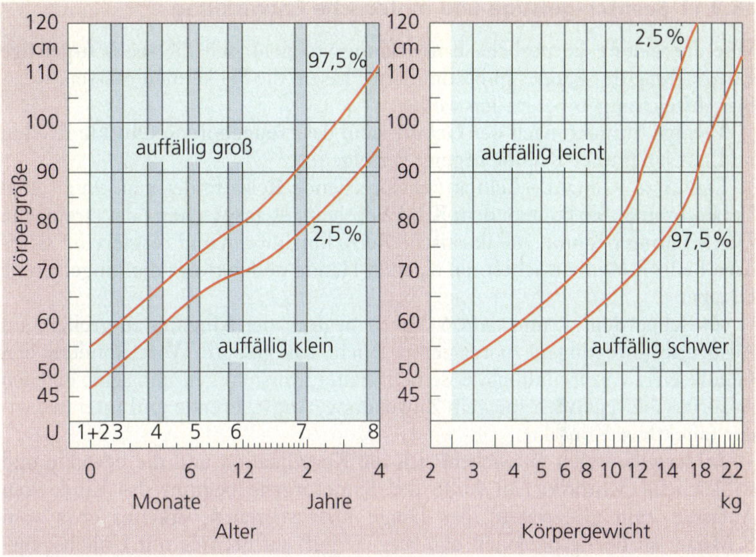

Abb. 18.**9** Somatogramm (aus: Untersuchungsheft für Kinder, hrsg. von der Bundesärztekammer)

kranke Kinder aufeiner Sitzwaage gemeinsam mit einer Begleitperson und zieht dern Gewicht dann ab.

Die ***Temperaturmessung*** sollte möglichst nach halbstündiger Ruhe und 1 Std. nach der letzten Mahlzeit erfolgen, weil körperliche Aktivität und Verdauung die Temperatur bis zu 1,3 °C steigern können. Axillärwerden normalerweise 0,5 °C weniger als oral und bis zu 1 °C weniger als rektal gemessen. Kinder unter dem 6. Lebensjahr sollten Sie grundsätzlich rektal messen, bei Säuglingen und unruhigen Kindern das Thermometer mindestens 3 Min. halten. Die **Normalwerte** liegen zwischen 36,8 und 37,5 °C. Die axilläre Messung bei älteren Kindern sollte mindestens 7 Min. lang erfolgen (Normalwerte zwischen 36,2 und 36,8 °C). Für rektale und orale Messungen sind grundsätzlich verschieden geformte Thermometer zu wählen. Zusätzlich ist das Thermometer vor jeder oralen Messung besonders sorgfältig zu desinfizieren und von der Desinfektionslösung zu reinigen. Man legt das Thermometer unter die Zunge und fordert das Kind auf, die Lippen fest zu schließen. Nach mindestens 3 Min. Meßdauer reicht der Normalbereich von 36,7 bis 37,2 °C.

18

18.9.11 Seelisch-geistige und motorische Entwicklung

Wie die weitere körperliche Entwicklung vollzieht sich die seelisch-geistige Entwicklung des Kindes in bestimmten Phasen, die Sie kennen müssen, wenn Sie Abweichungen beurteilen wollen.

Wenige Stunden nach der Geburt kann das Neugeborene Objekte fixieren und mit langsamer Kopfbewegung verfolgen.

Das erste Kontaktlächeln auf entsprechende Reize findet man im zweiten Lebensmonat. Sie können dem Kind zulächeln, es ansprechen oder streicheln. Der Säugling beginnt, auf akustische Reize hinzuhören und reagiert auf sichtbare Bedrohung, betrachtet die eigenen Hände und verfolgt die hingehaltene Klapper.

Zwischen dem 3. und dem 6. Monat beginnt der Säugling zu greifen, auf Ausdrucksbewegungen zu reagieren. Nicht das gesagte Wort, sondern den Gefühlswert von freundlich, böse oder heiter „versteht“ er, und seine eigenen Ausdrucksbewegungen spiegeln Zuwendung, Angst, Freude und Interesse wider (affektiver Kontakt).

In derselben Zeit entwickeln sich die Koordination und die bewußte und willkürliche Motorik. Mit Hilfe der Sinnesorgane beginnt das Kind, vom Anfassen zum „Begreifen“ der Dinge fortzuschreiten, erkennt etwa vom 8. Monat an Bezugspersonen und reagiert ggf. auf Fremde mit Unbehagensäußerungen.

Nach dem 6. Monat bleibt das aufgerichtete Kleinkind sitzen, richtet sich um den 10. Monat selbst auf, und nach Abschluß des ersten Lebensjahres lernt es gehen. In diesen letzten Monaten des Jahres lernt es auch den „Werkzeuggebrauch“ und holt sich mit Hilfe eines Stöckchens ggf. entfernt liegende Gegenstände heran.

Erstes Lallen beginnt um den 6. Monat, und das Kind braucht zur weiteren Entwicklung dieser „sprachlichen Äußerungen“ und zur Entwicklung seines Sprachverständnisses die Resonanz seiner menschlichen Umwelt. Aus dem Lallen wird gegen Ende des 1. Lebensjahres sinnvolle Lautbildung; dann folgen Einwortsätze, deren Bedeutung nicht nur die Mutter an den begleitenden Ausdrucksbewegungen ablesen kann (s. Schema der normalen Entwicklung).

Im 2. Lebensjahr ersetzt das Kleinkind (= 2.–6. Lebensjahr) die Einwortsätze durch Eigenschaftswörter und Verben; im 3. Lebensjahr entsteht eine zunächst schlichte Grammatik. Einen Überblick über die **Sprachentwicklung** gibt die Aufstellung von Fanconi u. Wallgren (1972):

Vom 3. Monat an:
: Lallsprache aus eigener Initiative; das Schreien wird moduliert.

Im 3. Quartal:
: Nachahmung der Laute = Echolalie.

Im 4. Quartal:
: Sprechen einzelner Wörter, am Ende des 1. Jahres beträgt der Wortschatz ca. 7 Wörter.

18.9.12 Schema der normalen Entwicklung

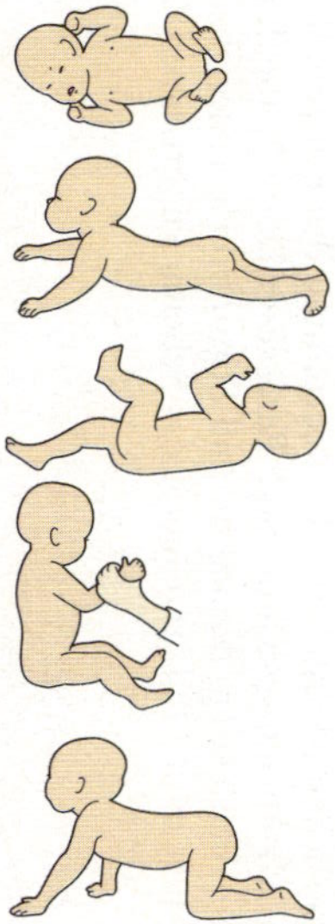

Alter	Motorik	Seelische und geistige Entwicklung
1. Monat	Beugehaltung überwiegt, Moro- und Greifreflexe und ziellose Impulsbewegungen	Mißbehagensäußerungen; Fixieren naher Objekte
2. Monat	intermittierendes Heben des Kopfes in Bauchlage	erstes Kontaktlächeln; Reaktionen auf akustische und optische Reize, Verfolgen von Objekten; Fixierungsabstand wird weiter
3. Monat	willkürliche Kopfbewegungen auf Reize, Moro nimmt ab	Wiedererkennen häufig gesehener Gegenstände
4. und 5. Monat	motorisch aktive Greifbewegungen, freie Haltung des Kopfes, Rollen	Reaktion auf Ausdrucksbewegungen (affektiver Kontakt)
ab 6. Monat	Sitzen mit Hilfe, ganzhändiges Zufassen	Nachahmung von Ausdrucksbewegungen; erste Stufe der Sprachentwicklung mit Lallen
7. und 8. Monat	freies Sitzen	Zeichen der Aufmerksamkeit, Nachahmung; Erkennen von Personen; Verstehen von »Nein«
9. Monat	Artikulation von Lauten, Kriechen, Aufstehversuche am Gitter	erstes Wortverständnis, erste Kontaktaufnahme; erster »Werkzeuggebrauch«
11.–12. Monat	Stehen, erste Schritte mit Hilfe, Spitzgriff, zunehmendes Gleichgewicht	Nachsprechen erster Wörter im Sinne von Einwortsätzen; versucht Aufmerksamkeit zu erwecken; versteht einfache Zusammenhänge wie »Auf-Wiedersehen-Winken«
2 Jahre	Laufen besser als Gehen, spielt mit Ball und Bauklötzen, stufenweises Treppensteigen	Dreiwortsätze mit Eigenschaftswörtern und Verben; teilweise Sauberkeit
3. Jahr	kann auf Zehen gehen und Dreirad fahren	über Tag und Nacht sauber; Beginn einer Syntax und der ersten Trotzphase; kann seinen ganzen Namen sagen, malt Kreise, kennt fünf Farben und kann sagen, ob es ein Junge oder ein Mädchen ist

Im 3. Lebenshalbjahr:
Die Wörter werden mit einem Sinn verbunden.
Im 4. Lebenshalbjahr:
Namenseroberung.
Ende des 2. Jahres:
Bildung von Zwei- und Dreiwortsätzen.
1. Halbjahr des 3. Jahres:
Zur Namenseroberung kommt das Fragen nach Wo und Wann.
2. Halbjahr des 3. Jahres:
Über- und Unterordnen der einzelnen Satzteile.
4. Lebensjahr:
Bedürfnis nach zeitlicher Orientierung. Beginn des konditionalen Denkens (Warum-Fragen), Beginn des Gebrauchs des Konjunktivs.

Charakteristisch für die ganze Phase dieser **frühen Kindheit** ist der Tätigkeitsdrang, mit dem Neues erlebt und getan wird. Umwelt und Ich verschmelzen. Das Kind ist meist frohgelaunt und kontaktfreudig, soweit seine leiblichen Bedürfnisse befriedigt werden und es Interesse und liebevolle Zuwendung findet.

Schon ein einjdähriges Kind kann an den Topf und daran gewöhnt werden, seine Bedürfnisse anzumelden. In der Regel sind Kinder mit 1 ¼ Jahren vom Stuhl sauber und mit 18–24 Monaten über Tag trocken, mit 2 ½ Jahren auch über Nacht.

Mit fortschreitender Bewußtwerdung und dem Erleben des eigenen Willens setzt dann im Laufe des 3. Lebensjahres die **erste Trotzphase** ein. Gehorsamsverweigerungen und Aggressionen erfordern ein elastisches Abwägen zwischen dem Gewährenlassen gegenüber dem, was das Kind ohnehin lernen muß, und dem Durchsetzen von Notwendigkeiten der Sozialisation.

Vom 6.–7. Lebensjahr an wird aus dem Kleinkind ein **Schulkind** (6. bis 14. Lebensjahr). Äußerlich wachsen die Extremitäten; der „Kinderspeck" schwindet zugunsten eindeutigerer Strukturen; das Kind wird distanzierter und wendet sich konsequenter einer Sache zu. Im Laufe der ersten Schuljahre lernt das Schulkind arbeiten, bildet sachliche Interessen aus, schließt Freundschaften und lernt es, sich an Regeln einer Gemeinschaft zu halten. Im Gegensatz zu dieser harmonischen Entwicklungsphase leitet der zweite Wachstumsschub dann zwischen dem 11. und 13. Lebensjahr die **Pubertät** ein, in der vieles „in Unordnung" gerät: Die körperlichen Proportionen verändern sich, die Motorik wird zunächst steif, staksig oder schlaksig.

Den körperlichen Maßstab für die Beurteilung des Eintritts der Pubertät bieten dann Mammaentwicklung und Penisvergrößerung, die Bildung von Scham- und Axillarhaaren, Menarche und Stimmbruch. Eine Übersicht über die Reifezeichen in der Pubertät bietet das Schema Pubertätsverlauf.

Pubertätsverlauf (aus *Gädeke, R.:* Diagnostische und therapeutische Techniken in der Pädiatrie, 3. Aufl. Springer, Berlin 1981)

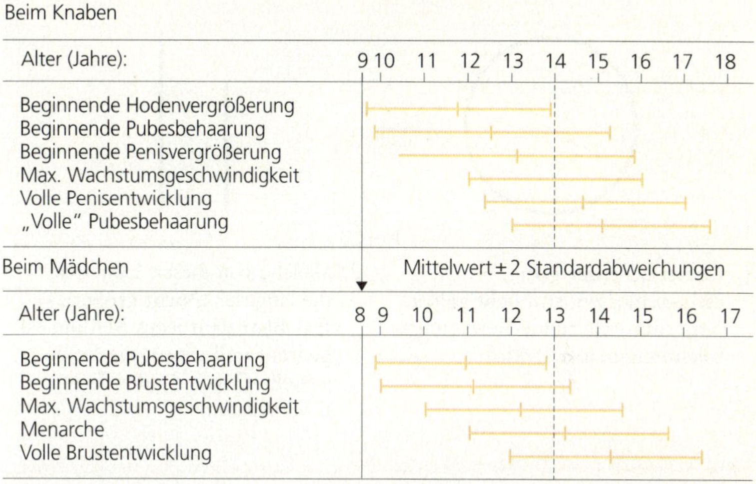

Den Eintritt der Menarche und der Hoden- bzw. Penisvergrößerung bezeichnet man als normal, wenn er zwischen dem 9. und 15. Lebensjahr erfolgt. Vor dem 8. Lebensjahr spricht man von Pubertas praecox, z. B. bei hormonaktiven Tumoren, nach dem 16. Lebensjahr von Pubertas tarda bzw. primärer Amenorrhö, z. B. als genetische Besonderheit oder verursacht durch chronische Krankheiten.

Der Begriff „Flegeljahre" trifft eigentlich nur den zum Ausdruck kommenden kleinen Teil des seelischen Chaos der Gegensätze, in das der Jugendliche stürzt und mit dem seine Eigenständigkeit beginnt, die er zunächst noch nicht recht anzuwenden weiß. Denken Sie bei der Entkleidung und der Untersuchung in dieser Altersstufe besonders an die Schamhaftigkeit der Jugendlichen. 18

Für die psychologische Exploration läßt man den Jugendlichen seine eigene Entwicklung, sein Verhältnis zu Eltern, Geschwistern, Freunden und Lehrern schildern sowie besondere Erlebnisse, Wünsche und Kümmernisse.

Mit Testverfahren wird seine Leistungsfähigkeit beurteilt (Binet/Simon, Schenk-Danzinger, Hamburg-Wechsler, das Leistungsprüfsystem [LPS] nach Horn oder der Kinderangsttest [KAT] von Thurner und Tewes). Für jüngere Kinder eignen sich die Tests von Bühler/Hetzer, Gottschald (Turmbau oder Würfelkasten) oder der Szenotest nach Stabs.

Hilfen zur Durchführung der Untersuchung nach den DENVER-Entwicklungsskalen

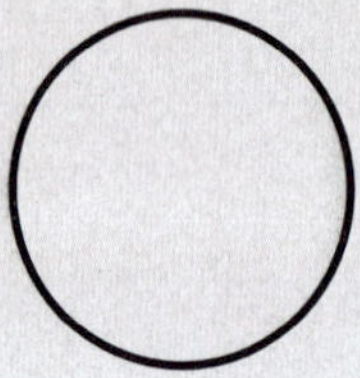

1. Gelöst bei jeder Form, die geschlossen ist. Nicht gelöst, wenn nur eine runde Bewegungszeichnung gemacht wird.

2. Welche von diesen Linien ist die längere? (Nicht größere.) Das Blatt wird jedes Mal um 90° gedreht und erneut die Frage gestellt. (3 von 3 oder 5 von 6 Versuchen.)

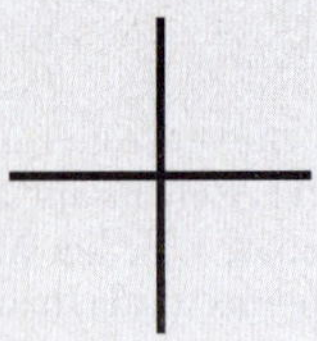

3. Gelöst bei jeder überkreuzten Linie.

4. Erst das Kind nachzeichnen lassen. Wenn das nicht gelingt, vormachen.

Wenn man die Aufgaben betreffend **Kreis, Kreuz** und **Quadrat** vorgibt, die Form nicht benennen. **Kreis** und **Kreuz** nicht vormachen.

5. Zeigen Sie auf das Bild und bitten Sie das Kind, die Figur zu benennen (Tiergeräusche sind nicht als Lösung erlaubt, fragen Sie aber die Eltern, wie dieses Tier zu Hause benannt wird, z. B. Wau-Wau als Hund).

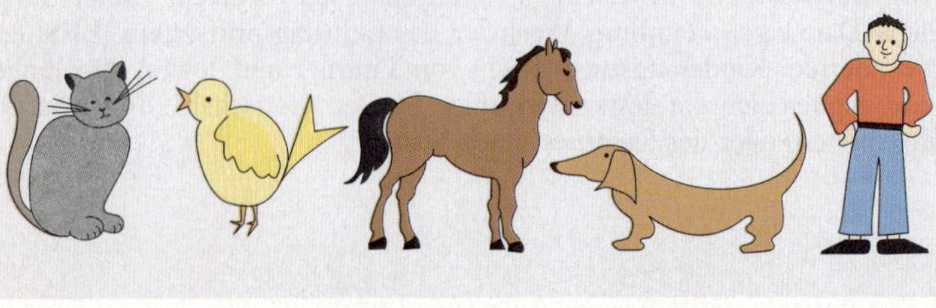

6. Geben Sie dem Kind nacheinander folgende Anweisungen: „Gib Mama das Klötzchen", „leg das Klötzchen auf den Tisch", „leg das Klötzchen auf den Fußboden". Der Untersucher und die Eltern sollten darauf achten, dem Kind keine Hilfe zu geben, indem sie auf die Mutter, den Tisch oder den Boden gucken oder zeigen.
7. Stellen Sie dem Kind folgende Fragen, **jeweils nacheinander:** „Was tust Du, wenn Du müde bist?" (z. B. schlafengehen, hinsetzen, ausruhen). „Was tust Du, wenn Dir kalt ist?" (z. B. Mantel überziehen, hineingehen, Heizung höher stellen). (Es gilt als Fehler, wenn das Kind mit „husten", „Medizin nehmen" antwortet oder irgend etwas von Erkältung sagt. Dann hat es nicht verstanden, was es gefragt wurde). „Was tust Du, wenn Du hungrig bist?" (z. B. essen, zu Abend essen, um etwas zu essen bitten.)
8. Geben Sie dem Kind ein Klötzchen und bitten Sie es, folgendes zu tun, und zwar **jeweils nacheinander:** „Leg das Klötzchen **auf** den Tisch", „leg das Klötzchen **vor** Mamis Stuhl", „leg das Klötzchen **hinter** ihren Stuhl". Eine falsche Antwort sollte nicht berichtigt werden. Bestanden, wenn das Kind drei von vier Anweisungen richtig befolgt.
9. Fragen Sie das Kind: „Feuer ist heiß, Eis ist ...?" (kalt, kühl, frierend, **nicht** naß, Wasser, schmilzt nicht). „Mutter ist eine Frau, Vater ist ein ...?" (**nicht** Vati, Junge, Ehemann). „Ein Pferd ist groß, eine Maus ist ...?" (klein, winzig). Wenn nötig, kann jeder Satz dreimal wiederholt werden. Bestanden, wenn das Kind bei zwei von drei Analogien ein passendes, entgegengesetztes Wort sagt.
10. Fragen Sie das Kind: „Was ist ein Ball, was ist ein See, was ist ein Schreibtisch, was ist ein Haus, was ist eine Banane, was ist ein Vorhang, was ist eine Zimmerdecke, was ist eine Hecke, was ist ein Bürgersteig?" (oder ein Kantstein). Bestanden, wenn das Kind sechs von neun Wörtern auf eine der folgenden Weisen definiert: 1. Gebrauch, 2. Form, 3. woraus es gemacht ist, 4. allgemeine Kategorien (z. B. die Banane ist eine **Frucht,** aber nicht nur **gelb** oder Bananenschale).
11. Fragen Sie das Kind: „Woraus ist ein Löffel gemacht?", „woraus ist ein Schuh gemacht?", „woraus ist eine Tür gemacht?". Bestanden, wenn das Kind antwortet: „Ein Löffel ist aus Metall (oder irgendein spezifisches Metall), Plastik oder Holz gemacht. Ein Schuh ist aus Leder, Gummi oder Stoff gemacht. Eine Tür ist aus Holz oder Metall gemacht." 18

Verhaltensbeobachtungen:

1 interessiert, arbeitet gut mit
2 nicht sehr interessiert, arbeitet aber mit
3 widerstrebt, etwas ängstlich
4 widerstrebt, will nicht mitmachen
5 weigert sich mitzumachen, teilnahmslos
6 ständig unruhig, weigert sich, läuft weg
7 anderes

(aus FLEHMIG, I.: Mat. Med. Nordm. 22 [1970])

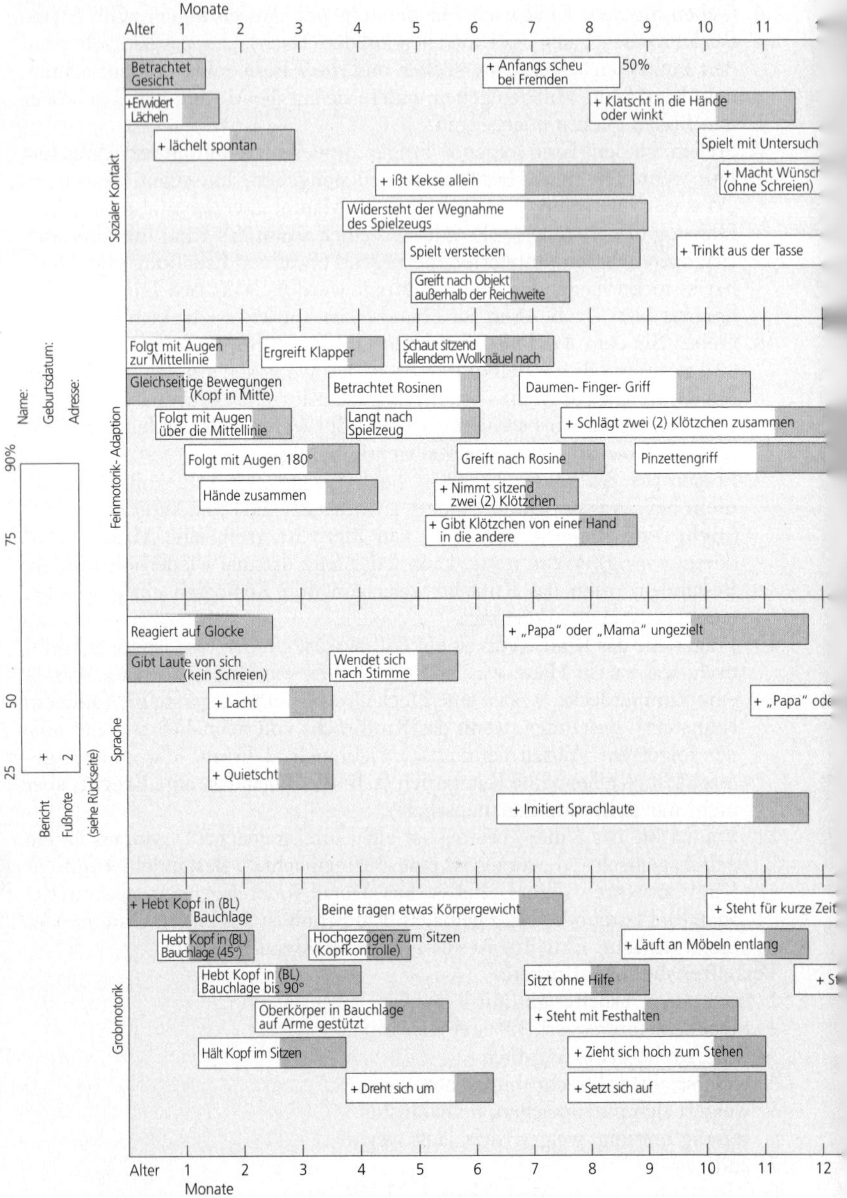

Denver-Entwicklungsskalen (Hilfen zur Untersuchungsdurchführung s. S. 496

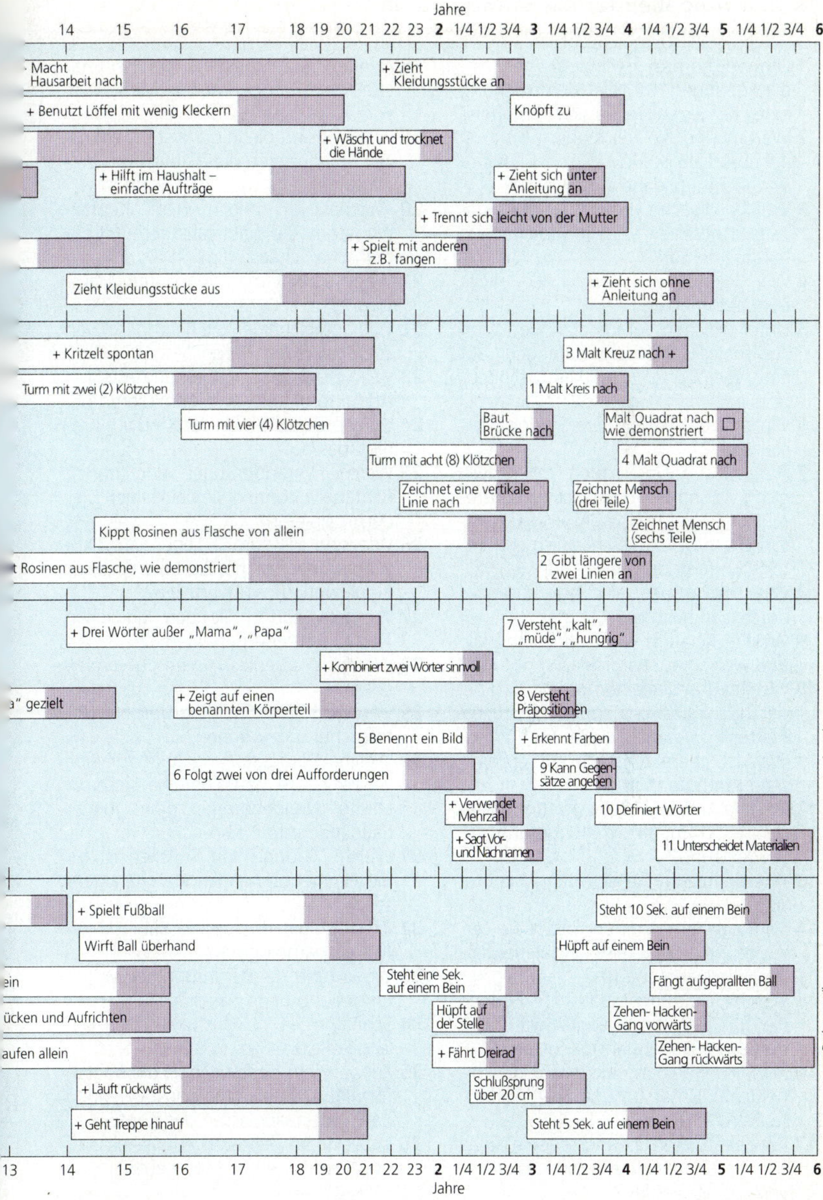
Jahre
14 15 16 17 18 19 20 21 22 23 2 1/4 1/2 3/4 3 1/4 1/2 3/4 4 1/4 1/2 3/4 5 1/4 1/2 3/4 6
Sozialer Kontakt
Macht Hausarbeit nach
+ Zieht Kleidungsstücke an
+ Benutzt Löffel mit wenig Kleckern
Knöpft zu
+ Wäscht und trocknet die Hände
+ Hilft im Haushalt – einfache Aufträge
+ Zieht sich unter Anleitung an
+ Trennt sich leicht von der Mutter
+ Spielt mit anderen z.B. fangen
Zieht Kleidungsstücke aus
+ Zieht sich ohne Anleitung an
Feinmotorik-Adaption
+ Kritzelt spontan
3 Malt Kreuz nach +
Turm mit zwei (2) Klötzchen
1 Malt Kreis nach
Turm mit vier (4) Klötzchen
Baut Brücke nach
Malt Quadrat nach wie demonstriert
Turm mit acht (8) Klötzchen
4 Malt Quadrat nach
Zeichnet eine vertikale Linie nach
Zeichnet Mensch (drei Teile)
Kippt Rosinen aus Flasche von allein
Zeichnet Mensch (sechs Teile)
t Rosinen aus Flasche, wie demonstriert
2 Gibt längere von zwei Linien an
Sprache
+ Drei Wörter außer „Mama", „Papa"
7 Versteht „kalt", „müde", „hungrig"
+ Kombiniert zwei Wörter sinnvoll
a" gezielt
+ Zeigt auf einen benannten Körperteil
8 Versteht Präpositionen
5 Benennt ein Bild
+ Erkennt Farben
6 Folgt zwei von drei Aufforderungen
9 Kann Gegensätze angeben
+ Verwendet Mehrzahl
10 Definiert Wörter
+ Sagt Vor- und Nachnamen
11 Unterscheidet Materialien
Grobmotorik
+ Spielt Fußball
Steht 10 Sek. auf einem Bein
Wirft Ball überhand
Hüpft auf einem Bein
ein
Steht eine Sek. auf einem Bein
Fängt aufgeprallten Ball
ücken und Aufrichten
Hüpft auf der Stelle
Zehen-Hacken-Gang vorwärts
aufen allein
+ Fährt Dreirad
Zehen-Hacken-Gang rückwärts
+ Läuft rückwärts
Schlußsprung über 20 cm
+ Geht Treppe hinauf
Steht 5 Sek. auf einem Bein
13 14 15 16 17 18 19 20 21 22 23 2 1/4 1/2 3/4 3 1/4 1/2 3/4 4 1/4 1/2 3/4 5 1/4 1/2 3/4 6
Jahre

18.10 Aufgaben für die Selbstkontrolle

1 Um welche drei psychologischen Voraussetzungen für die Untersuchung eines Kindes sollen Sie sich bemühen?
2 Warum sind Sie bei Kindern bis zum 4. Lebensjahr stärker als sonst auf Ihre Beobachtungsgabe angewiesen?
3 Welche Ursache von Fieber tritt – statistisch gesehen – im Kindesalter am häufigsten auf?
4 Wo lokalisieren Kleinkinder meist Bauchschmerzen?
5 Unter welchen Voraussetzungen kann „normales" Gewicht dennoch auf eine verzögerte Entwicklung hindeuten?
6 Wo entsteht bei Kindern Stridor in erster Linie?
7 Auf welche Lokalisation der Einengung weisen das gemeinsame Auftreten von inspiratorischem und exspiratorischem bzw. ausschließlich exspiratorischem Stridor hin?
8 Wie oft atmet ein Neugeborenes durchschnittlich pro Minute?
9 Welche Relation weist auf pulmonale und welche auf kardiale Dyspnoe hin?
10 Welche drei Begleitsymptome sind bei der hypokalzämischen Tetanie zu erwarten?
11 Was ist charakteristisch für epileptische Krampfanfälle?
12 Welche Ursache steht bei den Gelegenheitskrämpfen im Kindesalter im Vordergrund?
13 Wie definieren Sie den Begriff Enuresis?
14 Von welchem Alter an sollten Sie versuchen, ein bilaterales Arzt-Patienten-Verhältnis aufzubauen?
15 Welche Dokumentationshilfe können Sie für die Vorsorgeuntersuchungen bis zum 4. Lebensjahr benutzen?
16 In welcher Reihenfolge erfolgt die körperliche Untersuchung bei kleinen Kindern?
17 Welches Untersuchungsschema sollte für die Untersuchung Neugeborener verwendet werden?
18 Nennen Sie mindestens zehn Reifezeichen beim Neugeborenen (Meßwerte; vom Kopf zum Fuß)!
19 Welches sind die in der ersten Lebenszeit erkennbaren drei häufigsten Fehlbildungen?
20 Welches ist neben dem Kephalhämatom die häufigste geburtstraumatische Schädigung?
21 Wann spricht man von gutem Hautturgor?
22 Wie unterscheiden Sie herabgesetzten von schlechtem Turgor?
23 Wie verändern sich die quergestellten Adduktorenfalten bei Abmagerung?
24 Wie untersucht man das Kind auf Kraniotabes?
25 Welche Veränderungen der großen Fontanelle können Sie bei kleinen Kindern palpieren?
26 Wie sind bis zum 2. Lebensjahr Faßthorax und fast horizontaler vorderer Rippenverlauf zu beurteilen?
27 Weshalb dürfen Sie den kindlichen Thorax nur leise perkutieren?
28 Womit ist pueriles Atmen zu vergleichen?
29 Wie wird beim Säugling Urin zur Untersuchung gewonnen?
30 Welche Voraussetzung muß für eine vergleichbare neurologische Untersuchung Neugeborener oder junger Säuglinge erfüllt sein?
31 Welche Gruppe von Reflexen ist für die Neugeborenenperiode charakteristisch?
32 Ab wann gilt ein positiver Babinski-Reflex als pathologisch?
33 Wozu führt die Berührung der Mundumgebung beim Säugling?
34 Schildern Sie in Stichworten den Galant-Reflex!
35 Zu welchem Reflex gehört die bogenförmige Umklammerungsbewegung bei Zurückfallenlassen des Kopfes?
36 In welchem Zeitraum entwickelt sich normalerweise das Milchgebiß?

37 Welchen Anteil des Oberarmes soll die Blutdruckmanschette bedecken?
38 Was ersetzt bei der Flush-Methode die Auskultation bei der üblichen Blutdruckmessung?
39 Welche Pulsfrequenz ist beim Neugeborenen normal?
40 Auf welchen statistischen Mittelwert werden Perzentilwerte bezogen?
41 Was bedeutet eine Dreierperzentile?
42 Wie ist der unterschiedliche Kurvenverlauf in den Perzentilwerten und in den Somatogrammen der Untersuchungshefte für Kinder zu erklären?
43 Welche beiden physiologischen Faktoren wirken bei Kindern besonders auf die Körpertemperatur ein?
44 Geben Sie die unterschiedlichen Temperaturen bei rektaler, oraler und axillärer Messung an!
45 In welchem Normalbereich liegen die Werte für die Körpertemperatur (rektal)?
46 Wie lange sollte bei älteren Kindern die Körpertemperatur axillär gemessen werden?
47 Wie legt man das Thermometer bei der oralen Temperaturmessung ein?
48 Wann findet man beim Säugling das erste Kontaktlächeln?
49 Welche motorischen und affektiven Reaktionen erwarten Sie zwischen dem 3. und 6. Monat?
50 Wann lernt das Kind normalerweise gehen?
51 Wann wird aus dem Lallen sinnvolle Lautbildung?
52 Was ist charakteristisch für die motorische und affektiv-soziale Entwicklung in der ersten Phase der frühen Kindheit?
53 Geben Sie Richtwerte für das Sauberwerden der Kinder an!
54 Wann setzt die erste Trotzphase ein?
55 Welcher Zeitraum wird für den Eintritt von Menarche und Hoden-bzw. Penisvergrößerung als normal angesehen?
56 Nennen Sie mindestens drei Möglichkeiten einer einfachen psychologischen Exploration von Jugendlichen!

19 Untersuchung Bewußtloser und Notfalluntersuchung

Das Leben des Notfallpatienten ist akut bedroht. Deshalb muß die Untersuchung als Voraussetzung einer sinnvollen Therapie auf das unbedingt Notwendige, das heißt Lebenserhaltende, beschränkt werden. Wenn schon für den allgemeinen Untersuchungsgang eine formale Standardisierung zu fordern ist, dann sollte die Notfalluntersuchung im Sinne eines Drills nicht nur gelernt, sondern auch mit dem Ziel praktisch geübt werden, in Notfällen die Untersuchung zunächst auf das Erfassen des lebensbedrohlichen Zustandes und seiner Ursachen zu beschränken und sofort lebenserhaltende Maßnahmen einzuleiten.

Vorgehen

Beurteilung von Bewußtlosigkeit, Atemstillstand und Kreislaufstillstand

I. Lebensbedrohliche Zustände durch Trauma	
(Blutungen, Verbrennungen, Elektrounfälle usw.)	Soweit erforderlich, sofort Unterbindung der Blutung, Lagerung, Freimachen der Atemwege, Beatmung, Herzmassage, venösen Zugang schaffen. Übernahme des Patienten durch eine unfallchirurgische Klinik
II. Lebensbedrohliche Zustände ohne sichtbare Ursachen (Zeichen für Peritonitis, Krämpfe, Schock?)	
1. bei **Bewußtlosigkeit** oder bewußtseinsgetrübtem Patienten ohne Trauma:	Begleitpersonen zur Vorgeschichte befragen
bei ansprechbaren Patienten ohne Trauma:	Anamnese des Zustandes, Begleitumstände, Vorkrankheiten wie Epilepsie, Diabetes, Infarkt; Medikamente
2. **Gesamtbeurteilung:**	besondes bewußtlose Patienten völlig entkleiden; Haut (Farbe, Injektionen), Temperatur, Verletzungen; Geruch: Alkohol, Urämie, Azidose
3. **Kopf:**	Kalotte, Augenhintergrund, Liquoraustritt
4. **Atmung:**	Dyspnoe, Stridor, Atemtyp, Atemgeräusche, Zyanose
5. **Herz und Kreislauf:**	Pulsfrequenz und Füllung, Defizit, Arrhythmie, Herzgeräusche, Insuffizienzzeichen, Blutdruck
6. **Abdomen:**	Abwehrspannung, Druckschmerz, Organvergrößerungen
7. **ZNS:**	Pupille, Stauungspapille, Meningismus, Paresen, Tonus, Reflexe
8. **technisch-diagnostische Daten:**	EKG, Echo, Schädelröntgen, Urin (Schlafmittel), Serum mit Schnelltests, Hämoglobin und Hämatokrit
9. **zur Person:**	Name, Anschrift, Hausarzt, Angehörige

20 Technisch-diagnostische Untersuchungen und Referenzintervalle

Voraussetzungen für die Durchführung

Geht man von den therapeutischen Möglichkeiten aus, dann ist der Aufwand systematischer Screening-Untersuchungen nicht gerechtfertigt, um eine Laryngitis von einer Pharyngitis zu unterscheiden. Ganz anders sind Aufwand, Komplikationsrisiko und therapeutischer Nutzen und damit auch die Rechtfertigung diagnostischen Aufwands zu beurteilen, wenn man bei bekannter Urolithiasis eine ektopische Schwangerschaft von einem blasennahen Harnstein abgrenzen will.

Vor der Anordnung jeder technisch-diagnostischen Untersuchung sollten Sie eine Verdachtsdiagnose dokumentieren und sechs Frage beantworten:

1. Welchen **Aussagewert oder Ausschlußwert** hat die beabsichtigte Untersuchung in bezug auf die Verdachtsdiagnose, abzuklärende differentialdiagnostische Möglichkeiten und die Therapie? Z. B. erhöht eine Leukozytose über 15 000 bei akuten Schmerzen im rechten Unterleib die Wahrscheinlichkeit der Diagnose „akute Appendizitis" und die Indikation zur Laparotomie.
2. In welcher **Reihenfolge** gewährleisten die geplanten Untersuchungen optimale Aussagekraft und minimale Patientenbelastung?
   Z. B. bei Unterleibsbeschwerden die bimanuelle gynäkologische Untersuchung vor der Laparoskopie.
3. In welchem Verhältnis stehen **Kosten,** psychische und körperliche **Belastung,** Schmerzen und Risiken der Maßnahme **zum Nutzen** der Ergebnisse für die zu treffende diagnostische Entscheidung und für die therapeutischen Konsequenzen?
   Z. B. die Kosten für eine Computertomographie für die Bestimmung der Gallenblasen-Wandstärke bei Verdacht auf Cholezystitis.
4. Kennen Sie **Vorbereitung, Durchführung, Zeitspanne** für die Beurteilung der Ergebnisse genau?
   Z. B. das sachgemäße Abführen für eine Doppelkontrastaufnahme?
5. Welche **anderen** technisch-diagnostischen Untersuchungen können Sie unter Umständen mit der beabsichtigten Untersuchung **unmöglich** machen? (Kompatibilität und Reihenfolge)
   Z. B. die röntgenologische Lokalisation von Konkrementen durch eine Magen-Darm-Passage oder die Schilddrüsen-Funktionsdiagnostik mit jodhaltigen Kontrastmitteln.

6. Können Sie dem Patienten vor Durchführung einer ihn belastenden Untersuchung, wie z. B. der Endoskopie, Sinn und Vorgehensweise in einer ihm **verständlichen Form erläutern?**

Legen Sie in jedem Fall kritisch den Wert der beabsichtigten Untersuchung gegen Routinen und Hausbräuche fest. Mit Ihrer abgewogenen Entscheidung über das unbedingt Erforderliche können Sie die Kosten und die Belastung der Patienten nicht unwesentlich senken, die Zielsicherheit Ihres Vorgehens aber erhöhen.

Glauben Sie auch nicht bedingungslos an die Ergebnisse technisch-diagnostischer Untersuchungen. Der Autor hätte dieses Taschenbuch nicht schreiben können, wenn die Ergebnisse der 1960 mit seinem Namen versehenen Laborwerte tatsächlich für ihn bestimmt gewesen wären.

Bieten Sie aber auch Ihrerseits dem Labor und den Kollegen, die für Ihren Patienten Untersuchungen durchführen, angemessene Informationen an, die den anderen motivieren, nach den Symptomen zu suchen, die Sie für Ihre diagnostische Entscheidung dringend brauchen.

Die Information „Thorax in zwei Ebenen" motiviert nicht zum Mitdenken!

I Klinisch-chemische Untersuchungen im Serum (S), Plasma (P) bzw. Kapillarblut (C)[1]

Meßgröße		Referenzintervall	
Albumin, S		37–51	g/l
Alkal. Phosphatase, S[2]		40–190	U/l
Ammoniak, P	m.	17–47	µmol/l
	w.	12–38	µmol/l
α-Amylase, S[3]		bis 120	U/l
α_1-Antitrypsin, S[4]		0,85–2,13	g/l
Apolipoprotein A–I, S	m.	0,94–1,78	g/l
	w.	1,01–1,99	g/l

[1] Die angegebenen Werte stammen aus dem Institut für Klinische Chemie I der Medizinischen Hochschule Hannover

[2] Ab 1994 (Übergangszeit bis 1996) ändern sich die Referenzintervalle für die Enzymaktivitätsmessungen mit der Einführung neuer Standardmethoden (Standardmethoden 1994) bei der Meßtemperatur von 37 °C

[3] Mangels ausreichender Standardisierung können die Referenzintervalle zwischen den Laboratorien stärker variieren

[4] Ab 1995 wird eine vereinheitlichte Kalibrierung mit Bezug auf den Kalibrator CRM 470 umgesetzt werden. Bei dieser Standardisierung werden sich die Referenzintervalle für einige Proteine ändern

Meßgröße		Referenzintervall	
Apolipoprotein B, S	m.	0,63–1,33	g/l
	w.	0,60–1,26	g/l
Bilirubin, S		bis 17	µmol/l
Bilirubin, unkonjugiert, S		bis 17	µmol/l
Bilirubin, konjugiert, S		< 2	µmol/l
Bilirubin, -Delta, S		< 2	µmol/l
Calcium, S		2,15–2,60	mmol/l
Calcium, ionisiert, S (W)[5]		1,17–1,30	mmol/l
(Bezugs-pH-Wert: 7,4)			
Caeruloplasmin, S[4]		180–450	mg/l
Chlorid, S		97–108	mmol/l
Cholesterol, S			
m. 20–30 J.		bis 6,7	mmol/l
über 30 J.		bis 7,2	mmol/l
w. 20–40 J.		bis 6,5	mmol/l
40–51 J.		bis 7,2	mmol/l
über 50 J.		bis 8,5	mmol/l
(Für Cholesterol, HDL-Cholesterol und LDH-Cholesterol sind die Empfehlungen der Europäischen Atherosklerosegesellschaft zu beachten)			
CHE, S[2]	m.	3,5–8,0	kU/l
	w.	2,5–7,5	kU/l
CK-NAC, S[2]	m.	bis 80	U/l
	w.	bis 70	U/l
CK-MB, S (Aktivität)[2]		bis 10	U/l
CK-MB, S (Konz.)		bis 10	µg/l
CRP, S[4]		bis 8	mg/l
Eisen, S	m.	14–27	µmol/l
	w.	11–25	µmol/l
Elektrophorese, S			
Albumin		60–72%	
α_1-Globulin		2–4%	
α_2-Globulin		5–11%	
β-Globulin		6–14%	
γ-Globulin		8–18%	
Ferritin[3]	m.	32–233	µg/l
	w.	14–81	µg/l
Galactose, S, C		bis 0,24	mmol/l
Gallensäuren, S		bis 8	µmol/l
Glucose, C		3,9–5,6	mmol/l

[5] S (W) = Serumwasser

Meßgröße		Referenzintervall	
GLDH, S[2]	m.	bis 4	U/l
	w.	bis 3	U/l
GOT (AST), S[2]	m.	bis 18	U/l
	w.	bis 15	U/l
GPT (ALT), S[2]	m.	bis 22	U/l
	w.	bis 17	U/l
γ-GT, S[2]	m.	bis 28	U/l
	w.	bis 18	U/l
Hämoglobin (freies), P		bis 100	mg/l
Haptoglobin, S[4]		0,27–1,39	g/l
Harnsäure, S	m.	200–420	µmol/l
	w.	140–340	µmol/l
Harnstoff, S		3,3–6,7	mmol/l
IgA, S[4]		0,9–4,5	g/l
IgG, S[4]		8,0–18,0	g/l
IgM, S[4]	m.	0,6–2,5	g/l
	w.	0,7–2,8	g/l
Kalium, S		3,6–5,4	mmol/l
Kreatinin, S		bis 105	µmol/l
Kreatinin (enzymat.), S	m.	57–93	µmol/l
	w.	50–80	µmol/l
Kupfer, S	m.	11–22	µmol/l
	w.	13–24	µmol/l
Lactat, P		0,63–2,44	mmol/l
LDH, S[2]		80–240	U/l
Lipase, S[3]		bis 250	U/l
Magnesium, S		0,75–1,15	U/l
α_2-Makroglobulin, S[4]		1,46–3,69	g/l
Methämoglobin, P		bis 2,7%	
Myoglobin, S		bis 70	µg/l
Natrium, S		138–148	mmol/l
Osmolalität, S		280–310	mmol/kg
PAP (Prostata-spez. sr.P'ase), S[3]		bis 2,8	µg/l
Phosphat, S		0,83–1,67	mmol/l
Präalbumin, S[4]		0,17–0,42	g/l
Protein (gesamt), S		65–80	g/l
PSA (Prostata-spez. Antig.), S[3]		bis 4	µg/l
Saures-α_1-Glykoprotein, S[4]		0,30–1,35	g/l
Transferrin-EBK, S[4]	m.	54–73	µmol/l
	w.	45–63	µmol/l
Triglyceride, S		bis 1,80	mmol/l
Zink, S		8,4–22,9	µmol/l

II Klinisch-chemische Untersuchungen im arteriellen Blut

Meßgröße	Referenzintervall	
Blutgasanalyse:		
Bezugswerte für		
Körpertemperatur: 37 °C		
Hämoglobin: 15 g/dl		
pH	7,35–7,45	
pCO_2	36–42	torr
HCO_3, akt.	20–27	mmol/l
Base Excess	±2	mmol/l
pO_2 (Alter und Broca-Index beachten)	65–105	torr
O_2-Sättigung	94–98%	

III Klinisch-chemische Untersuchung im Liquor

Meßgröße	Referenzintervall	
Chlorid	115–133	mmol/l
Glucose	1,6–3,6	mmol/l
Protein	170–520	mg/l
Elektrophorese:		
Präalbumin	3–8%	
Albumin	54–71%	
α_1-Globulin	2–6%	
α_2-Globulin	3–8%	
β-Globulin	6–11%	
τ-Fraktion	3–9%	
β + τ-Fraktion	10–20%	
γ-Globulin	5–14%	

IV Klinisch-chemische Untersuchung im Urin

Meßgröße	Referenzintervall	
Albumin	12–19	mg/d
δ-Aminolävulinsäure	2–49	µmol/d
α-Amylase[3]	bis 560	U/l
Calcium	2,5–10,0	mmol/d
Chlorid	140–280	mmol/d
Dichte (Spez. Gewicht)	1,012–1,022	kg/l
Glucose	bis 0,7	mmol/d
	bis 1,7	mmol/l
Harnsäure	3,0–4,2	mmol/d

Meßgröße	Referenzintervall	
Kalium	25–100	mmol/d
Kreatinin	9,0–14,0	mmol/d
Kupfer	0,4–1,1	µmol/d
Magnesium	2,5–8,5	mmol/d
Natrium	130–260	mmol/d
Osmolalität	40–1 400	mmol/kg
Konzentrationstest	über 950	mmol/kg
Phosphat	23–48	mmol/d
Porphobilinogen	0,5–7,5	µmol/d
Porphyrine (gesamt)	bis 100	µg/d
Protein (gesamt)	bis 0,05	g/d
Vanillinmandelsäure	17–33	µmol/d

V Pharmaka-(Drug-)Monitoring im Serum (S) bzw. Blut (B) Vorläufige therapeutische Bereiche:

Meßgröße		Therapeutische Bereiche	
1. Analeptika			
Theophyllin, S		6,0–11,0	mg/l
Coffein, S		5,0–20,0	mg/l
2. Antiarrythmika			
Chinidin, S		2,0–5,0	mg/l
Disopyramid, S		2,0–5,0	mg/l
Lidocain, S		1,5–5,0	mg/l
Mexiletin, S		0,5–2,0	mg/l
Procainamid, S		4,0–8,0	mg/l
Procainamid und N-Acetylprocainamid, S		5,0–20,0 –(30,0	mg/l)
S-Propafenon, S		0,2–1,0	mg/l
S-Tocainid, S		3,0–10,0	mg/l
3. Antibiotika			
Amikacin, S	max.	15,0–25,0	mg/l
	min.	< 5,0	mg/l
Gentamicin, S	max.	5,0–10	mg/l
	min.	< 2,0	mg/l
Tobramycin, S	max.	4,0–10,0	mg/l
	min.	< 2,0	mg/l
Vancomycin, S	max.	20–40	mg/l
	min.	5–10	mg/l

Meßgröße		Therapeutische Bereiche			
4. Antidepressiva					
Amitriptylin, S		–			
Nortriptylin, S		50–150	µg/l		
Ami. + Nor., S		150–250	µg/l		
Imipramin, S		–			
Desipramin, S		150–300	µg/l		
Imi. + Desi., S		200–300	µg/l		
5. Antiepileptika					
Carbamazepin, S		4,0–10,0			mg/l
Ethosuximid, S		40–80		(–100	mg/l)
Phenobarbital, S		15,0–25,0		(–40,0	mg/l)
Phenytoin (ges.), S		5,0–20,0			mg/l
Phenytoin (frei), SW		0,5–2,0			mg/l
Primidon, S		5,0–12,0		(–15,0	mg/l)
Valproinsäure, S		50–100		(–140	mg/l)
6. Antimykotika					
Flucytosin, S	max.	50–100			mg/l
	min.	25–50			mg/l
7. Bronchospasmolytika					
Theophyllin, S		8,0–20,0			mg/l
8. Herzglykoside					
Digitoxin, S		13–25 µg/l		(17–33	nmol /l)
Digoxin, S		0,9–2,2 µg/l		(1,2–2,8	nmol/l)
9. Immunsuppressiva					
Ciclosporin, B		100–250	µg/l		
10. Psychopharmaka					
Lithium, S		0,60–0,80	mmol/l		

11. Zytostatika

S-Methotrexat
24 Std.: < 10,0 µmol/l
48 Std.: < 0,5–1,0 µmol/l
72 Std.: < 0,05–0,10 µmol/l
nach Beginn der hochdosierten Therapie (Infusion 4–6 Std.)

20

21 Anamnese, Befund und diagnostische Entscheidungshilfen – System ärztlicher Diagnostik

21.1 Vom Symptom zur Diagnose

Mit der Zusammenfassung von Anamnese und Befund schaffen Sie sich einen Überblick über die Probleme, die der Patient bietet (S. 517), und eine Unterlage, um über den Patienten in konzentrierter Form zu berichten.

Die Ergebnisse der Patientenuntersuchung müssen nun noch durch technisch-diagnostische Untersuchungen ergänzt werden, für die wir hier nur den Grundsatz wiederholen: Keine Laborlatten ankreuzen, sondern gezielte Laboruntersuchungen anordnen, die für diesen Patienten bei geringstmöglicher Belastung und minimalen Kosten einen optimalen Informationswert versprechen.

Mit den gewonnenen Informationen bereiten Sie die Schlußfolgerungen vor, die Sie zunächst als Vermutungsdiagnosen im Sinne von Hypothesen und dann als Arbeitsdiagnosen formulieren.

Sie müssen sich über den gedanklichen Weg und die Hilfsmittel klar werden, die von den Einzelsymptomen des Patienten zur Diagnose führen (Abb. 21.**1**).

Patienten kommen selten mit eindeutigen Diagnosen zum Arzt. Sie haben vieldeutige Symptome und wollen von Ihnen wissen, was ihnen fehlt und wie sie wieder gesund werden können. Auf den ersten Blick könnte es scheinen, als brauche man für die Praxis Lehrbuchdarstellungen nur umzukehren. Das ist aber nicht der Fall, denn im Gegensatz zu den eindeutigen Diagnosen der Lehrbücher bieten Patienten zunächst vieldeutige Symptome. Beispielsweise ist die Kugelzellanämie ein eindeutiges Krankheitsbild (Diagnose), zu dem auch die Blässe gehört. Das Symptom Blässe finden Sie aber auch bei vielen anderen Krankheiten. Für die Lösung dieses Problems wenden Sie eine ganz bestimmte Strategie an, die Sie von vieldeutigen Symptomen zur eindeutigen Diagnose und zur geeigneten Therapie führt. Das ist eine ***Problemlösungsstrategie:***

Anamnese, körperliche Untersuchung und technisch-diagnostische Verfahren ergeben die **Symptome** des Patienten (= Muster 1). Aus den Symptomen schließen Sie auf mögliche Krankheitsbilder (= Muster 2). Fragestellung: An welche Krankheitsbilder lassen die Symptome des Patienten denken? Mit dieser Vorwärtsverkettung treiben Sie **symptomatologische Differential-**

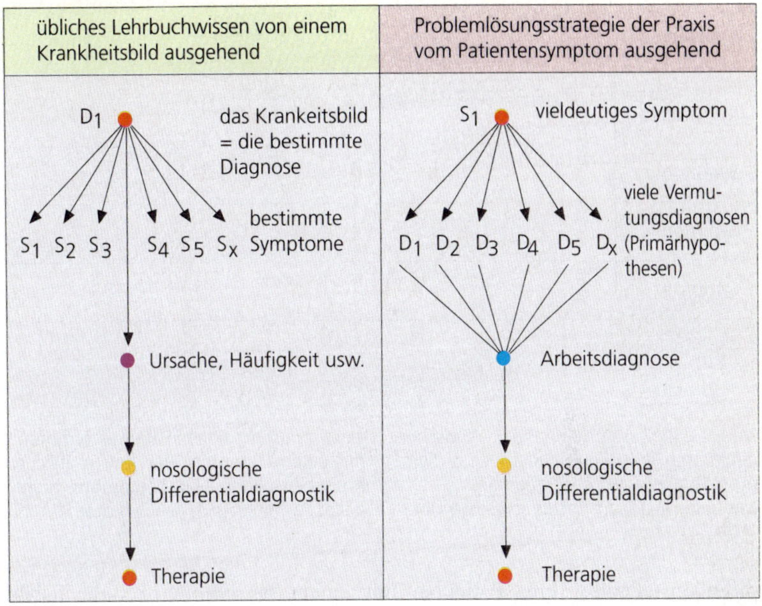

Abb. 21.**1** Der Unterschied zwischen Lehrbuchwissen und Problemlösungsstrategien

diagnostik, d. h., Sie schließen, ausgehend von den Symptomen, z. B. Ikterus, Lebervergrößerung etc., auf Hepatitis oder ähnliches.

Andererseits können Sie aus Ihrer Erfahrung oder aus der Krankheitslehre (Nosologie) Informationen über Krankheitsbilder gewinnen, die zu den Symptomen des Patienten passen, und vergleichen diese Krankheitsbilder untereinander mit dem Ziel, das naheliegendste Krankheitsbild (= Muster 2) als Arbeitsdiagnose auf die **Symptomkonstellation** des Patienten (= Muster 1) zu projizieren. Fragestellung: Welches Krankheitsbild paßt am besten zu der Symptomkonstellation des Patienten? Sie treiben also ganzheitliche **nosologische Differentialdiagnostik.**

In der Regel wechselt jeder Arzt schon bei der Patientenuntersuchung, ohne sich dessen bewußt zu werden, mehrfach und blitzschnell die symptomatologische = induktive Vorwärtsverkettung mit der nosologischen = deduktiven Rückwärtsverkettung. Beide Methoden entsprechen erkenntnistheoretisch einem **Mustervergleich** zwischen konkretem Symptommuster des Patienten und abstrakten Symptommustern aus Erfahrung und Lehrbüchern.

Das Schema „Differentialdiagnostik" (Abb. 21.**3**) zeigt diesen Denkprozeß am Beispiel chronisch-rezidivierender Lumbalsyndrome. Erst wenn Sie mit diesen vergleichenden Überlegungen zu dem Schluß kommen, daß die Sym-

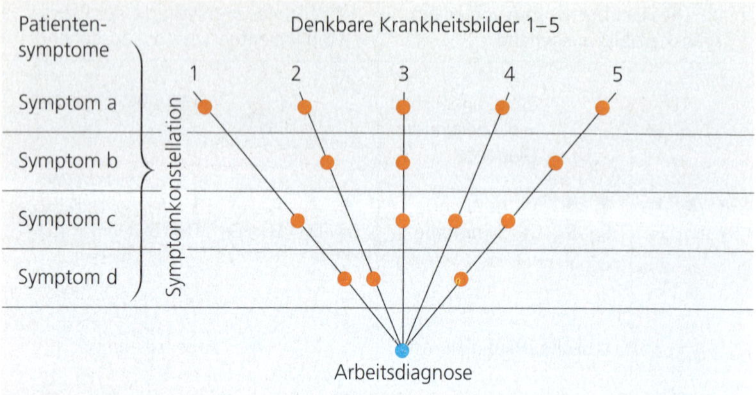

Abb. 21.**2** Zusammenhang zwischen denkbaren Krankheitsbildern und Symptomkonstellation des Patienten.
Die Punkte stehen für die jeweilige Übereinstimmung eines Patientensymptoms mit einem Symptom der fünf möglichen Krankheitsbilder. Nur bei **einem** Krankheitsbild finden sich alle Symptome!

ptomkonstellation Ihres Patienten mit einem bestimmten Krankheitsbild übereinstimmt, stellen Sie die **Arbeitsdiagnose.** Sie gilt es zu überprüfen. Dabei sollten Sie sich aber nicht auf die Bestätigung Ihrer ersten Vermutungen konzentrieren, sondern sine ira et studio fragen: „Was könnte es sonst noch sein?“

Prüfen Sie grundsätzlich Ihre Diagnosen mit dem wissenschaftlich anspruchsvollen Ziel, sich selbst zu widerlegen.

Keine Untersuchung sollte abgeschlossen werden, ohne eine Arbeitsdiagnose und ohne die differentialdiagnostischen Möglichkeiten schriftlich zu formulieren, die gezielte technisch-diagnostische Maßnahmen und die damit verbundenen Belastungen des Patienten rechtfertigen.

Arbeitsschritte zu Abb. 21.**3** ▶

❶ Vergleich der Patientensymptome mit der Arbeitsdiagnose
❷ Krankheitsbilder, die der Arbeitsdiagnose ähneln
❸ identische Symptome bei Arbeitsdiagnose und ähnlichen Krankheitsbildern
❹ Symptome der Arbeitsdiagnose, die bei ähnlichen Krankheitsbildern fehlen
❺ quantitative und qualitative Abweichungen identischer Symptomebei Arbeitsdiagnose und ähnlichen Krankheitsbildern
❻ Symptome, die im Vergleich zur Arbeitsdiagnose bei ähnlichen Krankheitsbildern zusätzlich auftreten

Krankheitsbilder	**Kreuzschmerz**	in Minuten bis Stunden	diffus	primär ziehend	eingeschr. Beweglichk. d. LWS	Druck- u. Klopfschm. d. LWS	Extensionstest positiv	**keine** charakter. Röntgenbef.	**keine** char. Laborbefunde	Abweichungen beim Kreuzschmerz (Dauer, Stärke, Art und Ort, Beziehung zu Funktionen)	unterscheidende zusätzliche Symptome
1. (Pat.-symptome)	X	X	X	X	X	X	X	X	X		
2. chron. rezidivier. Lumbalsyndrom	X	X	X	X	X	X	X	X	X		
3. path. Statik	X	X	X	X	X	X	X		X		Röntgenbefund
4. Lumbago (ak. disk. Lumbals.)											
5. muskuläre Insuffizienz	X	X	X	X				X	X	Ausdehnung nach kranial	
6. Lumbalwurzel-Syndrom	X	X			X	X	X	X	X	segmentale Ausstrahlung	Schonhalt., path. Neur.
7. M. Paget	X		X	X		X				Ausdehnung	path. Rö. u. Lab.
8. M. Baastrup	X				X	X			X		path. Röntgen
9. Osteoporose											
10. Wirbeltumor	X				X	X	X			Dauerschmerz	path. Rö. u. Lab.
11. Trauma	X	X			X	X				Anamnese	path. Röntgen
12. Hüft- u. Knieerkr.	X									Regionalschmerz	path. Rö. u. Lab.
13. Entzündungen Wirbelsäule	X						X			Dauerschmerz	path. Rö. u. Lab. und Fieber
14. M. Bechterew	X				X					Steifigkeit	path. Rö. u. Lab.
15. Neuropathie	X							X		Segmental-schmerz	path. Neur. u. Lab.
16. neurogener Tumor	X									Dauerschmerz, Kaudasymp.	path. Rö. u. Lab.
17. gyn. Erkrankungen	X							X		Ausdehnung Pelvis	path. gyn. u. Lab.
18. urol. Erkrankungen	X									Ausdehnung	path. Röntgen

Abb. 21.**3** Muster einer differentialdiagnostischen Tabelle (aus Dahmer, J.: Diagnostisch-therapeutisches Denken. Schattauer, Stuttgart 1980). Erläuterungen zu Arbeitsschritten ❶ bis ❻ s. S. 512

21.2 Sensitivität, Spezifität und der diagnostische Vorhersagewert der Symptome – quantitative Diagnostik

Grundlage ärztlicher Kunst ist das Suchen und Finden von Symptomen, die es gestatten, *zutreffende* Diagnosen zu stellen. Das sind Symptome mit hohem diagnostischem Gewicht. Mit wenigen Begriffen läßt sich eine objektive Gewichtung der diagnostischen Aussagekraft von Symptomen darstellen.

Um vom Symptom zur Diagnose zu kommen, benutzt der Arzt neben seinem **Erfahrungsschatz** populär-statistische Aussagen wie „häufige Krankenheiten sind häufig". Sie werden allerdings durch seinen persönlichen Tätigkeitsbereich wesentlich beeinflußt. Z. B. gehören für den Chirurgen in einem Kreiskrankenhaus Appendizitiden, die er zwei bis dreimal pro Woche operiert, zu den häufigen Krankheiten, Schmerzen im rechten Unterbauch mit einer für seine Sicht weitreichenden „Selbstverständlichkeit" zu diesem Krankheitsbild. Tatsächlich liegt die Prävalenz, das ist die Häufigkeit der Krankheit K in der Bevölkerung, abgekürzt: P(K), bei etwa 0,1 %. Entsprechend niedrig ist der diagnostische Vorhersagewert dieses Symptoms.

Die **Sensitivität,** also Angaben über die prozentuale Häufigkeit z. B. des Symptoms Bauchschmerz bei Appendizitis P(S+ | K) = 96 %[1], reicht für die Gewichtung der Aussagekraft eines Symptoms nicht aus, denn sie sagt nicht etwa, daß Bauchschmerzen mit großer Wahrscheinlichkeit auf eine Appendizitis schließen lassen. Das mißverständliche Motto „Häufige Dinge sind häufig" hat ärztliches Denken jahrzehntelang zu dem Trugschluß verführt, daß Häufigkeit und Wahrscheinlichkeit identisch seien. Auch die Einbeziehung der (schwer bsetimmbaren) **Spezifität,** das sind Prozentangaben für das Fehlen des Symptoms bei Menschen, die keine Appendizitis haben, abgekürzt P(S– | NK), erlaubt keine endgültige Aussage über den diagnostischen Wert des Symptoms. Gebraucht wird zusätzlich die diagnostische Wahrscheinlichkeit oder der diagnostische **Vorhersagewert** VW eines Symptoms, also eine Aussage darüber, mit welcher Wahrscheinlichkeit das Symptom S+ die

---

[1]

se = P(S+ | K)	also der Prozentsatz der Fälle mit der Krankheit K und dem Symptom S+
sp = (1 – P[S+ | NK])	also der Prozentsatz ohne die Krankheit NK und ohne das Symptom S–
S+, S–	vorliegende oder nichtvorliegende Symptome
K	die Krankheit
NK	das Nichtvorliegen der Krankheit
VW+	der positive Vorhersagewert
VW–	der negative Vorhersagewert
P	die Wahrscheinlichkeit
P (NK) = (1 – Prävalenz)	
P (K)	die Verbreitung (Prävalenz), die wir hier gleichsetzen mit der A-priori-Wahrscheinlichkeit für die Krankheit K
K | S+	das Vorliegen der Krankheit unter der Voraussetzung, daß das Symptom S vorliegt

Schlußfolgerung zuläßt, daß eine bestimmte Krankheit K vorliegt = P(K | S+). Dazu wird die Zahl der Patienten, die Bauchschmerzen bei Appendizitis haben, ins Verhältnis gesetzt zur Gesamtzahl der Menschen, die Bauchschmerzen haben. Das 4-Felder-Schema zeigt den Zusammenhang (s. Abb. 21.4).

Prozentangaben über die Häufigkeit von Symptomen bei bestimmten Krankheiten, die nosologischen Wahrscheinlichkeiten, das sind Sensitivität = P(S+ | K) und Spezifität = P(S− | NK), lassen sich mit dem Bayes-Theorem in **diagnostische Wahrscheinlichkeiten** umsetzen (N. VICTOR).

$$P(K \mid S+) = \frac{P(S+ \mid K)\,P(K)}{P(S+ \mid K)\,P(K) + P(S+ \mid NK)\,P(NK)}$$

Das Theorem gestattet damit die Wertung von Symptomen für eine bestimmte Diagnosestellung aufgrund der Symptomhäufigkeiten, die meist den sog. Symptomlisten entnommen werden können.

Beispiel

Die Prävalenz, d.h. die Gesamtzahl aller Fälle von Tuberkulose in der Bundesrepublik, liegt derzeit bei 0,1%. Nach HEIN u. Mitarb. (Handbuch der Tuberkuloseerkrankungen) wird das Symptom Husten bei Tuberkulosekranken in etwa 80% der Fälle beobachtet (Sensitivität = 80%). Die Häufigkeit des Auftretens von Husten bei allen nicht an Tuberkulose erkrankten Menschen (praktisch identisch mit der Häufigkeit des Auftretens in der Geamtbevölkerung) schwankt zeitlich und regional; nehmen wir diese Häufigkeit nur mit 2% an, so ergibt sich, bezogen auf 10 000 Personen, die folgende Vierfeldertafel. Man erkennt, daß trotz hoher Sensitivität und Spezifität des Symptoms der (positive) Vorhersagewert des Hustens nur 8/200, also 4% beträgt; das Symptom Husten allein hat sehr geringe Aussagekraft bezüglich der Diagnose Tuberkulose (Abb. 21.4).

Das Bayes-Theorem führt über die Häufigkeit des Vorkommens eines Symptoms bei einer bestimmten Krankheit insofern hinaus, als es sein Vorkommen auch bei Menschen berücksichtigt, die die Krankheit nicht haben (= P[S +/Nk]) und die Verbreitung (Prävalenz) der Krankheit innerhalb einer definierten Population ins Kalkül zieht.

Durch das Berechnen der Wahrscheinlichkeit des Vorliegens bestimmter Krankheiten über das Bayes-Theorem können Sie Ihre diagnostischen Entscheidungen verbessern. Die Berechnung läßt sich bei Vorliegen von Angaben zur Prävalenz, zur Symptomhäufigkeit und zur Spezifität leicht mit einem Taschenrechner durchführen. Die Formel liefert dann zwar keine neue Erkenntnis, bereitet aber die vorliegenden Informationen in einer Form auf, die unmittelbar für Ihre diagnostischen Schlüsse verwendbar ist.

Vergessen Sie aber über Maß und Zahl nicht die Tatsache, daß Sie damit nicht mehr als Wahrscheinlichkeiten erhalten, die Ihnen bei diagnostischen

	H^+	H^-	
Tb	8	2	10
NTb	200	9790	9990
	208	9792	10.000

P(Tb) + Prävalenz = 10/10.000 = 0,1%
$P(H^+|Tb)$ = Sensitivität = 8/10 = 80%
$P(H^-|NTb)$ = Spezifität = 9.790/9.990 ≈ 98%
$P(Tb^-|H^+)$ = Vorhersagewert (+) = 8/208 ≈ 4% !

Abb. 21.**4** 4-Felder-Schema (nach *Victor*)

Überlegungen zwar helfen, Ihnen aber die Entscheidung über die Diagnose nicht abnehmen.

Die Anwendung des **Bayes-Theorems** auf diagnostische Fragestellungen in der Medizin hat vier Handicaps:

1. Es geht davon aus, daß nur eine Krankheit vorliegt, was besonders bei älteren Patienten fraglich ist;
2. die Symptome, die in die Berechnung des Vorhersagewertes eingehen, müssen voneinander unabhängig sein. Unser pathophysiologisches Wissen reicht längst nicht aus, um die Unabhängigkeit aller in der täglichen Praxis vorkommenden Symptome voneinander sicherzustellen;
3. es müssen alle Patienteninformationen vollständig vorliegen, eine Forderung, die im Rahmen einer wirtschaftlichen Gesundheitsbetreuung unrealistisch erscheint, aber dadurch kompensiert werden kann, daß man nichterhobene Daten auch aus der Berechnung ausklammert, oder Daten, die sequentiell gewonnen werden, auch sequentiell in das Bayes-Theorem einfließen läßt;
4. Untersuchungen innerhalb Europas haben gezeigt, daß sowohl die berechneten Wahrscheinlichkeiten als auch die Häufigkeitserhebungen über das Vorkommen bestimmter Symptome bei bestimmten Krankheiten nicht uneingeschränkt vergleichbar sind. Einzelerhebungen in den Ländern, z. B. zu der Frage, wie häufig unklarer Husten, der länger als sechs Wochen anhält, in einem größeren Kollektiv vorkommt, sind außerordentlich zeit- und kostenaufwendig.

Die Anwendung des Bayes-Theorems zur Berechnung des diagnostischen Vorhersagewertes einzelner Symptome für bestimmte Krankheiten bedarf intensiver Forschung. Im Zeitalter rationaler Vorliebe für Zahlen ist in jedem Fall dem Patienten mit verbindlich definierten Symptomen, Meßwerten und Logik mehr gedient als mit vager intuitiver Mystik.

21.3 Vorstellung des Patienten

Der Umfang einer Patientenvorstellung richtet sich nach der Zeit, die zur Verfügung steht, und der Absicht, die mit der Vorstellung verfolgt wird. Für die landesüblichen Verhältnisse einer Kollegen-, Oberarzt- oder Chefvisite reicht folgendes Schema aus:
- **Name und Alter des Patienten,**
- **Anlaß des Arztbesuches/der Klinikaufnahme,**
- **Hauptbeschwerden, Begleitbeschwerden,** differenziert (S. 31) und
- **chronologisch geordnet** im Sinne des bisherigen Krankheitsverlaufs (S. 65),
- Anamnese im weiteren Sinne[2], diagnostisch wichtige Negativa[2],
- bei chronischen Krankheiten oder Rezidiven bisherige Therapie,
- relevante pathologische **Befunde**[2] ausführlich und differenziert (S. 69),
- sonstige pathologische Befunde nur in Schlagworten,
- Vitalzeichen* und Laborwerte[2],
- diagnostisch wichtige Normalbefunde[2] (Negativa).

Erst auf Anforderung:
- Vermutungsdiagnose und geplante Maßnahmen,
- differentialdiagnostische Überlegungen;
- Arbeitsdiagnose und Therapie,
- endgültige Diagnose und ggf. Epikrise.

Für die ausführlichere Patientenvorstellung in Lehr- oder Fortbildungsveranstaltungen, für "grand rounds" oder Fallstudien ist der Zugang nach der problemorientierten Patientenbetreuung (S. 519) vorzuziehen, der betonter zur Analyse und zum Mitdenken auffordert: Datenpool, Problemliste, Aktionsplan, Verlauf und ggf. Epikrise.

---

2 Jeweils nur, soweit die Angaben für die jetzige Krankheit von Bedeutung sind

21.4 Aufgaben für die Selbstkontrolle

1 Nennen Sie einen negativen und drei positive Grundsätze für die Anordnung technisch-diagnostischer Untersuchungen.

2 Welche drei Informationsgruppen gehen in den Datenpool ein?

3 Was heißt symptomatologische Differentialdiagnostik?

4 Wie bezeichnen Sie die vielfältigen diagnostischen Überlegungen, die Sie bei der Patientenuntersuchung anstellen?

5 Auf wen oder was bezieht sich der Begriff Symptomkonstellation?

6 Was heißt diagnostisches Zuordnen?

7 Welche Form der Differentialdiagnostik betreiben Sie, wenn Sie Krankheitsbilder insgesamt untereinander vergleichen?

8 Welche Aufgabe ergibt sich aus der Arbeitsdiagnose?

9 Was verstehen Sie unter Sensibilität eines Symptoms?

10 Welcher Ausdruck gibt die Prozentangabe für das Fehlen eines Symptoms bei Nichtvorliegen einer Krankheit wieder?

11 Definieren Sie den Begriff „diagnostischer Vorhersagewert".

12 Nennen Sie mindestens drei Handicaps des Bayes-Theorems.

22 Problemorientierte Patientenbetreuung – problemorientierte Dokumentation

Jeder Arzt, der darauf angewiesen ist, in eigenen oder fremden Krankengeschichten – unter Umständen unter dem Zeitdruck eines Notfalles – bestimmte Informationen zu suchen, weiß, wie selten man „auf Anhieb" findet, was man sucht. Darüber hinaus wird bei ständig wachsender Informationsmenge die ärztliche Dokumentation immer mühsamer und kostspielieger. Ohne ein logisches System, das die Aufzeichnung vereinfacht und ein gezieltes Abrufen von Informationen erleichtert, wird die Dokumentation auch immer unergiebiger und unerfreulicher. WEED (1969) hat den Versuch unternommen, die medizinische Dokumentation zu rationalisieren, um damit die Patientenbetreuung im Sinne einer Gesamtheit aller Maßnahmen von der Erstuntersuchung bis zum Entlassungsbericht zu verbessern.

Grundidee der problemorientierten Dokumentation:
Die explizite Formulierung von Problemen erleichtert die Zuordnung der Patientendaten zu den einzelnen Problemen und das systematische Abarbeiten der Probleme.

Zu diesem Zweck werden die einzelnen Patientendaten entsprechend ihrer Problemzugehörigkeit „markiert". Dadurch wird der logische Zusammenhang zwischen den zahlreichen Einzelinformationen und den Problemen transparent und erleichtert allen, die an der Betreuung des Patienten beteiligt sind, die Arbeit.

Die grundsätzliche Frage lautet also: Durch welche methodische Hilfe wird die Dokumenttion der Patientenbetreuung ökonomischer und leichter nachvollziehbar?

Die generelle Antwort: Durch Aufschlüsselung des gesamten Krankheitszustandes des Patienten in Einzelprobleme und deren Lösung (Abb. 22.**1**).

Diese rationelle Form der Patientenbetreuung und -dokumentation soll es dem Arzt erleichtern:
- Patientendaten zweckmäßig zu sammeln und zu ordnen und zu dokumentieren;
- Anlaß, Ziel und Erfolg seiner Arbeit nachvollziehbar zu machen;
- die kontinuierliche Betreuung des Patienten zu sichern.

Die problemorientierte Dokumentation schränkt keineswegs die Freiheit ein, eine individuelle Sicht von Problemen auszudrücken; aber sie betont dort rationelle Formen, wo persönlicher Stil die Kommunikation beeinträchtigen

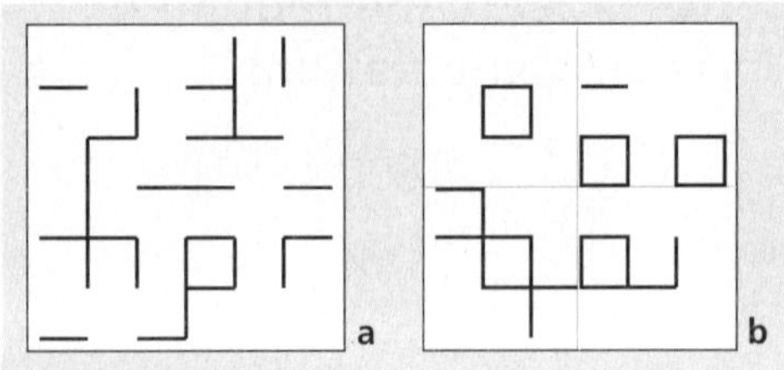

Abb. 22. **1 a–b** Weder die Zahl der Einzelinformationen (Striche) noch ihre Qualität (senkrechte oder waagerechte Lage) wird durch die Ordnung verändert, aber die Probleme nehmen durch die Anordnung der Striche (Symptome) Gestalt an; manches Problem bleibt noch offen. **a** Gesamtzustand des Patienten, **b** Aufschlüsselung in Probleme

könnte, und ist ein wesentliches Hilfsmittel für das systematische Lösen ärztlicher Probleme.

Quellenorientierte, unstrukturierte Aufzeichnungen

Bewußtloser Patient am 10. 5. 1987 in Seitenlage eingeliefert. Puls um 10 Uhr 110, Blutdruck 95/70. Soll vom Auto angefahren worden sein. xx mg Trasylol in den Tropf geben. Eltern verständigen; Kind wirkt verwahrlost. Die Harnausscheidung war in den letzten beiden Stunden nur minimal. An der rechten Körperseite wurden Hautabschürfungen festgestellt. Hb 9,7; Transfusion vorbereitet. Patient erbricht. Unfallzeuge berichtet über lautes Aufschlagen des Kopfes, deshalb Röntgen des Schädels in 2 Ebenen. 250 mg Tetracyclin alle 4 Std. usw.

Eine derartige Dokumentation, die sich am zeitlichen Nacheinander der eingehenden Informationen orientiert, nennen wir „unstrukturiert“. Sie ist meist viel umfangreicher und gestattet Rückschlüsse auf die Quelle der Informationen: Unfallbericht, Untersuchungsergebnisse, Laborbefunde, Röntgenergebnisse, Konsiliaruntersuchungen usw. Aus dieser „quellenorientierten Dokumentation“ sind weder Zusammenhänge der Einzelinformationen noch Gründe für ihre Beschaffung noch die Schlüsse unmittelbar zu erkennen, die aus ihnen gezogen wurden.

Vielmehr ist jeder, der eine Diagnose oder die bisherige Behandlung beurteilen oder weiterführen will, gezwungen, den gesamten Krankheitsbericht zu analysieren. Das ist ein wenig rationeller Zugang.

Problemorientierte Dokumentation

Im Gegenatz dazu analysiert bei der problemorientierten Patientenbetreuung und Dokumentation (PoPD) der behandelnde Arzt den Gesamtzustand des

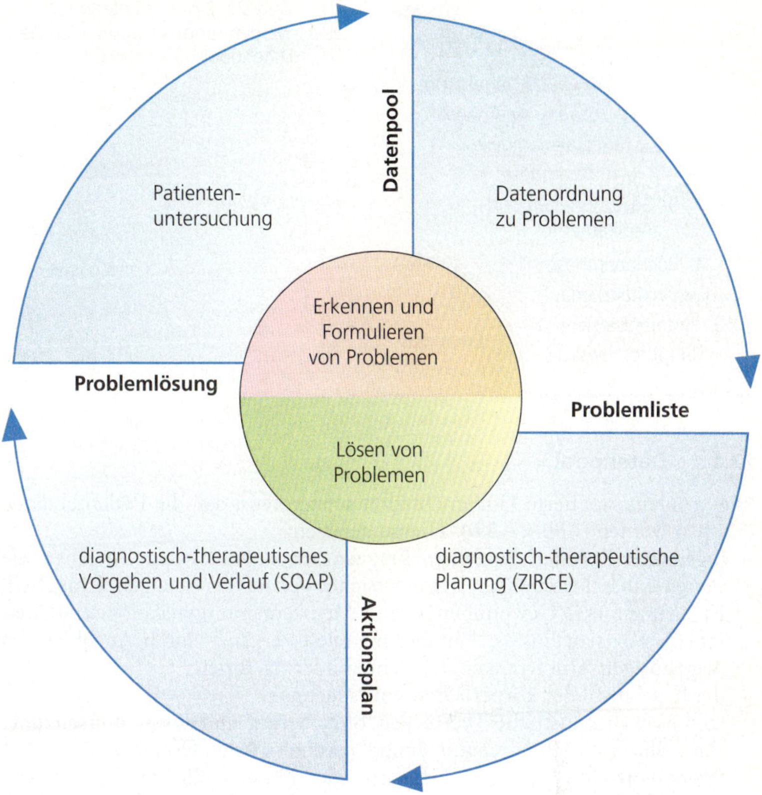

Abb. 22.**2a** Ablauf der vier Hauptphasen der problemorientierten Dokumentation: Das Lösen ärztlicher Probleme

Patienten sofort und dokumentiert die einzelnen Probleme, seine Lösungsvorschläge und den Verlauf.

Er ordnet dann unmittelbar die Einzelinformationen den durchnumerierten Problemen zu, zu denen sie wahrscheinlich gehören, und codiert zu diesem Zweck die einzelnen Informationen mit den Problemnummern. Problemliste und Codierung sind die beiden wesentlichen Hilfen der PoPD zur Arbeitserleichterung und zur Strukturierung der Patientendaten.

Für die Schilderung des praktischen Vorgehens übernehmen wir weitgehend die eingeführte Nomenklatur und sprechen von Datenpool, Problemliste und Problemkonzeption, Aktionsplan, Verlaufsdokumentation und Abschlußbericht (Epikrise). Einen Überblick über den Zusammenhang dieser Begriffe bietet das in der Abb. 22.**2a** dargestellte Schema.

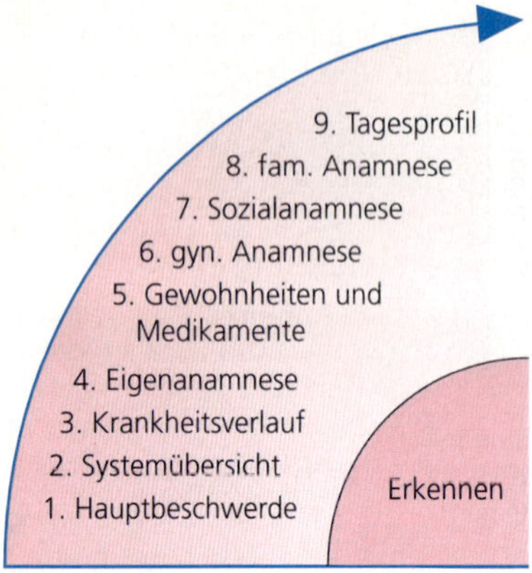
9. Tagesprofil
8. fam. Anamnese
7. Sozialanamnese
6. gyn. Anamnese
5. Gewohnheiten und Medikamente
4. Eigenanamnese
3. Krankheitsverlauf
2. Systemübersicht
1. Hauptbeschwerde
Erkennen
Datenpool

Abb. 22.**2b** Patientendaten werden erhoben und bilden den Datenpool

22.1 Datenpool

Die problemorientierte Dokumentation setzt voraus, daß die Patientendaten erhoben werden (Abb. 22.**2b**). Hierzu gehören:

- (ggf. unter Zuhilfenahme eines Fragebogens) anamnestische Angaben wie Patientenbeschwerden, Systemübersicht, Verlauf der jetzigen Krankheit, Eigenanamnese, Gewohnheiten und Medikamente, gynäkologische Anamnese, Sozialanamnese, Familienanamnese, ergänzt durch Angaben von Angehörigen, alte Krankengeschichten oder Arztbriefe;
- die Ergebnisse der körperlichen Untersuchung;
- technisch-diagnostische Werte von Blut, Serum und Urin, Blutsenkung, Puls, Blutdruck, Röntgenaufnahmen, psychologische Tests usw.;
- Patientenprofile als Tages-, Monats- oder Jahresprofile. Sie können wesentlich dazu beitragen, daß der Arzt ein Gesamtbild vom Patienten erhält.

22.2 Problemliste

22.2.1 Definition und Bedeutung

Die Problemliste ist eine Aufzählung von Problemen (= unerwünschte Gesundheitszustände des Patienten, die mit Hilfe des Arztes in erwünschte Gesundheitszustände überführt werden sollen). Sie werden als Patientendaten, z. B. Bauchschmerzen im rechten Unterleib, oder als ärztliche Schlußfolgerungen im Sinne bekannter Diagnosen, z. B. „seit 12 Jahren bekannte Hypertonie", formuliert. Als Problem werden hier also sowohl alle Beeinträchtigungen des Gesundheitszustande als auch die Aufgaben verstanden, die sich daraus für den Arzt stellen.

Jedes Problem erhält eine Indexnummer. Für diejenigen, die sich mit einem Dezimalsystem die Schreibarbeit erleichtern wollen, ist dies die erste

Dezimalstelle in der Dokumentation. In der Problemliste, die als Inhaltsverzeichnis am Anfang der Patientendokumentation – im Idealfall herausschlagbar – aufbewahrt wird, listet der behandelnde Arzt alle medizinischen, psychologischen und sozialen Patientenprobleme in beliebiger Reihenfolge auf.

Für das problemorientierte Denken und Dokumentieren gestatten diese Problemnummern die eindeutige Zuordnung aller Daten, die sich im Laufe der Betreuung diesem Problem zuordnen lassen. Dadurch wird die Gesamtdokumentation zu einem Nachschlagewerk, in dem die Problemnummern für die Strukturierung benutzt werden. Man spricht deshalb auch von „problemstrukturierter Dokumentation". Mit ihr wird aus der linearen, chronologisch-quellenorientierten Ordnung ein Raster (S. 520), in dem die Patientendaten sofort den einzelnen Problemen zugeordnet werden. Das braucht in der Praxis keineswegs auf einmal zu geschehen, und der Umfang richtet sich, abgesehen von Lehrzwecken, nach den praktischen Erfordernissen.

Die Problemliste bietet dem behandelnden Arzt und allen an der Betreuung des Patienten Beteiligten bei jedem Griff zur Krankengeschichte einen Überblick über den *ganzen* Patienten und erleichtert damit die Lösung von Einzelproblemen innerhalb des Kontextes, z. B. die Gabe von Antibiotika unter Berücksichtigung einer vorliegenden Allergie oder die Verordnung einer Diät unter Berücksichtigung der Eßgewohnheiten eines alleinstehenden Rentners.

Daneben gestattet die problemorientierte Dokumentation auch das **selektive** zeitsparende Nachvollziehen einzelner diagnostischer Entscheidungen, Zielsetzungen und Verläufe. Dabei kann der Arzt trotz der notwendigen Beschränkung auf die spezifische Fragestellung des einzelnen Faches die gesundheitliche Gesamtproblematik des Patienten im Auge behalten.

22.2.2 Inhalt und Dokumentationsform

Was wird als Problem aufgeführt?

In der Problemliste werden aufgeführt:

- ätiologische, pathologisch-natomische, pathophysiologische und funktionelle **Diagnosen,** z. B. „Bronchialkarzinom" oder „Herzinsuffizienz";
- Einzelbeschwerden wie „Schläfenkopfschmerz" oder einzelne Befunde wie „Fieber unklarer Ursache" oder pathologische Laborwerte wie „erhöhtes Bilirubin", soweit diese **Einzelsymptome** noch keinem übergeordneten Problem zugeordnet werden können;
- psychologische und sozioökonomische Probleme, z. B. „Angst vor beruflichem Versagen" oder „hygienische Verwahrlosung bei gestörten Familienverhältnissen".

In der Problemliste werden ohne Rangordnung **Fakten und begründete Schlußfolgerungen,** aber keine bloßen Vermutungen aufgeführt, auch dann nicht, wenn man sie vorsichtshalber mit einem Fragezeichen versieht. Also statt „Cholezystitis?" besser „ungeklärte Schmerzen im rechten Oberbauch".

Zuordnung quellenorientierter Informationen zu den einzelnen Problemen

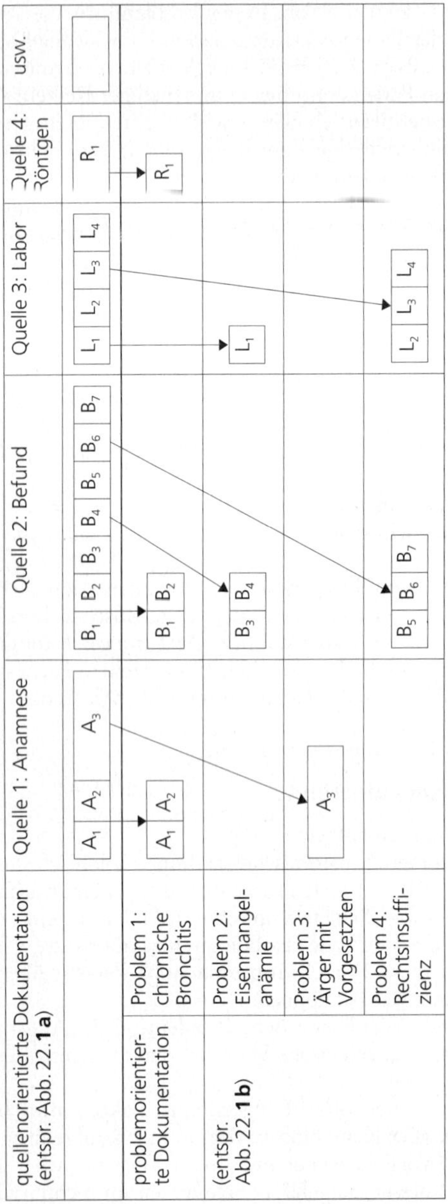

Anstelle der bloßen Vermutung wird also das Symptom als Problem aufgelistet, dessen diagnostische Zuordnung sich dem Arzt als Aufgabe stellt. Der Grund für diese konsequente Beschränkung der Problemliste liegt darin, daß schon die Problemformulierung Konsequenzen für die Aktionspläne (Schema S. 529) hat, z.B. führen „unklare Schmerzen im rechten Oberbauch" gedanklich eher zur diagnostischen Abklärung, die Diagnose „Cholezystitis" eher zur unmittelbaren Einleitung der Behandlung.

Die Problemliste als Entscheidungshilfe

Schon in der Problemliste trifft der Arzt **erste Entscheidungen,** ob es sich um ein „aktives Problem" handelt, und beantwortet damit die Frage, ob sich aus diesem Problem zur Zeit eine ärztliche Aufgabe stellt und eine Behandlung erforderlich wird.

Probleme, die gelöst sind, d.h. keine diagnostischen oder therapeutischen Bemühungen mehr erforderlich machen, aber dennoch den Gesundheitszustand oder die Behandlung des Patienten beeinflussen könnten, z.B. Risikofaktoren wie Schizophrenie eines Zwillingsbruders oder ein ausgeheiltes Magenulkus bei einer akuten Cortisonindikation, werden in die Problemliste als „inaktive Probleme" übernommen (in die Problemliste gehört also auch ein Auszug der Daten aus der Eigenanamnese – Datenpool –, die jetzt noch berücksichtigt werden müssen). Beispiel:

Problemliste

Problem-Nr.	Datum		Status
1	10.6.87	allgemeine Muskelschwäche	
2	10.6.87	ausgeprägte Obstipation	
3	10.6.87	diagnostisch abgeklärte Hypertonie unter ständiger Saluretikamedikation	(inaktiv)

Umordnung innerhalb der Problemliste

Kann **ein Symptom,** das bis dahin als Problem geführt wurde, später einem größeren Problem zugeordnet werden, so erfolgt auch in der Problemliste eine Zuordnung mit einem Pfeil. Beispiel:

Problem		
Nr. 7	11.5.87	unklare Schmerzen im rechten Oberbauch 14.5.87 → Ulcus duodeni (Nr. 9)

Zuordnung mehrerer Einzelsymptome

Werden im Laufe der diagnostischen Abklärung mehrere Symptome, die zunächst als Einzelprobleme gesehen wurden, einer übergeordneten Einheit zugehordnet, so erhält das erstgenannte Symptom als Zusatz die Problembezeichnung, alle anderen nur noch einen Hinweis auf dessen Problemnummer, unter der sie fortan gesehen werden. Ihre ursprüngliche Problemnummer wird nicht weiter verwendet. Beispiel:

Problem		
Nr. 1	11.5.87	Diabetes mellitus
Nr. 2	11.5.87	Gelenkschmerz 13.5.87 → akuter Erythematodes
Nr. 3	11.5.87	septisches Fieber 13.5.87 → Nr. 2*
Nr. 4	11.5.87	blutiger Urin 13.5.87 → Nr. 2

* Hier wird anstelle der Problembezeichnung nur noch die Problemnummer aufgeführt.

Aufschlüsselung komplexer Ereignisse

Andererseits kann die Problemliste auch dazu benutzt werden, komplexe Krankheitsereignisse und ihre verschiedenen Manifestationen, soweit sie einer unterschiedlichen Planung und Behandlung bedürfen, aufzuschlüsseln, um sich damit einen übersichtlichen Zugang zu schaffen.

Der Hinweis „als Folge von … (aFv)“ oder „in Zusammenhang mit … (iZm)“ erleichtert dabei das Verständnis für den Zusammenhang der Probleme untereinander. Beispiel:

Problem		
Nr. 1	7.5.87	zerebrale Durchblutungsstörung
	22.6.87	aFv* Nr. 2
Nr. 2	22.6.87	generalisierte Arteriosklerose
Nr. 3	22.6.87	Gangrän am 1. Strahl der rechten unteren Extremität aFv Nr. 2**
Nr. 4	22.6.87	weinerliche Verstimmtheit iZm*** Nr. 2

* Noch kürzer: F →

** Noch kürzer ist die Benutzung eingekreister Zahlen als Symbol für die Problemnummern

*** Noch kürzer: Z →

Kennzeichnung gelöster Probleme

Probleme, die im Laufe der Betreuung gelöst werden oder bewußt nicht weiter verfolgt werden sollen, werden mit einem entsprechenden Vermerk in der Problemliste abgeschlossen. Beispiel:

Problem			
Nr. 1	21.6.87	Bronchopneumonie im rechten Oberlappen 30.7.87 ausgeheilt	(inaktiv)
Nr. 2	21.6.87	ständiger Streit mit der in der gleichen Wohnung lebenden Großmutter 24.8.87 Problem entfällt (Wohnungswechsel)	(inaktiv)

Wann wird die Problemliste aufgestellt?

Nach der ersten Untersuchung eines neuen Patienten ist es zweckmäßig, mit dem Aufstellen einer endgültigen Problemliste 24 Std. zu warten, um die Auflistung unnötig vieler Einzelsymptome als gesondertes Problem zu vermeiden. Falls erforderlich, kann man mit einer vorläufigen Problemliste eine Notfallbehandlung beginnen.

22.2.3 Aufwand und Ertrag der Problemliste

Für den behandelnden Arzt bedeutet die sofortige Zuordnung der Patientendaten zu Problemen und die Auflistung der restlichen Daten als selbständige Problem zwar zunächst eine Mehrarbeit, die sich aber vielfach auszahlt:

- Durch die gedankliche Analyse und die Zuordnung von Einzeldaten zu Problemen verschafft sich der Arzt Klarheit und strukturiert die ungeordnete Gesamtheit der Patientendaten.
- Darüber hinaus bildet die Auflistung eine Anregung, Einzelprobleme nicht isoliert zu sehen und zu behandeln.
- Einzelbefunde, „die nirgends recht hinpassen" oder die über den eigenen Kompetenzbereich hinausgehen, werden nicht übersehen.
- Anhand der Problemliste kann der Arzt sich und anderen jederzeit über den Patienten in diagnostischer und therapeutischer Hinsicht Klarheit verschaffen, sich selbst korrigieren und sich anhand der eigenen Dokumentation fortbilden.

So ist die Problemliste die überschaubare Grundinformation über den Patienten. Mit ihrer Hilfe können sich alle an der Behandlung Beteiligten in kürzester Zeit einen Überblick über den Patienten verschaffen und gezielt über bestimmte Patientenprobleme miteinander sprechen (Abb. 22.**2 c**).

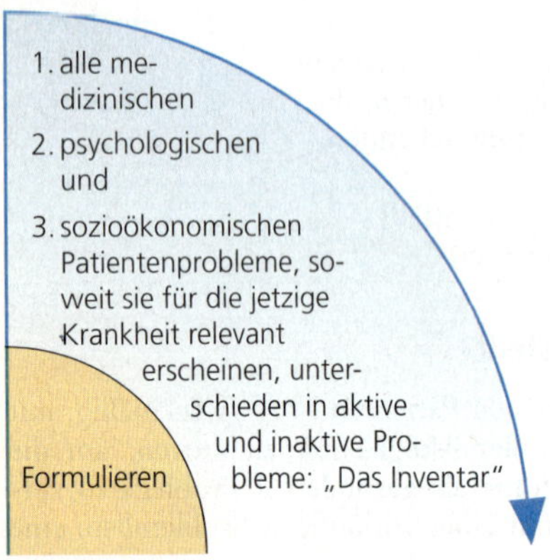

Abb. 22.**2 c** In der Problemliste werden alle Patientenprobleme aufgeführt

Wie formuliert man Probleme für die Problemliste?

Für die **Problemkonzeption** wird anstelle der oft benutzten Erklärung „nach meiner Erfahrung…" die Formulierung des Problems begründet. Damit wird der Denkprozeß transparent gemacht, mit dem der Arzt die Patientendaten auf ihren Zusammenhang analysiert und vor dem Hintergrund seines medizinischen Wissens in einer Synthese als ein Problem interpretiert. Mit diesem Vorgehen soll nicht die Möglichkeit der intuitiven, ganzheitlichen Erfassung in Frage gestellt, aber doch die Forderung unterstützt werden, ganzheitliche Diagnosen zunächst mit einer Analyse der Patientendaten zu untermauern. Dazu verwendet man anamnestische Angaben, körperliche Befunde, technisch-diagnostische Werte, aber auch die fehlenden Befunde (Negativa), die man erwartet hätte, z. B. „kein Nüchternschmerz" beim Ulcus duodeni oder „keine erbsensuppenähnlichen Stühle" beim vermuteten Typhus.

Die praktische Arbeit können Sie sich dadurch erleichtern, daß Sie zunächst im Datenpool Stichwörter unterstreichen, die auf ein Problem hindeuten („Problemstichwörter"), und sie dann mit der Nummer des Problems, dem sie zugeordnet werden sollen, markieren.

Die Synthese der Daten in ätiologischen, morphologisch-pathologischen, pathophysiologischen oder funktionellen Problemen schult das Zusammenhangsverständnis. Für das Erlernen der problemorientierten Patientenbetreuung ist dieser Schritt von ausschlaggebender Bedeutung, für die Anwendung in der Praxis kann die Problemkonzeption auf eine Kurzform beschränkt bleiben.

22.3 Aktionsplan (ZIRCE)

22.3.1 Zweck des Aktionsplanes

Im primären Aktionsplan werden alle Maßnahmen dargestellt, die zur Lösung der einzelnen Probleme unternommen werden. Mit ihrer Beschreibung wird die Absicht des behandelnden Arztes nachvollziehbar, so daß sich jeder an der Behandlung Beteiligte darauf einstellen kann (Kontinuität). Für die Zuordnung der Aktionspläne zu den Problemen benutzt man die Problemnummer. Erweiterungen und Änderungen des Aktionsplanes während der Betreuung werden zu den Einzelproblemen im Verlauf (Schema S. 533) dokumentiert.

22.3.2 Inhalt des Aktionsplanes

Die Zielvorstellung (= Z)

Aktionspläne sollten zu jedem Problem eine generelle Zielvorstellung enthalten. Beispiel:

Problem		Aktionsplan
Nr. 1	11.8.87	(Mangeldurchblutung bei Hypertonie)* Z: Blutdrucksenkung auf 160/100 (Erfordernishochdruck)
oder Nr. 2	11.8.87	(Bauchschmerzen unklarer Genese) Z: diagnostische Abklärung und Behandlung
oder Nr. 3	11.8.87	(Sehstörungen) Z: bleiben bei der Behandlung unberücksichtigt (zerebrale Metastasen)

* Anstelle der wiederholten Problemformulierung spart die Beschränkung auf die Problemnummer Schreibarbeit. Der Verständlichkeit halber fügen wir hier die Problembezeichnung in Klammern an

Aktionspläne tragen dazu bei, daß gesteckte Ziele konsequent verfolgt werden. Mit ihrer Hilfe kann auch derjenige, der nur zeitweise die Behandlung des Patienten übernimmt (z. B. Nachtdienst) oder sie auf die Dauer fortsetzt, die Entscheidungen nachvollziehen, die ursprünglich zur Lösung des Problems getroffen wurden.

- **Z:** Außer der **Zielvorstellung** gehen vier Kategorien in die Aktionspläne ein:
- **I:** weitere **Informationen** für die Diagnostik oder den Heilungsverlauf,
- **R:** die **Behandlung** des Patienten, (R steht für recipe = nimm),
- **C:** die Beratung **(Consultation)** des Patienten,
- **E:** die **Evaluation,** die Überprüfung des eigenen Vorgehens.

Die erforderlichen Informationen (= I)

Im Gegensatz zur Problemliste sind im Aktionsplan Hypothesen erwünscht. Zu ihrer Prüfung werden weitere diagnostische und differentialdiagnostische Informationen zusammengetragen („Aufarbeiten des Patienten"). Beispiel:

Problem		Aktionsplan
Nr. 1	11.5.87	(Sodbrennen, Schluckbeschwerden und retrosternales Brennen) Z: diagnostische Abklärung I: wegen Verdachtes auf Hiatushernie nach Schmerzen im Liegen und beim Bücken fragen; Röntgen Ösophagus und Kardia

Therapeutische Maßnahmen (= R)

Sämtliche Maßnahmen zur Behandlung des Patienten werden im Aktionsplan mit der entsprechenden Problemnummer aufgelistet. Ausnahmen: Allgemeine Maßnahmen, z. B. Ernährung und Bewegung des Patienten auf der Station, Routineuntersuchungen usw., werden anstelle einer Problemnummer unter „Allgemein" geführt. Die Problemnummer gestattet auch Konsiliarien und der Stationsschwester den mühelosen gedanklichen Rückgriff auf das Problem als Begründung der Maßnahmen. Die Durchführung der Behandlung wird dann mit dem Datum bestätigt. Keine Anordnung sollte getroffen werden, die nicht im Aktionsplan ihre Begründung findet. Beispiel:

Problem		**Aktionsplan**
Nr. 1	20. 5. 87	(Hiatushernie)
	22. 5. 87	R: Hiatushernien-Operation für den 24. 5. 87 vorgesehen (verschoben wegen Herzrhythmusstörungen)

Die Beratung des Patienten (Consultation = C)

Zur Planung der Patientenberatung gehört auch die Dokumentation über Fragen und Ängste des Patienten, über das, was dem Patienten und/oder seinen Angehörigen über die Krankheit, deren Behandlung und Bedeutung für das Leben des Patienten mitgeteilt werden soll. Damit schafft der behandelnde Arzt für alle, die an der Betreuung beteiligt sind oder die sie später übernehmen sollen, eine Information, die Mehrfacherklärungen überflüssig macht. Sie bildet gleichzeitig eine Voraussetzung für die Kooperation des Patienten, der seine Behandlung nach Abschluß der ärztlichen Betreuung unter Umständen selbst weiterführen und kontrollieren muß. Beispiel:

Problem		**Aktionsplan**	
Nr. 3	28. 6. 87	(Nahrungsmittelallergie)	erl. am
		C: Information über Allergiemodell; Allergene, auf die er reagiert; Liste zu meidender Nahrungsmittel	28. 6. 87
Nr. 5	22. 7. 87	(Hiatushernie)	erl. am
		C: geringes Operationsrisiko erläutern	23. 7. 87

Maßstab für die Evaluation (= E) der ärztlichen Maßnahmen

Konkrete Hinweise, mit welchen Maßstäben man selbst den Erfolg seiner Maßnahmen zur Gesundung bzw. Besserung feststellen kann – Evaluation –, sind Anreiz, sich Rechenschaft über die Patientenbetreuung zu geben. Beispiel:

Problem		**Aktionsplan**
Nr. 5	30.7.87	E: Wirksamkeit der Patientenberatung über die selbständige Durchführung der Diät und die Einnahme der Medikamente noch während der dauernden Betreuung kontrollieren
oder		
Nr. 11	29.5.87	(finaler Krankheitszustand) E: Therapieergebnisse am Patientenzustand kontrollieren (befragen)

22.3.3 Koordination der Planung

Es gilt, die Aktionspläne (Abb. 22.**2d**) für die einzelnen Probleme zeitlich und inhaltlich aufeinander zu beziehen und abzustimmen. Damit behandeln Sie nicht mehr einzelne Krankheiten, sondern Sie können die in der Problemliste aufgezeigte Gesamtproblematik des Patienten berücksichtigen. So wird z.B. die Verordnung von Urikosurika zur Hemmung der tubulären Harnsäurerückresorption bei einem Patienten mit gastrointestinalen Ulzera vermieden, oder die bei Gicht erwünschte Rückresorptionshemmung wird nicht durch Gabe von Salicylaten zur Bekämpfung von Schmerzen rheumatischer Genese aufgehoben.

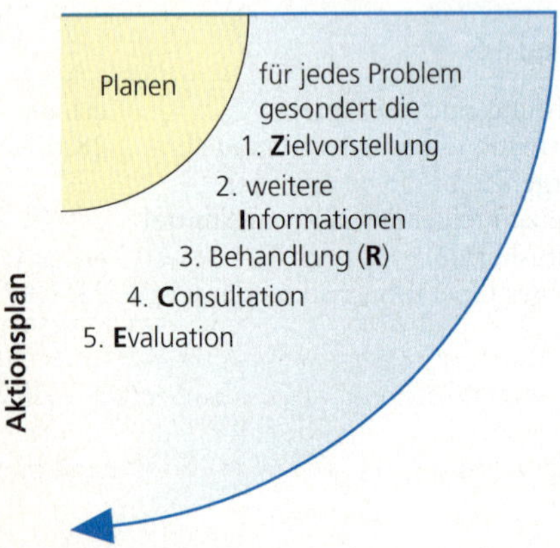

Abb. 22.**2d** In Aktionsplänen werden die Vorschläge zur Lösung der einzelnen Probleme dargestellt

22.4 Verlaufsdokumentation

Die Schilderung des Verlaufs ist eine Schilderung der schrittweisen Entwicklung jedes Problems. Dazu werden die Verlaufsereignisse mit den entsprechenden Problemnummern, dem Datum und ggf. der Uhrzeit (Schocktherapie) dokumentiert. An der Verlaufsdokumentation beteiligen sich alle, die am Heilungsprozeß des Patienten mitarbeiten: Ärzte, Krankenschwestern, Physiotherapeuten, Sozialarbeiter usw. Damit fördert die problemorientierte Patientenbetreuung und -dokumentation das Mitdenken und die Kontinuität bei der Problemlösung. Die inhaltliche Kennzeichnung der einzelnen Verlaufsinformationen mit Symbolen (SOAP) erleichtert das Suchen und Finden folgender Verlaufsereignisse:

Subjektives Befinden (= S)

Hierzu gehören die Änderung der Beschwerden des Patienten und wie er sein Kranksein erlebt.

Objektive Befunde (= O)

Dokumentiert werden Änderungen bzw. Erweiterungen der objektiven Befunde, die sich bei den weiteren körperlichen und technisch-diagnostischen Untersuchungen bzw. aus der Behandlung ergeben.

Analyse des Verlaufs (= A)

Analysiert wird der Problemverlauf, die sich ändernden Beschwerden und Befunde, relevante Negativa, differentialdiagnostische Überlegungen, Diagnosen, Behandlungserfolg, Komplikationen und die Abhängigkeit der Probleme untereinander. Hier machen der Arzt und die an der Behandlung Beteiligten ihre Denkabläufe transparent, und man kann jetzt und später ohne umständliches Suchen in einem unstrukturierten „Gesamtverlauf" jedes Problem in seinem Verlauf erkennen.

Korrektur der Planung (= P)

Die Erweiterungen und Änderungen der Planung werden im Verlauf nach denselben Gesichtspunkten aufgezeichnet wie der ursprüngliche Aktionsplan (ZIRCE).

Es ist selten erforderlich oder möglich, für jedes aktive Problem zu allen vier genannten Gesichtspunkten (SOAP) regelmäßige Verlaufseintragungen zu machen. Wichtig ist, die Verlaufsdokumentation so zu organisieren, daß man den Gesamtablauf der Patientenbetreuung nachvollziehen kann. Man muß also z. B. aufgrund einer Verlaufsdokumentation über die Ergebnisse einer Biopsie („I") ohne Anstrengung und gelenkt von der Problemnummer das Problem und die dazu getroffenen Maßnahmen und Ergebnisse nachvollziehen können:

- Welche Beschwerden und Befunde (Datenpool)
- führten zu welcher Formulierung des Problems (Problemliste und Problemkonzeption) und
- zu welchen diagnostischen Vermutungen, die ein bestimmtes diagnostisches Vorgehen angezeigt erscheinen ließen (Aktionsplan unter „I"),
- dessen objektive Befunde im Betreuungsverlauf unter „O" dokumentiert wurden?

Die sachgerechte Dokumentation ermöglicht es dem behandelnden Arzt und allen Beteiligten, ständig und an jeder Stelle den logischen Faden wieder aufzunehmen, mit dessen Hilfe die Einzelprobleme des Patienten angegangen werden. Man erleichtert sich damit den Überblick, vermeidet unnützes Suchen, Mehrfachdiagnostik, Mehrfachanordnungen und all die Verwirrung, die mehrere gleichzeitige Probleme stiften können, wenn man die einzelnen Probleme nicht auch in bezug auf die geplanten Maßnahmen und den Problemverlauf auseinanderhält.

Problem		**Problemverlauf**
Nr. 4	10.9.87	(Schmerzen im rechten Oberbauch) S: Zunahme der Schmerzen nach Diätfehler (Bratwurst) O: jetzt deutlicher Sklerenikterus A: S + O passen zu Röntgennachweis von Konkrementen in der Galle. Offensichtlich akuter Schub einer Cholezystitis bei Cholelithiasis P: nach Eingang der Labordaten Abstimmung mit den Chirurgen über Op. im Intervall medikamentöse Therapie s. »Verordnungen«

Dokumentation temporärer Probleme

Es bleibt noch eine besondere Beziehung zwischen Problemliste und Verlaufsdokumentation darzustellen. Patientenprobleme, wie Kopfschmerzen nach einer durchzechten Nacht oder Leibschmerzen während der Menstruation, die offenbar nur vorübergehend auftreten oder als Trivialprobleme empfunden werden, brauchen nicht sofort als „Problem" mit der dann notwendig werdenden Differenzierung in der Problemliste aufgeführt zu werden, sondern können als sog. „temporäre Probleme" (mit dem Zusatz „temp.") in der Verlaufsdokumentation ihren Platz finden.

Auch bei Neuaufnahmen aufgrund der Exazerbation eines bekannten Problems kann die Verlaufsdokumentation (Abb. 22.**2 e**) wieder aufgenommen und damit eine völlige Neuuntersuchung mit allen Folgearbeiten überflüssig werden.

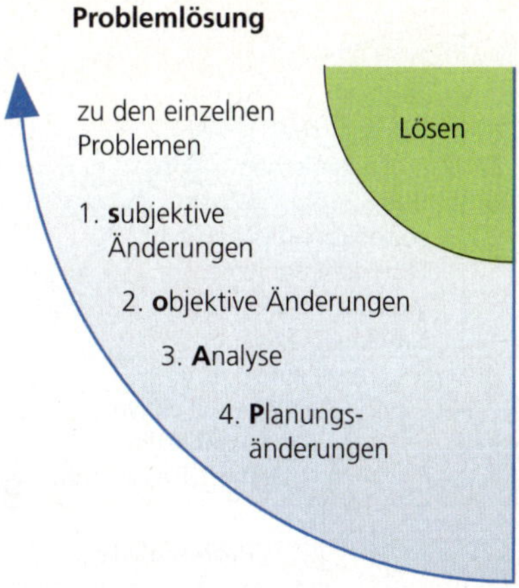

Abb. 22.**2e** In der Verlaufsdokumentation werden die einzelnen Daten des Krankheitsverlaufs den Problemen zugeordnet

Ablaufdiagramme

Für die chronologische Darstellung komplexer Informationen zu einem Problem eignen sich Ablaufdiagramme (flow sheets). Aus ihnen kann man Verläufe auf einen Blick erfassen und ggf. die Auswirkung der Therapie auf Blutzucker, Blutdruckwerte usw. unmittelbar ablesen.

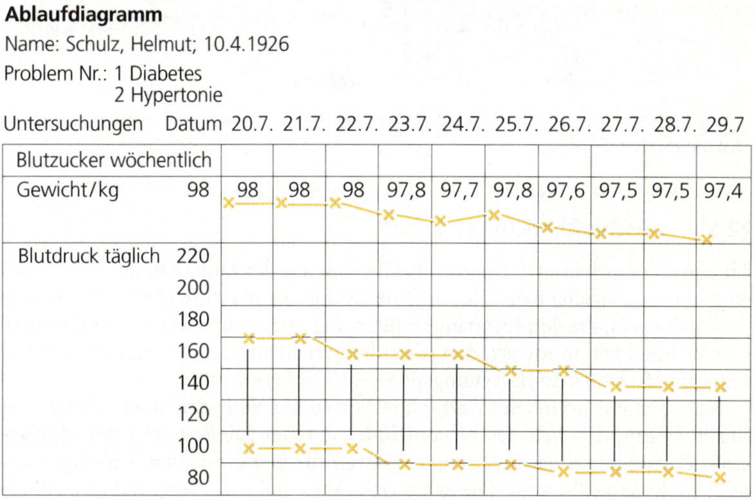

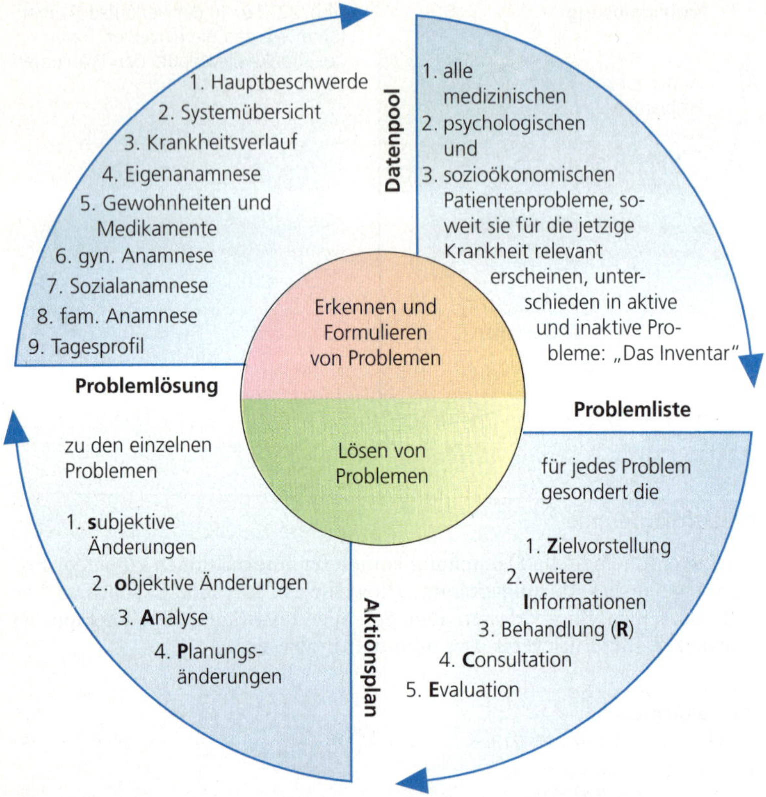

Abb. 22.**3** Synopsis für den Ablauf der problemorientierten Patientenbetreuung und -dokumentation (PoPD)

22.5 Abschlußbericht (Epikrise)

Eine problemorientierte Epikrise ergibt sich aus der Dokumentation und soll eine kurze, überschaubare Zusammenfassung der durchgeführten Patientenbetreuung sein, die den Empfänger durch angemessenen Umfang und größere Übersichtlichkeit motiviert, den Abschlußbericht zu lesen und damit die Kontinuität verschiedener Betreuungsphasen zu sichern.

Kein Patient sollte aus ärztlicher Betreuung entlassen oder überwiesen werden, ohne daß sich der behandelnde Arzt **bei (nicht nach) der Entlassung** Rechenschaft darüber ablegt, wieweit die in der Problemliste angeführten Probleme gelöst sind. Diese für viele Ärzte unlustbetonte und deshalb oft hinausgeschobene oder vernachlässigte Aufgabe wird durch die problemorientierte Dokumentation wesentlich erleichtert.

Zum Abschlußbericht braucht man nur noch bestimmte Anteile der PoPD abzudiktieren:

- Benennung der einzelnen Probleme in einer auf den letzten Stand gebrachten Problemliste und wie jedes dieser Probleme „abgearbeitet“ wurde;
- kurze Hinweise zu der Konzeption des Problems (die wichtigsten Beschwerden, Befunde und technisch-diagnostischen Werte), besonders für Probleme, die nicht gelöst wurden und damit für die weitere Betreuung als aktive Probleme bestehenbleiben. Diese Daten sind die Voraussetzung kontinuierlicher Patientenbetreuung und sparen bei Wiederaufnahme der ärztlichen Betreuung Arbeit und Geld (Kostensenkung);
- Zielvorstellungen, die aus dem Aktionsplan für die Lösung des Problems übernommen wurden;
- in Kurzform der Verlauf, nach dem Schema SOAP. Dabei erfolgt die Analyse (A) als Beurteilung der gewonnenen Informationen und der durchgeführten Behandlung und legt den derzeitigen Patientenzustand dar. Zu ihr gehören auch die jetzige Medikation und ein Hinweis darauf, wie der Patient abschließend beraten wurde. In der Planung (P) werden Empfehlungen für die Fortsetzung der Betreuung einschließlich der Kontrollen und Wiedervorstellung gegeben (Abb. 22.**3**).

22.6 Aufgaben für die Selbstkontrolle

1 Formulieren Sie drei Gründe für die PoPD.
2 Wem dient die PoPD?
3 Wie nennt man die unstrukturierte Informationssammlung über den Patienten?
4 Welche vier Informationsgruppen gehen in die Informationssammlung ein?
5 Was sollte nicht in der Problemlösung stehen?
6 Was gestatten die Problemnummern (Codierung)?
7 Welche fünf Elemente gehören zu einem Aktionsplan?
8 Nach welchen vier Leitbegriffen entwirft man eine Verlaufsdokumentation?

23 Lösungsvorschläge zu den Aufgaben für die Selbstkontrolle

Kapitel 1

1 Die Qualität ärztlicher Diagnosen hängt entscheidend von den Informationen ab (Anamnese und Befund), die Sie vom Patienten gewinnen (o. ä.)[1]

2 Der Begriff Symptom umfaßt Beschwerden und Befunde.

3 Zum Denkprozeß Abwägen eines Symptoms gehören: Entstehungsmechanismus (Pathogenese), funktionelle Bedeutung (Pathophysiologie), Entstehungsursache (Ätiologie), morphologische Veränderungen bei Vorliegen des Symtpoms (Pathologie), differentialdiagnostische Bedeutung des Symptoms.

4 Krankheitsbilder = typische Symptommuster sind Abstraktionen, Symptomkonstellationen nennen wir die individuellen Symptommuster, mit denen Patienten zum Arzt kommen.

5 Die Gefahr der Anhiebsdiagnosen liegt im „Fahnden nach Beweisen".

6 Vergleichen Sie bitte mit „Vermeidbare Fehlerquellen", S. 9.

7 Intuitive Vorentscheidungen oder Anhiebsdiagnosen werden durch ausführliche Untersuchung, sorgfältige Analyse von Beschwerden und Befunden und durch wiederholte Überprüfung der Schlußfolgerungen gerechtfertigt.

8 „Ärztliche Intuition" heißt: Krankheiten ohne analytischen Denkprozeß diagnostizieren (o. ä.).

9 Der Patient bietet Beschwerden und Befunde (Symptome), das Taschenbuch eine Systemübersicht zum gezielten Fragen, eine Auflistung pathologischer Befunde im Untersuchungsbogen und die Auflistung der diagnostischen Bedeutung wesentlicher Leitsymptome.

Kapitel 2

1 Drei allgemeine Voraussetzungen für das Erheben einer Anamnese sind z. B. eine ungestörte Gesprächssituation, das Vermeiden des Eindrucks, man habe keine Zeit, und die Berücksichtigung sog. „Äußerlichkeiten", Vorstellung, Händedruck, Beleuchtung.

2 Neben körperlichen Beschwerden und Befunden müssen Sie im Arzt-Patienten-Gespräch auch seelische Regungen, Angst, soziale und wirtschaftliche Probleme berücksichtigen.

---

[1] Es ist nicht erforderlich, daß Ihre Antwort wörtlich mit unserem Lösungsvorschlag übereinstimmt. Sie sollte aber dem Sinn des Taschenbuchtextes entsprechen

3 Persönlichkeitsmerkmale von Patient und Arzt und das aktuelle Befinden von Arzt und Patient wirken als identische Variablen auf den Kommunikationsprozeß ein.

4 Die Anamnese dient der Sachinformation; sie bietet Einblick in die Persönlichkeit des Patienten und Gelegenheit, ein Vertrauensverhältnis zu schaffen; sie kann für den Patienten eine Katharsis darstellen.

5 Sie achten während des Patientenberichtes auf das Verhalten und versuchen, sich ein Bild von seiner Persönlichkeit zu machen und ihm zu zeigen, daß Sie auf ihn eingehen.

6 Zwischenfragen dienen dazu, Weitschweifigkeiten abzukürzen, zu präzisieren und über unbeabsichtigte Pausen hinwegzuhelfen.

7 Das Verhör ist sicher die direktivste und am wenigsten zweckmäßige Kommunikationsform für die Anamnese.

8 Der Dialog ist ein Wechselgespräch; die Diskussion ist eine ziel- oder zweckbezogene Erörterung; der Disput ist ein Streitgespräch, die Exploration eine tiefschürfende Befragung und das Interview im medizinischen Bereich eine Befragung, bei der es nicht in erster Linie um Beschwerden des Patienten geht. Ein Verhör wird im allgemeinen nur bei Verdacht auf Vergehen oder Verbrechen angestellt.

9 Sie können Ihre Beteiligung schon durch die Haltung Ihres Kopfes, durch zustimmendes Nicken, zustimmende Gestik und Mimik oder ein gelegentliches Hmhm ausdrücken.

10 Suggestivfragen nehmen bereits die Antwort voraus.

11 Offene Fragen lassen dem Patienten mehr Freiraum für die Antwort als gezielte (geschlossene) Fragen.

12 Katalogfragen erfordern eine Auswahl aus vorgegebenen Möglichkeiten.

13 Konfrontationsfragen regen den Patienten zur Reflexion über eigene Gefühle, eigenes Verhalten usw. an.

14 Zum Beispiel: Seit 14 Tagen haben Sie auch in Gesellschaft keinen Alkohol mehr getrunken?

15 Interpretationsfragen richten sich auf Schlußfolgerungen, die der Arzt zieht.

16 Zum Beispiel: „Wie hat es angefangen?", „Was geschah dann?", „Was war wohl der Grund für...?", „Wer hat Ihnen geholfen?"

17 Technische Hilfen zur Standardisierung sind z. B. Fragebögen, Fragekarten oder Patienten-Computer-Dialoge.

18 Vergleichen Sie Ihre Lösung mit dem ersten und zweiten Absatz auf S. 18.

Kapitel 3

1 Weil sein Schamgefühl verletzt werden könnte oder er sich erkältet.

2 Zum Beispiel Kinderkrankheiten, Arteriosklerose, Uterus myomatosus, Pfeiffersches Drüsenfieber, Prostatakarzinom usw.

3 Mit offenen Eröffnungsfragen versuchen Sie, den Patienten zu einem freien Bericht anzuregen.

4 Zum Beispiel: „Warum sind Sie gekommen?", „Was führt Sie zu mir?", „Welche Beschwerden haben Sie?" usw.

5 Unter Beschwerden wie Kopfschmerzen leidet der Patient und berichtet darüber. Diagnosen sind Schlußfolgerungen, die aus den Beschwerden und Befunden vom Arzt gezogen werden.

6 Als Leitsymptome eignen sich lokalisierbare, definierbare, quantifizierbare Symptome, die sich bestimmten Organen oder Organsystemen zuordnen lassen, sowie Symptome mit hoher diagnostischer Signifikanz.

7 Die Organzuordnung von Beschwerden und Befunden finden Sie in der Systemübersicht bzw. in der Befunddokumentation.

8 Stärke, Dauer, Art und Ort und die Beziehung der Beschwerden zu Funktionen.

9 Formulierungsvorschläge zur

Dauer: Wann haben die Bauchschmerzen begonnen? Wie lange haben sie gedauert?

Stärke: Wie stark waren die Schmerzen?

Art: Wie würden Sie die Schmerzen beschreiben?

Ort: Wohin strahlten die Schmerzen aus?

Funktionen: Besteht ein zeitlicher Zusammenhang zwischen den Schmerzen und dem Stuhlgang?

10 Der Differenzierung der Beschwerdedauer dienen Beginn, Schmerzentwicklung und Schmerzverlauf.

11 Unter Schmerzentwicklung versteht man die Phase vom Einsetzen bis zur vollen Ausprägung der Schmerzen.

12 Vgl. Hervorhebungen in 3.4.2, S. 35.

13 Vgl. Sie Ihre Antwort mit der Tabelle auf S. 41.

14 Der Arzt kann den Erlebnis- oder auch Darstellungsanteil an Schmerzen an Begleitsymptomen und an dem Verhalten des Patienten überprüfen.

15 Angst ist immer existentiell, Furcht richtet sich auf Greifbares.

16 Angst können Sie z. B. an Tachykardie, Dyspnoe, weiten Pupillen, verspannter Muskulatur, Impotenz, Pollakisurie und Durchfall erkennen.

17 Schüttelfrost liegt nur dann vor, wenn das Bett wackelt.

18 Charakteristisch für Kontinua-Fieber ist das Anhalten über Tage und daß es im Laufe eines Tages weniger als 1° schwankt. Remittierendes Fieber hat Tagesschwankungen über 1° ohne Rückkehr zum Normalen, intermittierendes Fieber schwankt über 1° und kehrt zu Normaltemperaturen zurück. Beim periodischen Fieber wechseln Fieber und fieberfreie Tage regelmäßig ab.

19 Axillär gemessene subfebrile Temperaturen übersteigen nicht 38°.

20 Beschwerden können beeinflußt werden z. B. durch Aufstehen, Bücken, Trinken, Rauchen, Treppensteigen, tiefes Einatmen, Lastentragen, Stehen, Lesen, Laufen, Essen usw.

Kapitel 4

1 Beschwerden, die mit der Hauptbeschwerde zusammenhängen, nennt man Begleitbeschwerden.

2 Die Hauptbeschwerde leitet Sie bei der Wahl des Organsystems, in dem Sie die Erkrankung vermuten.

3 Für die meisten Beschwerden reicht die Differenzierung nach Dauer, Stärke, Art und Ort und ihrer Beziehung zu Körperfunktionen aus.

4 In der Sprache des Patienten. Zum Beispiel wird ein Patient Sie kaum verstehen, wenn Sie ihn fragen, ob er unter Dyspnoe leidet.

5 Übelkeit kann durch die Erkrankung mehrerer Organsysteme verursacht werden.

6 In der Eigenanamnese werden frühere Erkrankungen, Risikofaktoren, Krankenhausaufenthalte, Operationen und besondere Umstände wie Auslandsaufenthalte, Haustiere, Allergien usw. aufgezählt.

7 Sie können dem Patienten Gedächtnisbrücken bauen, z. B. Befreiung vom Turnunterricht.

8 Zum Beispiel Haschisch, LSD, Marihuana, Heroin, Kokain.

9 Für die Medikamentendokumentation verwendet man eine 5-Finger-Regel: wann, wieviel, wie oft, wie lange und in welcher Form ein Medikament genommen wird.

10 Eine gynäkologische Anamnese soll nach dem vollendeten 12. Lebensjahr oder nach der davor liegenden Menarche erhoben werden.

11 Jeder Patient sollte danach gefragt werden, ob seine sexuellen Bedürfnisse erfüllt werden.

12 Einen Zugang zum Lebensstil des Patienten gewinnen Sie mit Tages-, Wochen-, Monats- oder Jahresprofilen.

13 Einblick erhalten Sie mit gezielten Fragen nach der Familiensituation, der Wohnung, den wirtschaftlichen Verhältnissen, dem Arbeitsplatz und dem Freundeskreis.

14 Bei der Familienanamnese sollen Sie Erbkrankheiten, Krankheiten mit familiärer Häufung und Infektionen in der Familie (z. B. Tuberkulose) berücksichtigen.

15 Besonders interessieren bei der Familienanamnese Krankheiten, Todesalter und Todesursachen bei den Eltern, den Geschwistern und den eigenen Kindern.

16 Im bisherigen Krankheitsverlauf werden Hauptbeschwerde und zugehörige Begleitbeschwerden chronologisch geschildert.

17 Im bisherigen Krankheitsverlauf sollen 1. die zeitliche Reihenfolge des Auftretens der Symptome, 2. die Kontinuität bzw. die Unterbrechung berücksichtigt werden.

18 Bei der Dokumentation sollten Sie Patientendaten und Ihre Schlußfolgerungen streng unterscheiden.

19 Die Anamnese gestattet diagnostische Vermutungen, die den untersuchenden Arzt auf die Erkrankungen bestimmter Organbereiche hinlenken, so daß er dort besonders sorgfältig untersucht und sich in den anderen Bereichen auf die Routineuntersuchung beschränken kann.

20 Der Patient muß Gelegenheit haben zu sagen, was er selbst über seine Krankheit denkt, und ggf. auch seine Auffassung begründen können.

Kapitel 6

1 Die mehr subjektiven Angaben des Patienten sind weniger meßbar als der objektivierbare Befund des Arztes (objektivierbar bedeutet hier: von mehreren Untersuchern in gleicher Form feststellbar).

2 Die methodische Reihenfolge ist Inspektion, Palpation, Perkussion, Auskultation, Funktionsprüfung **(IPPAF).**

3 Palpieren heißt, mit dem Tastsinn, dem kinästhetischen Sinn für Lage und Vibration und mit dem Temperatursinn untersuchen.

4 Sie können bei der Palpation den Seitenvergleich und den Vergleich mit anderen Körperregionen, z. B. zur Beurteilung der Temperatur, als Hilfe benutzen.

5 Für die Palpation von Temperaturunterschieden sind die Innenseiten der Finger oder die Fingerrücken besonders geeignet.

6 Für die Palpation von Vibrationen eignet sich besonders die distale Handfläche unter den Metakarpophalangealgelenken.

7 Die Verwechslung des Patientenpulses mit dem eigenen Puls vermeiden Sie durch gleichzeitige Palpation der A. carotis oder gleichzeitige Auskultation des Herzens.

8 Mit der Dokumentation der Zeit schaffen Sie die Voraussetzung für die Beurteilung von Änderungen des Befundes und Krankheitsverlaufs.

9 Zu jeder Befunderhebung gehören die Temperatur-, Blutdruck- und Pulsmessung.

10 Bei der rektalen Temperaturmessung muß die Seiten- oder Bauchlage beibehalten werden.

11 Die Art der Temperaturmessung muß angegeben werden, weil die Meßwerte mit dem Ort der Messung variieren.

12 Der Leptosome ist schmal, mager, aufgeschossen, mit langem Gesicht, schmalen Schultern, langem, flachem Brustkorb. Es sind nüchterne, nervöse Menschen, im Umgang mit anderen eher kühl distanziert.
Der athletische Typ ist muskulös und untersetzt, mit breiten, ausladenden Schultern, quadratischem Schädel und einem nach unten sich verjüngenden Rumpf. Sie sind durch ruhige Bedächtigkeit bis zur Zähflüssigkeit ausgezeichnet, können explosiv reagieren und gedanklich bzw. emotional kleben.
Der Pykniker ist eher klein und rundlich, hat ein weiches, wangenbetontes Gesicht, schmale Schultern und betonten Bauch. Zu ihrem Wesen gehört mitteilsame Heiterkeit oder Schwerblütigkeit, Genußfreudigkeit und tatkräftiges Praktikertum, sie sind der Umwelt und den Mitmenschen gegenüber aufgeschlossen.

13 Zum seelisch-geistigen Allgemeinzustand gehören z. B. emotionale Zustände, örtliche, zeitliche und personale Orientiertheit, Bewußtseinsklarheit, Verwirrtheit, tiefes Koma usw.

14 Durchschnittliches Körpergewicht = Größe in cm über 100 in kg minus 10 %.

15 Der falsche Eindruck eines Übergewichtes kann bei massivem Körperbau oder stark ausgebildeter Muskulatur entstehen. „Schwere Knochen" werden manchmal von übergewichtigen Essern als Entschuldigung benutzt.

16 Bei der Exsikkose fehlt Flüssigkeit im Unterhautfettgewebe. Das führt dazu, daß abgehobene Falten „stehenbleiben".

17 Blässe als Krankheitszeichen erkennt man am Nagelbett und in den Konjunktiven.

18 Eine Zyanose tritt auf, wenn mehr als 5 g desoxygeniertes Hämoglobin pro 100 ml Blut zirkulieren.

19 Bei der zentralen Zyanose durch verminderte Sauerstoffaufnahme in der Lunge sind die Kapillarpulse (Nagelbetten) blau, bei der peripheren Zyanose rot (soweit die vermehrte Sauerstoffausschöpfung nicht in der untersuchten Extremität stattfindet).

20 Bei ausgeprägter Anämie tritt keine Zyanose auf, weil die geringere Gesamtmenge Hb in 100 ml Blut ein Auftreten von 5 g desoxygeniertem Hämoglobin nicht gestattet.

21 Die Entstehung einer Zyanose wird durch hohen Hämoglobingehalt (größer als 16 g pro 100 ml) erleichtert.

22 Die Gelbverfärbung der Haut und Skleren entsteht durch Bilirubin- oder Biliverdineinlagerungen.

23 Nach der Farbe unterscheidet man:

Ikterusart	Einlagerung	Ursache	Lokalisatorische Bezeichnung
blaßgelber Flavinikterus	indirektes Bilirubin	Hämolyse	prähepatischer Ikterus
gelbroter Rubinikterus	direktes Bilirubin	Leberschaden	hepatischer Ikterus
grüngelber Verdinikterus	Biliverdin	Gallenstauung	posthepatischer Ikterus

24 Der Pseudoikterus führt nicht zur Verfärbung der Skleren.

25 Beim Wegdrücken der Spider mit dem Glasspatel bleibt ein pulsierender Punkt erhalten.

26 Im Alter schwindet die subkutane Fettschicht.

27 Ödematöse Dellen Grad II und III bleiben länger stehen.

28 Dermographismus albus entsteht durch lokale Gefäßkontraktion nach Bestreichen mit einem stumpfen Gegenstand. Dermographismus ruber als überschießende Reaktion durch Gefäßerweiterungen und Urticaria factitia als lokales Ödem sind Zeichen überschießender Ansprechbarkeit des vegetativen Systems.

29 Die Körperbehaarung hängt vom Gleichgewicht zwischen Androgenen und Östrogenen ab.

30 Verminderung oder Fehlen der Körperbehaarung ist ein Zeichen für einen Mangel an 17-Ketosteroiden.

31 Zur Zyanose führt mehr als 5% desoxygeniertes Hämoglobin pro 100 ml.

32 Blasser Flavinikterus entsteht durch Einlagerung von indirektem Bilirubin bei Hämolyse.

33 Die Feststellung der Hauttemperatur erfolgt am besten mit dem Rücken der geschlossenen Finger.

34 Flüssigkeit im Interstitium entsteht durch Störung des Gleichgewichts zwischen intravaskulärem Druck und kolloidosmotischem Druck.

35 Makula = Fleck, Petechien = stecknadelkopfgroße Blutungen, Purpura = viele stecknadelkopfgroße Blutungen in die Haut, Erythem = Rötung.

36 Urtika ist eine flüchtige, schnell resorbierbare Quaddel.

37 Hautturgor prüfen Sie, indem Sie die Haut über dem Handrücken Ihres Patienten mit Daumen und Zeigefinger abheben.

38 Die Beurteilung von Lymphknoten erfolgt nach Größe, Verschieblichkeit und Zahl, Lage, Festigkeit und Qual (Schmerzhaftigkeit).

39 Schuppe – Squama, Eschara – Schorf, Crusta – die Kruste.

40 Erosionen entstehen, wenn flüssigkeitsgefüllte Erhabenheiten ihre Dekke verlieren.

41 Purpura ist im Gegensatz zum Erythem mit dem Glasspatel nicht wegdrückbar.

42 Krusten sind eingetrocknete Auflagerungen von Serum, Eiter oder Blut.

43 Zum Beispiel der in sich Zusammengesunkene (Depressive), der aufgegeben hat, der den Kopf hängen läßt als Zeichen der Trauer, der mit hängenden Schultern seine kraftlose Unentschlossenheit bezeugt (o. ä.).

44 Das Stottern ist eine Störung des Sprechablaufs (Koordinationsstörung), das Stammeln eine Störung der Bildung und Verbindung von Lauten.

45 Inspektion, Palpation, Perkussion, Auskultation, Funktionsstörung **(IPPAF).**

46 Gelbfärbung beim Ikterus entsteht durch Einlagerung von Bilirubin.

47 Echter Ikterus kann verwechselt werden mit Karotinikterus und bräunlicher Pigmentierung.

48 Blasser Flavinikterus entsteht durch Einlagerung von indirektem Bilirubin bei Hämolyse.

49 Rotgelber Rubinikterus entsteht durch Einlagerung von direktem Bilirubin bei Erkrankungen der Leber.

50 Grüngelber Verdinikterus entsteht durch Einlagerung von Biliverdin bei Erkrankungen der Galle.

51 Das Verhältnis von Androgenen zu Östrogenen beeinflußt die Behaarung des Körpers.

52 Die Feststellung der Hauttemperatur erfolgt am besten mit dem Rücken der geschlossenen Finger.

53 Für die Palpation entzündlich veränderter Haut sollten Sie immer Handschuhe benutzen.

54 Ödeme sind Zeichen für vermehrte Flüssigkeit im Interstitium.
55 Flüssigkeit im Interstitium entsteht durch Störung des Gleichgewichts zwischen intravaskulärem Druck und kolloidosmotischem Druck.
56 Lange bestehende Ödeme führen zu fibrotischen Veränderungen des Unterhautzellgewebes, das sich dann nicht mehr eindrücken läßt.
57 Hautturgor prüfen Sie, indem Sie die Haut über dem Handrücken Ihres Patienten mit Daumen und Zeigefinger abheben.
58 Bei Atrophie der Epidermis entsteht ohne Niveauunterschied eine feine Fältelung, bei Atrophie der Subkutis bilden sich Dellen.
59 Ein Ekzem ist eine begrenzte, juckende, rote Aufschwellung der Epidermis mit unterschiedlichen Effloreszenzen.
60 Purpura ist im Gegensatz zum Erythem mit dem Glasspatel nicht wegdrückbar.
61 Eine festhaftende Vermehrung der Hornschicht ist eine Keratose.
62 Krusten sind eingetrocknete Auflagerungen von Serum, Eiter oder Blut.
63 Lichenifikation = Flechte, ist eine klein-papulöse, flächenhafte Verdikkung (Infiltration) der Haut mit Vergröberung der Felderung.
64 Schuppen sind locker aufliegende, zusammenhängende Hornhautlamellen, Keratosen sind fest haftende Hornvermehrungen.
65 Nekrosen treten feucht als Gangrän, trocken als Mumifikation auf.
66 Die strahlenförmigen arteriellen Gefäßerweiterungen der Spider lassen sich wie das Erythem mit dem Glasspatel mindestens teilweise wegdrükken.

Kapitel 7

1 Bei Kopfschmerzen müssen Sie erfragen, zu welchen Tageszeiten sie auftreten.
2 Durch das Foramen supraorbitale tritt der N. ophthalmicus, durch das Foramen infraorbitale der N. maxillaris und durch das Foramen mentale der N. mandibularis.
3 Der Druckschmerz muß sich eng umschrieben über dem Nervenaustrittspunkt finden und darf nicht in die weitere Umgebung ausstrahlen.
4 Zu den allgemeinen Hirndrucksymptomen gehören neben dem Druckschmerz über den Foramina supra- und infraorbitale Erbrechen, Bradykardie, Kopfschmerz und Blutdruckabfall.
5 Am Kopf werden nuchale, aurikuläre, submandibuläre und mentale Lymphknoten palpiert.
6 Die sechs Gesichtspunkte für die Beschreibung vergrößerter Lymphknoten sind: Lage, Festigkeit und Zahl, Größe, Verschieblichkeit und Qual (Schmerzhaftigkeit).
7 Bei einer Unfallanamnese mit Beteiligung des Kopfes müssen Sie die Kalotte auf eine Fraktur perkutieren.
8 Diffuser Klopfschmerz weist auf eine Meningitis hin.

Kapitel 8

1 Zu den Funktionsstörungen der Augenlider gehören Frequenzveränderungen des Lidschlags, Bewegungseinschränkungen und fehlender Lidschluß.
2 Mit leichtem Druck auf den Tränensack können Sie eitriges oder schleimiges Sekret aus den Tränenpünktchen herauspressen.

3 Die Tränenproduktion wird mit dem Schirmer-Test geprüft.

4 Zur Untersuchung der Konjunktiven stützt man beide Hände seitlich am Kopf des Patienten ab.

5 Die Bindehaut des Oberlides und des Tarsus beurteilen Sie nach einfachem Ektropionieren.

6 Bei Strabismus muß besonders auf psychische Störungen geachtet werden.

7 Der normale horizontale Durchmesser der Hornhaut beträgt etwa 11 bis 12 mm beim Erwachsenen.

8 Die Sensibilität der Hornhaut prüfen Sie mit einem spitz ausgezogenen und abgeschnittenen Wattefaden von der Seite kommend.

9 Die gleichmäßige Rundung der Hornhautoberfläche beurteilt man mit Hilfe eines Spiegelbildes (Fensterkreuz o. ä.).

10 Hornhauttrübungen werden bei frontaler Inspektion als graue Flecken erkannt; bei seitlicher, fokaler Beleuchtung wirken sie als grau-weiße Flekken und bei der Untersuchung mit dem Ophthalmoskop als schwarze Flecken vor dem roten Hintergrund.

11 Reflexbilder erscheinen bei Hornhauttrübungen unscharf.

12 Die Iris liegt durchschnittlich 3 mm hinter der Hornhaut.

13 Eine hintere Synechie ist eine Verwachsung der Regenbogenhaut mit der dahinterliegenden Linse, die zur Pupillenentrundung führen kann.

14 Bei einer Pupillenverengung spricht man von Miosis, bei Erweiterung von Mydriasis und bei Seitenunterschieden von Anisokorie.

15 Die direkte Pupillenreaktion ist die Verengung der Pupille bei Lichteinfall in das untersuchte Auge.

16 Die Pupille verengt sich bei isoliertem Lichteinfall in das Auge der Gegenseite.

17 Sie halten den Finger in einem Abstand von 15–20 cm in Höhe der Nasenwurzel vor die Augen.

18 Von absoluter Pupillenstarre spricht man, wenn die erweiterte Pupille weder auf Licht noch auf Naheinstellung reagiert, die Belichtung dieses Auges aber eine konsensuelle Pupillenreaktion der Gegenseite auslöst.

19 Wenn die krankhaft erweiterte Pupille nur noch auf die Belichtung des anderen Auges und auf Naheinstellung reagiert, spricht man von einer amaurotischen Pupillenstarre.

20 Bei der reflektorischen Pupillenstarre reagiert die meist enge Pupille nicht mehr auf Licht.

21 Verzögerte Reaktionen auf Licht nennt man Pupillotonie.

22 Vor jeder Weitstellung sollten eine bimanuelle palpatorische Beurteilung des intraokularen Drucks, besser eine Tonometrie, zur Vermeidung eines Glaukomanfalls und eine Beurteilung des Kammerwinkels durchgeführt werden.

23 Mit der Spiegelung im umgekehrten Bild verschaffen Sie sich einen Überblick; im aufrechten Bild suchen Sie nach Details.

24 Der Patient blickt bei der Spiegelung seines linken Auges auf Ihr linkes Ohr.

25 Mit dem Augenspiegel beurteilen Sie Papille, Makula, Arterien und Venen sowie pathologische Netzhautveränderungen.

26 Mit dem Glaucotest-Grenzwert-Tonometer können Grenzwerte des intraokularen Drucks beurteilt werden.

27 Die Pupillen von Autofahrern dürfen nicht weitgestellt werden, sondern die Patienten müssen ggf. wieder einbestellt werden.

28 Bei der Spiegelung im aufrechten Bild ist der Augenhintergrund 16fach vergrößert.

29 Der Durchmesser der Papille beträgt etwa 1,5 mm.

30 Die Macula lutea erscheint im Grünfilter gelb.

31 Bei der Untersuchung der Fovea centralis blickt der Patient in den Spiegel.

32 Die Arterien des Augenhintergrundes sind hellrot, dünner und mit breitem Reflexstreifen versehen. Die Venen sind dunkelrot und dicker. Sie haben einen schmalen Reflexstreifen und sind stärker geschlängelt als die Arterien.

33 Nystagmus nennt man anhaltende, mindestens 8 ruckartige, unwillkürliche Bewegungen meist beider Augen nach einer Seite. Sie werden nach der schnellen Phase benannt.

34 Die Ausdehnung des Gesichtsfeldes können Sie im Vergleich mit dem eigenen Gesichtsfeld bestimmen (Konfrontations- oder Parallelversuch).

35 Der Augenabstand bei der Feststellung des Gesichtsfeldes soll etwa 1 m betragen.

36 Hemianopsie ist der Ausfall einer Hälfte des Gesichtsfeldes.

37 Eine einfache Untersuchung auf Strabismus ist der Abdecktest (Aufdecktest).

38 Protanopie ist „Rotblindheit", Deuteranopie „Grünblindheit".

Kapitel 9

1 Sie bewegen den Kopf des Patienten, um den Einfallswinkel des Lichtstrahles (und damit die Spiegelstellung) nicht verändern zu müssen.

2 Charakteristische Beschwerden im Bereich der Ohren sind z. B. Schmerzen, Ohrsekretion, Schwindel, Hörstörungen, Ohrgeräusche.

3 Beim Fassen der Ohrmuschel müssen Sie Ihre Hand am Kopf des Patienten abstützen, um dem Patienten bei Ausweichbewegungen keine Schmerzen zuzufügen.

4 Den Ohrtrichter führen Sie dem äußeren Gehörgang folgend schräg nach vorn oben ein.

5 Die Krümmung des knorpeligen Gehörgangs gleichen Sie durch Zug nach hinten oben an der Ohrmuschel aus.

6 Die Grenze des knorpeligen Gehörgangs erkennen Sie an der Grenze der Gehörgangshaare.

7 Falls Sie den Ohrtrichter über die Grenze des knorpeligen Gehörgangs hinausschieben, drücken Sie die Gehörgangshaut auf die knöcherne Unterlage und bereiten dem Patienten Schmerzen.

8 Bei der Inspektion und Beschreibung des Trommelfells gehen Sie vom Hammergriff aus.

9 Der instrumentellen Manipulation ist die Gehörgangsspülung nach vorheriger Aufweichung des Zerumens vorzuziehen.

10 Die Hörweiteprüfung wird in einem Abstand bis zu 6 m mit Zahlen und Wörtern in Flüstersprache durchgeführt.

11 Zur Schüttelvertäubung lassen Sie den Patienten den Tragus kräftig rhythmisch einwärtsdrücken.

12 Bei Schalleitungsstörungen werden Umgangssprache mit tiefen Tönen, Flüstersprache und hohe Vokale gleichmäßig eingeschränkt gehört, bei Schallwahrnehmungsstörungen wird die Umgangssprache meist normal gehört, hohe Töne und Flüstersprache dagegen nur vermindert.

13 Der Gesunde hört beim Weber-Versuch die Stimmgabel gleichmäßig „im ganzen Kopf", bei Mittelohrerkrankungen wird zur erkrankten Seite „lateralisiert", bei Innenohrerkrankungen zur Seite des besser hörenden Ohres.

14 Im Rinne-Versuch wird die Abklingzeit bei Luftleitung mit der Abklingzeit beim Aufsetzen der Stimmgabel auf das Mastoid (Knochenleitung) verglichen. Gesunde hören den Luftleitungston länger und lauter als die Knochenleitung.

15 Bei der Schalleitungsstörung lautet das Ergebnis „Rinne negativ", wenn der Stimmgabelton über die Knochenleitung lauter und länger gehört wird als über die Luftleitung.

16 Mit der Audiometrie wird für die Luft- und Knochenleitung die Lautstärke gemessen, die gerade noch eine Tonempfindung auslöst.

17 Charakteristisch für den Vestibularisschwindel sind Drehschwindel, Schwankschwindel, Liftgefühl und Ziehen nach einer Seite.

18 Anfallsweise auftretender Drehschwindel deutet auf Morbus Ménière hin.

19 Abweichreaktionen sind ein Zeichen für einseitiges Überwiegen des Vestibularistonus, das zur Fallneigung und Gangabweichung zur anderen Seite hin führt.

20 Das Fistelsymptom prüft man mit dem Politzer-Ballon.

21 Beim Valsalva-Versuch führt das Pressen des Patienten bei funktionstüchtiger Tuba Eustachii zu einer Vorwölbung des Trommelfells mit einer Bewegung des Lichtreflexes.

22 Charakteristische Beschwerden bei Erkrankungen der Nase sind Atembehinderung, Absonderung, Nasenbluten, Stirn- und Gesichtskopfschmerz, Geruchsstörungen.

23 In der ersten Position untersuchen Sie Nasenboden und Hinterwand des Rachenraums, in der zweiten die mittlere Nasenmuschel und in der dritten Position das Nasendach bis in die Riechspalte.

24 Eitriges Sekret im mittleren Nasengang stammt aus einer oder mehreren Nebenhöhlen.

25 Eitriges Sekret in der Riechspalte stammt aus dem hinteren Drittel der Siebbeinzellen oder der Keilbeinhöhle.

26 Mit dem Schließen der Branchen könten Sie Vibrissen fassen und Schmerzen verursachen.

27 Charakteristische Beschwerden bei Erkrankungen des Mundes sind z. B. Fötor, Schleimhautveränderungen, Brennen, Schmerzen, Blutungen des Zahnfleisches, Veränderungen der Speichelsekretion.

28 Charakteristische Halsbeschwerden sind z. B. Schluckbehinderungen, Hals- und Rachenschmerzen (mit unterschiedlicher Höhenlokalisation).

29 Aphthen müssen von Leukoplakien, weißen Epithelwucherungen der Wangenschleimhaut, unterschieden werden.

30 Koplik-Flecken treten in der Wangenschleimhaut gegenüber den unteren Molaren auf.

31 Die Mündung des Ductus parotideus finden Sie als flache Schleimhauterhebung gegenüber dem zweiten Molaren oben.

32 Jede knotige Veränderung der Zunge soll nach Größe, Festigkeit und Zahl, Lage, Verschieblichkeit und Schmerzhaftigkeit (Qual) beurteilt werden.

33 An der Rachenwand herunterfließendes schleimiges Sekret weist auf entzündliche Prozesse im Nasen-Rachen-Raum hin.

34 Charakteristische Beschwerden bei Kehlkopferkrankungen sind Heiserkeit, Husten, Schluckbeschwerden, Aphonie und Lymphknotenschwellungen im Halsbereich.

35 Bei dieser Form der Phonation steigt der Larynx aufwärts, die Epiglottis klappt nach vorn, Kehlkopfeingang bzw. Stimmlippen werden sichtbar.

36 An ein Kehlkopfkarzinom ist zu denken bei jeder Heiserkeit, die länger als drei Wochen dauert.

37 Die Berührung der Rachenhinterwand mit dem Nasen-Rachen-Spiegel führt zum Würgereflex.

38 Die Beurteilung der Schilddrüse erfolgt am leichtesten durch Umgreifen des Halses von dorsal mit am hinteren Hals abgestütztem Daumen.

39 Das Nonnensausen kann man durch leichten Druck mit dem horizontal gehaltenen Zeigefinger gegen den Hals unterhalb des Kieferwinkels unterbrechen.

Kapitel 10

1 Reizhusten ist ein trockener, unproduktiver, bellender Husten, der oft mit retrosternalen Schmerzen einhergeht.

2 Blutiges Sputum oder abgehustetes reines Blut nennt man Hämoptoe.

3 Mit Hämatemesis bezeichnet man kaffeesatzartiges, geronnenes Blut, das säuerlich riecht und niemals schaumig ist.

4 Hämoptysen sind kleinere Blutbeimengungen, oft nur Blutflecken oder blutige Fäden (aber auch gleichsinnig mit Hämoptoe).

5 Wenn der Patient mehr Arbeit als gewohnt für die Atmung aufbringen muß, spricht man von Dyspnoe.

6 Die Zahl der Treppenabsätze, die der Patient bewältigen kann, ohne anhalten zu müssen, gilt als grobes Maß für die Dyspnoe (Richtwerte: 2 Absätze = leichte Dyspnoe, 1 Absatz = schwere Dyspnoe, Unterbrechung während des 1. Absatzes = sehr schwere Dyspnoe). Cave! Es gibt auch noch andere Gründe, die das Treppensteigen erschweren.

7 Metabolische Dyspnoe: Eine erhöhte Wasserstoffionenkonzentration führt zu zentraler Atemstimulierung und damit zu vermehrter Abatmung von Kohlendioxid. Diese vermehrte Abatmung kann als Dyspnoe empfunden werden.

8 Orthopnoe nennt man die Unfähigkeit, im Liegen zu atmen.

9 Das Lungengewebe ist frei von Schmerzfasern.

10 Oberflächlicher Thoraxschmerz ist eindeutig lokalisierbar und nimmt durch Druck zu, Thoraxwandschmerz ist atmungs- und bewegungsabhängig, tiefer Thoraxschmerz ist nicht scharf lokalisierbar und entspricht dem viszeralen Schmerztyp*.

11 Pleuraschmerzen steigern sich z. B. beim tiefen Durchatmen, Husten oder Lachen.

12 Bei Pleuraschmerzen bemüht sich der Patient, die betroffene Thoraxseite ruhigzustellen, d. h. Atemexkursionen der erkrankten Seite klein zu halten oder ganz zu vermeiden.

13 Sowohl die Interkostalneuralgie als auch Pleuraschmerzen sind atemabhängig.

14 Stridor ist ein pfeifend-kratzendes Inspirationsgeräusch durch Einengungen zwischen dem oberen Larynx und den Hauptbronchien.

15 Pfeifende Atemgeräusche können Sie vorwiegend exspiratorisch hören. Meist ist dabei die Exspiration verlängert.

16 Frontal benutzt man als Orientierungshilfen am Thorax die Medioklavikularlinie, die Mediosternallinie, die Rippenbögen, abgezählte Rippen und die Fossa jugularis.

17 Die Medioskapularlinie bei herabhängenden Armen wird zur Einteilung des dorsalen Thorax benutzt.

18 Der Rosenkranz ist eine perlenförmige Verdickung der kostalen Knorpel-Knochen-Grenze.

19 Bei einer Tachypnoe macht der Patient mehr als 25 Atemzüge pro Minute.

20 Die Plateaubildung entsteht durch narbige oder tumoröse Bindegewebsverkürzungen.

21 Zur Prüfung des Stimmfremitus lassen Sie den Patienten die Zahl 99 so tief wie möglich sagen und palpieren seitenvergleichend.

22 Der Stimmfremitus ist abgeschwächt, wenn die Fortleitung erschwert wird.

23 Der Stimmfremitus ist bei hoher Stimmlage nicht zu palpieren.

24 Auf den Charakter des Perkussionsschalles wirken die Schwingungsfähigkeit des Thorax, Reaktionen des Lungengewebes und die Dämpfung durch luftfreies Material oder Flüssigkeit ein.

25 Die Perkussion erfolgt aus dem Handgelenk.

26 Der Perkussionsschall dringt nur 5 cm tief ein.

27 Die Leberbegrenzung wird in der Medioklavikularlinie perkutiert.

28 Die perkutorisch zu erfassende obere Lebergrenze entspricht der absoluten Dämpfung, d. h. dem Anteil, der unmittelbar der Körperwand anliegt. Mit der lauten Perkussion würden Sie das die Leberkuppel überlagernde Lungengewebe mindestens teilweise „durchschlagen".

29 Die dorsalen Lungengrenzen erwartet man etwa in Höhe des 11. BWK.

30 Bei Ergüssen findet man zwischen der vorderen und hinteren Axillarlinie eine aufsteigende Dämpfung.

31 Den Membrananteil benutzen Sie zur Auskultation hoher Frequenzen, den Trichter für tiefe Frequenzen.

32 Die Alveolen wirken dämpfend und gestatten normalerweise nur die Auskultation niederfrequenter Geräusche.

33 Pleuraverdickungen oder Flüssigkeitsergüsse im Interpleuralspalt behindern die Fortleitung der Atemgeräusche.

34 Ein pfeifendes, verlängertes Exspirium läßt auf Erkrankungen der kleinen Bronchien schließen.

35 Verengungen der oberen Luftwege, des Kehlkopfes und der Trachea führen zu inspiratorischem Stridor.

36 Das Vesikuläratmen ist in der Inspirationsphase länger zu hören.

37 Die Bronchialatmung findet sich über der Trachea, weil das Atemgeräusch nicht durch Alveolen abgeschwächt wird.

38 Nebengeräusche werden durch Sekretfäden oder Blasen verursacht.

39 Grobblasige Nebengeräusche deuten auf Sekret in den Bronchien, feinblasige auf Sekret in den Bronchioli und Alveolen hin.

40 Lederknarren oder pleuritisches Reiben entsteht, wenn die beiden Pleurablätter aufeinanderreiben.

41 Pleuritische Reibegeräusche sind atemsynchron, perikarditische herzsynchron.

42 Der Patient flüstert die Zahl 66 zur Auskultation der Bronchophonie.

43 Atemrhythmen oder Atemtypen sind z. B. die tiefe, regelmäßige Kußmaul-Atmung im Coma diabeticum, die medulläre Cheyne-Stokes-Atmung mit periodischen Tiefen- und Frequenzsteigerungen und die Biotsche Atmung als unregelmäßiger Wechsel zwischen Phasen der Apnoe und einigen gleichmäßig tiefen Atemzügen bei Hirndruck.

44 Einen Überblick über die Atmung können Sie sich verschaffen mit der Differenz des Thoraxumfangs, mit der Zählung der Atemzüge pro Minute, mit dem Atemanhalteversuch und mit dem Streichholzversuch.

Kapitel 11

1 Präkordiale Schmerzen liegen im linken Thorax etwa im Bereich der Medioklavikularlinie und der Herzspitze; substernale Schmerzen liegen unter dem unteren Anteil des Sternums und dem linken Sternumrand.

2 Herzschmerzen werden im Gegensatz zu anderen Thoraxschmerzen von der Atmung nicht beeinflußt.

3 Als Herzphobie bezeichnet man anfallsweises starkes Herzklopfen mit Angstgefühlen.

4 Essentielle paroxysmale Tachykardien beginnen völlig überraschend. Vor extrasystolischen paroxysmalen Tachykardien spürt der Patient mehrere Phasen gehäufter Extrasystolen.

5 Plötzliche Ohnmachten als Folge zerebraler Anämien durch akute Rhythmusstörungen nennt man Adams-Stokessche Anfälle oder Synkopen.

6 Die paroxysmale nächtliche Dyspnoe bessert sich durch aufrechtes Sitzen oder Aufstehen deutlich.

7 Kardiale Ödeme nehmen im Liegen ab.

8 Ein hebender Herzspitzenstoß im 5. ICR etwa in der Mamillarlinie spricht für eine Linkshypertrophie.

9 Sichtbare Pulsationen als Ausdruck einer Rechtsherzvergrößerung oder einer Trikuspidalinsuffizienz sind epigastrische und Leberpulsationen.

10 Große Pulsationen und Schwirren über dem Herzen palpieren Sie unmittelbar rechts parasternal und links zwischen Sternum und Medioklavikularlinie.

11 Den Herzspitzenstoß findet man im 5. ICR.

12 Durch senkrechtes Aufsetzen eines Bleistiftes wird der palpierte hebende Herzspitzenstoß sichtbar.

13 Sie können die Herzgrenzen feststellen, indem der perkutierende Finger entweder senkrecht oder parallel zur Herzgrenze aufgelegt wird.

14 Die relative Herzdämpfung perkutieren Sie kräftig, die absolute Herzdämpfung mit schwachem Perkussionsschlag.

15 Ein vergrößertes Herz finden Sie z. B. bei Rechtshypertrophie, Linkshypertrophie und Perikarderguß. Ein Aortenaneurysma und Mediastinaltumoren können die Herzdämpfung nach kranial vergrößern.

16 Perkutorisch können Sie überhaupt nicht feststellen, welche Herzanteile die Perkussion vergrößern.

17 Dokumentierte Herzbefunde können Sie mit apparativen Meßverfahren vergleichen.

18 Das Membranstethoskop verstärkt hochfrequente Geräusche, das Trichterstethoskop tiefe Geräusche.

19 Schwache Herztöne entstehen z. B. bei Herzmuskelschäden, Adipositas, Pleura- und Perikarderguß, Myxödem oder Emphysem.

20 Die Auskultationsstellen sind:

1. Aorta im 2. ICR am rechten Sternalrand,
2. Pulmonalis im 2. ICR links parasternal,
3. Trikuspidalis über dem Ansatz der V. Rippe am rechten Sternalrand,
4. der Erbsche Punkt liegt im 4. ICR einen Querfinger links parasternal,
5. die Herzspitze auskultiert man über dem Spitzenstoß im 5. ICR etwa 3 Querfinger lateral vom linken Sternalrand.

21 Herztöne entstehen durch Klappenschwingungen, Schwingungen der Ventrikelwände und des Blutes im Herzen.

22 Extratöne entstehen durch Dehnung der großen Gefäße.

23 Herzgeräusche entstehen durch Blutstromhindernisse.

24 Konfigurationen für Herzgeräusche sind Crescendo, Decrescendo, Crescendo-Decrescendo und bandförmige Geräusche.

25 Beim 1. Herzton schließen Mitral- und Trikuspidalklappe, beim 2. Aorten- und Pulmonalklappe.

26 S_1 hört man am lautesten über der Herzspitze, S_2 über der Herzbasis.

27 1. und 2. Herzton lassen sich auch dadurch unterscheiden, daß der Abstand vom 1. zum 2. Herzton kürzer als der zwischen dem 2. und dem 1. Ton ist. Eine zusätzliche Möglichkeit bietet die Palpation der Karotispulswelle unmittelbar nach dem ersten Herzton.

28 Nicht gleichzeitiger Aorten- und Pulmonalklappen-Schluß entsteht bei der Inspiration.

29 Der 2. Herzton ist durch den späteren Schluß der Pulmonalklappe bedingt.

30 Bei tiefer Inspiration erhöht sich das Blutvolumen im Thorax und im rechten Herzen. Folglich schließt die Pulmonalklappe später.

31 Paradoxe Spaltung nennt man den Schluß der Pulmonalklappe vor dem der Aortenklappe.

32 Die paradoxe Spaltung beruht z. B. auf einer Aortenstenose, die zum verzögerten Schluß des bei der paradoxen Spaltung betonten 2. Tones (Aortenschluß) führt.

33 Diastolische Extratöne sind z. B. der Mitralöffnungston, der Trikuspidalöffnungston oder der 3. Herzton, der gespaltene 1. Ton oder der Vorhofton.

34 Organische Herzgeräusche beruhen auf Veränderungen der Klappen, funktionelle Geräusche auf relativen Stenosen, z. B. gegenüber erhöhter Strömungsgeschwindigkeit, und akzidentelle Geräusche entstehen durch Verwirbelungen ohne Krankheitswert.

35 Systolische Geräusche liegen zwischen dem 1. und 2. Ton, diastolische zwischen dem 2. und 1. Ton.

36 Der unmittelbare Anschluß des Geräusches beruht darauf, daß der Rückfluß in den Vorhof schon während der Anspannungsphase beginnt.

37 Die Geräuschintensität nimmt ab, weil die Druckdifferenz, z. B. zwischen Aorta und linkem Ventrikel, im Laufe der Diastole ausgeglichen wird.

38 Pathologische extrakardiale Geräusche sind: perikarditisches Reiben, pulssynchrone Gefäßgeräusche, Ductus-arteriosus-Geräusche und Pleurareiben.

39 Die tiefe Inspiration bewirkt eine Abnahme systolischer und diastolischer Geräusche links.

40 Das Systolikum der Trikuspidalinsuffizienz nimmt während der Inspiration zu, weil die Einströmungsgeschwindigkeit durch vermehrten negativen Druck größer wird.

41 Zeichen der Linksinsuffizienz mit Stauungslunge sind: Dyspnoe, nächtlicher Schweiß, Nykturie, Husten, Zyanose, Rasselgeräusche und Pleuraexsudat.

42 Die Polyurie ist kein Symptom der Rechtsinsuffizienz. Vielmehr führt die Nierenvenenstauung tagsüber zu einer Verminderung der Harnmenge.

43 Tachykardie nennt man eine anhaltende Pulsbeschleunigung über 90 Schläge pro Minute.

44 Plötzlich beginnende Rhythmusstörungen mit Frequenzen zwischen 150 und 200 Schlägen pro Minute nennt man paroxysmale Tachykardie.

45 Eine Tachykardie durch größeren Blutverlust läßt sich durch den positiven Tilt-Test unterscheiden, bei dem der Lagewechsel zum Sitzen zu einer Erhöhung der Pulsfrequenz um 20 Schläge pro Minute führt.

46 Bei der echten Bradykardie sind die auskultierte Herzfrequenz und die palpierte Radialispulsfrequenz gleich groß.

47 Ein Pulsdefizit ist der Ausfall des peripheren systolischen Anteiles der Blutdruckamplitude.

48 Der Grundrhythmus ist bei der absoluten Arrhythmie aufgehoben.

49 Den Venendruck kann man schätzen, wenn der Patient den Arm so weit hebt, daß die gestauten Venen am Handrücken gerade leerlaufen.

50 Die Funktion der kommunizierenden Röhren kann man mit dem Valsalva-Versuch kontrollieren.

51 Mit der Ätherumlaufzeit (Arm-Lunge-Zeit) mißt man die Funktion des kleinen Kreislaufs.

52 Verkürzungen der Arm-Lunge-Zeit finden Sie bei Ursachen vergrößerten Herzminutenvolumens oder bei Belastungen.

53 Nichtkardiale Verlängerungen der Ätherumlaufzeit entstehen bei pulmonalen Störungen, Verlängerungen der Decholinumlaufzeit bei vergrößerter Blutmenge.

54 Bei Belastungsversuchen sollte das EKG durch einen Arzt verfolgt werden.

55 Kniebeugen sind als Belastungstest nicht reproduzierbar, und der Zweistufentest wird leicht durch überlagerte Muskelpotentiale gestört.

56 Die Ausbelastungsherzfrequenz beim Fahrradergometer fällt nach dem 30. Lebensjahr in jedem Lebensjahrzehnt um 10 Schläge pro Minute oder: 200 minus Lebensjahre = Ausbelastungsherzfrequenz.

57 Kontraindikationen für Belastungsversuche sind: Herzinsuffizienz mit Dyspnoe beim Gehen, frischer Herzinfarkt, akute entzündliche Herzerkrankungen und maligner Hypertonus.

Kapitel 12

1 Für arterielle Durchblutungsstörungen sind Kältegefühl, Ermüdungsgefühl und Schmerzen charakteristisch.

2 Gefäßbedingte Schmerzen, die bei Ruhe schnell verschwinden und bei Belastung wiederkehren, nennt man Latenzschmerzen.

3 Schmerzen bei Einengung des arteriellen Lumens treten auf bei Arteria-femoralis-Einengung in der Wade,
Beckenarterieneinengung in der Bekken- und Oberschenkelmuskulatur
Aorta-abdominalis-Einengung symmetrisch in der Beckenmuskulatur

4 Frühsymptome arterieller Durchblutungsstörungen in der unteren Extremität sind pulssynchrone Geräusche, die nach Kniebeugen lauter werden.

5 Mit dem Gehtest können Sie das Ausmaß einer Stenose und den Therapieerfolg beurteilen.

6 Arteriell bedingte Schmerzen nehmen durch Lagerung über die Horizontale zu, venös bedingte Schmerzen nehmen ab.

7 Für eine venöse Durchblutungsstörung sprechen aufgestaute Gefäße, Ödeme, Stauungsgefühl und Zyanose.

8 Zum Beispiel: Puls ist eine sichtbare, tastbare und gelegentlich auch hörbare Ausdehnung eines Gefäßes durch Fortleitung der systolischen Blutdruckwelle.

9 Eine vermehrte systolische Ausschüttung können Sie distal der Lunulae im Nagelbett sehen, wenn Sie den äußeren Nagelanteil leicht herunterdrücken.

10 Den Puls sollten Sie mindestens eine halbe Minute lang palpieren (Multiplikationsfehler, Arrhythmien).

11 Pulsus altus entsteht durch große Blutdruckamplituden.
Pulsus parvus entsteht durch kleine Blutdruckamplituden.
Pulsus alternans entsteht durch regelmäßig wechselnde Schlagstärke.
Pulsus paradoxus bedeutet das Kleinerwerden des Pulses bei Inspiration um mehr als 10 mmHg.
Pulsus celer entsteht durch schnellende Blutdruckamplitude.
Pulsus tardus entsteht durch langsam ansteigende Blutdruckamplitude.

12 Fehlen des Radialispulses kann bedingt sein durch Herzstillstand, Schock, Gefäßverschlüsse.

13 Auskultierbare Gefäßgeräusche entstehen dort, wo eine laminare in eine turbulente Strömung übergeht.

14 Bei abnormen Palpations- und Auskultationsbefunden über den Gefäßen sollten Sie grundsätzlich seitenvergleichend untersuchen.

15 Mit der Schoop-Provokationsmethode erzeugen Sie nach arterieller Stauung eine reaktive Hyperämie mit Verstärkung eventueller Turbulenzen.

16 Für die Palpation der Arterien eignen sich folgende Punkte:
A. femoralis – dicht unterhalb des medialen Drittels des Leistenbandes
A. poplitea – bei locker angewinkeltem Knie in der Kniekehle etwas lateral von der Mittellinie
A. dorsalis pedis – auf dem Fußrücken neben dem ersten Strahl
A. tibialis posterior – zwischen Malleolus medialis und Achillessehne

17 Die Füllung der V. jugularis externa nach Unterbrechung erfolgt von kranial.

18 Der hepatojuguläre Reflux gestattet Rückschlüsse auf eine latente Rechtsinsuffizienz.

19 Der hepatojuguläre Reflux führt bei der Rechtsinsuffizienz zu einer längeren Füllung der Halsvenen.

20 Die Fallgeschwindigkeit vor Eintreten des systolischen Gefäßtons soll 3 bis 5 mm pro Sekunde betragen.

21 Bei der Blutdruckmessung soll die Blutdruckmanschette
bei 0- bis 2jährigen 5 cm,
bis zum 6. Lebensjahr 8 cm und
bei Schulkindern 13 cm breit sein.

22 Ausschließlich systolische Druckveränderung und damit vergrößerte Blutdruckamplitude entsteht durch vergrößertes Herzminutenvolumen oder verminderte Elastizität der großen Gefäße.

23 Den Ruheblutdruck mißt man, nachdem der Patient 5 min gelegen hat.

24 Meßpunkt für den diastolischen Blutdruckwert ist das deutlich gehörte Leiserwerden der Gefäßtöne.

25 Große Amplituden weisen auf großes Blutvolumen durch eine vermehrte diastolische Füllung hin, kleine Blutdruckamplituden auf ein niedriges Herzminutenvolumen.

26 Nach den Richtlinien der WHO liegt die obere Grenze für den normalen Blutdruck bei 140/90 mmHg.

27 Bei Werten zwischen der oberen Normalgrenze und der Hypertonie spricht man von einem „Grenzbereich".

28 Von Hypotonie spricht man bei systolischen Werten unter 100 mmHg und diastolischen Werten unter 60 mmHg.

29 Grundsätzliche Ursachen der Hypotonie sind ein verminderter Gefäßwiderstand oder ein vermindertes Herzminutenvolumen.

30 Bei der Faustschlußprobe und bei der Lagerungsprobe entsteht die verzögerte dunkle Nachröte durch eine während des Versuchs entstandene Sauerstoffschuld.

31 Unkompensierte arterielle Verschlüsse führen bei der Lagerungsprobe zu Blässe.

32 Bei der Lagerungsprobe röten sich die Füße normalerweise innerhalb von 5 Sek.

33 Die Venenfüllung vor reaktiver Hyperämie weist auf einen ausgedehnten Arterienverschluß mit größeren AV-Kurzschlüssen hin.

34 Drei Faktoren ermöglichen den venösen Rückstrom: offene Gefäßlumina, Muskelkontraktionen und funktionierende Venenklappen.

35 Durch den Perkussionstest wird die Funktionsfähigkeit der Venenklappen in der varikösen V. saphena magna beurteilbar.

36 Der Perthes-Versuch läßt Schlüsse auf die Durchgängigkeit tiefer Venen und auf die Funktion der Venenklappen in den Vv. perforantes zu.

37 Beim Perthes-Versuch stauen Sie nur die oberflächlichen Venen.

38 Die Zunahme der Varizenfüllung spricht für einen Verschluß der tiefen Venen. Die stärkere Füllung ist ein Zeichen der Strömungsumkehr in den Vv. communicantes.

39 Die Funktionstüchtigkeit der genannten Klappen wird mit dem Trendelenburg-Versuch beurteilt.

40 Zum Beispiel: Am angehobenen Bein des liegenden Patienten werden die Varizen ausgestrichen, dann legt man unterhalb der Leistenbeuge ein Stauband an.

41 Zur Beurteilung einer tiefen Venenthrombose pumpen Sie die Blutdruckmanschette auf 200 mmHg auf. Schmerzen (nicht nur Druckgefühl) können Zeichen einer tiefen Venenthrombose sein.

Kapitel 13

1 Beschwerden, die primär auf Erkrankungen des Bauchraums hinweisen, treten z. B. auch bei Erkrankungen des Zentralnervensystems und des Urogenitalsystems auf.

2 Die unspezifischen Bauchsymptome Appetitmangel, Übelkeit und Erbrechen gewinnen diagnostische Bedeutung, wenn man ihr isoliertes oder gemeinsames Auftreten bzw. ihre Abhängigkeit von Körperfunktionen und Bauchschmerzen und andere Symptome berücksichtigt.

3 Der Begriff „akuter Bauch“ sollte aufgegeben werden, weil er nicht eindeutig definiert ist.

4 Z. B.: Akute Bauchschmerzen bestehen weniger als sechs Tage und sind heftig genug, um den Patienten zum Arzt zu führen.

5 Diagnostisch unklare akute Bauchschmerzen ohne eindeutige Peritonitiszeichen machen Verlaufsuntersuchung und Dokumentation im 1-Stunden-Abstand erforderlich.

6 Intermittierende Bauchschmerzen wechseln mit schmerzfreien Phasen ab. Bei Koliken bleibt in der Regel ein bestimmtes Schmerzniveau bestehen.

7 Reflektorisches Erbrechen entsteht durch Irritation peritonealer und mesenterialer Nerven.

8 Erbrechen von Stuhl ist nur möglich, wenn die Ileozäkalklappe insuffizient ist.

9 Koliken sprechen für Darmverschluß (krampfartige Kontraktionen der Darmmuskulatur).

10 Sodbrennen wird als Reizung der Ösophagusschleimhaut erklärt.

11 Sekretorischer Durchfall sistiert in der Regel nicht durch Nahrungskarenz.

12 Verdauungsbeschwerden umfassen Appetitmangel, Magendrücken, Bauchgrimmen, Blähungen und Änderung der Stuhlgewohnheiten.

13 Schmerzursachen, die im rechten Oberbauch zu lokalisieren sind, strahlen in den rechten Rücken und die rechte Schulterregion aus.

14 Vergleichen Sie Ihr Ergebnis mit dem Text auf S. 269.

15 Für psychologisch ausgelöste oder beeinflußte Bauchschmerzen sprechen: ihr Auftreten oder ihre Zunahme in bestimmten Situationen oder beim Zusammentreffen mit bestimmten Personen, sie sind in der Regel diffus, Schmerzart und Anatomie passen nicht zueinander, ungewöhnliche gestikuläre und verbale Darstellung, depressive Begleitsymptome, Beispielfälle in der Familie, Krankheitsgewinn oder andere Somatisation, Verlusterlebnisse, Abhängigkeit.

16 Bei der diagnostischen Zuordnung von Bauchschmerz spielen eine Rolle: Körperlage, Körperhaltung, Atmung, Sport, Nahrungsaufnahme, Erbrechen, Stuhlgang, Miktion.

17 Durchfall heißt zu dünn und zu häufig (mehr als drei wäßrige bis breiige Stühle pro Tag).

18 Osmotischer Durchfall sistiert durch Nahrungskarenz, sekretorischer Durchfall tritt meist mit Bauchschmerzen auf und sistiert durch Nahrungskarenz nicht.

19 Große Stühle und periumbilikale Koliken weisen auf Dünndarmerkrankungen, kleine Stühle und krampfartige Unterbauchschmerzen auf Dickdarmerkrankungen hin.

20 Starke extraintestinale Schmerzen können zu reflektorischem Erbrechen führen.

21 Wegweisend für vestibulares Erbrechen ist das Begleitsymptom Schwindel.

22 Folgende Erbrechensmodalitäten sprechen für folgende Organerkrankungen:
- beim Essen = Ösophagus
- unmittelbar nach dem Essen = Magen (Gastritis)
- 1 bis 2 Std. nach dem Essen = Magen (Ulkuskarzinom)
- mehr als 2 Std. nach dem Essen = Pylorus, Dünndarm(-Verschluß)
- mehr als 6 Std. nach dem Essen = Dickdarmverschluß
- unabhängig vom Essen = Uterus, Zerebrum, Labyrinth

23 Exsikkosezeichen sind verminderter Turgor, trockene Lippen und Zunge, eingesunkene Augen.

24 Hämoptysen sind meist schaumig.

25 Anale Blutausscheidungen stammen in der Regel aus dem Gastrointestinaltrakt unterhalb der Ileozäkalklappe.

26 Sechs Ileus-Kriterien sind: Koliken, tiefer Druckschmerz, prästenotische Auftreibung, Hyperperistaltik, Borborygmi, Stuhl- und Windverhaltung.

27 Mechanischer Ileus entsteht durch innere Obturation oder äußere Okklusion, paralytischer = dynamischer Ileus durch Lähmung der Darmfunktion.

28 Koliken sind remittierende Krämpfe der Hohlorgane mit einem restlichen Schmerzniveau.

29 Die Blutungsquelle bei Teerstühlen liegt in der Regel proximal vom Kolon.

30 Obstipation heißt zu selten, zu wenig, zu fest.

31 Regurgitation erfolgt ohne Übelkeit und ohne Brechbewegungen und ohne saures Erbrechen (aus dem Ösophagus).

32 Anatomische Bezugspunkte für die Beschreibung von Bauchschmerzen sind: Rippenbögen, Epigastrium, Nabel und Umgebung, Beckenkämme, Spinae, suprapubische Region und Inguinalfurchen.

33 Auftreibung erfolgt nach ventral durch Meteorismus (Tympanie), beiderseitige Ausladungen nach lateral durch Aszites (Dämpfung).

34 Zur Auslösung des Loslaßschmerzes sollte man die Bauchdecken 30 Sek. eingedrückt halten.

35 Loslaßschmerz ist ein Frühzeichen für die Beteiligung des Peritoneum parietale an entzündlichen Prozessen.

36 Der McBurney-Punkt liegt in der Mitte einer Linie zwischen rechter Spina iliaca anterior superior und Nabel.

37 Der Lanz-Punkt liegt rechts zwischen dem ersten und zweiten Drittel einer Linie zwischen beiden Spinae iliacae anteriores superiores.

38 Bauchglatze und fehlende Sekundärbehaarung sind ein Zeichen des gestörten Östrogen-Androgen-Gleichgewichts.

39 Fett, Fetus, Fäzes, Flatus und Flüssigkeit sind häufige Ursachen für einen aufgetriebenen Bauch.

40 Zur Minderung der Abwehrspannung kann der Patient die Knie anziehen und mit offenem Mund atmen.

41 Die Palpation des Bauches soll niemals am Ort der angegebenen Schmerzen beginnen.

42 Eine lokale Abwehrspannung entsteht durch Reizung des Peritonaeum parietale.

43 Willkürliche Abwehrspannung läßt sich überwinden, reflektorische Rigidität ist unüberwindbar.

44 Peritonitis-Kriterien sind: unerträglicher somatischer Dauerschmerz, oberflächlicher Druckschmerz, Loslaßschmerz, Abwehrspannung und/oder Rigidität, Hyper- dann Hypoperistaltik, tympanitische Auftreibung, Schock.

45 Alternativen zum Loslaßschmerz sind die Perkussion über dem vermuteten Schmerzmaximum, die kräftige, tiefe Palpation in einem entfernten Quadranten oder die Aufforderung an den Patienten, zu husten.

46 Auf Lebervergrößerung palpiert man in Atemmittellage.

47 Bei der Gleitpalpation bewegen sich die palpierenden Finger der inspiratorisch tiefertretenden Leber entgegen.

48 Beim Emphysem-Patienten kann ein Zwerchfelltiefstand eine Lebervergrößerung vortäuschen.

49 Leberbedingte Druckschmerzen im rechten oberen Quadranten entstehen durch schnelle Kapselspannung.

50 Zum Auslösen des hepatojugularen Refluxes drückt man mit beiden Händen Blut aus der Leber.

51 Das Courvoisier-Zeichen ist eine schmerzlose, durch chronische Behinderung des Gallenabflusses aufgetriebene, palpable Gallenblase.

52 Das Murphy-Zeichen lösen Sie aus, indem Sie mit gekrümmten Fingern medial der Mamillarlinie unterhalb des rechten Rippenbogens eindrücken und den Patienten tief einatmen lassen.

53 Die wahrscheinlichsten Ursachen für „Tumor im Unterbauch" sind ein gravider Uterus und eine gefüllte Harnblase.

54 Die direkte Inguinalhernie unterscheidet sich von der indirekten dadurch, daß die direkte medial, die indirekte lateral von der A. epigastrica inferior liegt.

55 Die Unterscheidung von direkter und indirekter Leistenhernie ist möglich, wenn der kleine Finger so in den äußeren Leistenkanal eingeführt wird, daß die Fingerbeere die Hinterwand des Leistenkanals berührt. Beim Husten schlägt die indirekte Hernie gegen die Fingerspitze, die direkte gegen die Fingerbeere.

56 Beim Husten stößt eine Peritonealaussackung, die noch nicht aus dem Inguinalkanal ausgetreten ist, gegen den palpierenden Finger.

57 Nur die Hydrozele ist mit der Taschenlampe durchleuchtbar.

58 Bei Rötung oder Ödembildung der Haut über dem Bruchsack ist jeder Repositionsversuch kontraindiziert.

59 Beim Aszites grenzt man die laterale Flüssigkeitsdämpfung gegen den tympanitischen Schall des Darmes ab.

60 Hohe, spritzende Darmgeräusche mit kolikartigen Schmerzen sind Zeichen für eine Stenose oder einen mechanischen Ileus.

61 Von Totenstille spricht man, wenn Darmgeräusche völlig sistieren und durch Beklopfen der Bauchwand nicht mehr ausgelöst werden können.

Kapitel 14

1 Von Anurie spricht man bei Harnmengen von weniger als 100 ml/Tag, von Oligurie bei weniger als 500 ml/Tag.

2 Von einer Bakteriurie spricht man bei mehr als 10^5 Bakterien/ml.

3 Bei Harnverhaltung nimmt der Schmerz nach der Miktion ab.

4 Mit Dysurie bezeichnet man alle Formen erschwerten Wasserlassens, mit Strangurie (Algurie) schmerzhaftes Wasserlassen.

5 Unter dem Oberbegriff Miktionsstörungen werden Strangurie (Algurie), Dysurie, Harninkontinenz und Ischuria paradoxa zusammengefaßt.

6 Pyurie heißt mehr als 10 Leukozyten im Sediment bei starker Vergrößerung.

7 Die Zwei-Gläser-Probe gestattet die Unterscheidung von Urethritis und Zystitis, wenn der Urin im ersten bzw. im ersten plus zweiten Glas trübe ist. Außerdem können Sie eine initiale und eine totale Hämaturie mit der Zwei-Gläser-Probe unterscheiden.

8 Als untere Grenzwerte für eine Mikrohämaturie gelten weniger als drei Erythrozyten, nach dem 50. Lebensjahr mehr als acht Erythrozyten pro Gesichtsfeld bei starker Vergrößerung.

9 Eine Hämaturie kann durch vaginale oder anale Blutausscheidung vorgetäuscht werden.

10 Jede Hämaturie ist tumorverdächtig, bis eine andere Ursache gefunden ist.

11 Entzündliche Erkrankungen der Niere erschweren die Palpation, weil Spasmen der Rückenmuskulatur entstehen.

12 Radikuläre Schmerzen sind durch Druck auf die Kostovertebralgelenke auszulösen. Sie sind außerdem haltungs- und bewegungsabhängig.

13 Dämpfung über der Harnblase perkutieren Sie in der Mittellinie, Aszites beiderseits lateral.

14 Fluktuationstest s. Text, S. 320.

15 Die drei Indikationen für instrumentelle urologische Untersuchung sind: Verdacht auf Lumeneinengung, Blasentumor, Differentialdiagnose der Anurie.

16 Drei Fehlerquellen bei der Urinuntersuchung sind: unangemessene Urinentnahme, zu langes Stehen der Probe und unvollständige Untersuchung des Sediments.

17 Das Wasserlassen kann man durch einen laufenden Wasserhahn bahnen.

18 Der Urin bei Hämoglobinurie ist fleischwasserfarbig, enthält aber keine Erythrozyten.

19 Bei der Pyurie bilden sich im Sediment weiße Fäden oder Flocken.

20 Der Perkussionsschall über der gefüllten Blase ist gedämpft.

21 Bei beschwerdefreien Patienten beschränkt sich die Untersuchung der Genitalien im allgemeinen auf anamnestische Angaben und die Inspektion der äußeren Genitalorgane.

22 Typische weibliche Beschwerden bei Erkrankungen der Geschlechtsorgane sind Menstruationsunregelmäßigkeiten, zyklusabhängige oder -unabhängige Schmerzen der Geschlechtsorgane und der Mammae und Ausfluß.

23 Von primärer Amenorrhö spricht man, wenn die monatliche Regelblutung bis zum 16. Lebensjahr nicht eingesetzt hat, von sekundärer Amenorrhö, wenn, abgesehen von physiologischen Gründen, nach üblicher Menstruation eine länger als viermonatige Pause eintritt, genaugenommen, wenn eine Regel ausbleibt.

24 Metrorrhagien sind Blutungen zwischen den einzelnen Regelblutungen, Menorrhagien sind ungewöhnlich starke Menstruationsblutungen.

25 Die Infertilität oder Impotentia generandi ist die Unfähigkeit, eine Schwangerschaft auszutragen, die Sterilität die Unfähigkeit, schwanger zu werden.

26 Mangelhafte oder fehlende Sekundärbehaarung sprechen für hormonale Störungen.

27 Von einer Phimose spricht man, wenn das Präputium nicht retrahiert werden kann.

28 Ausdrückliche Indikationen für die rektale Untersuchung sind Miktionsbeschwerden, Schleim-, Blut- oder ungewollte Flüssigkeitsabgänge aus dem After sowie anorektale Beschwerden.

29 Marisken sind hypertrophe Analfalten, meist als Endzustände abgelaufener perianaler Thrombosen.

30 Etwa 75% der Analfissuren finden sich in der dorsalen Kommissur.

31 Analfisteln entstehen meist in einer Analdrüse in den Morgagnischen Krypten.

32 Analabszesse sondern den Eiter in den Analkanal ab.

33 Schmerzen beim Analabszeß treten mit einem Intervall nach dem Stuhlgang ein und dauern mehrere Stunden.

34 Bei der Perianalthrombose finden Sie bläuliche (druckschmerzhafte) Knoten.

35 Die Schleimhaut ist beim Darmprolaps radiär gefaltet.

36 Palpable Veränderungen der Darmschleimhaut sind multiple, weiche Hämorrhoidalknoten, polypöse Adenome und derbe Platten mit wallartigen Rändern.

37 Darmtumoren können durch Kotballen (Skybala) vorgetäuscht werden.

38 Der Prostatabefund kann nach Größe, Konsistenz, Verschieblichkeit der Schleimhaut, Abgrenzung und tumorösen Veränderungen beurteilt werden.

39 Die Prostata ist normalerweise kastaniengroß und palpiert sich ähnlich wie der angespannte Daumenballen.

40 Die Mitarbeit des Patienten können Sie sich ganz allgemein bei Untersuchungsmaßnahmen durch Erläuterung sichern.

41 Das geschlossene Proktoskop wird zunächst 5 cm tief in den Analkanal mit der Zielrichtung auf den Nabel geführt und nach Entfernen des Obturators bis auf 12 cm Tiefe in Richtung auf die Wirbelsäule vorgeschoben.

Kapitel 15

1 Paresen sind Muskelschwächen, Paralysen sind die Unfähigkeit, den Muskel überhaupt zu benutzen, und Plegien sind Lähmungen ganzer Gliedabschnitte.

2 Bewegungseinschränkungen können neurogen, myogen oder degenerativ bedingt sein.

3 Lokale Extremitätenschmerzen haben keine segmentale Ausbreitung.

4 Knochenschmerzen sind nachts stärker als am Tage und werden durch Belastung (Gewicht) verstärkt.

5 Für die Beurteilung der Extremitäten bietet sich der Seitenvergleich an.

6 Für eine Luxation sprechen Gelenkdeformierung, schmerzhafte Funktionsstörung und federnde Fixation.

7 Bei der Neutral-0-Methode bezieht sich der gemessene Winkel auf die anatomische Normalstellung.

8 Das Fortschreiten oder Abklingen können Sie durch Messung von Bewegungseinschränkungen in Winkelgraden festlegen.

9 Schwellungen durch intraartikuläre Ergüsse sind flukturierend; Weichteilentzündungen sind nicht verschieblich; Knochentumoren sind stabil.

10 Klassische Frakturzeichen sind Achsenknick, Seitenverschiebung, Seitenverschiebung mit Kontraktur, Distraktion und Rotation.

11 Nicht sichtbare Frakturzeichen sind z. B. eingeschränkte Beweglichkeit, Druck- und passiver Bewegungsschmerz, Crepitatio und abnorme Beweglichkeit.

12 Die Fallhand ist Zeichen einer Radialisparese; die Schwurhand entsteht beim Faustschlußversuch, wenn der N. medianus gelähmt ist.

13 Die Palpation eines axillären Schweißdrüsenabszesses ist außerordentlich schmerzhaft.

14 Einen Überblick über die Gelenkfunktionen der Schulter bieten der „Schürzengriff" und der „Nackengriff".

15 Horizontalbewegungen des Armes im Schultergelenk führt der Patient in Seithalte um die Vertikalachse des Körpers durch.

16 Als Zeiger für die Innen- und Außenrotation benutzen Sie den im Ellenbogen flektierten Unterarm.

17 Sie müssen bei der Untersuchung darauf achten, daß bei der Beweglichkeitsprüfung des Schultergelenkes der Schultergürtel fixiert bleibt.

18 Die Beweglichkeit des Ellenbogengelenks prüfen Sie mit der Flexion, Extension, Pro- und Supination.

19 Für die objektive Beurteilung der groben Kraft läßt man den Patienten eine Blutdruckmanschette mit der Hand zusammenpressen, die auf 30 mmHg aufgepumpt ist.

20 Transpalmaradduktion nennt man die Adduktion des Daumens an der Handfläche vorbei.

21 Für die Längenmessung benutzt man die Gesamtlänge im Stehen am hängenden Arm zwischen Akromionspitze und Processus styloideus (radii).

22 Varizen können am liegenden Patienten übersehen werden, weil sie im Liegen leerlaufen.

23 Das Payr-Zeichen gilt als Zeichen einer tiefen Thrombophlebitis und wird durch Daumendruck an der medialen Fußsohle ausgelöst.

24 Das Hohmann-Zeichen ist ein Wadenschmerz bei der Dorsalflexion des Fußes.

25 Bei den prätibialen Ödemen unterscheidet man:
- I. eben sichtbar bleibende Delle,
- II. deutlich sichtbar bleibende Delle,
- III. sichtbare tiefe Mulde und Verformung des distalen Unterschenkels,
- IV. wie III, aber mit extremer Verformung der Extremität.

26 Nephritische und kardiale Ödeme treten meist beiderseits auf.

27 Die tanzende Patella finden Sie beim Zusammendrücken der Flüssigkeit aus kommunizierenden Bursae durch Druck auf die Patella.

28 Die Einschränkung der Beweglichkeit in allen Ebenen spricht für eine intraartikuläre Bewegungseinschränkung.

29 Sie lassen den liegenden Patienten das Hüftgelenk und das Kniegelenk so beugen, daß er den Hacken des einen Fußes neben das Kniegelenk des anderen Beines stellen kann, und lassen ihn das gebeugte Knie nach außen und nach innen drehen.

30 Eine übermäßige Lendenlordose gleichen Sie mit dem Thomas-Handgriff aus.

31 Die Innen- und Außenrotation können Sie prüfen, indem Sie den auf dem Rücken liegenden Patienten auffordern, mit der großen Zehe den Hakken des anderen Fußes zu erreichen oder mit der lateralen Kleinzehe die Unterlage zu berühren. Genauer lassen sich Innen- und Außenrotation in Bauchlage prüfen, wenn man den um 90° gebeugten Unterschenkel als Zeiger benutzt.

32 Das Schubladenphänomen prüft man am um 90° gebeugten Kniegelenk.

33 Von „Rotationsschublade" spricht man bei einem Schubladenphänomen, das in 30° Innen- bzw. 15° Außenrotation auszulösen ist.

34 Mit dem Böhler-Zeichen untersuchen Sie Schäden des medialen und lateralen Meniskus und des medialen und lateralen Seitenbandes.

35 Die Rotation des Unterschenkels mit gebeugtem Kniegelenk führt bei Schäden des Außenmeniskus zu schmerzhafter Innenrotation, bei Schäden des Innenmeniskus zu schmerzhafter Außenrotation.

36 Beim zweiten Steinmann-Zeichen verlagert sich der Druckschmerz am inneren Gelenkspalt bei Beugung des Knies von ventral nach dorsal.

37 Die vier Formen des Hinkens sind Verkürzungshinken, Schonhinken, Versteifungshinken und Muskelinsuffizienzhinken.

38 Einen Überblick verschaffen Sie sich, indem Sie den auf dem Rücken liegenden Patienten auffordern, Hüft- und Kniegelenk so zu beugen, daß der Hacken des einen Fußes medial neben dem Knie des anderen Beines liegt und das Knie bds. in Richtung auf die Unterlage zu drehen.

39 Der Thomas-Handgriff dient dem Ausgleich der Lendenlordose bei dem auf dem Rücken liegenden Patienten.

40 An der Wirbelsäule werden Spontan-, Bewegungs-, Druck-, Klopf- und Stauchschmerz unterschieden.

41 Häufige Begleitbeschwerden bei Wirbelsäulenschmerzen sind Sensibilitätsstörungen und Lähmungen.

42 Torsionen der Wirbelsäule entstehen meist als Reaktion auf statische Anomalien.

43 Skoliosen sind dauernd fixierte seitliche Verbiegungen der Wirbelsäule.

44 Die verkürzungsbedingte seitliche Beckenneigung mißt man durch den Ausgleich der Neigung mit flachen Holzkeilen, deren Höhe gemessen wird.

45 Bei unklaren Rückenschmerzen sollte immer eine rektale Untersuchung der Prostata bzw. eine gynäkologische Untersuchung durchgeführt werden.

46 Die Beweglichkeit der Wirbelsäule beträgt vorwärts etwa 90°, rückwärts etwa 30° und seitwärts bis zu 30°.

47 Für das obere Schober-Zeichen mißt man die Verschiebung einer Hautmarke zwischen C7 und 30 cm kaudal davon, für das untere Schober-Zeichen zwischen L5 und 10 cm kranial davon als Spreizung beim Vorwärtsbeugen (Normalwert 4–5 cm).

48 Man läßt den Patienten, mit hängenden Schultern sitzend, den gebeugten Ellenbogen bei fixiertem Becken bis auf die Untersuchungsliege bringen.

49 Schmerzen beim Mennell-Handgriff weisen auf entzündliche Veränderungen im Iliosakralgelenk hin.

50 Bei Entzündungen kann der palpierende Finger beim Öffnen des Mundes nicht in die sich unmittelbar vor dem Tragus bildende Grube eindringen.

Kapitel 16

1 Reflexe sind unwillkürliche motorische, gleichbleibende Reaktionen auf Reize.

2 Das erste Motoneuron wirkt hemmend auf Eigenreflexe, aber bahnend auf Fremdreflexe.

3 Schäden im zweiten Motoneuron unterbrechen den Reflexbogen und führen zum Erlöschen der Reflexe.

4 Beim Eigenreflex erfolgt die Auslösung im Erfolgsorgan; Eigenreflexe durchlaufen nur zwei Neuronen, und Eigenreflexe laufen als Einzelzuckung ab.

5 Voraussetzung für die optimale Auslösung von Eigenreflexen ist die Haltung der Gelenke in Mittelstellung.

6 Der Biceps-brachii-Reflex führt zu einer Zuckung des M. biceps brachii und zu einer Flexionszuckung im Ellenbogengelenk, die man als Sehnenanspannung spürt.

7 Ergebnisse des Brachioradialreflexes sind eine angedeutete Beugung im Ellenbogengelenk und eine Pronationszuckung des Unterarms.

8 Eine Flexionszuckung der Finger ist die Reaktion beim Trömner-Reflex.

9 Beim Mayer-Reflex weist einseitiges Fehlen auf eine Pyramidenbahnschädigung hin.

10 Eine Quantifizierung des Quadrizepsreflexes kann bei der Untersuchung im Sitzen durch den Ausschlag des herabhängenden bzw. übergeschlagenen Beines erfolgen.

11 Den Triceps-surae-Reflex können Sie am knienden Patienten kontrollieren.

12 Allgemein spricht man von pathologischen Befunden, wenn die Reflexe beim Seiten- und Höhenvergleich unterschiedlich auslösbar sind.

13 Hinweise für Pyramidenbahnschäden sind im Vergleich mit anderen Eigenreflexen die Steigerung der Eigenreflexe und die Verbreiterung der Reflexzonen.

14 Dauerhafte Abschwächung und Fehlen der Eigenreflexe sprechen für Schäden im zweiten Motoneuron.

15 Die Reflexbahnung erfolgt durch aktive Innervation des untersuchten Muskels, z. B. durch Halten gegen die Schwerkraft oder durch den Jendrassik-Handgriff.

16 Die Reflexbahnung an der oberen Extremität erfolgt durch Zusammenbeißen der Zähne oder Anheben der Beine.

17 Der Klonus ist eine phasische Folge von Eigenreflexen, die ablaufen, solange der Muskel gedehnt wird.

18 Ein erschöpflicher Klonus ist nur dann pathologisch, wenn er seitendifferent ist; ein unerschöpflicher Klonus ist dagegen immer ein Zeichen für einen Pyramidenbahnschaden.

19 Taubheitsgefühle oder „eingeschlafene Gliedmaßen" können mit Paresen verwechselt werden.

20 Muskelatrophien kommen bei peripheren Nervenschädigungen, Vorderhornschäden, Muskeldystrophie, gefäßbedingt und bei langer Inaktivität vor.

21 Muskeltonus nennt man den Dehnungswiderstand willkürlich entspannter Muskulatur.

22 Beim Muskeltonus prüft man den tonischen Dehnungsreflex bei der passiven Bewegung von Gelenken und beurteilt den unwillkürlichen Muskelwiderstand.

23 Den Muskeltonus prüft man an:
- Nacken- und Halsmuskulatur, z. B. durch passives Hochheben des Kopfes,
- Armmuskulatur durch Beugung und Streckung in Schulter und Ellenbogen,
- Beinmuskulatur durch Beugung und Streckung im Hüft- und Kniegelenk.

24 Unbeabsichtigt nachklingende Muskelkontraktion nennt man Myotonie oder Muskelsteife.

25 Die abnorm langen Muskelanspannungen beim Myxödem lassen durch Wiederholung der Bewegung (z. B. Öffnen der Augenlider nach Zukneifen) nicht nach.

26 Von Spastik spricht man bei pathologisch erhöhtem Muskeltonus.

27 Spastik ist ein charakteristisches Pyramidenbahnzeichen und immer Ausdruck einer zentralen Lähmung.

28 Schlaffe Lähmungen sind Zeichen für Schäden im zweiten Motoneuron.

29 Rigor ist der zähflüssige Dehnungswiderstand in allen Gelenkstellungen.

30 Die muskuläre Hypotonie gibt dem Untersucher das Gefühl, daß die untersuchte Gliedmaße besonders schwer in der Hand liegt. Die Gelenke sind überstreckbar.

31 Bei längerem Blick nach oben kann bei Patienten mit Myasthenie eine Ptose auftreten.

32 Die grobe Kraft prüft man durch Bewegung der Gliedmaßen gegen Widerstand, durch Vorhalten der Arme, durch Händedruck mit gekreuzten Armen oder mit der Kompression einer Blutdruckmanschette.

33 Bei der Parese handelt es sich um eine Muskelschwäche, bei der Paralyse um eine völlige Lähmung, die aktive Bewegungen ausschließt.

34 Ursachen peripherer Lähmungen können peripher myogen oder neurogen sein und dann im spinalen Motoneuron, d. h. im Vorderhorn des Rückenmarks, im Neuriten, in den Endplatten oder in den angeschlossenen Muskelfasern liegen.
Zentrale Lähmungen sind bedingt durch Störungen in den Tractus corticospinales, und
neuromuskuläre Überleitungsstörungen beruhen auf einer Unterbrechung zwischen peripheren Nerven und Muskelfasern im Bereich der Endplatten.

35 Um den Ursprung motorischer Störungen festzustellen, untersucht man zunächst, ob es sich um eine zentrale oder periphere Lähmung handelt; dann prüft man den Ablauf bestimmter Bewegungen in bezug auf die Kraft.

36 Der Wernicke-Mann-Prädilektionstyp einer Hemiparese ist das Beispiel für eine zentrale Lähmung.

37 Zum Beispiel Hemiplegiker mit spastischer Kontraktion der Anti-Schwerkraft-Muskeln, d. h. mit relativem Überwiegen der palmaren Flektoren der Hand und der Beuger am Ellenbogengelenk, Parese der Hüftbeugung und der Dorsalflexion des Fußes, insgesamt also: Spastik, Minderung der Kraft ohne Muskelatrophie, gesteigerte Eigenreflexe und pathologische Reflexe.

38 Für eine periphere Lähmung sprechen lokale Ausfälle einzelner Nerven, Nervenplexus oder Nervenwurzeln.

39 Charakteristische Symptome einer peripheren Lähmung sind herabgesetzter Muskeltonus, Muskelatrophie, neurotrophische Störungen der Haut, abgeschwächte Eigenreflexe ohne pathologische Reflexe.

40 Den Ablauf von Bewegungen prüft man in bezug auf die Kraft durch Gegenhalten mit der einen Hand und Palpation der Muskeltrophik mit der anderen Hand.

41 Fehlbeurteilungen der Muskelkraft können durch Schmerzen verursacht werden, die den Patienten daran hindern, eine Bewegung in der natürlichen Form auszuführen.

42 Mit Tremor bezeichnet man die rhythmische Aktivierung antagonistischer Muskeln.

43 Nach der Amplitude unterscheiden Sie grobschlägigen und feinschlägigen Tremor.

44 In bezug auf ihre Zuordnung zu Bewegungen unterscheidet man:
Intentionstremor bei gezielten Bewegungen,
Ruhetremor, der bei absichtlichen Bewegungen schwindet,
und statischen Tremor beim Versuch, das Gleichgewicht zu halten.

45 Choreatische Hyperkinesen sind unregelmäßige, überschießende, ziellose Bewegungen.

46 Wurmartig geschraubte unwillkürliche Bewegungen meist der Finger sind Athetosen.

47 Das Dystopiesyndrom tritt an Rumpf und Hals auf, manchmal auch in proximalen Extremitätenanteilen.

48 Faszikuläre Muskelzuckungen sind plötzliche, regellose Kontraktionen von Muskelbündeln oder Muskelfasern ohne Bewegungserfolg.

49 Rasche, unregelmäßige, überschießende, werfende Bewegungen der proximalen Extremitäten nennt man Ballismus.

50 Die Akinese ist das klassische Symptom des Morbus Parkinson.

51 Zu den Hypokinesen gehören die Verarmung von Ausdrucksbewegungen und der Mangel an Mitbewegungen.

52 Voraussetzung für den reibungslosen Bewegungsablauf ist die Koordination, das ungestörte Zusammenspiel mehrerer Muskeln.

53 Drei Formen der Koordinationsstörung willkürlicher Bewegungen sind Ataxie, Asynergie (oder Dyssynergie) und Dysmetrie.

54 Auf Koordinationsstörungen deuten Gangunsicherheit und Fallneigung hin.

55 Auf Standataxie prüft man mit dem Romberg-Versuch, oder man läßt den Patienten mit offenen Augen stehen.

56 Grobes Schwanken beim Sitzen oder Gehen ist ein Zeichen für Rumpfataxie.

57 Die Gangataxie prüft man mit dem Seiltänzergang „Fuß-vor-Fuß".

58 Die Gliedataxie prüfen Sie mit Zielbewegungen wie Finger-Finger-Versuch, Finger-Nase-Versuch und Knie-Hakken-Versuch.

59 Der Eindruck einer Gliedataxie wird durch den Intentionstremor vermittelt, der zunimmt, je näher Hand oder Fuß dem Ziel kommen.

60 Eudiadochokinese ist der geordnete Ablauf rascher, rhythmischer Bewegungen wie z. B. eine Schraubbewegung.

61 Die gestörte Feinbeweglichkeit der Hand gehört zu den Asynergien und weist auf Sensibilitätsstörungen, Lähmungen oder Kleinhirnschäden und Morbus Parkinson hin.

62 Bei extrapyramidalen Störungen sind die Stammganglien (oder Basalganglien) betroffen.

63 Man untersucht:

1. C mit der Schrift die Feinmotorik,
2. B mit dem Stand abnorme Haltungen,
3. D mit dem Kopffalltest den Muskeltonus,
4. E mit der Diadochokinese Asynergien,
5. A mit dem Händevorhalten auf Hyperkinesen,
6. F mit dem Knie-Hacken-Versuch gezielte Bewegungen,
7. G mit der Artikulation oder Ausdrucksbewegungen die Mitbewegungen,
8. H Akinesen stellt man fest bei der Beurteilung der Gesamtmotorik, z. B. bei täglichen Verrichtungen.

64 Sensibilität nennt man die Wahrnehmung von Reizen an Haut, Gelenken und inneren Organen.

65 Die Sensibilität ist über den ganzen Körper verteilt, die Sinnesorgane vermitteln nur umschriebene Sinnesqualitäten.

66 Bei der routinemäßigen Untersuchung beschränkt man sich auf Zahlenschrift, Schmerzempfindung und Vibrationsempfindung.

67 Die Zahlenschrift führt man in der Blickrichtung des Patienten durch.

68 Von Hypalgesie spricht man bei herabgesetzter Schmerzempfindlichkeit, von Analgesie bei deren Fehlen.

69 Die genannten Prüfstellen sind Knochen, in denen man Vibration deutlicher spürt als in Weichteilen.

70 Eine herabgesetzte Vibrationsempfindung findet man als Zeichen von Hinterwurzel- bzw. Hinterstrangschäden.

71 Sensibilitätsstörungen zeigen nach der Läsion eine segmentale (spinale), eine dem Ausbreitungsgebiet von peripheren Nerven zugehörige oder eine halbseitige zerebrale Anordnung.

72 Bei intakter Berührungssensibilität und gestörter Schmerz- und Temperaturempfindung spricht man von dissoziierter Empfindungsstörung.

73 Den Temperatursinn prüft man systematisch, wenn sich bei der sonstigen Untersuchung Sensibilitätsstörungen ergeben haben.

74 Bei der Tiefensensibilitätsstörung geht der positive Romberg-Versuch mit abgeschwächter oder aufgehobener Bewegungsempfindung einher, anderenfalls bleibt sie normal.

75 Bei peripheren Sensibilitätsstörungen werden Hinterwurzeln, Plexus oder periphere Nerven betroffen.

76 Den peripheren Ausfällen entsprechen umschriebene Areale, in denen die Sensibilität gestört ist.

77 Autonome Bezirke sind nach Schädigung eines Nervs völlig anästhetisch. In Intermediärzonen überlappt sich die Versorgung; die Schmerzempfindung bleibt intakt.

78 Bandförmige, segmentale Sensibilitätsstörungen mit oberen und unteren Grenzen entstehen bei Hinterwurzelläsionen ohne Beteiligung der aufsteigenden, sensiblen Bahnen.

79 Im Gegensatz zur Berührung überschneiden sich die Schmerzdermatome bei monoradikulären Schäden weniger.

80 Zentrale Sensibilitätsstörungen entstehen bei Unterbrechung der langen, aufsteigenden, sensiblen Bahnen im Rückenmark oder Hirnstamm.

81 Zentrale Sensibilitätsstörungen haben nur oben eine segmentale Grenze.

82 Unter Parästhesien versteht man spontanes Kribbeln, Elektrisierungsgefühle (Ameisenlaufen), aber auch mißdeutete Reize.

83 Neuralgien sind brennende oder reißende Schmerzen; Kausalgien sind brennende Schmerzen nach Tibialis-, Medianus- oder Plexusverletzung, Hyperpathien sind Schmerzen auf Berührungsreize.

84 Bei dissoziierten Sensibilitätsstörungen wird nur noch die Berührung empfunden.

85 Bei der geschilderten segmentalen Dissoziation ist eine Läsion im Bereich der vorderen Kommissur des Rückenmarks zu suchen.

86 Zentrale Störungen der Tiefensensibilität sprechen für eine Unterbrechung der Hinterstränge auf der gleichen Seite.

87 Erhaltene Vibrationsempfindungen bei gestörten Bewegungsempfindungen deuten auf einen kortikalen Herd hin.

88 Störungen oder das Nachlassen der Fähigkeit, Gegenstände durch Betasten zu erkennen, nennt man Astereognosie.

89 Beispiele für Dehnungsschmerzen sind das Lasègue-Zeichen, das Kernig-Zeichen, das Brudzinski-Zeichen, Nackensteife und Meningismus.

90 Schmerzhafte Bewegungseinschränkungen durch HWS-Schäden treten auch bei Seitwärts- und Drehbewegungen auf.

91 Das Lasègue-Zeichen können Sie dadurch sichern, daß Sie den Patienten sich mit gestreckten Knien aufsetzen lassen, was genauso zu Schmerzen führen muß wie das Lasègue-Zeichen.

92 Führt die Beugung der gestreckten Beine im Hüftgelenk zu einer schmerzreflektorischen Beugung im Kniegelenk, so spricht man vom positiven Kernig-Zeichen.

93 Die reflektorische Beugung verringert den Zug an den lumbosakralen Nervenwurzeln.

94 Mit Meningismus bezeichnet man den leichten, fühlbaren Widerstand gegen die passive Beugung. Opisthotonus ist bei Nackensteife die gleichzeitige, dauernde Rückwärtsstreckung des Kopfes.

95 Hirnnerven sind direkte auf- und absteigende Verbindungen zwischen Endorganen und Gehirn.

96 Den N. olfactorius sollte man bei Schädelbasisfraktur prüfen (mögliche Schädigung der Fila olfactoria = Nn. olfactorii).

97 Den N. opticus untersuchen Sie mit Visusproben, der Gesichtsfelduntersuchung und einer Beurteilung des Augenhintergrundes.

98 Charakteristische Veränderungen der Papille sind Stauungspapille, Papillitis und Optikusatrophie.

99 Bei der Stauungspapille bleibt das Sehvermögen zunächst erhalten.

100 Den N. oculomotorius prüft man mit der Beurteilung der Lidspalten, der Pupillen und der Augenbeweglichkeit.

101 Verrollungen von Parallelen treten bei Störungen des N. trochlearis auf. Der Patient sieht schräg zueinanderstehende Doppelbilder.

102 Die sensiblen Versorgungsgebiete des N. trigeminus sind
V/1 Kornea, Konjunktiven, Schleimhaut von Nase, Stirn- und Nasennebenhöhlen;
V/2 Schleimhaut des Nasenseptums, der Kieferhöhlen, des Gaumens und der oberen Zahnreihe;
V/3 Ohrmuscheln, äußerer Gehörgang, vorderer Anteil der Zunge, untere Zahnreihe und Wangenschleimhaut.

103 Der dritte Ast des N. trigeminus versorgt die Kaumuskulatur und die Muskeln zur Mundöffnung.

104 Die motorische Funktion überprüfen Sie mit dem Mundöffnen, dem Zusammenbeißen der Zähne, dem einseitigen Gegenhalten und dem Auslösen des Masseterreflexes.

105 Störungen des N. abducens führen zu nebeneinanderstehenden Doppelbildern, weil der Nerv den M. rectus lateralis innerviert, der Lateralbewegungen des Auges bewirkt.

106 Einen Überblick über die Funktion der motorischen Anteile des N. facialis bietet die Mimik des Patienten.

107 Für die Prüfung der mimischen Muskulatur lassen Sie die Stirn nach oben und zur Mitte runzeln, die Augen aktiv gegen Widerstand schließen und die Zähne zeigen.

108 Bei der Geschmacksprüfung darf der Patient nicht die Zunge einziehen, nicht sprechen und den Mund nicht schließen; er darf die Fragen nicht vorher beantworten und muß nach jeder Probe den Mund ausspülen.

109 Die periphere Fazialislähmung betrifft die ganze Gesichtshälfte.

110 Bei der halbseitigen zentralen Fazialislähmung bleibt durch zentrale Doppelversorgung die Stirnmuskulatur funktionsfähig.

111 Der Fazialisreflex wird durch Schlag auf die Glabella ausgelöst und führt zu einer Zuckung des M. orbicularis oculi.

112 Subjektive Gehörgeräusche und Schwerhörigkeit deuten auf eine Störung des N. cochlearis hin.

113 Charakteristisch für einen akuten Vestibularisschaden ist der Drehschwindel.

114 Charakteristische Begleitsymptome des Drehschwindels sind Erbrechen, Schweißausbrüche und Störungen der Statik.

115 Beim zentralen Vestibularissyndrom fällt der Armhalteversuch nicht seitengleich aus, und es besteht ein ungerichteter Nystagmus mit rotatorischer Komponente. Zuverlässig ist das Fehlen des kalorischen Nystagmus bei Kaltspülung.

116 Das Kulissenphänomen, bei dem das Gaumensegel und die hintere Rachenwand auf die gesunde Seite gezogen werden, entsteht durch einseitigen Ausfall des N. glossopharyngeus.

117 Die Uvulaverziehung entsteht durch eine Vagusstörung.

118 Eine vagusbedingte Gaumensegelverziehung geht mit heiserer bis aphonischer Sprache einher.

119 Zur Prüfung des N. accessorius lassen Sie den Patienten die Schultern gegen Widerstand anheben und den Kopf gegen Widerstand zur Seite drehen.

120 Atrophie, Faltung und Faszikulieren sind Zeichen für eine einseitige periphere Hypoglossuslähmung.

121 Von Aphasie spricht man, wenn bei intaktem Sprechapparat die Sprache im Ausdruck (= Sprachentwurf), im Verständnis oder in der Sprachkontrolle gestört ist.

122 Störungen der Sprache äußern sich als Behinderung der Ausdrucksfähigkeit und des Sprachverständnisses.

123 Die Ausdrucksfähigkeit beurteilt man mit Hilfe der Benennung von Gegenständen, der Schilderung von Situationen und spontanen Äußerungen.

124 Mit der Zuordnung prüfen Sie das Sprachverständnis.

125 Für die Untersuchung auf Agnosie muß eine Visus- bzw. Hörstörung ausgeschlossen werden.

126 Eine Apraxie können Sie z. B. mit dem Schreiben des Namens, einfachen Zeichnungen oder alltäglichen Aufgaben wie Schuhe zuschnüren usw. feststellen.

127 Nach der Codierung oder Decodierung unterscheidet man eine motorische und eine sensorische Aphasie.

128 Die motorische Aphasie nimmt von zögernder, schleppender und wortkarger Ausdrucksweise über das Auslassen von Satzteilen bis zum Telegrammstil zu (beim Apoplektiker in umgekehrter Reihenfolge).

129 Eine amnestische Aphasie ist charakterisiert durch Wortfindungsstörungen, aber richtiger Bezeichnung bei entsprechendem Angebot.

130 Zu den optischen Agnosien gehören die Astereognosie, die totale Alexie und Farbagnosie, die optisch-räumliche Agnosie und die Rechts-links-Agnosie.

131 Der Farbagnostiker (und der Aphasiker) kann die Farbe sehen, aber weder die genannten Farben zeigen noch gezeigte Farben richtig benennen.

132 Bei der Rechts-links-Agnosie vermag der Patient die eigenen oder ihm vorgehaltenen Hände nicht mehr richtig im Raum zu lokalisieren.

133 Apraxie ist die Störung zweckgerichteter Bewegungen.

134 Die schwächste Beeinträchtigung der Ansprechbarkeit ist die Verlangsamung des Patienten.

135 Von Somnolenz spricht man, wenn der Patient mehrfach oder laut angesprochen werden muß, um eine Reaktion zu erzielen.

136 Im tiefen Koma reagiert der Patient überhaupt nicht mehr.

137 Man unterscheidet zeitliche, örtliche, personelle und situative Orientiertheit.

138 Die Denkfähigkeit kann mit einfachen Rechenaufgaben, der Erklärung von Redensarten oder Unterschieden erfaßt werden.

139 Das Altgedächtnis erfassen Sie mit Fragen nach Kindheit, Schulzeit und frühem Erwachsenenalter.

140 Apathie ist Verlangsamung und Interesselosigkeit, Stupor völlige Reglosigkeit.

141 Eine grobe Prüfung der Konzentrationsfähigkeit ist mit dem Test „100 – 7" möglich oder mit einem Sortiertest.

Kapitel 17

1 Aus forensischen Gründen und ggf. zur Übernahme eines Spekulums.

2 Metrorrhagien = Blutungen außerhalb der Regel
Menorrhagien = zu starke und zu lange dauernde Blutungen
Oligomenorrhöen = zu seltene Blutungen
Polymenorrhöen = zu häufige Blutungen
Amenorrhöen = völliges Ausbleiben der Blutung

3 Zyklusabhängig sind: Schmerzen zur Zeit des Follikelsprungs; Schmerzen, die in der 2. Zyklushälfte auftreten, zunehmen und mit der Menstruation verschwinden.

4 Von Fluor spricht man, wenn der weißlich-schleimige Vaginalinhalt das übliche Maß so weit übersteigt, daß er lästig wird.

5 Dyspareunien sind Kohabitationsbeschwerden.

6 Von Frigidität spricht man bei sexueller Gleichgültigkeit, von Anorgasmie beim Ausbleiben des Orgasmus.

7 Die Unfähigkeit zu empfangen bezeichnet man als Sterilität.

8 Für die Untersuchung der Mammae ist der Abschluß der Menstruation der günstigste Termin.

9 Die eingestemmten Arme erleichtern vergleichende Untersuchungen.

10 Verdachtsmomente sind: neuaufgetretene Größendifferenzen, einseitige Einziehungen, Verwachsungen der Haut; Fixierungen der Mammae, perimamilläres Ekzem, Apfelsinenhaut, Hautulzerationen.

11 Sie sollten der Patientin Ihr Vorgehen Schritt für Schritt erläutern.

12 Die Aufforderung, wie beim Stuhlgang zu pressen, erleichtert das Erkennen einer Zystozele oder Rektozele.

13 Sie führen die Spekula in 2 Phasen ein, um eine Erosion der Portio zu vermeiden.

14 Zum Halten des vorderen Blattes (Plattenspekulum) ist eine Hilfskraft erforderlich.

15 Zytologische Abstriche sind bei allen gynäkologischen Früherkennungsuntersuchungen angezeigt.

16 Epithelveränderungen der Portio erfassen Sie mit der Schiller-Jodprobe.

17 Außen palpieren Sie mit den Fingerbeeren, nicht mit den Fingerspitzen!

18 Normalerweise liegt der Uterus in Anteversion und Anteflexion.

19 In den Mammae suchen Sie nach Verfestigungen, die sich gegen ihre Umgebung abheben.

20 Begleitbeschwerden sind: Übelkeit und morgendliches Erbrechen, vermehrter Harndrang, Spannungsgefühl in den Brüsten.

21 Die immunologischen Schwangerschaftstests reagieren gewöhnlich 14 Tage nach Empfängnis oder 8–12 Tage nach der ausgebliebenen Regel positiv.

22 Alle genannten Risikofaktoren lassen eine Klinikentbindung angezeigt erscheinen.

23 Voraussichtlicher Geburtstermin = 1. Tag der letzten normalen Regel – 3 Monate + 7 Tage, plus-minus Abweichung vom 28-Tage-Zyklus.

24 Die Beurteilung der Adnexe hat für die Extrauteringravidität eine Bedeutung.

25 Wahrscheinliche Schwangerschaftszeichen sind: Vergrößerung der Gebärmutter, Auflockerung, Konsistenzwechsel; Lividität von Introitus, Vagina und Portio.

26 In den ersten vier Lunarmonaten sollte die Patientin alle 4 Wochen zu einer Kontrolluntersuchung kommen.

27 Ultraschalluntersuchungen sind zwischen der 16. und 20. und in der 32. bis 36. Schwangerschaftswoche angezeigt.

28 Im letzten Schwangerschaftsmonat sollte die Patientin jede Woche untersucht werden.

29 16. Woche: 2 Querfinger oberhalb der Schamfuge
20. Woche: 2 bis 4 Querfinger unterhalb des Nabels
24. Woche: in Nabelhöhe
28. Woche: 2 bis 3 Querfinger oberhalb des Nabels
32. Woche: zwischen Nabel und Schwertfortsatzspitze
36. Woche: hart am Rippenbogen
40. Woche: 2 Querfinger unterhalb des Rippenbogens

Kapitel 18

1 Voraussetzungen dafür, daß Sie dieser besonderen Arzt-Patienten-Situation gerecht werden, sind: freundliche Zuwendung, auch in kritischen Situationen heitere Gelassenheit und in manchen Fällen viel Geduld.

2 Bis zum 4. Lebensjahr ist eine verbale Kommunikation mit dem Kind nur sehr bedingt möglich.

3 Statistisch ist die häufigste Fieberursache eine Infektion der Atmungsorgane.

4 Kleinkinder lokalisieren Bauchschmerzen meist im Bereich des Nabels.

5 Normales Gewicht bedeutet dann eine verzögerte Entwicklung, wenn das Längenwachstum hinter der Norm zurückbleibt.

6 Stridor entsteht in erster Linie in den hohen Anteilen des Respirationstraktes (Larynx und Trachea).

7 Trachealer Stridor ist inspiratorisch und exspiratorisch, bronchialer Stridor nur exspiratorisch.

8 Ein Neugeborenes atmet durchschnittlich 55mal pro Minute.

9 Die Relation von Pulsfrequenz zu Atmung ist im 3. Lebensjahr etwa 3 : 1, bei pulmonaler Dyspnoe ist sie in der Regel kleiner, bei kardialer größer.

10 Die hypokalzämische Tetanie kann mit generalisierten und fokalen epileptischen Krampfanfällen, Karpopedalspasmen und Laryngospasmus einhergehen.

11 Epileptische Krampfanfälle treten chronisch rezidivierend über längere Zeiträume auf.

12 Ursächlich stehen bei den Gelegenheitskrämpfen die Fieberkrämpfe im Vordergrund.

13 Mit Enuresis bezeichnet man das Bettnässen von Kindern, die eigentlich schon trocken sein sollten.

14 Sie sollten versuchen, mit dem älteren Schulkind, spätestens aber mit dem Jugendlichen ein bilaterales Arzt-Patienten-Verhältnis aufzubauen.

15 Für Vorsorgeuntersuchungen bis zum 4. Lebensjahr dient das Untersuchungsheft für Kinder (Ärztekammer oder Kinderklinik).

16 Bei der körperlichen Untersuchung von Kleinkindern beginnt man mit den Bereichen, die das Kind am wenigsten belasten.

17 Für die Untersuchung Neugeborener benutzt man den sog. Apgar-Index.

18 Reifezeichen beim Neugeborenen sind: Mindestlänge 48 cm, Mindestgewicht 2500 g, relative Kopfhöhe 25 %, Nasen- und Ohrknorpel fest, Schulterumfang größer als Kopf, Brustumfang 33 – 35 cm, ausgeprägte subkutane Fettpolster, guter Hautturgor und rosige Hautfarbe, mindestens 2 cm Kopfhaare, Lanugobehaarung nur noch inselförmig, überragende Fingernägel, kleine Labien bedeckt, Hoden im Skrotum.

19 Die drei häufigsten Fehlbildungen in der ersten Lebenszeit sind in dieser Reihenfolge: Herzfehler, Hüftpfannendysplasien und -luxationen und Spaltfehlbildungen des Urogenitalsystems.

20 Die häufigste geburtstraumatische Schädigung neben dem Kephalhämatom ist die Schlüsselbeinfraktur.

21 Von gutem Hautturgor spricht man, wenn in einem zusammengeschobenen Hautareal große Falten entstehen und beim Loslassen sofort wieder verschwinden.

22 Beim herabgesetzten Turgor entstehen zusätzliche Runzeln und verzögerter Ausgleich; bei schlechtem Turgor entstehen nur kleine Falten und Runzeln, die längere Zeit stehenbleiben.

23 Bei Abmagerung werden aus den quergestellten Adduktorenfalten diagonale oder längsgerichtete Falten.

24 Für die Untersuchung auf Kraniotabes nimmt man den Kopf fest zwischen die beiderseits angelegten Hände und palpiert den Hinterkopf.

25 An der großen Fontanelle können Sie Spannung und Vorwölbung bei Meningitis, Einziehung bei Dehydratation palpieren.

26 Bis zum 2. Lebensjahr sind der Faßthorax und ein fast horizontaler Rippenverlauf physiologisch.

27 Durch die größere Schwingungsfähigkeit entsteht ein lauteres Perkussionsgeräusch als beim Erwachsenen, und Dämpfungen sind beim Kind kleiner.

28 Pueriles Atmen ist mit dem Bronchialatmen Erwachsener zu vergleichen.

29 Urin gewinnt man beim Säugling durch das Vorkleben eines Plastikbeutels.

30 Für die neurologische Untersuchung von Neugeborenen und jungen Säuglingen müssen die Umweltbedingungen standardisiert sein.

31 Charakteristisch für die normale Neugeborenenperiode sind die sog. Primitivreflexe.

32 Nach dem 2. Lebensjahr gilt ein pos. Babinski-Reflex als pathologisch.

33 Die Berührung der Mundumgebung führt zur Kopfwendung in Richtung auf den Reiz (Such- oder Rooting-Reflex).

34 Reizt man die Haut parallel zur Wirbelsäule, so führt der Galant-Reflex zur Beugung mit der konkaven Seite zum Reiz hin und zur Streckung des gegenseitigen Hüft- und Kniegelenks.

35 Die Umklammerungsbewegung gehört zum Moro-Reflex.

36 Das Milchgebiß entwickelt sich zwischen dem 7. und 27. Lebensmonat.

37 Die Blutdruckmanschette soll zwei Drittel des Oberarmes bedecken.

38 Bei der Flush-Methode ersetzt die deutliche Rötung von Haut und Nagelbett die Auskultation.

39 Beim Neugeborenen ist eine Pulsfrequenz von 120–140 Schlägen pro Minute normal.

40 Perzentilwerte werden auf den Median bezogen.

41 Eine Dreierperzentile bedeutet, daß 3 % aller Kinder kleiner bzw. leichter und 97 % aller Kinder gleichen Alters größer bzw. schwerer sind.

42 Der Unterschied zwischen Perzentilkurven und Somatogrammen liegt an der gerafften Ordinate und daran, daß die Somatogramme nur bis zum 4. Lebensjahr reichen.

43 Auf die Körpertemperatur wirken körperliche Aktivität und Verdauung mit einer Steigerung bis zu 1,3 °C ein.

44 Axillär werden normalerweise 0,5 °C weniger als oral und bis zu 1 °C weniger als rektal gemessen.

45 Der Normalbereich der Körpertemperatur liegt zwischen 36,8 und 37,5 °C bei rektaler Messung.

46 Die axilläre Messung sollte mindestens 7 Min. lang erfolgen.

47 Bei der oralen Temperaturmessung soll das Thermometer unter die Zunge gelegt werden. Die Lippen werden fest geschlossen.

48 Das erste Kontaktlächeln auf entsprechende Reize findet man im 2. Lebensmonat.

49 Zwischen dem 3. und 6. Monat beginnt der Säugling zu greifen und Kontakt aufzunehmen.

50 Nach Abschluß des 1. Lebensjahres lernt das Kind normalerweise gehen.

51 Aus dem Lallen wird gegen Ende des 1. Lebensjahres sinnvolle Lautbildung.

52 Charakteristisch für diese Entwicklungsphase sind der Tätigkeitsdrang, die Frohgelauntheit und die Kontaktfreudigkeit.

53 In der Regel sind Kinder mit 1¼ Jahren vom Stuhl sauber, mit 18–24 Monaten über Tag trocken und mit 2½ Jahren über Nacht trocken.

54 Die erste Trotzphase setzt im Laufe des 3. Lebensjahres ein.

55 Der normale Eintritt von Menarche und Hoden- bzw. Penisvergrößerung erfolgt zwischen dem 9. und 15. Lebensjahr.

56 Für die psychologische Untersuchung läßt man den Jugendlichen die eigene Entwicklung, sein Verhältnis zu Eltern, Geschwistern, Freunden und Lehrern schildern bzw. besondere Erlebnisse, Wünsche und Kümmernisse.

Kapitel 21

1 Grundsätze für das Anordnen technisch-diagnostischer Untersuchungen sind: keine Laborlatten, sondern Untersuchungen mit geringstmöglicher Patientenbelastung, minimalen Kosten und optimalem Informationswert.

2 In den Datenpool gehen ein: anamnestische Angaben, Befunde und technisch-diagnostische Werte.

3 Symptomatologische Differentialdiagnostik heißt, den Bedeutungsgehalt einzelner Symptome (Pathogenese, Pathophysiologie, Pathologie, Ätiologie) in bezug auf die möglichen Diagnosen abwägen.

4 Die vielfältigen diagnostischen Überlegungen, die Sie bei der Patientenuntersuchung anstellen, nennt man multiple Hypothesenbildung.

5 Die Symptomkonstellation bezieht sich auf die Symptome des individuellen Patienten.

6 Diagnostisches Zuordnen heißt, die Symptomkonstellation Ihres Patienten mit bekannten Krankheitsbildern aus der Krankheitslehre vergleichen.

7 Wenn Sie Krankheitsbilder untereinander vergleichen, betreiben Sie nosologische Differentialdiagnostik.

8 Aus der Arbeitsdiagnose ergibt sich die Aufgabe der Überprüfung.

9 Sensibilität des Symptoms heißt prozentuale Häufigkeit eines Symptoms bei einer bestimmten Krankheit = P (S+ IK).

10 Der Ausdruck Spezifität = P (S– INK) ist die Prozentangabe für das Fehlen eines Symptoms bei Nichtvorliegen einer Krankheit.

11 Der diagnostische Vorhersagewert ist die Aussage über die Wahrscheinlichkeit, mit der das Symptom S+ die Schlußfolgerung zuläßt, daß eine bestimmte Krankheit vorliegt = P (KIS+).

12 Handicaps des Bayes-Theorems sind die Voraussetzungen, daß nur eine Krankheit vorliegen soll, die Symptome voneinander unabhängig sein sollen, die Patienteninformationen vollständig vorliegen sollen und die Werte innerhalb Europas (wegen des großen Aufwandes) vergleichbar sein sollten.

Kapitel 22

1 In der PoPD werden Probleme formuliert und mit Nummern codiert. Die Patientendaten werden den Problemen zugeordnet und systematisch abgeordnet. Die Zuordnung der Patientendaten zu den einzelnen Problemen ermöglicht ihre Strukturierung.

2 Die PoPD dient dem behandelnden Arzt und allen, die an der Patientenbetreuung beteiligt sind.

3 Die unstrukturierte Informationssammlung über den Patienten wird als Datenpool bezeichnet.

4 In die Informationssammlung gehen Anamnese, Befund, technisch-diagnostische Werte und Patientenprofile ein.

5 In der Problemlösung sollten keine Vermutungen stehen.

6 Die Problemnummern gestatten das Zuordnen der Daten, die sich zu jedem Problem während der Betreuung ergeben.

7 Zu einem Aktionsplan gehören (ZIRCE) Z = Zweck, I = Inhalt, R = Behandlung, C = Beratung (Consultation), E = Evaluation des eigenen Vorgehens.

8 Die Verlaufsdokumentation stellt man nach SOAP auf. S = subjektive Beschwerden, O = objektive Befunde, A = Analyse des Verlaufs, P = Planungsänderungen im Vergleich mit ZIRCE.

Literatur

Alexander, B.: Taking the sexual history. AFP 23 (1981) 147–151

Anschütz, F.: Die körperliche Untersuchung. Springer, Berlin 1985

Approbationsordnung für Ärzte vom 28.10.1970

Axenfeld, Th., H. Pau: Lehrbuch und Atlas der Augenheilkunde, 12. Aufl. Fischer, Stuttgart 1980

Bailey, H.: Chirurgische Krankenuntersuchung. Barth, München 1974

Balint, M.: Der Arzt, sein Patient und die Krankheit. Klett, Stuttgart 1957

Becker, W., H. H. Naumann, C.-R. Pfaltz: Hals-Nasen-Ohren-Heilkunde. Thieme, Stuttgart 1982; 3. Aufl. 1986

Beeson, P. B., W. McDermott: Textbook of Medicine. 14th ed. Saunders, Philadelphia 1979

Beetham, W. P.: Physical Examination of the Joints. Saunders, Philadelphia 1966

Bierich, J. R.: Pathologie der endokrinen Organe. In Joppich, G.: Lehrbuch der Kinderheilkunde, 24. Aufl. Fischer, Stuttgart 1980

Birnmeyer, G.: HNO-ärztlicher Spiegelkurs, 3. Aufl. Thieme, Stuttgart 1977; 4. Aufl. 1987

Bjorn, J. C., H. D. Cross: The Problem Oriented Practice of Private Medicine. Modern Hospital Press. McGraw-Hill, New York 1970

Buck, R. W.: Physiologic dullnes of the right apex. New Engl. J. Med. 219 (1938) 615

Carroll, J. L., et al.: The physiology and clinical usefulness of common pulmonary physical findings. Ariz. Med. 40 (1983) 408–414

Caspary, W. F.: Differentialdiagnose und Therapie der Diarrhöen. Internist. Welt 12 (1983) 347–355

Challenger, F., J. M. Walshe: Fetor hepaticus. Lancet 268 (1955) 1239

Clark, W. D.: The medical interview: Focus on alcohol problems. Hosp. Pract. 20 (1985) 59, 62, 65, 68

Cole, J., et al.: Genetic family history questionnaire. J. med. Genet. 15 (1978) 10–18

Coleman, W.: The role of the vibration sense in percussion. Amer. J. med. Sci. 197 (1939) 145

Connell, A. M., et al.: Variation of bowel habit in 2 population samples. Brit. med. J. 1965/2, 1095–1099

Cope, Z.: Early Diagnosis of the Acute Abdomen. 15th ed. Oxford University Press, Oxford 1979

Courvoisier, L. G.: Pathologie und Chirurgie der Gallenwege. Vogel, Leipzig 1890

Cowell, C. A.: The gynecologic examination of infants, children, and young adolescents. Pediat. Clin. N. Amer. 28 (1981) 247–266

Dahmer, H., J. Dahmer: Gesprächsführung – Eine praktische Anleitung. Thieme, Stuttgart 1992

Dahmer, J.: Differentialdiagnose des Ikterus. Klin. Tabellen. Med. Klin. 61 (1966 a) Nr. 15, 17, 19, 21, 23, 25

Dahmer, J.: Differentialdiagnose der primären Amenorrhoe. I. Med. Klin. 61 (1966 b) 1083–1085

Dahmer, J.: Die ärztliche Untersuchung. Urban & Schwarzenberg, München 1967

Dahmer, J.: Zur Logik der ärztlichen Diagnose. Med. Welt (Stuttg.) 20 (1969) 1521–1523

Dahmer, J.: Anamnese und Befund im Vorfeld der Dokumentation und des Computers. Sonderteil Datenverarbeitung in der Medizin. Münch. med. Wschr. 112 (1970)

Dahmer, J.: Problemorientierte Patientenbetreuung – problemorientierte Dokumentation. Prakt. Arzt (Wien) +19 (1977) 3000–3020

Dahmer, J.: Diagnostisch-therapeutisches Denken. Schattauer, Stuttgart 1980

Daniels, L., M. Williams, C. Worthingham: Muskelfunktionsprüfungen. 4. Aufl. Fischer, Stuttgart 1982

Debrunner, H. U.: Orthopädisches Diagnostikum, 4. Aufl. Thieme, Stuttgart 1982; 5. Aufl. 1987

DeGowin, E. L.: Bedside Diagnostic Examination. Macmillan, New York 1982

Delp, M. H., R. T. Manning: Mayor's Physical Diagnosis, 8th ed. Saunders, Philadelphia 1975

Dickinson, W. H.: The Tongue as an Indication in Disease. Longmans Green, London 1888

de Dombal, F. T.: Diagnosis of Acute Abdominal Pain. Churchill Livingstone, Edinburgh 1980

Edens, E., F. von Ewald: Übe den Perkussionsschall. Dtsch. Arch. klin. Med. 123 (1917) 275

Enke, H., E. Enke-Ferchland, B. Malzahn, H. Pohlmaier, G.-W. Speierer, J. v. Troschke: Lehrbuch der Medizinischen Psychologie, 4. Aufl. Urban & Schwarzenberg, München 1977

Ewe, K.: Obstipation. Pathophysiologie, Klinik, Therapie. Internist. Welt 10 (1983) 286–292

Fahr, G., B. Brandi: Weitere Studien über Perkussion und Auskultation. Dtsch. Arch. klin. Med. 164 (1929) 1

Faller, A.: Der Körper des Menschen. 8. Aufl. Thieme, Stuttgart 1978; 10. Aufl. 1984

Fanconi, G., A. Wallgren: Lehrbuch der Pädiatrie, 9. Aufl. Schwabe, Basel 1972

Faßl, H.: Dokumentation und Datenverarbeitung. Schattauer, Stuttgart 1975

Feinstein, A. R.: Clinical Judgement. Williams & Wilkins, Baltimore 1967

Feinstein, A. R.: The problems of the problem oriented medical record. Ann. intern. Med. 78 (1973) 5, 751–762

Froelich, R. E., F. M. Bishop: Die Gesprächsführung des Arztes. Springer, Berlin 1973

Froom, P., et al.: The effect of age on the prevalence of asymptomatic microscopic hematuria. Amer. J. clin. Path. 86 (1986) 5, 656–657

Gädeke, R.: Diagnostische und therapeutische Techniken in der Pädiatrie, 3. Aufl. Springer, Berlin 1981

Gegenstandskatalog für den Ersten Abschnitt der Ärztlichen Prüfung, 2. Aufl. Hrsg. vom IMPP, Institut für medizinische und pharmazeutische Prüfungsfragen. Schmidt & Bödige, Mainz 1978

Goldfinger, S. E.: The problem oriented record: A critique from a believer. New Engl. J. Med. 288 (1973) 12, 606–608

Groß, F.: Erfahrungen mit der 3-dimensionalen Dokumentation der Rückenform mit dem Verfahren nach Landwehr. Z. Orthop. 121 (1983) 526

Gross, R.: Von der Intuition zum Computer. Med. Welt (Stuttg.) 17 (1965) 873–878

Gross, R., H. Spechtmeyer: Erhebung der Vorgeschichte und körperliche Untersuchung. In Losse, H., E. Wetzels: Rationelle Diagnostik in der inneren Medizin, 3. Aufl. Thieme, Stuttgart 1982

Gryskiewicz, J. M., Th. L. Huseby: The pediatric abdominal examination. A multiple challenge. Postgrad. Med. 67 (1980) 126, 128, 130, 132, 134–138

Hansen, H. Th.: Praktische ärztliche Untersuchungs- und Behandlungstechnik, 5. Aufl. Thieme, Stuttgart 1987

Hansen, K., H. Schliack: Segmentale Innervation. Ihre Bedeutung für Klinik und Praxis, 2. Aufl. Thieme, Stuttgart 1962

v. Harnack, G.-A.: Kinderheilkunde, 5. Aufl. Springer, Berlin 1980; 6. Aufl. 1984

v. Harnack, G.-A.: Ein Kinderbauch reagiert anders. Dokum. ärztl. Fortbild. 34 (24) (1984) 25–29

Heinecker, R.: EKG in Praxis und Klinik, 12. Aufl. Thieme, Stuttgart 1986

Holldack, K.: Lehrbuch der Auskultation und Perkussion, 9. Aufl. Thieme, Stuttgart 1979; 10. Aufl. 1986

Hollwich, F.: Augenheilkunde, 10. Aufl. Thieme, Stuttgart 1982

Hoppe, F.: Zur Theorie der Perkussion. Virchows Arch. path. Anat. 6 (1854) 143

Hotz, J.: Neue Aspekte bei entzündlichen Pankreaserkrankungen. Fortschr. Med. 99 (1981) 253–257

Hurst, J. W.: The art and science of presenting a patient's problems. Arch. intern. Med. 128 (1971) 463–465

Janzen, R.: Schmerzanalyse als Wegweiser zur Diagnose, 4. Aufl. Thieme, Stuttgart 1981

Jones, B. J. M., et al.: Blue sclerae: a common sign of iron deficiency? Lancet 1986/II, 1267–1269

Joppich, G.: Lehrbuch der Kinderheilkunde, 24. Aufl. Fischer, Stuttgart 1980

Jordan, S. M., R. S. Boles jr.: Diverticulitis. Modern Medical Monographs 21, Grune & Stratton, New York 1960

Kales, A., et al.: Taking a sleep history. AFP 22 (1980) 101–107

Kind, H.: Leitfaden für die psychiatrische Untersuchung. Eine Anleitung für Studierende und Ärzte in Praxis und Klinik, 3. Aufl. Springer, Berlin 1984

Kloos, G.: Anleitung zur Intelligenzprüfung in der psychiatrischen Diagnostik, 5. Aufl. Fischer, Stuttgart 1965

Kosenow, W.: Bauchschmerzen aus der Sicht des Pädiaters. Dtsch. Ärztebl. 42 (1977) 2513–2516

Krönig, G.: Zur Topographie der Lungenspitzen und ihre Perkussion. Berl. klin. Wschr. 26 (1889) 809

Lake, A. M.: Diarrheal disorders in infancy and childhood. Postgrad. Med. 70 (1981) 169–176

Leiber, B., G. Olbrich: Die klinischen Syndrome, 6. Aufl. Urban & Schwarzenberg, München 1981

Lembcke, B.: Leitsymptom: Meteorismus. Dtsch. Ärztebl. 87 (1990) 2685–2690

Luberichs, P.: Methodische Untersuchungen zur standardisierten Anamnese. Med. Diss., Münster 1973

Lustedt, L. B.: Reasoning Foundations of Medical Diagnosis. In Reggia, J. A., S. Tuhrim: Computer-assisted Medical Decision-Making, Vol. 1. Springer, New York 1985

Mackenzie, J.: The Study of the Pulse. Pentland, London 1902

Martius, G.: Lehrbuch der Geburtshilfe, 11. Aufl. Thieme, Stuttgart 1985

Mauz, F.: Das ärztliche Gespräch. Therapiewoche 10 (1960) 311–316

May, A.: The tongue sign for high venous pressure. Amer. Heart J. 26 (1943) 685

Mittermaier, R.: Richtlinien für die ohrenärztliche Begutachtung unter Berücksichtigung der Erwerbsminderung. Arch. Ohren-, Nasen-, Kehlk.-Heilk. 162 (1952/1953) 518–525

Mummenthaler, M.: Neurologischer Untersuchungskurs. Dtsch. Ärztebl. 47 (1974) 3392–3397; II. Teil Dtsch. Ärztebl. 48 (1974) 3463–3476; III. Teil Dtsch. Ärztebl. 49 (1974) 3551–3558; IV. Teil Dtsch. Ärztebl. 2 (1975) 79 bis 88; V. Teil, Dtsch. Ärztebl. 3 (1975) 145–147; VI. Teil Dtsch. Ärztebl. 5 (1975) 270–273

Mumenthaler, M.: Neurologie, 8. Aufl. Thieme, Stuttgart 1986

Mumenthaler, M., H. Schliack: Läsionen peripherer Nerven, 4. Aufl. Thieme, Stuttgart 1982; 5. Aufl. 1987

Neiger, A.: Proktologie in der Sprechstunde. Diagnostik 10 (1977) 52–58

Ogilvie, C.: (Chamberlain's) Symptoms and Signs in Clinical Medicine, 10th ed. Wright, Bristol 1980

Panknin, H.-Th.: Transurethrales Katheterisieren. Technik, Pflege und Betreuung des Patienten. Altenpflege 1 (1988) 29–33

Patil, U. B.: Estimation of residual urine in bladder: Use of vesical „thrill“ test. Urology 4 (1974) 737–738

Payk, T. R.: Schema des psychischen Befundes. Med. Welt (Stuttg.) 27 (1976) 2463–2465

Peabody, F. W.: The care of the patient. J. Amer. med. Ass. 88 (1927) 877–882

Pfister, R.: Die Krankheitssymptome an den Nägeln (I–VI). Fortschr. Med. 82 (1964) 809

Pfister, R.: Die Bedeutung der Nagelerkrankungen in der ärztlichen Diagnostik. Bull. Schweiz. Akad. med. Wiss. 23 (1968) 465

Poole, S. R.: Recurrent abdominal pain in childhood and adolescence. AFP 30 (1984) 131–137

Popper, K.: Logik der Forschung. Mohr, Tübingen 1969

Prader, A.: Pathologie des Wachstums und der endokrinen Drüsen. In Fanconi, G., A. Wallgreen: Lehrbuch der Pädiatrie, 9. Aufl. Schwabe, Basel 1972

Prior, J. A., J. S. Silberstein: Physical Diagnosis, 4th ed. Mosby, St. Louis 1973

Puppe, F. G.: Assoziatives diagnostisches Problemlösen. Diss., Kaiserslautern 1986

Ralls, P. W.: Prospective evaluation of the sonographic Murphy sign in suspected acute cholecystitis. J. clin. Ultrasound 10 (1982) 113–115

Rösch, W.: Differentialdiagnostik der Bauchschmerzen. In Streicher, J., J. Rolle: Notfall – Akuter Bauchschmerz. 5. Wuppertaler Notfallsymposium. Thieme, Stuttgart 1976

Sachsenweger, R.: Augenmuskellähmung. Ein Handbuch für Ophthalmologen, Neurologen und Internisten. Edition, Leipzig 1966

Schäfer, K. H., et al.: Rezidivierende Leibschmerzen nach Art von Nabelkoliken beim Kinde. Mschr. Kinderheilk. 103 (1955) 127–135

Scheid, W.: Lehrbuch der Neurologie, 5. Aufl. Thieme, Stuttgart 1983

Schenck, E.: Neurologische Untersuchungsmethoden, 3. Aufl. Thieme, Stuttgart 1985

Schmidt-Matthiesen, H.: Gynäkologie und Geburtshilfe, 6. Aufl. Schattauer, Stuttgart 1985

Schmidt-Voigt, J.: Leitsymptom Erbrechen. edition m + p. Werner Sudat, Hamburg-Neu Isenburg 1979

Schoop, W.: Praktische Angiologie, 3. Aufl. Thieme, Stuttgart 1975; 4. Aufl. 1987

Seward, Ch., D. Mattingly: Bedside Diagnosis. 11th ed. Churchill Livingstone Edinburgh 1979

Siegrist, J.: Das Consensus-Modell. Enke, Stuttgart 1970

Silen, W.: Cope's Early Diagnosis of the Acute Abdomen, 16th ed. Oxford University Press, Oxford 1983

Skoda, J.: Abhandlung über Perkussion und Auskultation. Mosle & Braumüller, Wien 1839

Smith, D. R.: General Urology. Lange Medical Publications, Los Altos/Calif. 1980

Stevenson, R. J.: Abdominal pain unrelated to trauma. Surg. Clin. N. Amer. 65 (1985) 1181–1215

Thoma, W., H.-J. Bosch: Manueller Test zur Diagnostik fibularer Instabilitäten am oberen Sprunggelenk. Orthop. Prax. 25 (1989) 591–598

Unterberger, S.: Neue objektiv registrierbare Vestibularis-Körperdrehreaktion, erhalten durch Treten auf der Stelle. Der „Tretversuch“. Arch. Ohren-, Nasen-, Kehlk.-Heilk. 145 (1938) 478 bis 492

Valman, H. B.: ABC of 1 to 7: Acute abdominal pain. Brit. med. J. 1981/82, 1858–1860

Victor, N.: Problemdiskriminanz analytischer Methoden in der medizinischen Diagnostik. Proc. 6th Conf. prob. Theo Editura Acad. Rep. Soc. Romania, Bukarest 1981 (S. 247–258)

Victor, N.: Die Bedeutung des Bayes-Theorems für die Diagnostik. Antrittsvorlesung 1.6.1984, Universität Heidelberg

Walb, D., et al.: Differentialdiagnose der Hämaturie. Therapiewoche 36 (1986) 333–342

Waring, W. W.: In Keding, I. L.: Pulmonary Disorders, vol. I. Saunders, Philadelphia 1975 (p. 95)

Weed, L. L.: Medical Records, Medical Education, and Patient Care. Press of Case Western Reserve University, Cleveland/Ohio 1969

Weed, L. L.: The problem oriented record as a basic tool in medical education, patient care, and clinical research. (Editorial) Ann. clin. Res. 3 (1971 a) 131–134

Wenham, P. W.: Viral and bacterial associations of acute abdominal pain in children. Brit. J. clin. Pract. 36 (1982) 321–325

Wintrobe, M. M. et al.: Clinical Hematology, 8th ed. Lea & Febiger, Philadelphia 1982

Wortman, P.: Medical diagnosis: An information processing approach. Comput. biomed. Res. 5 (1972) 315–328

Untersuchungsbogen

Untersuchungsbogen

Schütte, Georg Hannover, Burgstr. 5 geb. 15.12.1923 (63 J.) Tätigkeit: Postbeamter	Aufn.-Dat.: 13.5.1987, 5.00 Uhr Überweis. Dr. K. Salter, Hann. Früher hier behandelt? Nein nächster Angehöriger: Ehefrau Lotte Sch. (Tel. 16522)

Einweisungsgrund oder -diagnose: Verdacht auf Herzinfarkt

Zusammenfassung aus Anamnese und Befund

(Diff.-Diagnosen)

63jähriger männlicher Patient. Hauptbeschwerde und Begleitbeschwerden weisen auf einen akuten Herzinfarkt hin.

Differentialdiagnostische Abklärung, Vervollständigung der Untersuchung (Hiatushernie?) nach Stabilisierung und Abschluß der Notfallbehandlung.

Ein Untersuchungsbogen kann beim Büromateriallager der Med. Hochschule Hannover, 30623 Hannover, mit adressiertem und als Großbrief frankiertem Rückantwortumschlag angefordert werden.

Arbeitsdiagnosen

Untersuchender Arzt	Dr. Relle	Oberarzt	
Datum	13.5.87 / 6 Uhr	Datum	

SYSTEMÜBERSICHT

Hier sind Beschwerden und Besonderheiten als **Gedächtnisstütze** nach Organsystemen geordnet. Sie werden entsprechend den Angaben des Patienten angekreuzt, soweit sie als Begleitbeschwerden mit der Hauptbeschwerde in Zusammenhang stehen könnten, differenziert und zur chronologischen Schilderung des derzeitigen Krankheitsverlaufs (S. 582) verwendet. Für die Erläuterung **„Sonst. Beschwerden"** dient die Spalte rechts. Erläuterungen der Beschwerden am Anfang der einzelnen Taschenbuch-Kapitel.

Quantifizierung bzw. Erläuterung nach Dauer, Stärke, Art, Ort, Funktionen, Numerierung der Beschwerden übernehmen.

I. Allgemein-Beschwerden:	**1** Appetitmangel	**2** Übelkeit	**3** Erbrechen	**4** Durchfall	**5** Verstopfung	**6** Gew. Veränd./Z.
	7 Übermäß. Durst	**8** Nykturie	**9** Polyurie	**10** Anurie	**11** Potenzstörungen	**12** Schwäche
	13 Schwindel	**14** Gleichgewichts-Störungen		**15** Ohnmacht	**16** Bewußtlosigkeit	**17** Angst
	18 Erregbarkeit	**19** Unruhe	**20** Kopfschmerzen	**21** geschw. Füße	**22** geschw. Gliedm.	**23** geschw. Gesicht
	24 Herzklopfen	**25** Krämpfe	**26** Lähmungen	**27** Schweißausbr.	**28** Veränderung der Hautfarbe und -struktur	
	29 Effloreszenzen	**30** Haarveränderung	**31** Fieber	**32** Schüttelfrost	**33** Einschlafstör.	**34** Durchschlafstör.
II. Kopf:	**35** Schmerzen	**36** Haarausfall	**37** Narben	**38**	**39**	**40**
III. Augen:	**41** verminderte Sehfähigkeit		**42** Lidveränderungen	**43** Tränenfluß	**44** Sehstörungen	**45** Lichtscheu
	46 Brennen	**47** Schmerzen	**48** Brille	**49** Fremdkörpergef.	**50** Stellungsanomalien	
IV. Ohren:	**51** Hörstörung	**52** Geräusche	**53** Absonderung	**54** Schmerzen	**55** Schwindel	**56**
V. Nase:	**57** Behinderung der Nasenatmung		**58** Störungen des Geruchssinns		**59** Nasenbluten	**60** Absonderungen
VI. Mund:	**61** Zahnfleischbluten	**62** Zahnschmerzen	**63** Zungenbrennen	**64** kein Geschmack	**65** Speichelsekretion	**66** Kaustörungen
VII. Rachen:	**67** Halsschmerzen	**68** Schluckbeschw.	**69** Heiserkeit	**70** Sprechstörungen	**71**	**72**
VIII. Hals:	**73** Schwellungen	**74** Knoten am Hals	**75** Nackenschmerzen	**76** eingeschränkte Beweglichkeit		**77**
IX. Brustkorb:	**78** Hautveränder.	**79** Knoten	**80** Schmerzen	**81** Veränderung d. Brüste/Brustwarzen		**82** Sekretion
X. Atmung:	**83** kurzatmig (Ruhe, Anstrengung)		**84** Atembeschwerd.	**85** nächtl. Dyspnoe	**86** Todesangst	**87** Husten
XI. Herz:	**88** Auswurf (weiß, gelb, rot)		**89** Brustschmerzen	**90** Nachtschweiß	**91** unregelmäßiger Herzschlag	
XII. Kreislauf:	**92** plötzliches Herzrasen		**93** Herzklopfen	**94** Ödeme	**95** Nykturie	**96** Zyanose

2 Übelkeit: seit 5 J., nach dem Essen; verschwindet bei Bewegung

48 Nahbrille: + 1,5 D. bds. Schmerzen: beim Lesen

59 Nasenbluten: gelegentl. beim Nasenputzen

XIII. Verdauungstrakt:	97 Schluckbeschw.	98 Aufstoßen	99 Sodbrennen	100 allgem. Verdauungsstörungen		101 Ikterus	99 Sodbrennen: wenn sich der Pat. nach Mahlzeiten hinlegt oder Schuhe zuschnürt
	102 Blähungen	103 Bauchschmerzen	104 Tenesmen	105 Nahrungsmittelunverträglichkeiten		106 Übelkeit	
	107 Erbrechen: 2 ×/24h		108 besondere Eßgewohnheiten		109 Verstopfung	110 Durchfall	
	111 Brennen	112 Stuhlfarbe	113 schleimig	114 blutig	115 unverd. Speisen	116 Würmer	
XIV. Uro-	117 Harnstottern	118 Startschwierigk.	119 Tröpfeln	120 Nykturie	121 Anurie	122 Harndrang	
XV. genitalsystem:	123 Schmerzen b. W.	124 Brennen	125 Urin nicht halten können		126 Lumbalschmerz.	127 Urinveränderg.	
	128 Ausfluß	129 Schmerzen/Blutung/n. Geschlechtsv.		130 Mammaschmerz.	131 Regelstörungen	132 Fertilität/Pot.	
XVI. Hämatopoet. u.	133 Verletzungsblutung = 5 Min.		134 ungewöhnliche blaue Flecken		135 schlechte Wundheilung		
XVII. Lymphsystem:	136 Knoten in der Achselhöhle		137 in der Leiste	138 am Hals	139 Ikterus	140 Blässe	
XVIII. Extremitäten, Muskel- und Skelettsystem:	141 Taubheitsgefühl	142 Steifigkeit	143 Muskelschmerz	144 Gelenkschmerz	145 Rückenschmerz	146 Bewegungsschm.	
	147 Gelenkschwellg.	148 Ödeme	149 Mißempfindung	150 Kältegefühl	151 Muskelschwäche	152 Veränd. d. Bewgk.	
XIX. Neurologisch:	153 Kopfschmerz	154 Schwindel	155 Bewegungsstörungen	156 Empfindungsstörungen	157 Krämpfe	158 Sehstörungen	
	159 Sprechstörungen	160 Krafteinschr.	161 Hirnleistungsstörungen	162	163	164	
XX. Psychologisch:	165 Störung Konzentr.	166 Merkfähigk.	167 Denkfähigkeit	168 veränd. Antrieb	169 Stimmung	170 Emotionalität	
	171 Verlangsamung	172	173	174	175	176	
XXI. Endokrin:	177 Regelstörung	178 Galaktorrhoe	179 Wachstumsstör.	180 übermäß. Durst	181 Polyurie	182 Haarwuchs abn.	
	183 Wärmeempfindl.	184 Kälteempfindl.	185 Nervosität	186 Tremor	187 Schwäche	188 Kollapsneigung	
	189 Hyperpigment.	190 Fettleibigkeit	191 Flushing	192 Hunger	193 Gewichtsverlust	194 Impotenz	

Sonst. Beschwerden und Erläuterungen:

Fehlerhaftes Ankreuzen bitte durch Nachziehen der Kästchen korrigieren | 3 Erbrechen | 3 Erbrechen

ANAMNESE der jetzigen Krankheit

Die Hauptbeschwerde nach Dauer Stärke Art und Ort Beziehung zu Funktionen	Der 63jährige Postbeamte ... klagt über unveränderlich starke, unerträgliche, stechende Brustschmerzen, die seit 3 Std. in einem handtellergroßen Bezirk etwas links unter der unteren Hälfte des Brustbeins bestehen. Die Schmerzen strahlen in den linken Arm aus, sind atmungsunabhängig und durch Nitrolingual nicht zu beeinflussen.
Bisheriger chronologischer Krankheitsverlauf und Begleitbeschwerden	Der Patient berichtet, daß er in den letzten 3 Wochen mehrmals nachts mit Angstgefühl und Stichen in der linken Brust aufgewacht sei. Gegen 02 Uhr wurde er durch schwerste, stechende, präkordiale Schmerzen geweckt, die in die linke Schulter und in den linken Arm bis zum Ellenbogen ausstrahlten. Er hatte Todesangst, war schweißgebadet und erbrach zweimal. 3 Kapseln Nitrolingual blieben erfolglos. Die Schmerzen nahmen erst 2 Stunden später nach einer Dolantin-Injektion ab. Etwa eine halbe Stunde nach Beginn dieses Anfalls wurde der Patient kurzatmig und merkte, daß sein Herz unregelmäßig schlug. Die Atemnot nahm so zu, daß er nur noch im Sitzen genügend Luft bekam. Die Abstände wiederholter Hustenanfälle wurden in den letzten 2 Stunden immer kürzer. Der Husten trug zur Steigerung der Kurzatmigkeit bei.

Systemübersicht als Gedächtnisstütze	
Rezidive und chron. Verläufe beginnend mit dem ersten Krankheitsereignis	
Bisherige Behandlung der jetzigen Krankheit	
Sonstige anamnestische Daten	
Erster diagnostischer Eindruck	Die anamnestischen Angaben sprechen für die Einweisungsdiagnose „Verdacht auf Herzinfarkt".

Eigenanamnese

Frühere Krankheiten, Unfälle usw. (Zutreffendes bitte ankreuzen)	Chronologisch geordnet; Besonderheiten über Verlauf, Behandlung usw.
1 bes. Kinderkrankheiten	
2 Krankenhausaufenthalt	1938 Blinddarmoperation.
3 rheumatisches Fieber	1942 und 1943 3 leichte Verwundungen im Zweiten Weltkrieg.
4 Lues, Gonorrhoe, AIDS	
5 Lungenkrankheiten	Im Januar 1964 nach einer Grippe mit Halsschmerzen Nieren-
6 Tuberkulose	entzündung (Fieber, Gesichtsödem, wenig Urin). Die Erkran-
7 Magenkrankheiten	kung dauerte 3 Wochen und wurde mit Penicillin behandelt.
8 Darmkrankheiten	
9 Gelbsucht	
10 Gallenblasenerkrankungen	
11 Hochdruck	
12 Herzkrankheiten	
13 Nierenerkrankungen (X)	
14 Thrombose	
15 Embolie	
16 Glaukom	
17 Epilepsie	
18 Krebs	
19 Zuckerkrankheiten	
20 (Entgleisung	
21 Urin	
22 Blutzucker)	
23 Unfälle	
24 Operationen (X)	
25 Allergien	
26 Zusätzliche Erkrankungen besondere Ereignisse (X)	

Gewohnheiten und Medikamente

Zutreffendes bitte ankreuzen

Tabak	keinen	1	5	10	15	20	>20 ✗	Zigaretten/Tag		40
		1	2	3	4	5	>5	Zigarren/Tag		
		2	4	6	8	10	>10	Pfeifen/Tag		
		seit 3	5	10			>10 ✗	Jahren		seit 40 Jahren
		aufgegeb. vor:		<5	5	10	>10	Jahren		
Alkohol	keinen	Bier:		1	2 ✗	4 ✗	6	8	10	>10 Gläser pro Tag
		Schnaps oder Likör:			1	2	3	4	5	>5 Gläser pro Tag
		Wein:			1	2	3	4	5	>5 Gläser pro Tag
		seit .... Jahren				unregelm. starkes Trinken				.... Entziehungskuren
Tee, Kaffee	keinen	Kaffee		<6 ✗	>6	Tassen pro Tag				
	keinen	Tee		<6	>6	Tassen pro Tag				
Sonst. Medikamente oder Drogen	keine	Abführmittel ✗		Schmerzmittel		Beruhigungs-		Schlafmittel		seit 7 Jahren
		Antikoagulant.		Herztabletten		Stimulantien		Sonstige		
		Diät (erläutern) ✗								„salzarm aus Gewohnheit"

Präparate und Dosen 2 Abführdragees „Stuhlgut" täglich abends seit 7 Jahren

Erläuterungen

Gynäkologische Anamnese

Zutreffendes bitte ankreuzen

Regelanamnese

Erste Regel mit ..... Jahren

Zyklusdauer .... Tage

Menstruationsdauer .... Tage

Menopause mit ..... Jahren

Letzte Regel: ....

Besonderheiten der Regel

Schmerzen
Unregelmäßigkeiten
Blutgerinnung
Blutungen außerhalb der Regel

Ausfluß, Dyspareunie, Infertilität

Geburten 1. m., w. 19......., 2. m., w. 19......., 3. m., w. 19......., 4. m., w. 19......., 5. m., w. 19......., ...

Gewicht über 9 Pfd. ......x; .....Aborte; .....Totgeburten; Schwangerschaftserkr. (erläutern); Antikonzeptionsmittel Ja/Nein; Hormontherapie

Erläuterungen und Sonstiges

Psychosoziale Anamnese

Psychologische Besonderheiten	Triebe	Stimmungen (X)	Gefühle	Antriebe	Strebungen	Wille	Intellekt

Familienstand	ledig	verheiratet (X)	geschieden	Belastung am Arbeitsplatz	Hitze	Lärm	Staub
	getrennt	verwitwet	Kinder		Chemikalien	sonst.	
	seit 1944			arbeitsunfähig	seit: wegen:		
Schulausbildung (abgeschlossen)	Sonderschule	Volksschule (X)	Mittelschule	Rente	seit: wegen:		
	Oberschule	Fachschule	Hochschule	Versorgung	durch:		

erlernter Beruf: Postbeamter

jetzige Tätigkeit: Postbeamter

Erläuterungen: Patient in gedrückter Stimmung; äußert Zweifel an seiner Genesung

Einkommen/finanzielle Belastungen

Soziale Bindungen: bewohnt zusammen mit seiner Familie und seiner Mutter ein Eigenheim

Familienanamnese

Krankheiten in der Blutsverwandschaft

1. Tuberkulose
2. Diabetes
3. Steinleiden
4. Hochdruck
5. Schlaganfall
6. Nerven- und Geisteskrkh.
7. Krebs
8. allerg. Diathese
9. Trunksucht
10. Herzinfarkt Großvater väterl. (4) „Herzschlag"
11. Sonstige

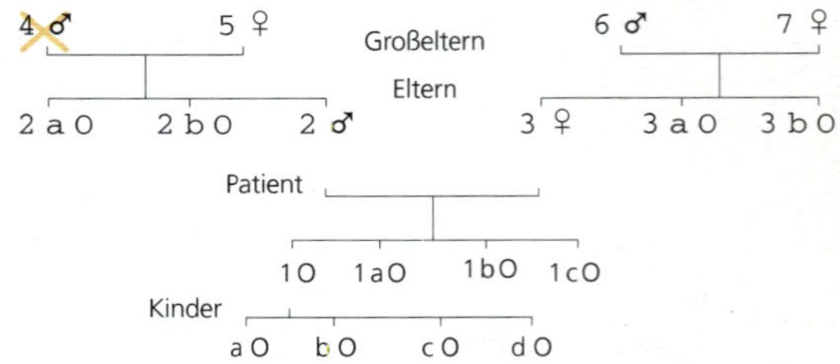

Vater: lebt, ~~tot,~~ Todesursache Herzasthma Alter 62 J.

Mutter: ~~lebt,~~ tot, Todesursache Alter 83 J. gesund

Geschw.: Zahl: 1 ; Krankheiten, Todesursachen (erläutern) Bruder; im 2. Weltkrieg gefallen

Familie: Ähnl. Erkrankungen wie beim Patienten ~~Ja~~ Nein (erläutern)

Sonst.

Befund am 13.5.1987 (Größe, Gewicht und Temperatur siehe Kurve)

Allg. Eindruck — Zutreffendes bitte ankreuzen

Körperbautyp	Mischform	leptosom	pyknisch	athletisch			
seelisch-geist. Allgemeinzust.	unauffällig	erregt	apathisch	moribund	alkoholisiert	sonst.	
Ernährungszust.	unauffällig	kachektisch	mager	adipös	sonst.		
Haut und Schleimhaut	unauffällig	Blässe	Rötung	Zyanose (erläut.)	Blutung	Ikterus	Effloreszenzen
		abnorme Pigmentierung		abnorme Behaarung		vermind. Turgor	sonst.
Bewegungen	unauffällig	verlangsamt	hastig	überschießend	Tremor	sonst.	
Haltung	unauffällig	gebeugt	schlaff	straff	steif	sonst.	bettlägerig
Mimik	unauffällig	starr	maskenhaft	betont	überschießend	sonst.	
Sprache	unauffällig	Stottern	Poltern	Stammeln	Lispeln	verwaschen	heiser
		tonlos	abgehackt	sonst.			
Geruch	unauffällig	urinös	hepatisch	Azeton	sonst.		
Ödeme	keine	Gesicht	sakrale		Arm	links	rechts
		Fuß	links	rechts	Knöchel	links	rechts
		Bein	links	rechts	eindrückbar	nicht eindrückb.	
sichtbare Lymphknoten	keine	submandib.	nuchale	zervikale	supraklavik.	axilläre	inguinale

Sonst. Befunde u. Erläuterungen Pat. ist gedrückt und sitzt aufrecht im Bett, preßt die li. Hand gegen die Brust, ringt nach Atem; Lippenzyanose

Kopf

NAP	unauffällig	Druckschmerz	I	li.	re.	II	li.	re.	III	li.	re.
Gesicht	unauffällig	Ödeme	Formbesonderheiten			Schmerzen					
Nebenhöhlen	unauffällig	Klopfschmerz.	Stirnhöhle		links	rechts	Kieferhöhle		links	rechts	

Lymphknoten

Sonst. Befunde am Kopf u. Erläuterungen

Augen und Umgebung

Zutreffendes bitte ankreuzen

Augenbrauen	unauffällig	verstärkt	links	rechts	vermindert	links	rechts
Augenlider	unauffällig	Ödeme	links	rechts	Entzündung	links	rechts
		Bewegungseinschränkung		links	rechts	Lidschluß	sonst.
Tränenorgan	unauffällig	Tränenproduktion		vermehrt	vermindert		
Konjunktiven	unauffällig	blaß	injiziert	verfärbt	Lichtscheu	bds.	
Skleren	unauffällig	ikterisch	sonst.				
Hornhaut	unauffällig	path. Wölbung	Trübung	Sens.-Störung	Farbveränd.	Vorderkammer	
Pupillen/Iris	unauffällig	seitenungleich	abn. weit/eng	Irislage	Irisoberfläche		
		entrundet	links	rechts			
Pup.-Reaktionen	unauffällig	fehlt auf Licht direkt	li. re.	konsensuell li. re.		Naheinstellung	li. re.
		Pupillenstarre	li. re.	Pupillotonie l. re.			
Bulbi	unauffällig	verminderte Beweglichkeit		links	rechts		
		Nystagmus	links	rechts	Strabismus	konv.	div.
		Exophthalmus	links	rechts	erhöhter Druck	links	rechts
Sehfähigkeit	unauffällig	vermindert	links	rechts	Gesichtsfeld eingeschränkt		
		Farbensehen		Stereoskopie			
Fundus	unauffällig	Papille	Makula	Fovea	Exsudate	Aa.	Vv.	Blutungen

Sonstige Befunde u. Erläuterungen Lesebrille (+ 1,5 D. bds.)

Zutreffendes bitte ankreuzen

Ohren

[X] unauffällig	Otitis ext.	links	rechts
	Sekret	links	rechts
	Fistelsymptome	Trommelfellveränderung	
	Schwerhörigkeit	Rinne	Weber
	Schwindel		
	Nystagmus		

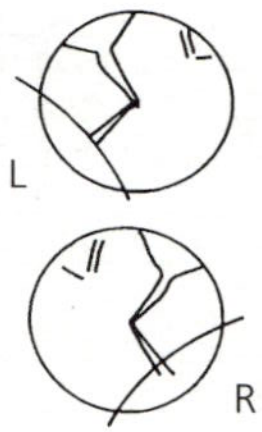

Nase

unauffällig	Durchlässigk. eingeschr.	
	links	rechts
	Schleimhautveränderungen	
	Absonderungen	
	links	[X] rechts
Verminderter Geruchssinn		

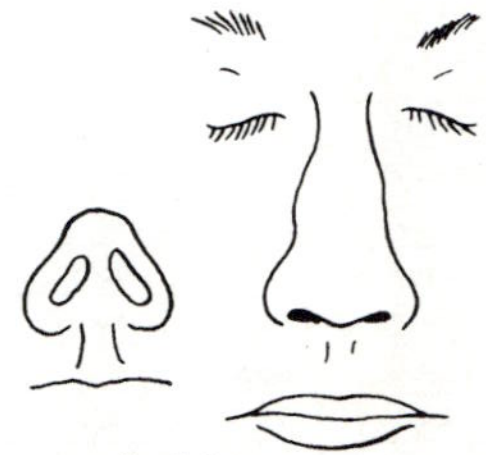

Angedeutete Septumdeviation nach li.

Mund u. Rachen

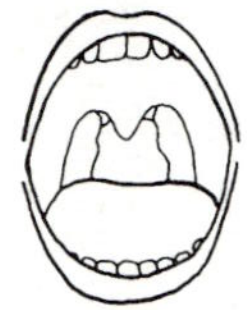

Lippen	[X] unauffällig	Herpes	Rhagaden	Schwellung	Schlußunfähigkeit			
Zähne	unauffällig	sanierungsbed.	[X] Vollprothese	[X] oben	unten			
		Teilprothese	oben	unten	sonst.			
Zahnfleisch	unauffällig	[X] Parodontose	Blutung	Entzündung	sonst.			
Zunge	[X] unauffällig	Schwellung	Belag	Narben	sonst.			
Tonsillen, Rachen und Kehlkopf	[X] unauffällig	entzündet	Tonsillekt.	Beläge	zerklüftet	Eiterstraßen	Uvulaverz.	sonst.

Sonstige Befunde u. Erläuterungen

Hals

Thyreoidea	[X] unauffällig	Formanomalie	Venenstauung	Bew. Einschr.	sonst.	supraclav. Lymphknoten
	[X] unauffällig	Struma	diffus	Knoten	Pulsieren	Schwirren
		Halsumfang ü. d. Struma cm		sonst.		
Gefäße	[X] unauffällig	Geräusche	Schwirren	Venenpulse	sonst.	

Sonstige Befunde u. Erläuterungen auxiliäre Atemmuskulatur angespannt

Thorax

Zutreffendes bitte ankreuzen

Brustkorb	unauffällig	Faßthorax		Nachschleppen		links	rechts	bei Dyspnoe		Az/Min.		
		Atemnot beim Sprechen					ax. Lymphknoten					
Mammae	unauffällig	Apfelsinenhaut		links		rechts	ungleicher Mamillenstand			links	rechts	
		Knoten		links		rechts	Druckschmerz	sonst.				
Klopfschall	unauffällig	links	vorn	oben	Mitte	unten	Dämpfung	rechts	vorn	oben	Mitte	unten
		links	hinten	oben	Mitte	unten		rechts	hinten	oben	Mitte	unten
		links	vorn	oben	Mitte	unten	hypersonor	rechts	vorn	oben	Mitte	unten
		links	hinten	oben	Mitte	unten		rechts	hinten	oben	Mitte	unten
Lungengrenzen	unauffällig	Verschieblichk.		2	cm	fehlende Verschieblichk.		links		rechts		sonst.
Atemgeräusch	unauffällig	links	vorn	oben	Mitte	unten	abgeschwächt	rechts	vorn	oben	Mitte	unten
		links	hinten	oben	Mitte	unten		rechts	hinten	oben	Mitte	unten
		links	vorn	oben	Mitte	unten	verschärft	rechts	vorn	oben	Mitte	unten
		links	hinten	oben	Mitte	unten		rechts	hinten	oben	Mitte	unten
		links	vorn	oben	Mitte	unten	bronchial	rechts	vorn	oben	Mitte	unten
		links	hinten	oben	Mitte	unten		rechts	hinten	oben	Mitte	unten
		links	vorn	oben	Mitte	unten	trockene NG	rechts	vorn	oben	Mitte	unten
		links	hinten	oben	Mitte	unten		rechts	hinten	oben	Mitte	unten
		links	vorn	oben	Mitte	unten	kleinblas. NG	rechts	vorn	oben	Mitte	unten
		links	hinten	oben	Mitte	unten		rechts	hinten	oben	Mitte	unten
		links	vorn	oben	Mitte	unten	mittelblas. NG	rechts	vorn	oben	Mitte	unten
		links	hinten	oben	Mitte	unten		rechts	hinten	oben	Mitte	unten
		links	vorn	oben	Mitte	unten	großblas. NG	rechts	vorn	oben	Mitte	unten
		links	hinten	oben	Mitte	unten		rechts	hinten	oben	Mitte	unten
		links	vorn	oben	Mitte	unten	klingende NG	rechts	vorn	oben	Mitte	unten
Stärkegrade, sonst. Befunde u. Erläuterungen		links	hinten	oben	Mitte	unten		rechts	hinten	oben	Mitte	unten
		links	vorn	oben	Mitte	unten	Reibegeräusch	rechts	vorn	oben	Mitte	unten
		links	hinten	oben	Mitte	unten		rechts	hinten	oben	Mitte	unten

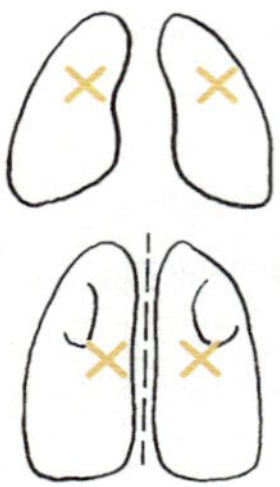

Pat. unterbricht seine Sätze wegen Atemnot

Zutreffendes bitte ankreuzen

Kreislauf	RR links 140/80		RR rechts 140/80		Puls 120 /Min.	Pulsqualität alternans		
Herz	unauffällig	linksverbreitert	rechtsverbreitert	Pulsationen links parasternal		epigastr.	sonst.	
Herzspitzenstoß	unauffällig	nicht tastbar	hebend	verbreitert	innerhalb MCL	außerhalb MCL	(Erläuterung)	
Herztöne	rein	leise	betont I	Grad 1	2	3	4	
			betont II	Grad 1	2	3	4	
			Spaltung I	Aorta	Pulm.	Erb	Trikusp.	Spitze
			Spaltung II	Aorta	Pulm.	Erb	Trikusp.	Spitze
Geräusche	fehlen	Systolik (Max.)	Aorta	Pulm.	Erb	Trikusp.	Spitze	extrakardiale Geräusche
		Diastolik (Max.)	Aorta	Pulm.	Erb	Trikusp.	Spitze	Reibegeräusche
Skizze pathologischer Töne und Geräusche	I II Aorta		I II Pulm.	I II Erb		I II Trikusp.	I II Spitze	
Rhythmus	regelm.	Arrhythmie	absolute Arrhy.	Pulsdefizit (radial/zentral)			Extratöne	
Funktionen	unauffällig	Venendruck	mmH_2O	Kreislaufzeiten:		Ergometer:		
		Lagerungsprobe	Faustschlußprobe	Perthes	Trendelenburg			

Sonst. Befunde an Herz und Kreislauf

herzsynchrones Reibegeräusch 2 cm oberhalb und medial der Herzspitze; 2 Extrasystolen / Min.

Bauchorgane

Zutreffendes bitte ankreuzen

Oberfläche	unauffällig	eingesunken	Auftreibung	Ausladung				
		☒ Narben	☒ Appendix	Magen	Galle	Unterleib	sonst.	
		Aszites	Venenzeichn.					
Hernien	☒ keine	Nabel-H.	Inguinal-H.	links	rechts	Narbenbruch	sonst.	
Druckschmerz	keiner	☒ epigastr.	LOQ	ROQ	LUQ	RUQ	periumbi.	suprapub.
		MacBurney	Loslaßschmerz					
Abwehrspannung/ Rigidität	☒ keine	epigastr.	LOQ	ROQ	LUQ	RUQ	periumbi.	suprapub.
Resistenzen	☒ keine	epigastr.	links	rechts	Oberbauch	links	rechts	
		Unterbauch	links	rechts				
Leber	☒ unauffällig	___ cm u. d. Rippenb.	glatt	höckrig	hep. jug. Refl.			
		weich	hart	pulsierend	druckschm.			
Milz	☒ unauffällig	___ cm u. d. Rippenbogen tastbar						
		druckschmerzh.	Reiben	weich	hart			
Gallenblase	☒ unauffällig	weich	prall	Murphy	Courvoisier			
Nierenlager	☒ unauffällig	Druckschmerz	links	rechts				
		Klopfschmerz	links	rechts				
Darmgeräusche	☒ unauffällig	weniger als 5/Minute	Totenstille					
		verstärkt	Spritzgeräusch					
Lymphknoten	☒ unauffällig	ing. Lymphknot.	links	rechts				
Bruchpforten	☒ geschlossen							

Sonst. Befunde und Erläuterungen: 4 cm lange reizlose Narbe im re. unteren Quadranten. 3 cm kaudal vom Xiphoid besteht ein etwa 10 cm^2 großer druckschmerzhafter Bereich

Zutreffendes bitte ankreuzen

Harntrakt	unauffällig	2-Gläser-Probe	1 getrübt	2 getrübt	Hämaturie	Ausfluß	
		Druckschmerz über dem Harnleiter	links	rechts			
Geschlechtsorgane	unauffällig	Behaarungsanomalien	Formanomalien	Varikozele	Vulvaödem	Skrotalödem	
Anale Inspektion	unauffällig	Perianalthrombose	Ekzem	Marisquen	Fissur	Fistel	Prolaps
Digital-rektal	unauffällig	path. Palpationsbefund Darmschleimhaut	Path. Befund Prostata/Uterus				
Proktoskopie	unauffällig	Hämorrhoiden	II	III	Papillitis hypertrophicans	sonstiges	
Spekulumuntersuchung	unauffällig	Fissur	inkomplette Fistel bei Sondierung				
Rektoskopie	unauffällig	erreichte Höhe in cm ______	path. Schleimhautbefunde				

Untersuchung des distalen Verdauungs- u. Harntraktes wird erst in der Rehabilitationsphase durchgeführt (Herzinfarkt)

Extremitäten

Haut	[X] unauffällig	Arm links	bleich	zyanotisch	überpigmentiert	atrophisch	Nekrose	
		Arm rechts	bleich	zyanotisch	überpigmentiert	atrophisch	Nekrose	
		Bein links	bleich	zyanotisch	überpigmentiert	atrophisch	Nekrose	
		Bein rechts	bleich	zyanotisch	überpigmentiert	atrophisch	Nekrose	
Finger	[X] unauffällig	Trommelschlegelfinger	Uhrglasnägel	brüch. Nägel	Querrillen			
Muskulatur	[X] unauffällig	Atrophie	Arm	links	rechts	Bein	links	rechts
Pulse	[X] unauffällig	(+) = abgeschwächt (–) = fehlen						

reizlose Narben (nach Kriegsverletzungen):
lateral re. O-Schenkel 2 Narben, pfennigstückgroß
medial re. U-Schenkel 1 Narbe, pfennigstückgroß

Gefäße		Subclavia	li	(+)	–	re	(+)	–
		Axillaris	li	(+)	–	re	(+)	–
		Brachialis	li	(+)	–	re	(+)	–
		Radialis	li	(+)	–	re	(+)	–
		Ulnaris	li	(–)	–	re	(+)	–
		Femoralis	li	(+)	–	re	(+)	–
		Poplitea	li	(+)	–	re	(+)	–
		Tib. post.	li	(+)	–	re	(+)	–
		Dors. ped.	li	(+)	–	re	(+)	–
Varizen	keine	O. Schenkel	li	(+)	–	re	(+)	–
		Ulcus cruris	li	(+)	–	re	(+)	–
		U. Schenkel	li	(+)	–	re	(+)	–

Gelenke: Betroffene Gelenke ankreuzen und mit den Abkürzungen erläutern.

E = Erguß (1–4) BE = Bewegungseinschränkung (1–4)
D = Deformierung (1–4) DS = Druckschmerz (1–4)
R = Rötung (1–4) SS = Spontanschmerz (1–4)
S = Schwellung (1–4) St = Steifigkeit (1–4)

1 = erträgliche Beschwerden 2 = schmerzhafte Bewegungseinschränkung
3 = nur noch begrenzte Funktion 4 = Unfähigkeit zur Selbstversorgung

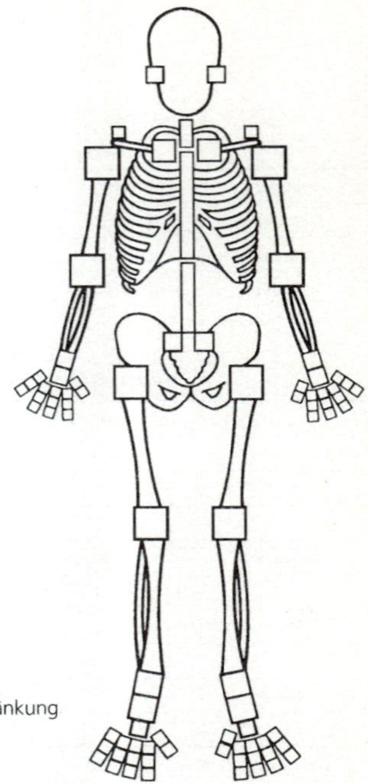

Gefäße u. Gelenke bisher nicht untersucht (Verdacht auf Herzinfarkt)

Zutreffendes bitte ankreuzen

Wirbelsäule

	unauffällig									
	path.			Schmerzen				Bewegungs-einschränkung	Muskelverspannung	
	Skol.	Lord.	Kyph.	Druck	Klopf	Stauch	Beweg.			
HWS	H	H	H	H	H	H	H	H	li	re
BWS	B	B	B	B	B	B	B	B	li	re
LWS	L	L	L	L	L	L	L	L	li	re

Sonst. Befunde u. Erläuterungen WS bisher nicht untersucht (Verdacht auf Herzinfarkt)

Nervensystem

physiol. Reflexe	() = fehlt, + = schwach, ++ = lebhaft, +++ = gesteigert						
		links	rechts			links	rechts
	Bizeps brachii-R.				Quadrizepsreflex		
	Trizeps-brachii-R.				Trizeps surae-R.		
	Brachio-radial-R.				Bauchhaut-Reflexe		
path. Reflexe usw.	keine	Babinski	links	rechts	Gordon	links	rechts
		Oppenheim	links	rechts	Lasègue	links	rechts
		unerschöpfl. Patellarklonus	links	rechts	unerschöpfl. Fußklonus	links	rechts
Muskulatur	unauffällig	Kraft vermindert	Tonus erhöht	Motorik gestört	vermindert		
Koordination	unauffällig	Knie-Hacken-Versuch path.		Finger-Nase-Versuch path.		Gangstörungen	Schriftstörung
		Dysdiadochokin.	links	rechts			
Sensibilität	unauffällig	Hyperästhesie	Hypästhesie	für Berührung	für Schmerz	für Temperatur	
		Reizgestalten nicht erkannt		Lageempfindung gestört		Vibrationsempf. gestört	

Sonst. Befunde u. Erläuterungen Neurolog. Untersuchung nur in Rückenlage

Psychisch	unauffällig					
Bewußtseinslage	delirant	benommen	somnolent	soporös	komatös	
Orientierung						
zur Person	gestört					
zur Zeit	gestört					
zum Ort	gestört					
Stimmung	euphorisch	heiter	gereizt	ängstlich	gedrückt	traurig
Affektivität	inkontinent	labil	bewegt	nüchtern	verflacht	verödet
Antrieb	enthemmt	umtriebig	impulsiv	verlangsamt	passiv	abulisch
Kontakt	distanzlos	überangepaßt	oberflächlich	scheu	ablehnend	autistisch
Denken						
formal	ideenflüchtig	perseverierend	weitschweifig	zerfahren	gehemmt	gesperrt
inhaltlich	fixiert	überwertig	hypochondrisch	zwanghaft	phobisch	paranoid
Gedächtnis und Merkfähigkeit	amnestisch	lückenhaft	punktuell	zerstreut	konfabulator.	hypermnest.

Sachverzeichnis

Halbfette Seitenzahl = Haupttextstelle

A

C

D

E

G

I

L

O

P

U

V

W

X

Y

Z